Trepel

Neuroanatomie

Trepel

Neuroanatomie
Struktur und Funktion

Mit 285 Abbildungen
und 27 Tabellen

3., neu bearbeitete Auflage

URBAN & FISCHER

München · Jena

Zuschriften und Kritik an:
Elsevier GmbH, Urban & Fischer Verlag, Lektorat Medizinstudium, Alexander Gattnarzik,
Karlstr. 45, 80333 München
e-mail: medizinstudium@elsevier.de

Anschrift des Verfassers:
Dr. med. Martin Trepel
Medizinische Universitätsklinik, Abteilung 1 und
Institut für Molekulare Medizin und Zellforschung
Hugstetter Straße 55
79106 Freiburg
e-mail: trepel@mm11.ukl.uni-freiburg.de

Wichtiger Hinweis für den Benutzer

Die Erkenntnisse in der Medizin unterliegen laufendem Wandel durch Forschung und klinische Erfahrungen. Der Autor dieses Werkes hat große Sorgfalt darauf verwendet, dass die in diesem Werk gemachten Angaben dem derzeitigen Wissensstand entsprechen.

Wie allgemein üblich wurden Warenzeichen bzw. Namen (z.B. bei Pharmapräparaten) nicht besonders gekennzeichnet.

Bibliografische Information Der Deutschen Bibliothek

Die Deutsche Bibliothek verzeichnet diese Publikation in der Deutschen Nationalbibliografie; detaillierte bibliografische Daten sind im Internet über http://dnb.ddb.de abrufbar.

Alle Rechte vorbehalten

1. Auflage 1995
2. Auflage 1999
3. Auflage 2004, 2. Nachdruck
© Elsevier GmbH, München
Der Urban & Fischer Verlag ist ein Imprint der Elsevier GmbH.

06   07   5   4   3

Für Copyright in Bezug auf das verwendete Bildmaterial siehe Abbildungsnachweis.

Das Werk einschließlich aller seiner Teile ist urheberrechtlich geschützt. Jede Verwertung außerhalb der engen Grenzen des Urheberrechtsgesetzes ist ohne Zustimmung des Verlages unzulässig und strafbar. Das gilt insbesondere für Vervielfältigungen, Übersetzungen, Mikroverfilmungen und die Einspeicherung und Verarbeitung in elektronischen Systemen.

Um den Textfluss nicht zu stören, wurde bei Patienten und Berufsbezeichnungen die grammatikalisch maskuline Form gewählt. Selbstverständlich sind in diesen Fällen immer Frauen und Männer gemeint.

Planung: Dr. med. Dorothea Hennessen
Teamleitung: Alexander Gattnarzik
Lektorat: Dr. med. Dorothea Pusch
Herstellung: Christine Jehl
Satz: Kösel, Krugzell
Druck und Bindung: Appl, Wemding
Fotos/Zeichnungen: siehe Abbildungsnachweis
Umschlaggestaltung: SpieszDesign, Neu-Ulm

Printed in Germany
ISBN 3-437-41297-3
ISBN 978-3-437-41297-4

Aktuelle Informationen finden Sie im Internet unter www.elsevier.com und www.urbanfischer.de

Vorwort

„Ob wir nun aber unsere Bemühung bloß für anatomisch erklären, so müßte sie doch, wenn sie fruchtbar, ja wenn sie in unserem Falle auch nur möglich sein sollte, stets in physiologischer Rücksicht unternommen werden. Man hat also nicht bloß auf das Nebeneinandersein der Teile zu sehen, sondern auf ihren lebendigen, wechselseitigen Einfluß, auf ihre Abhängigkeit und Wirkung."

J. W. von Goethe
(Entwürfe zu einem osteologischen Typus, 1796)

Die Neuroanatomie ist ein faszinierendes Fach. Dies nicht allein wegen ihrer Bedeutung für unser Selbstverständnis, sondern auch, weil sie in alle medizinischen Disziplinen hineinspielt. Insbesondere ein so wichtiges klinisches Fach wie die Neurologie kann ohne fundierte Neuroanatomiekenntnisse nicht verstanden werden. Dabei ist es essenziell, dass sich Anatomie nicht in der Beschreibung der Morphologie erschöpft: Struktur ist immer die Grundlage der Funktion, sie ist niemals nur Selbstzweck! Deshalb muss eine Neuroanatomie, die sich an Studenten der Medizin wendet, *funktionell* und *klinisch orientiert* gelehrt werden.

Aufbau und Funktionsweise des Nervensystems sind dem Anfänger jedoch nicht leicht zugänglich, da beide häufig unabhängig voneinander gelernt und daher nicht wirklich verstanden werden. So wird die Neuroanatomie von den Lernenden oft nur widerstrebend angegangen und nicht selten nach mehreren Anläufen enttäuscht und entmutigt aufgegeben. Selbst anfängliches Interesse schlägt dann um in Langeweile oder Unmut.

Das Grundkonzept dieses Lehrbuches ist es daher, die enge Verknüpfung von Morphologie, Funktion und Klinik deutlich zu machen. Das Buch ist aus der intensiven Arbeit mit Studenten entstanden, deren Wünsche und Anregungen aufgegriffen und berücksichtigt wurden. Auf Details, die für die ärztliche Ausbildung unwichtig erschienen, wurde bewusst verzichtet, sofern sie nicht ausdrücklich Gegenstand der Ärztlichen Prüfung sind. Dafür konnte Raum geschaffen werden für viele **klinische Hinweise**. Diese sollen den Bezug zur Praxis unterstreichen und die Lehrinhalte anschaulicher und verständlicher machen. Ergänzend wird versucht, dem Vorkliniker anhand von **Fallbeispielen** mit dazugehörenden Fragen die klinische Denkweise näher zu bringen, die darin besteht, von einem *Symptom* über eine ausgefallene *Funktion* auf eine geschädigte *Struktur* zu schließen.

Beim Verfassen des Buches wurden die Punkte des Gegenstandskataloges ebenso wie die ab Herbst 2003 geltende Neufassung der Approbationsordnung für Ärzte berücksichtigt. Ebenso wurde der Inhalt aller bis dato zur Verfügung stehender MC-Prüfungsfragen zur Neuroanatomie in den Text eingearbeitet.

Zur Benutzung des Buches: Grundsätzlich bauen die einzelnen Kapitel (ausgenommen „Peripheres Nervensystem" und „Sinnesorgane") vom Verständnis her aufeinander auf. Man wird sich daher am besten zurechtfinden, wenn man beim Bearbeiten die vorgegebene Reihenfolge einhält.

Auf eine klare und einheitliche **Gliederung** der einzelnen Kapitel wurde besonders Wert gelegt. Dies erleichtert die Übersicht beim Lesen ebenso wie das Nachschlagen. Des Weiteren wurde konsequent versucht, weniger Wichtiges durch Kleindruck von Wichtigerem abzuheben, sodass eilige Leser oder Anfänger, ohne den Zusammenhang zu verlieren, die klein gedruckten Passagen überspringen können.

Am Ende jedes Kapitels finden sich eine **Zusammenfassung** und kommentierte **Wiederholungsfragen** sowie der Verweis auf ebenfalls kommentierte klinische **Fallbeispiele**. Die Zusammenfassungen sollen zum einen das gerade Gelesene noch einmal im Überblick wiederholen. Zum anderen können sie vor Prüfungen und Testaten als Repetitorium verwendet werden. Die Wiederholungsfragen ermöglichen eine Überprüfung des Lernerfolges, sodass sie auch zur Vorbereitung für mündliche Prüfungen dienen können.

Ich hoffe sehr, dass ein wenig von der Freude und der Faszination, die mich beim Schreiben geleitet haben, auch auf den Leser überspringen kann.

An alle Benutzer des Buches geht die herzliche Bitte um kritische Stellungnahme. Schreiben Sie mir, für Hinweise und Anregungen bin ich stets offen und sehr dankbar!

Die dritte Auflage

Die dritte Auflage behält das erfolgsbewährte Grundkonzept des Buches bei.

Mehrere Kapitel bzw. Abschnitte wurden neu geschrieben, umgeschrieben oder erweitert, um sie dem derzeitigen Kenntnisstand anzupassen, didaktisch weiterzuverbessern und den Wünschen vieler Leser zu entsprechen (so z.B. über Zytologie und Embryologie des Nervensystems, die Hirnnervenkerne, das limbische System, die großen afferenten Bahnsysteme, die Darstellung der Hirngefäße am Lebenden, die Retina und das visuelle System). Der gesamte übrige Text einschließlich der Literaturverweise wurde kritisch überarbeitet und aktualisiert. Durch konsequente Straffung ist der Text in der dritten Auflage trotz mehrerer Ergänzungen kaum umfangreicher geworden. Dem Wunsch vieler Leser entsprechend wurden zahlreiche zusätzliche klinisch-radiologische Bilder eingefügt, die große praktische Bedeutung haben und letztlich nichts anderes als angewandte Anatomie sind. Auch wurden die meisten Abbildungen mehrfarbig koloriert und zahlreiche Abbildungen neu gezeichnet. Die Fallbeispiele in Kapitel 14 sind weiterhin bewusst unbebildert geblieben, um zu unterstreichen, dass sie frei erfunden sind und nicht die Verknüpfung einzelner realer Patientenschicksale mit ihnen suggeriert werden soll.

Ich wünsche mir, dass das Buch den Lesern auch in der dritten Auflage nicht nur den Umgang mit diesem als schwierig geltenden Fach erleichtert, sondern auch Freude und Interesse daran wecken kann.

Frau Dr. C. Wegerer gilt mein ganz besonderer Dank für die stete Unterstützung bei der Arbeit an der Neuauflage. Dr. J. Klisch (Abt. Neuroradiologie, Universitätsklinikum Freiburg) danke ich für seinen engagierten Beitrag didaktisch wertvoller radiologischer Bilder. An Prof. Dr. Schumacher (Abt. Neuroradiologie, Universitätsklinikum Freiburg), Prof. Dr. Voigt (Abt. Neuroradiologie, Universitätsklinikum Tübingen), Prof. Dr. Langer (Abt. Radiologie, Universitätsklinikum Freiburg) und Dr. Zyroff (Scripps Clinic, San Diego) geht der Dank für die erneute Genehmigung zur Veröffentlichung in ihrer Abteilung entstandener radiologischer Aufnahmen. Prof. Dr. C. Klessen (Anatomisches Institut, Universität Tübingen), Dr. Walther (Physiologisches Institut, Universität Marburg) und Prof. Dr. Schulte (Anatomisches Institut, Universität Mainz) bin ich für zahlreiche wertvolle Hinweise sehr dankbar. Folgenden weiteren Personen danke ich für wichtige Anregungen, die in den neuen Text eingeflossen sind: Prof. Dr. Bock (Fachbereich Anatomie, Universität Homburg), Prof. Dr. Jirikowski (Institut für Anatomie, Universität Jena), PD Dr. Kötter (Zentrum für Anatomie und Hirnforschung, Universität Düsseldorf), PD Dr. Vogel (Anatomisches Institut, Universität Tübingen). Weitere Unterstützung hat die Neuauflage durch Prof. Dr. Mertelsmann (Medizinische Universitätsklinik Freiburg) und Prof. Dr. Peters (Institut für Molekulare Medizin und Zellforschung, Universität Freiburg) erfahren.

Den Mitarbeitern des Verlages Urban & Fischer, insbesondere Frau Dr. Pusch, Herrn Gattnarzik, Frau Dr. Hennessen und Frau Jehl bin ich für die weiterhin sehr gute Zusammenarbeit dankbar.

Schließlich danke ich allen Studenten, die mir durch engagierte Zuschriften ihr Interesse bekundet oder Änderungswünsche geäußert haben. Sie haben entscheidenden Anteil an der Verbesserung des Buches für die vorliegende Neuauflage!

Freiburg, im Sommer 2003

Martin Trepel

Inhaltsverzeichnis

1 Grundlagen, Begriffe und Definitionen ... 1

1.1 Gliederung des Nervensystems ... 1
1.2 Funktionsprinzip des Nervensystems ... 2
1.3 Zytologie und Histologie des Nervensystems ... 2
    1.3.1 Das Neuron ... 2
    1.3.2 Gliagewebe ... 6
    1.3.3 Blut-Hirn-Schranke ... 9
    1.3.4 Struktur des peripheren Nervs ... 9
    1.3.5 Periphere Ganglien ... 10
1.4 Afferent und efferent, sensibel und motorisch ... 11
1.5 Transmittersysteme ... 11
1.6 Graue und weiße Substanz im ZNS ... 12
1.7 Entwicklungsgeschichte des Nervensystems ... 13
    1.7.1 Embryogenese des Nervensystems ... 13
    1.7.2 Histogenese des Nervensystems ... 14
    1.7.3 Regionale Entwicklung des Nervensystems ... 16
Zusammenfassung ... 18
Wiederholungsfragen und Lösungen ... 19
Weiterführende Literatur ... 20

2 Peripheres Nervensystem ... 21

2.1 Allgemeine Grundlagen ... 21
2.2 Spinalnerven (Nervi spinales) ... 22
    2.2.1 Segmentale und periphere Innervation ... 22
    2.2.2 Rami anteriores und Rami posteriores der Spinalnerven ... 25
    2.2.3 Rumpfwandinnervation, Nn. intercostales ... 25
    2.2.4 Plexus cervicalis ... 27
    2.2.5 Plexus brachialis ... 29
    2.2.6 N. cutaneus brachii medialis und N. cutaneus antebrachii medialis ... 31
    2.2.7 N. ulnaris ... 32
    2.2.8 N. musculocutaneus ... 33
    2.2.9 N. medianus ... 34
    2.2.10 N. axillaris ... 35
    2.2.11 N. radialis ... 36
    2.2.12 Plexus lumbosacralis ... 38
    2.2.13 N. iliohypogastricus und N. ilioinguinalis ... 38
    2.2.14 N. genitofemoralis ... 38
    2.2.15 N. cutaneus femoris lateralis ... 38
    2.2.16 N. obturatorius ... 38
    2.2.17 N. femoralis ... 40
    2.2.18 N. gluteus superior und N. gluteus inferior ... 41
    2.2.19 N. cutaneus femoris posterior ... 42
    2.2.20 N. ischiadicus ... 42
    2.2.21 N. pudendus ... 46
    2.2.22 Plexus coccygeus ... 47
Zusammenfassung: Grundlagen des peripheren Nervensystems und Spinalnerven ... 47
Wiederholungsfragen und Lösungen ... 50
2.3 Hirnnerven (Nervi craniales) ... 51
    2.3.1 I. Hirnnerv, N. olfactorius ... 51
    2.3.2 II. Hirnnerv, N. opticus ... 52
    2.3.3 III. Hirnnerv, N. oculomotorius ... 52
    2.3.4 Ganglion ciliare ... 54
    2.3.5 IV. Hirnnerv, N. trochlearis ... 54
    2.3.6 V. Hirnnerv, N. trigeminus ... 56
    2.3.7 VI. Hirnnerv, N. abducens ... 60
    2.3.8 VII. Hirnnerv, N. facialis ... 61
    2.3.9 Ganglion pterygopalatinum und Ganglion submandibulare ... 64
    2.3.10 VIII. Hirnnerv, N. vestibulocochlearis ... 65
    2.3.11 IX. Hirnnerv, N. glossopharyngeus ... 67
    2.3.12 Ganglion oticum ... 69
    2.3.13 X. Hirnnerv, N. vagus ... 69
    2.3.14 XI. Hirnnerv, N. accessorius ... 72
    2.3.15 XII. Hirnnerv, N. hypoglossus ... 73
    2.3.16 Durchtritt der Hirnnerven durch die Schädelbasis ... 73
Zusammenfassung: Hirnnerven ... 77
Wiederholungsfragen und Lösungen ... 79
Weiterführende Literatur ... 80

3 Rückenmark (Medulla spinalis) ... 81

3.1 Äußere Gestalt, Lage und Gliederung ... 81
3.2 Rückenmarkshäute und entsprechende Räume ... 85
3.3 Rückenmarksquerschnitt ... 85
3.4 Graue Substanz des Rückenmarks ... 86
    3.4.1 Hinterhorn ... 86
    3.4.2 Seitenhorn ... 88
    3.4.3 Vorderhorn ... 88
    3.4.4 Reflexbögen ... 88
3.5 Weiße Substanz des Rückenmarks ... 90
    3.5.1 Sensible (aufsteigende) Bahnen ... 90
    3.5.2 Motorische (absteigende) Bahnen ... 93
3.6 Blutversorgung des Rückenmarks ... 96
Zusammenfassung ... 97
Wiederholungsfragen und Lösungen ... 99
Weiterführende Literatur ... 100

Inhaltsverzeichnis

4 Gliederung und Außenansicht des Gehirns ... 101

- 4.1 Gliederung und Definitionen ... 101
- 4.2 Lateral-, Basal- und Medialansicht des Gehirns ... 101
- Zusammenfassung ... 105
- Wiederholungsfragen und Lösungen ... 105
- Weiterführende Literatur ... 106

5 Verlängertes Mark (Medulla oblongata) und Brücke (Pons) ... 108

- 5.1 Abgrenzung, äußere Gestalt und Gliederung ... 108
- 5.2 Hirnnervenkerne ... 111
  - 5.2.1 Grundlagen ... 111
  - 5.2.2 Lokalisation der Hirnnervenkerne im Hirnstamm und im oberen Zervikalmark ... 111
  - 5.2.3 Kerne des N. oculomotorius ... 113
  - 5.2.4 Kern des N. trochlearis ... 115
  - 5.2.5 Kerne des N. trigeminus ... 115
  - 5.2.6 Kern des N. abducens ... 116
  - 5.2.7 Kerne des N. facialis ... 116
  - 5.2.8 Kerne des N. vestibulocochlearis ... 117
  - 5.2.9 Kerne des N. glossopharyngeus ... 118
  - 5.2.10 Kerne des N. vagus ... 120
  - 5.2.11 Kerne des N. accessorius ... 120
  - 5.2.12 Kern des N. hypoglossus ... 120
  - 5.2.13 Die Hirnnervenkerne: Übersicht ... 121
- 5.3 Weitere Kernkomplexe in Medulla oblongata und Pons ... 121
  - 5.3.1 Olivenkernkomplex und oliväres System ... 121
  - 5.3.2 Brückenkerne, Ncll. pontis ... 123
  - 5.3.3 Ncl. gracilis und Ncl. cuneatus ... 124
- 5.4 Überblick über Querschnitte durch Medulla oblongata und Pons ... 124
- Zusammenfassung ... 127
- Wiederholungsfragen und Lösungen ... 128
- Weiterführende Literatur ... 129

6 Mittelhirn (Mesencephalon) ... 130

- 6.1 Abgrenzung, äußere Gestalt und Gliederung ... 130
- 6.2 Tectum mesencephali ... 131
  - 6.2.1 Colliculi superiores ... 131
  - 6.2.2 Colliculi inferiores ... 132
- 6.3 Tegmentum mesencephali ... 132
  - 6.3.1 Ncl. ruber ... 132
  - 6.3.2 Substantia nigra ... 133
  - 6.3.3 Formatio reticularis ... 135
  - 6.3.4 Zentrale Verschaltung der Augenmuskelkerne, Augenbewegungszentren ... 139
- 6.4 Crura cerebri ... 141
- 6.5 Bahnsysteme des Hirnstamms ... 142
  - 6.5.1 Kortikospinale und kortikonukleäre Bahn ... 142
  - 6.5.2 Kortikopontine Bahnen ... 142
  - 6.5.3 Lemniscus medialis und Lemniscus trigeminalis ... 142
  - 6.5.4 Tractus spinothalamicus ... 143
  - 6.5.5 Lemniscus lateralis ... 143
  - 6.5.6 Fasciculus longitudinalis medialis ... 144
  - 6.5.7 Fasciculus longitudinalis posterior ... 144
  - 6.5.8 Tractus tegmentalis centralis ... 144
- Zusammenfassung ... 144
- Wiederholungsfragen und Lösungen ... 146
- Weiterführende Literatur ... 147

7 Kleinhirn (Cerebellum) ... 149

- 7.1 Äußere Gestalt und Gliederung ... 149
- 7.2 Mikroskopische Anatomie der Kleinhirnrinde ... 152
  - 7.2.1 Purkinje-Zellschicht (Stratum purkinjense) ... 154
  - 7.2.2 Körnerschicht (Stratum granulosum) ... 154
  - 7.2.3 Molekularschicht (Stratum moleculare) ... 154
  - 7.2.4 Verschaltungsprinzip der Kleinhirnrinde ... 154
- 7.3 Afferente und efferente Verbindungen des Kleinhirns ... 155
  - 7.3.1 Afferente Bahnen ... 155
  - 7.3.2 Weiterleitung der Impulse von der Rinde zu den Kleinhirnkernen ... 158
  - 7.3.3 Kleinhirnkerne und efferente Bahnen ... 158
- 7.4 Funktion des Kleinhirns ... 162
- 7.5 Klinische Aspekte: Funktionsstörungen des Kleinhirns ... 164
- Zusammenfassung ... 165
- Wiederholungsfragen und Lösungen ... 167
- Weiterführende Literatur ... 168

8 Zwischenhirn (Diencephalon) ... 169

- 8.1 Abgrenzung, äußere Gestalt und Gliederung ... 169
- 8.2 Thalamus ... 170
  - 8.2.1 Spezifische Thalamuskerne ... 171
  - 8.2.2 Unspezifische Thalamuskerne ... 175
  - 8.2.3 Funktionsausfall bei Schädigung des Thalamus ... 176
- 8.3 Hypothalamus ... 177
  - 8.3.1 Kerngebiete des Hypothalamus und ihre Funktion ... 177
  - 8.3.2 Faserverbindungen des Hypothalamus ... 180
- 8.4 Hypophyse ... 180

8.5	**Epithalamus**	182
8.5.1	Epiphyse (Glandula pinealis)	183
8.5.2	Habenula und Stria medullaris	183
8.5.3	Area pretectalis	183
8.5.4	Commissura posterior	184
8.6	**Subthalamus**	184
	Zusammenfassung	184
	Wiederholungsfragen und Lösungen	185
	Weiterführende Literatur	186

9 Großhirn (Telencephalon) und funktionelle Bahnsysteme 187

9.1	**Äußere Gestalt und Gliederung**	188
9.1.1	Entstehung der Hirnlappen und Rotation der Hemisphären	192
9.1.2	Entwicklungsgeschichtliche Gliederung der Hemisphären	192
9.1.3	Rindenfeldergliederung nach Brodmann	192
9.2	**Basalganglien und assoziierte Strukturen, zentrale Regulation der Motorik**	192
9.2.1	Lage und Morphologie der Basalganglien	193
9.2.2	Striatum	194
9.2.3	Pallidum (Globus pallidus)	197
9.2.4	Ncl. subthalamicus	197
9.2.5	Genaueres Verschaltungsprinzip der Basalganglien	198
9.2.6	Claustrum	198
9.2.7	Zusammenwirken der Basalganglien und zentrale Regulation der Motorik	199
9.2.8	Basalganglien als oberstes Zentrum des extrapyramidalen Systems?	200
9.3	**Paleokortex und Riechhirn**	201
9.3.1	Riechbahn und Riechrinde	201
9.3.2	Septumregion (Area septalis)	202
9.3.3	Corpus amygdaloideum	202
9.3.4	Basale Vorderhirnstrukturen	202
9.4	**Archikortex und limbisches System**	203
9.4.1	Bestandteile des limbischen Systems	203
9.4.2	Hippocampus	203
9.4.3	Histologie des Hippocampus und des Archikortex	205
9.4.4	Anatomische Grundlagen des Gedächtnisses	207
9.4.5	Gyrus cinguli	207
9.4.6	Funktion des limbischen Systems	207
9.5	**Zusammenfassung: Grundlagen, Basalganglien, Paleo- und Archikortex**	208
	Wiederholungsfragen und Lösungen	210
9.6	**Neokortex**	211
9.6.1	Funktionelle Gliederung	211
9.6.2	Histologie des Neokortex	211
9.7	**Frontallappen**	213
9.7.1	Gyrus precentralis, Pyramidenbahn und pyramidale Motorik	213
9.7.2	Prämotorische/supplementärmotorische Rinde und frontales Augenfeld	216
9.7.3	Motorisches Sprachzentrum	217
9.7.4	Frontales Blasenzentrum	218
9.7.5	Präfrontale Rinde	218
9.8	**Parietallappen**	219
9.8.1	Somatosensible Bahnen, afferentes System zur sensiblen Rinde	219
9.8.2	Gyrus postcentralis, primäre somatosensible Rinde	222
9.8.3	Sekundäre somatosensible Rinde und posteriorer parietaler Kortex	223
9.8.4	Vestibuläre Bahn und vestibulärer Kortex	223
9.8.5	Gyrus angularis	223
9.9	**Okzipitallappen und visuelles System**	224
9.9.1	Sehbahn, afferentes System zur Sehrinde	224
9.9.2	Primäre Sehrinde	226
9.9.3	Sekundäre Sehrinde und weitere visuelle Rindenfelder	227
9.10	**Temporallappen, auditorisches System und zentrale Regulation der Sprache**	228
9.10.1	Hörbahn, afferentes System zur Hörrinde	228
9.10.2	Primäre Hörrinde	228
9.10.3	Sekundäre Hörrinde	230
9.10.4	Einige sprachassoziierte Schaltkreise	231
9.11	**Inselrinde (Lobus insularis) und „multisensorischer" Kortex**	232
9.11.1	Multisensorischer Kortex der Inselrinde	232
9.11.2	Viszerosensible und gustatorische Bahn, viszerosensibler und gustatorischer Kortex	233
9.12	**Bahnsysteme des Großhirns**	234
9.12.1	Balken (Corpus callosum)	234
9.12.2	Capsula interna	234
9.13	**Frontal- und Horizontalschnitte durch das Groß- und Zwischenhirn**	236
9.13.1	Stellenwert	236
9.13.2	Frontalschnitte	236
9.13.3	Horizontalschnitte	239
9.14	**Zusammenfassung: Neokortex und Fasersysteme**	243
	Wiederholungsfragen und Lösungen	245
	Weiterführende Literatur	246

10 Liquor-, Ventrikelsystem und Hirnhäute 249

10.1	**Liquor- und Ventrikelsystem**	249
10.1.1	Ventrikelsystem	249
10.1.2	Liquorbildung und Plexus choroideus	250
10.1.3	Liquorresorption	251
10.1.4	Funktion des Liquors	252
10.2	**Hirnhäute (Meningen)**	252
10.2.1	Dura mater	253
10.2.2	Arachnoidea mater	254

Inhaltsverzeichnis

    10.2.3 Pia mater 254
    10.2.4 Liquorzisternen 255
    10.2.5 Innervation und Blutversorgung der Meningen 255
Zusammenfassung 256
Wiederholungsfragen und Lösungen 257
Weiterführende Literatur 257

11 Blutversorgung des Gehirns 259

11.1 Versorgungsprinzip 259
11.2 Große zuführende Gefäße 259
    11.2.1 A. carotis interna 259
    11.2.2 A. vertebralis 261
    11.2.3 Circulus arteriosus cerebri 262
11.3 Die drei großen Gehirnarterien 263
    11.3.1 A. cerebri anterior 263
    11.3.2 A. cerebri media 264
    11.3.3 A. cerebri posterior 266
    11.3.4 Darstellung der Gehirngefäße am Lebenden 268
11.4 Hirnvenen und Sinus durae matris .. 269
    11.4.1 Oberflächliche Venen 269
    11.4.2 Tiefe Venen 270
    11.4.3 Sinus durae matris 271
Zusammenfassung 273
Wiederholungsfragen und Lösungen 275
Weiterführende Literatur 275

12 Vegetatives Nervensystem 277

12.1 Funktionelle Grundlagen 277
12.2 Anatomische Grundlagen 279
12.3 Transmitter und Rezeptoren 280
12.4 Vegetative (autonome) Plexus 282
12.5 Sympathikus 283
    12.5.1 Halsteil des Truncus sympathicus ... 283
    12.5.2 Brustteil des Truncus sympathicus ... 284
    12.5.3 Bauch- und Beckenteil des Truncus sympathicus 284
12.6 Parasympathikus 285
    12.6.1 Hirnstammzentren 285
    12.6.2 Sakrale Zentren 286
12.7 Vegetative Kontrolle von Harnblase, Rektum und Genitalien 286
    12.7.1 Harnblase 286
    12.7.2 Rektum 288
    12.7.3 Genitale 289
12.8 Viszerale Afferenzen und Head-Zonen ... 290
12.9 Enterisches Nervensystem 291
Zusammenfassung 292
Wiederholungsfragen und Lösungen 294
Weiterführende Literatur 295

13 Sinnesorgane 297

13.1 Auge 297
    13.1.1 Aufbau und Gliederung des Augapfels (Bulbus oculi) 298
    13.1.2 Bulbuswand 300
    13.1.3 Innere Strukturen des Auges ... 306
    13.1.4 Visuelle Reflexe 308
    13.1.5 Umgebungsstrukturen und Schutzorgane des Auges 309
    13.1.6 Augenmuskeln 311
13.2 Ohr 313
    13.2.1 Äußeres Ohr 314
    13.2.2 Mittelohr 315
    13.2.3 Innenohr 318
13.3 Geruchsorgan 325
13.4 Geschmacksorgan 326
13.5 Haut und Hautanhangsgebilde 327
    13.5.1 Haut 327
    13.5.2 Sinnesorgane der Haut 329
    13.5.3 Hautanhangsgebilde 330
13.6 Sinnesorgane des Bewegungsapparates .. 332
13.7 Zusammenfassung 334
    13.7.1 Auge 334
    13.7.2 Ohr 335
    13.7.3 Geruchs- und Geschmacksorgan .. 336
    13.7.4 Haut und Hautanhangsgebilde .. 336
    13.7.5 Sinnesorgane des Bewegungsapparates 337
Wiederholungsfragen und Lösungen 338
Weiterführende Literatur 340

14 Fallbeispiele mit Wiederholungsfragen 343

14.1 Spinalnerven 343
14.2 Hirnnerven 347
14.3 Rückenmark 349
14.4 Gehirn 350
14.5 Lösungen 355
    14.5.1 Spinalnerven 355
    14.5.2 Hirnnerven 357
    14.5.3 Rückenmark 360
    14.5.4 Gehirn 360

Tabelle der Transmittersysteme 367

Anhang 371

Abbildungsnachweis 373
Sachregister 375
Abkürzungsverzeichnis 397

1 Grundlagen, Begriffe und Definitionen

1.1	Gliederung des Nervensystems	1		1.5	Transmittersysteme	11
1.2	Funktionsprinzip des Nervensystems	2		1.6	Graue und weiße Substanz im ZNS	12
1.3	Zytologie und Histologie des Nervensystems	2		1.7	Entwicklungsgeschichte des Nervensystems	13
1.3.1	Das Neuron	2		1.7.1	Embryogenese des Nervensystems	13
1.3.2	Gliagewebe	6		1.7.2	Histogenese des Nervensystems	14
1.3.3	Blut-Hirn-Schranke	9		1.7.3	Regionale Entwicklung des Nervensystems	16
1.3.4	Struktur des peripheren Nervs	9			Zusammenfassung	18
1.3.5	Periphere Ganglien	10			Wiederholungsfragen und Lösungen	19
1.4	Afferent und efferent, sensibel und motorisch	11			Weiterführende Literatur	20

1.1 Gliederung des Nervensystems

Das Nervensystem ist in vieler Hinsicht das komplizierteste funktionelle System des Körpers. Es ermöglicht dem Menschen die Kommunikation mit seiner Umwelt und liefert damit die Grundlage für ein dieser Umwelt sinnvoll angepasstes Leben. Seine wichtigsten Funktionen stehen im Dienste der Wahrnehmung, der Integration des Wahrgenommenen, des Denkens und Fühlens sowie der Auslösung angemessener Verhaltensweisen.

Man kann das Nervensystem auf verschiedene Weise unterteilen. So unterscheidet man in erster Linie ein

- *zentrales Nervensystem* (= Zentralnervensystem)

von einem

- *peripheren Nervensystem*.

Das Zentralnervensystem (ZNS) umfasst *Gehirn* und *Rückenmark*. Beide entstammen einer gemeinsamen embryonalen Anlage und sind funktionell wie anatomisch untrennbar miteinander verbunden. Geschützt durch die Knochen des Schädels und der Wirbelsäule und umhüllt von den *Hirn-* und *Rückenmarkshäuten (Meningen)* ist das ZNS in ein Flüssigkeitskissen gebettet, das als *Hirn-* oder *Nervenwasser (Liquor cerebrospinalis)* bezeichnet wird. Diese Flüssigkeit dient dem ZNS unter anderem als Polsterung in seiner harten knöchernen Hülle. Sie ist auch in einem speziellen Hohlraumsystem innerhalb des ZNS, den sog. *Hirnventrikeln*, zu finden. Das ZNS besteht aus *grauer* und *weißer Substanz* (s. Kap. 1.6), die es in *Rinde*, *Mark* und *Kerne* gliedern. Auch die äußere Gestalt des ZNS weist eine bestimmte Gliederung auf, die später eingehender besprochen wird.

Das periphere Nervensystem (PNS) kann man als „Rezeptions- und Ausführungsorgan des ZNS" bezeichnen. Es ist in den zahlreichen *Nerven* repräsentiert, die den Körper durchziehen und als *sensible* oder *motorische* Leitungsbahnen entweder Impulse von der Peripherie zum ZNS (sensibel) oder vom ZNS in die Peripherie (motorisch) tragen.

Eine weitere Unterteilung sowohl im zentralen als auch im peripheren Nervensystem ist diejenige in

- *somatisches Nervensystem*

und

- *vegetatives Nervensystem*.

Das *somatische* (auch: *animalische*) Nervensystem dient motorisch der *willkürlichen* Ansteuerung der Skelettmuskeln und sensibel der *bewussten* Wahrnehmung der Körperperipherie. Das *vegetative* (auch: *autonome* oder *viszerale*[1]) Nervensystem setzt sich aus zwei Anteilen, dem *Sympathikus* und dem *Parasympathikus*, zusammen und dient der *unbewussten* und *unwillkürlichen* Steuerung der inneren Organe und damit zahlreicher lebenswichtiger Vorgänge, wie z.B. Atmung, Verdauung und Blutdruckregulation. Auch die Informationen, die über den sensiblen Teil des vegetativen Nervensystems dem ZNS zugeleitet werden (Mitteilung von den vegetativen Vorgängen in den Organen), gelangen meist nicht zum Bewusstsein.

---

[1] viscera (lat.) = Eingeweide

1 Grundlagen, Begriffe und Definitionen

1.2 Funktionsprinzip des Nervensystems

Das Nervensystem erfüllt seine Aufgabe auf der Grundlage folgender, stark vereinfachter Funktionsprinzipien: Periphere Sinnesreize werden über einen *Rezeptor*[2] wahrgenommen und über eine *sensible Nervenfaser* dem ZNS zugeleitet, wo die ankommenden *(afferenten)* Impulse verarbeitet werden. Dabei bildet das ZNS zahlreiche *Neuronenkreise* (Hintereinanderschaltung von Nervenzellen) aus, die im Dienst dieser Verarbeitung stehen. Diese Neuronenkreise enden schließlich an einer Nervenzelle, deren ableitende *motorische (efferente) Faser* wieder vom ZNS fortzieht, um in der Peripherie die Impulse des ZNS an ein Erfolgsorgan, meist eine Muskelzelle (oder z. B. auch eine Drüse), weiterzugeben.

1.3 Zytologie und Histologie des Nervensystems

Das Nervensystem ist aus *Nervengewebe* aufgebaut, das sich aus *Nervenzellen (Neuronen)* und einem eigenen, speziellen „Bindegewebe", den *Gliazellen*[3], zusammensetzt.

1.3.1 Das Neuron[4]

Die funktionelle Grundeinheit des Nervensystems ist die Nervenzelle *(Neuron, Ganglienzelle).* Das *periphere Nervensystem* besteht vorwiegend aus den Nervenzellfortsätzen *(= Nervenfasern),* die gebündelt als *periphere Nerven* den Körper durchziehen. Das *ZNS* dagegen ist überwiegend aus ganzen Neuronen (Fortsätzen und Zellkörpern) aufgebaut, die durch ihre Aneinanderkettung und Vernetzung die Funktion und Arbeitsweise des ZNS überhaupt erst möglich machen. Das gesamte menschliche Nervensystem enthält ca. 10^{12} Neurone. Der Aufbau eines Neurons soll hier nur einführend beschrieben werden, soweit es zum allgemeinen Verständnis der Funktionsweise des Nervensystems notwendig ist. Für weitere Details sei auf ausführlichere Nachschlagewerke der Histologie verwiesen.

Alle Nervenzellen (Neurone) haben die Fähigkeit, elektrische Signale (meist als *Aktionspotenziale*) weiterzuleiten. Grundsätzlich besteht ein Neuron zum einen aus einem Zellkörper *(Soma* oder *Perikaryon*[5]), der den Zellkern enthält, und zum anderen aus einem oder mehreren Fortsätzen. Die Fortsätze werden wiederum in Dendriten (dienen dem Erregungsempfang) und Axone (= *Neuriten*, dienen der Erregungsweitergabe) unterteilt (Abb. 1.1). In der Regel besitzt ein Neuron *nur ein* Axon, kann aber als multipolare Nervenzelle sehr viele Dendriten[6] haben. Diese sind meist reicher verzweigt als das Axon und tragen in ihrem Verlauf oft kleinste Auswüchse („Dornen"), die Bedeutung beim Erregungsempfang haben. Die axonalen oder dendritischen Fortsätze können je nach Lokalisation des Neurons bis zu einem Meter lang sein.

Das Perikaryon ist als Stoffwechselzentrum der Nervenzelle aufzufassen, in dem fast alle Stoffe synthetisiert und von hier aus in die Fortsätze transportiert werden. Folgerichtig befindet sich im Perikaryon ein stark entwickeltes raues endoplasmatisches Retikulum (hohe Proteinsyntheserate!), das im Bereich des Axonursprungs stark reduziert ist oder fehlt (sog. *Axonkegel*, Abb. 1.1a, *4*). Außerdem findet man in dem meist sehr großen Zellkern typischerweise einen deutlich erkennbaren Nucleolus (ebenfalls ein Hinweis auf hohe Stoffwechselaktivität). Von großer Bedeutung ist, dass in ausdifferenzierten Neuronen keine Zentriolen zu finden sind. Das bedeutet, dass diese Zellen ihre Teilungsfähigkeit eingebüßt haben.

Anders als bei den Dendriten findet man am Ende eines *Axons* eine terminale Aufzweigung *(Telodendron).* Die Enden dieser Aufzweigungen wiederum weisen kleine, knötchenförmige Auftreibungen auf, die *synaptischen Endknöpfchen* (auch: *synaptische Endkolben*). Diese bilden zusammen mit der Zellmembran der nachfolgenden Zelle und dem dazwischen liegenden Spalt die sog. Synapsen[7] (Details in Abb. 1.2). An den Synapsen findet die Erregungsübertragung von einem Neuron zum nächsten statt. Das geschieht dadurch, dass eine an den Endknöpfchen ankommende Erregung zum Einstrom von Kalziumionen an der *präsynaptischen* (vor dem synaptischen Spalt liegenden) *Zellmembran* führt. Dies löst eine Verschmelzung von in den Endknöpfchen befindlichen *synaptischen Vesikeln* mit der präsynaptischen Membran aus, wodurch eine in ihnen gespeicherte chemisch definierte Substanz in den *synaptischen Spalt* ausgeschüttet wird. Dies ist das Funktionsprinzip der **chemischen Synapse**. Die in den Spalt ausgeschüttete Substanz wird als *Transmitter* (Überträgerstoff) bezeichnet. Es gibt verschiedene Transmittersubstanzen. Der Transmitter bindet an der nachfolgenden Nerven-, Muskel- oder Drüsenzelle (kurz: *Erfolgszelle*) an definierte Rezeptoren, erregt deren Membran *(postsynaptische Membran)* elektrisch und vermittelt auf diese Weise das Signal von Zelle zu Zelle weiter. Ein Transmitter kann aber je nach Beschaffenheit des Rezeptors nicht nur er-

---

[2] recipere (lat.) = aufnehmen
[3] glia (gr.) = Kitt, Leim
[4] neuron (gr.) = Nerv
[5] perikaryon (gr.) = das den Kern Umgebende. Oft wird dieser Ausdruck auch nicht für den ganzen Zellkörper, sondern nur das um den Kern befindliche Zytoplasma verwendet.
[6] dendron (gr.) = Baum
[7] synapsis (gr.) = Verknüpfung

1.3 Zytologie und Histologie des Nervensystems

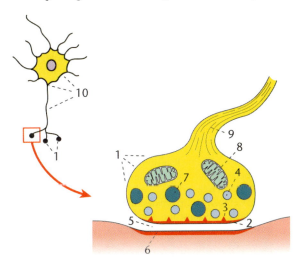

Abb. 1.2 Synapse.
1 Synaptisches Endknöpfchen, **2** präsynaptische Membran. Diese enthält kleine, ins Zellinnere ragende, pyramidenförmige Verdickungen, die **3** aktiven Zonen. An den aktiven Zonen wird der in **4** synaptischen Vesikeln gespeicherte Neurotransmitter in den 20–50 nm weiten **5** synaptischen Spalt ausgeschüttet. **6** Postsynaptische Membran, die an dieser Stelle durch zahlreiche Membranproteine (u.a. die Transmitterrezeptoren) verdichtet ist (sog. „postsynaptic density"). Neben den synaptischen Vesikeln gibt es im präsynaptischen Abschnitt auch noch größere, elektronenmikroskopisch dunklere **7** sekretorische Granula (auch: „dense core vesicles"), die lösliche Proteine enthalten. **8** Mitochondrien, **9** Neurotubuli, **10** Neuron als Ganzes.

Abb. 1.1 Nervenzelle (Neuron).
(a) Schematische Darstellung eines Prototyps.
1 Perikaryon (Soma), **2** Zellkern mit Nucleolus, **3** raues endoplasmatisches Retikulum, das typischerweise im Bereich des **4** Axonursprungs (= Axonkegel,) fehlt. **5** Dendrit, **6** Axon, **7** synaptische Endknöpfchen (= synaptische Endkolben), **8** synaptische Endknöpfchen anderer Nervenzellen. (Modifiziert nach [11])
(b) Mikroskopisches Bild.
Pyramidenzelle aus der menschlichen Großhirnrinde. (Aus [1])

regend, sondern auch hemmend auf die nachfolgende Zelle wirken (Details über Transmitter s. Kap. 1.5). Die Wirkung des Transmitters auf die Rezeptoren der Erfolgszelle wird sehr schnell dadurch beendet, dass er entweder wieder in die präsynaptische Zelle aufgenommen oder von Enzymen, die im synaptischen Spalt vorhanden sind, gespalten wird.

Ein Neuron bekommt von zahlreichen anderen Nervenzellen erregende oder hemmende Informationen über die Synapsen vermittelt, die an seinen Dendriten *(axodendritische Synapsen)*, am Soma *(axosomatische Synapsen)* und z.T. am Axon *(axoaxonale Synapsen)* dicht bei dicht sitzen (z.T. mehr als 20000 pro Nervenzelle!). Am häufigsten sind axodendritische und axosomatische Synapsen (Abb. 1.1a, *8*). Die Nervenzelle summiert die Anzahl der ankommenden *Erregungen*, zieht davon gewissermaßen die Summe der *hemmenden* Impulse ab und leitet die daraus gegebenenfalls resultierende Erregung weiter.

Der Transmitter (oder zumindest eine inaktive Vorstufe) wird in der Regel im Perikaryon synthetisiert und dort am Golgi-Apparat in Vesikel verpackt. Von hier aus wird der Transmitter ebenso wie Nährstoffe u.a. entlang von *Neurotubuli* (elektronenmikroskopisch sichtbare, kanälchenartig aufgebaute fibrilläre Proteine) durch das Axon in einer Geschwindigkeit von bis zu 400 mm pro Tag (also unter Umständen über viele Tage) bis zur Synapse transportiert (anterograder Transport).

Grundlagen, Begriffe und Definitionen

Dieser *axonale Transport* kann auch retrograd (zum Perikaryon hin) erfolgen mit Stoffen, die von der Nervenzelle an der Synapse aufgenommen worden sind. Zu solchen retrograd transportierten Stoffen können nicht nur physiologische Substanzen, sondern verhängnisvollerweise auch Krankheitserreger wie Tetanustoxin, Herpes- oder Tollwutviren gehören. Da der Transport sowohl in retro- als auch in anterograder Richtung sehr aufwändig ist, scheint es sinnvoll, dass an den Synapsen ein ausgeschütteter Transmitter im Sinne eines „Recycling" von der präsynaptischen Membran der meisten Neurone wieder aufgenommen und erneut in Vesikel verpackt wird (*Reuptake* des Transmitters), so dass der axonale Transport neuer Transmitter aus dem Perikaryon nur in geringerem Maße notwendig ist.

An wenigen Neuronen des ZNS findet man auch *Dendriten*, an denen, wie sonst nur am Ende eines Axons, Transmitter ausgeschüttet werden. Man spricht dann von *dendrodendritischen Synapsen*. Bei den noch selteneren *somatodendritischen Synapsen* wird vom Soma (Perikaryon) aus Transmitter ausgeschüttet.

Plastizität von Synapsen Wenngleich die Anzahl an Neuronen bereits vor der Geburt ein Maximum erreicht und von da an nur noch abnehmen kann, trifft für die Anzahl und Ausbildung der Synapsen genau das Gegenteil zu. Der Hauptteil der Synapsen bildet sich erst im Laufe der ersten Lebensjahre aus, und ihre Neubildungsfähigkeit bleibt für das ganze Leben erhalten. Wahrscheinlich ist jeder neue Lernvorgang mit einer Neubildung oder einer funktionellen Veränderung von Synapsen verknüpft. Dennoch ist die Fähigkeit, neue synaptische Kontakte zu bilden, von Region zu Region im ZNS verschieden und auch nicht zu jeder Lebensphase gleich. Manche Hirnregionen verlieren ihre Plastizität und damit ihre „Lernfähigkeit" nach bestimmten Entwicklungsperioden, so dass Gewebeuntergänge in diesen Bereichen nicht durch ein Neuaussprossen neuronaler Fortsätze mit entsprechenden Synapsenbildungen kompensiert werden können.

Elektrische Synapsen Obwohl die oben beschriebene *chemische Synapse* (Signalweitergabe mittels eines Transmitters) das Funktionsprinzip ist, das beim Menschen mit großem Abstand am häufigsten anzutreffen ist, gibt es auch noch eine andere Art interneuronaler Signalvermittlung, die *elektrische Synapse*. Diese kommt durch eine Verbindung zweier Nervenzellen über interzelluläre Ionenkanäle (*Nexus*, *Gap junctions*) zustande, die einen Ionenaustausch zwischen beiden Zellen ermöglicht. So kann die elektrische Erregung von einem Neuron auf das andere übertragen werden, ohne einen Transmitter und damit eine chemische Synapse zu benötigen. Diese Art der Erregungsübertragung von Zelle zu Zelle ist z. B. im Herz- oder auch im glatten Muskelgewebe der Normalfall, während sie im Nervensystem eine Ausnahme darstellt.

Jeder einzelne Teil des Neurons ist für seine Funktion wichtig. Durch das Organisationsprinzip der Synapsen ist die Erregungs*weitergabe* eines Neurons an sein Erfolgsorgan in einer bestimmten Richtung festgelegt („Einbahnstraßenprinzip"). Die Erregungs*ausbreitung* innerhalb einer Zelle hingegen ist nicht an die Synapsen, sondern lediglich an die Zellmembran gebunden und kann deshalb im Neuron sowohl orthograd (anterograd) in Richtung Synapse als auch retrograd in Richtung Perikaryon oder gar über dieses hinaus in die Dendriten gerichtet sein. Dies spielt klinisch in der elektrophysiologischen Funktionsdiagnostik peripherer Nerven eine große Rolle.

Motorische Endplatte Die meisten Synapsen des peripheren Nervensystems werden in den Skelettmuskeln gebildet. Die Synapse an der Skelettmuskelfaser wird *motorische Endplatte* (auch: *neuromuskuläre Junktion*) genannt (Abb. 1.3). Der Transmitter an der motorischen Endplatte ist Acetylcholin. Ein Axon kann mit seinen Aufzweigungen sehr viele Muskelfasern versorgen. Die Gesamtheit *eines* Axons und der von ihm erregten Muskelfasern bezeichnet man als *motorische Einheit*.

Histologie der motorischen Endplatte Die synaptischen Endigungen senken sich in eine Grube an der Oberfläche der Muskelzelle ein. Diese Grube ist zur Vergrößerung der Kontaktfläche stark gefaltet (Abb. 1.3, 7). Das synaptische End-

Abb. 1.3 Motorische Endplatte.
1 Axon des motorischen Neurons, **2** synaptisches Endknöpfchen (Endkolben), **3** Schwann-Zelle, **4** Markscheide, **5** Skelettmuskelzelle, **6** präsynaptische Membran, **7** postsynaptische Membran, die sich als *subneurales Faltenfeld* darstellt, **8** synaptische Vesikel, **9** Basallamina (setzt sich in den synaptischen Spalt hinein fort), **10** Mitochondrien. (Aus [10])

knöpfchen wird von einer Schwann-Zelle bedeckt, die aber an dieser Stelle keine Markscheide mehr bildet (Abb 1.3, *3*). Eine Besonderheit der motorischen Endplatte gegenüber Synapsen im ZNS ist, dass der synaptische Spalt von einer Basallamina durchzogen ist (Abb 1.3, *9*).

Neuronentypen Nervenzellen lassen sich in *multipolare, bipolare, unipolare* und *pseudounipolare Neurone* einteilen (Abb. 1.4). Mit Abstand am häufigsten sind **multipolare Neurone** (Abb. 1.4, *1*). Sie zeichnen sich durch *mehr als zwei Fortsätze* (ein Axon und mehrere Dendriten) aus, die vom Perikaryon ihren Ursprung nehmen. **Bipolare Nervenzellen** (Abb. 1.4, *2*) haben neben dem Axon nur *einen* Dendrit. Dieser gleicht allerdings elektronenmikroskopisch in seiner Feinstruktur eher einem Axon, besitzt jedoch als reizwahrnehmender Fortsatz keine synaptischen Endknöpfchen. Die sehr seltenen **unipolaren Neurone** (Abb. 1.4, *4*) haben nur ein Axon und keine Dendriten. Die Reizwahrnehmung findet bei diesen Zellen über Synapsen entweder am Perikaryon oder am Axon statt. Die **pseudounipolaren Neurone** (Abb. 1.4, *3*) schließlich sind praktisch nur in den sensiblen Ganglien der Spinalnerven und Hirnnerven zu finden. Sie haben scheinbar nur *einen* Fortsatz, der vom Perikaryon aus entspringt, sich dann aber in einen axonalen und einen dendritischen Fortsatz aufzweigt. Diese Zellen entstehen aus *ursprünglich bipolaren* Zellen durch Verschmelzung der beiden Fortsätze. Den dendritischen Fortsatz pseudounipolarer Neurone bezeichnet man häufig auch als *dendritisches* oder *peripheres Axon*, weil er nicht nur die Feinstruktur eines Axons, sondern auch – wie sonst nur axonale Fortsätze – eine Markscheide besitzt (s.u.). Diesem wird dann der axonale Fortsatz als *zentrales Axon* (bzw. *zentraler Neurit*) gegenübergestellt. Die Erregung, die von dem afferenten Fortsatz einer pseudounipolaren Nervenzelle in Richtung Perikaryon geleitet wird, springt direkt an der Verzweigungsstelle vom dendritischen auf den axonalen Fortsatz über. Ohne über das Perikaryon zu verlaufen, gelangt die Erregung direkt über den axonalen Fortsatz zu den terminalen Synapsen.

Einteilung der Nervenfasern nach Kaliber und Leitungsgeschwindigkeit. Die Geschwindigkeit, mit der eine Nervenfaser elektrische Erregung weiterleitet, steigt proportional zu ihrem Kaliber. Entsprechend teilt man die Nervenfasern in drei Klassen ein: A- (am schnellsten), B- und C-Fasern (am langsamsten, in der Regel marklose Nervenfasern, s.u.). Die A-Fasern kann man noch in $A\alpha$- (am schnellsten), $A\beta$-, $A\gamma$-, $A\delta$-Fasern (am langsamsten) einteilen. Es existieren noch weitere Einteilungen dieser Art (z.B. I–IV für bestimmte sensible Fasern), auf die hier jedoch nicht eingegangen werden kann.

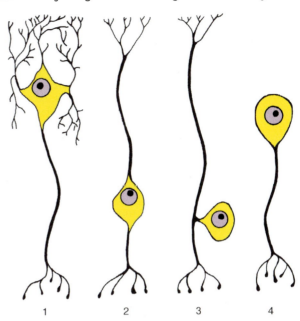

Abb. 1.4 Neuronentypen.
Axone mit synaptischen Endknöpfchen sind nach unten gerichtet.
1 Multipolares Neuron, **2** bipolares Neuron, **3** pseudounipolares Neuron, **4** unipolares Neuron. (Modifiziert nach [11])

Klinik

Neuronale Regeneration Bis vor kurzem ging man davon aus, dass Nervenzellen aufgrund ihrer fehlenden Teilungsfähigkeit bei einem Zelluntergang (z.B. im Rahmen eines Schlaganfalls, einer Entzündung oder einer degenerativen Krankheit wie dem Morbus Parkinson oder dem Morbus Alzheimer) nicht durch neue Neurone ersetzt werden können. Neuere Befunde zeigen allerdings eindeutig, dass auch im Gehirn eines Erwachsenen noch neurale Stammzellen vorhanden sind, so dass die Entstehung neuer Neurone bis ins hohe Alter noch in gewissem Umfang möglich ist. Diese Stammzellen finden sich beim Menschen überwiegend in der Umgebung der Hirnventrikel und im Hippocampus, einem speziellen Rindenteil des Großhirns. Von dort aus können sie während der Reifung zu Neuronen in andere Hirnregionen auswandern. Man nimmt an, dass die Neuentstehung von Nervenzellen regelmäßig stattfindet und so zu Lernprozessen beiträgt. Inwiefern diese Stammzellen zur Erholung nach Neuronenverlusten, z.B. im Rahmen der o.g. Erkrankungen, beitragen können, ist beim Menschen noch unklar. Derzeit wird intensiv an Methoden gearbeitet, wie man diese Zellen nach Nervenzelluntergang gezielt zur Proliferation und Einwanderung in einzelne Hirnregionen anregen kann.

Nervenfaserdegeneration und -regeneration Wird der Fortsatz eines Neurons unmittelbar in der Nähe des Perikaryons geschädigt, geht die gesamte Nervenzelle zugrunde. Wird der Fortsatz aber etwas weiter distal durchtrennt, stirbt innerhalb weniger Tage nur der distale, abgetrennte Teil ab *(absteigende* oder *Waller-Degeneration)*. Ebenso zerfällt die umgebende Markscheide (s.u.) des abgetrennten distalen Fortsatzanteils. Das Perikaryon des betroffenen Neurons schwillt an, die Lage des Kerns wird randständig, und die Nissl-Schollen zerfallen, doch stirbt die Zelle als solche meist nicht ab. Während beim Menschen im ZNS eine *Regeneration* der durchtrennten

Nervenfaser in der Regel kaum mehr möglich ist, können im peripheren Nervensystem die Markscheide und Endoneuralscheide neu gebildet werden. Diese Markscheide dient damit als unerlässliche mechanische und (durch Sekretion von Wachstumsfaktoren) chemische „Leitschiene" für den mit etwa 1–2 mm pro Tag wieder auswachsenden Neuriten. Voraussetzung hierfür ist, dass der periphere Nerv nicht vollständig durchtrennt ist, d. h., dass seine bindegewebige Hülle (s. u.) erhalten ist bzw. durch operative Maßnahmen wiederhergestellt wird.

1.3.2 Gliagewebe

Außer Neuronen findet man im Nervensystem auch *Gliazellen*, die für die neuronale Funktion absolut unentbehrlich sind. Man unterscheidet zwischen den Gliazellen des zentralen und des peripheren Nervensystems. Während die peripheren Gliazellen vorwiegend *einen* Typus (mit mehreren Differenzierungsformen) bilden, gibt es im ZNS mehrere Arten von Gliazellen, die nach Funktion und Morphologie vollkommen unterschiedlich sind. Auch stammen die peripheren Gliazellen embryonal aus der Neural*leiste* ab (s. Kap. 1.7), während die zentralen Gliazellen (mit einer Ausnahme) wie die zentralen Neurone aus dem Neural*rohr* entstehen. Tabelle 1.1 gibt eine Übersicht über die verschiedenen Gliazellarten.

1.3.2.1 Periphere Gliazellen

Bei den peripheren Gliazellen handelt es sich mit großer Mehrheit um die

- *Schwann-Zellen*,

die für die sog. *Ummarkung (Myelinisierung*[8]*)* neuronaler Fortsätze in der Peripherie verantwortlich sind.

---

[8] myelos (gr.) = Mark

Weitere Differenzierungsformen peripherer Gliazellen finden sich im enterischen Nervensystem (s. Kap. 12.9), als *Mantelzellen (Satellitenzellen)* in den sensiblen Ganglien (s. Kap. 1.3.5) und als *Lemnozyten* in den Rezeptororganen (z. B. in der Haut).

Markscheidenbildung Die axonalen (und bei pseudounipolaren auch die dendritischen) Fortsätze einer Nervenzelle sind von einer mehrschichtigen Hülle aus Gliazellmembranen umgeben, der sog. *Mark-* oder *Myelinscheide*, die die Fortleitung der neuronalen Impulse auf Grund einer elektrischen Isolierung beschleunigen kann. So unterscheidet man *stark ummarkte* von *schwach ummarkten* Fortsätzen bis hin zu sog. „marklosen" Fortsätzen, die im peripheren Nervensystem dennoch meist eine schwache Ummarkung (= Myelinisierung) aufweisen (Abb. 1.5a). Es besteht eine positive Korrelation zwischen dem Querschnittsdurchmesser eines Axons und der Stärke der Ummarkung, so dass sehr dicke neuronale Fortsätze in der Regel stark und sehr feine Fortsätze schwach ummarkt und bei einem Querschnitt von weniger als 1–2 μm marklos sind. Im peripheren Nervensystem wird eine ummarkte Nervenfaser von mehreren Schwann-Zellen umhüllt. Diese liegen hintereinander entlang der Nervenfaser und lassen zwischen sich kleine Lücken, die sog. *Ranvier-Schnürringe* (Abb. 1.5b, 5). An den Ranvier-Schnürringen ist auch für Axonkollateralen die Gelegenheit, sich abzuzweigen und die Markscheide zu verlassen. Der Bereich zwischen zwei Schnürringen wird *Internodium* genannt und kann bis 1,5 mm lang sein (Abb. 1.5b, 6).

Der eigentliche Vorgang der Ummarkung verläuft folgendermaßen: Im Lauf der Entwicklung legt sich eine Schwann-Zelle dem Nervenfortsatz an, umhüllt ihn und wächst dann mehrere Male exzentrischkreisförmig um ihn herum. Dadurch entsteht am Ende im Querschnitt eine lamellenartige Struktur, die bei elektronenmikroskopischer Betrachtung

Tab. 1.1 Die wichtigsten Gliazellen im Überblick.

Zelltyp	Vorkommen*	Wichtigste Funktionen
Schwann-Zellen	PNS	Markscheidenbildung im PNS
Mantelzellen	PNS (sensible Ganglien)	Umhüllung der Perikaryen in sensiblen Ganglien
Astrozyten	ZNS	Stützfunktion, Ernährung, Regeneration von Neuronen im ZNS, Induktion der *Tight junctions* der Blut-Hirn-Schranke, Modulation der interneuronalen Signalübertragung im ZNS
Oligodendrozyten	ZNS	Markscheidenbildung im ZNS
Mikro-/Mesogliazellen	ZNS	Abwehr- und Abräumvorgänge im ZNS
Ependymzellen	ZNS	Auskleidung der inneren Liquorräume

* PNS: peripheres Nervensystem, ZNS: zentrales Nervensystem

1.3 Zytologie und Histologie des Nervensystems

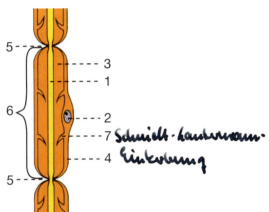

Abb. 1.5 Markscheide im peripheren Nervensystem.
(a) **Markscheidenbildung (Myelinisierung) im Querschnitt.**
Oben ist der Vorgang bei markhaltigen Nervenfasern, unten bei sog. „marklosen" Nervenfasern (eine Schwann-Zelle legt sich hier um mehrere Nervenfasern herum) dargestellt. **1** Axon, **2** Schwann-Zelle, **3** Zellkern der Schwann-Zelle, **4** Mesaxon, **5** Markscheide, **6** äußeres Zytoplasma der Schwann-Zelle mit Kern und Organellen (Neurolemm), **7** Hauptlinie (kräftig, entsteht durch Aneinanderlagerung der *inneren* Oberflächen der Schwann-Zell-Membranen, **8** Intermediärlinie (blasser, entsteht durch Aneinanderlagerung der *äußeren* Oberflächen der Schwann-Zell-Membranen. (Aus [10])
(b) **Markscheide im Längsschnitt.**
1 Axon, **2** Zellkern der Schwann-Zelle, **3** Markscheide (nicht mehrschichtig dargestellt), **4** äußeres Zytoplasma der Schwann-Zelle mit Kern und Organellen (Neurolemm), **5** Ranvier-Schnürringe, **6** Internodium (Myelinscheide zwischen zwei Schnürringen), **7** Schmidt-Lantermann-Einkerbungen (funktionelle Bedeutung unklar, möglicherweise Erleichterung des Substanztransports zu den inneren Schichten der Myelinscheide). (Aus [1])

sichtbar wird (s. Abb. 1.5a). Je nachdem, wie dick die Schicht dieser Lamellen ist, spricht man von *starker* oder *schwacher Ummarkung*. Die Markscheide dient der elektrischen Isolierung, so dass eine Erregung (Aktionspotenzial) der Zellmembran hier nicht erfolgen kann. Dies ist lediglich an den *marklosen Schnürringen* möglich, wo sich auch fast alle Natriumkanäle der Axonmembran konzentrieren. Auf diese Weise springt das Aktionspotenzial sehr schnell von Schnürring zu Schnürring weiter, so dass bei der Erregungsleitung viel Zeit eingespart wird (sog. *saltatorische*[9] *Erregungsleitung*). Dies ist umso effektiver, je dicker die Markscheide und je größer die Abstände zwischen den Ranvier-Schnürringen sind.

Die Markscheide der sog. „marklosen" Nervenfortsätze entsteht, indem sich *eine* Schwann-Zelle mit ihrem Zytoplasma um *mehrere* Fortsätze herumlegt.

Im Querschnitt *fehlt daher die Lamellenstruktur*, dennoch ist aber eine Minimalummarkung und damit elektrische Isolierung gegeben (Abb. 1.5a). „Marklose" Nervenfasern der Peripherie kommen vor allem in vegetativen Nerven und Schmerzafferenzen vor. Im ZNS hingegen kommen auch wirklich marklose Neurone vor.

1.3.2.2 Zentrale Gliazellen

Wir können vier Typen von Gliazellen im ZNS unterscheiden:

- *Astrozyten*
- *Oligodendrozyten*
- *Mikro-* oder *Mesoglia*
- *Ependymzellen*.

Diese Gliazellen machen vom Volumen her insgesamt beinahe die Hälfte des gesamten ZNS aus und stellen ca. 90% seiner Zellen!

---

[9] saltare (lat.) = tanzen, springen

Grundlagen, Begriffe und Definitionen

Astrozyten Diese sternförmigen Zellen[10] erinnern in ihrer Morphologie auf den ersten Blick an Nervenzellen (Abb. 1.6, *1*). Ihr Zellkörper ist allerdings deutlich kleiner, und die zahlreichen Fortsätze verzweigen sich nicht so stark wie neuronale Fortsätze. Man kann Astrozyten mit zahlreichen, schlanken und wenig verzweigten (*fibrilläre Astrozyten*) von solchen mit reicher verzweigten und dickeren Fortsätzen (*protoplasmatische Astrozyten*, Abb. 1.6, *1*) unterscheiden. Die fibrillären Astrozyten kommen vor allem in der weißen Substanz des ZNS vor. Die protoplasmatischen Astrozyten dagegen sind eher in der grauen Substanz des ZNS zu finden, wo sich die Perikaryen der Nervenzellen befinden (s. u.).

Die **Funktionen** der Astrozyten sind sehr vielfältig. Sie haben eine generelle strukturgebende Stützfunktion im ZNS, ähnlich dem Bindegewebe im übrigen Körper. Entsprechend wird auch zugrunde gegangenes Gewebe im Gehirn zum Teil durch Proliferation von Astrozyten „ersetzt" (sog. *Glianarben*). Weiterhin ziehen die Astrozyten mit zahlreichen Fortsätzen zu den Blutgefäßen (Abb. 1.6, *1a*). Dort sind sie einerseits am Austausch von Nährstoffen und Stoffwechselprodukten zwischen Neuronen und Blut beteiligt (Neurone selbst kommen mit der Blutbahn nicht in Berührung!). Andererseits wirken sie mit ihren perivaskulären Fortsätzen entscheidend an der Ausbildung der *Blut-Hirn-Schranke* (s. u.) mit.

Weitere wichtige Aufgaben von Astrozyten sind: Beteiligung an der Differenzierung von Neuronen aus embryonalen und adulten neuralen Stammzellen, Beteiligung an der Wiederaufnahme von in ihrer Umgebung ausgeschütteten Transmittern (somit Einfluss auf Signalvermittlung zwischen Neuronen), aktive Veränderung des interzellulären Ionenmilieus (dadurch Modulation der Erregbarkeit der umliegenden Nervenzellen), Beteiligung an immunologischen Abwehrvorgängen im Gehirn, Synthese antioxidativer Substanzen (Schutz umliegenden Nervengewebes vor schädlichen Agenzien). Darüber hinaus vermutet man, dass Astrozyten mit ihren Fortsätzen die Synapsenbildung zwischen Neuronen blockieren und umgekehrt auch ermöglichen können, z.B. wenn sie ihre Fortsätze aktiv zurückziehen und über Wachstumsfaktoren aktiv das Axonwachstum fördern. Damit könnten sie bei Lernprozessen eine wichtige Funktion innehaben.

Astrozyten nehmen also eine hochkomplexe Stellung in der physiologischen Aktivität der Nervenzellen ein und sind an der informationsverarbeitenden Funktion des ZNS entscheidend beteiligt.

Oligodendrozyten Wie der Name andeutet, haben diese Zellen wenige Fortsätze[11], die nur kurz und kaum verzweigt sind. Die Oligodendrozyten sind die zentralnervösen Äquivalente der Schwann-Zellen des peripheren Nervensystems, d.h., sie sind die

- *Markscheidenbildner des ZNS.*

Allerdings erfolgt die Markscheidenbildung hier in anderer Form als für das periphere Nervensystem beschrieben (Kap. 1.3.2.1). Die Oligodendrozyten umhüllen die neuronalen Fortsätze nicht wie die Schwann-Zellen mit ihrem Zellleib, sondern lediglich mit ihren Fortsätzen. Da ein Oligodendrozyt mehrere Fortsätze hat, kann er auch mehrere Axone oder Dendriten gleichzeitig umhüllen (Abb. 1.6, *2*).

Klinik Die Tatsache, dass Oligodendrozyten als Markscheidenbildner im ZNS für die Funktion der dortigen Neurone unerlässlich sind, hat große klinische Bedeutung. Die *Multiple Sklerose* ist eine krankhafte Autoimmunreaktion des Körpers, die selektiv gegen Oligodendrozyten gerichtet ist, so dass im ZNS (und nur dort) die Markscheiden zerstört werden. Die begleitende Entzündungsreaktion führt zum teilweisen oder völligen Funktionsverlust der betroffenen Nervenzellfortsätze, auch wenn diese als solche gar nicht direkt angegriffen werden. So kommen dann fortschreitende Lähmungen, Sensibilitätsverluste etc. zustande, die allerdings z. T. wieder reversibel sind, da sich nach Abklingen der Entzündung die Markscheiden – wenn auch nicht unbegrenzt häufig – durch Zellteilung der Oligodendrozyten wieder regenerieren und neu aufbauen können.

Mikro- oder Mesoglia (Hortega-Zellen) Diese Zellen weisen die größten Formvariationen aller Zellen im ZNS auf. Meist tragen sie Fortsätze (Abb. 1.6, *3*). Im Gegensatz zu den anderen Zellen des ZNS sind sie nicht ortsständig, sondern können sich zwischen dem dichten Fasergeflecht, das sie umgibt, von einer Stelle zur anderen bewegen und damit Form und Position ständig ändern. Ihrer Herkunft nach sind Mikroglia auch keine Derivate des Neuralrohrs, sondern ins ZNS eingewanderte *Makrophagen*. Entsprechend ist auch ihre Funktion: Sie dienen als Abräum- und Abwehrzellen, indem sie Reste untergegangenen Gewebes ebenso wie Antigen-Antikörper-Komplexe phagozytieren. Sie helfen bei der Geweberegeneration und können auch ins ZNS eingedrungene Mikroorganismen direkt zerstören. Beim Zustandekommen immunologischer Abwehrvorgänge im Gehirn spielen sie eine Schlüsselrolle. Man könnte die Mikroglia somit gleichsam als eine Kombination von „Müllabfuhr und Polizei" im ZNS bezeichnen, was sie insofern besonders wichtig macht, als das ZNS ansonsten ein immunologisch schlecht abgedecktes Organ ist (keine Lymphgefäße, kein lymphatisches Gewebe, kaum freie Bindegewebszellen).

Klinik So segensreich die Mikrogliazellen bei Abwehr und Abräumvorgängen im Gehirn sind, können sich ihre Eigenschaften zur Zerstörung auch schädlich bei Krankheiten auswirken. Man nimmt an, dass sie eine wichtige Rolle bei der Zerstörung von Hirngewebe im Rahmen der HIV-Infektion (*HIV-Demenz*), der *Multiplen Sklerose* und selbst beim *Morbus Alzheimer (Alzheimer-Demenz)* spielen.

Ependymzellen Diese Gliazellen erinnern in ihrem Aussehen an iso- bis hochprismatische Epithelzellen

---

[10] aster (gr.) = Stern
[11] oligos (gr.) = wenig, dendron (gr.) = Baum

1.3 Zytologie und Histologie des Nervensystems

Abb. 1.6 Gliazellen des Zentralnervensystems.
1 Astrozyt (umgreift mit seinen Fortsätzen eine **1a** Hirnkapillare), **2** Oligodendrozyt (bildet mit seinen Fortsätzen Markscheiden um **2a** Axone), **3** Mikroglia (spezielle Form von Makrophagen), **4** Ependymzellen. (Modifiziert nach [11])

(Abb. 1.6, *4*). Sie kleiden die inneren Liquorräume (Ventrikel) mit einer Zellschicht aus[12], die den Liquor vom unmittelbaren Hirngewebe trennt. An ihrer Oberfläche tragen sie zum einen Kinozilien (s. o.) und zum anderen zahlreiche Mikrovilli, was auf eine starke Sekretions- oder Resorptionstätigkeit hinweist (s. Kap. 10.1.4).

1.3.3 Blut-Hirn-Schranke

Zweck der Blut-Hirn-Schranke ist es, bestimmte Stoffe am Übertritt durch die Kapillarwand vom Blut in das ZNS zu hindern. Diese Barriere ist aus drei Schichten aufgebaut: den Endothelien der Kapillaren, der darunter liegenden Basalmembran und schließlich den Fortsätzen von Astrozyten. Die Endigungen dieser Fortsätze liegen eng aneinander gereiht an der Basalmembran der Hirnkapillaren und bilden so die äußere Schicht der Blut-Hirn-Schranke. Die eigentliche „Filterschicht" ist jedoch das innen liegende Endothel mit seinen *Tight junctions*. Die Bildung dieser besonders dichten Interzellularverbindungen wird durch die Astrozytenfortsätze induziert. Auf diese Weise wird eine Barrikade für alle sonst kapillargängigen Stoffe gebildet, die dadurch entweder *selektiv* durchgelassen oder an der Penetration in das sehr empfindliche Hirngewebe gehindert werden. Dies geschieht in Abhängigkeit von der chemisch-physikalischen Beschaffenheit des Stoffes (Molekülgröße, Ionen-Ladung etc.). Aber auch andere, differenziertere Unterscheidungskriterien zwischen einzelnen Nährstoffen, Hormonen, Elektrolyten oder „Giftstoffen" finden bei dieser Selektion Anwendung.

Klinik Unter krankhaften Bedingungen, insbesondere im Rahmen einer Entzündung (z. B. bei Infektionen des ZNS, in der Nähe wachsender Tumoren oder nach Gewebetraumatisierung), kann die Blut-Hirn-Schranke durchlässig werden, was man meist kurz als *Schrankenstörung* bezeichnet. Infolgedessen können Stoffe (auch bestimmte Medikamente, was man sich therapeutisch zunutze macht, oder Kontrastmittel, was bei radiologischen Untersuchungen eine große Rolle spielt) in das umgebende Hirn- oder Rückenmarksgewebe gelangen, die sonst durch die Dichte der Schranke an der Penetration ins gesunde ZNS-Gewebe gehindert werden.

1.3.4 Struktur des peripheren Nervs

Mehrere Axone und/oder Dendriten, die u. U. von Markscheiden umhüllt sind, bilden jeweils die *Nervenfasern* eines peripheren Nervs. Das sie umgebende Bindegewebe ordnet die Nervenfasern zu Bündeln und unterteilt so den Nerv in mehrere Kompar-

---
[12] ependyma (gr.) = Oberkleid

1 Grundlagen, Begriffe und Definitionen

timente. Auf diese Weise kommt die charakteristische Querschnittsstruktur des Nervs im histologischen Bild zustande (Abb. 1.7). Der Zytoplasmasaum der Schwann-Zelle, der nicht in die Membranwicklungen der Ummarkung eingeht (also die äußerste Schicht der Markscheide, die auch den Zellkern enthält), wird als *Schwann-Scheide* oder *Neurolemm* bezeichnet (vgl. Abb. 1.5a, 6). Gemeinsam mit der außen anliegenden Basalmembran bildet das Neurolemm die Endoneuralscheide (Abb. 1.7, 3), die lichtmikroskopisch sichtbar die Axone (Abb. 1.7, 1) umgibt. Mehrere Axone werden von retikulärem Bindegewebe, dem *Endoneurium*, als angedeutete Bündel voneinander getrennt (Abb. 1.7, 4). Von diesen Bündeln werden wieder einige durch das bindegewebige *Perineurium* zu größeren und runden Faszikeln zusammengefasst (Abb. 1.7, 5 und 6). Eine unterschiedlich große Anzahl solcher Faszikel wird nun durch das Epineurium (Abb. 1.7, 7) zum gesamten peripheren Nerv zusammengefasst und im umgebenden Gewebe fixiert. Das Epineurium steht proximal mit der harten Hirn- bzw. Rückenmarkshaut *(Dura mater)* in Verbindung. Der Sinn dieser aufwändigen Bindegewebsverschalung peripherer Nerven besteht zum einen darin, eine gewisse elastische Beanspruchbarkeit (durch einen hohen Gehalt des Bindegewebes an elastischen Fasern) zu gewährleisten und zum anderen einen generellen Schutz gegen potenzielle Druckschädigungen von außen zu bieten. Schließlich führt die bindegewebige Umhüllung auch versorgende Gefäße, die die Schwann-Zellen ernähren (nicht aber die Nervenfasern, deren Versorgung vom Perikaryon aus erfolgt).

1.3.5 Periphere Ganglien

Das ZNS besteht zu einem beträchtlichen Teil aus Perikaryen. Im peripheren Nervensystem findet man hingegen überwiegend die axonalen und dendritischen *Fortsätze* von Neuronen, die sich zu peripheren *Nerven* bündeln. Die einzigen *Perikaryen*, die man im peripheren Nervensystem findet, liegen in den sog.

■ *Ganglien*.

Ein Ganglion ist eine *Ansammlung von Perikaryen von Nervenzellen* (man darf diesen Begriff nicht mit dem Begriff *Ganglienzelle* verwechseln, einem anderen Ausdruck für Nervenzelle/Neuron). Es gibt zum einen *motorische Ganglien*, die als Bestandteile des vegetativen Nervensystems in Kap. 12 beschrieben werden. Zum anderen findet man als Bestandteile sensibler Nervenbahnen die *sensiblen Ganglien*. Diese in der Nähe des ZNS befindlichen, bis zu erbsengroßen Ganglien sind als *Spinalganglien* entlang dem Wirbelkanal und als *Hirnnervenganglien* im Bereich der Schädelbasis, also direkt unterhalb des Gehirns, lokalisiert.

Histologisch findet man in den sensiblen Ganglien die Perikaryen nur *pseudounipolarer Neurone* (einzige Ausnahme: sensorisches Ganglion des VIII. Hirnnervs: bipolare Neurone). Die Perikaryen werden von peripheren Gliazellen umhüllt, die wie die Schwann-Zellen aus der Neuralleiste abstammen und hier auf Grund ihrer Anordnung als *Mantel-, Kapsel-* oder *Satellitenzellen* bezeichnet werden (Abb. 1.8, vgl. im Einzelnen Lehrbücher der mikroskopischen Anatomie).

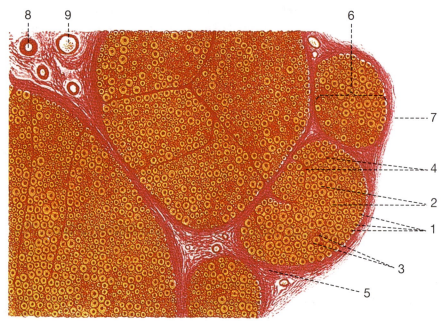

Abb. 1.7 Peripherer Nerv im Querschnitt.
1 Nervenfasern (Axone, Dendriten),
2 Markscheiden (stellen sich hier gelb dar), **3** Endoneuralscheide (trennt einzelne ummarkte Nervenfasern voneinander),
4 Endoneurium (fasst Gruppen von Nervenfasern zusammen),
5 Perineurium (fasst 6 Gruppen von Nervenfaserbündeln zusammen),
7 Epineurium (fasst alle Nervenfaserbündel zu einem peripheren Nerv zusammen),
8 Arterie, **9** Vene. (Aus [8])

Abb. 1.8 Spinalganglion.
1 Perikaryon einer pseudounipolaren Nervenzelle, **2** Mantelzellen, **3** Zellkern der Nervenzelle mit Nucleolus. (Aus [10])

1.4 Afferent und efferent, sensibel und motorisch

Diese Begriffe beziehen sich auf die Charakterisierung von bestimmten Nervenfasern und werden in den nachfolgenden Kapiteln immer wieder verwendet. *Afferent* bedeutet ankommend oder zuführend, *efferent* bedeutet ableitend oder wegführend. Die Begriffe *afferent* und *sensibel* bzw. *efferent* und *motorisch* werden häufig synonym verwendet, was jedoch nicht immer korrekt ist. Was die unmittelbaren Zu- und Abgänge des ZNS angeht, ist diese Gleichsetzung tatsächlich berechtigt: Jede Afferenz (ankommende Nervenfaser) *zum ZNS* ist definitionsgemäß *sensibel*, und jede Efferenz (wegführende Nervenfaser) *vom ZNS* ist definitionsgemäß *motorisch* (wobei motorisch nicht zwangsläufig etwas mit Bewegung zu tun haben muss). Was die Verhältnisse innerhalb des ZNS angeht, ist die Gleichsetzung allerdings falsch und irreführend. Ein Beispiel mag das verdeutlichen: Man betrachte die Nervenfasern, die von der Großhirnrinde ins Rückenmark ziehen. Sie sind für das Großhirn eine *Efferenz*, für das Rückenmark jedoch eine *Afferenz* und haben dabei mit dem Begriff *sensibel* überhaupt nichts zu tun, im Gegenteil, sie stehen in diesem Fall im Dienst der Motorik. Man sieht, dass der Begriff *afferent* oder *efferent* primär eine Frage des Betrachtungsstandpunktes ist und eine Nervenfaser innerhalb des ZNS immer gleichzeitig efferent *und* afferent ist. Ob sie dabei sensibel oder motorisch ist, muss getrennt davon betrachtet werden. Bei einem sehr großen Anteil der zentralnervösen Faserverbindungen ist eine Zuordnung zu den Begriffen sensibel oder motorisch ohnehin nicht oder nur sehr begrenzt möglich.

In diesem Zusammenhang soll auch der Begriff **Projektion** erklärt werden. Wenn ein Neuron eine efferente Nervenfaser z. B. vom Rückenmark (Medulla spinalis) zum Kleinhirn (Cerebellum) schickt, dann *projiziert* dieses Neuron ins Kleinhirn. Man spricht in diesem Fall von einer *spinozerebellären Projektion*. Die Neurone, die auf diese Weise mit ihren langen Fortsätzen Information auf weiter entfernte Gebiete übertragen, werden entsprechend *Projektionsneurone* genannt. Ihnen stehen die sog. *Interneurone (Zwischenneurone)* gegenüber, die mit ihren Fortsätzen auf ein eng umschriebenes Gebiet begrenzt bleiben.

1.5 Transmittersysteme

Ein *Transmittersystem* ist ein Verbund von Neuronen, die den gleichen Transmitter oder eine gleiche Gruppe von chemisch ähnlichen Transmittern einsetzen. Es gibt eine sehr große Zahl an nachweisbaren Transmittersubstanzen. Einige der Transmittersysteme, die besonders wichtig und klinisch relevant sind, werden hier herausgegriffen und kurz besprochen.

Im peripheren Nervensystem spielen ganz besonders die Transmitter *Acetylcholin* (lokalisiert in der motorischen Endplatte und in vegetativen Neuronen) sowie *Noradrenalin* (im zweiten sympathischen Neuron) eine Rolle. Andere Transmitter kommen ebenfalls vor, stehen aber funktionell nicht so im Vordergrund. Im ZNS kommen neben den eben erwähnten Substanzen die Aminosäuren *Glutamat*, *γ-Aminobuttersäure (GABA)* und *Glycin*, verschiedene *biogene Amine (= Monoamine)* und diverse *(Neuro-)Peptide* als Transmitter in den einzelnen Neuronenpopulationen vor. Man spricht dann von *GABAergen, cholinergen, glutamatergen, dopaminergen* etc. Neuronen. Sowohl im zentralen als auch im peripheren Nervensystem kann ein einzelnes Neuron jedoch auch mehr als nur einen Transmitter verwenden. Ein zweiter Transmitter in einem Neuron wird als *Kotransmitter* bezeichnet, der isoliert oder gemeinsam mit dem ersten Transmitter des Neurons ausgeschüttet werden kann. Als Kotransmitter sind Neuropeptide (z. B. *Substanz P*, *Enkephalin* u. v. a. m.) besonders häufig.

Eine besondere Kotransmitterform ist *Stickstoffmonoxid* (= NO), besonders im enterischen Nervensystem, aber auch an vielen Stellen im ZNS. Dies ist der erste bekannte gasförmige Neurotransmitter, der entsprechend auch nicht wie andere Neurotransmitter in Membranvesikeln verpackt ist. Auf bestimmte Stimuli hin diffundiert NO durch die terminale Membran des Neurons über den synaptischen Spalt hinweg in die Erfolgszelle, um dort z. B. deren Erregbarkeit durch einen anderen Neurotransmitter zu modulieren. Im Gehirn spielt NO auf diese Weise eine wichtige Rolle bei Lernvorgängen.

Wichtig ist, dass

- *exzitatorische* (erregende) Transmitterwirkungen und
- *inhibitorische* (hemmende) Transmitterwirkungen

unterschieden werden. Die exzitatorisch wirkenden Transmitter *stimulieren* die elektrische Erregung der nachfolgenden Zelle, die inhibitorisch wirkenden *unterdrücken* sie. Ob eine Substanz hemmend oder erregend wirkt, hängt dabei grundsätzlich vom *Rezeptor* an der Erfolgszelle ab und nicht direkt von der Substanz selbst. Ein Transmitter kann gleichermaßen hemmend und erregend wirken, je nachdem, auf welchen Rezeptor er trifft. Ein bekanntes Beispiel ist das Noradrenalin im sympathischen Nervensystem. Je nachdem, ob es auf einen *β-Rezeptor* oder auf einen *α-Rezeptor* an den glatten Gefäßmuskelzellen trifft, wirkt es auf diese dilatierend oder kontrahierend. Entsprechend verhält es sich auch mit vielen Transmittersubstanzen des ZNS. Dennoch gibt es Substanzen, die auf Grund der vorhandenen spezifischen Rezeptoren in der Regel *nur* exzitatorisch oder *nur* inhibitorisch wirken. Die wichtigsten (weil häufigsten) exzitatorischen Transmitter sind Glutamat und Acetylcholin. Die häufigsten inhibitorischen Transmitter sind GABA und Glycin.

Die erregende oder hemmende Wirkung der Transmitter hängt also vom postsynaptischen Rezeptor ab. Erregend wirkende Transmitter im ZNS und an der motorischen Endplatte öffnen mit dem Rezeptor verbundene *Natriumkanäle*. Sie bewirken so einen Natriumeinstrom in die Zelle und damit eine *Depolarisation* der Membran, wodurch ein Aktionspotenzial entsteht. Inhibitorisch wirkende Transmitter öffnen hingegen in der postsynaptischen Membran mit dem Rezeptor verbundene Chloridkanäle. Die dadurch entstehende *Hyperpolarisation* der Membran erschwert oder verhindert somit die Auslösung eines Aktionspotenzials durch einen erregend wirkenden Transmitter. Neben diesen *schnellen* Signalübertragungswegen gibt es im Bereich des vegetativen Nervensystems, aber auch im ZNS im Bereich peptiderger oder monoaminerger Synapsen sog. *langsame Signalübertragungen*. Diese manifestieren sich über *Second-messenger*-Mechanismen (z. B. über cAMP oder cGMP-Anstieg) hyperpolarisierend oder depolarisierend. Insbesondere im Gehirn wirken sie sich oft eher *modulierend* auf die Erregbarkeit der postsynaptischen Zelle aus als direkt Aktionspotenzial-auslösend oder -verhindernd. Durch langsame Signalübertragung bedingte Transmitterwirkungen halten länger an als direkt Ionenkanal-vermittelte.

Tabelle 1.2 gibt einen Überblick über die wichtigsten Neurotransmitter (im Anhang, S. 367 ff., ist diese Tabelle durch die Lokalisation der Neurone im ZNS, die den jeweiligen Transmitter verwenden, erweitert). Der Anfänger kann und muss diese Tabelle (noch) nicht im Detail verstehen. Sie soll an dieser Stelle vor allem einen Eindruck der vorhandenen Transmittervielfalt geben. Nach dem Studium der Rückenmarks- und Gehirnkapitel dieses Buches kann man auf Tabelle 1.2 oder die Übersicht auf S. 367 ff. zurückgreifen, um sich (z. B. für Prüfungen) einen zusammenfassenden Überblick über die dort besprochenen Transmitter zu verschaffen.

Tab. 1.2 Die wichtigsten Neurotransmitter.

Substanzklasse	Transmitter
Acetylcholin	Acetylcholin
Monoamine	Dopamin Serotonin Noradrenalin Adrenalin Histamin
Aminosäuren (exzitatorisch)	Glutamat Aspartat
Aminosäuren (inhibitorisch)	γ-Aminobuttersäure (GABA) Glycin
Neuropeptide	Substanz P Endorphine Enkephaline Dynorphin Neurotensin Somatostatin Oxytocin Vasopressin Vasoaktives Intestinales Polypeptid (VIP) Neuropeptid Y Cholecystokinin
Purine	Adenosin
gasförmige Transmitter	Stickstoffmonoxid (NO)

Klinik Bei vielen Krankheiten kann man einzelne Transmittersysteme gezielt mit Medikamenten beeinflussen. So greift der Wirkstoff *Diazepam* (z. B. *Valium®*) an den GABAergen Synapsen an und wirkt über diese allgemein dämpfend auf das ZNS (Verwendung als „*Tranquilizer*", *Schlafmittel* oder *Antiepileptikum*). Andere Beispiele sind das beim Parkinson-Syndrom (s. S. 134) verwendete *L-Dopa*, das nach Durchwanderung der Blut-Hirn-Schranke zu Dopamin wird und so im ZNS an dopaminergen Synapsen signalverstärkend wirkt. Bestimmte Medikamente gegen *schizophrene Syndrome* hingegen blockieren die Signalübertragung an dopaminergen Synapsen (sog. *Neuroleptika*). Medikamente, die spezifisch die acetylcholinergen Synapsen an der motorischen Endplatte blockieren, wie Abkömmlinge des indianischen Pfeilgiftes *Curare*, werden in der Intensivmedizin und Anästhesie zur Skelettmuskelrelaxation im Rahmen der Intubation und Narkose verwendet.

1.6 Graue und weiße Substanz im ZNS

Das gesamte ZNS ist in graue und weiße Substanz gegliedert. *Graue Substanz* findet man dort, wo sich die *Perikaryen* der zentralnervösen Neurone ansammeln. Die Masse ihrer *Fortsätze* bildet *zusammen mit Gliagewebe* die *weiße Substanz*, in der keine Perikaryen zu finden sind. Der die Perikaryen in der grauen Substanz unmittelbar umgebende Filz aus Nervenfasern und Gliazellen wird als *Neuropil* bezeichnet. Die graue Substanz im ZNS gruppiert sich so, dass sie nach außen hin von weißer Substanz umgeben ist, so dass sie sog.

- *Nervenkerne (Nuclei)*

bildet. Diese Kerne können so konfluieren, dass z. B. das gesamte Rückenmark einen einzigen großen Komplex grauer Substanz besitzt, der von weißer Substanz umgeben ist. Im Gehirn konfluieren diese Kerne nur ausnahmsweise miteinander, so dass ein Kern gegen den anderen meist gut abgrenzbar bleibt. *Ein Kern ist also ein in der Regel abgrenzbarer Teil des ZNS, der aus einer Ansammlung von Perikaryen der Nervenzellen besteht.*

Im Groß- und Kleinhirn kommt *zusätzlich* zu diesen Kernen die graue Substanz in Form der sog.

- *Rinde*

vor. Sie umhüllt als *Großhirnrinde* bzw. *Kleinhirnrinde* die weißen Substanzen der entsprechenden Hirnteile vollständig von außen. Nicht nur vom histologischen Aufbau, sondern auch funktionell verhalten sich Rinde und Kerne im ZNS vollkommen unterschiedlich und müssen deshalb streng unterschieden werden.

1.7 Entwicklungsgeschichte des Nervensystems

Die Embryonalentwicklung des Nervensystems kann hier nur knapp dargestellt werden, wobei für den Anfänger manches unverstanden bleiben muss. Im Einzelnen wird deshalb auf Lehrbücher der Embryologie verwiesen.

1.7.1 Embryogenese des Nervensystems

Die Entwicklung des Nervensystems während der Embryonalzeit beinhaltet folgende drei Schlüsselschritte:

- Induktion
- Neurulation
- Bläschenformation.

Induktion Nachdem sich beim Embryo die drei übereinander liegenden Keimblätter Endoderm, Mesoderm und Ektoderm entwickelt haben, entsteht durch Anreiz *(Induktion)* des darunter liegenden Mesoderms und der Chorda dorsalis (primitive Längsachse des Embryos) im Ektoderm etwa am 17. Embryonaltag das *Neuroektoderm*. Dieses bildet eine spezialisierte Region, die *Neuralplatte*, aus welcher der größte Teil des Nervensystems entsteht (Abb. 1.9, 9).

Neurulation Am 18. Embryonaltag vertieft sich die Neuralplatte zur *Neuralrinne*, senkt sich nach unten

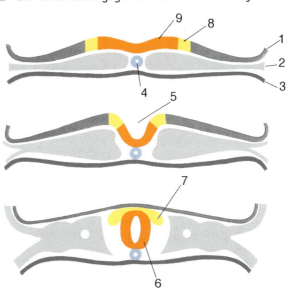

Abb. 1.9 Neurulation (Abschnürung von Neuralleiste und Neuralrohr aus dem Ektoderm).
Querschnitt durch einen Embryo in drei verschiedenen Entwicklungsstadien (von oben nach unten: 18.–20. Embryonaltag).
1 Ektoderm, **2** Mesoderm, **3** Endoderm, **4** Chorda dorsalis. **5** Neuralrinne, aus der sich das **6** Neuralrohr abschnürt. Die **7** Neuralleiste entsteht an der **8** Übergangszone von **9** Neuralplatte zu Restektoderm. (Modifiziert nach [1])

in Richtung Mesoderm und schnürt sich schließlich als *Neuralrohr* ab *(Neurulation* im engeren Sinne, Abb. 1.9). Am Rand der Neuralrinne spaltet sich weiterhin die *Neuralleiste* ab (Abb. 1.9, 7), die vor allem das Zellmaterial des peripheren Nervensystems liefert (s. Kap. 1.7.2). Aus dem vorderen, im Kopfabschnitt gelegenen Ende des Neuralrohrs bildet sich das Gehirn, während aus dem hinteren, im Rumpfabschnitt gelegenen Teil das Rückenmark entsteht. Aus dem Hohlraum des Rohrs entwickelt sich später das Ventrikelsystem.

Am vorderen und hinteren Ende ist das Neuralrohr zunächst noch offen. Am 25. Embryonaltag schließt sich das vordere (Kopf-)Ende *(Neuroporus rostralis)*, zwei Tage später das hintere Ende *(Neuroporus caudalis)*.

Klinik Fehlentwicklungen im Stadium der Neurulation führen zu sog. *dysrhaphischen*[13] *Defekten*. Bleibt der Schluss des *Neuroporus rostralis* aus, kommt es zu einer postnatal nicht mit dem Leben vereinbaren Fehlbildung, dem sog. *Anenzephalus*[14]. Dies ist ein weitgehendes oder vollständiges Fehlen des Groß- und Zwischenhirns sowie des Schädeldaches. Bleibt der Schluss des *Neuroporus caudalis* aus, kommt es zur Ausbildung einer sog. *Spina bifida*[15]. Sie zeichnet sich durch einen unvollständigen Schluss der Wirbelbögen aus und kann ver-

---

[13] dys (gr.) = abnormal, gestört; raphe (gr.) = Naht (im Sinne eines gestörten Verschlusses des Neuralrohrs)
[14] an = ohne, encephalon (gr.) = Gehirn
[15] spina (lat.) = Rückgrat, Wirbelsäule; bifida (lat.) = zweigeteilt

1 Grundlagen, Begriffe und Definitionen

Abb. 1.10 Bläschenformation.
Differenzierung der 3 primären zu den 5 sekundären Hirnbläschen und ihre Derivate im ausgereiften Gehirn. Unten ist die Lage der entsprechenden Hirnabschnitte in situ gezeigt (links etwa 4. Embryonalwoche, rechts etwa 5. Embryonalwoche).

schiedene Schweregrade annehmen: von einer Fehlbildung, die äußerlich nicht erkennbar ist (*Spina bifida occulta*[16]), bis hin zu einem Herausquellen des Rückenmarks samt den Rückenmarkshäuten (Meningen) aus dem fehlgebildeten Wirbelkanal (sog. *Meningomyelozele*). Diese Fehlbildung ist mit dem Leben vereinbar, geht aber je nach Schweregrad oft mit neurologischen Ausfallserscheinungen wie Lähmungen einher. Die Meningomyelozele ist operativ meist korrigierbar, wodurch die Ausfallserscheinungen je nach Schweregrad zurückgehen können.

Bläschenformation Nach dem Schluss des Neuralrohrs bilden sich im vorderen, größeren Abschnitt des Neuralrohrs die sog. *Hirnbläschen*. Zunächst entstehen ein vorderes *Prosencephalon*(= Vorderhirn-)*bläschen*, ein mittleres *Mesencephalon*(= Mittelhirn-)*bläschen* und ein hinteres *Rhombencephalon*(= Rautenhirn-)*bläschen*. Dies sind die drei sog. *Primärbläschen* (Abb. 1.10). Am 32. Embryonaltag teilt sich das Rhombencephalonbläschen weiter in ein *Myelencephalon*- (zukünftige Medulla oblongata) und ein *Metencephalonbläschen*. Aus Letzterem wiederum spaltet sich anschließend noch das *Cerebellum*(= Kleinhirn-)*bläschen* ab, während sich das Prosencephalonbläschen danach noch einmal in ein hinteres *Diencephalon*(= Zwischenhirn-) und ein davor liegendes *Telencephalon*(= Endhirn-)*bläschen* teilt. Die fünf intermediär entstandenen Bläschen (Tel-, Di-, Mes-, Met- und Myelencephalon) werden *Sekundärbläschen* genannt. Später spaltet sich das Endhirnbläschen in zwei *Hemisphärenbläschen* auf, die das Zwischenhirn überwachsen. Aus dem Zwischenhirnbläschen wächst gleichzeitig auf beiden Seiten ein *Augenbläschen* (spätere Anlage des N. opticus und der Netzhaut) heraus (Abb. 1.10 und 1.12a, 9).

Im Rhombencephalon- und im Prosencephalonbläschen werden frühzeitig segmentale Gliederungen sichtbar (*Rhombomere* bzw. *Prosomere*; zusammen: *Neuromere*). Dies sind wahrscheinlich funktionell getrennte segmentale Einheiten im sich entwickelnden Gehirn, die im Laufe der Zeit aber wieder verschwinden. Durch ungleichmäßiges Wachstum der Bläschen entstehen in der Achse des Neuralrohrs Flexuren, die sich ebenfalls z.T. im Laufe der weiteren Entwicklung wieder ausgleichen. Bestehen bleibt eine Flexur zwischen Mes- und Diencephalon, die zu einem Abkippen der Neuralrohrachse zwischen Mittel- und Zwischenhirn um etwa 60° nach vorne führt.

1.7.2 Histogenese des Nervensystems

Das Neuralrohr besteht ebenso wie die Neuralleiste aus *Neuroepithel*. Aus diesem Neuroepithel entwickeln sich später die Nerven- und Gliazellen. Die bindegewebigen Anteile, die an das Nervensystem assoziiert sind – wie z. B. harte Hirnhaut, Blutgefäße und Mikrogliazellen –, bilden sich aus dem umgebenden Mesenchym (Ausnahme: weiche Hirnhäute, s. u.). Dabei entstehen aus dem Neuralrohr die Zellen für das Zentralnervensystem (zentrale Nervenzellen

---

[16] occulta (lat.) = versteckt

und zentrale Gliazellen, s. Kap. 1.3.2.2), während die Neuralleiste das Zellmaterial der sensiblen und der vegetativen Nerven bzw. Ganglien, der peripheren Gliazellen (s. Kap. 1.3.2.1), Zellen des Nebennierenmarks, Melanozyten und die Zellen der weichen Hirnhäute liefert.

Aus einer gemeinsamen Vorläuferzelle des Neuroepithels entsteht zum einen der *Neuroblast*, aus dem sich die Nervenzellen (Neurone) entwickeln, und zum anderen der *Glioblast*, aus dem sich die Gliazellen (mit Ausnahme der Mikroglia) entwickeln. Die Histogenese des Nervensystems *(Neurogenese)* beinhaltet als die beiden entscheidenden Schritte zunächst die zelluläre *Differenzierung* und anschließend die zelluläre *Maturation* (Reifung).

Die neuronale **Differenzierung** beinhaltet zunächst die *Proliferation* der Neuroblasten, gefolgt von der *Migration* der entstandenen Zellen in bestimmte Positionen des sich entwickelnden Nervensystems. Die sich anschließende neuronale **Maturation** beinhaltet folgende Vorgänge: Zunächst erfolgt das zielgerichtete Auswachsen von Axonen, indem mikroskopisch sichtbare Auftreibungen am Ende des Axons, die *Wachstumskegel (Growth cones)*, sich gleichsam wie eine tastende Hand nach vorne strecken. Die Growth cones kommunizieren dabei mit ihrer Umgebung über Wachstumsfaktorsignale. Dabei kreuzen manche Axone die Mittellinie des Gehirns und enden an Zielstrukturen in der kontralateralen ZNS-Hälfte. Ob und an welcher Stelle die Neurone die Mittellinie kreuzen, wird durch ein Wechselspiel von Proteinen an der Oberfläche des Axons und solchen der Mittellinie gesteuert. Weitere Maturationsschritte des Neurons nach dem Auswachsen von Axonen sind die Bildung von Dendriten, die Expression der charakteristischen biochemischen Eigenschaften eines Neurons (insbesondere die spezifische Transmitterexpression) und schließlich die Bildung synaptischer Kontakte mit anderen Neuronen, die für die Entwicklung des ZNS eine entscheidende Rolle spielt.

Durch die Zellmigration werden in der Wand des Neuralrohrs drei mikroskopisch abgrenzbare Zellschichten sichtbar:

1. eine dem Hohlraum zugewandte, innere *ventrikuläre Zone (Stratum ependymale*, wo die Zellproliferation stattfindet Abb. **1.11**, *1*),
2. eine *intermediäre (Mantel-)Zone (Stratum palliale*[17], Abb. **1.11**, *2a* und *2b*) und
3. ganz außen eine *marginale Zone (Stratum marginale*, Abb. **1.11**, *3*).

Im Laufe der weiteren Entwicklung wird insbesondere im kaudalen Neuralrohrbereich der Hohlraum auf Kosten der dicker werdenden Neuralrohrwand immer kleiner, und die drei o.g. Schichten grenzen sich immer deutlicher voneinander ab.

Die in der inneren (ventrikulären) Zone stattfindende Zellproliferation vollzieht sich größtenteils vor der Geburt *(pränatal)*. Man schätzt, dass in der Pränatalzeit phasenweise bis 20000 neue Neurone pro Minute im sich entwickelnden Gehirn und Rückenmark entstehen. Doch entstehen nicht alle Neuronentypen in allen Regionen zur gleichen Zeit. Grundsätzlich entwickeln sich motorische vor sensiblen Neuronen, während sich Interneurone (Zwischenneurone) als Letzte entwickeln. Gliazellen schließlich proliferieren erst nach den Neuronen in größerem Umfang, jedoch hält ihre Bildung bis lange Zeit nach der Geburt an. Während der Embryonal- und Fetalzeit entstehen fast doppelt so viele Neurone wie schließ-

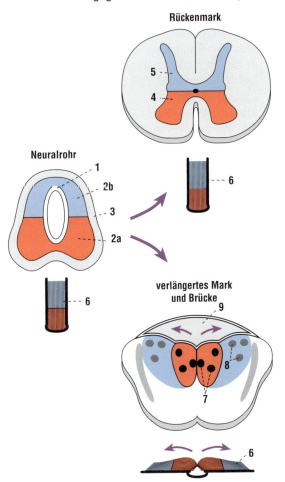

Abb. 1.11 Differenzierung der Grund- und Flügelplatte im Rückenmark (oben) und im unteren Hirnstamm (unten).
Das Neuralrohr gliedert sich histologisch in **1** ventrikuläre Zone, **2** intermediäre (Mantel-)Zone und **3** marginale Zone. Die **2a** Grundplatte im Bereich der intermediären Zone und ihre Derivate sind rot, die **2b** Flügelplatte und ihre Derivate sind blau dargestellt. Im Rückenmark (rechts oben) bleibt die ventrodorsale Gliederung von Grund- und Flügelplatte (im späteren motorischen **4** Vorderhorn und sensiblen **5** Hinterhorn) erhalten. Im unteren Hirnstamm dagegen (rechts unten) öffnet sich das Neuralrohr nach dorsal wie ein **6** Buch, das aufgeschlagen wird (diese Analogie ist jeweils unter den Schaubildern dargestellt), wodurch die ursprünglich ventrodorsale Gliederung in eine mediolaterale übergeht. Dadurch kommen die Grundplattenderivate in Form der späteren **7** motorischen Hirnnervenkerne mehr medial zu liegen, während die Flügelplattenderivate in Form der späteren **8** sensiblen Hirnnervenkerne mehr lateral zu liegen kommen. **9** Vierter Ventrikel (der durch die Neuralrohröffnung nach dorsal entsteht).

lich im adulten Gehirn vorhanden sind. Die im Laufe der weiteren Entwicklung nicht mehr benötigten Neurone beseitigen sich selbst im Rahmen eines genetisch determinierten, *programmierten Zelltodes*, der *Apoptose* (die Zelle fragmentiert sich selbst in kleine, membrangebundene Partikel, die sich z. T. auflösen, z. T. von Abräumzellen phagozytiert werden). Ist dieser Vorgang des programmierten Zelltodes gestört (man kann dies tierexperimentell durch Ausschalten der für Apoptose unerlässlichen Gene untersuchen), kommt es zu einer nicht lebensfähigen Fehlbildung mit einem zum Zeitpunkt der Geburt weit überdimensionierten Gehirn, das z. T. aus einer nicht geschlossenen Schädeldecke herauswuchert.

---

[17] pallium (lat.) = Mantel

1 Grundlagen, Begriffe und Definitionen

Man kann zwei verschiedene „Wachstumsschübe" des entstehenden ZNS voneinander abgrenzen. Der erste vollzieht sich von der 10.–18., der zweite beginnt in der 30. Embryonalwoche und endet erst mit dem zweiten Lebensjahr.

Klinik Die erste intensive Wachstumsphase (10.–18. Woche) ist besonders empfindlich für endogene (z.B. chromosomale Anomalien) oder exogene (z.B. Strahlung, virale Infektionen) Störungen. So können z.B. Infektionen der Mutter in dieser Periode mit bestimmten Viren zu schweren Fehlbildungen des Gehirns (mit mentaler Retardation und Blindheit nach der Geburt) führen. Die zweite Phase (30. Woche bis 2. Lebensjahr) ist eher vulnerabel gegenüber nutritiven Umwelteinflüssen wie Rauchen und Alkoholkonsum der Mutter oder Mangelernährung.

Myelinisierung Die Markscheidenbildung (Myelinisierung) des ZNS durch Oligodendrozyten (s. Kap. 1.3.2.2) ist ein später Teil der Entwicklung. Sie beginnt erst unter dem Reiz neuronaler Impulse im 6. Embryonalmonat und hält bis ins Erwachsenenalter hinein an. Dabei werden verschiedene funktionelle Systeme zu unterschiedlichen Zeiten mit Markscheiden ausgestattet (generell sensible Systeme vor motorischen). Auch werden weiter kaudal gelegene ZNS-Abschnitte früher als weiter rostral gelegene myelinisiert (z.B. Rückenmark großenteils im zweiten Schwangerschaftstrimenon, Großhirnhemisphären frühestens 1–2 Monate postnatal beginnend).

1.7.3 Regionale Entwicklung des Nervensystems

Die folgenden Abschnitte sind besser zu verstehen, wenn man bereits etwas mit der Makroskopie des ZNS vertraut ist, weshalb der Leser hinsichtlich der Verhältnisse am adulten Rückenmark und Gehirn auf Kap. 3, 4 und 10 verwiesen werden muss. Weiterhin werden viele Besonderheiten der regionalen ZNS-Entwicklung in einzelnen Abschnitten der Kap. 3–9 dargestellt und sind deshalb hier nicht ausgeführt (z.B. Hemisphärenrotation bei der Großhirnentwicklung u.a.).

Grund- und Flügelplatte Im Neuralrohr unterscheidet man einen ventral gelegenen, später *somatomotorischen* Längsabschnitt, die *Grundplatte (Lamina basalis)* und einen dorsal gelegenen, später *somatosensiblen* Abschnitt, die *Flügelplatte (Lamina alaris)*. Dazwischen liegen die später viszeromotorischen und viszerosensiblen Längsabschnitte. Diese Gliederung des Neuralrohrs beeinflusst die gesamte weitere Entwicklung des ZNS. Grund- und Flügelplatte liefern gemeinsam das Zellmaterial für das spätere Rückenmark sowie für den Hirnstamm (Medulla oblongata, Pons und Mesencephalon). Das Cerebellum (Kleinhirn) hingegen entsteht ebenso wie das Di- und Telencephalon (Zwischen- und Großhirn) ausschließlich aus dem Zellmaterial der ehemaligen Flügelplatte.

Rückenmark Im Rückenmark wird die embryonale Gliederung in eine zentrale Höhle (den späteren Zentralkanal) sowie in eine ventral davon gelegene Grund- und eine dorsal davon gelegene Flügelplatte bis zur Ausreifung beibehalten (Abb. 1.11). Aus der Mantelzone (der mittleren Zellschicht des Neuralrohrs, s.o.) der Grundplatte entsteht das Vorderhorn mit den *Motoneuronen*, aus der Mantelzone der Flügelplatte das Hinterhorn mit *sensiblen Neuronen* und aus der Übergangszone von Grund- und Flügelplatte die *viszeromotorischen* bzw. *viszerosensiblen* Rückenmarksanteile.

Neben der Rückenmarksanlage liegen die embryonalen Achsensegmente, die sog. *Somiten*. Aus ihnen bilden sich die einzelnen Wirbelkörper und die später einem bestimmten Rückenmarks- bzw. Wirbelsäulensegment zuzuordnenden Muskeln. Bereits in der 4. Embryonalwoche sprossen Axone der Motoneurone aus der Grundplatte des Neuralrohrs in die Peripherie zu den in den Somiten entstehenden Muskelanlagen und bilden so die *Vorderwurzeln* des Rückenmarks. Kurze Zeit später treten Axone aus den sich im Bereich der Neural*leiste* bildenden Spinalganglien in die Flügelplatte und bilden die *Hinterwurzeln* des Rückenmarks. In der 14. Embryonalwoche sind mikroskopisch bereits fast alle Zellgruppen des adulten Rückenmarks erkennbar.

Zu Beginn der Embryonalzeit sind Rückenmark und die umgebende Wirbelsäulenanlage gleich lang. In der weiteren Entwicklung bleibt jedoch das Rückenmark im Wachstum zurück, und die Wirbelsäule wächst nach kaudal immer weiter über das Rückenmark hinaus, so dass beim Neugeborenen, erst recht aber beim Erwachsenen, das Rückenmark deutlich kürzer als der Wirbelkanal ist (s. Kap. 3.1).

Medulla oblongata und Pons Diese beiden kaudal gelegenen Gehirnteile entstehen aus dem Myelencephalon- und dem Metencephalonbläschen. In diesem Abschnitt des embryonalen Gehirns öffnet sich der zentrale Hohlraum des Neuralrohrs nach dorsal, so dass der vierte Ventrikel entsteht, der in diesem Stadium nach dorsal nur von einer dünnen Membran bedeckt ist. Dieser Vorgang drängt die Flügelplatte in der Mitte auseinander, die so zur Seite geschoben wird und *lateral* der Grundplatte zu liegen kommt. Aus der (jetzt medial gelegenen) *Grundplatte* entstehen die *motorischen*, aus der (jetzt lateral gelegenen) *Flügelplatte* die *sensiblen* Hirnnervenkerne (Abb. 1.11). Dazwischen liegen die später viszeromotorischen und viszerosensiblen Hirnnervenkerne. Im Laufe der weiteren Entwicklung wird diese mediolaterale Gliederung in motorische und sensible Teile zunehmend aufgelockert, und sensible Kerne reichen auch weiter nach medial. Neben den sensiblen Hirnnervenkernen sind auch die Oliven- und die Brückenkerne (s. Kap. 5) Derivate der Flügelplatte.

In der 4. Embryonalwoche kommen neben dem sich entwickelnden Rhombencephalon auch die Kiemenbögen zum Vorschein, aus denen später Strukturen des Kopf-/Halsbereichs wie die Gesichts-, Kau-, Schlund- und Kehlkopfmuskulatur hervorgehen. Frühzeitig sprossen Axone aus der obersten Rückenmarksanlage, Medulla oblongata und Pons in die Kiemenbögen ein und wandern mit der sich dort entwickelnden Muskulatur in die Peripherie. Diese Axone bilden die motorischen Teile derjenigen Hirnnerven, die später als die fünf *Kiemenbogennerven* bezeichnet werden: 1. N. trigeminus, 2. N. facialis, 3. N. glossopharyngeus, 4. N. vagus, 5. N. accessorius.

Cerebellum Das Kleinhirn entwickelt sich aus einer beidseitigen Ausstülpung der Flügelplatte des Metencephalons („rhombenzephale Lippe", Abb. 1.12a, *4*), die nach hinten auswächst und von dorsal her den vierten Ventrikel zunehmend überdeckt (Abb. 1.12b, *6*). Eine bald darauf im rostralen Abschnitt auftretende horizontale Einschnürung *(Fissura prima)*

1.7 Entwicklungsgeschichte des Nervensystems

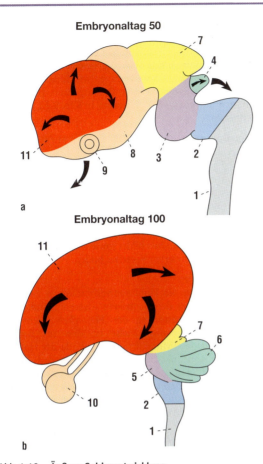

Abb. 1.12 Äußere Gehirnentwicklung.
(a) 50. Embryonaltag.
(b) 100. Embryonaltag.
Pfeile deuten Wachstumsrichtungen an.
1 Rückenmark, **2** Medulla oblongata. **3** Metencephalon, aus dem dorsal die **4** „rhombenzephale Lippe" als Anlage des Cerebellums herauswächst, so dass am 100. Embryonaltag (**b**) im Metencephalon der **5** Pons vom **6** Cerebellum klar abgegrenzt werden kann. **7** Mesencephalon, **8** Diencephalon (nur am 50. Embryonaltag von lateral erkennbar), **9** Augenbläschen, das am 100. Embryonaltag bereits zum **10** Auge ausdifferenziert ist, **11** Telencephalon, das durch nach vorne, hinten und unten ausgerichtetes Wachstum das Diencephalon und großteils auch das Mesencephalon bis zum 100. Embryonaltag überwachsen hat.

der *Grundplatte* und enthält motorische Hirnnervenkerne sowie weitere für die Motorik wichtige Kerne wie den Ncl. ruber und die Substantia nigra. Die dem Mittelhirn dorsal aufsitzende Vierhügelplatte, das *Tectum* (enthält wichtige Kerne des Seh- und Hörsystems), entsteht ausschließlich aus der *Flügelplatte*. Im Gegensatz zu den anderen Hirnbläschen wird die Wand des Mesencephalonbläschens im Laufe der weiteren Entwicklung auf Kosten des Lumens immer dicker, so dass von Letzterem schließlich nur noch ein enger Kanal, der *Aquädukt (Aqueductus cerebri)*, übrig bleibt.

Diencephalon Das Zwischenhirn entsteht nur aus der Flügelplatte. Embryonal wird das Zwischenhirn hauptsächlich in drei Anteilen angelegt, die aus entsprechenden Ausbuchtungen der lateralen Bläschenwand des Diencephalons entstehen: *Epithalamus* (der im Laufe der weiteren Entwicklung im Vergleich mit den anderen Diencephalonabschnitten zurückbleibt), *Thalamus* (der größte Zwischenhirnanteil am adulten Gehirn) und *Hypothalamus* (der den zweitgrößten Zwischenhirnanteil am adulten Gehirn ausmacht). Ein weiterer Zwischenhirnanteil, *Subthalamus* (der Zellmaterial zu Teilen der späteren Basalganglien liefert, s. u.), wird im Laufe der weiteren Entwicklung nach lateral Richtung Großhirn abgedrängt. Zur ontogenetisch dem Diencephalon zugehörigen Augenentwicklung s. u. Zur Entwicklung der basal dem Zwischenhirn anliegenden Hypophyse s. Kap. 8.4.

Auge In der 3. Embryonalwoche erscheint auf beiden Seiten des Vorderhirns ein *Augenbläschen* (Abb. 1.12a, *9* und Abb. 1.13a, *1*). Das Augenbläschen bleibt mit dem späteren Diencephalon durch eine stielförmige Struktur, dem *Augenbecherstiel*, verbunden (Abb. 1.13b, *6*). Aus dem anfänglich hohlen, später durch aus der Retina einsprossende Axone ausgefüllten Augenbecherstiel wird der *N. opticus*. In dem dem Augenbläschen gegenüberliegenden Ektoderm bildet sich eine Verdickung, die *Linsenplakode* (Abb. 1.13a, *4*), die sich aus dem Ektoderm abhebt. Sie wächst auf das Augenbläschen zu und bildet die spätere *Linse*. Während sich die Linsenanlage langsam vom Ektoderm ablöst (Abb. 1.13b, *4*), wird sie durch das Augenbläschen umwachsen, aus dem so der *Augenbecher* entsteht (Abb. 1.13b, *5*). Der Augenbecher umwächst die Linse nicht vollständig, sondern lässt eine kleine Öffnung bestehen (Abb. 1.13b, *7*), die spätere *Pupille*. An deren Rand bildet die *Iris* aus. Die *Retina (Netzhaut)*, der Licht wahrnehmende Augenanteil, entsteht vollständig aus dem Augenbläschen und damit direkt aus der neuroektodermalen Gehirnanlage. Die *Cornea (Hornhaut)* bildet sich z. T. aus dem Ektoderm, z. T. aber auch, ebenso wie die *Uvea (Aderhaut)* und *Sclera (Lederhaut)* des Auges, aus dem Mesoderm.

Basalganglien Diese später im Marklager des Großhirns liegenden Kerne (im Einzelnen s. Kap. 9.2) entstehen aus einem Zellhügel *(Ganglienhügel)* am Boden der Telencephalonbläschen, im Bereich des Übergangs zum Zwischenhirn. Während das *Striatum*, der größte Kern der Basalganglien, ganz aus dem im Ganglienhügel vorhandenen Zellmaterial des Telencephalonbläschens entsteht, entwickeln sich Teile des *Globus pallidus* (des nächstgrößten Basalganglienkerns) nur zum Teil (externes Pallidumsegment) aus einer telenzephalen Anlage. Zum größeren Teil (Teil des externen Segments und internes Segment) entsteht das Pallidum ebenso wie der funktionell eng dazugehörige *Ncl. subthalamicus* aus dem Subthalamus des Zwischenhirns.

Großhirnhemisphären Wie auch beim Diencephalon entsteht die Telencephalonanlage aus der Flügelplatte. Die Wand der Telencephalonbläschen besteht überwiegend aus dem *Pallium*, welches das Zellmaterial für die Bildung der Großhirnrinde *(Iso- und Allocortex)* und des Claustrums be-

trennt einen *Lobus anterior* von einem *Lobus posterior*. Von diesem wird dann kaudal durch eine weitere horizontale Einschnürung, die *Fissura secunda*, die *Uvula* abgetrennt. Beide Fissuren bleiben bis zur vollständigen Ausreifung des Kleinhirns erhalten. Das Cerebellum ist als motorisches Koordinationszentrum ein sehr spät ausreifender Gehirnanteil. Das schnellere Wachstum setzt erst in der 30. Embryonalwoche ein, hält dafür aber durch das ganze 1. Lebensjahr hindurch an. In einer vorübergehend während der Kleinhirnentwicklung auftretenden Zellschicht der Kleinhirnrinde, der später wieder verschwindenden *äußeren Körnerschicht*, entstehen sogar noch Monate nach der Geburt neue Neurone und wandern nach innen in die sich ausbildende *innere Körnerschicht*.

Mesencephalon Das Mittelhirn entsteht aus dem Mesencephalonbläschen (Abb. 1.12, *7*). Das spätere *Tegmentum* (der ventral gelegene Mittelhirnanteil, vgl. Kap. 6.1) entsteht aus

Grundlagen, Begriffe und Definitionen

Abb. 1.13 Augenentwicklung in zwei Stadien (a und b). Pfeile deuten Wachstumsrichtungen an.
1 Augenbläschen, das sich aus dem **2** Diencephalonbläschen herausbildet. Das Augenbläschen induziert im angrenzenden **3** Ektoderm die **4** Linsenplakode, die in Richtung Augenbläschen auswächst. Anschließend wächst das Augenbläschen als **5** Augenbecher um die Linsenanlage herum. Der Augenbecher bleibt über den **6** Augenbecherstiel mit dem Diencephalonbläschen verbunden. **7** Öffnung des Augenbechers, die später die Pupille bildet.

inhaltet. Vom Pallium hebt sich der *Ganglienhügel* ab (s.o.), der die Zellen zur Bildung des Striatums, des Corpus amygdaloideum und des Septums enthält (vgl. Abb. 9.5). Es wird also in der Großhirnanlage früh die Gliederung in Rinde und Kerne festgelegt. Die weiteren entwicklungsgeschichtlichen Besonderheiten der Großhirnhemisphären (Hemisphärenrotation, Kortexeinteilung) werden in Kap. 9.1.1 und 9.1.2 beschrieben.

Ventrikelsystem Mit der Bildung der Hirnbläschen (s.o.) weitet sich auch das Innere des Neuralrohrs zu größeren, mit Flüssigkeit gefüllten Hohlräumen aus, die im Dreibläschenstadium entsprechend den Vesikeln als *Prosozele*, *Mesozele* und *Rhombozele* bezeichnet werden. Im Fünfbläschenstadium heißen sie entsprechend den Vesikeln: zwei *laterale Telozelen*, die die Seitenventrikel bilden, *Diozele*, die (gemeinsam mit einer *medialen Telozele*) den dritten Ventrikel bildet, *Mesozele*, die später den *Aquädukt* bildet sowie *Meta-* und *Myelozele*, die gemeinsam den vierten Ventrikel bilden.

Klinik Wenn die Hohlraumverbindungen zwischen den Vesikeln – später den Ventrikeln – verengt sind, kommt es zu einer Passagestörung der Flüssigkeit (dem späteren *Liquor cerebrospinalis*). Meist ist dies im Bereich des Mesencephalons (Mittelhirns) der Fall, da der Hohlraum in Form des Aquädukts hier besonders eng wird. Eine solche Passagestörung in der Embryonalzeit führt zu einem Liquoraufstau mit stark ausgeweiteten Ventrikeln und Ausdünnung der Hirnsubstanz. Dieses Krankheitsbild des angeborenen *Hydrozephalus* („Wasserkopf") fällt durch einen zu großen Gehirnschädel auf, da die Schädelknochen in ihrem Wachstum dem Druck von innen nachgeben und sich ausweiten. Zum Krankheitsbild des Hydrozephalus vgl. auch Kap. 10.1.3.

Zusammenfassung

Das Nervensystem dient der Kommunikation mit der Umwelt. Wahrnehmung von Sinnesreizen, Integration der Reizinformation und entsprechende Reizantwort sind seine Hauptaufgaben. Man gliedert es in das *zentrale* und das *periphere Nervensystem* ebenso wie in das *somatische* und das *vegetative Nervensystem*. Das *zentrale Nervensystem* (ZNS) setzt sich aus Gehirn und Rückenmark zusammen, die beide innerhalb des Schädels bzw. Wirbelkanals in *Liquor cerebrospinalis* eingebettet sind. Das ZNS gliedert sich in *graue* und *weiße Substanz*, wobei die graue Substanz vor allem die Zellkörper der Nervenzellen, die weiße nur deren Fortsätze enthält. Das **periphere Nervensystem** besteht überwiegend aus Nervenzellfortsätzen, den *Nerven* (Nervenzellkörper finden sich hier nur in den *peripheren Ganglien*). Das **somatische Nervensystem** dient der bewussten sensiblen Wahrnehmung und der bewussten motorischen Steuerung der Körperperipherie. Das **vegetative Nervensystem** steuert (in der Regel unbewusst) die Funktion der inneren Organe und ist damit für die Aufrechterhaltung des inneren Körpermilieus verantwortlich.

Das Nervensystem besteht aus Neuronen und Gliazellen. **Neurone** bestehen aus einem Zellkörper (*Perikaryon*) und einem oder mehreren Fortsätzen (*Axon* und *Dendriten*). Nach Anzahl der Fortsätze unterscheidet man *uni-*, *pseudouni-*, *bi-* und *multipolare* Neurone. Neurone können elektrische Signale leiten und an nachfolgende Zellen über *Synapsen* weitergeben. Dabei bedienen sie sich chemisch definierter Substanzen, die *Transmitter* genannt werden.

Gliazellen bilden *Markscheiden* um die Fortsätze von Neuronen. Die Markscheiden dienen vor allem der verbesserten Erregungsleitung, sie werden peripher von den *Schwann-Zellen*, zentral von den *Oligodendrozyten* gebildet. Im ZNS gibt es noch weitere Gliazellen: *Astrozyten* (u.a. Stütz- und Ernährungsfunktion, Bildung der Blut-Hirn-Schranke und Modulation der Synapsenfunktion), *Mikroglia* (Phagozytenfunktion) und *Ependymzellen* (Auskleidung der inneren Liquorräume).

Periphere Nerven bestehen aus den Axonen und Dendriten von Nervenzellen, deren Perikaryon innerhalb des ZNS oder in einem Ganglion nahe beim ZNS liegt. Ihre Fortsätze werden nicht nur von Markscheiden, sondern auch von Bindegewebslamellen umhüllt, die den Nerv mechanisch belastbarer und elastischer machen. Als *afferent* werden dabei diejenigen Nervenfasern bezeichnet, die *zum ZNS* ziehen und somit sensibel sind, als *efferent* diejenigen, die *vom ZNS* wegziehen, also motorisch sind. *Innerhalb* des ZNS sind sensibel und afferent sowie motorisch und efferent nicht gleichzusetzen.

Man kann im ZNS verschiedene **Transmittersysteme** unterscheiden. Dies sind Neuronengruppen, die sich jeweils durch die Verwendung eines bestimmten Transmitters auszeichnen. Man spricht dabei von cholinergen, dopaminergen etc. Neuronengruppen. Grundsätzlich unterscheidet man erregende (exzitatorische) von hemmenden (inhibitorischen) Transmitterwirkungen auf die Effektorzelle, wobei die jeweilige Wirkung von der Beschaffenheit des Rezeptors an der postsynaptischen (Effektor-) Zelle bestimmt wird.

Entwicklungsgeschichte

Das Nervensystem entsteht embryologisch aus dem Ektoderm. Dabei entwickeln sich durch den Vorgang der *Neurulation* das *Neuralrohr*, das später zum ZNS wird, und die *Neuralleiste*, die später Zellen des peripheren Nervensystems sowie der weichen Hirnhäute und des Nebennierenmarks liefert. Das Neuralrohr gliedert sich in einen Rückenmarksanteil und einen Gehirnanteil. Im Gehirnanteil entstehen einzelne *Hirnbläschen*, die die Anlage für die späteren Gehirnabschnitte bilden (*Großhirn-, Zwischenhirn-, Mittelhirn- und Rautenhirnbläschen*). Das Auge entsteht großenteils aus dem Zwischenhirnbläschen. Aus dem Hohlraum dieser Gehirn- oder Neuralrohrbläschen entsteht das spätere Ventrikelsystem.

Die Neuralrohrwand gliedert sich in einen ventralen Abschnitt, die *Grundplatte*, und einen dorsalen Abschnitt, die *Flügelplatte*. Aus der Grundplatte entstehen die (motorischen) Vorderhornzellen des Rückenmarks, die motorischen Hirnnervenkerne und der ventrale Abschnitt des Mittelhirns (*Tegmentum mesencephali*). Aus der Flügelplatte entstehen die (sensiblen) Hinterhornzellen des Rückenmarks, die sensiblen Hirnnervenkerne, der dorsale Abschnitt des Mittelhirns (*Tectum mesencephali*), das Kleinhirn, das Zwischenhirn und das Großhirn.

Wiederholungsfragen

1 Umreißen Sie grob die Aufgaben des somatischen und des vegetativen Nervensystems.

2 Schildern Sie kurz den Aufbau eines Neurons! Erläutern Sie kurz die Aufgaben, die den einzelnen Anteilen einer Nervenzelle zukommen.

3 Wie heißen und welche Aufgaben erfüllen periphere Gliazellen?

4 Welche Aufgabe kommt den Oligodendrozyten zu?

5 Was bedeutet afferent und efferent?

6 Nennen Sie die wichtigsten exzitatorischen und inhibitorischen Transmitter.

7 Wo findet man im peripheren Nervensystem Perikaryen von Nervenzellen?

8 Aus welchen embryonalen Anteilen des Nervensystems entstehen die Zellen des zentralen und aus welchen Anteilen die Zellen des peripheren Nervensystems?

9 Zählen Sie die 5 Sekundärbläschen des embryonalen Gehirns auf und geben Sie deren Derivate im adulten Gehirn an.

10 Was entsteht im ZNS aus der Grundplatte, was aus der Flügelplatte?

Grundlagen, Begriffe und Definitionen

Lösungen

1 *Somatisches NS:* motorisch willkürliche Ansteuerung der Skelettmuskeln, sensibel bewusste Wahrnehmung der Körperperipherie und ihrer Umgebung. *Vegetatives NS:* Gliederung in Sympathikus und Parasympathikus; unwillkürliche und unbewusste Steuerung der inneren Organe und ihrer Funktion (Atmung, Verdauung, Kreislauf etc.).

2 Gliederung in Perikaryon, Dendrit (bei multipolaren Nervenzellen mehrere) und Axon (stets nur eines). Das Axon verzweigt sich zum Telodendron, an dessen Ende die synaptischen Endknöpfchen stehen. Die Dendriten dienen der Erregungsaufnahme, die synaptischen Endknöpfchen der Erregungsweitergabe über die mit der Erfolgszelle gebildeten Synapsen. Das Perikaryon unterhält den Stoffwechsel der Nervenzelle (Transmitterproduktion, Energiegewinnung etc.).

3 Häufigste Form: Schwann-Zellen (Markscheidenbildung).

4 Markscheidenbildung im ZNS (klinische Bedeutung bei der Multiplen Sklerose!).

5 Afferent = zuführend (im Fall einer afferenten Faser von der Peripherie zum ZNS gleichbedeutend mit sensibel). Efferent = wegführend, ableitend (im Fall einer efferenten Faser vom ZNS in die Peripherie gleichbedeutend mit motorisch).

6 Besonders wichtig sind: *Exzitatorisch:* Glutamat, Acetylcholin. *Inhibitorisch:* GABA, Glycin.

7 In den sensiblen (Spinal- und Hirnnerven-)Ganglien sowie in den motorischen vegetativen Ganglien.

8 *Zellen des ZNS:* Neuralrohr. *Zellen des PNS:* Neuralleiste.

9 *Myelencephalonbläschen* (adultes Gehirn: Medulla oblongata = verlängertes Mark), *Metencephalonbläschen* (adultes Gehirn: Pons und Cerebellum = Brücke und Kleinhirn), *Mesencephalonbläschen* (adultes Gehirn: Mesencephalon = Mittelhirn), *Diencephalonbläschen* (adultes Gehirn: Diencephalon = Zwischenhirn), *Telencephalonbläschen* (adultes Gehirn: Telencephalon = Großhirn).

10 *Grundplatte:* Vorderhorn des Rückenmarks, motorische Hirnnervenkerne, Tegmentum des Mittelhirns. *Flügelplatte:* Hinterhorn des Rückenmarks, sensible Hirnnervenkerne, Olivenkerne der Medulla oblongata, Brückenkerne, Tectum des Mittelhirns, Kleinhirn, Zwischenhirn (einschließlich Auge), Großhirn.

Weiterführende Literatur

Christopherson, K.S., D.S. Bredt: Nitric oxide in excitable tissues: physiological roles and disease. J. Clin. Invest. 100 (1997) 2424–2429.

Eriksson, P.S., E. Perfilieva, T. Börk-Eriksson, A.-M. Alborn, C. Nordborg, D.A. Peterson, F.H. Gage: Neurogenesis in the adult human hippocampus. Nat. Med. 4 (1998) 1313–1317.

Forsyth, R.J.: Astrocytes and the delivery of glucose from plasma to neurons. Neurochem. Int. 28 (1996) 231–241.

Fu, S.Y., T. Gordon: The cellular and molecular basis of peripheral nerve regeneration. Mol. Neurobiol. 14 (1997) 67–116.

Gonzales-Scarano, F., G. Baltuch: Mikroglia as mediators of inflammatory and degenerative diseases. Ann. Rev. Neurosci. 22 (1999) 219–240.

Greengard, P.: The neurobiology of slow synaptic transmission. Science 294 (2001) 1024–1030.

Hansson, E., L. Ronnback: Astrocytes in glutamate neurotransmission. FASEB J. 9 (1995) 343–350.

Janzer, R.C., M.C. Raff: Astrocytes induce blood-brain-barrier properties in endothelial cells. Nature 325 (1987) 253–257.

Kuida, K., T.F. Haydar, C.Y. Kuan, Y. Gu, C. Taya, H. Karasuyama, M.S. Su, P. Racik, R.A. Flavell: Reduced apoptosis and cytochrome c-mediated caspase activation in mice lacking caspase 9. Cell 94 (1998) 325–337.

Levitan, I.B., L.K. Kaczamarek: The Neuron. Oxford Univ. Press, New York – Oxford 1991.

Matthews, G.: Neurotransmitter release. Ann. Rev. Neurosci. 19 (1996) 219–233.

McLaurin, J.A., V.W. Yong: Oligodendrocytes and myelin. Neurol. Clin. 13 (1995) 23–49.

Moore, K.L., T.V.N. Persaud: The developing human, pp 385–432, W.B. Saunders Comp., Philadelphia 1993.

Müller, B.K.: Growth cone guidance: first steps towards a deeper understanding. Ann. Rev. Neurosci. 22 (1999) 351–388.

Nacatomi, H., T. Kuriu, S. Okabe, S.-I. Yamamoto, O. Hatano, N. Kawahara, A. Tamura, T. Kirino, N. Nakafuku: Regeneration of hippocampal pyramidal neurons after ischemic brain injury by recruitment of endogenous neural progenitors. Cell 110 (2002) 429–441.

O'Rahilli, R., F. Müller: Human embryology and teratology, pp 53–304, Wiley-Liss, New York 1992.

Peters, A., S.L. Palay: The morphology of synapses. J. Neurocytol. 25 (1996) 687–700.

Powell, E.M., S. Meiners, N.A. DiProspero, H.M. Geller: Mechanisms of astrocyte-directed neurite guidance. Cell Tissue Res. 290 (1997) 385–393.

Raine, C.S.: The Norton Lecture: a review of the oligodendrocyte in the multiple sclerosis lesion. J. Neuroimmunol. 77 (1997) 135–152.

Rubin, L.L., J.M. Staddon: The cell biology of the blood-brain barrier. Ann. Rev. Neurosci. 22 (1999) 11–28.

Tear, G.: A new code for axons. Nature 409 (2001) 472–473.

Wilson, J.X.: Antioxidant defense of the brain: a role for astrocytes. Can. J. Physiol. Pharmacol. 75 (1997) 1149–1163.

2 Peripheres Nervensystem

2.1 Allgemeine Grundlagen 21	Zusammenfassung: Grundlagen des peripheren Nervensystems und Spinalnerven 47
2.2 Spinalnerven (Nervi spinales) 22	Wiederholungsfragen und Lösungen 50
2.2.1 Segmentale und periphere Innervation 22	2.3 Hirnnerven (Nervi craniales) 51
2.2.2 Rami anteriores und Rami posteriores der Spinalnerven 25	2.3.1 I. Hirnnerv, N. olfactorius 51
2.2.3 Rumpfwandinnervation, Nn. intercostales .. 25	2.3.2 II. Hirnnerv, N. opticus 52
2.2.4 Plexus cervicalis 27	2.3.3 III. Hirnnerv, N. oculomotorius 52
2.2.5 Plexus brachialis 29	2.3.4 Ganglion ciliare 54
2.2.6 N. cutaneus brachii medialis und N. cutaneus antebrachii medialis 31	2.3.5 IV. Hirnnerv, N. trochlearis 54
2.2.7 N. ulnaris 32	2.3.6 V. Hirnnerv, N. trigeminus 56
2.2.8 N. musculocutaneus 33	2.3.7 VI. Hirnnerv, N. abducens 60
2.2.9 N. medianus 34	2.3.8 VII. Hirnnerv, N. facialis 61
2.2.10 N. axillaris 35	2.3.9 Ganglion pterygopalatinum und Ganglion submandibulare 64
2.2.11 N. radialis 36	2.3.10 VIII. Hirnnerv, N. vestibulocochlearis 65
2.2.12 Plexus lumbosacralis 38	2.3.11 IX. Hirnnerv, N. glossopharyngeus 67
2.2.13 N. iliohypogastricus und N. ilioinguinalis ... 38	2.3.12 Ganglion oticum 69
2.2.14 N. genitofemoralis 38	2.3.13 X. Hirnnerv, N. vagus 69
2.2.15 N. cutaneus femoris lateralis 38	2.3.14 XI. Hirnnerv, N. accessorius 72
2.2.16 N. obturatorius 38	2.3.15 XII. Hirnnerv, N. hypoglossus 73
2.2.17 N. femoralis 40	2.3.16 Durchtritt der Hirnnerven durch die Schädelbasis 73
2.2.18 N. gluteus superior und N. gluteus inferior 41	Zusammenfassung: Hirnnerven 77
2.2.19 N. cutaneus femoris posterior 42	Wiederholungsfragen und Lösungen 79
2.2.20 N. ischiadicus 42	Weiterführende Literatur 80
2.2.21 N. pudendus 46	
2.2.22 Plexus coccygeus 47	

2.1 Allgemeine Grundlagen

Das periphere Nervensystem ist das *Rezeptor-* und *Effektororgan* des zentralen Nervensystems. Es leitet ihm die afferenten, sensiblen Informationen aus der Peripherie zu und trägt die efferenten, motorischen Impulse, die in der „Zentrale" ausgearbeitet wurden, zu den Erfolgsorganen. Prinzipiell kann man sieben verschiedene Informationsqualitäten bzw. Faserkategorien unterscheiden, durch die periphere Nerven charakterisiert sind:

1. **Somatomotorische Fasern:** Sie versorgen ausschließlich die Skelettmuskulatur. Sie sind grundsätzlich willkürlich innervierbar.
2. **Allgemein-somatosensible Fasern**[1]**:** Sie vermitteln Impulse aus der Haut, den Schleimhäuten nahe den Körperöffnungen, den Muskelspindeln und den Rezeptoren in Gelenkkapseln und Sehnen. Diese Art der Wahrnehmung *kann* zwar grundsätzlich, *muss* aber nicht zum Bewusstsein gelangen.
3. **Speziell-somatosensible Fasern**[1]**:** Sie leiten die Impulse aus der Netzhaut des Auges und aus dem Innenohr (Gehör und Beschleunigungswahrnehmung).
4. **Allgemein-viszeromotorische Fasern**[1]**:** Sie versorgen die glatte Gefäß- und Eingeweidemuskulatur, das Herz und die Drüsen mit parasympathischen oder sympathischen Impulsen. Sie werden *als einzige Fasern* peripherer Nerven außerhalb des ZNS noch einmal synaptisch von einem ersten auf ein zweites Neuron umgeschaltet und sind grundsätzlich *nicht* willkürlich innervierbar.
5. **Speziell-viszeromotorische Fasern**[1]**:** Sie kommen nur bei Hirnnerven vor und waren phylogenetisch ursprünglich viszeromotorisch im o.g. Sinn.

---

[1] Das Adverb „speziell" oder „allgemein" bildet mit der entsprechenden Informationsqualität (z.B. „somatosensibel") einen festen Fachbegriff (z.B. „allgemein-somatosensibel"), deshalb wird hier abweichend vom sonstigen Sprachgebrauch ein Bindestrich eingefügt.

Peripheres Nervensystem

Sie innervieren die sog. *Kiemenbogenmuskulatur* (Begriff aus der Embryologie, in erster Linie für Gesichts-, Kau-, Kehlkopf-, Schlund- und Teile der Halsmuskulatur). Beim Menschen entsprechen diese Fasern jedoch funktionell somatomotorischen Fasern (siehe 1.), da die innervierte Muskulatur quer gestreift ist und willkürlich betätigt wird.

6. **Allgemein-viszerosensible Fasern**[1]: Sie leiten Informationen aus den Eingeweiden und Blutgefäßen (z.B. Blutdruck oder O_2-Gehalt des Blutes) zum ZNS. Diese Impulse gelangen – mit Ausnahme von Schmerzempfindungen aus dem Eingeweidebereich – meist nicht zum Bewusstsein.
7. **Speziell-viszerosensible Fasern**[1]: Sie vermitteln die Sinnesimpulse aus der Riechschleimhaut und aus den Geschmacksknospen der Zunge. Gemeinsam mit den speziell-somatosensiblen Fasern (Auge, Ohr) werden sie auch als *sensorische Fasern* bezeichnet.[2]

Der *vegetative (viszerale)* Teil des peripheren Nervensystems (PNS) wird systematisch in Kap. 12 besprochen. Im *somatischen* Anteil des PNS besteht der efferente (motorische) Anteil aus dem Axon jeweils *eines* Neurons (nicht *zweier* hintereinander geschalteter Neurone wie im vegetativen Nervensystem), dessen Perikaryon bei Spinalnerven im Vorderhorn des Rückenmarks und bei Hirnnerven im Hirnstamm lokalisiert ist. Auch der *afferente (sensible)* Anteil besteht nur aus jeweils einem Neuron, dessen Perikaryon aber nicht direkt im Rückenmark oder Hirnstamm liegt, sondern in einem stets kurz vor dem ZNS lokalisierten *Ganglion*. Im Fall der Spinalnerven sind das die in den Intervertebrallöchern liegenden *Spinalganglien*. Hiervon müssen streng die *viszeromotorischen Ganglien* unterschieden werden, die in Kap. 12.2 besprochen werden. Im Gegensatz zu den multipolaren Neuronen in den vegetativen Ganglien sind die afferenten Neurone, deren Perikaryen sich in den sensiblen Ganglien befinden, nahezu ohne Ausnahme *pseudounipolar*.

Periphere Nerven enthalten selten *nur eine* der oben unter 1. bis 7. aufgeführten Leitungsqualitäten. Meist führen sie gleichzeitig somato*motorische* und somato*sensible* oder viszero*motorische* und viszero*sensible* Fasern. Es existieren aber auch Nerven mit nur einer Leitungsqualität, so dass man *rein motorische*, *rein sensible* oder *gemischte Nerven* unterscheidet.

Ein motorischer Nerv innerviert häufig *mehrere* Muskeln, die oft ganz unterschiedliche Funktion haben. Da ein Nerv aber aus Axonen von vielen tausend Nervenzellen besteht, die vom ZNS aus alle selektiv angesteuert werden können, ist fast nie der ganze periphere Nerv aktiv, sondern nur bestimmte Axone, die wiederum bestimmte Muskelgruppen innervieren und aktivieren.

Bezüglich der sensiblen Versorgung der Haut ist jedem peripheren Nerv ein bestimmtes Areal zugeordnet, das er innerviert (*Maximalgebiet*). Am Rande dieser Areale überdeckt sich das Versorgungsgebiet des einen Nervs immer mit dem Versorgungsgebiet eines anderen benachbarten Nervs, so dass in diesen Regionen eine gewisse „Doppel-"Innervation besteht. Das Areal, das ein Nerv gänzlich allein innerviert, nennt man *Autonomgebiet* des Nervs.

Klinik Bei Schädigung eines peripheren Nervs kommt es zu einem *kompletten* Sensibilitätsausfall (*Anästhesie*) nur im Autonomgebiet. Dagegen liegt am Rande des jeweiligen Maximalgebietes, wo eine Doppelinnervation mit dem benachbarten Nerv besteht, lediglich eine Sensibilitäts*abschwächung* (*Hypästhesie*) vor.

Grundsätzlich unterscheidet man *Spinalnerven*, die ihren Ausgang vom Rückenmark nehmen, von *Hirnnerven*, die ihren Ausgang vom Gehirn nehmen. Das motorische und sensible Versorgungsgebiet der Spinalnerven umfasst den Rumpf, die Extremitäten und einen Teil des Halses. Das Versorgungsgebiet der Hirnnerven ist der Kopf- und Halsbereich, wobei der bis in den Bauchraum hineinreichende viszerale Anteil des N. vagus eine Ausnahme bildet.

2.2 Spinalnerven (Nervi spinales)

Man unterscheidet nach dem Austritt aus dem entsprechenden Rückenmarksabschnitt folgende Gruppen von Spinalnerven:

- *zervikale* (auf beiden Seiten jeweils 8: C1–C8)
- *thorakale* (auf beiden Seiten jeweils 12: Th1–Th12)
- *lumbale* (auf beiden Seiten jeweils 5: L1–L5)
- *sakrale* (auf beiden Seiten jeweils 5: S1–S5).

Die kleinen Kokzygealnerven, die sich kaudal an die Sakralnerven anschließen, spielen funktionell eine untergeordnete Rolle und werden deshalb nur der Vollständigkeit halber erwähnt.

Die Spinalnerven haben gegenüber den Hirnnerven einige Besonderheiten, auf die vor der Besprechung der einzelnen Nerven eingegangen wird.

2.2.1 Segmentale und periphere Innervation

Wie in Kap. 3.1 näher ausgeführt wird, treten die Rückenmarksnerven in segmentaler Anordnung durch das jeweilige Foramen intervertebrale aus dem Spinalkanal aus. Sie teilen sich unmittelbar danach in einen dorsalen und einen ventralen Ast (s. Kap. 2.2.2). Im Bereich des Rumpfes ziehen diese

---

[2] Der Begriff „sensorisch" wird jedoch häufig nicht einheitlich verwendet und mit „sensibel" gleichgesetzt. Insbesondere in Prüfungsfragen wird er aber im Sinne von sehen, hören, schmecken und riechen noch angewendet.

2.2 Spinalnerven (Nervi spinales)

Nerven in segmental getrennten Nervenbündeln in die Peripherie, wo sie sensibel und motorisch z. B. als *Nn. intercostales* die Brust- und Bauchwand versorgen. Man kann also einem bestimmten Teil der Rumpfwand einen bestimmten versorgenden Nerv zuordnen, der auch genau einem Rückenmarkssegment entspricht (**segmentale** oder **radikuläre Innervation**[3]). Im somatosensiblen Bereich nennt man diese segmentalen Regionen *Dermatome*[4] (Abb. 2.1).

Im Bereich der Extremitäten ist dies anders. Zwar findet man auch hier eine segmentale Innervation, wie Abb. 2.1 verdeutlicht. Hier entspricht aber dem sensiblen Versorgungsgebiet *eines* peripheren Nervs eine Fläche, die *mehrere* (oder Teile von mehreren) Rückenmarkssegmente(n) einnimmt. Dies kommt dadurch zustande, dass im Bereich der extremitätenversorgenden Rückenmarkssegmente (Zervikal-, Lumbal- und Sakralmark) die vorderen Äste (Rr. anteriores, s. u.) der Spinalnerven nach ihrem Austritt aus dem Wirbelkanal sog. *Plexus* (= Geflechte) bilden. In diese Plexus treten die segmental getrennten Spinalnerven ein, durchflechten sich, tauschen Fasern aus und treten als *gemischt-segmentale* periphere Extremitätennerven wieder aus (Abb. 2.2). Häufig treten dabei mehr periphere Nerven aus dem Plexus aus, als Spinalnerven eingetreten sind. Die peripheren Nerven haben *eigene* Versorgungsgebiete, die nicht mit den Grenzen der segmentalen Innervation identisch sind. Dies bezeichnet man im Vergleich zur segmentalen Innervation als **periphere Innervation**. Von großer Bedeutung ist, dass die Fasern dieser gemischten Nerven in den Extremitäten

---

[3] radix (lat.) = Wurzel, von Spinalnervenwurzel
[4] derma (gr.) = Haut; tome (gr.)= Abschnitt

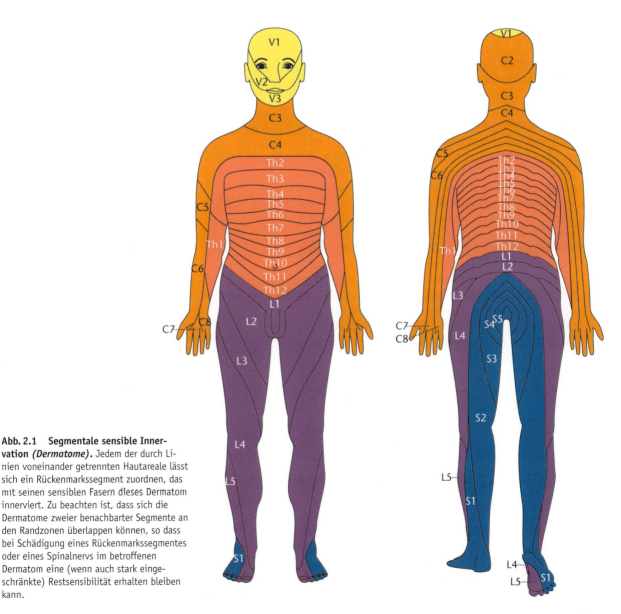

Abb. 2.1 Segmentale sensible Innervation *(Dermatome).* Jedem der durch Linien voneinander getrennten Hautareale lässt sich ein Rückenmarkssegment zuordnen, das mit seinen sensiblen Fasern dieses Dermatom innerviert. Zu beachten ist, dass sich die Dermatome zweier benachbarter Segmente an den Randzonen überlappen können, so dass bei Schädigung eines Rückenmarkssegmentes oder eines Spinalnervs im betroffenen Dermatom eine (wenn auch stark eingeschränkte) Restsensibilität erhalten bleiben kann.

Peripheres Nervensystem

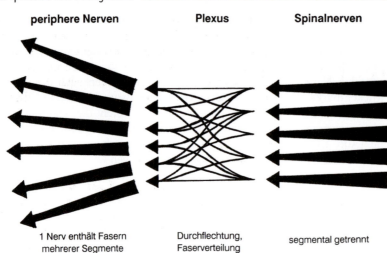

Abb. 2.2 Prinzip der Plexusbildung. Spinalnerven treten segmental getrennt in einen Plexus ein, tauschen Fasern untereinander aus und verlassen ihn als gemischt-segmentale *periphere Nerven*.

wiederum in segmental geordneter Weise enden, so dass man auch an den Extremitäten eine Dermatomeinteilung vorfindet (vgl. Abb. 2.1). Das heißt, wenn ein Nerv beispielsweise Teile aus den Segmenten L1–L4 mitführt, enden die Fasern aus L2 in dem zugehörigen Dermatom des Segmentes L2 am Oberschenkel. Die Fasern aus L3 enden dann darunter im entsprechenden Dermatom für L3, die aus L4 wiederum darunter usw. Somit enden diese Fasern also zwar segmental getrennt, decken aber von den vollständigen segmentalen Dermatomen nur den Bereich ab, der dem Versorgungsgebiet des betreffenden peripheren Nervs entspricht (Abb. 2.3). Die Fasern des benachbarten peripheren Nervs, der ebenfalls Anteile aus den Segmenten L2–L4 führt, enden dann in den Teilen der Dermatome L2–L4, die an das Versorgungsgebiet des erstgenannten Nervs angrenzen und seinem eigenen Innervationsgebiet entsprechen. So werden also die segmentalen Dermatome im Extremitätenbereich durch die segmentale Endigung der Fasern *mehrerer Nerven* gebildet. Hier liegt also periphere *und* segmentale Innervation vor, nur sind beide nicht wie im Rumpfwandbereich identisch, sondern in ihren Grenzen *unterschiedlich*.

Wie oben bereits generell für periphere Nerven angedeutet, „verwischen" sich die Grenzen der segmentalen Innervation in der Realität etwas dadurch, dass die Nervenendigungen eines Segmentes noch in den Dermatombereich des benachbarten Segmentes hineinreichen, so dass sich die einzelnen Dermatome „dachziegelartig" überlappen (Doppelinnervation). So kommt es, dass beim Ausfall eines *einzelnen* Segmentes eine – oft kaum merklich verminderte – Restempfindlichkeit im betroffenen Dermatom erhalten bleibt.

Das Prinzip der segmental geordneten Endigung peripherer Nervenfasern gilt gleichermaßen für den sensiblen und für den motorischen Anteil des peripheren Nervensystems. So hat auch die Innervation der Skelettmuskulatur ein segmental geordnetes Muster, so dass einem Muskel bestimmte ihn versor-

Abb. 2.3 Getrennt segmentale Endigung der sensiblen Fasern eines an sich gemischt-segmentalen Nervs. Hier am Beispiel sensibler Äste des N. femoralis. Beachte, dass die sensiblen Fasern des Nervs zwar segmental getrennt enden, dabei aber nur *Teile* der Dermatome L2–L4 abdecken. Die restlichen Teile der Dermatome werden von den ebenfalls getrennt segmental endenden sensiblen Fasern anderer peripherer Nerven abgedeckt.

gende Rückenmarkssegmente zugeordnet werden können (z.B. L1–L3 für den M. iliopsoas), wobei diese Segmente natürlich gleichzeitig auch andere Muskeln innervieren können. Manche Muskeln werden ausschließlich oder wenigstens überwiegend aus einem Segment versorgt, so dass sie zum „Kennmuskel" dieses Segmentes werden (z.B. M. extensor hallucis longus für das Segment L5). Dies kann in der Klinik bei Schädigungen einzelner Rückenmarkssegmente oder einzelner Spinalnervenwurzeln dia-

2.2 Spinalnerven (Nervi spinales)

Tab. 2.1 Die wichtigsten Kennmuskeln mit den ihnen zugeordneten Rückenmarkssegmenten.

Kennmuskel	Segment(e)
M. deltoideus	C5
M. biceps brachii	(C5–)C6
M. brachioradialis	(C5–)C6
M. triceps brachii	C7
M. pronator teres	C7
Kleinfingerballenmuskeln	C8
Mm. interossei	C8
Mm. vasti medialis und lateralis (M. quadriceps femoris)	(L3–)L4
M. tibialis anterior	L4
M. extensor hallucis longus	L5
M. tibialis posterior	L5
M. triceps surae	S1(–S2)

gnostisch große Wichtigkeit erlangen. Die wichtigsten Kennmuskeln sind mit den ihnen zugeordneten Segmenten in Tabelle 2.1 aufgeführt.

Klinik Die Differenzierung von peripherer und segmentaler Innervation hat klinisch sehr große Bedeutung. So kann man anhand der Ausfallserscheinungen unterscheiden, ob eine Schädigung der spinalen Wurzel in unmittelbarer Rückenmarksnähe (also proximal des Eintritts in den Plexus) oder eine Schädigung des peripheren Nervs zugrunde liegt. Erstreckt sich z. B. ein Sensibilitätsverlust im Bereich oberhalb des Knies bis auf die Medialseite des Unterschenkels (bei gleichzeitig erhaltener Empfindlichkeit im oberen Bereich des ventralen Oberschenkels), entspricht das einem Ausfall des Segmentes L4, da sich die Empfindungsstörung über die Grenzen der Innervationsgebiete des in Frage stehenden peripheren Nervs (N. femoralis) hinaus erstreckt und andere Teile (L2 und L3) dieses Nervs offensichtlich nicht beeinträchtigt sind (vgl. Abb. 2.3). Liegt hingegen ein Sensibilitätsausfall am ganzen ventralen Oberschenkel vor, der sich nach medial auf den Unterschenkel fortsetzt (bei erhaltener Empfindlichkeit im *medialen* Oberschenkelbereich), entspricht das dem Ausfall des Versorgungsgebietes des gesamten N. femoralis. In diesem Falle sind Teile aus den Dermatomen L2–L4, die nicht mit dem N. femoralis verlaufen (mediale Oberschenkelseite) intakt, so dass eine segmentale Schädigung unwahrscheinlich ist. In der klinischen Praxis ist es also von großer Bedeutung, die Innervationsgebiete der einzelnen peripheren Nerven ebenso wie die segmentale Anordnung der Dermatome zu kennen.

Es gibt vier **Plexus**, die im Bereich der Zervikal-, Lumbal- und Sakralwirbelsäule gebildet werden:

- *Plexus cervicalis*
- *Plexus brachialis*
- *Plexus lumbalis*
- *Plexus sacralis*.

Dabei versorgen die peripheren Nerven, die aus dem Plexus cervicalis hervorgehen, den Halsbereich, diejenigen aus dem Plexus brachialis die obere Extremität. Die Nerven aus dem lumbalen und sakralen Plexus versorgen die untere Extremität, sie werden auch häufig als *Plexus lumbosacralis* zusammengefasst.

2.2.2 Rami anteriores und Rami posteriores der Spinalnerven

Die motorischen Vorder- und sensiblen Hinterwurzeln des Rückenmarks vereinigen sich zum gemeinsamen Durchtritt durch das Foramen intervertebrale, indem sie den Spinalnerv des zugehörigen Segmentes bilden. Kurz nach Verlassen des Wirbelkanals aber teilt sich der Spinalnerv in einen vorderen Ast, *R. anterior*, und einen hinteren Ast, *R. posterior*. Nur der **R. anterior** beteiligt sich an der Bildung der Plexus und versorgt damit die Extremitäten und den Hals, sowie (*ohne* vorherige Plexusbildung) mit den Interkostalnerven die lateroventrale Rumpfwand. Die entsprechenden Plexusbildungen und peripheren Nerven werden in den folgenden Kapiteln besprochen.

Der **R. posterior** hingegen bildet keine Plexus und verzweigt sich erneut in einen *medialen* und *lateralen* Ast. Beide innervieren motorisch die autochthone Rückenmuskulatur *(M. erector spinae)*. Entsprechend der Innervation durch die medialen oder lateralen Äste der Rr. posteriores wird die autochthone Rückenmuskulatur in einen *medialen* und einen *lateralen Trakt* unterteilt. Diese Muskeln ermöglichen eine Streckung, Seitwärtsbeugung und Drehung der Wirbelsäule. Sensibel versorgen die Rr. posteriores in segmentaler Anordnung (da sie vorher keinen Plexus durchlaufen) die mediale Rücken-, Nacken- und Hinterkopfhaut (Abb. 2.4a).

Der R. posterior aus C2 bildet im Halsbereich den großen *N. occipitalis major*, der das Hinterhaupt sensibel versorgt. Der R. posterior aus C1 (N. suboccipitalis) dagegen ist rein motorisch. Im lumbalen und sakralen Bereich bilden die Rr. posteriores die becken- und gesäßversorgenden *Nn. clunium superiores* und *medii*, während die *Nn. clunium inferiores* von anterioren Ästen der Spinalnerven gebildet werden (Äste des N. cutaneus femoris posterior).

2.2.3 Rumpfwandinnervation, Nn. intercostales

Die anterioren Äste der *thorakalen* Spinalnerven beteiligen sich als einzige nicht an einer Plexusbildung (außer Th1, der zu gleichen Teilen am Pl. brachialis und am ersten Interkostalnerv beteiligt ist) und ziehen segmental getrennt in die Peripherie. Sie versorgen sensibel und motorisch die Rumpfwand und bilden dabei die 12 zwischen den Rippen verlaufenden *Nn. intercostales* (Abb. 2.4b). Zunächst verlaufen diese nach Verlassen des Wirbelkanals direkt an der Innenseite der Thoraxwand. Später ziehen sie dann

Peripheres Nervensystem

Abb. 2.4 Rr. anteriores und Rr. posteriores.
(a) **Sensible Innervation durch die Rr. posteriores** (blau schattiert).
(b) **Verlauf der Interkostalnerven.**
1 Spinalnerv Th2, **2** R. posterior (gabelt sich nach dorsal noch einmal in einen medialen und lateralen Ast auf), **3** R. anterior des Spinalnervs Th2 (= Interkostalnerv 2), **4** N. intercostobrachialis des zweiten bzw. dritten Interkostalnervs, **5** R. cutaneus lateralis (hier: des vierten Interkostalnervs) mit Aufteilung in R. posterior und R. anterior, **6** R. cutaneus anterior mit Aufteilung in R. medialis und R. lateralis, **7** V. intercostalis, **8** A. intercostalis, **9** N. intercostalis 3. Beachte, dass die Interkostalnerven keinen Plexus durchlaufen und deshalb ihre Innervationsgebiete der segmentalen Innervation entsprechen.

zwischen den Mm. intercostales externi und interni, z. T. auch *innerhalb* der Mm. intercostales interni dem Verlauf der Rippen folgend nach vorn. Sie werden dabei von den Aa. und Vv. intercostales begleitet. Alle drei Leitungsbahnen (von oben nach unten: Vene, Arterie, Nerv; „OVAN") sind somit am *Unterrand* der zugehörigen Rippe zu finden (Abb. 2.4b, 7–9).

> **Klinik** Diese topographischen Verhältnisse spielen eine große Rolle bei der *Pleurapunktion*. Sie wird durchgeführt, um mit einer Nadel ggf. vorhandene Flüssigkeit im Pleuraspalt (z. B. *Pleuraerguss*) abzusaugen. Dabei sticht man *am Oberrand* und niemals am Unterrand einer kaudalen Rippe ein, um so auf jeden Fall eine Verletzung der beschriebenen Leitungsbahnen zu vermeiden.

Die *oberen sechs Interkostalnerven* innervieren **motorisch** die Mm. intercostales sowie die Mm. serrati posteriores superiores und inferiores und enden im Bereich des Sternums. **Sensibel** versorgen sie wie alle Interkostalnerven das ihnen zugehörige jeweilige Dermatom Th1–Th6. Die *Interkostalnerven Th7–Th12*, deren Zwischenrippenraum nach vorne hin nicht mehr am Sternum und damit in der Medianebene endet, folgen ebenfalls dem Verlauf der Rippen und setzen ihren Weg nach dem Rippenende fort, indem sie nach ventral abwärts ziehen und vorne im Bereich der Linea alba enden. Sie versorgen **motorisch** die entsprechende Interkostalmuskulatur Th7–Th12 und, nachdem sie den Interkostalraum verlassen haben, die großen ventralen Bauchmuskeln: Mm. obliquus abdominis externus und internus, M. transversus abdominis und M. rectus abdominis. **Sensibel** innervieren sie die ihren Dermatomen entsprechenden Hautareale Th7–Th12. Alle Interkostalnerven geben etwa im Bereich der vorderen Axillarlinie einen *R. cutaneus lateralis* und im Bereich der Parasternallinie einen *R. cutaneus anterior* ab, die sich jeweils wieder in einen medialen und einen lateralen Ast (bzw. posterioren und anterioren bei R. cutaneus lateralis) aufteilen (Abb. 2.4b, 5 und 6). Mit diesen Ästen wird dann das entsprechende Hautareal sowie das darunter liegende Pleura- bzw. Peritonealgebiet **sensibel** versorgt.

Der *erste* N. intercostalis beteiligt sich als einziger der thorakalen Spinalnerven am Plexus brachialis, versorgt aber dennoch mit einem kleinen Ast den ersten Interkostalraum. Der *letzte* Interkostalnerv verläuft unterhalb der letzten Rippe und wird deshalb auch *N. subcostalis* genannt.

Klinik Beim *Bauchhautreflex* bestreicht man rasch mit einem spitzen Gegenstand die Bauchhaut in Höhe verschiedener Segmente und löst dadurch eine Kontraktion des entsprechenden Bauchwandabschnittes aus. Dies kann z. B. bei der Höhenlokalisation von thorakalen Rückenmarksschäden wichtig werden, erlaubt aber nur eine relativ grobe Zuordnung.

Der zweite und oft auch der dritte Interkostalnerv gibt einen sensiblen Kollateralast zur oberen Extremität ab, der von der medialen Wand der Achselhöhle aus zum Arm läuft und im Bereich des medialen Oberarms mit dem *N. cutaneus brachii medialis* aus dem Plexus brachialis anastomosiert. Dieser Kollateralast wird als *N. intercostobrachialis* bezeichnet (Abb. **2.4b**, *4*).

Klinik Auf Grund seines Verlaufs in der Achselhöhle kann der rein sensible N. intercostobrachialis diagnostische Bedeutung gewinnen. Beim Brustkrebs (*Mammakarzinom*), der lymphogen in erster Linie in die Lymphknoten der Achselhöhle metastasiert, kann es bei entsprechenden Tochtergeschwülsten (Metastasen) zu einer Komprimierung und damit Reizung dieses Nervs kommen, was sich in einem schmerzhaften Ziehen an der medialen Oberarmseite äußert. Bei solchen Symptomen – insbesondere bei entsprechender Krankengeschichte mit vorherigem Mammakarzinom – muss deshalb immer an eine Metastasierung in die Achselhöhle gedacht werden.

2.2.4 Plexus cervicalis

Nachdem die Rr. anteriores der Spinalnerven C1–C4 motorische Äste zu den tiefen Halsmuskeln abgegeben haben, bilden sie den Plexus cervicalis (Abb. **2.5a**). Er versorgt motorisch die infrahyale Muskulatur und das Zwerchfell und sensibel den Hals mit angrenzenden Regionen (Abb. **2.5b**).

Der Plexus liegt seitlich der Halswirbelsäule in der Tiefe unter dem M. sternocleidomastoideus, wo er zwischen den Mm. scaleni und dem M. levator scapulae in das seitliche Halsdreieck eintritt und eine „Schlaufe" (*Ansa cervicalis profunda*, oft auch vereinfacht nur *Ansa cervicalis*) bildet.

Die Ansa cervicalis profunda bildet sich durch den Zusammenschluss einer *Radix superior* (Abb. **2.5a**, *2*), die aus den Wurzeln von C1 und (Teilen von) C2 besteht und sich in ihrem Verlauf vorübergehend dem N. hypoglossus (XII. Hirnnerv) anlagert, sowie einer *Radix inferior* (Abb. **2.5a**, *3*), die aus Wurzelanteilen von C2 und C3 gebildet wird. Von dieser Ansa cervicalis gehen die Äste zur Versorgung der unteren Zungenbeinmuskulatur ab (jeweils ein Ast für den M. omohyoideus, M. sternothyroideus, M. thyrohyoideus und M. sternohyoideus; Abb. **2.5a**, *4*). Eine weitere „Schlaufe" (die oft als *Ansa cervicalis superficialis* bezeichnet wird) bildet einer der Hautäste des Plexus cervicalis (*N. transversus colli*, s. u.) in Form einer Anastomose mit dem platysmaversorgenden Ast des N. facialis (*R. colli n. facialis*).

Nicht unmittelbar aus der Ansa cervicalis profunda, sondern aus einem gesonderten Zusammenschluss einzelner Äste aus C1–C4 gehen die **sensiblen Nerven** des Plexus cervicalis hervor:

- *N. occipitalis minor* (C2, C3)
- *N. transversus colli* (C2, C3)
- *N. auricularis magnus* (C2, C3)
- *Nn. supraclaviculares* (C3, C4).

Sie treten meist in einer gemeinsamen Stelle, dem „*Punctum nervosum*"[5], an die Oberfläche (im Bereich des mittleren Drittels des M. sternocleidomastoideus an dessen Hinterrand) und verzweigen sich dann subkutan (Abb. **2.5b**). Dabei versorgen sie die folgenden Hautbereiche: das Areal vor und knapp hinter dem Ohr (*N. auricularis magnus*; Abb. **2.5b**, *2*), den daran angrenzenden Bereich nach dorsal bis an die Grenze des Innervationsgebietes des – aus den Rr. posteriores stammenden – N. occipitalis major (*N. occipitalis minor*; Abb. **2.5b**, *1*), den Bereich des lateralen und ventralen Halses (*N. transversus colli*, Abb. **2.5b**, *4*) und die Schulter mit Schlüsselbeingrube und oberstem Brustbereich (*Nn. supraclaviculares*; Abb. **2.5b**, *3*).

Die **motorischen Nerven** des Plexus cervicalis gehen z. T. als feine Äste für die infrahyale Muskulatur aus der Ansa cervicalis profunda hervor (s. o.).

Ein besonders wichtiger und großer Nerv, der sich aus den Wurzeln C3 und C4 (geringenteils auch C5) bildet, ist der

- *N. phrenicus.*

Er versorgt **motorisch** und **sensibel** das Zwerchfell[6] und innerviert mit einigen sensiblen Fasern das angrenzende Pleura- bzw. Peritonealgewebe und den Herzbeutel. Sein Verlauf ist in Abb. **2.5c** dargestellt. Er zieht am Hals nahe dem *M. scalenus anterior* nach unten, tritt vor der A. subclavia und hinter der V. subclavia in den Thoraxraum ein und läuft dann im vorderen Bereich des Mediastinums *zwischen Pleura und Perikard* nach unten (klinisch wichtig!) um dabei beide sensibel zu innervieren und schließlich mit mehreren Ästen motorisch das Zwerchfell zu versorgen. Mit sensiblen Endästen (*Rr. phrenicoabdominales*) tritt er im Bereich der Herzspitze (links) bzw. des Foramen venae cavae (rechts) durch das Zwerchfell. Er innerviert das Zwerchfell sowie das viszerale und parietale Peritoneum der angrenzenden Oberbauchorgane sensibel. Der N. phrenicus spielt als *der einzige Nerv, der motorisch das Zwerchfell (kräftigster Atemmuskel!) versorgt*, eine erhebliche Rolle bei der Atmung.

---

[5] Das Punctum nervosum wird fälschlicherweise oft mit dem klinischen Begriff *Erb-Punkt* gleichgesetzt. Als Erb-Punkt bezeichnet man jedoch in der *Neurologie* einen Punkt 3 cm oberhalb der Clavicula, an dem die oberen Plexus-brachialis-Anteile elektrophysiologisch untersucht werden können. In der *Inneren Medizin* wird der Begriff auch als Alternativbezeichnung des *Punctum quintum* verwendet, einem Auskultationspunkt des Herzens links parasternal, an dem fast alle Geräuschphänomene des Herzens auskultierbar sind. Mit dem Punctum nervosum des Plexus cervicalis hat jedoch der Erb-Punkt in keinem der genannten Fälle zu tun.

[6] phren (gr.) = Zwerchfell

2 Peripheres Nervensystem

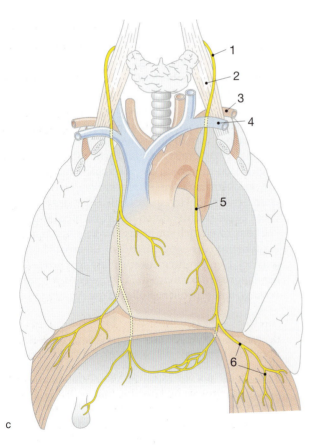

Abb. 2.5 Plexus cervicalis.
(a) **Struktur und Verlauf des Plexus cervicalis.**
1 N. hypoglossus (XII. Hirnnerv), dem sich intermediär die **2** Radix superior der Ansa cervicalis anlagert; **3** Radix inferior der Ansa cervicalis. Von der Ansa gehen **4** die Äste zur infrahyalen Muskulatur ab. **5** N. phrenicus, **6** sensible Äste zum Punctum nervosum. (Modifiziert nach einer Zeichnung von Spitzer, in Feneis: Anatomisches Bildwörterbuch, Thieme 1993)
(b) **Nerven des Punctum nervosum und ihr sensibles Versorgungsgebiet** (blau schattiert). Beachte den Austritt der Nerven im Punctum nervosum am Hinterrand des M. sternocleidomastoideus (etwa mittleres Drittel).
1 N. occipitalis minor, **2** N. auricularis magnus, **3** Nn. supraclaviculares, **4** N. transversus colli.
(c) **Verlauf des N. phrenicus.**
1 N. phrenicus, **2** M. scalenus anterior, **3** A. subclavia, **4** V. subclavia, **5** Verlauf des Nervs zwischen Pleura und Perikard mit Abgabe sensibler Äste, **6** motorische Äste zum Zwerchfell. (Modifiziert nach einer Zeichnung von Spitzer, in Feneis: Anatomisches Bildwörterbuch, Thieme 1993)

Klinik Der N. phrenicus kann in seinem Verlauf sehr leicht bei Halsverletzungen, vor allem aber durch seine enge topographische Beziehung zu Perikard und Pleura sowohl bei Herzbeutel- als auch bei Rippenfellentzündungen (*Perikarditis* bzw. *Pleuritis*) oder bei Herzoperationen geschädigt werden. Bei einem Ausfall des N. phrenicus resultiert auf der entsprechenden Seite ein im Röntgenbild sichtbarer *Zwerchfellhochstand*, der (vor allem im Liegen) erhebliche Atembeschwerden verursachen kann.

Eine *Reizung* des N. phrenicus löst rhythmische, rasche Kontraktionen des Zwerchfells aus: den Schluckauf (*Singultus*). Klinisch kann dieser auch bei beginnender Fehlregulation des Gehirns im Rahmen eines *steigenden Hirndrucks* in Erscheinung treten.

Teile der Wurzeln C1–C4 ziehen auch direkt zu den tiefen Halsmuskeln (M. longus capitis, M. longus colli, M. rectus capitis anterior, M. rectus capitis lateralis sowie Mm. scaleni), ohne sich an der Plexusbildung zu beteiligen. Weiterhin können aus dem Plexus cervicalis Äste zu den ansonsten vom N. accessorius versorgten M. sternocleidomastoideus und M. trapezius ziehen.

Bedeutung der zervikalen Spinalnervenwurzeln für die Atmung Ein großer Teil der funktionell besonders wichtigen Atemmuskeln wird aus den oberen vier bis fünf Zervikalsegmenten versorgt (Zwerchfell und z. T. Mm. scaleni). Das ist klinisch sehr wichtig. Es bedeutet, dass Rückenmarksschädigungen *unterhalb* des Segmentes C4 zwar Querschnittslähmungen verursachen, die unter Umständen alle vier Extremitäten betreffen (= sog. *hohe Querschnittslähmung, Tetraplegie*), die Atmung aber weitgehend unbeeinträchtigt lassen; die Funktion der möglicherweise ausgefallenen Mm. intercostales wird dann von den anderen Atemmuskeln, speziell dem Zwerchfell, übernommen. Schädigungen *oberhalb* des Segmentes C4 können jedoch die Zuleitung der Impulse aus dem Atemzentrum im Hirnstamm zu den Rückenmarkssegmenten C1–C4 unterbrechen, auch wenn diese selbst intakt sind, so dass ein Überleben dieser Schädigung nicht bzw. nur mit künstlicher Beatmung möglich ist. Mehr zu Querschnittslähmungen, ihrer Ursache und Symptomatik s. S. 96.

2.2.5 Plexus brachialis

Der Plexus brachialis schließt sich nach kaudal unmittelbar dem Plexus cervicalis an und wird aus den anterioren Rami der Wurzeln **C5–C8** sowie **Th1** gebildet (sehr wenige Fasern erhält er auch aus C4 und Th2). Seine Durchflechtung ist ungleich komplizierter als die des Plexus cervicalis, worauf aber hier nicht in allen Details eingegangen werden soll (vgl. auch Abb. 2.6).

Der Plexus bildet sich in der Tiefe des seitlichen Halsdreiecks. Dort ziehen die Fasern der Spinalnerven C5–Th1 gemeinsam mit der A. subclavia durch die *Skalenuslücke* (zwischen M. scalenus anterior und M. scalenus medius), um sich anschließend zunächst zu drei Primärsträngen, *Truncus superior, Truncus medius* und *Truncus inferior*, zusammenzuschließen, deren Äste den

- *supraklavikulären Teil*

des Plexus bilden. Er zieht dann mit der A. subclavia nach kaudolateral und tritt, die Clavicula dorsal passierend, in die Achselhöhle ein, um dann den

- *infraklavikulären Teil*

des Plexus zu bilden. Hier bilden sich durch erneute Verflechtung zunächst drei Sekundärstränge *(Fasciculi)*, die hinsichtlich ihrer topographischen Lage zur A. axillaris als

- *Fasciculus lateralis*
- *Fasciculus medialis* und
- *Fasciculus posterior*

bezeichnet werden. Diese topographischen Bezeichnungen beziehen sich auf die Lage der A. axillaris *bei angewinkeltem Arm*, so dass sie einen annähernd vertikalen Verlauf hat. Aus den *Fasciculi* gehen die den Arm und die Hand versorgenden Nerven ab. Die (rein motorischen) Nerven zu den Schultergürtelmuskeln gehen hingegen überwiegend aus den *Trunci* z. T. supraklavikulär, z. T. infraklavikulär aus dem Plexus ab (oft entspringt ein Teil auch erst aus den Fasciculi). Vereinfachend ist also Folgendes festzuhalten:

1. **Motorische Versorgung der Schultergürtelmuskulatur:** vorwiegend *Äste aus den Trunci* (supra- und infraklavikulär).
2. **Motorische und sensible Versorgung des Arms und der Hand:** ausschließlich *Äste aus den Fasciculi* (infraklavikulär).

Ebenfalls wichtig ist in Hinsicht auf die motorische Versorgung die Verteilung der oberen (C5–C6) und unteren (C7–Th1) Segmente auf die obere Extremität: Die oberen Segmente (C5–C6) versorgen vorwiegend die Muskeln des Schultergürtels und ventralen Oberarms. Die Wurzel C7 versorgt den M. triceps brachii und ansonsten gemeinsam mit den unteren Segmenten (C8–Th1) die distalen Extremitätenmuskeln.

Bereits vor der Bündelung der Fasern zu den Trunci gehen kurze motorische Äste aus dem Plexus zu den tiefen Halsmuskeln und zu den Mm. scaleni ab.

Von den sieben Plexus-brachialis-Ästen zu den Schultergürtelmuskeln gehen vier supraklavikulär und drei infraklavikulär ab.

Aus der **Pars supraclavicularis** (Äste zweigen aus den Trunci ab):

- *N. dorsalis scapulae* (C5): zieht zum M. levator scapulae und zu den Mm. rhomboidei major und minor (Abb. 2.6, *4*).
- *N. subclavius* (C5–C6): sehr kurzer Verlauf zum M. subclavius unter dem Schlüsselbein (Abb. 2.6, *5*).
- *N. thoracicus longus* (C5–C7): verläuft an der lateralen Thoraxwand von der Achselhöhle aus nach unten und innerviert den M. serratus anterior (Abb. 2.6, *10*).
- *N. suprascapularis* (C5–C6): teilt sich in mehrere Äste und versorgt, nach dorsal verlaufend, die Mm. supraspinatus und infraspinatus (Abb. 2.6, *6*).

Aus der **Pars infraclavicularis** (Äste zweigen aus den distalen Trunci oder aus den proximalen Fasciculi ab):

- *N. thoracodorsalis* (C6–C8): verläuft nach hinten, um den großen M. latissimus dorsi (und z. T. den M. teres major) zu innervieren (Abb. 2.6, *7*).
- *N. subscapularis* (C5–C6): innerviert den M. subscapularis und den M. teres major (Abb. 2.6, *9*).
- *Nn. pectorales* (C5–C7): ziehen nach vorne und versorgen die Mm. pectoralis major und minor (Abb. 2.6, *8*).

Peripheres Nervensystem

Abb. 2.6 Lage, Struktur und Äste des Plexus brachialis. Mittleres Drittel von A. subclavia und Clavicula entfernt. Beachte den Austritt des Plexus zwischen M. scalenus anterior und medius (gemeinsam mit A. subclavia). Danach supraklavikulär die Bildung der drei Trunci und infraklavikulär die Umlagerung der Fasern zu den drei Fasciculi um die A. axillaris.
(Z. T. modifiziert nach einer Zeichnung von Spitzer, in Feneis: Anatomisches Bildwörterbuch, Thieme 1993)
1 Spinalnerven C4–Th1, **2** Trunci (**2a** Truncus superior, **2b** Truncus medius, **2c** Truncus inferior), **3** Fasciculi (**3a** Fasciculus lateralis, **3b** Fasciculus medialis, **3c** Fasciculus posterior). Aus den Trunci (oft auch teilweise aus den Fasciculi) gehen die hellbraun dargestellten sieben Nerven zur Schultergürtelmuskulatur hervor: **4** N. dorsalis scapulae, **5** N. subclavius, **6** N. suprascapularis, **7** N. thoracodorsalis, **8** Nn. pectorales (mit Aufteilung in Nn. pectorales mediales und laterales), **9** N. subscapularis, **10** N. thoracicus longus. Aus den (infraklavikulären) Fasciculi gehen die (gelb dargestellten) Nerven für Arm und Hand ab: **11** N. cutaneus brachii medialis, **12** N. cutaneus antebrachii medialis, **13** N. ulnaris, **14** Medianusschlinge, **15** N. medianus, **16** N. musculocutaneus, **17** N. radialis, **18** N. axillaris. **19** Clavicula, **20** N. phrenicus (aus Plexus cervicalis).

Klinik

Plexusschädigung Der Plexus kann auf seinem engen Weg durch die Skalenuslücke komprimiert werden, so z. B. bei der Ausbildung einer Halsrippe, bei sehr ungeschickten Armbewegungen, die den Plexus nach hinten ziehen und ihn dabei gegen den M. scalenus medius pressen, oder auch bei falscher Armlagerung während einer Narkose. Wird der Plexus im Bereich des lateralen Halsdreiecks geschädigt, resultieren sowohl Ausfälle der Schultergürtel- als auch der Arm- und Handmuskulatur. Bei einer Läsion des Plexus im Bereich der Axilla können dagegen u. U. nur die Nerven für Arm und Hand geschädigt werden, da diejenigen für die Schultergürtelmuskulatur bereits vorher abgegangen sind, was zu einer arm- und handbetonten Lähmung mit entsprechenden Sensibilitätsausfällen führt.

Man unterscheidet ansonsten klinisch *obere (Erb-)Plexuslähmungen* von *unteren (Klumpke-)Plexuslähmungen*. Die oberen Plexuslähmungen betreffen mehr die Wurzelfasern C5 und C6, die unteren vor allem die Fasern aus C7–Th1. Entsprechend unterschiedlich ist das Lähmungsbild: Bei oberer Lähmung sind hauptsächlich die Schultergürtel- und Oberarmmuskulatur (ohne Ellenbogenstrecker) betroffen, bei unterer Lähmung die Unterarm- und Handmuskulatur (einschließlich Ellenbogenstrecker).

Läsion des N. thoracicus longus und Läsion des N. thoracodorsalis Diese beiden Nerven verlaufen beide in der Achselhöhle an der lateralen Thoraxwand so, dass sie bei Operationen mit axillären Lymphknotenentfernungen gefährdet sind und nicht selten geschädigt werden. Die Läsion des N. thoracodorsalis äußert sich dabei in einer deutlichen Innenrotations- und Adduktionsschwäche des Arms (M. latissimus dorsi). Die Läsion des N. thoracicus longus (M. serratus anterior) ist noch eindrucksvoller und kann nicht nur bei oben erwähnten Operationen, sondern auch z. B. beim langen Tragen eines schlecht sitzenden Rucksacks oder dergleichen erfolgen (sog. *Rucksacklähmung*): Sie resultiert in einem abstehenden medialen Schulterblattrand *(Scapula alata)*, einer erschwerten Anteversion und einer kaum mehr möglichen Elevation des Arms über die Horizontale.

Aufteilung der Faszikel Die drei Faszikel (Fasciculus posterior, medialis und lateralis) teilen sich in

2.2 Spinalnerven (Nervi spinales)

Höhe der Axilla in sieben arm- und handversorgende periphere Nerven auf. Dabei gehen aus dem medialen *vier*, aus dem lateralen und posterioren Faszikel jeweils *zwei* Nerven hervor (medialer und lateraler Faszikel bilden dabei mit jeweils einem Ast einen gemeinsamen Nerv, so dass sieben Endnerven entstehen):

Fasciculus medialis:
- N. cutaneus brachii medialis (Th1–Th2)
- N. cutaneus antebrachii medialis (C8–Th1)
- N. ulnaris (C8–Th1)
- N. medianus, Radix medialis (C8–Th1)

Fasciculus lateralis:
- N. musculocutaneus (C5–C7)
- N. medianus, Radix lateralis (C6–C7)

Fasciculus posterior:
- N. axillaris (C5–C6)
- N. radialis (C6–C8).

2.2.6 N. cutaneus brachii medialis und N. cutaneus antebrachii medialis

Beide Nerven sind *rein sensibel*, führen Fasern der Segmente C8–Th1, gehen aus dem *Fasciculus medialis* hervor und versorgen die Haut der Medialseite des Arms.

Der **N. cutaneus brachii medialis** nimmt nach seiner Entstehung aus dem medialen Faszikel meist noch in Höhe der Achselhöhle den *N. intercostobrachialis* auf (aus dem N. intercostalis 2, vgl. Kap. 2.2.3). Dadurch erklärt sich, dass er auch Fasern aus dem Thorakalsegment 2 mitführt, nachdem der Plexus brachialis ja nur bis zum Segment Th1 reicht. Der N. cutaneus brachii medialis tritt bereits in Höhe der Achselfalte an die Oberfläche und versorgt dann die *mediale Haut des Arms zwischen Achselhöhle und Ellenbogen* (Abb. 2.7a, *1*; b, *7*).

Der **N. cutaneus antebrachii medialis** zieht unter der Körperoberflächenfaszie von der Achselhöhle aus

Abb. 2.7 Hautnerven der oberen Extremität mit ihren Innervationsgebieten (Autonomgebiete dunkler dargestellt). (Aus [1])
(a) **Ventralansicht.**
1 N. cutaneus brachii medialis, 2 N. cutaneus antebrachii medialis (mit 2a R. anterior und 2b R. posterior), 3 N. ulnaris, 4 N. medianus, 5 N. radialis (R. superficialis), 6 N. cutaneus antebrachii lateralis (aus N. musculocutaneus), 7 N. cutaneus brachii lateralis inferior (aus N. radialis), 8 N. cutaneus brachii lateralis superior (aus N. axillaris).
(b) **Dorsalansicht.**
1 N. cutaneus brachii lateralis superior (aus N. axillaris), 2 N. radialis mit 2a N. cutaneus brachii posterior, 2b N. cutaneus antebrachii posterior, 2c R. superficialis, 3 N. cutaneus antebrachii lateralis (aus N. musculocutaneus), 4 N. medianus, 5 N. ulnaris (5a R. dorsalis n. ulnaris), 6 N. cutaneus antebrachii medialis, 7 N. cutaneus brachii medialis.

Peripheres Nervensystem

entlang der Medialseite des Oberarms, um dann kurz oberhalb des Ellenbogengelenks an die Oberfläche zu treten, wo er sich in zwei Äste aufteilt und die *mediale Haut des Unterarms* versorgt (Abb. **2.7a**, *2*; **b**, *6*).

Klinik Der N. cutaneus antebrachii medialis liegt in der Ellenbeuge direkt neben einer großen Hautvene. Er kann bei intravenösen Injektionen in diesem Bereich verletzt werden, entweder direkt durch die Nadel oder durch versehentlich außerhalb der Vene ins Gewebe injizierte Arzneimittel.

2.2.7 N. ulnaris

Der N. ulnaris (C8–Th1) ist ein *gemischter Nerv* (enthält motorische und sensible Fasern), dessen Innervationsgebiet sich auf den Unterarm beschränkt.

Verlauf (Abb. **2.8a**): Nachdem er sich aus dem *Fasciculus medialis* abgespalten hat, verläuft der Nerv, ohne einen Ast abzugeben, in der medialen Bizepsfurche des Oberarms nach distal (Abb. **2.8a**, *2*). Er durchbohrt etwa in der Oberarmmitte das Septum intermusculare mediale, um dann dorsal am Epicondylus medialis des Ellenbogens in den *Sulcus ulnaris* zu gelangen, wo er unmittelbar subkutan tastbar ist (Abb. **2.8a**, *3*). Er zieht dann (gemeinsam mit der A. und V. ulnaris) unter dem M. flexor carpi ulnaris zum Handgelenk, wo er *nicht* durch den Karpalkanal, sondern in einem fibrösen Kanal *(Guyon-Loge)* über das Retinaculum musculorum flexorum hinwegzieht und sich in seine Endäste, *R. superficialis* (sensibel) und *R. profundus* (motorisch), aufzweigt, die sensibel und motorisch Teile der Hand versorgen (Abb. **2.8a**, *6* und *7*). Auch am Unterarm gibt er bereits motorische und sensible Äste ab.

Motorisch versorgt der N. ulnaris am Unterarm nur zwei Muskeln: den M. flexor carpi ulnaris (Handbeugung) und die ulnare Hälfte des M. flexor digitorum profundus (Beugung vor allem des 4. und 5. Fingers). Weitere motorische Äste gehen vom *R. profundus* ab, der einen Bogen in der Tiefe der palmaren Handseite beschreibt (Abb. **2.8a**, *7*). Dabei versorgt er die Muskulatur des Kleinfingerballens (M. flexor brevis digiti minimi, M. abductor digiti minimi und M. opponens digiti minimi), die für die Beugung, Abduktion und Opposition des kleinen Fingers zuständig sind. Weiterhin innerviert er motorisch alle Mm. interossei dorsales und palmares (Beugung in den Finger*grund*- und Streckung in den Finger*end*gelenken) und die beiden ulnaren Mm. lumbricales. Schließlich innerviert er mit seinen motorischen Endästen am Daumenballen den M. adductor pollicis und das Caput profundum des M. flexor pollicis brevis.

Sensibel innerviert der N. ulnaris die dorsale und ventrale Handfläche an der Medialseite, wobei er den kleinen Finger ganz, den angrenzenden vierten Finger nur partiell versorgt (Abb. **2.7a**, *3*; **b**, *5*).

Abb. 2.8 N. ulnaris.
(a) **Verlauf** (Ventralansicht des Arms).
1 Fasciculus medialis (Ursprung des N. ulnaris), **2** Verlauf des N. ulnaris im Sulcus bicipitalis medialis, **3** Verlauf im Sulcus ulnaris um den Epicondylus medialis herum, **4** R. dorsalis (rein sensibel für den Handrücken), **5** R. palmaris (rein sensibel für den Kleinfingerballen), **6** R. superficialis (rein sensibel), **7** R. profundus (rein motorisch).
(b) **Krallenhand bei Läsion des N. ulnaris.** Beachte die Atrophie der Mm. interossei und der Muskulatur im Bereich des Daumengrundgelenkes (M. adductor pollicis). (Aus [2])

Dabei gibt er bereits in der Mitte des Unterarms den *R. dorsalis* ab (Abb. 2.8a, *4*), der den medialen Handrücken und die dorsale Haut des kleinen Fingers sowie Teile des vierten (an der Basis auch des dritten) Fingers versorgt. Etwas weiter distal geht im vorderen Drittel des Unterarms der *R. palmaris* ab, der die Haut über dem Kleinfingerballen versorgt (Abb. 2.8a, *5*). Die palmare Haut des kleinen Fingers sowie die angrenzende Hälfte des vierten Fingers werden vom *R. superficialis* innerviert, der in Höhe des Handgelenks bei der Endaufzweigung des Nervs entsteht.

Eine Übersicht über den N. ulnaris gibt Tabelle 2.2.

Klinik Der N. ulnaris wird zumeist an seinem Verlauf im Sulcus ulnaris am Epicondylus medialis geschädigt, da er dort zum einen unmittelbar dem Knochen anliegt, zum anderen ungeschützt direkt unter der Haut verläuft. Daher kann er sowohl bei entsprechenden Knochenfrakturen als auch bei dauerndem Druck von außen (ungünstige Lagerung bei Narkose, ausgedehntes Aufstützen des Ellenbogens bei bestimmten Tätigkeiten) sehr leicht verletzt werden. Den stechend-brennenden, in den kleinen Finger ausstrahlenden Schmerz bei Traumatisierung des Nervs durch Anstoßen des Ellenbogens kennt jeder. Das *Leitsymptom* einer bleibenden Ulnarisschädigung ist die

- *Krallenhand* (Abb. 2.8b).

Sie kommt dadurch zustande, dass die Fingerbeuger, die ja überwiegend vom N. medianus innerviert werden und deshalb funktionstüchtig sind, in den Endgelenken beugen, während die Innervation der in den Grundgelenken beugenden und in den Endgelenken streckenden Mm. interossei und Mm. lumbricales ausfällt. Weiterhin können auf Grund des Ausfalls der Mm. interossei auch die Finger nicht mehr gespreizt werden. Da Opposition des kleinen Fingers und Adduktion des Daumens ebenfalls ausfallen, können sich diese beiden Glieder nicht mehr berühren, was man mit der *Kleinfinger-Daumen-Probe* überprüft. Auch fällt bei einer Ulnarisläsion oft eine *Atrophie* (Abflachung) des Kleinfingerballens und der Interossealmuskulatur (zwischen den Mittelhandknochen) auf. Die sensiblen Ausfälle entsprechen den in Abb. 2.7 gezeigten Feldern (a, *3*; b, *5*), wobei eine (vergleichsweise seltene) Schädigung des N. ulnaris in Höhe des Handgelenks nur einen Sensibilitätsverlust im Bereich des ventralen 4. und 5. Fingers zur Folge hat, da die anderen sensiblen Äste bereits am Unterarm abgehen.

Eine Läsion der Spinalnervenwurzel C8 verursacht klinisch ein sehr ähnliches Erscheinungsbild wie eine Ulnarisschädigung. Man kann beide differentialdiagnostisch dadurch unterscheiden, dass sich bei einer C8-Läsion die Sensibilitätsstörung auf den medialen Unterarm ausdehnt (vgl. Abb. 2.1), während sie bei einer Ulnarisschädigung auf die Hand beschränkt bleibt.

2.2.8 N. musculocutaneus

Dieser gemischt motorisch-sensible Nerv erhält Fasern aus den Segmenten C5–C7 und zweigt aus dem Fasciculus lateralis ab. Er durchbohrt in seinem Verlauf den M. coracobrachialis, den er gleichzeitig innerviert, und zieht dann an der Ventralseite des Oberarms zwischen M. brachialis und M. biceps brachii nach distal. In Höhe der Ellenbeuge durchbricht er die Faszie und verzweigt sich in der lateralen Subkutis des Unterarms (zum Verlauf s. Abb. 2.9).

Der Name des Nervs zeigt, dass er einen motorischen und einen sensiblen Anteil hat. Mit dem **motorischen** versorgt er *die Beugermuskulatur* des Oberarms: den M. brachialis, beide Köpfe des M. biceps brachii sowie den M. coracobrachialis (kein Beuger im Ellenbogengelenk, wirkt nur auf das Schultergelenk). Der **sensible** Anteil tritt als *N. cutaneus antebrachii lateralis* in der Ellenbeuge unter die Haut und versorgt die *laterale Seite* des Unterarms sensibel (Abb. 2.7a, *6*; b, *3*).

Klinik Die – seltene – Schädigung des N. musculocutaneus im oberen Drittel des Oberarms ist leicht an der entsprechenden Sensibilitätsstörung und an der stark eingeschränkten Beugungsfähigkeit im Ellenbogengelenk erkennbar. Bei einem – häufiger vorkommenden – Trauma des Nervs in Höhe des Ellenbogens sind entsprechend nur sensible Ausfälle zu erwarten, da die motorische Versorgung der Oberarmbeuger bereits vorher abgeht. Da der N. musculocutaneus – ähnlich wie der N. cutaneus antebrachii medialis – in der Ellenbeuge direkt einer großen Hautvene anliegt, kommt eine Läsion dieser Art bisweilen bei intravenösen Injektionen vor, z. B. wenn die Nadel aus dem Gefäß rutscht und so Substanzen, die sonst im Blut sogleich verdünnt würden, schädigend auf den Nerv einwirken können.
Wichtiger Reflex: *Bizepssehnenreflex* (Schlag auf die mit dem Finger getastete Bizepssehne in der Ellenbeuge bewirkt Beugung im Ellenbogengelenk). Kennreflex für das Segment C6.

Tab. 2.2 N. ulnaris (C8–Th1).

Innervation	motorisch	sensibel
vom Unterarm aus	• M. flexor carpi ulnaris • M. flexor digitorum prof. (ulnarer Anteil)	• dorsale und palmare Handfläche (ulnar) • dorsale Teile des IV. und V. Fingers
von der Hand aus • R. profundus	• Muskulatur des Kleinfingerballens • Mm. lumbricales III und IV • Mm. interossei dorsales und palmares • M. adductor pollicis • M. flexor pollicis brevis (Caput profundum)	---
• R. superficialis	---	• palmare Teile des IV. und V. Fingers

2 Peripheres Nervensystem

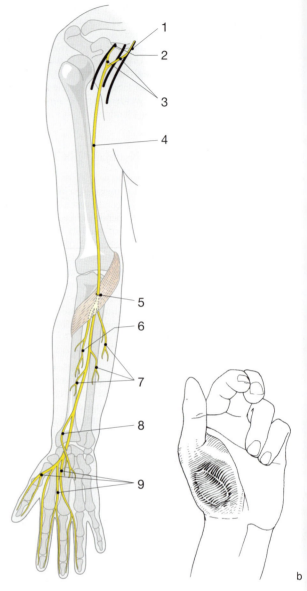

Abb. 2.9 Verlauf des N. musculocutaneus (Ventralansicht des Arms).
1 Fasciculus lateralis, aus dem der N. musculocutaneus seinen Ursprung nimmt. **2** Durchtritt des Nervs durch den M. coracobrachialis, **3** Äste zum M. biceps brachii und M. brachialis, **4** N. cutaneus antebrachii lateralis.

Abb. 2.10 N. medianus.
(a) **Verlauf** (Ventralansicht des Arms).
1 Fasciculus medialis, **2** Fasciculus lateralis, **3** Medianusschlinge, **4** Verlauf des Nervs im Sulcus bicipitalis medialis, **5** Durchtritt des Nervs durch den M. pronator teres, **6** N. interosseus antebrachii anterior (mit Ästen zu den tiefen Unterarmbeugern und zum M. pronator quadratus), **7** Äste zu den oberflächlichen Unterarmbeugern, **8** R. palmaris n. mediani (rein sensibel), **9** Endaufzweigung des Nervs.
(b) **Schwurhand bei Läsion des N. medianus** beim Versuch, eine Faust zu machen. Beachte die Atrophie des Daumenballens durch Lähmung des Hauptteils seiner Muskulatur. (Aus [1])

2.2.9 N. medianus

Auch dieser große Nerv ist *gemischt sensibel und motorisch*. Er beschränkt sich in seinem Versorgungsbereich auf den Unterarm und die Hand. Seine Fasern empfängt er aus den Segmenten C6–Th1.

Verlauf (Abb. 2.10a): Der N. medianus entsteht aus den *Fasciculi medialis* und *lateralis*. Beide geben jeweils eine Wurzel des Nervs ab, die sich dann in der stets gut identifizierbaren *Medianusschlinge* vor der A. axillaris zum N. medianus vereinigen (Abb. 2.10a, *3*). Dieser verläuft dann wie der N. ulnaris in der medialen Bizepsfurche auf dem Septum intermusculare nach distal (durchbohrt dieses aber *nicht*) und zieht, ohne einen Ast abzugeben, zur Ellenbeuge. Dort durchbohrt er den M. pronator teres (Abb. 2.10a, *5*), um dann am Unterarm zwischen M. flexor digitorum superficialis und M. flexor digitorum profundus zum Handgelenk zu ziehen. Hier verläuft er unter dem Retinaculum musculorum

2.2 Spinalnerven (Nervi spinales)

flexorum *durch den Karpaltunnel (Canalis carpi)* und spaltet sich dann an der ventralen (palmaren) Handfläche in seine Endäste *(Nn. digitales palmares communes* und *Nn. digitales palmares proprii)* auf (Abb. 2.10a, *9*). Bereits am Unterarm gibt er motorische Äste für die dortigen Muskeln sowie sensible Äste für den Handrücken und die Volarfläche der Hand ab (Abb. 2.10a, *6–8*).

Motorisch versorgt der N. medianus am Unterarm den *größten Teil der Beugermuskeln* und *sämtliche Pronatoren*: Dabei innerviert er den M. flexor digitorum superficialis und – als früh abzweigender *N. interosseus antebrachii anterior* – die radiale Hälfte des M. flexor digitorum profundus, den M. flexor pollicis longus, den M. flexor carpi radialis und (wenn vorhanden) den M. palmaris longus. Alle diese Muskeln *beugen im Handgelenk und z. T. in den Fingergelenken*. Weitere motorische Unterarmäste gehen zum M. pronator teres (Muskeln, die von Nerven durchbohrt werden, werden meistens auch von diesen innerviert) und zum M. pronator quadratus. Nach Durchtritt durch den Karpalkanal gibt er weitere motorische Äste *zum Daumenballen* (M. opponens pollicis, M. flexor pollicis brevis und M. abductor pollicis brevis) und zu den Mm. lumbricales I–III ab. Er ist damit auch ein besonders wichtiger Nerv für die Beweglichkeit des Daumens.

Sensibel versorgt der N. medianus die Haut der radialen zwei Drittel der Hohlhand mit den Fingern I–III und der radialen Hälfte des Ringfingers sowie an der Dorsalseite der Hand die distalen Enden des Zeige- und Mittelfingers und des halben Ringfingers (Abb. 2.7a, b, *4*). Dabei geht der Ast für die sensible Versorgung der Haut über dem *Daumenballen* und der *Hohlhand* bereits im letzten Drittel des Unterarms als *R. palmaris* ab, während die sensible Innervation der *Finger* aus den Endaufzweigungen des Nervs in der Hohlhand stammt. Dies hat klinische Bedeutung.

Eine Übersicht über den N. medianus gibt Tabelle 2.3.

Klinik Das klassische Symptom der N.-medianus-Läsion ist die

■ *Schwurhand* (Abb. 2.10b).

Der Patient kann bei der Aufforderung, eine Faust zu machen, nur die beiden ulnaren Finger etwas beugen (Versorgung der ulnaren Hälfte des M. flexor digitorum profundus durch den N. ulnaris), während sich weder der Daumen (Ausfall der Daumenballenmuskulatur und des M. flexor pollicis longus) noch Zeige- und Mittelfinger (Ausfall des M. flexor digitorum superficialis und entsprechender Teile des M. flexor digitorum profundus) beugen lassen. Auch ist eine Beugung im Handgelenk (Ausfall der eben genannten Muskeln und des M. flexor carpi radialis) oder eine Pronation (Ausfall beider Pronatoren) kaum mehr möglich. Die Hand ist in ihrer Gebrauchsfähigkeit stark eingeschränkt. So ist z.B. das Greifen von Gegenständen, das eine Opposition des Daumens und eine Beugefähigkeit sämtlicher Finger voraussetzt, erheblich erschwert oder unmöglich. Durch Lähmung des M. opponens pollicis kann bei der klinischen Untersuchung, ähnlich wie bei einer Ulnarisläsion, die Kleinfinger-Daumen-Probe pathologisch ausfallen. Eine Sensibilitätsstörung findet man in den Arealen entsprechend Abb. 2.7a, b, *4*.

Der N. medianus wird sehr häufig bei seinem Durchtritt durch den Karpaltunnel geschädigt. Dieser kann bei starker Fehlbeanspruchung und -belastung der Hand (meist jedoch ohne erkennbare Ursache) durch reaktive Bindegewebsproliferation zum Engpass für den Nerv werden, so dass das klinische Bild des *Karpaltunnelsyndroms* entsteht. Dieses ist durch eine Atrophie des Daumenballens mit Funktionsausfall der entsprechenden Muskeln (Opposition, Abduktion, z. T. Beugung) sowie einem Sensibilitätsausfall bzw. Schmerzen in den entsprechenden Fingerarealen charakterisiert. *Eine Schwurhand besteht dagegen nicht*, da die Fingerbeugerinnervation bereits am Unterarm erfolgt.

2.2.10 N. axillaris

Der gemischt sensible und motorische N. axillaris besteht aus Fasern der Segmente C5 und C6 und geht zusammen mit dem N. radialis aus dem *Fasciculus*

Tab. 2.3 N. medianus (C8–Th1).

Innervation	motorisch	sensibel
vom Unterarm aus	*Beuger:* • M. flexor digitorum superf. • M. flexor digitorum prof. (radialer Anteil) • M. flexor carpi radialis • M. palmaris longus • M. flexor pollicis longus *Pronatoren:* • M. pronator teres • M. pronator quadratus	• Daumenballen • radiale 2/3 der Hohlhand
von der Hand aus (= *nach* Durchtritt durch den Karpalkanal)	*Daumenballenmuskulatur:* • M. opponens pollicis • M. flexor pollicis brevis • M. abductor pollicis brevis	• *palmar* Finger I–III, Teile von IV • *dorsal* Teile von II–IV

posterior hervor (Abb. 2.11a, *2*). In seinem **Verlauf** wendet er sich unmittelbar nach seiner Abzweigung nach hinten und verläuft auf der Schultergelenkkapsel, dem Knochen nah anliegend, medial um das Collum chirurgicum des Humerus herum nach dorsal. Dort tritt er dann aus der *lateralen Achsellücke* aus und zieht unter dem M. deltoideus (diesen innervierend) nach vorne. Vor dem Durchtritt durch die Achsellücke gibt er noch einen motorischen Ast an den M. teres minor und einen sensiblen Ast für die Haut über dem M. deltoideus *(N. cutaneus brachii lateralis superior)* ab. Beide Äste treten gemeinsam mit dem Hauptstamm des Nervs aus der Achsellücke aus.

Neben seiner **sensiblen** Hautversorgung (Abb. 2.7a, *8*; b, *1*) spielt der Nerv **motorisch** mit der Innervation der beiden erwähnten Muskeln eine sehr wichtige Rolle bei fast allen Bewegungen im Schultergelenk, ganz besonders bei der Abduktion und Außenrotation.

Klinik Am häufigsten wird der N. axillaris bei Schultergelenksluxationen verletzt (Verlauf auf der Gelenkkapsel!). Des Weiteren kann er besonders leicht bei seinem Verlauf um das *Collum chirurgicum* bei Oberarmfrakturen geschädigt werden, die an dieser Stelle relativ häufig sind (daher der Name). Es resultiert dann neben der Empfindungslosigkeit im Versorgungsgebiet des Nervs (Abb. 2.7a, *8*; b, *1*) eine deutliche motorische Einschränkung im Schultergelenk. Dabei stehen eine merkliche Minderung der Abduktionsfähigkeit (wichtigste Funktion des M. deltoideus) und eine deutliche Schwäche bei der Außenrotation (wichtigste Funktion des M. teres minor) im Vordergrund, was die betroffene obere Extremität in ihrer Gebrauchsfähigkeit stark einschränkt.

2.2.11 N. radialis

Der N. radialis gehört zu den größten Nerven aus dem Plexus brachialis und geht, Fasern aus C5–C8 mitführend, aus dem *Fasciculus posterior* hervor. Er ist *der* Versorger der Streckermuskulatur des gesamten Arms.

Verlauf (Abb. 2.11a): Zunächst schließt er sich dem N. ulnaris und dem N. medianus an, mit denen er in die mediale Bizepsfurche eintritt. Nach einer kurzen Strecke wendet er sich aber (zusammen mit der A. profunda brachii) von dort in die Tiefe ab, um in einem spiraligen Verlauf dorsal um den Humerusschaft herumzuziehen, wo er im *Sulcus n. radialis* direkt dem Knochen anliegt (Abb. 2.11a, *7*). Er erscheint dann wieder oberhalb der Ellenbeuge auf der lateralen Seite zwischen M. brachialis und M. brachioradialis und teilt sich unmittelbar danach in seine beiden Endäste, den *R. profundus* und den

◀ **Abb. 2.11 Nerven des Fasciculus posterior (N. axillaris und N. radialis).**
(a) **Verlauf** (Ansicht von ventral, Unterarm in Pronationsstellung).
1 Fasciculus posterior, **2** N. axillaris mit Verlauf um das Collum chirurgicum des Humerus, Durchtritt durch die laterale Achsellücke und Aufteilung in einen motorischen und einen sensiblen Ast. **3** N. radialis, **4** N. cutaneus brachii lateralis inferior, **5** N. cutaneus brachii posterior, **6** motorische Äste zum M. triceps brachii, **7** Verlauf des Nervs im Sulcus n. radialis, **8** N. cutaneus antebrachii posterior, **9** R. profundus (rein motorisch) mit **10** Durchtritt durch den M. supinator, **11** R. superficialis (rein sensibel).
(b) **Fallhand bei Läsion des N. radialis.** Beachte die Atrophie am dorsalen Unterarm durch Lähmung der Extensoren. (Aus [2])

2.2 Spinalnerven (Nervi spinales)

R. superficialis, auf (Abb. 2.11a, *9* und *11*). Der rein sensible R. superficialis läuft weiter am medialen Rand des M. brachioradialis nach vorne in Richtung Handgelenk und zieht in der Mitte dieser Strecke dann nach dorsal zum Handrücken. Der motorische R. profundus hingegen durchbohrt distal der Ellenbeuge den M. supinator, den er auch innerviert (Abb. 2.11a, *10*) und läuft in der Tiefe, die Streckermuskeln des Unterarms innervierend, nach vorne, um im Bereich des Handgelenks als dünner Endast *(N. interosseus antebrachii posterior)* zu verschwinden.

Motorisch innerviert der N. radialis – mit bereits *vor seinem Spiralverlauf um den Humerus* abgehenden Ästen – den M. triceps brachii, den einzigen Strecker im Ellenbogengelenk. Weiterhin versorgt er den M. brachioradialis (leichte Beugung im Ellenbogengelenk), M. extensor carpi radialis longus und M. extensor carpi radialis brevis (Streckung und Radialabduktion im Handgelenk), den M. supinator (Supination) sowie *sämtliche Finger- und Handgelenkstrecker* (M. extensor digiti communis, M. extensor digiti minimi, M. extensor pollicis longus, M. extensor pollicis brevis, M. extensor carpi ulnaris und M. abductor pollicis longus). Er ist damit der *einzige versorgende Nerv der Streckermuskulatur des Ober- und Unterarms!*

Sensibel gibt der Nerv zahlreiche Zweige bereits am Oberarm kurz vor oder während seines Verlaufs im Sulcus n. radialis ab (Abb. 2.7a, *7*; b, *2*): den *N. cutaneus brachii lateralis inferior*, der das seitliche Oberarmareal unterhalb des Versorgungsgebietes des N. axillaris innerviert (Abb. 2.7a, *7*), weiterhin den *N. cutaneus brachii posterior*, der die Streckseite des Oberarms versorgt (Abb. 2.7b, *2a*), und schließlich den *N. cutaneus antebrachii posterior*, der die Haut an der Dorsalseite des Unterarms versorgt (Abb. 2.7b, *2b*). Aus dem R. superficialis gehen darüber hinaus die Hautäste für die Dorsalfläche der Hand hervor, die das in Abb. 2.7b, *2c* gezeigte Areal innervieren.

Eine Übersicht über den N. radialis gibt Tabelle 2.4.

Klinik Der N. radialis wird besonders häufig bei Oberarmbrüchen in seinem dazu prädisponierenden Verlauf entlang dem Humerusschaft geschädigt. Eine entsprechende Läsion des Nervs verursacht das charakteristische Symptom der

■ *Fallhand* (Abb. 2.11b).

Sie ist dadurch gekennzeichnet, dass eine Streckung im Handgelenk und in den Fingergrundgelenken nicht mehr möglich ist, und kommt dadurch zustande, dass sämtliche Hand- und Fingerstrecker durch Wegfall der Innervation funktionslos geworden sind. Auch ist ein kraftvoller Faustschluss nicht mehr möglich, da hierzu die Fingerbeuger durch leichte Extension im Handgelenk in Vorspannung versetzt werden müssen. Außerdem fällt eine Schwäche bei der Supination auf, die aber nicht vollständig unmöglich ist, da auch der vom N. musculocutaneus innervierte M. biceps supinieren kann. Sensibilitätsstörungen bestehen in den Arealen entsprechend Abb. 2.7b, *2*, können aber variieren, je nachdem, in welcher Höhe der Nerv in seinem Verlauf im Sulcus n. radialis lädiert worden ist. Die Streckung im Ellenbogen ist bei dieser Art der Radialisschädigung nicht beeinträchtigt, da die Äste zum M. triceps bereits vorher abgehen. Lediglich wenn die Läsion des Nervs ganz oben eintritt, kann auch im Ellenbogengelenk nicht mehr gestreckt werden.

Wichtige Reflexe: *Trizepssehnenreflex* (Schlag auf die Sehne des M. triceps knapp oberhalb des Ellenbogens bewirkt Streckung im Ellenbogengelenk). Gleichzeitig *Kennreflex* für das Segment C7. *Radiusperiostreflex* (Schlag auf die Sehne des M. brachioradialis im distalen Drittel des Unterarms bewirkt geringfügige Beugung und Pronation im Ellenbogengelenk). Gleichzeitig *Kennreflex* für das Segment C6.

Tab. 2.4 N. radialis (C5–C8).

Innervation	motorisch	sensibel
vom Oberarm aus		
• *vor* Radialiskanal	• M. triceps brachii	• untere Hälfte des lateralen Oberarms
• *im* Radialiskanal	---	• Dorsalseite des Oberarms • Dorsalseite des Unterarms
• *nach* Radialiskanal	*radiale Muskelgruppe des Unterarms:* • M. brachioradialis • M. extensor carpi radialis brevis • M. extensor carpi radialis longus	---
vom Unterarm aus		
• R. profundus	• M. supinator *sämtliche Extensoren:* • M. extensor digiti communis • M. extensor digiti minimi • M. extensor pollicis longus • M. extensor pollicis brevis • M. extensor carpi ulnaris • M. abductor pollicis longus	---
• R. superficialis	---	• lat. 3/4 der dorsalen Handfläche • Finger I ganz, II–III partiell

2.2.12 Plexus lumbosacralis

Die Rr. anteriores der Lumbalnerven L1–L3 bilden unter geringer Beteiligung des 12. Thorakalnervs und des 4. Lumbalnervs den *Plexus lumbalis*, während die anterioren Äste der Segmente L4–L5 zusammen mit denen der sakralen Segmente S1–S3 den *Plexus sacralis* bilden. Beide Plexus sind über die Fasern der Wurzel L4 miteinander verbunden und werden deshalb auch als *Plexus lumbosacralis* zusammengefasst (Abb. 2.12).

Direkt aus dem **Plexus lumbalis** ziehen kurze Äste zu den Hüftmuskeln (M. quadratus lumborum, M. psoas major und M. psoas minor). Als größere Äste gehen aus dem Plexus lumbalis folgende sechs Nerven hervor:

- *N. iliohypogastricus* (Th12–L1)
- *N. ilioinguinalis* (Th12–L1)
- *N. genitofemoralis* (L1–L2)
- *N. cutaneus femoris lateralis* (L2–L4)
- *N. obturatorius* (L2–L4)
- *N. femoralis* (L1–L4).

Diese Äste sind in ihrem Verlauf mehr auf die *ventrale Seite* und die *obere Hälfte* der unteren Extremität orientiert.

Auch aus dem **Plexus sacralis** ziehen direkt kurze Äste zu Hüftmuskeln (M. obturatorius internus, Mm. gemelli, M. piriformis, M. quadratus femoris). Des Weiteren gehen aus diesem Plexus folgende vier (bzw. fünf) große Nerven hervor:

- *N. gluteus superior* (L4–S1)
- *N. gluteus inferior* (L5–S2)
- *N. cutaneus femoris posterior* (S1–S3)
- *N. ischiadicus* (L4–S3), gliedert sich in:
  - *N. fibularis communis* (L4–S2)
  - *N. tibialis* (L4–S3).

Im Gegensatz zu den Nerven des Plexus lumbalis sind diese Äste in ihrem Verlauf deutlich an der *Dorsalseite* der unteren Extremität orientiert.

2.2.13 N. iliohypogastricus und N. ilioinguinalis

Beide Nerven führen Fasern der Segmente Th12 und L1 und sind an der kaudalen Versorgung der Bauchmuskulatur sowie an der sensiblen Innervation der darüber liegenden Haut beteiligt.

Der **N. iliohypogastricus** (Abb. 2.12a, *2*) ist von Verlauf und Innervation her den Interkostalnerven sehr ähnlich: Er zieht in einem Bogen kaudal des N. subcostalis (letzter Interkostalnerv) parallel zu diesem hinter der Niere in der Bauchwand nach ventral und gibt an der Seite einen sensiblen *R. cutaneus lateralis* und vorne einen sensiblen *R. cutaneus anterior* ab, mit denen er sensibel die Haut oberhalb des Leistenbandes versorgt (Abb. 2.13a, *10*; b, *1*). Motorisch versorgt er zusammen mit dem N. ilioinguinalis die kaudalsten Abschnitte der Bauchmuskeln.

Der **N. ilioinguinalis** (Abb. 2.12a, *3*) verläuft unterhalb des N. iliohypogastricus in der Bauchwand nach ventral und dann entlang dem Leistenkanal bis zu den Labia majora bzw. dem Scrotum. Sensibel versorgt er den obersten Teil der Labia majora bzw. des Scrotums und die Haut des Mons pubis. Motorisch innerviert er kaudale Bereiche der Bauchmuskulatur.

2.2.14 N. genitofemoralis

Der gemischt motorisch-sensible N. genitofemoralis (Abb. 2.12a, *4*) verläuft unterhalb des N. iliohypogastricus und des N. ilioinguinalis und durchbohrt den M. psoas. Anschließend teilt er sich auf dem M. psoas in seine beiden Äste, den *R. genitalis* und den *R. femoralis*, auf. Der *R. genitalis* verläuft durch den Leistenkanal entlang dem Lig. teres uteri bzw. dem Samenstrang bis in die großen Schamlippen bzw. das Scrotum (vgl. Abb. 2.12a), deren Haut er sensibel innerviert. Auch das benachbarte Hautareal des medialen Oberschenkels wird von ihm versorgt (Abb. 2.13a, *1b*). Motorisch innerviert dieser Ast den M. cremaster. Der *R. femoralis* zieht nicht durch den Leistenkanal, sondern durch den Hiatus saphenus an die Oberfläche und innerviert sensibel das an das Hautgebiet des R. genitalis lateral angrenzende Areal (Abb. 2.13a, *1a*).

2.2.15 N. cutaneus femoris lateralis

Dieser *rein sensible* Nerv führt Fasern der Segmente L2–L4. Er verläuft entlang dem M. iliopsoas abwärts und in der Lacuna musculorum ganz lateral unter dem Leistenband hindurch. Dann ändert er seinen Verlauf fast rechtwinklig, so dass er, die Fascia lata durchbrechend, an die laterale Oberfläche des Oberschenkels gelangt (Abb. 2.12a, *5*). Dort versorgt er sensibel den in Abb. 2.13 gezeigten Bereich an der Seite des Oberschenkels (Abb. 2.13a, *9*; b, *2*).

> **Klinik** Durch seinen fast rechtwinklig abbiegenden Verlauf in Höhe der Spina iliaca anterior superior kann der Nerv dort leicht durch zusätzlichen Druck geschädigt werden. Es resultieren zunächst Schmerzzustände und Missempfindungen (Kribbeln) und später eine Empfindungslosigkeit an der Seite des Oberschenkels.

2.2.16 N. obturatorius

Der N. obturatorius entsteht aus Teilen der Wurzeln L2–L4 und ist *gemischt* sensibel und motorisch.

Verlauf (Abb. 2.12a, *7*): Er zieht hinter dem M. psoas etwas unterhalb der Linea terminalis an der Wand des kleinen Beckens entlang nach ventrokaudal, um dann nach unten durch das Foramen obturatum aus dem Becken auszutreten, wodurch er seinen Namen er-

2.2 Spinalnerven (Nervi spinales)

Abb. 2.12 Plexus lumbosacralis.
(a) Plexus lumbalis.
1 N. subcostalis (Interkostalnerv 12), **2** N. iliohypogastricus, **3** N. ilioinguinalis, **4** N. genitofemoralis (durchbohrt den M. psoas, nur in der rechten Bildhälfte dargestellt) mit Aufzweigung in R. genitalis, der zum Samenstrang zieht, und R. femoralis, der durch den Hiatus saphenus zur Haut des Oberschenkels zieht. **5** N. cutaneus femoris lateralis, **6** N. femoralis, **7** N. obturatorius, der sich nach Durchtritt durch das Foramen obturatum in R. anterior und R. posterior (gestrichelt) aufgabelt.
(Modifiziert nach einer Zeichnung von Spitzer, in Feneis: Anatomisches Bildwörterbuch, Thieme 1993)
(b) Plexus sacralis (linke Bildhälfte).
1 N. gluteus superior, **2** N. gluteus inferior, **3** N. ischiadicus, **4** N. cutaneus femoris posterior. In der rechten Bildhälfte sind der Plexus pudendus, aus dem der **5** N. pudendus hervorgeht, und der **6** Plexus coccygeus dargestellt.

2 Peripheres Nervensystem

Abb. 2.13 Hautnerven der unteren Extremität mit ihren Innervationsgebieten (Autonomgebiete dunkler dargestellt). (Aus [1])
(a) **Ventralansicht.**
1 N. genitofemoralis (mit **1a** R. femoralis und **1b** R. genitalis), **2** Rr. cutanei anteriores (aus N. femoralis), **3** R. cutaneus des N. obturatorius, **4** N. saphenus (aus N. femoralis), **5** N. fibularis superficialis, **6** N. fibularis profundus, **7** N. suralis (aus N. fibularis und N. tibialis), **8** N. cutaneus surae lateralis (aus N. fibularis), **9** N. cutaneus femoris lateralis, **10** N. iliohypogastricus.
(b) **Dorsalansicht.**
1 N. iliohypogastricus, **2** N. cutaneus femoris lateralis, **3** N. cutaneus femoris posterior, **4** N. cutaneus surae lateralis (aus N. fibularis), **5–8** N. tibialis: **5** N. suralis (aus N. tibialis und N. fibularis), **6** N. plantaris lateralis (aus N. tibialis), **7** N. plantaris medialis (aus N. tibialis), **8** Rr. calcaneares (aus N. tibialis), **9** N. saphenus (aus N. femoralis), **10** R. cutaneus des N. obturatorius, **11** Rr. cutanei anteriores (aus N. femoralis), **12** R. genitalis des N. genitofemoralis, **13** Nn. clunium inferiores (aus N. cutaneus femoris posterior), **14** Nn. clunium medii (aus den Rr. posteriores der Spinalnerven), **15** Nn. clunium superiores (aus den Rr. posteriores der Spinalnerven).

halten hat. Nachdem er anschließend noch einen Ast zum M. obturatorius externus abgegeben hat, teilt er sich in einen R. anterior und einen R. posterior (vgl. Abb. 2.12a). Der R. anterior verläuft zwischen dem M. adductor brevis und M. adductor longus nach distal, versorgt mit einigen Muskelästen (Rr. musculares) die benachbarten Adduktoren und zieht dann als R. cutaneus an die mediale Oberschenkelhaut, die er im Segmentbereich L3 **sensibel** versorgt (Abb. 2.13a, 3; b, 10). Der R. posterior zieht unter dem M. adductor longus zum M. adductor magnus.

Motorisch innerviert der N. obturatorius *alle Adduktoren des Oberschenkels*, wobei der R. posterior den M. adductor magnus und der R. anterior die restlichen Adduktoren versorgen.

Eine Übersicht über den N. obturatorius gibt Tabelle 2.5.

Klinik Der Nerv kann durch seinen Verlauf entlang dem kleinen Becken bei Unfällen mit Beckenfrakturen (z. B. häufig bei Motorrad- und Fahrradfahrern) leicht verletzt werden. Es resultiert neben dem Sensibilitätsausfall an der medialen Oberschenkelseite eine Unfähigkeit, das Bein zu adduzieren, was sich in deutlichen Gang- und Standschwierigkeiten und einer Unfähigkeit äußert, das Bein der betroffenen Seite über das andere zu schlagen. Eine minimale Restfunktion hinsichtlich der Adduktion kann noch erhalten sein, da der M. pectineus und der M. adductor magnus zu einem geringen Teil vom N. femoralis bzw. tibialis mitinnerviert werden.
Wichtiger Reflex: *Adduktorenreflex* (Schlag auf die mit dem Finger getastete Sehne des M. adductor magnus knapp oberhalb des Epicondylus medialis femoris bewirkt Adduktion des Oberschenkels).

2.2.17 N. femoralis

Dies ist der größte und längste Nerv des Plexus lumbalis. Er erhält Fasern aus allen vier am Plexus beteiligten Lumbalsegmenten (L1–L4) und ist *gemischt* sensibel und motorisch.

Verlauf (Abb. 2.14): Der N. femoralis verläuft am lateralen Rand des M. psoas major abwärts, um dann ganz medial durch die *Lacuna musculorum* unter dem Leistenband hindurchzuziehen. Gleich bei Erreichen des ventralen Oberschenkels teilt sich der Nerv in einen motorischen und zwei sensible Anteile. Die sensiblen *Rr. cutanei anteriores* ziehen unmittelbar durch die Fascia lata zur ventralen Oberschenkelhaut (Abb. 2.14, *2*). Die motorischen *Rr. musculares* ziehen zur Streckermuskulatur des Oberschenkels. Der N. femoralis setzt seinen Verlauf dann nur noch durch den verbleibenden, rein sensiblen *N. saphenus* fort, der mit der A. und V. femoralis in den Adduktorenkanal eintritt (Abb. 2.14, *3*). Kurz vor Ende des Kanals durchbohrt er das Septum intermusculare vastoadductorium, um so über den medialen Kniegelenksspalt hinweg an die mediale Seite des Unterschenkels zu gelangen, wo er die Haut zwischen Knie- und Fußgelenk innerviert (Abb. 2.14, *5*).

Motorisch versorgt der N. femoralis den M. iliopsoas (Hüftbeugung), den M. quadriceps femoris (Kniestreckung und geringfügig Hüftbeugung), den M. sartorius (Kniestreckung und Hüftbeugung) so-

2.2 Spinalnerven (Nervi spinales)

Tab. 2.5   N. obturatorius (L2–L4).

Innervation	motorisch	sensibel
vor der Teilung	• M. obturatorius externus	---
R. anterior	• M. adductor longus • M. adductor brevis • M. gracilis • (M. pectineus, gemeinsam mit N. femoralis)	• distales Drittel des medialen Oberschenkels (mediale Anteile des Dermatoms L3)
R. posterior	• M. adductor magnus (gemeinsam mit N. tibialis)	---

Abb. 2.14   Verlauf des N. femoralis.
1 Hauptstamm des N. femoralis, **2** Abgabe von Muskelästen (Rr. musculares) und Hautästen (Rr. cutanei anteriores) am Oberschenkel, **3** Verlauf des N. saphenus im Adduktorenkanal mit anschließendem **4** Durchtritt durch Septum intermusculare vastoadductorium, **5** weiterer Verlauf als N. saphenus.

wie mit einigen Ästen den M. pectineus (Außenrotation im Hüftgelenk und Adduktion). *Alle Beuger im Hüftgelenk* und *alle Strecker im Kniegelenk* werden also vom N. femoralis versorgt.

Sensibel innerviert der N. femoralis die ventrale Haut des Oberschenkels und die mediale Haut des Unterschenkels sowie das Kniegelenk (Abb. **2.13a**, *2* und *4*; **b**, *9*).

Eine Übersicht über den N. femoralis gibt Tabelle **2.6**.

Klinik   Der *komplette Ausfall* des N. femoralis ist selten, da sein Verlauf bis zu seiner Aufzweigung relativ gut geschützt ist. Tritt er dennoch ein, kann im Kniegelenk nicht mehr gestreckt und im Hüftgelenk nur mehr sehr schwer gebeugt werden (geringe Beugung ist noch durch die direkten Muskeläste zum M. psoas aus dem Plexus lumbalis möglich). *Teilläsionen* des N. femoralis sind häufiger, vor allem der N. saphenus ist durch seinen ungeschützten Verlauf zwischen Knochen und Haut an der Medialseite des Kniegelenks oft Verletzungen oder Druckschäden ausgesetzt. Ein Sensibilitätsverlust am medialen Unterschenkel ist die Folge. Auch kann der N. femoralis in Höhe des Leistenbandes bei Leistenbruchoperationen geschädigt werden (oder etwas oberhalb davon bei gynäkologischen Operationen). In diesem Fall ist dann die Hüftbeugung im Gegensatz zur Kniestreckung weitgehend unbeeinträchtigt, da die Innervation des M. iliopsoas bereits vorher erfolgt.
Wichtiger Reflex: Die motorische Funktion des N. femoralis wird bei nahezu jeder klinischen Routineuntersuchung geprüft. Ein Schlag auf die verlängerte Sehne des M. quadriceps löst dessen Muskeleigenreflex aus (*Patellarsehnenreflex*, Kennreflex für das Segment L4). Bei entsprechenden Femoralisschäden, aber auch bei neurologischen Erkrankungen völlig anderer Art kann sich das Reflexmuster *vermindern* bzw. ganz *wegfallen* (z.B. bei Rückenmarksschädigungen in Höhe L2–L4), u.U. aber auch *verstärken* (z.B. bei Rückenmarksläsionen oberhalb von L2).

2.2.18 N. gluteus superior und N. gluteus inferior

Beide Nerven sind *rein motorisch* und stammen aus dem Plexus sacralis.

N. gluteus superior (Abb. **2.12b**, *1*)   Er führt Fasern der Segmente L4–S1, verlässt das Becken zusammen mit den Vasa glutea superiora durch das *Foramen*

Tab. 2.6 N. femoralis (L1–L4).

Innervation	motorisch	sensibel
oberhalb des Leistenbandes	• M. iliopsoas	---
vom Oberschenkel aus		
• Rr. musculares	• M. pectineus • M. sartorius *alle Oberschenkelstrecker:* • M. quadriceps femoris	---
• Rr. cutanei anteriores	---	• ventrale Seite des Oberschenkels (ventrale Teile der Dermatome L2–L4)
• N. saphenus	---	• medioventrale Seite des Unterschenkels (medialer Teil des Dermatoms L4) • Kniegelenk

suprapiriforme und zieht zu den Mm. glutei medius und minimus sowie zum M. tensor fasciae latae. Der N. gluteus superior bewirkt mit der Innervation dieser drei genannten Muskeln im Hüftgelenk eine Abduktion, die alle drei Muskeln durchführen, und eine leichte Außenrotation, die vor allem von den beiden Glutealmuskeln herrührt.

Klinik Der N. gluteus superior ist auf Grund seines Verlaufs bei einer unsachgemäß durchgeführten intramuskulären Injektion besonders gefährdet. Bei einer Läsion des Nervs beobachtet man das

- Trendelenburg-Zeichen.

Dieses ist dadurch gekennzeichnet, dass die Abduktion (oder genauer: die Annäherung von Oberschenkel und lateralem Rumpf im Hüftgelenk) nicht mehr möglich ist. Das äußert sich dann nicht nur bei der tatsächlichen Abduktionsbewegung, sondern vor allem beim Belasten des Beines der betroffenen Seite *als Standbein*, wo die Mm. glutei medius und minimus normalerweise ein Abkippen des Beckens zur Spielbeinseite verhindern. Kurz: *Das Trendelenburg-Zeichen zeigt sich beim Gehen und ggf. Stehen als ein Abkippen des Beckens auf die (gesunde) Spielbeinseite* (Abb. 2.15).

N. gluteus inferior (Abb. 2.12b, *2*) Dieser Nerv führt Fasern aus L5–S2 und zieht gemeinsam mit einigen anderen Leitungsbahnen durch das *Foramen infrapiriforme*, von wo aus er den M. gluteus maximus versorgt, der *der* Strecker im Hüftgelenk ist und je nach Anteil auch eine Außenrotation oder eine Innenrotation bewirken kann.

Klinik Wie der N. gluteus superior ist auch dieser Nerv bei einer unsachgemäßen intramuskulären Injektion gefährdet (seine Schädigung ist jedoch seltener). Bei seiner Läsion kommt es zu einer starken Einschränkung der Streckung im Hüftgelenk. Das zeigt sich beim Aufstehen, beim Treppensteigen oder auch beim Fahrradfahren.

2.2.19 N. cutaneus femoris posterior

Dieser *rein sensible* Nerv stammt aus den Segmenten S1–S3 und verlässt das kleine Becken zusammen mit dem N. gluteus inferior, der A. und V. glutea inferior, dem N. ischiadicus, dem N. pudendus und den Vasa pudenda durch das *Foramen infrapiriforme*, um unter dem M. gluteus maximus zur Subkutis des dorsalen Oberschenkels nach kaudal zu ziehen (Abb. 2.12b, *4*). Dabei gibt er die *Nn. clunium inferiores* als **sensible Äste** ab, die (die Versorgung der Nn. clunium superiores und medii aus den Rr. posteriores der Spinalnerven nach unten ergänzend) den kaudalen Bereich des Gesäßes innervieren (Abb. 2.13b, *13*). Der restliche Teil des Nervs versorgt an der Dorsalseite des Oberschenkels den sensiblen Bereich der Dermatome S1–S3 (Abb. 2.13b, *3*).

2.2.20 N. ischiadicus

Dies ist der kräftigste Nerv des Plexus lumbosacralis, *gemischt* motorisch und sensibel. Er ist (mit Ausnahme des sensiblen N. saphenus aus dem N. femoralis) der *einzige Nerv, der den Unterschenkel versorgt*. Er verlässt das kleine Becken ebenfalls durch das Foramen infrapiriforme und zieht dann an der dorsalen Seite des Oberschenkels abwärts, bis er sich in der Kniekehle in den

- N. fibularis communis
  und den
- N. tibialis

aufteilt. Im Grunde genommen existieren diese beiden Nerven von Beginn an völlig getrennt und sind somit bereits in der Hüftgegend unterscheidbar. Sie werden lediglich von einer gemeinsamen Bindegewebshülle umgeben, wodurch der Eindruck eines einzigen Nervs entsteht.

2.2 Spinalnerven (Nervi spinales)

Abb. 2.15 Trendelenburg-Zeichen bei Läsion des N. gluteus superior.
(a) **Gesunder Zustand:** Kontraktion der Mm. glutei medius und minimus (rote Pfeile) verhindert beim Standbein das Abkippen der Hüfte in Richtung Spielbein.
(b) **Lähmung der Mm. glutei medius und minimus** (unterbrochene Pfeile): Das Becken kippt in Richtung Spielbein ab.

2.2.20.1 N. fibularis (N. peroneus)[7]

Verlauf (Abb. 2.16a): Der N. fibularis wird aus den Segmenten L4–S2 gespeist und verläuft, als *N. fibularis communis* lateral dem N. tibialis anliegend, an der dorsalen Oberschenkelseite zwischen den ischiokruralen Muskeln nach unten, wobei er motorische Äste zum Caput breve des M. biceps femoris abgibt (Abb. 2.16a, *2*). In Höhe der Kniekehle trennt er sich vom N. tibialis und gibt zwei Hautäste ab: den *N. cutaneus surae lateralis* (für die laterale Unterschenkelhaut) und den *R. communicans fibularis* (entspringt auch sehr oft erst weiter distal aus dem N. cutaneus surae lateralis), der sich mit einem Ast des N. tibialis zum sensiblen *N. suralis* vereinigt (Versorgung der Unterschenkelhinterseite, Abb. 2.16a, *6*). Danach zieht der N. fibularis communis lateral um das Fibulaköpfchen, diesem direkt anliegend, herum, wo er durch die Haut tastbar sein kann (Abb. 2.16a, *3*). An der ventralen Unterschenkelseite angelangt, tritt der Nerv in den M. fibularis longus ein und teilt sich dort in den *N. fibularis profundus* und den *N. fibularis superficialis* auf (Abb. 2.16a, *7* und *8*).

Der *N. fibularis superficialis* verläuft, die beiden Mm. fibulares (Mm. peronei) versorgend, zwischen diesen abwärts zum Fußrücken, wo er mit zwei Endästen die Haut des Fußrückens und des lateralen Fußrandes sensibel innerviert (*N. cutaneus dorsalis medialis* und *N. cutaneus dorsalis intermedius*).

Der *N. fibularis profundus* ist überwiegend motorisch und tritt nach der Teilung des N. fibularis communis nach vorne durch das Septum intermusculare in die Extensorenmuskelloge ein. Dort zieht er zwischen M. tibialis anterior und M. extensor hallucis longus abwärts zum Fußrücken, wobei er motorisch alle langen (M. tibialis anterior und M. extensor hallucis longus, M. extensor digitorum longus) und kurzen (M. extensor digitorum brevis und M. extensor hallucis brevis) Streckermuskeln innerviert. Schließlich versorgt er mit seinem sensiblen Endast neben den Zehengrundgelenken auch sensibel die Haut im ersten Zwischenzehenraum.

Zusammenfassend kann man für das **motorische** Innervationsgebiet des N. fibularis festhalten: Mm. fibulares (*Pronation* im unteren Sprunggelenk des Fußes durch den N. fibularis superficialis) sowie *alle langen und kurzen Unterschenkel- bzw. Zehenstrecker* (*Dorsalextension* im oberen Sprunggelenk und in den Zehengelenken durch den N. fibularis profundus).

Das **sensible** Innervationsgebiet des N. fibularis ist

---

[7] Im klinischen Sprachgebrauch wird der N. fibularis meist N. peroneus genannt, deshalb sollte man diese Bezeichnung ebenfalls kennen.

2 Peripheres Nervensystem

Abb. 2.16 N. fibularis (N. peroneus).
(a) **Verlauf** (gestrichelte Linie = N. tibialis).
1 N. fibularis communis am Oberschenkel, **2** Ast zum Caput breve des M. biceps femoris, **3** Verlauf des N. fibularis communis um das Fibulaköpfchen, **4** N. cutaneus surae lateralis, **5** R. communicans zum N. cutaneus surae medialis (geht oft auch weiter oben aus dem N. fibularis communis ab), mit dem er zusammen den **6** N. suralis bildet. **7** N. fibularis profundus, **8** N. fibularis superficialis.
(b) **Läsion des N. fibularis am linken Bein.** Der Fuß kann nicht dorsalextendiert werden und hängt in Flexions- und Supinationsstellung schlaff herab. Beachte die Einsenkung am lateralen Unterschenkel und Fußrücken durch Atrophie der Fibularis- bzw. Extensorenmuskeln. (Aus [2])

die Dorsalseite (zusammen mit dem N. tibialis als *N. suralis*) und Lateralseite *(N. cutaneus surae lateralis)* des Unterschenkels sowie der Fußrücken mit dem lateralen Fußrand *(N. fibularis superficialis)*: Abb. 2.13a 5–8; b 4 und 5.

Eine Übersicht über den N. fibularis gibt Tabelle 2.7.

Klinik Eine Läsion des N. fibularis tritt besonders häufig an seinem exponierten Verlauf um das Fibulaköpfchen herum ein. Dort kann er bei *Fibulafrakturen*, vor allem aber durch *Kompression* von außen, sehr leicht geschädigt werden (Unfälle, Fehllagerung bei Narkosen, schlecht sitzende Gipsschalen, bisweilen sogar längeres Übereinanderschlagen der Beine). Gelegentlich wird der Nerv auch in seinem gemeinsamen Verlauf mit dem N. tibialis in Höhe des Beckens bei falsch platzierten intramuskulären Injektionen geschädigt. Tritt eine Schädigung des Nervs ein, fallen die *Extensoren* des Unterschenkels in ihrer Funktion aus, so dass der Fuß schlaff herabhängt (Abb. 2.16b). Er muss deshalb beim Gehen immer übermäßig stark angehoben werden, was man auch als *Hahnen-* oder *Steppergang* bezeichnet, der die Fibularisläsion (klinisch: „Peroneuslähmung") meist auf den ersten Blick erkennen lässt. Während diesen Patienten der Zehenspitzengang mit Hilfe noch möglich ist (die Fuß*beuger* sind ja nicht beeinträchtigt), ist der Fersengang nicht mehr möglich. Sensible Ausfälle finden sich entsprechend am Fußrücken, während bei einer Fibularisläsion am Fibulaköpfchen die Sensibilität am seitlichen und hinteren Unterschenkel ungestört ist, da die entsprechenden Äste vorher abgehen.

Die Kenntnis, dass der N. fibularis profundus als einziger Nerv in der Extensorenloge des Unterschenkels verläuft, macht man sich diagnostisch in der Unfallchirurgie zunutze. Bei schweren Unterschenkelverletzungen kommt es sehr häufig zu Ödem oder Blutung in die Extensorenloge und durch den damit verbundenen starken Druckanstieg zur Komprimierung und Schädigung der dort liegenden Strukturen (Blutgefäße, Nerven, Muskeln; sog. *Kompartment-Syndrom*). Das kann dazu führen, dass die Extremität teilamputiert werden muss, wenn man nicht rechtzeitig Maßnahmen ergreift. Man prüft bei Verletzungen dieser Art daher die Sensibilität im ersten Zwischenzehenraum. Ist sie intakt, kann der N. fibularis profundus nicht lädiert sein, und ein massiver Druckanstieg in der Extensorenloge kann mit großer Wahrscheinlichkeit ausgeschlossen werden.

2.2 Spinalnerven (Nervi spinales)

Tab. 2.7 N. fibularis (N. peroneus, L4–S2).

Innervation	motorisch	sensibel
vom Oberschenkel aus	• M. biceps femoris, Caput breve	• laterale Seite des Unterschenkels • distale Hälfte des dorsalen Unterschenkels (zus. mit N. tibialis)
vom Unterschenkel aus • N. fibularis superficialis	• M. fibularis longus • M. fibularis brevis	• Fußrücken und lateraler Fußrand
• N. fibularis profundus	*alle Unterschenkel- und Fußextensoren:* • M. tibialis anterior • M. extensor digitorum longus • M. extensor hallucis longus • M. extensor digitorum brevis • M. extensor hallucis brevis	• Interdigitalraum I

2.2.20.2 N. tibialis

Der N. tibialis ist ein *gemischt motorisch-sensibler* Nerv und führt Fasern aus den Segmenten L4–S3.

Verlauf (Abb. 2.17): Der N. tibialis liegt medial des N. fibularis und hat bis zum Kniegelenk den gleichen Verlauf wie dieser, wobei er Äste zur Versorgung der gesamten ischiokruralen Muskulatur (mit Ausnahme des kurzen Bizepskopfes) und einige Fasern zum M. adductor magnus abgibt (Abb. 2.17, *1*). In der Kniekehle setzt er nach Trennung vom N. fibularis den geraden Verlauf des N. ischiadicus nach kaudal fort, verschwindet zwischen den beiden Köpfen des M. gastrocnemius und läuft zwischen dem M. soleus und den tiefen Unterschenkelflexoren abwärts. Er zieht dann mit den Sehnen der tiefen Unterschenkelflexoren unter dem Malleolus medialis hindurch an die Plantarseite des Fußes und zweigt sich dabei in seine beiden Endäste *N. plantaris medialis* und *N. plantaris lateralis* auf (Abb. 2.17, *5* und *6*). Mit diesen Ästen versorgt er die gesamte Plantarmuskulatur und die Haut der Fußsohle.

Noch vor seinem Eintritt zwischen die beiden Köpfe des M. gastrocnemius gibt der N. tibialis den sensiblen *N. cutaneus surae medialis* ab, der sich mit dem R. communicans des N. fibularis communis (s. o.) zum *N. suralis* vereinigt und die Haut an der Dorsalseite des Unterschenkels bis in den lateralen Fußrandbereich hinein versorgt (Abb. 2.17, *3*). Weitere Äste gibt der N. tibialis in seinem Verlauf am Unterschenkel an die gesamte dortige Beugermuskulatur ab (M. gastrocnemius, M. soleus, M. plantaris, M. tibialis posterior, M. flexor digitorum longus und M. flexor hallucis longus; Abb. 2.17, *4*).

Abb. 2.17 Verlauf des N. tibialis (gestrichelte Linie = N. fibularis). **1** Motorische Äste zur ischiokruralen Muskulatur, **2** N. cutaneus surae medialis, der zusammen mit dem R. communicans des N. fibularis den **3** N. suralis bildet. **4** Motorische Äste zu den oberflächlichen und tiefen Flexoren des Unterschenkels. **5** N. plantaris medialis, **6** N. plantaris lateralis.

Der N. tibialis versorgt also **motorisch** die *Beugermuskulatur* (für Sprunggelenk und Zehengelenke) des Unterschenkels und alle *plantaren Fußmuskeln*. Das **sensible** Versorgungsgebiet beschränkt sich auf das Innervationsareal des N. suralis (den er zusammen mit dem N. fibularis bildet) und die plantare Fläche des Fußes (Abb. 2.13b, 5–8).

Eine Übersicht über den N. tibialis gibt Tabelle 2.8.

Klinik Eine Schädigung des N. tibialis, die viel seltener ist als die des N. fibularis, resultiert in einem Ausfall der Fußbeuger, so dass die Fußspitze durch das funktionelle Übergewicht der vom N. fibularis versorgten Extensoren beim Gehen dezent nach oben gezogen ist (mangelndes Abrollen des Fußes). Ein Zehenstand ist dann nicht mehr möglich, der Fersengang jedoch noch einwandfrei, was man sich diagnostisch zunutze macht.

Am häufigsten tritt eine Läsion des Nervs im Bereich des medialen Knöchels durch Verletzungen oder durch Druck bei seinem Durchtritt unter dem Retinaculum auf. In diesem Fall ist eine Flexion des Fußes noch möglich, da die Unterschenkelbeuger ja bereits *vor* dem Knöchel innerviert werden. Es fallen dann lediglich ein Sensibilitätsausfall an der Fußsohle und eine Überstreckung der Zehen in den Grundgelenken wegen des funktionellen Übergewichts der Zehenstrecker auf, die jetzt nicht mehr durch die kurzen plantaren Fußmuskeln antagonisiert werden.

Wichtige Reflexe: *Achillessehnenreflex* (*Triceps-surae-Reflex*; Schlag auf die Achillessehne bewirkt Plantarflexion des Fußes), gleichzeitig *Kennreflex* für das Segment S1(–S2). *Tibialis-posterior-Reflex* (Schlag auf die Sehne des M. tibialis posterior unterhalb des Malleolus medialis am Fußgelenk bewirkt leichte Flexion und Supination des Fußes). Gleichzeitig *Kennreflex* für das Segment L5.

2.2.21 N. pudendus

Der N. pudendus entstammt formal nicht mehr dem Plexus sacralis, an dem sich nur Fasern bis hinab zu S3 beteiligen, sondern entsteht aus einem eigenen kleinen Geflecht aus den anterioren Ästen der Wurzeln S2–S4, das manchmal gesondert als *Plexus pudendus* bezeichnet wird. Dieser für die Funktion des Beckenbodens äußerst wichtige Nerv zieht aus dem *Foramen ischiadicum majus* durch das *Foramen infrapiriforme* nach außen, biegt dann um das Lig. sacrospinale nach kaudal um und zieht durch das *Foramen ischiadicum minus* nach ventral (Abb. 2.12b, 5). Dort verläuft der Nerv in der lateralen Wand der Fossa ischioanalis zusammen mit den Vasa pudenda interna im *Canalis pudendalis (Alcock-Kanal)* entlang dem unteren Schambeinast nach vorne. Dabei gibt er mehrere Zweige zum Rectum und zur Beckenbodenmuskulatur ab und endet schließlich als *N. dorsalis penis* bzw. *clitoridis* im äußeren Genitale (Abb. 2.18, 1).

Motorisch innerviert er (mit den *Nn. rectales inferiores*, die zusammen mit der A. rectalis inferior zum Rectum ziehen) den quer gestreiften M. sphincter ani externus. Weitere motorische Äste gehen zum Beckenboden ab (mit Ausnahme des M. levator ani, der aus direkten Ästen des Plexus pudendus versorgt wird), wodurch der N. pudendus eine Schlüsselfunktion für die *stabile Lage der Beckeneingeweide* und die *Bauchpresse* (Beckenboden), vor allem aber für *Harnkontinenz* (M. transversus perinei profundus) und *Stuhlkontinenz* (M. sphincter ani externus) hat. Weiterhin spielt der N. pudendus durch die Innervation der oberflächlichen Schicht des Beckenbodens eine entscheidende Rolle bei *Sexualfunktionen* (z. B. Ejakulation).

Sensibel versorgt der N. pudendus den unteren Abschnitt des Rectums und den Hautbereich um den Anus, bei der Frau die Labia majora bis nach vorn in Höhe der Clitoris einschließlich des Vestibulum vaginae und der Clitoris selbst (Abb. 2.18, 2). Beim Mann innerviert er die Hinterwand des Scrotums und den Penis.

Tab. 2.8 N. tibialis (L4–S3).

Innervation	motorisch	sensibel
vom Oberschenkel aus	• M. adductor magnus (gemeinsam mit N. obturatorius) *ischiokrurale Muskulatur:* • M. semimembranosus • M. semitendinosus • M. biceps femoris, Caput longum	---
vom Unterschenkel aus	*alle Unterschenkelflexoren:* • M. gastrocnemius • M. soleus • M. plantaris • M. tibialis posterior • M. flexor digitorum longus • M. flexor hallucis longus	• distale Hälfte des dorsalen Unterschenkels (zus. mit N. fibularis)
vom Fuß aus	• gesamte plantare Muskulatur (Klein- und Großzehenmuskulatur, kurze Zehenbeuger)	• gesamte Fußsohle

2.2 Spinalnerven (Nervi spinales)

Abb. 2.18 Verlauf des N. pudendus und sein sensibles Innervationsgebiet.
Verlauf des **1** N. pudendus entlang dem unteren Schambeinast im Canalis pudendalis (Alcock), dabei Abgabe von motorischen Ästen zur Beckenbodenmuskulatur und zur Haut des Damms. **2** Sensibles Innervationsgebiet des N. pudendus.

Klinik Der N. pudendus kann bei seinem Verlauf im Alcock-Kanal besonders bei Dammverletzungen, wie sie z. B. im Rahmen einer Geburt vorkommen können, geschädigt werden. Tritt eine Läsion des N. pudendus ein, resultiert daraus ein Funktionsverlust des Beckenbodens und damit

- *Harninkontinenz* und
- *Stuhlinkontinenz*,

da die willkürlichen Schließmuskeln (M. transversus perinei profundus für die Blase sowie M. sphincter ani externus für den Enddarm) gelähmt sind. Weiterhin fallen die sensible Versorgung des äußeren Genitales und die Innervation der Mm. bulbospongiosus und ischiocavernosus des Beckenbodens aus, was beim Mann zu Impotenz und Zeugungsunfähigkeit führen kann.

2.2.22 Plexus coccygeus

Dieses kleine Geflecht wird von den Rr. anteriores des 4. und 5. Sakralnervs und vom letzten Spinalnerv, dem *N. coccygeus*, gebildet (Abb. 2.12b, 6). Der Plexus bildet die rein sensiblen, feinen *Nn. anococcygei*, die entlang dem Lig. anococcygeum zur Haut über dem Steißbein und zwischen der Steißbeinspitze und dem Anus ziehen.

Zusammenfassung: Grundlagen des peripheren Nervensystems und Spinalnerven

Das periphere Nervensystem dient als Rezeptor- und Effektororgan des ZNS. Ein peripherer Nerv kann folgende Informationsqualitäten leiten: 1. *somatomotorische Efferenzen* (Skelettmuskulatur), 2. *allgemeinsomatosensible Afferenzen* (Haut, körperöffnungsnahe Schleimhäute, Bewegungsapparat), 3. *speziellsomatosensible Afferenzen* (Auge, Ohr), 4. *allgemeinviszeromotorische Efferenzen* (Sympathikus, Parasympathikus), 5. *speziell-viszeromotorische Efferenzen* (Gesichts-, Kau-, Kehlkopf-, Schlundmuskulatur), 6. *allgemein-viszerosensible Afferenzen* (innere Organe), 7. *speziell-viszerosensible Afferenzen* (Riechschleimhaut, Geschmacksknospen). Ein Nerv kann *eine* oder *mehrere* dieser Informationskategorien führen (*rein sensibler, rein motorischer* oder *gemischter Nerv*). Generell unterscheidet man *Hirnnerven* von *Spinalnerven*. Die Hirnnerven treten aus dem Gehirn aus und versorgen den Kopf- und Halsbereich, die Spinalnerven treten aus dem Rückenmark aus und versorgen einen Teil des Halses, sowie Rumpf und Extremitäten.

Anders als Hirnnerven treten die Spinalnerven *in Segmenten geordnet* aus dem Wirbelkanal aus, so dass jedem Intervertebralloch des Wirbelkanals ein Spinalnerv entspricht. Sie teilen sich in einen *R. anterior* und *R. posterior*. Die Rr. posteriores der Spinalnerven versorgen motorisch die autochthone Rückenmuskulatur, sensibel die mediale Haut des

Hinterkopfes, Nackens, Rückens und des Gesäßes. Die Rr. anteriores ziehen im Fall der 12 Thorakalnerven segmental getrennt in die Peripherie, wo sie Innervationsgebiete haben, die jeweils einem Rückenmarkssegment entsprechen (im Bereich der Haut sog. *Dermatome*). Dies ist im Bereich der zervikalen, lumbalen und sakralen Spinalnerven anders. Die Rr. anteriores dieser Spinalnerven *durchflechten* sich nach Verlassen des Wirbelkanals und tauschen Fasern miteinander aus, so dass am Ende eines solchen Geflechts *(Plexus)* mehrere *periphere Nerven* vorliegen, die Fasern unterschiedlicher Segmente enthalten. Daher haben diese peripheren Nerven in der Peripherie Innervationsgebiete, die nicht segmental abgegrenzt sind. Gleichwohl aber enden die *einzelnen Fasern* dieser peripheren Nerven in ihrem Innervationsgebiet segmental getrennt. Man unterscheidet so *segmentale* und *periphere Innervation*.

Es gibt vier große Plexus: Plexus cervicalis, Plexus brachialis, Plexus lumbalis und Plexus sacralis.

Rumpfwandinnervation Diese erfolgt nahezu ausschließlich über die Thorakalnerven (Th1–Th12), die als segmental getrennte *Interkostalnerven* im Zwischenrippenraum am Unterrand jeweils einer Rippe vom Wirbelkanal nach vorn zum Sternum verlaufen. Sie innervieren motorisch die Interkostalmuskulatur und sensibel die darüber liegende Haut. Die Thorakalnerven Th7–Th12 setzen nach dem Ende ihres Zwischenrippenraumes (der ja bereits vor Erreichen der Sternallinie endet) ihren nach unten gerichteten Verlauf fort und innervieren sensibel die Bauchwand sowie motorisch die großen Abdominalmuskeln.

Plexus cervicalis Nachdem die Rr. anteriores der Spinalnerven C1–C4 motorische Äste zu den tiefen Halsmuskeln abgegeben haben, bildet sie den Plexus cervicalis. Er versorgt **motorisch** die infrahyale Muskulatur sowie mit dem *N. phrenicus*, der zwischen Pleura und Perikard durch das Mediastinum abwärts zieht, das Zwerchfell (wichtigster Atemmuskel). **Sensibel** innerviert der Plexus mit vier Hautnerven, die am *Punctum nervosum* an die Oberfläche treten, die Haut des Halses, der Schulter und eines Teils des seitlichen Kopfes *(N. auricularis magnus, N. occipitalis minor, N. transversus colli, Nn. supraclaviculares)*.

Plexus brachialis Die Spinalnerven C5–Th1 bilden den Plexus brachialis, der mit seinen peripheren Nerven die gesamte obere Extremität versorgt. Der Plexus bildet supraklavikulär drei *Trunci (superior, medius* und *inferior)*, die sich anschließend infraklavikulär in drei *Fasciculi (medialis, lateralis* und *posterior)* umlagern, wobei aus den Trunci und aus den proximalen Fasciculi die 7 rein motorischen Nerven für die Schultergürtelmuskulatur, aus den distalen Fasciculi die 7 gemischten Nerven zur Versorgung des Arms und der Hand hervorgehen. Die 7 Nerven des Plexus brachialis zur Schultermuskulatur sind: *N. dorsalis scapulae* (C5), *N. subclavius* (C5–C6), *N. thoracicus longus* (C5–C7), *N. suprascapularis* (C5–C6), *N. thoracodorsalis* (C6–C8), *N. subscapularis* (C5–C6) und *Nn. pectorales* (C5–C6). Die 7 Nerven aus den Fasciculi für Arm und Hand werden im Folgenden kurz beschrieben:

N. cutaneus *brachii* medialis (C8–Th2) und N. cutaneus *antebrachii* medialis (C8–Th1). Beide gehen aus dem Fasciculus medialis hervor, sind rein sensibel und versorgen die mediale Haut des Arms (N. cutaneus brachii medialis: Oberarm, N. cutaneus antebrachii medialis: Unterarm).

N. ulnaris (C8–Th1). Gemischt sensibler und motorischer Nerv. Er geht ebenfalls aus dem Fasciculus medialis hervor, läuft am medialen Oberarm nach distal, zieht an der Streckerseite um den Ellenbogen herum *(Sulcus n. ulnaris*, Verletzungsgefahr!) und innerviert am Unterarm den M. flexor carpi ulnaris sowie M. flexor digitorum profundus (ulnarer Anteil). An der Hand Aufspaltung in *R. profundus* (rein motorisch für die Muskulatur des Kleinfingerballens) und *R. superficialis* (rein sensibel, für IV. und V. Finger). Der Ausfall des N. ulnaris führt zum klinischen Symptom der *Krallenhand*.

N. musculocutaneus (C5–C7). Dieser gemischte Nerv geht aus dem Fasciculus lateralis hervor, läuft an der Ventralseite des Oberarms nach distal und innerviert motorisch den M. coracobrachialis und die beiden Oberarmbeuger (M. biceps brachii und M. brachialis). Sensibel innerviert er die laterale Haut des Unterarms.

N. medianus (C6–Th1). Kräftiger gemischter Nerv, der aus den Fasciculi medialis und lateralis gemeinsam entsteht. Läuft an der Medialseite des Oberarms nach distal, passiert ventral die Ellenbeuge und innerviert anschließend alle Unterarmbeuger (mit Ausnahme von M. flexor carpi ulnaris und ulnarem Anteil des M. flexor digitorum profundus) sowie *alle Pronatoren*. Ebenfalls vom Unterarm aus innerviert er die radialen zwei Drittel der Hohlhand. Er zieht anschließend durch den Karpaltunnel (Einklemmungsgefahr – *Karpaltunnelsyndrom*) und innerviert in der Hohlhand motorisch die Daumenballenmuskulatur sowie sensibel Teile der Finger I–III. Der Ausfall des kompletten N. medianus verursacht das klinische Symptom der *Schwurhand*.

N. axillaris (C5–C6). Gemischter Nerv, der aus dem Fasciculus posterior hervorgeht und um das Collum chirurgicum des Humerus herum nach dorsal zieht (Verletzungsgefahr bei Schulterluxationen und Knochenbrüchen!). Dort tritt er durch die laterale Achsellücke aus, versorgt den M. teres minor und M. deltoideus sowie die Haut über dem M. deltoideus.

N. radialis (C5–C8). Geht aus dem Fasciculus posterior hervor und ist gemischt sensibel und motorisch. Zieht von medioproximal nach laterodistal im *Sulcus n. radialis* um den Humerus herum (Verletzungsgefahr bei Knochenbrüchen!). Am Unterarm Aufteilung in den rein sensiblen *R. superficialis* und den rein motorischen *R. profundus*. Motorisch versorgt er die *gesamte Streckermuskulatur* des Arms, sensibel den hinteren und laterokaudalen Oberarm, den dorsalen Unterarm und die lateralen zwei Drittel der dorsalen Handfläche mit dem Daumen und Teilen der Finger II–III. Der Ausfall des N. radialis verursacht das klinische Symptom der *Fallhand*.

Plexus lumbosacralis Kaudal an die Thorakalnerven schließt sich der *Plexus lumbalis* (Th12–L4) an, der über die Wurzel L4 mit dem kaudal folgenden *Plexus sacralis* (L4–S3) verbunden ist, so dass beide zum Plexus lumbosacralis zusammengefasst werden.

Plexus lumbalis Aus dem Plexus lumbalis gehen folgende sechs Nerven hervor: N. iliohypogastricus, N. ilioinguinalis, N. genitofemoralis, N. cutaneus femoris lateralis, N. obturatorius und N. femoralis.

Die **Nn. iliohypogastricus** und **ilioinguinalis** (beide Th12–L1) innervieren die Bauchwand in ihrem kaudalsten Bereich motorisch und sensibel.

Der **N. genitofemoralis** (L1–L2) zieht mit einem Ast durch den Leistenkanal, mit dem anderen unter dem Leistenband durch, versorgt motorisch den M. cremaster sowie sensibel das Scrotum bzw. die Labia majora und das gegenüberliegende Hautareal des Oberschenkels bis auf die ventrale Seite.

N. cutaneus femoris lateralis (L2–L4). Rein sensibler Nerv, der ganz lateral unter dem Leistenband zur Haut des lateralen Oberschenkels verläuft, die er vollständig innerviert.

N. obturatorius (L2–L4). Gemischter Nerv. Läuft etwas unterhalb der Linea terminalis an der Wand des kleinen Beckens entlang (Verletzungsgefahr bei Beckenbrüchen!) und zieht durch das Foramen obturatum an die Medialseite des Oberschenkels. Er innerviert *sämtliche Adduktoren* des Oberschenkels (M. pectineus nur partiell) und die Haut an der medialen distalen Oberschenkelhälfte.

N. femoralis (L1–L4). Kräftigster Nerv des Plexus lumbalis, gemischt sensibel und motorisch. Verlauf am M. psoas entlang, Durchtritt durch die Lacuna musculorum unter dem Leistenband. Motorisch innerviert er den M. quadriceps femoris, den M. sartorius und den M. pectineus sowie den M. iliopsoas, also *alle Strecker im Knie-* und *alle Beuger im Hüftgelenk*. Sensibel versorgt er die Haut des ventralen Oberschenkels (*Rr. cutanei anteriores*) und des medialen Unterschenkels (*N. saphenus*).

Plexus sacralis Die 4 (5) Nerven des Plexus sacralis sind: N. gluteus superior, N. gluteus inferior, N. cutaneus femoris posterior und N. ischiadicus, der sich in N. fibularis und N. tibialis gliedert.

N. gluteus superior (L4–S1). Rein motorischer Nerv mit Beckenaustritt durch das Foramen suprapiriforme. Innervation der Mm. glutei medius und minimus. Verletzungsgefahr durch fehlerhafte intramuskuläre Injektion (Ausfall verursacht das *Trendelenburg-Zeichen*).

N. gluteus inferior (L5–S2). Ist rein motorisch und tritt durch das Foramen infrapiriforme aus dem Becken aus. Er innerviert den M. gluteus maximus (*der* Hüftstrecker) und kann ebenfalls durch unsachgemäße intramuskuläre Injektion geschädigt werden.

N. cutaneus femoris posterior (S1–S3). Rein sensibler Nerv mit Beckenaustritt durch das Foramen infrapiriforme. Versorgt das kaudale Gesäß und den gesamten dorsalen Oberschenkel.

N. ischiadicus. Enthält bereits bei seinem Beckenaustritt durch das Foramen infrapiriforme getrennt den *N. fibularis* und den *N. tibialis*.

N. fibularis communis (L4–S2). Gemischt sensibel und motorisch, verläuft dorsal bis zum Kniegelenk (dabei Innervation des M. biceps femoris, Caput breve), wendet sich dann um das Fibulaköpfchen herum (Verletzungsgefahr!) nach vorne und teilt sich in *N. fibularis superficialis* und *N. fibularis profundus*. Der N. fibularis superficialis versorgt motorisch die Mm. fibulares und sensibel den Fußrücken und lateralen Fußrand. Der N. fibularis profundus innerviert motorisch die *gesamte Streckermuskulatur* des Unterschenkels und des Fußes sowie sensibel den Interdigitalraum I. Ausfall des N. fibularis verursacht das Symptom des *Hahnen-* oder *Steppergangs*.

N. tibialis (L4–S3). Vorwiegend motorisch, verläuft auf der Dorsalseite des Beins bis zum Fuß, umrundet kaudal den Malleolus medialis (Verletzungsgefahr!) und endet an der plantaren Fußfläche. Innerviert motorisch am Oberschenkel die ischiokrurale Muskulatur (Ausnahme M. biceps femoris, Caput breve), am Unterschenkel die *gesamte Beugermuskulatur*, am Fuß alle plantaren Fußmuskeln. Sensibel versorgt er zusammen mit dem N. fibularis den dorsodistalen Unterschenkel, weiterhin die gesamte Fußsohle.

N. pudendus Dieser geht unabhängig vom Plexus lumbosacralis aus dem Plexus pudendus S2–S4 hervor. Er verlässt das Becken im Foramen infrapiriforme, zieht im Foramen ischiadicum minus wieder ins Becken ein und verläuft in der Fossa ischioanalis entlang dem unteren Schambeinast nach ventral. Versorgt motorisch den Beckenboden, sensibel den Dammbereich und das äußere Genitale. Ausfall des Nervs verursacht Harn- und Stuhlinkontinenz.

Peripheres Nervensystem

Wiederholungsfragen: Allgemeines und Spinalnerven

1 Zählen Sie die sieben Informationsqualitäten (Kategorien) peripherer Nerven auf.

2 Plexus cervicalis: Welche Muskeln werden aus dem Plexus motorisch versorgt? Welche Hautnerven gehen aus dem Plexus hervor, und welche Hautregionen innervieren sie?

3 Was unterscheidet die Rr. anteriores und die Rr. posteriores der Spinalnerven grundsätzlich voneinander?

4 Welche drei Nerven der oberen Extremität sind durch ihren Verlauf direkt auf dem Knochen bei Frakturen besonders gefährdet?

5 Welche drei Nerven versorgen sensibel die Hand?

6 Ordnen Sie folgenden Schlüsselfunktionen der unteren Extremität den jeweiligen Nerv zu, der durch seine Innervation hauptsächlich dafür verantwortlich ist: Streckung bzw. Beugung im Hüftgelenk? Adduktion bzw. Abduktion des Oberschenkels? Streckung bzw. Beugung im Kniegelenk? Streckung bzw. Beugung im oberen Sprunggelenk des Fußes?

7 Welchem peripheren Nerv und welcher zugehörigen Spinalnervenwurzel entspricht ein Ausfall des Patellarsehnenreflexes und welchem ein Ausfall des Achillessehnenreflexes?

8 Welcher Nerv versorgt einen Großteil der Schließmuskeln des Beckenbodens und ist bei Verletzungen des Beckenbodens (z.B. bei Entbindungen) besonders gefährdet?

Weitere Wiederholungsfragen zu den Spinalnerven finden sich in Form von **Fallbeispielen** in Kap. 14.1.

Lösungen

1 1. *Somatomotorische Efferenzen* (Skelettmuskulatur), 2. *allgemein-somatosensible Afferenzen* (Haut, köperöffnungsnahe Schleimhäute, Bewegungsapparat), 3. *speziell-somatosensible Afferenzen* (Auge, Ohr), 4. *allgemein-visceromotorische Efferenzen* (Sympathikus, Parasympathikus), 5. *speziell-viszeromotorische Efferenzen* (Gesichts-, Kau-, Kehlkopf-, Schlundmuskulatur), 6. *allgemein-viszerosensible Afferenzen* (innere Organe), 7. *speziell-viszerosensible Afferenzen* (Riechschleimhaut, Geschmacksknospen).

2 Motorisch Versorgung der infrahyalen Muskulatur und (durch den N. phrenicus) des Zwerchfells. Die vier Hautnerven des Plexus cervicalis heißen N. auricularis magnus, N. occipitalis minor, N. transversus colli, Nn. supraclaviculares. Sie treten am *Punctum nervosum* an die Oberfläche und versorgen die Haut des Halses, der Schulter und eines Teils des seitlichen Kopfes.

3 Die Rr. anteriores bilden mit Ausnahme der Spinalnerven Th2–Th11 Plexus, die Rr. posteriores nicht.

4 N. axillaris verläuft um das Collum chirurgicum des Humerus, N. radialis verläuft langstreckig um den Humerusschaft, N. ulnaris verläuft um den Ellenbogen/Epicondylus medialis des Humerus im Sulcus ulnaris.

5 N. ulnaris, N. medianus, N. radialis.

6 *N. femoralis:* Kniestreckung und Hüftbeugung. *N. gluteus inferior:* Hüftstreckung. *N. tibialis:* Kniebeugung und Sprunggelenksbeugung. *N. obturatorius:* Oberschenkeladduktion. *N. gluteus superior:* Oberschenkelabduktion. *N. fibularis:* Sprunggelenksstreckung.

7 *Patellarsehnenreflex:* N. femoralis und Spinalnerv L4, *Achillessehnenreflex:* N. tibialis und Spinalnerv S1.

8 N. pudendus.

2.3 Hirnnerven (Nervi craniales)

Es gibt zwölf Hirnnerven, die mit einer Ausnahme (N. vagus) in ihrem Verlauf und Versorgungsgebiet auf den Kopf-Hals-Bereich beschränkt sind und ebenfalls mit einer Ausnahme (N. accessorius) aus dem Hirnstamm austreten. Sie werden nach der Reihenfolge des Austritts aus dem Gehirn von rostral nach kaudal (traditionell mit römischen Ziffern) nummeriert:

I	N. olfactorius	(riechen)
II	N. opticus	(sehen)
III	N. oculomotorius	(Augenbewegung)
IV	N. trochlearis	(Augenbewegung)
V	N. trigeminus	(sensible Gesichts- und motorische Kaumuskelversorgung)
VI	N. abducens	(Augenbewegung)
VII	N. facialis	(vor allem Gesichtsbewegung)
VIII	N. vestibulocochlearis	(Hör- und Gleichgewichtswahrnehmung)
IX	N. glossopharyngeus	(sensible Zungen- und sensomotorische Pharynxversorgung)
X	N. vagus	(sensomotorische Kehlkopfversorgung, viszeromotorische und viszerosensible Versorgung innerer Organe)
XI	N. accessorius	(motorische Versorgung zweier Halsmuskeln)
XII	N. hypoglossus	(Zungenbewegung)

Dieses Kapitel behandelt den peripheren Verlauf der Hirnnerven. Die zentralen Kerne bzw. Projektionsorte der Hirnnerven werden in Kap. 5.2 (Hirnnerven III–XII), Kap. 8.2 (Hirnnerv II) und Kap. 9.3 (Hirnnerv I) beschrieben.

2.3.1 I. Hirnnerv, N. olfactorius[8]

Der N. olfactorius (häufig auch Plural: Nn. olfactorii) ist ein *speziell-viszerosensibler Nerv* und aus mehreren feinen Fasern *(Fila olfactoria)* zusammengesetzt, die im Bereich der Riechschleimhaut von der oberen Nasenmuschel ihren Ursprung nehmen (Abb. 2.19). Während bei den anderen Sinnessystemen (das zum ZNS gehörende Auge ausgenommen) der Zellkörper der sensiblen Nervenzellen in einem Ganglion lokalisiert ist und seinen peripheren Fortsatz zur Sinneszelle sowie seinen zentralen Fortsatz ins ZNS erstreckt, bilden in der Riechschleimhaut *die Sinneszellen selbst* Axone aus, die sie ins ZNS senden, wo sie dann verschaltet werden. Solche Sinneszellen nennt man *primäre Sinneszellen*, im Gegensatz zu den *sekundären Sinneszellen*, wie sie in Haut, Zunge, Innenohr etc. zu finden sind. Die primären Sinneszellen der Riechschleimhaut bündeln also ihre (marklosen) Fortsätze zu den Fila olfactoria zusammen und ziehen zwischen den Siebbeinzellen hindurch zur Schädelbasis, wo sie das Siebbein in der *Lamina cribrosa*[9] durchbrechen und im zum Großhirn gehörenden *Bulbus olfactorius* enden. Dort werden sie zum ersten Mal verschaltet, so dass der Bulbus olfactorius als Hirnnervenkern des I. Hirnnervs aufgefasst werden kann. Von hier aus werden die olfaktorischen Impulse über den Tractus olfactorius, der sich dem Bulbus olfactorius als lang gestielte Struktur dorsal anschließt, in die primäre Riechrinde weitergeleitet.

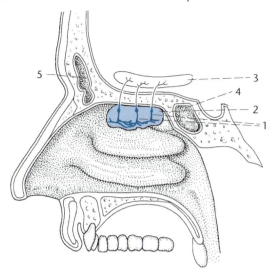

Abb. 2.19 N. olfactorius, Darstellung am medianen Sagittalschnitt.
1 Nn. olfactorii (Fila olfactoria, in der **2** Riechschleimhaut der Nase) mit Durchtritt durch die Lamina cribrosa des Siebbeins. Der Lamina cribrosa liegt direkt der **3** Bulbus olfactorius auf, in dem die Riechnerven der jeweiligen Seite enden. **4** Keilbeinhöhle (Sinus sphenoidalis), **5** Stirnhöhle (Sinus frontalis). (Aus [1])

> **Klinik** Eine Schädigung der Fila olfactoria kommt bei Schädelbasisverletzungen vor, die zu einem Abriss der feinen Fasern bei deren Durchtritt durch die Lamina cribrosa führen können. Die dabei resultierende Unfähigkeit, zu riechen, wird *Anosmie* (bei Riech*minderung Hyposmie*) genannt. Charakteristisch ist dabei, dass die Kranken *aromatische Stoffe* nicht mehr wahrnehmen können, *scharfe Agenzien* wie z.B. Ammoniak aber schon noch, da diese die Nasenschleimhaut *reizen* und damit über den N. trigeminus wahrgenommen werden. Dies macht man sich klinisch-diagnostisch zunutze. Auffällig ist auch, dass den Betroffenen die Speisen nicht mehr schmecken, da sie kein Aroma, sondern nur noch süß, sauer, salzig und bitter wahrnehmen können.

---

[8] olfactorius (lat.) = dem Riechen dienend

[9] cribrosa (lat.) = siebähnlich, durchlöchert

2.3.2 II. Hirnnerv, N. opticus

Der N. opticus (*Sehnerv*) ist ein *speziell-somatosensibler Nerv*. Er führt die Fasern mit den Impulsen der Sinneszellen aus der Retina des Auges, also die *visuelle Information*. Entwicklungsgeschichtlich ist er als ein Teil des Zwischenhirns zu betrachten (s. Kap. 1.7.3, S. 17). Er kann also im engeren Sinne nicht als peripherer Nerv bezeichnet werden. Der N. opticus beginnt in der Retina nicht direkt an den Sinneszellen, sondern setzt sich aus Fortsätzen der Ganglienzellen zusammen, die die innerste, dem Licht zugewandte Zellschicht in der Retina bilden (s. S. 301 ff.). Diese Fortsätze treten dann gebündelt in der *Sehnervpapille* (*Papilla* oder *Discus n. optici*) zusammen und bilden dort den „blinden Fleck" der Retina. Sie verlassen das Auge etwas medial (nasal) vom hintersten Pol des Bulbus, indem sie die Sclera nach dorsal durchbrechen. Von diesem Punkt an werden sie *von Oligodendrozyten* ummarkt, wie alle zentralnervösen Nervenbahnen, zu denen der N. opticus als Gehirnanteil ja gerechnet werden muss. Auch ist er ebenso wie das Gehirn bereits bei seinem Verlauf in der Orbita von harten und weichen Hirnhäuten umgeben. Der im Durchmesser etwa 4–5 mm dicke N. opticus verlässt dann die Augenhöhle zusammen mit der A. ophthalmica durch den *Canalis opticus* und zieht in die mittlere Schädelhöhle ein. Dort tritt er über der Hypophyse mit dem N. opticus der kontralateralen Seite im

- *Chiasma opticum*

zusammen. Hier *kreuzen* die Fasern, die von der *medialen Netzhauthälfte* kommen (visuelle Information des *lateralen Gesichtsfeldes*), zur Gegenseite, während die Fasern der *lateralen Netzhauthälfte* (visuelle Information des *medialen* Gesichtsfeldes) das Chiasma *ungekreuzt* durchlaufen. Gekreuzte und ungekreuzte Fasern ziehen dann als *Tractus opticus* weiter lateral an den Crura cerebri vorbei zum Corpus geniculatum laterale des Thalamus, wo sie erneut verschaltet werden, um von dort aus zur visuellen Großhirnrinde zu gelangen (vgl. Kap. 9.9.1 und Abb. 9.27).

Klinik Auf die charakteristischen Ausfälle bei einer Schädigung des Chiasma opticum (z.B. durch Hypophysentumoren) wird auf S. 182 eingegangen. Weitere Schädigungen des N. opticus und der restlichen Sehbahn werden in Kap. 9.9.1 besprochen. Klinisch sehr wichtig sind weiterhin die Stauungspapille und die Multiple Sklerose, die beide in unmittelbarem Zusammenhang mit der Anatomie des N. opticus stehen.

Stauungspapille Bei gesteigertem intrakraniellem Druck (z.B. durch Tumoren, Blutungen, Liquoraufstau) kann es u.a. durch die Kompression des Sehnervs (Liquordruck im Subarachnoidealraum der Sehnervenhüllen) und Behinderung des venösen Blutabflusses zu einem Anschwellen der Sehnervpapille kommen, die man als deutliche Vorwölbung beim diagnostischen Spiegeln des Augenhintergrundes sehen kann. Eine solche sog. *Stauungspapille* ist stets das Zeichen für einen gesteigerten Hirndruck. Wenn sie bei der klinischen Routineuntersuchung festgestellt wird, müssen die zugrunde liegenden Ursachen umgehend abgeklärt werden.

Multiple Sklerose am Sehnerv Die *Multiple Sklerose* ist eine häufige Autoimmunerkrankung, die zu einer Zerstörung der *von den Oligodendrozyten* gebildeten Markscheiden und damit zu einem Funktionsverlust der entsprechend betroffenen Nervenbahnen führt. Es handelt sich also um eine Erkrankung des *zentralen* Nervensystems. Da auch der N. opticus als zentralnervöser Fasertrakt von Oligodendrozyten ummarkt wird, kann er – was sehr häufig der Fall ist – der Erstmanifestationsort dieser Erkrankung sein. Die Folge ist ein zunächst partieller („Schleier vor den Augen", Gesichtsfeldausfälle), dann aber u.U. vollständiger Funktionsverlust des Sehnervs (Blindheit).

2.3.3 III. Hirnnerv, N. oculomotorius

Der N. oculomotorius ist ein *gemischt somato- und viszeromotorischer Nerv*, der zusammen mit dem IV. und VI. Hirnnerv für die Bewegungen des Augapfels (Bulbus oculi) zuständig ist.[10] Er hat seinen Ursprung im Mittelhirn mit zwei Kernkomplexen, einem somatomotorischen für die Bewegungen der quer gestreiften äußeren Augenmuskeln *(Ncl. n. oculomotorii)* und einem viszeromotorischen für die Bewegungen der glatten inneren Augenmuskeln *(Ncl. accessorius n. oculomotorii*, s. Kap. 5.2.3, S. 113ff.).

Verlauf (Abb. 2.20a, b): Der N. oculomotorius verlässt das Mittelhirn vorne zwischen den beiden Hirnschenkeln in der *Fossa interpeduncularis* und verläuft dann nach ventral zur Sella turcica. Dort durchbricht er die Dura mater und tritt in den *Sinus cavernosus* ein, in dessen Dach bzw. später Seitenwand er dann nach ventral zieht (vgl. Kap. 11.4.3, S. 272). Er gelangt schließlich ganz medial durch die *Fissura orbitalis superior* in die Augenhöhle, zieht durch den gemeinsamen Ursprungssehnenring der Augenmuskeln, *Anulus tendineus communis*, und zweigt sich in einen oberen und einen unteren Ast auf (Abb. 2.20a, *2* und *3*). Der kleinere *R. superior* versorgt den

- M. rectus superior und
- M. levator palpebrae superioris,

während der größere *R. inferior* den

- M. rectus medialis,
- M. rectus inferior und
- M. obliquus inferior

innerviert (Abb. 2.20b). Ein weiterer Ast, der die parasympathischen Fasern für die inneren Augenmuskeln (M. sphincter pupillae und M. ciliaris) führt, geht zum Ganglion ciliare (Abb. 2.20a, *4*).

Funktion: Der III. Hirnnerv versorgt also **somatomotorisch** alle äußeren Augenmuskeln mit Ausnahme des M. rectus lateralis und des M. obliquus superior

---

[10] oculus (lat.) = Auge; motorius (lat.) = bewegend

2.3 Hirnnerven (Nervi craniales)

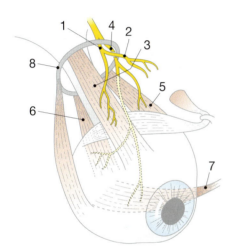

Abb. 2.20 N. oculomotorius.
(a) **Verlauf.**
Beginn des Verlaufs an der Ventralseite des Mittelhirns und **1** Eintritt in die Orbita durch die Fissura orbitalis superior. Anschließend Aufteilung in **2** R. superior und **3** R. inferior, der neben Muskelästen die Rr. ganglionares zum **4** Ggl. ciliare abgibt. **5** N. opticus, **6** Chiasma opticum, **7** Ggl. trigeminale (s. Kap. 2.3.6), **8** Tränendrüse.
(Modifiziert nach einer Zeichnung von Spitzer in Feneis: Anatomisches Bildwörterbuch, Thieme 1993)
(b) **Muskelinnervation.**
1 R. superior mit **2** Ästen zum M. levator palpebrae superioris (Muskel nicht dargestellt) und **3** M. rectus superior. **4** R. inferior mit Ästen zu: **5** M. rectus medialis, **6** M. rectus inferior, **7** M. obliquus inferior, **8** fibröser Ursprungsring der Augenmuskeln am Beginn des Canalis opticus.
(c) **Funktion.** Vereinfachtes Schema der Zugrichtungen der vom N. oculomotorius innervierten Muskeln (rote Pfeile) am Bulbus. Wirkung der nicht von III innervierten Muskeln als gestrichelte Pfeile dargestellt. Aus Übersichtsgründen sind lediglich die linearen, nicht die rotatorischen Wirkungskomponenten dargestellt.

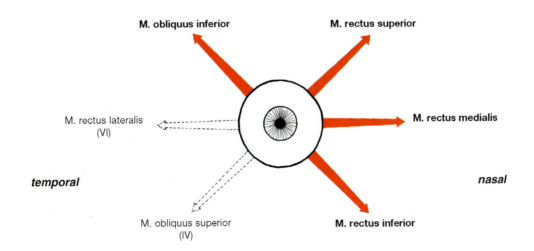

Peripheres Nervensystem

und ist damit für die Bulbusbewegungen nach oben lateral, oben medial, medial und unten medial zuständig (Abb. 2.20c). Das heißt, nur die Augenbewegungen nach lateral und unten lateral werden durch andere Hirnnerven generiert (N. IV und N. VI). Weiterhin ist der N. oculomotorius durch die Versorgung des M. levator palpebrae superioris für die *Lidhebung* verantwortlich. **Viszeromotorisch** versorgt der III. Hirnnerv mit seinen parasympathischen Fasern die glatten inneren Augenmuskeln. Dabei innerviert er den M. ciliaris, der durch eine Entspannung der Zonulafasern die Linsenkrümmung verstärken kann und damit zu einer stärkeren Brechung des Lichtstrahls im Sinne der *Akkommodation* führt (scharfes Sehen in der Nähe). Weiterhin versorgt er den M. sphincter pupillae, der die Pupillenöffnung verengt.

Die Anzahl der Muskelfasern in den äußeren Augenmuskeln, die von einer einzigen okulomotorischen Nervenfaser versorgt werden, ist extrem gering. Sie wird etwa auf drei Muskelzellen pro Axon geschätzt. Dies erlaubt eine sehr feine und selektive Ansteuerung der einzelnen Augenmuskelfasern vom ZNS aus, was für die hochpräzise Einstellung der Bulbusposition im Sinne eines korrekten dreidimensionalen Sehens ohne Doppelbilder notwendig ist. Die Feinheit der Innervation wird noch deutlicher, wenn man sich vergleichsweise die Innervationsdichte z. B. des M. quadriceps femoris vor Augen hält, wo eine Nervenfaser des N. femoralis auf etwa 1000–10000 Muskelzellen trifft.

Klinik Das Bild einer Schädigung des N. oculomotorius sieht entsprechend der Funktion der betroffenen Muskeln folgendermaßen aus: Das Auge der betroffenen Seite hat als funktionstüchtige Muskeln nur noch den M. rectus lateralis (N. VI) und den M. obliquus superior (N. IV). Es blickt also nach *außen* und *unten* (die ggf. vorhandene rotatorische Wirkungskomponente der gelähmten Muskeln spielt hierbei nur eine geringe Rolle). Da das andere – gesunde – Auge geradeaus blickt, entsprechen sich die Sehachsen beider Retinae nicht mehr, und es resultieren *Doppelbilder*, die auf Grund der Blickabweichung des kranken Auges nach lateral unten schräg übereinander stehen. Beim Blick in die Richtung des geschädigten Auges (M. rectus lateralis) zur Seite und nach unten (M. obliquus superior) werden die Doppelbilder weniger, sie verschwinden aber meist nicht ganz. Weiterhin hängt auf Grund des Ausfalls des M. levator palpebrae auf der betroffenen Seite das Augenlid schlaff herunter *(Ptose)*. Zusätzlich kommt es durch einen Ausfall der parasympathischen Fasern zu einer Weitstellung der Pupille *(Mydriasis)* und einer mangelnden Akkommodationsreaktion, so dass scharfes Sehen in der Nähe, z. B. Lesen, mit dem betroffenen Auge nicht mehr möglich ist.
Wichtiger Reflex: *Pupillenreflex* (Beleuchtung des Auges, jeweils einseitig, bewirkt Pupillenverengung auf beiden Seiten); Reflexbogenverschaltung s. S. 308f.

2.3.4 Ganglion ciliare

Es gibt vier vegetative Ganglien im Kopfbereich:

- *Ganglion ciliare*
- *Ganglion pterygopalatinum*
- *Ganglion oticum*
- *Ganglion submandibulare*.

All diese Ganglien dienen den *parasympathischen Fasern* aus den verschiedenen Hirnnerven zur Umschaltung vom ersten auf das zweite Neuron der efferenten vegetativen Nervenbahn. Allerdings haben alle vier Kopfganglien auch eine sympathische und eine sensible Wurzel, die in sie eintritt, deren Fasern aber hier *nicht* verschaltet werden. Sie ziehen lediglich hindurch, um sich dann beim Austritt den parasympathischen, umgeschalteten Fasern anzuschließen, so dass alle Fasern gemeinsam das entsprechende Erfolgsorgan vegetativ bzw. sensibel versorgen. (Zum grundsätzlichen Verschaltungsprinzip vegetativer Fasern s. Kap. 12.2).

Diese vier Ganglien sollen nun jeweils im Anschluss an diejenigen Hirnnerven besprochen werden, die die *parasympathische Wurzel* zu dem jeweiligen Ganglion stellen.

Das kleine **Ganglion ciliare** liegt in der Orbita direkt hinter dem Bulbus oculi lateral des N. opticus (Abb. 2.20a, *4*) und dient mit seinen efferenten Fasern der vegetativen und sensiblen Versorgung des Auges.

Es hat also wie die anderen Ganglien drei eintretende Wurzeln: eine *parasympathische* (aus dem N. oculomotorius), eine *sympathische* (aus dem Ganglion cervicale superius) und eine *sensible* (aus dem N. nasociliaris des N. trigeminus). Die **parasympathischen Fasern** aus dem III. Hirnnerv wurden in ihrer Bedeutung oben erwähnt und werden hier vom sog. *präganglionären* auf das sog. *postganglionäre* Neuron umgeschaltet, um von hier aus zu den glatten inneren Augenmuskeln zu ziehen, wie oben beschrieben. Die **sympathischen Fasern** aus dem zervikalen Grenzstrang durchlaufen das Ganglion unverschaltet und ziehen zum glatten M. dilatator pupillae, der der Pupillenerweiterung dient. Die **sensiblen Fasern** aus dem N. nasociliaris ziehen ebenfalls unverschaltet durch das Ganglion und dienen vor allem der sensiblen Versorgung der Cornea (Hornhaut) des Auges. Alle efferenten Fasern des Ganglion ciliare ziehen als kurze und feine *Nn. ciliares breves* zur Hinterwand des Bulbus, um dort die Sclera zu durchbrechen und in das Innere des Auges zu gelangen.

Klinik Bei einer Schädigung des Ggl. ciliare (z. B. durch in der Orbita wachsende Tumoren) fällt die Sensibilität der Cornea aus (erloschener Kornealreflex, s. u.), und die Pupille kann nicht mehr auf Lichtreize reagieren, weder mit Erweiterung (bei schwachem Lichteinfall) noch mit Engerstellung (bei starkem Lichteinfall). Tritt dieser Symptomenkomplex auf, ist ein pathologischer Prozess in der Orbita am wahrscheinlichsten, da nur an dieser Stelle diese drei aus verschiedenen Quellen stammenden Leitungsbahnen zusammentreten. Wenn nur einzelne dieser Symptome isoliert vorliegen, ist eine Schädigung des zugehörigen Hirnnervs oder dessen Zentrums im ZNS anzunehmen.

2.3.5 IV. Hirnnerv, N. trochlearis

Der N. trochlearis ist der dünnste der zwölf Hirnnerven und versorgt als *rein somatomotorischer Nerv* nur einen einzigen Muskel am Auge. Auch er hat wie

2.3 Hirnnerven (Nervi craniales)

der N. oculomotorius seinen Ursprungskern im Mittelhirn (*Ncl. n. trochlearis*, s. Kap. 5.2.4).

Verlauf (Abb. 2.21a, b): Der N. trochlearis tritt am Unterrand der Vierhügelplatte als einziger Hirnnerv an der Dorsalseite des Gehirns aus (Abb. 5.1, *IV*, S. 109). Er verläuft dann lateral der Hirnschenkel und knapp oberhalb der Brücke (Pons) nach vorne, wo er durch den Subarachnoidealraum abwärts zieht und am vorderen Ende des Tentorium cerebelli in die Dura eintritt (Abb. 2.21a, *1*). Unter der Dura verläuft er dann in der Seitenwand des *Sinus cavernosus* nach ventral (vgl. S. 272) und tritt zusammen mit dem ersten Ast des N. trigeminus (N. ophthalmicus), dem N. oculomotorius und dem N. abducens durch die *Fissura orbitalis superior* in die Augenhöhle ein. Dort zieht er als *einziger* der drei Augenbewegungsnerven (III, IV und VI) *nicht* durch den *Anulus tendineus*, sondern verläuft über diesen hinweg nach vorn und innerviert den M. obliquus superior (Abb. 2.21b).

Funktion: Als versorgender Nerv für den M. obliquus superior ist der N. trochlearis in Primärstellung des Bulbus (Geradeausblick) für dessen Be-

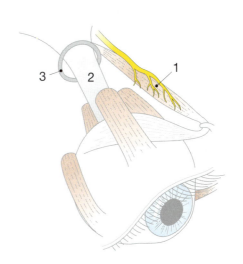

Abb. 2.21 N. trochlearis.
(a) **Verlauf.**
   1 Eintritt des Nervs in die Dura dorsolateral des 2 Dorsum sellae, 3 Verlauf in der Seitenwand des Sinus cavernosus, 4 Eintritt in die Orbita durch die Fissura orbitalis superior; 5 Chiasma opticum, 6 vordere Schädelgrube, 7 mittlere Schädelgrube, 8 M. levator palpebrae superioris.
(b) **Muskelinnervation** (rechts = nasal, links = temporal).
   1 M. obliquus superior (alle anderen Augenmuskeln sind reseziert), 2 N. opticus, 3 Anulus tendineus communis.
(c) **Funktion.** Schema der Zugrichtung des M. obliquus superior am Bulbus oculi. Wirkung der nicht von IV innervierten Muskeln als gestrichelte Pfeile dargestellt.

Peripheres Nervensystem

wegung nach *lateral unten* bei gleichzeitiger *Einwärtsrollung* zuständig (Abb. 2.21c). Es ist dabei zu beachten, dass in *Primärstellung* die *rotatorische Funktion* des Muskels (Einwärtsrollung) im Vordergrund steht. Bei einer *Adduktion* des Bulbus wird der Muskel jedoch zu einem reinen und besonders wichtigen *Senker* (keine Abduktion, keine Rotation, s. Kap. 13.1.6).

Klinik Eine Schädigung des N. trochlearis führt zu einer Fehlstellung des Auges, die in Primärstellung des Bulbus genau der Zugrichtung des M. obliquus superior entgegengerichtet ist, also geringfügig nach *medial oben*. Da die *rotatorische* Wirkungskomponente (Einwärtsrollung) des Muskels ebenfalls ausgefallen ist, ist der Bulbus gleichzeitig auswärts gerollt (was so von außen gar nicht sichtbar ist). Da dann, wie auch bei einer Schädigung der beiden anderen motorischen Augennerven, die Sehachsen beider Augen nicht mehr übereinstimmen, resultieren daraus *Doppelbilder*, die in diesem Fall entsprechend der Fehlstellung des betroffenen Bulbus schräg verdreht übereinander stehen. Die Kranken versuchen dies über eine permanente Schiefhaltung des Kopfes, die der ausgefallenen rotatorischen Wirkung des gelähmten Muskels entspricht, auszugleichen. Da bei *Adduktion* des Bulbus der M. obliquus superior der wichtigste Senker ist, werden die Doppelbilder besonders deutlich beim Blick des betroffenen Auges nach *medial unten* (diese Funktion des Muskels kann von den anderen Augenmuskeln am schlechtesten kompensiert werden).

2.3.6 V. Hirnnerv, N. trigeminus

Der N. trigeminus ist *gemischt sensibel und motorisch* (allgemein-somatosensibel und speziell-viszeromotorisch). Mit seinem sensiblen Anteil *(Radix sensoria,* auch: *Portio major n. trigemini)* versorgt er *das gesamte Gesicht, die Mund- und Nasenschleimhaut* sowie einen Großteil der *Hirnhäute.* Mit seinem motorischen Anteil *(Radix motoria,* auch: *Portio minor n. trigemini)* versorgt er die *Kaumuskulatur.* Er hat drei sensible Kerne im ZNS (den *Ncl. spinalis n. trigemini* im oberen Zervikalmark und in der Medulla oblongata, den *Ncl. principalis n. trigemini* im Pons und den *Ncl. mesencephalicus n. trigemini* im Mesencephalon) und einen motorischen Kern *(Ncl. motorius n. trigemini* im Mesencephalon). Diese Kerne werden in Kap. 5.2.5 beschrieben.

Der N. trigeminus tritt als der dickste Hirnstammnerv an der Lateralseite des Pons aus und zieht nach vorne über die Felsenbeinpyramidenkante, wo er unter der Dura verschwindet (s. Abb. 2.36, *14*). Dabei bildet er in einer Duratasche *(Cavum trigeminale)* ein großes sensibles Ganglion, das *Ganglion trigeminale (Ganglion Gasseri).* Im Anschluss an dieses Ganglion gabelt sich der N. trigeminus in drei große Äste auf[11] (Abb. 2.22a):

---
[11] trigeminus (lat.) = dreifach

Abb. 2.22 N. trigeminus (Übersicht).
(a) **Übersicht über die drei Hauptanteile des N. trigeminus mit ihren wichtigsten Ästen.**
1 Ggl. trigeminale, **2** N. ophthalmicus (V1), **3** N. maxillaris (V2), **4** N. mandibularis (V3). *Äste aus V1:* **5** N. nasociliaris, **6** N. frontalis, **7** N. lacrimalis. *Äste aus V2:* **8** N. zygomaticus, **9** N. infraorbitalis, zusätzlich Rr. ganglionares zum **10** Ggl. pterygopalatinum. *Äste aus V3:* **11** N. auriculotemporalis, **12** N. alveolaris inferior, **13** N. lingualis, **14** N. buccalis. Nicht berücksichtigt: motorische Äste zur Kaumuskulatur. (Aus [1])
(b) **Sensible Gesichtsversorgung durch die drei Äste des N. trigeminus.**
1 Versorgungsgebiet des N. ophthalmicus (V1), **2** Versorgungsgebiet des N. maxillaris (V2), **3** Versorgungsgebiet des N. mandibularis (V3).
(Modifiziert nach Patten: Neurological Differential Diagnosis, Springer 1995)

2.3 Hirnnerven (Nervi craniales)

- N. ophthalmicus (V1)
- N. maxillaris (V2)
- N. mandibularis (V3).

Diese drei Äste ziehen durch drei getrennte Öffnungen der Schädelbasis und versorgen mit ihren sensiblen Fasern drei getrennte Bereiche der Gesichtshaut und andere Bereiche des Kopfes (Abb. 2.22b). Während die beiden oberen Äste des N. trigeminus, V1 und V2, rein sensibel sind, führt der dritte Trigeminusast neben sensiblen auch alle motorischen Fasern für die Kaumuskulatur. Alle drei Äste weisen hinsichtlich ihres weiteren Verlaufs einige Parallelitäten auf: So geben sie alle jeweils einen Ast zur sensiblen Innervation der Hirnhäute ab. Weiterhin gabeln sie sich jeweils noch einmal in drei weitere sensible Äste auf (wobei bei V3 noch ein sehr feiner vierter und motorische Äste hinzukommen). Die drei Hauptäste des N. trigeminus mit ihren wichtigsten Ästen (Abb. 2.22a) werden im Folgenden detailliert besprochen.

2.3.6.1 N. ophthalmicus (V1)

Verlauf (Abb. 2.23a, b): Nach Verlassen des Ganglions tritt der N. ophthalmicus in den Sinus cavernosus ein, in dessen Seitenwand er nach ventral zieht. Er gibt zuerst einen Ast an die Hirnhäute ab (den rückläufigen R. meningeus recurrens = R. tentorius; Abb. 2.23a, 1) und zweigt sich dann beim Eintritt durch die *Fissura orbitalis superior* in die Augenhöhle weiter in drei Äste auf: N. nasociliaris, N. frontalis und N. lacrimalis (Abb. 2.23a, 2–4). Diese drei Nerven verzweigen sich in der Orbita weiter und ziehen zu ihren Zielorganen.

Der **N. nasociliaris** zieht über den N. opticus hinweg zur medialen Wand der Orbita, an der entlang er nach vorne verläuft (Abb. 2.23b). Er gibt einen Ast zum Ganglion ciliare (sensible Versorgung des Bulbus oculi, Abb. 2.23b, 6), mehrere kleine Äste zur sensiblen Versorgung der Cornea (Abb. 2.23b, 8) und schließlich zwei *Nn. ethmoidales* ab (Abb. 2.23b, 3 und 4), die die Siebbeinzellen, die Keilbeinhöhle und die Nasenscheidewand versorgen. Mit seinem Endast tritt er am medialen Augenwinkel aus und innerviert in diesem Bereich Haut und Conjunctiva (Abb. 2.23b, 5). Anschließend versorgt er die Haut auf dem Nasenrücken bis hinab zur Nasenspitze.

Abb. 2.23 N. ophthalmicus. (Modifiziert nach Zeichnungen von Spitzer, in Feneis: Anatomisches Bildwörterbuch, Thieme 1993)

(a) **Verlauf des N. frontalis und des N. lacrimalis.**
1 R. meningeus recurrens (R. tentorius) des N. ophthalmicus, 2 N. nasociliaris (reseziert), 3 N. frontalis, 4 N. lacrimalis, der vom 5 N. zygomaticus (aus V2) einen 6 R. communicans zur sekretorischen Innervation der Tränendrüse aufnimmt. Aufspaltung des N. frontalis in: 7 N. supraorbitalis (mit medialem und lateralem Ast) und 8 N. supratrochlearis, 9 Ggl. trigeminale, 10 Tränendrüse (Glandula lacrimalis).

(b) **Verlauf des N. nasociliaris.**
1 N. frontalis mit N. lacrimalis (reseziert), 2 N. nasociliaris, 3 N. ethmoidalis posterior, 4 N. ethmoidalis anterior, 5 Endast zur Versorgung des medialen Augenwinkels und des Nasenrückens, 6 Ast zum 7 Ggl. ciliare, 8 Nn. ciliares longi (Äste zur sensiblen Versorgung der Cornea).

Peripheres Nervensystem

Der **N. frontalis** (Abb. 2.23a, *3*) zieht als mittlerer der drei Äste im Dach der Orbita nach vorne, um sich in seine beiden Endäste, den *N. supraorbitalis* und den *N. supratrochlearis*, aufzuteilen (Abb. 2.23a, *7–8*). Der N. supraorbitalis zieht mit zwei Ästen durch das *Foramen supraorbitale* (bzw. die *Incisura supraorbitalis*) etwa in der Mitte über der Augenhöhle zur Haut der Stirn, während der N. supratrochlearis zusammen mit dem Endast des N. nasociliaris den medialen Augenwinkel und das Oberlid versorgt.

Der **N. lacrimalis** (Abb. 2.23a, *4*) verläuft oben lateral in der Augenhöhle über dem M. rectus lateralis zur Tränendrüse im lateralen Augenwinkel. Dabei nimmt er einen postganglionären Ast aus dem Ganglion pterygopalatinum zur sekretorischen Tränendrüseninnervation auf *(R. communicans des N. zygomaticus*; Abb. 2.23a, *6*). Er zieht dann über die Drüse hinweg, an die er die aufgenommenen vegetativen Fasern wieder abgibt, und innerviert anschließend sensibel die laterale Haut des Augenwinkels, des Oberlides und der Conjunctiva.

Funktion: Der N. ophthalmicus versorgt sensibel den gesamten Bereich der Orbita bzw. des Auges einschließlich der Cornea, die Haut der Stirn und der Nase (Abb. 2.22b, *1*) sowie mit seinen Schleimhautästen die oberen Nasennebenhöhlen und die Nasenscheidewand.

2.3.6.2 N. maxillaris (V2)

Verlauf (Abb. 2.24): Auch dieser Ast des N. trigeminus ist rein sensibel. Er zieht nach Verlassen des Ganglions in der basolateralen Wand des *Sinus cavernosus* nach ventral, tritt dann (nach Abgabe eines *R. meningeus* zu den Hirnhäuten) im Foramen rotundum durch die Schädelbasis und erscheint unterhalb von ihr in der Fossa pterygopalatina wieder. Dort teilt er sich in drei Äste auf: *Rr. ganglionares* (Abb. 2.24, *3*), *N. zygomaticus* (Abb. 2.24, *5*) und *N. infraorbitalis* (Abb. 2.24, *7*).

Die **Rr. ganglionares** (Abb. 2.24, *3*) treten als sensible Wurzel in das vegetative *Ganglion pterygopalatinum* ein (Abb. 2.24, *4*), verlassen nach dessen Durchtritt in alle Richtungen die Fossa pterygopalatina und innervieren dann die angrenzende Schleimhaut der Nasenmuscheln, der hinteren Siebbeinzellen sowie des harten und weichen Gaumens *(N. palatinus major* und *Nn. palatini minores)*.

Der **N. zygomaticus** (Abb. 2.24, *5*) nimmt in der Fossa pterygopalatina efferente Fasern des dortigen parasympathischen Ganglions auf und tritt dann durch die *Fissura orbitalis inferior* von unten her in die Augenhöhle ein. Dort gibt er die eben aufgenommenen parasympathischen Fasern als *R. communicans* zum N. lacrimalis (aus dem N. ophthalmicus) ab (Abb. 2.24, *6*), mit dem sie dann zur Tränendrüse ziehen. Er verläuft anschließend nach vorne, durchbohrt das Jochbein (Os zygomaticum) erscheint dann wieder in der Schläfengrube und innerviert die Haut über dem Jochbein und dem vorderen Schläfenbereich.

Der **N. infraorbitalis** (Abb. 2.24, *7*) tritt ebenfalls durch die *Fissura orbitalis inferior* in die Augenhöhle ein, verläuft an ihrem Boden ein Stück weit nach vorne und zieht in den *Canalis infraorbitalis*, der etwas unterhalb des Auges nach außen hin mündet *(Foramen infraorbitale*, Abb. 2.24, *9*). Hier tritt er wieder aus und versorgt den Hautbereich der Wange zwischen Unterlid und Oberlippe. In seinem Verlauf gibt er noch sensible Äste zum Sinus maxillaris und als *Nn. alveolares superiores* zu den sehr schmerzempfindlichen Zähnen des Oberkiefers ab.

Funktion: Mit seinen sensiblen Ästen versorgt der N. maxillaris also die Gesichtshaut der Wange zwischen Auge und Lippen sowie den vorderen Schläfenbereich lateral des Auges (Abb. 2.22b, *2*). Mit weiteren Ästen versorgt er die Schleimhäute eines Großteils der Nasenhöhle und des Gaumens sowie den knöchernen Oberkiefer mit sämtlichen Oberkieferzähnen.

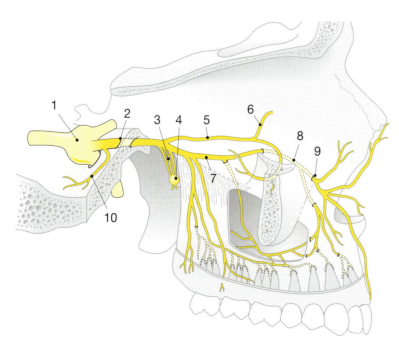

Abb. 2.24 Verlauf und Aufzweigung des N. maxillaris.

1 Ggl. trigeminale, **2** Durchtritt des N. maxillaris durch das Foramen rotundum, **3** Rr. ganglionares zum **4** Ggl. pterygopalatinum in der Fossa pterygopalatina, **5** N. zygomaticus mit **6** R. communicans zum N. lacrimalis und anschließendem Verlauf durch das Jochbein zum lateralen Gesichtsbereich des N. maxillaris. **7** N. infraorbitalis, der zahlreiche Äste zur Versorgung des Oberkiefers und der darin enthaltenen Zahnalveolen abgibt, über den **8** Canalis infraorbitalis die Orbita wieder verlässt und durch das **9** Foramen infraorbitale in die Subkutis des Gesichts tritt, wo er sich reichhaltig verzweigt. **10** R. meningeus.
(Modifiziert nach einer Zeichnung von Spitzer, in Feneis: Anatomisches Bildwörterbuch, Thieme 1993)

2.3.6.3 N. mandibularis (V3)

Der N. mandibularis ist der kräftigste der drei Trigeminusäste. Er führt neben den sensiblen Fasern für die untere Gesichtsetage auch diejenigen der motorischen Wurzel, die zu den Kaumuskeln ziehen.

Verlauf (Abb. 2.25a, b): Der N. mandibularis verlässt die Schädelhöhle durch das *Foramen ovale* und tritt dann in die Fossa infratemporalis ein. Erst dort gibt er seinen R. meningeus ab, der zusammen mit der A. meningea media (aus der A. maxillaris) durch das Foramen spinosum wieder in die Schädelhöhle eintritt und die Hirnhäute versorgt (Abb. 2.25b, *1*).

Abb. 2.25 N. mandibularis (nicht berücksichtigt: Rr. musculares zur Kaumuskulatur).
(a) **Verlauf des N. lingualis.** (Zur Sichtbarmachung wurde die rechte Hälfte der Mandibula entfernt.)
1 Durchtritt des N. mandibularis durch das Foramen ovale, **2** N. lingualis, dem sich die **3** Chorda tympani (aus dem N. facialis) anschließt und der in seinem Verlauf zur Zunge Äste zum **4** Ggl. submandibulare abgibt. **5** N. hypoglossus (XII), **6** M. pterygoideus lateralis, **7** R. meningeus des N. mandibularis, **8** N. ophthalmicus, **9** N. maxillaris.
(b) **Verlauf von N. auriculotemporalis, N. alveolaris inferior und N. buccalis.**
1 R. meningeus, der mit der **2** A. meningea media durch das Foramen spinosum in die Schädelhöhle eintritt. **3** N. buccalis, **4** N. alveolaris inferior, der im Canalis mandibulae durch die Mandibula verläuft, dabei **5** sensible Äste zu den Zahnwurzeln und **6** zum Zahnfleisch (Gingiva) abgibt und schließlich als **7** N. mentalis im **8** Foramen mentale wieder austritt. **9** N. auriculotemporalis (unten Gabelbildung um die **2** A. meningea media), **10** M. buccinator.
(c) **Sensible Versorgung der vorderen zwei Drittel der Zunge durch den N. lingualis.**

Peripheres Nervensystem

Der **sensible Anteil** zweigt sich in vier Äste auf: *N. auriculotemporalis, N. alveolaris inferior, N. lingualis* und den sehr feinen *N. buccalis*. Der **motorische Anteil** teilt sich in mehrere Äste, die dann zu den Kaumuskeln des Unterkiefers und des Mundbodens ziehen.

Der **N. auriculotemporalis** (Abb. 2.25b, *9*) legt sich mit zwei Wurzeln wie eine Schlinge um die A. meningea media (Abb. 2.25b, *2*). Er zieht dann, nachdem er einige vegetative Fasern aus dem benachbarten parasympathischen Ganglion oticum aufgenommen hat, nach oben durch die Ohrspeicheldrüse hindurch, an die er die aufgenommenen vegetativen Fasern wieder abgibt. Er endet schließlich mit seinen sensiblen Endästen in der Haut der Schläfengegend und der Vorderfläche der Ohrmuschel.

Der **N. alveolaris inferior** (Abb. 2.25b, *4*) ist der kräftigste Ast aus dem N. mandibularis und läuft ebenfalls (lateral vom N. lingualis) zwischen den beiden Mm. pterygoidei von der Fossa infratemporalis aus nach kaudal, um dann medial her durch das *Foramen mandibulae* in den Unterkieferkanal einzutreten. In diesem verläuft er, mehrere Äste zu den Unterkieferzähnen und zum umgebenden Zahnfleisch abgebend, nach ventral und tritt in Höhe des Kinns als *N. mentalis* durch das *Foramen mentale* wieder aus (Abb. 2.25b, *8*). Von hier aus innerviert er mit seinen Endästen die Haut über dem Kinn und dem angrenzenden Unterkieferbereich (pelziges Gefühl im Kinnareal bei Betäubung des N. alveolaris inferior im Rahmen einer zahnärztlichen Behandlung!).

Der **N. lingualis** (Abb. 2.25a, *2*) nimmt wie der N. auriculotemporalis parasympathische Fasern auf, die aber nicht aus dem Ganglion oticum stammen und damit *postganglionär* sind, sondern als *präganglionäre Fasern* der Chorda tympani aus dem VII. Hirnnerv auf diesen Trigeminusast übertreten (Abb. 2.25a, *3*). Zusätzlich zu diesen vegetativen treten auch Geschmacksfasern aus der Chorda tympani auf den N. lingualis über. Dieser zieht dann zwischen den beiden Mm. pterygoidei in einem Bogen zum Zungengrund herab, gibt die vegetativen Fasern an das *Ganglion submandibulare* ab und versorgt mit seinen eigenen Fasern *allgemein-somatosensibel*, mit denen aus der Chorda tympani *speziell-viszerosensibel* (Geschmack) die vorderen zwei Drittel der Zunge. Weitere sensible Äste gehen zur Schleimhaut unter der Zunge und zur Gingiva des Unterkiefers.

Der **N. buccalis** schließlich ist ein sehr dünner Ast aus dem N. mandibularis, der den M. buccinator durchbohrt und dann die Schleimhaut der Wange und des angrenzenden Gingivabereiches innerviert.

Die **motorischen Äste** des N. mandibularis werden nach den Muskeln benannt, die sie versorgen:

- *N. massetericus* (für den M. masseter),
- *Nn. temporales profundi* (für den M. temporalis),
- *Nn. pterygoidei* (für die Mm. pterygoideus lat. und med.),
- *N. mylohyoideus* (für die Mundbodenmuskulatur).

Weitere motorische Äste gehen zum M. tensor veli palatini (spannt das Gaumensegel) und zum M. tensor tympani (spannt das Trommelfell im Sinne einer Empfindlichkeitsminderung der Schallleitung).

Funktion: Der N. mandibularis versorgt sensibel die Gesichtshaut über dem Kinn und dem angrenzenden Unterkieferbereich *(N. alveolaris inferior)* bis hinauf zur Schläfe *(N. auriculotemporalis)*, Abb. 2.22b, *3*. Weiterhin innerviert er sensibel die vorderen zwei Drittel der Zunge (Abb. 2.25c) sowie den Unterkiefer mit sämtlichen Zähnen und die Wangenschleimhaut. Motorisch versorgt er die *gesamte Kaumuskulatur*, d. h. sowohl Kiefer*öffner* (Mundbodenmuskulatur) als auch Kiefer*schließer* (M. masseter, M. temporalis, Mm. pterygoidei).

Eine Übersicht über den gesamten N. trigeminus gibt Tabelle 2.9.

Klinik Ein Ausfall des kompletten N. trigeminus ist auf Grund der frühen Aufzweigung des Nervs sehr selten. Eher sind einzelne Äste betroffen, was z. B. bei fehlerhaft durchgeführten Lokalanästhesien bei zahnärztlichen Behandlungen vorkommen kann. Eine entsprechende Läsion hat einen Sensibilitätsausfall im betroffenen Hautareal zur Folge. Bei der klinischen Untersuchung prüft man immer getrennt die Sensibilität in den drei Arealen der Äste V1–V3 (Abb. 2.22b). Zusätzlich sollte man die Sensibilität des Gesichts in konzentrischen Kreisen von perioral nach außen hin untersuchen, was der Anordnung sensibler Nervenendigungen im Trigeminuskern im ZNS entspricht. So kann man u. U. eine zentrale von einer peripheren Trigeminusläsion unterscheiden (s. S. 116). Ist der motorische Anteil des Trigeminus betroffen, resultiert auf der entsprechenden Seite eine Schwäche der Kaumuskulatur. Beim Kieferschluss, vor allem aber beim Kieferöffnen kann man dann feststellen, dass der Unterkiefer *zur Seite der Schädigung* abweicht. Das erklärt sich durch die Zugrichtung der wichtigsten Kieferöffner, der *Mundbodenmuskeln*, die großenteils vom Unterkiefer aus nach medial gerichtet verlaufen, so dass sie die Mandibula beim Mundöffnen immer etwas nach medial ziehen. Normalerweise gleicht sich dieser Zug nach medial durch den gleichen Zug auf der Gegenseite aus, was beim Ausfall der Innervation des Mundbodens einer Seite wegfällt. Die Mm. pterygoidei werden zwar ebenfalls vom N. mandibularis innerviert, spielen aber entgegen weit verbreiteter Meinung für das Zustandekommen dieses Phänomens eine geringere Rolle.

Weit häufiger als ein *Ausfall* ist in der Klinik eine *Überempfindlichkeit* des N. trigeminus zu beobachten, die meist auf eine Seite oder nur auf einzelne Äste beschränkt ist (sog. *Trigeminusneuralgie*). Hierbei können schon kleinste Berührungsreize (oft sind nicht einmal diese nötig) heftigste Schmerzattacken im Hautareal des betroffenen Trigeminusanteils auslösen. Charakteristisch ist die Auslösbarkeit eines solchen Schmerzanfalls durch Druck auf den Austrittspunkt des entsprechenden Nervs (Foramina supraorbitale, infraorbitale oder mentale = *Trigeminusdruckpunkte*), was man bei jeder Hirnnervenuntersuchung überprüft. Eine Druckschmerzhaftigkeit der Nervenaustrittspunkte des N. trigeminus findet man auch bei Hirnhautentzündungen oder Vereiterungen der Nasennebenhöhlen.

Wichtiger Reflex: *Kornealreflex* (Berührung der Cornea mit Wattetupfer von der Seite her bewirkt Lidschluss über Kontraktion des M. orbicularis oculi, damit also gleichzeitig Funktionsprüfung des efferenten Reflexschenkels im N. facialis, s. Kap. 2.3.8).

2.3.7 VI. Hirnnerv, N. abducens

Der rein somatomotorische N. abducens hat seinen Ursprung im *Ncl. n. abducentis* im Pons (Brücke) des Hirnstamms (s. Kap. 5.2.6, S. 116). Er verlässt den Hirnstamm am Unterrand der Brücke relativ weit medial (s. Abb. 5.2, *VI*). In seinem **Verlauf** (Abb.

2.3 Hirnnerven (Nervi craniales)

Tab. 2.9 N. trigeminus (V).

Innervation	motorisch	sensibel
N. ophthalmicus (V1)		
• N. nasociliaris	---	• Bulbus oculi mit Cornea • Schleimhaut von Siebbeinzellen, Keilbeinhöhle und Nasenscheidewand • medialer Augenwinkel • Nasenrücken
• N. frontalis	---	• Stirn und mediales Oberlid
• N. lacrimalis	[*viszeromotorisch* Tränendrüse über parasympathische Fasern aus dem N. facialis]	• lateraler Augenwinkel und laterales Oberlid
N. maxillaris (V2)		
• Rr. ganglionares	---	• Schleimhaut der Nasenmuscheln, der Siebbeinzellen, des harten und weichen Gaumens
• N. zygomaticus	[*viszeromotorisch* Tränendrüse über parasympathische Fasern aus dem N. facialis, die er zum N. lacrimalis abgibt]	• Haut über dem Jochbein und im vorderen Schläfenbereich
• N. infraorbitalis	---	• Wange zwischen Unterlid und Oberlippe • Schleimhaut des Sinus maxillaris • Oberkieferzähne
N. mandibularis (V3)		
• N. auriculotemporalis	[*viszeromotorisch* Ohrspeicheldrüse über parasympathische Fasern aus dem N. glossopharyngeus]	• Haut im Schläfenbereich
• N. alveolaris inferior	---	• Haut im Kinnbereich nach lateral bis Angulus mandibulae • Unterkieferzähne und umgebender Gingivabereich
• N. lingualis	[*viszeromotorisch* Gll. submandibularis und sublingualis über parasympathische Äste aus dem N. facialis]	• vordere 2/3 der Zunge (zusätzlich *speziell-viszerosensibel* über Geschmacksfasern aus dem N. facialis)
• N. buccalis	---	• Schleimhaut der Wange und des angrenzenden Gingivabereichs
• Äste zu den Kaumuskeln	• M. masseter • M. temporalis • Mm. pterygoidei (lat. und med.) • Mundbodenmuskulatur	---
• weitere Äste	• M. tensor tympani • M. tensor veli palatini	---

2.26a, b) tritt er am Clivus, auf dem er nach oben zieht, unter die Dura mater. Anschließend läuft er im *Sinus cavernosus* nach vorne zur *Fissura orbitalis superior*, durch die er mit dem N. oculomotorius, N. trochlearis und den drei Ästen aus dem N. ophthalmicus in die Augenhöhle eintritt. Dort zieht er nach lateral zum M. rectus lateralis, den er als einzigen Muskel versorgt.

Funktion: Der N. abducens ermöglicht durch die Innervation des M. rectus lateralis eine *Abduktionsbewegung* des Auges (Abb. 2.26c).

Klinik Eine Schädigung des N. abducens kann sehr leicht bei seinem Verlauf im Sinus cavernosus erfolgen. Dort ist er bei pathologischen Prozessen besonders gefährdet, da er als der einzige Hirnnerv *mitten durch das Lumen* dieses venösen Blutleiters zieht. Zur entsprechenden Pathogenese s. Kap. 11.4.3. Auch kann er durch seinen langen Verlauf an der Schädelbasis bei Schädelbasisbrüchen oder basalen Hirnhautentzündungen geschädigt werden. Die Läsion des VI. Hirnnervs resultiert dann entsprechend dem Funktionsverlust des M. rectus lateralis in einer Blickabweichung des Auges der betroffenen Seite *nach medial*. Dies führt (da nun die Sehachsen beider Augen nicht mehr übereinstimmen, vgl. Kap. 2.3.3) zwangsläufig zu Doppelbildern, die nebeneinander stehen. Sie werden beim Blick des betroffenen Auges nach lateral (in Richtung der Schädigung) stärker und beim Blick nach medial (in Richtung des gesunden Auges) schwächer, da dann der M. rectus lateralis auch physiologischerweise inaktiv ist.

2.3.8 VII. Hirnnerv, N. facialis

Der N. facialis besteht aus zwei Anteilen, einem *Fazialisanteil* im engeren Sinn und einem *Intermediusanteil*. Der Fazialisanteil führt speziell-viszeromotorische Fasern für die Versorgung der mimischen Muskulatur und der Intermediusanteil parasympathische (allgemein-viszeromotorische) Fasern sowie speziell-viszerosensible Geschmacksfasern. Seinen drei Leitungskategorien entsprechend hat der

Peripheres Nervensystem

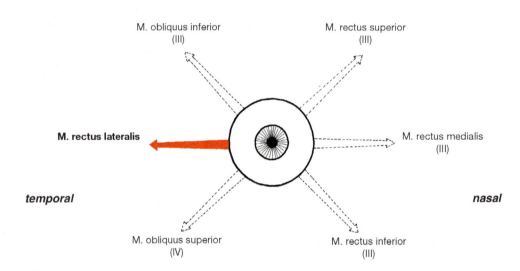

Abb. 2.26 N. abducens.
(a) **Verlauf.** (Modifiziert nach einer Zeichnung von Spitzer, in Feneis: Anatomisches Bildwörterbuch, Thieme 1993)
    1 Eintritt unter die Dura am Clivus, **2** Verlauf durch den Sinus cavernosus, **3** Eintritt in die Orbita durch die Fissura orbitalis superior. **4** Dorsum sellae.
(b) **Muskelinnervation.**
    1 M. rectus lateralis (alle anderen Muskeln sind abgetrennt), **2** N. opticus, **3** fibröser Ursprungsring der Augenmuskeln am Beginn des Canalis opticus (Anulus tendineus communis).
(c) **Funktion.** Schema der Wirkung des vom N. abducens innervierten Muskels (Wirkung aller anderen Muskeln als gestrichelte Pfeile dargestellt).

N. facialis drei Hirnnervenkerne im Hirnstamm: den speziell-viszeromotorischen *Ncl. n. facialis*, den allgemein-viszeromotorischen *Ncl. salivatorius superior* und die viszerosensible Kerngruppe der *Ncll. tractus solitarii*. Diese Kerne werden in Kap. 5.2.7 besprochen.

Verlauf (Abb. 2.27): Intermedius- und Fazialisanteil verlassen den Hirnstamm am Unterrand der Brücke (Kleinhirnbrückenwinkel) separat voneinander und treten dann zusammen mit dem N. vestibulocochlearis durch den *Porus acusticus internus* in den inneren Gehörgang ein, in dem sie den N. vestibulocochlearis bis zum Innenohr begleiten. Im *Canalis facialis* des Felsenbeins biegt der Nerv fast rechtwinklig nach hinten um. Diese Stelle wird als *äußeres Fazialisknie* bezeichnet (Abb. 2.27, *1*). Hier liegt das *Ganglion geniculi* für die sensorischen (Geschmacks-)Fasern. Der Canalis facialis führt die Fazialisfasern über die Paukenhöhle hinweg in einem Bogen abwärts, bis sie unten an der Schädelbasis im *Foramen stylomastoideum* zwischen Processus mastoideus und Processus styloideus wieder er-

2.3 Hirnnerven (Nervi craniales)

Abb. 2.27 N. facialis.
1 Äußeres Fazialisknie (mit Ggl. geniculi) über dem Innenohr, anschließend absteigender Verlauf über das Mittelohr zum **2** Foramen stylomastoideum. **3** Eintritt des Nervs in die Glandula parotis, wo er sich als Plexus intraparotideus verzweigt in: **4** Rr. temporales, **5** Rr. zygomatici, **6** Rr. buccales, **7** R. marginalis mandibularis, **8** R. colli (zum Platysma). **4–8** dienen der Versorgung der mimischen Muskulatur in der jeweiligen Region. **9** N. auricularis posterior (zum M. occipitofrontalis, Venter occipitalis, und zu den hinteren Ohrmuskeln, die alle noch im weitesten Sinne zu den mimischen Muskeln gezählt werden).
Äste im Os temporale: In Höhe des Fazialisknies Abgang des **10** N. petrosus major, der zum **11** Ggl. pterygopalatinum zieht. **12** Chorda tympani, die zwischen Hammer und Amboss des Mittelohrs hindurchzieht und sich dem **13** N. lingualis (aus V3) anschließt.

scheinen (Abb. 2.27, *2*). In seinem Verlauf durch das Felsenbein verlassen die parasympathisch-sekretorischen und die Geschmacksfasern den Nerv (als *N. petrosus major* und *Chorda tympani*) und nehmen einen eigenen Verlauf zu ihren Erfolgsorganen (s. u.). Die im Foramen stylomastoideum erschienenen motorischen Nervenanteile ziehen nach vorne zur Glandula parotis und teilen sich in ihr in mehrere Äste auf *(Plexus intraparotideus)*, die dann zur mimischen Muskulatur – einschließlich des Platysmas am Hals – ziehen (Abb. 2.27, *4–8*).

Vor seinem Eintritt in die Ohrspeicheldrüse gibt der N. facialis noch Äste zum hinteren Bauch des M. digastricus und zum M. stylohyoideus ab. Seine Äste zur mimischen Muskulatur teilen sich in *Rr. temporales, Rr. zygomatici, Rr. buccales, R. marginalis mandibularis* und *R. colli* auf. Des Weiteren gibt der Nerv hier einige somatosensible (!) Fasern (die zentral aus dem sensiblen Trigeminuskern stammen) zur Versorgung eines kleinen Hautbereichs an der Ohrmuschel ab.

Verlauf des Intermediusanteils Direkt in Höhe des Ganglion geniculi, dem sensiblen Ganglion für die Geschmacksfasern des N. intermedius, verlassen die präganglionären parasympathischen Fasern für die Tränendrüse als *N. petrosus major* den Hauptstamm des Nervs (Abb. 2.27, *10*). Sie ziehen im Hiatus canalis nervi petrosi majoris zurück an die Schädelbasis, wo sie unter der Dura ein Stück weit nach vorn verlaufen, um dann im Foramen lacerum wieder abwärts zu ziehen. Von dort aus treten sie in den Canalis pterygoideus ein, der in der Fossa pterygopalatina endet. Hier werden die Fasern im *Ganglion pterygopalatinum* auf das zweite parasympathi-

sche Neuron umgeschaltet (Abb. 2.27, *11*). Die postganglionären Fasern schließen sich dann dem *N. zygomaticus* (aus dem N. maxillaris) an, mit dem sie in die Orbita und von dort schließlich zur Tränendrüse gelangen. Der Verlauf der parasympathischen Fasern vom Hirnstamm bis zur Tränendrüse ist in Abb. 2.28 zusammenhängend dargestellt.

Als Nächstes geht im Canalis facialis der kleine *N. stapedius* ab, der den M. stapedius des Mittelohrs innerviert (Funktion s. u.).

Etwas später, bereits kurz vor Verlassen des Canalis facialis, zweigt sich vom Hauptstamm des Nervs die *Chorda tympani* ab (Abb. 2.27, *12*), die ebenfalls parasympathisch-sekretorische Fasern sowie Geschmacksfasern führt. Sie zieht in einem eigenen Knochenkanal retrograd zum Mittelohr zurück, wo sie in einer Schleimhautfalte *zwischen Hammergriff und Amboss* durch die Paukenhöhle zieht, um dann abwärts zu verlaufen und unten an der Schädelbasis in der Fossa infratemporalis wieder zu erscheinen. Hier schließen sich die Fasern dem *N. lingualis* aus dem N. mandibularis an (Abb. 2.27, *13*), wobei die speziell-viszerosensiblen Geschmacksfasern mit dem Nerv in die vorderen zwei Drittel der Zunge ziehen. Die (präganglionären) sekretorischen Fasern enden bereits im benachbarten *Ganglion submandibulare*, in dem sie auf das jeweilige zweite parasympathische Neuron verschaltet werden. Dessen Fortsätze ziehen dann anschließend zu den Glandulae submandibularis und sublingualis sowie den kleineren akzessorischen Zungendrüsen.

Funktion: Mit seinen *speziell-viszeromotorischen* Fasern versorgt der N. facialis die gesamte mimische Muskulatur. Er besitzt damit eine Schlüsselstellung für zahllose Funktionen des alltäglichen Lebens, vom Essen, Trinken und Sprechen über den ständig stattfindenden Lidschlag bis hin zur mimischen Ausdrucksfähigkeit. Mit den *speziell-viszerosensiblen Fasern* aus der Chorda tympani versorgt er die vorderen zwei Drittel der Zunge (über den N. lingualis; Abb. 2.25c), wo sich die meisten Geschmacksrezeptoren befinden. Der N. facialis ist damit für den Hauptteil der Geschmacksempfindung verantwortlich. Mit seinen *parasympathischen Fasern* ist er für die Sekretion der Tränendrüse und der Submandibular- sowie Sublingualdrüse, die beide den Hauptteil der gesamten Speichelsekretion bewerkstelligen, zuständig. Mit der Innervation der Tränendrüse und seiner Funktion für den Lidschlag hat der N. facialis doppelte Bedeutung für die unentbehrliche Befeuchtung der Horn- und Bindehaut des Auges.

Mit der Versorgung des M. stapedius schließlich hat der Nerv noch eine Funktion für die Schalldämpfung im Mittelohr. Dieser Muskel setzt am Steigbügel *(Stapes)* an und luxiert diesen ggf. etwas aus seinem membranösen Fenster zum Innenohr heraus, wodurch die Schallleitung verschlechtert wird (zu den Gehörknöchelchen und den dazugehörigen Muskeln vgl. Kap. 13.2.2). So kann selektiv bei sehr lauten oder sehr leisen Schalleinwirkungen das Ohr in seiner Schallempfindlichkeit reguliert und den Gegebenheiten angepasst werden.

Eine Übersicht über die verschiedenen Anteile des N. facialis mit ihrer Funktion gibt Tabelle 2.10.

Klinik Der N. facialis kann wegen seines komplexen peripheren Verlaufs an vielen Stellen geschädigt werden. Daraus resultiert ein jeweils unterschiedliches Symptommuster, das eine relativ genaue lokalisatorische Zuordnung der Schädigung ermöglicht. Kardinalsymptom der Fazialisläsion ist immer die

- schlaffe Lähmung der Gesichtsmuskulatur.

Hierbei hängt der Mundwinkel auf der betroffenen Seite herunter, die Falten auf der Stirn verstreichen, das Augenlid kann nicht mehr geschlossen werden u.a. Der Patient beklagt auch ein brennendes Gefühl im Auge der betroffenen Seite (Austrocknen der Horn- und Bindehaut durch fehlenden Lidschluss und mangelnde Tränensekretion) und dass beim Trinken die Flüssigkeit aus dem Mund laufe (mangelnder Lippenschluss). Beim Sprechen fällt die Unbeweglichkeit der betroffenen Gesichtshälfte besonders auf.

Je nach Lokalisation der Schädigung können sich fakultativ weitere Symptome zu den genannten einstellen. Tritt die Läsion z.B. im Bereich der Glandula parotis auf (z.B. bei Parotistumoren), ist die Symptomatik rein auf die mimische Muskulatur beschränkt. Bei einer Schädigung des Nervs innerhalb des Canalis facialis kann man zusätzlich – je nachdem, in welcher Höhe die Läsion erfolgt ist – einen Verlust der Geschmacksempfindung in den vorderen zwei Dritteln der Zunge auf der betroffenen Seite und eine Mundtrockenheit (Schädigung vor dem Abgang der Chorda tympani) oder auch zusätzlich noch ein Sistieren der Tränenproduktion (Schädigung vor dem Abgang des N. petrosus major) diagnostizieren. Zusätzlich kann eine Schallüberempfindlichkeit (*Hyperakusis*) zu beobachten sein, die durch die Lähmung des M. stapedius erklärbar ist. Tritt schließlich eine Schädigung des Nervs im Bereich des Meatus acusticus internus ein, liegen meist auch Ausfälle des N. vestibulocochlearis (Hören und Gleichgewicht) vor, da beide Nerven hier so eng zusammenlaufen, dass eine schädigende Einwirkung von außen in der Regel beide Nerven betrifft. Eine isolierte Schädigung der Chorda tympani und damit Mundtrockenheit sowie Ausfall von Geschmacksempfindung kann man nach schweren Mittelohrentzündungen beobachten, bei denen die Chorda in ihrem Verlauf zwischen den Gehörknöchelchen geschädigt werden kann.

Zur Differenzierung *periphere* und *zentrale Fazialisparese* s. S. 142f.

2.3.9 Ganglion pterygopalatinum und Ganglion submandibulare

Beide vegetativen Ganglien empfangen ihre parasympathischen Fasern aus dem N. facialis und werden hier deshalb gemeinsam im Anschluss an ihn besprochen.

Das **Ganglion pterygopalatinum** liegt in der Flügelgaumengrube (Fossa pterygopalatina), wo sich auch der N. maxillaris (V2) in seine drei Zweige aufteilt (sichtbar in Abb. 2.24, *4* und 2.27, *11*). Es dient den sekretorischen Fasern für die Tränendrüse zur Umschaltung auf das zweite Neuron (vgl. Abb. 2.28).

Dieses Ganglion hat wie alle vegetativen Kopfganglien drei zuführende Wurzeln: eine parasympathische (präganglionäre

Tab. 2.10 N. facialis (VII).

Innervation	speziell-viszeromotorisch	allgemein-viszeromotorisch (parasympathisch)	speziell-viszerosensibel
vom Verlauf im Felsenbein aus			
• vor dem Fazialisknie	---	---	---
• N. petrosus major	---	• Tränendrüse	---
• N. stapedius	• M. stapedius im Mittelohr	---	---
• Chorda tympani	---	• Glandulae submandibularis und sublingualis	• vordere 2/3 der Zunge (Geschmack)
nach Verlassen des Fazialiskanals in der Schädelbasis	• gesamte mimische Muskulatur • M. digastricus (Venter posterior) • M. stylohyoideus		

2.3 Hirnnerven (Nervi craniales)

Fasern), eine sympathische (postganglionäre Fasern) und eine sensible Wurzel. Die **parasympathische Wurzel** stammt aus dem *N. petrosus major* des N. facialis (Intermediusanteil), der sich am Ganglion geniculi vom Hauptstamm des Nervs abzweigt (Verlauf s. o.) und über den Canalis pterygoideus die Flügelgaumengrube erreicht, um hier in das Ganglion einzutreten. Dort werden die präganglionären Fasern auf die zweiten parasympathischen Neurone verschaltet und schließen sich dann postganglionär dem *N. zygomaticus* (aus dem N. maxillaris) an, mit dem sie zur Orbita und von dort aus schließlich zur Tränendrüse gelangen, die sie sekretorisch innervieren. Die **sympathische Wurzel** kommt aus dem Plexus caroticus, der postganglionäre Fasern aus dem Halsgrenzstrang (paravertebrale sympathische Ganglien) führt und einen *N. petrosus profundus* zum Ganglion abgibt. Die **sensible Wurzel** stammt als *Rr. ganglionares* aus dem N. maxillaris. Sowohl sympathische als auch sensible Fasern laufen *unverschaltet* durch das Ganglion hindurch. Die efferenten Fasern des Ganglions laufen z. T. zur Tränendrüse, ansonsten aber in die Nasennebenhöhlen und zum Gaumen, wo sie sekretorisch und sensibel innervieren (Abb. 2.28).

Das **Ganglion submandibulare** liegt oberhalb der Glandula submandibularis (Abb. 2.25a, 4) und innerviert außer dieser auch die Sublingualdrüse sowie einige akzessorische Zungendrüsen.

Die **parasympathische Wurzel** dieses Ganglions stammt aus der Chorda tympani des N. facialis (Intermediusanteil, Verlauf s. o.), die sich in der Fossa infratemporalis dem sensiblen N. lingualis (aus dem N. mandibularis) anschließt. Der N. lingualis gibt die präganglionären parasympathischen und **sensible Nervenfasern** an das Ganglion ab. Die **sympathische Wurzel** stammt wie beim Ganglion pterygopalatinum aus dem Halsgrenzstrang und erreicht das Ganglion über den Plexus caroticus entlang der A. carotis bzw. anschließend der A. facialis. Während die sensiblen und sympathischen Fasern wieder nicht verschaltet werden, werden die präganglionären parasympathischen Fasern auf das jeweilige zweite Neuron verschaltet, mit dem sie dann zusammen mit den anderen efferenten Fasern des Ganglions alle Speicheldrüsen mit Ausnahme der Glandula parotis innervieren.

2.3.10 VIII. Hirnnerv, N. vestibulocochlearis

Der VIII. Hirnnerv ist *rein speziell-somatosensibel*. Er führt die Afferenzen aus dem Innenohr, zum einen aus der Schnecke (*N. cochlearis*, akustische = auditorische Reize), zum anderen aus Sacculus, Utriculus und den Bogengängen (*N. vestibularis*, statische Reize = Gleichgewichts- bzw. Bewegungsempfindung). Er hat entsprechend zwei Kerngebiete im Hirnstamm: die *Ncll. cochleares* und die *Ncll. vestibulares*, die beide in Kap. 5.2.8 besprochen werden.

Verlauf: Der **N. cochlearis** beginnt in der Peripherie an den Perikaryen im *Ganglion cochleare* (*Ganglion spirale cochleae*), das sich im Innenohr befindet und dort als spiralisiertes Zellband achsennah dem Verlauf der Cochlea folgt. Die peripheren, dendritischen Fortsätze dieser bipolaren Ganglienzellen enden an den Sinneszellen des Corti-Organs, während die zentralen Fortsätze in ihrer Gesamtheit den *N. cochlearis* des VIII. Hirnnervs bilden (Abb. 2.29, *5*). Der **N. vestibularis** beginnt mit den zentralen Fortsätzen der Perikaryen, die im *Ganglion vestibulare* liegen, das sich in einem gesonderten Fundus im Boden des inneren Gehörgangs (Meatus acusticus internus) befindet. Die peripheren, rezeptiven Fortsätze senden diese Ganglienzellen zu den Sinneszellen im vestibulären Teil des Innenohrs (Bogengänge, Sacculus und Utriculus), vgl. Abb. 2.29, *3* und *4*; *8–11*. Beide Anteile des N. vestibulocochlearis treten dann im knöchernen inneren Gehörgang des Felsenbeins zu einem Nervenstamm zusammen und ziehen durch diesen bis zum Porus acusticus internus, an dem sie in die hintere Schädelgrube eintreten. Der Nerv zieht am Unterrand der Brücke (Pons) unmittelbar kaudolateral des N. facialis in den Hirnstamm hinein, wo sich kochleäre und vestibuläre Fasern wieder trennen, um in den entsprechenden Hirnnervenkernen, *Ncll. cochleares* und *Ncll. vestibulares*, zu enden.

Funktion: Durch die *sensorische Versorgung* des Innenohrs ist der VIII. Hirnnerv zum einen der *Hörnerv*, zum anderen vermittelt er die Sinnesreize aus dem Vestibularorgan, die dem Gehirn in jedem Augenblick Mitteilung über *Körperlage (Position)* und *-bewegung (Lokomotion)* geben. Diese sensorischen Impulse geraten zum allergrößten Teil im Gehirn nicht zum Bewusstsein, sondern werden auf Hirnstammebene reflektorisch so verschaltet, dass sie den aufrechten Gang und Stand ebenso ermöglichen wie eine Anpassung der Augenbewegungen an die Körperbewegungen.

Abb. 2.28 Parasympathische Innervation von Tränen- und Nasendrüsen durch den N. facialis.
1 Hirnstamm, **2** erstes parasympathisches Neuron (aus Ncl. salivatorius superior), **3** N. facialis, **4** N. petrosus major, **5** Ggl. pterygopalatinum, **6** Drüsen in Nasennebenhöhlen und Gaumen, **7** postganglionäre Fasern zur Tränendrüse (R. communicans des N. zygomaticus), **8** N. lacrimalis (aus V1), **9** Tränendrüse. (Aus [1])

Peripheres Nervensystem

Abb. 2.29 N. vestibulocochlearis.
1 Eintritt des Nervs ins Gehirn am Kleinhirnbrückenwinkel. **2** Eintritt vom Os temporale (Pars petrosa) in die Schädelhöhle durch den Porus acusticus internus. **3** N. vestibularis mit dem **4** Ggl. vestibulare, **5** N. cochlearis mit dem **6** Ggl. cochleare (= Ggl. spirale, entlang der Schneckenwindung), **7** Schnecke (Cochlea), **8** Bogengänge, **9** Ampullen der Bogengänge (Sitz der Sinneszellen für Drehbeschleunigung), **10** Sacculus, **11** Utriculus (**10** und **11** = Sitz der Sinneszellen für Linearbeschleunigung).

Klinik Man muss prinzipiell Schädigungen des vestibulären von solchen des kochleären Anteils des VIII. Hirnnervs unterscheiden. Beide können natürlich auf ihrem Weg durch den Meatus acusticus internus oder von dort zum Kleinhirnbrückenwinkel gemeinsam geschädigt werden. Man findet dann sehr häufig auch eine Läsion des N. facialis, da dieser in seinem anfänglichen Verlauf dem VIII. Hirnnerv unmittelbar anliegt. Eine Schädigung des **kochleären Anteils** des VIII. Hirnnervs hat entsprechend seiner Funktion eine

- Schwerhörigkeit oder Taubheit

auf dem Ohr der betroffenen Seite zur Folge. Eine Läsion des **vestibulären Anteils** ist vielschichtiger: Entsprechend den Funktionen des vestibulären Systems bei der *Raumorientierung*, *Blickstabilisierung* und *Körperhaltung* führt eine akute (= relativ rasch eintretende) Schädigung dieses Systems (unabhängig davon, ob zentral die Kerne oder peripher der Nerv bzw. der Vestibularapparat geschädigt sind) zu

- Schwindelerscheinungen,
- Übelkeit,
- Fallneigung zur erkrankten Seite,
- pathologischem Nystagmus[12].

Diese Symptome treten auf, weil nun vestibuläre, visuelle und somatosensible Afferenzen im Hirnstamm nicht mehr in Übereinstimmung sind. Fällt das vestibuläre System hingegen *langsam progredient* aus, z. B. bei Kompression des Nervs durch einen langsam wachsenden Tumor, zeigen sich meist keine oder nur sehr geringe Ausfallsymptome (klinisches Fallbeispiel in Abb. 2.30). Dies erklärt sich dadurch, dass das kontralaterale (gesunde) Vestibularorgan, das ja prinzipiell die gleichen Informationen vermittelt wie das erkrankte ipsilaterale, die Funktion des ausgefallenen Organs übernimmt und so die Schädigung klinisch unauffällig bleibt. Da der Hirnstamm erst „lernen" muss, die Aufgaben des vestibulären Systems mit der Information *aus nur einem* Vestibularorgan zu erfüllen, ist diese Kompensation bei plötzlichem Ausfall des Vestibularorgans nicht möglich, stellt sich aber im Laufe weniger Wochen unter Abklingen der oben beschriebenen Symptome ein.

Abb. 2.30 Tumor des VIII. Hirnnervs (Kleinhirnbrückenwinkel-Tumor, „Akustikusneurinom").
Horizontalschnitt-Kernspintomographie des Gehirns (sog. axiale Schnittebene) der mittleren und hinteren Schädelgrube mit einem gutartigen, langsam wachsenden, von den Schwann-Zellen ausgehenden Nervenscheidentumor *(Schwannom)* des VIII. Hirnnervs links (die Schnittbilder in der Klinik werden „seitenverkehrt" projiziert, man sieht also „von unten" auf die Schnittebene).
1 Kleinhirn, **2** Pons. **3** Kleinhirnbrückenwinkel der gesunden Seite mit **4** N. vestibulocochlearis. An der entsprechenden Stelle auf der Gegenseite **5** Akustikusneurinom im Kleinhirnbrückenwinkel links (nimmt Kontrastmittel auf und hebt sich somit hell gegen das umliegende Gewebe ab). Der Tumor lässt sich bis in den Meatus acusticus internus hinein verfolgen (**6**).
Symptomatik der Patientin: Über Monate zunehmende Hörminderung, zuletzt fast Ertaubung auf dem linken Ohr. Keine nennenswerten Gleichgewichtsstörungen, bei der klinischen Untersuchung jedoch keine Erregbarkeit des linken Vestibularorgans (kann durch Spülung des Gehörgangs mit kaltem Wasser geprüft werden).
(Bild aus Universitätsklinikum Freiburg, beigetragen von Dr. J. Klisch, Abt. Neuroradiologie)

---

[12] unwillkürliches, rhythmisches „Zittern" der Augen (nystazein [gr.] = nicken)

2.3.11 IX. Hirnnerv, N. glossopharyngeus

Der N. glossopharyngeus hat mit dem N. vagus vieles gemeinsam und hat wie dieser einen allgemein-viszeromotorischen, einen speziell-viszeromotorischen, einen allgemein-somatosensiblen und einen allgemein- und speziell-viszerosensiblen Anteil. Er innerviert allgemein-somato- und speziell-viszerosensibel einen Teil der Zunge („glosso-") sowie sensibel und motorisch einen Teil des Schlundes („-pharyngeus"). Entsprechend seinen vier Leitungskategorien hat er vier verschiedene Hirnnervenkerne im Hirnstamm: *Ncl. ambiguus* (speziell-viszeromotorisch), *Ncl. salivatorius inferior* (allgemein-viszeromotorisch), *Ncl. spinalis n. trigemini* (allgemein-somatosensibel) und *Ncll. tractus solitarii* (allgemein- und speziell-viszerosensibel). Diese Kerne werden in Kap. 5.2.9 besprochen.

Verlauf (Abb. 2.31a): Der N. glossopharyngeus tritt aus dem Hirnstamm zwischen VIII. und X. Hirnnerv unter der Brücke (Pons) aus (Abb. 5.2, *IX*). Von dort aus zieht er abwärts zum *Foramen jugulare*, durch das er die Schädelhöhle zusammen mit dem N. vagus (X) und dem N. accessorius (XI) verlässt. Bei seinem Durchtritt durch die Schädelbasis bildet er zwei Ganglien: das kleinere und rein sensible *Ganglion superius* sowie das etwas größere, sensible und parasympathische *Ganglion inferius* (Abb. 2.31a, *2* und *3*). Er zieht dann in einem Bogen zwischen M. stylopharyngeus und M. styloglossus abwärts zur Zungenwurzel, wo er sich im hinteren Drittel der Zunge mit seinen Endästen verzweigt. In seinem Ver-

Abb. 2.31 N. glossopharyngeus.
(a) **Verlauf.**
1 Durchtritt des Nervs durch das Foramen jugulare der Schädelbasis, **2** Ggl. superius, **3** Ggl. inferius. Danach Abgabe des **4** N. tympanicus, der im Mittelohr (Paukenhöhle) den **5** Plexus tympanicus bildet, um anschließend als N. petrosus minor zum **6** Ggl. oticum zu ziehen. Der Hauptstamm des N. glossopharyngeus zieht dann medial des **7** M. styloglossus zum Zungengrund. Bis dahin Abgabe von **8** Ästen zum Pharynx und einem **9** Ast zu Glomus caroticum und Sinus caroticus (an der Karotisgabelung). **10** Ggl. trigeminale, **11** N. mandibularis (der ebenfalls Äste zum Ggl. oticum abgibt), **12** Tonsilla pharyngea, **13** Processus styloideus.
(b) **Sensibles Innervationsgebiet.**
1 Hinteres Drittel der Zunge (Berührung und Geschmack), **2** oberer und mittlerer Pharynx (Berührung).

lauf gibt er mehrere Äste ab: zur Innervation der Glandula parotis und des Mittelohrs (*N. tympanicus*, Abb. 2.31a, *4*), zur motorischen und sensiblen Versorgung der Pharynxmuskulatur (Abb. 2.31a, *8*; wobei er zusammen mit dem N. vagus den *Plexus pharyngeus* bildet), und schließlich zur viszerosensiblen Versorgung des Sinus caroticus bzw. Glomus caroticum mit seinen Mechano- und Chemorezeptoren (Abb. 2.31a, *9*).

Unmittelbar unter dem Foramen jugulare geht der **N. tympanicus** vom Ganglion inferius ab (Abb. 2.31a, *4*). Er führt viszerosensible und präganglionäre parasympathische Fasern und zieht durch den Canalis tympanicus des Felsenbeins zur Paukenhöhle des Mittelohrs, wo er sympathische Fasern aus dem Plexus caroticus (postganglionär aus dem Halsgrenzstrang) aufnimmt und mit diesen einen *Plexus tympanicus* bildet (Abb. 2.31a, *5*). Er versorgt damit sensibel das Mittelohr und die Tuba auditiva. Anschließend geht vom Plexus tympanicus der *N. petrosus minor* ab, der ähnlich wie der N. petrosus major (aus dem N. facialis) zurück in die Schädelhöhle zieht (im Hiatus canalis n. petrosi minoris). Dort verläuft er unter der Dura ein kleines Stück weit nach vorne, um dann durch das *Foramen lacerum* das Schädelinnere erneut zu verlassen und in der Fossa infratemporalis wieder zu erscheinen, wo er im Ganglion oticum endet (Abb. 2.31a, *6*). Dort werden seine präganglionären parasympathischen Fasern verschaltet und ziehen danach als sekretorische Fasern zur Glandula parotis.

Der **R. sinus carotici** (Abb. 2.31a, *9*) ist ein rein viszerosensibler Ast des N. glossopharyngeus, der abwärts zur Karotisgabelung zieht, wo er sensibel die Chemorezeptoren des Glomus caroticum (CO_2- und O_2-Partialdruckmessung im Blut) und die Pressorezeptoren im Sinus caroticus (Blutdruckmessung) versorgt.

Funktion: Der N. glossopharyngeus innerviert *speziell-viszeromotorisch* zusammen mit dem N. vagus über den Plexus pharyngeus die Schlundmuskulatur, dabei auch den Gaumensegelheber (M. levator veli palatini). Er hat dadurch eine außerordentlich große Bedeutung beim Schluckvorgang, vor allem beim Verschluss der Verbindung vom Mund- zum Nasenraum, der durch den Gaumensegelheber und die oberen beiden Schlundschnürer erfolgt. Der Verschluss verhindert, dass beim Schlucken Speise- oder Flüssigkeitsanteile in den Nasenraum gepresst werden. Mit der Innervation des Rachens hat der N. glossopharyngeus auch große Bedeutung bei der Sprachbildung. *Allgemein-viszeromotorisch* (parasympathisch) innerviert er die Glandula parotis, die etwa 25 % der Gesamt-Speichelproduktion stellt. *Allgemein-somatosensibel* und *speziell-viszerosensibel* (Geschmacksknospen in den Papillae vallatae) versorgt er das hintere Drittel der Zunge (Abb. 2.31b, *1*). Weitere sensible Äste hat er zum Naso- und Oropharynxbereich (Abb. 2.31b, *2*) sowie zur Tuba auditiva und zum Mittelohr. Durch seine *allgemein-viszerosensiblen* Fasern zum Sinus caroticus und zum Glomus caroticum (Blutdruck- sowie O_2- und CO_2-Messung) ist er darüber hinaus von größter Wichtigkeit bei der zentralen Atem- und Kreislaufregulation.

Eine Übersicht über den N. glossopharyngeus gibt Tabelle 2.11.

Klinik Ein *isolierter* Ausfall des N. glossopharyngeus ist klinisch selten. Sehr häufig sind der X. und XI. Hirnnerv mit betroffen, da sie alle einen gemeinsamen Austrittspunkt an der Schädelbasis im Foramen jugulare haben. Dort können sie z. B. bei Tumoren in diesem Bereich oder bei Schädelbasisverletzungen geschädigt werden. Eine Glossopharyngeusläsion führt zu sensiblen Ausfällen im oberen Pharynxbereich (Ausfall des Würgereflexes) und des hinteren Drittels der Zunge, wo auch die Geschmacksempfindung (vor allem der Qualität „bitter") auf der betroffenen Seite verloren ist. Ähnlich wie bei einer Läsion des N. vagus kann das Gaumensegel nicht mehr richtig angehoben werden. Das führt dazu, dass das Gaumenzäpfchen (Uvula) *zur gesunden Seite* abweicht. Gleichzeitig kann die hintere Rachenwand nun dem Gaumensegel nicht mehr richtig angenähert werden, so dass sowohl beim Schlucken als auch beim Sprechen der Oropharynx vom Nasopharynx nicht ausreichend getrennt wird. Infolgedessen tritt einerseits dem Patienten beim Schlucken, besonders beim Trinken, Flüssigkeit und ggf. sehr dünnflüssige Speise aus der Nase wieder aus. Zusätzlich fällt eine näselnde Aussprache der Vokale auf.

Tab. 2.11 N. glossopharyngeus (IX).

Innervation	Motorisch (speziell-viszeromotorisch)	parasympathisch (allgemein-viszeromotorisch)	allgemein-somatosensibel	allgemein-viszerosensibel (Eingeweide) und speziell-viszerosensibel (Geschmack)
• N. tympanicus	---	• Gl. parotis (Ohrspeicheldrüse)	• Mittelohr • Tuba auditiva	---
• R. sinus carotici	---	---	---	• Sinus caroticus/ Glomus caroticum
• Rr. pharyngei	• Rachenmuskulatur (zus. mit N. vagus)	• Schleimdrüsen des Rachens	• Schleimhaut des Rachens	---
• Endast des Nervs	---	---	• hinteres Drittel der Zunge	• hinteres Drittel der Zunge (Geschmack)

2.3.12 Ganglion oticum

Das Ganglion oticum befindet sich medial des Austritts des N. mandibularis unter der Schädelbasis in der Fossa infratemporalis (Abb. 2.32) und dient zur Umschaltung der sekretorischen Fasern für die Glandula parotis.

Seine **parasympathische Wurzel** empfängt das Ganglion aus dem N. petrosus minor, der ursprünglich als N. tympanicus aus dem N. glossopharyngeus entspringt (Verlauf s. o.). Diese präganglionären Fasern werden im Ganglion verschaltet, schließen sich dann dem N. auriculotemporalis aus V3 an, um über diesen zur Glandula parotis zu gelangen, die sie sekretorisch innervieren. Die **sympathische Wurzel** erreicht das Ganglion über das sympathische Nervengeflecht entlang der A. meningea media, das sich vom Plexus caroticus her fortsetzt. Die **sensiblen Fasern** werden bei diesem Ganglion ausnahmsweise von **motorischen Fasern** begleitet, die beide aus dem N. mandibularis zum Ganglion treten und wie die sympathischen Fasern unverschaltet hindurchziehen. Die **efferenten Fasern** des Ganglions laufen großenteils mit dem N. auriculotemporalis zur Glandula parotis (s. o.), wobei die motorischen Fasern aus dem N. mandibularis auf gesonderten Wegen zu ihren Effektormuskeln, dem M. tensor veli palatini und dem M. tensor tympani, ziehen.

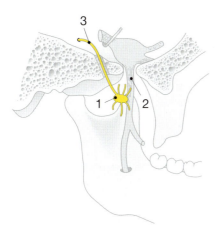

Abb. 2.32 Lage des Ggl. oticum in der Fossa infratemporalis. **1** Ggl. oticum, medial des **2** N. mandibularis, **3** N. petrosus minor (aus IX), dessen Austrittsstelle durch die Schädelbasis durch Anheben des Ggl. trigeminale freigelegt ist.

2.3.13 X. Hirnnerv, N. vagus

Der N. vagus hat mit dem N. glossopharyngeus einige Gemeinsamkeiten. Wie dieser hat er einen *allgemein-viszeromotorischen* Anteil, der ihn als den größten parasympathischen Nerv des Körpers ausweist. Außerdem besitzt er einen *speziell-viszeromotorischen* für die Schlund- und Kehlkopfmuskulatur, einen *allgemein-somatosensiblen* ebenfalls für Schlund und Kehlkopf sowie den äußeren Gehörgang und einen *speziell-viszerosensiblen* für einige wenige Geschmacksrezeptoren im Pharynx und auf der Epiglottis. *Viszerosensible* Informationen führt er aus Brust- und Baucheingeweiden. Er ist der Hirnnerv mit dem weitesten Innervationsgebiet und reicht als Einziger bis hinab in den Brust- und Bauchraum.[13] Entsprechend seinen vier Leitungskategorien hat er vier verschiedene Hirnnervenkerngebiete im Hirnstamm: *Ncl. ambiguus* (speziell-viszeromotorisch), *Ncl. dorsalis n. vagi* (allgemein-viszeromotorisch), *Ncl. spinalis n. trigemini* (allgemein-somatosensibel) und *Ncll. tractus solitarii* (allgemein- und speziell-viszerosensibel). Diese Kerne werden in Kap. 5.2.10 besprochen.

Verlauf (Abb. 2.33a): Der N. vagus tritt lateral hinter der Olive aus der Medulla oblongata aus (Abb. 5.2, X). Er verlässt anschließend mit dem IX. und XI. Hirnnerv durch das *Foramen jugulare* die Schädelhöhle, wobei er wie der N. glossopharyngeus ein kleineres, somatosensibles *Ganglion superius* und ein größeres, viszerosensibles *Ganglion inferius* ausbildet. Im weiteren Verlauf des Nervs kann man einen Kopf-, einen Hals-, einen Brust- und einen Bauchteil unterscheiden.

Der **Kopfteil** gibt zunächst einen kleinen *R. meningeus* zu den Hirnhäuten der hinteren Schädelgrube ab. Dann zieht er vom Ganglion superius aus durch den Processus mastoideus zur Haut des äußeren Gehörgangs und gelangt zu einem Teil der vorderen Ohrmuschel, die er allgemein-somatosensibel innerviert (nicht dargestellt in Abb. **2.33a**).

Der **Halsteil** zieht im *Gefäßnervenstrang* des Halses mit der A. carotis *(interna,* weiter kaudal *communis)* und der V. jugularis interna abwärts und gibt auf seinem Weg den *R. pharyngeus* ab (Abb. **2.33a**, 3). Dieser bildet mit dem N. glossopharyngeus den *Plexus pharyngeus*, welcher motorisch und sensibel den Pharynx innerviert. Der sensible Anteil des N. vagus beschränkt sich im Pharynxbereich vorwiegend auf den kaudalen Anteil. Zwei weitere wichtige Äste gibt der Vagus zum Kehlkopf ab. Der obere Ast, *N. laryngeus superior* (Abb. **2.33a**, 4), verlässt den N. vagus bereits am Ganglion inferius und zieht zwischen A. carotis interna und Pharynxwand nach kaudal. Dort teilt er sich über dem Kehlkopf in einen *R. externus* (versorgt den M. cricothyroideus) und einen *R. internus* (versorgt sensibel die Kehlkopfschleimhaut oberhalb der Stimmritze). Der untere Ast, *N. laryngeus recurrens* (auch: *N. laryngeus inferior)*, verlässt den N. vagus etwa in Höhe des Eintritts in den Thorax (links etwas weiter kaudal). Dann biegt er links unter dem Aortenbogen, rechts unter der A. subclavia nach oben um (Abb. **2.33a**, 6) und zieht dann zwischen Trachea und Ösophagus zurück nach oben zum Kehlkopf, wo er die Schleimhaut unterhalb der Stimmlippe und *alle Kehlkopfmuskeln* mit Ausnahme des M. cricothyroideus innerviert.

---

[13] vagus (lat.) = (weit) umherschweifend

Peripheres Nervensystem

Abb. 2.33 N. vagus.
(a) **Verlauf.**
1 Ggl. superius, 2 Ggl. inferius, 3 R. pharyngeus, 4 N. laryngeus superior, 5 R. cardiacus zum Plexus cardiacus, 6 N. laryngeus recurrens, der rechts unter der A. subclavia, links unter dem Aortenbogen umbiegt und zurück zum Kehlkopf verläuft. 7 Plexus pulmonalis, 8 direkte Äste zur Versorgung des Herzvorhofs, 9 Plexus oesophageus (hinter dem Herzen, um den Ösophagus herum), 10 Truncus vagalis anterior, 11 Truncus vagalis posterior, 12 Plexus coeliacus mit abgehenden vagalen Fasern zu Leber, Magen und Milz, 13 Plexus mesentericus superior mit abgehenden vagalen Ästen zu Dünn- und Dickdarm, 14 Rr. renales, 15 A. mesenterica inferior, 16 rechtes Herzohr.

(b) **Normales Bild beim Blick in den Rachen eines Gesunden, rechts daneben normales Bild beim Kehlkopfspiegeln: geschlossene Stimmritzen.** (Z. T. modifiziert nach Boenninghaus, HNO-Heilkunde, Springer 1990)

(c) **Bild bei Läsion des N. vagus links.** Das Gaumenzäpfchen weicht zur gesunden Seite ab, Gaumensegel und Gaumenbögen hängen auf der Seite der Läsion schlaff herunter, und ein Verschluss der Stimmritze ist nicht mehr möglich, weil das linke Stimmband nicht mehr gespannt werden kann.

2.3 Hirnnerven (Nervi craniales)

Klinik Der N. laryngeus recurrens hat (insbesondere auf der linken Seite) durch seinen speziellen Verlauf und seine wichtige Funktion sehr große klinische Bedeutung. Sehr oft wird er durch vom Lungenhilus ins Mediastinum einwachsende Lymphknotenmetastasen eines Bronchialkarzinoms komprimiert. Auch kann der Nerv bei seinem Umbiegen unter dem Aortenbogen, das direkt lateral des Lig. arteriosum erfolgt, zwischen dem Ligament und einem entstehenden *Aortenaneurysma* eingeklemmt und abgedrückt werden. Dies äußert sich in einem einseitigen Funktionsverlust der Kehlkopfmuskeln und damit *Heiserkeit*, die auf diese Weise erstes Symptom eines lebensbedrohlichen Bronchialkarzinoms oder eines Aortenaneurysmas sein kann. Weiterhin wird er durch seinen Verlauf dorsal der Schilddrüsenkapsel nicht selten bei Schilddrüsenoperationen verletzt. Auch dies führt dann zu einseitigem Funktionsverlust der Kehlkopfmuskulatur mit Heiserkeit.

Weitere Äste des Halsteils gehen als parasympathische *Rr. cardiaci cervicales superiores* und *inferiores* zum Plexus cardiacus, um in dessen Ganglien auf das zweite Neuron verschaltet zu werden (Abb. 2.33a, 5). Die postganglionären Fasern innervieren danach den Herz*vorhof* bis zum AV-Knoten – *nicht* aber die Kammer! – parasympathisch, wobei der rechte Vagus den Sinusknoten, der linke Vagus den AV-Knoten innerviert. Gleichzeitig ziehen hierbei viszero*sensible* Fasern aus dem N. vagus zum Herzen.

Der **Brustteil** beginnt mit dem Eintritt des N. vagus in die obere Thoraxapertur (rechts zwischen A. subclavia und V. brachiocephalica, links zwischen Aortenbogen und V. brachiocephalica). Ab hier enthält er nur noch parasympathische und einige viszerosensible Fasern. Sie ziehen im Mediastinum abwärts, wobei sie *Rr. oesophagei* zum Ösophagus und *Rr. bronchiales* zu den Lungen und Bronchien (jeweils glatte Muskulatur und Schleimdrüsen) abgeben. Danach beginnen sich die Fasern der Nn. vagi beider Seiten zu durchmischen. Sie ziehen hinter dem Lungenhilus vorbei und gliedern sich vor und hinter dem Ösophagus in einen *Truncus vagalis anterior* (90% Fasern aus dem linken Vagus) und einen *Truncus vagalis posterior* (90% Fasern aus dem rechten Vagus) auf (Abb. 2.33a, *10* und *11*).

Der **Bauchteil** des N. vagus schließlich beginnt mit dem Durchtritt der beiden Trunci vagales durch den Hiatus oesophageus in das Abdomen, wo sie sich reichhaltig verzweigen. Die Vagusfasern innervieren dabei parasympathisch die Eingeweide des Oberbauchs und den Gastrointestinaltrakt vom Magen über den Dünndarm bis hinab zum Colon, das sie im Bereich des Colon ascendens und Colon transversum innervieren. Der Versorgungsbereich des N. vagus endet dann im Bereich der linken Kolonflexur. Die dabei oft als *Cannon-Böhm-Punkt* angegebene Grenze zwischen dem Versorgungsgebiet des Vagus und des sakralen Parasympathikus ist keineswegs scharf, sondern es herrscht eine erhebliche Überlappung beider Innervationen im Bereich des linksseitigen Colons.

Funktion: Der N. vagus hat auf Grund seines langen und weit reichenden Verlaufs sehr viele Funktionen. **Motorisch** (speziell-viszeromotorisch) innerviert er die Kehlkopfmuskulatur und ist damit einer der wichtigsten Nerven, die das Sprechen und Atmen möglich machen. Weiterhin innerviert er gemeinsam mit dem N. glossopharyngeus die Schlundmuskulatur. **Sensibel** versorgt er ebenfalls den Kehlkopf und neben einem Teil der Ohrmuschel auch den äußeren Gehörgang. **Speziell-viszerosensibel** (Geschmack) innerviert er die wenigen Geschmacksknospen im Pharynx und Epiglottisbereich. **Allgemein viszerosensibel** versorgt der N. vagus einen Großteil der Eingeweide, die er auch viszeromotorisch innerviert. Hierbei sind vor allem die Versorgung der Lungen (Dehnungsrezeptoren, wichtig bei der Atemregulation, vgl. S. 136f.), des Herzens und des Aortenbogens (Registrierung der Wandspannung im Dienst der Blutdruckregulation) von großer Bedeutung. **Allgemein-viszeromotorisch** schließlich innerviert der N. vagus alle parasympathisch zu innervierenden Organe vom Halsbereich abwärts bis zur linken Kolonflexur. Der Vagus ist damit das größte efferente System des Parasympathikus. Er sorgt am Gastrointestinaltrakt für eine Peristaltiksteigerung der glatten Muskulatur, eine Sekretionssteigerung der dortigen Drüsen und verändert auch die chemische Zusammensetzung der Sekrete. An den Lungen führt er zu einer Bronchokonstriktion und Sekretionssteigerung der Bronchialdrüsen, was beim *Asthma* klinische Bedeutung hat. Am Herzen führt der N. vagus zu einer Verlangsamung der Herzfrequenz (rechter Vagus) und zu einer Verlangsamung der Erregungsüberleitung von Vorhof zu Kammer (linker Vagus), während er auf die Kontraktionskraft des Herzens keinen Einfluss hat, da er die Kammermuskulatur nicht innerviert.

Eine Übersicht über die verschiedenen Vagusanteile gibt Tabelle 2.12.

Klinik Eine komplette Lähmung des N. vagus ist klinisch nicht sehr häufig. Wenn die Schädigung komplett ist, erfolgt sie in der Regel sehr weit oben am Hals oder (häufiger) im Bereich des Foramen jugulare durch Schädelbasisbrüche oder Tumoren, wobei dann meist auch der IX. und der XI. Hirnnerv mitbetroffen sind (s.o.). Eine Läsion des N. vagus hat mit der des N. glossopharyngeus vieles gemeinsam: die Schluckbeschwerden (Ausfall der Schlundmuskulatur), die Gaumensegellähmung mit der Uvulaabweichung zur gesunden Seite (Abb. 2.33b, c), die bei der Vaguslähmung noch ausgeprägter ist, und die näselnde Aussprache. Leitsymptom der Vagusschädigung ist jedoch stets die *Heiserkeit* auf Grund der einseitigen Lähmung der Kehlkopfmuskeln. Beim Spiegeln des Kehlkopfes sieht man das Stimmband der betroffenen Seite auch bei Phonation unbeweglich verharren (Abb. 2.33b, c). Eine beidseitige Stimmbandlähmung durch eine beidseitige Schädigung des N. laryngeus recurrens kann zu schwerster Atemnot führen, da die Stimmritzen nicht mehr weit genug geöffnet werden können (Lähmung des M. cricoarytenoideus posterior, „*Postikuslähmung*"). In seltenen Fällen kann, je

Tab. 2.12 N. vagus (X).

Innervation	motorisch (speziell-viszeromotorisch)	parasympathisch (allgemein-viszeromotorisch)	allgemein-somatosensibel	allgemein-viszerosensibel (Eingeweide) und speziell-viszerosensibel (Geschmack)
Kopfteil	---	---	• Hirnhaut in der hinteren Schädelgrube • äußerer Gehörgang • Teil der Ohrmuschel	---
Halsteil				
• R. pharyngeus	• Rachenmuskulatur (zus. mit IX)	---	• kaudaler Rachenbereich und Übergang zu Trachea/Ösophagus	• Epiglottis (Geschmacksrezeptoren)
• N. laryngeus superior	• M. cricothyroideus		• Schleimhaut des Kehlkopfs oberhalb der Stimmritze	---
• N. laryngeus recurrens	• sämtliche Kehlkopfmuskeln außer M. cricothyroideus	---	• Schleimhaut des Kehlkopfs unterhalb der Stimmritze	
• Rr. cardiaci	---	Herzvorhof	---	• Herz und Aortenbogen (Dehnungsrezeptoren)
Brustteil				
• Rr. oesophagei	---	• Ösophagus (Peristaltik)	---	• Ösophagus
• Rr. pulmonales	---	• Bronchien/Bronchioli (glatte Muskulatur und Schleimdrüsen)	---	• Lunge (Dehnungsrezeptoren)
Bauchteil	---	• Magen • Darm bis li. Kolonflexur • Leber • Gallenblase • Pancreas • Niere	---	• z. T. Eingeweide des Oberbauches • Darm bis li. Kolonflexur

nachdem, ob rechts- oder linksseitige Vagusschädigungen auftreten, eine Tachykardie (rechter Vagus – Wegfall der parasympathischen Sinusknoteninnervation) oder eine Arrhythmie (linker Vagus – Wegfall der parasympathischen AV-Knoten-Innervation mit AV-Überleitungsstörungen) auffallen.

Je nach Höhenlokalisation der Schädigung können einzelne dieser Symptome wegfallen.

2.3.14 XI. Hirnnerv, N. accessorius

Der N. accessorius ist *speziell-viszeromotorisch* und streng genommen nur bedingt zu den Hirnnerven zu rechnen. Der einzige Anteil, der tatsächlich aus dem Gehirn kommt, schließt sich nach einem sehr kurzen Verlauf mit dem N. accessorius dem N. vagus an, mit dem er zu dessen Innervationsgebieten zieht. Dieser Anteil wird *Radix cranialis n. accessorii* genannt, und es ist fragwürdig, ob es sinnvoll ist, diese Fasern dem N. accessorius zuzuordnen. Der eigentliche Ursprung des Nervs liegt im zervikalen Rückenmark als *Ncl. n. accessorii* (s. Kap. 5.2.11).

Verlauf (Abb. 2.34): Die efferenten Fasern des Ncl. n. accessorii treten mit sechs Bündeln als *Radix spinalis n. accessorii* zwischen Vorder- und Hinterwurzel aus dem Rückenmark, bündeln sich zum N. accessorius und treten neben dem Rückenmark durch das *Foramen magnum* in die Schädelhöhle ein. Dort zieht der Nerv, vorübergehend die Radix cranialis (Fasern aus dem Ncl. ambiguus der Medulla oblongata) aufnehmend, zum *Foramen jugulare*. Während er die Radix cranialis an den N. vagus abgibt, tritt er mit diesem und dem N. glossopharyngeus durch das Foramen jugulare aus der Schädelhöhle aus. Er verläuft dann über den Querfortsatz des Atlas hinweg ins laterale Halsdreieck, wo er nach nach kaudal zieht. Dabei gibt er Zweige an den M. sternocleidomastoideus ab (Abb. 2.34, 6) und endet schließlich mit zahlreichen Ästen von unten her im M. trapezius (Abb. 2.34, 7).

Funktion: Mit der Innervation des M. sternocleidomastoideus sorgt der XI. Hirnnerv für eine Neigung des Kopfes nach ipsilateral bei gleichzeitiger Wendung des Gesichts nach kontralateral. Durch die Innervation des M. trapezius wird u.a. neben einer Fixierung der Scapula eine Hebung der Schulter ermöglicht und eine Elevation des Arms über die Horizontale erleichtert.

2.3 Hirnnerven (Nervi craniales)

Abb. 2.34 N. accessorius.
Der Nerv entspringt mit **1** sechs Wurzeln als Radix spinalis aus dem Zervikalmark zwischen Vorderwurzeln und Hinterwurzeln (beide abgetrennt). **2** Eintritt des Nervs mit dem Rückenmark in die Schädelhöhle durch das Foramen magnum, danach schließt sich ihm die **3** Radix cranialis an (gestrichelt dargestellt), die dann beim Durchtritt durch das **4** Foramen jugulare zum **5** N. vagus übertritt. Anschließend zieht der Nerv im lateralen Halsdreieck abwärts, um den **6** M. sternocleidomastoideus und den **7** M. trapezius zu innervieren. (Modifiziert nach [1])

Klinik Eine Schädigung des N. accessorius kommt nicht selten bei Halsverletzungen, großen Operationen in dieser Region (häufig im HNO-Bereich) oder auch nur bei operativer Entfernung eines Lymphknotens im lateralen Halsdreieck vor. Auch bei seinem Austritt aus dem Foramen jugulare kann der Nerv – meist gemeinsam mit den Nn. vagus und glossopharyngeus – lädiert werden (Schädelbasisverletzungen, Tumoren). Bei einer Läsion des N. accessorius resultiert dann eine leichtgradige Schiefhaltung des Kopfes zur *kontralateralen* mit Gesichtswendung zur *ipsilateralen* Seite der Schädigung durch das funktionelle Überwiegen des nicht gelähmten M. sternocleidomastoideus der Gegenseite. Weiterhin fallen bei der klinischen Untersuchung eine z.T. sehr ausgeprägte Schwäche beim Heben des Arms der betroffenen Seite über die Horizontale, eine Schwäche beim Hochziehen der Schulter und ein abstehendes Schulterblatt (*Scapula alata*) auf.

2.3.15 XII. Hirnnerv, N. hypoglossus

Der N. hypoglossus ist *rein somatomotorisch* und hat entsprechend nur einen Hirnnervenkern, den *Ncl. n. hypoglossi* (s. Kap. 5.2.12).

Verlauf (Abb. 2.35): Der N. hypoglossus entspringt mit mehreren Faserbündeln als einziger Hirnnerv *vor der Olive* aus der Medulla oblongata (Abb. 5.2, XII). Er verlässt die Schädelhöhle durch den *Canalis n. hypoglossi* im Foramen magnum. Unter der Schädelbasis erscheint er dorsal vom N. vagus, zieht dann hinter diesem zur Seite und in einem Bogen herab zwischen A. carotis interna und V. jugularis interna hindurch zum Zungengrund, in den er lateral vom M. hyoglossus eintritt. Er verteilt sich anschließend mit seinen Endästen in der gesamten Zungenmuskulatur.

Funktion: Als einziger Nerv, der motorisch die Zunge versorgt, hat er größte Bedeutung beim Sprechen, Essen, Trinken und Schlucken.

Klinik Eine Schädigung des N. hypoglossus ist leicht zu diagnostizieren: Die Zunge weicht beim Herausstrecken *zur erkrankten Seite* ab, da die Muskulatur die auf der gesunden Seite herausschiebt, von der kranken Seite her kein Widerlager mehr bekommt. Dem Patienten selbst fällt zunächst seine verwaschene und undeutliche Sprache auf, die durch die Lähmung der Zungenmuskulatur verursacht ist. Auch können Schwierigkeiten beim Schlucken auftreten („man bekommt den Bissen nicht herunter"), da beim Schluckakt die Zunge gegen den Gaumen gedrückt werden muss.

2.3.16 Durchtritt der Hirnnerven durch die Schädelbasis

Die zwölf Hirnnerven verlassen das Schädelinnere ausnahmslos an der Schädelbasis. Im Folgenden werden die Durchtrittsstellen anhand von Abb. 2.36 und Tabelle 2.13 noch einmal in einer Übersicht besprochen. Viele Hirnnervendurchtrittsstellen an der Schädelbasis sind von der *Dura mater* (= harten Hirnhaut) überzogen, so dass man bei diesen Hirnnerven einen Durchtritt durch die Dura und einen durch die Schädelbasis unterscheiden muss.

In der **vorderen Schädelgrube** treten die Fila olfactoria (N. olfactorius, I) von unten durch die *Lamina cribrosa* des Siebbeins (Abb. 2.36, *1*). Der Lamina liegt unmittelbar der *Bulbus olfactorius* (als ein Teil des Großhirns) auf, in dem die Riechnerven enden (Abb. 2.36, *2*). Dorsal davon zieht durch den *Canalis opticus* der N. opticus (II) in die mittlere

2 Peripheres Nervensystem

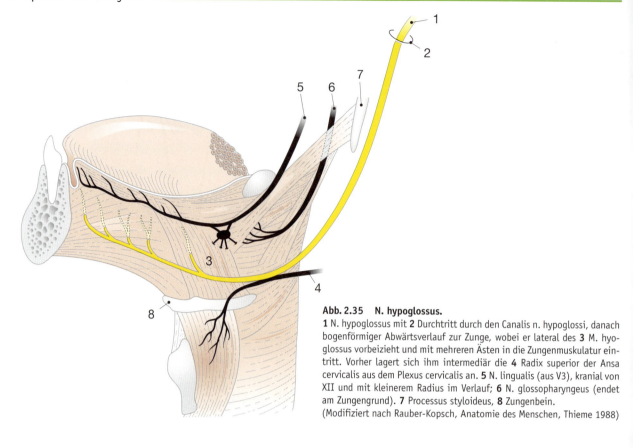

Abb. 2.35 N. hypoglossus.
1 N. hypoglossus mit **2** Durchtritt durch den Canalis n. hypoglossi, danach bogenförmiger Abwärtsverlauf zur Zunge, wobei er lateral des **3** M. hyoglossus vorbeizieht und mit mehreren Ästen in die Zungenmuskulatur eintritt. Vorher lagert sich ihm intermediär die **4** Radix superior der Ansa cervicalis aus dem Plexus cervicalis an. **5** N. lingualis (aus V3), kranial von XII und mit kleinerem Radius im Verlauf; **6** N. glossopharyngeus (endet am Zungengrund). **7** Processus styloideus, **8** Zungenbein.
(Modifiziert nach Rauber-Kopsch, Anatomie des Menschen, Thieme 1988)

Schädelgrube ein (Abb. 2.36, *3*). Er wird in seinem Verlauf von der A. ophthalmica (aus der A. carotis interna) begleitet (Abb. 2.36, *4*). Dorsolateral der Öffnung des Canalis opticus tritt ein ganzes Bündel von Nerven durch die *Fissura orbitalis superior* von der **mittleren Schädelgrube** aus in die Augenhöhle ein, von medial nach lateral: N. oculomotorius (III; Abb. 2.36, *10*), N. abducens (VI; Abb. 2.36, *9*), N. trochlearis (IV; Abb. 2.36, *8*) und ganz lateral schließlich der N. ophthalmicus (V1; Abb. 2.36, *7*), der hier auch oft bereits in seine drei Endäste N. frontalis, N. lacrimalis und N. nasociliaris aufgeteilt ist. Der Eintritt all dieser Nerven *in die Dura* (Abb. 2.36, *rechte Seite*) erfolgt nicht erst in der Fissura orbitalis superior, sondern z. T. bereits wesentlich weiter dorsal: Der N. abducens (Abb. 2.36, *9*) tritt am Clivus in der hinteren Schädelgrube durch die Dura, läuft dann unter der Hirnhaut auf dem Knochen bis zum Sinus cavernosus und durchquert diesen, bis er zur Augenhöhle gelangt. Als der Nerv mit dem längsten intraduralen Verlauf ist er besonders bei Schädelbasisverletzungen und Hirnhautentzündungen gefährdet. Der N. oculomotorius (Abb. 2.36, *10*) durchbohrt die Dura am dorsolateralen Rand des Sinus cavernosus im Dach der Sella turcica und läuft in der Seitenwand des Sinus cavernosus, von der Dura bedeckt, bis zur Augenhöhle. Der N. trochlearis (Abb. 2.36, *8*) tritt etwas dorsolateral des N. oculomotorius durch die Dura und läuft ebenfalls in der Wand des Sinus cavernosus nach vorne. (Durchtritt des N. trigeminus durch die Dura mater s. u.)

Medial von der Fissura orbitalis superior liegt die Sella turcica. In ihr befindet sich die Hypophyse (Abb. 2.36, *12*), die allseits vom *Sinus cavernosus* (venöser Blutleiter in der Schädelbasis, s. Kap. 11.4.3) umgeben ist. Hier tritt auch die A. carotis interna durch den *Canalis caroticus* in die Schädelhöhle ein und durchläuft den Sinus cavernosus mit einer in Abb. 2.36 abpräparierten Schlinge *(Karotissiphon*, Abb. 2.36, *5* und *6*).

Ebenfalls in der mittleren Schädelgrube treten der zweite und der dritte Ast des N. trigeminus (N. maxillaris = V2 und N. mandibularis = V3) durch die Schädelbasis: Der N. maxillaris zieht durch das *Foramen rotundum* (Abb. 2.36, *19*), der N. mandibularis durch das dorsolateral davon gelegene *Foramen ovale* (Abb. 2.36, *20*). Der Durchtritt *durch die Dura* erfolgt beim N. trigeminus bereits vor seiner Teilung in die drei Hauptäste an der Grenze zwischen hinterer und mittlerer Schädelgruppe an der Oberkante der Felsenbeinpyramide (Abb. 2.36, *14*). Dort tritt er in eine Duratasche ein, in der er dann das *Ganglion trigeminale* bildet (Abb. 2.36, *16*).

Etwas dorsolateral des Ganglion trigeminale sieht man *unter der Dura* den N. petrosus major (Abb. 2.36, *22*; aus dem N. facialis) und den N. petrosus minor (Abb. 2.36 *24*; aus dem N. glossopharyngeus). Sie treten in die Schädelbasis durch den *Hiatus n. petrosi majoris* bzw. *Hiatus n. petrosi minoris* ein, ziehen nach medioventral und verlassen die Schädelhöhle wieder durch das *Foramen lacerum*. Lateral vom Verlauf dieser beiden

2.3 Hirnnerven (Nervi craniales)

Abb. 2.36 Schädelbasis mit Austrittsstellen der Hirnnerven. Auf der linken Hälfte ist die Dura vollständig entfernt, rechts ist sie erhalten, so dass links die Knochendurchtrittsstellen, rechts die Duradurchtrittsstellen der Nerven zu sehen sind.
1 Lamina cribrosa mit Durchtritt der Riechnerven, die im **2** Bulbus olfactorius enden. **3** N. opticus, der gemeinsam mit der **4** A. ophthalmica durch den Canalis opticus zieht. **5** Eintritt der A. carotis interna in die Schädelhöhle. **6** Austritt der A. carotis interna aus dem Sinus cavernosus, **7** N. ophthalmicus (V1), **8** N. trochlearis, **9** N. abducens, **10** N. oculomotorius (beachte bei **7–10** sowie **17** und **18** die Differenz zwischen Duradurchtritt und Knochendurchtritt), **11** Fissura orbitalis superior, **12** Hypophyse, **13** Dorsum sellae, **14** N. trigeminus, der an der **15** Felsenbeinpyramide unter die Dura tritt und das **16** Ggl. trigeminale bildet mit nachfolgender Aufteilung in **7** N. ophthalmicus, **17** N. maxillaris und **18** N. mandibularis. Austritt von **17** und **18** durch **19** Foramen rotundum und **20** Foramen ovale. Dorsolateral davon **21** Hiatus canalis n. petrosi majoris mit Eintritt des **22** N. petrosus major, **23** Hiatus canalis n. petrosi minoris mit Eintritt des **24** N. petrosus minor, **25** Foramen spinosum mit gemeinsamem Eintritt von A. meningea media und R. meningeus (aus V3), deren Verlaufsstrecke als Abdruck im Knochen (**26**) sichtbar bleibt. In der hinteren Schädelgrube davon gemeinsamer Austritt von **27** N. facialis (mit **28** N. intermedius) und **29** N. vestibulocochlearis durch den **30** Porus acusticus internus. Dorsokaudal davon gemeinsamer Austritt von **31** N. glossopharyngeus, **32** N. vagus und **33** N. accessorius durch das **34** Foramen jugulare. Beachte den Eintritt des N. accessorius durch das **35** Foramen magnum mit dem **36** Rückenmark und der **37** A. vertebralis. **38** N. hypoglossus, **39** Schnittrand der Dura.

Peripheres Nervensystem

Nerven zieht die A. meningea media (aus der A. maxillaris) zusammen mit dem R. meningeus (aus dem N. mandibularis) durch das *Foramen spinosum* in die Schädelhöhle (Abb. 2.36, *25*). Sie bleiben in ihrem Verlauf intradural und versorgen mit zahlreichen Ästen einen sehr großen Bereich der Hirnhäute.

An der Hinterkante der Felsenbeinpyramide verlassen der N. facialis (VII, häufig mit makroskopisch abgrenzbarem Intermediusanteil) und der N. vestibulocochlearis (VIII) durch den *Porus acusticus internus* die **hintere Schädelgrube** (Abb. 2.36, *27–30*). Sie verlaufen weiter im *Meatus acusticus internus* in Richtung Innenohr, wobei der N. facialis dann unten durch das Foramen stylomastoideum die Schädelbasis wieder verlässt. Dorsokaudal des Meatus acusticus internus befindet sich das *Foramen jugulare*. Es bildet die Durchtrittsstelle für den N. glossopharyngeus (IX; Abb. 2.36, *31*), den N. vagus (X; Abb. 2.36, *32*) und den N. accessorius (XI; Abb. 2.36, *33*). Der N. accessorius zieht zuvor gemeinsam mit dem Rückenmark durch das *Foramen magnum* in die Schädelhöhle und verlässt sie durch das Foramen jugulare wieder. Das Foramen jugulare ist auch der Mündungsort zahlreicher intraduraler venöser Sinus (s. Kap. 11.4.3), die ihren Abfluss in der dort beginnenden V. jugularis haben. Als letzter Hirnnerv tritt schließlich der N. hypoglossus (XII) knapp oberhalb des Foramen magnum mit mehreren Faserbündeln im Canalis n. hypoglossi aus der hinteren Schädelgrube aus (Abb. 2.36, *38*).

Tabelle 2.13 fasst die Austrittsstellen der Hirnnerven am Gehirn sowie ihre Durchtrittsstellen durch die Dura und die Schädelbasis in einer Übersicht zusammen.

Klinik Die Kenntnis der Durchtrittsstellen der Hirnnerven durch die Schädelbasis kann von großem diagnostischen Nutzen sein. So deutet z. B. das kombinierte Auftreten von Ausfällen verschiedener Hirnnerven auf eine Schädigung der Schädelbasis hin, wenn es Nerven betrifft, die an gleicher oder ähnlicher Stelle die Schädelbasis verlassen. Der gemeinsame Ausfall der Hirnnerven IX, X und XI lässt beispielsweise mit großer Sicherheit eine Läsion im Bereich des Foramen jugulare vermuten. Der Funktionsverlust der Hirnnerven III, IV, V1 und VI hingegen weist auf eine Schädigung im Bereich der Fissura orbitalis superior hin. Sukzessive Lähmung des N. abducens mit nachfolgendem Ausfall der Nerven III, IV, V1 und V2 erlaubt Rückschluss auf pathologische Veränderungen im Sinus cavernosus. Beispiele dieser Art lassen sich beliebig fortführen und zeigen die klinische Bedeutung dieser topographischen Verhältnisse.

Tab. 2.13 Verlauf der Hirnnerven an der Schädelbasis.*

Hirnnerv	Aus- bzw. Eintrittsstelle am Gehirn	Verlauf in der Dura mater	Durchtrittsstelle an der Schädelbasis
I	Bulbus olfactorius	---	Lamina cribrosa
II	Der N. opticus ist ein Teil des ZNS, somit ist eine Angabe der Eintrittsstelle am Gehirn nicht sinnvoll	Als Teil des ZNS ist der N. opticus im gesamten Verlauf von Dura mater umhüllt	Canalis opticus
III	Fossa interpeduncularis	Dura-Durchtritt im Dach der Sella turcica, dann Verlauf in der lateralen Wand des Sinus cavernosus	Fissura orbitalis superior
IV	unterhalb der Vierhügelplatte an der Grenze Mesencephalon/Pons	Dura-Durchtritt dorsolateral von III, dann Verlauf in der lateralen Wand des Sinus cavernosus	Fissura orbitalis superior
V	Seitenrand des Pons	Dura-Durchtritt an der Oberkante der Felsenbeinpyramide, danach Aufteilung in V1, V2, V3, dann Verlauf von V1 und V2 in der Seitenwand des Sinus cavernosus	V1: Fissura orbitalis superior, V2: Foramen rotundum, V3: Foramen ovale
VI	Unterrand des Pons	Dura-Durchtritt am Clivus, später Verlauf im Sinus cavernosus	Fissura orbitalis superior
VII	Kleinhirnbrückenwinkel	---	Porus acusticus internus
VIII	Kleinhirnbrückenwinkel	---	Porus acusticus internus
IX	Medulla oblongata *hinter* der Olive	---	Foramen jugulare
X	Medulla oblongata *hinter* der Olive	---	Foramen jugulare
XI	Radix cranialis: Medulla oblongata *hinter* der Olive, Radix spinalis: Zervikalmark zwischen Vorder- und Hinterwurzel	---	Foramen jugulare
XII	Medulla oblongata *vor* der Olive	---	Canalis n. hypoglossi

* Ein „---" in der Spalte „Verlauf in der Dura mater" bedeutet, dass der Nerv an der Stelle des Dura-Durchtritts auch direkt in die Schädelbasis eintritt, also keinen längeren intra- bzw. subduralen Verlauf hat.

Zusammenfassung: Hirnnerven

Es gibt zwölf Hirnnerven, die sich als solche durch den Abgang aus dem Gehirn und nicht aus dem Rückenmark (wie die Spinalnerven) auszeichnen. Sie werden in der Reihenfolge ihres Austretens aus dem Gehirn von rostral nach kaudal nummeriert. Ihr Versorgungsgebiet ist, mit Ausnahme des N. vagus, ausschließlich der Kopf- und Halsbereich.

N. olfactorius (I)
Rein speziell-viszerosensibler Nerv (Riechnerv). Er nimmt seinen Ursprung von der Riechschleimhaut, tritt durch die Lamina cribrosa in die Schädelhöhle ein und endet im Bulbus olfactorius.

N. opticus (II)
Rein speziell-somatosensibler Nerv (Sehnerv), der als Teil des Gehirns aufgefasst werden muss. Er beginnt in der Retina, zieht durch den Canalis opticus in die vordere Schädelgrube ein und bildet über der Hypophyse das *Chiasma opticum* (Kreuzung der Fasern der medialen Netzhauthälften). Er zieht dann als *Tractus opticus* weiter bis zum Corpus geniculatum laterale des Thalamus (Zwischenhirn).

N. oculomotorius (III)
Gemischt somato- und viszeromotorischer (parasympathischer) Nerv. Er geht vom Mittelhirn aus, läuft seitlich durch den Sinus cavernosus hindurch zur Fissura orbitalis superior und endet in der Augenhöhle. Er innerviert somatomotorisch den Lidheber sowie alle äußeren Augenmuskeln bis auf den M. obliquus superior und den M. rectus lateralis. Dadurch steuert er alle linearen Augenbewegungen bis auf die Bewegung nach lateral und lateral-unten. Im Auge innerviert er parasympathisch die glatten Augenmuskeln. Er führt dadurch zu einer Pupillenverengung und ermöglicht die Akkommodation. Eine Schädigung führt zu Doppelbildern, hängendem Augenlid und erweiterter Pupille.

N. trochlearis (IV)
Rein somatomotorischer Nerv, der ebenfalls vom Mittelhirn entspringt (einziger Nerv, der dorsal aus dem Hirnstamm austritt). Er verläuft am lateralen Rand durch den Sinus cavernosus, zieht durch die Fissura orbitalis superior und innerviert in der Augenhöhle den M. obliquus superior, der das Auge nach lateral unten zieht und um eine dorsoventrale Achse einwärts rotiert.

N. trigeminus (V)
Größter Hirnnerv (gemischt motorisch und sensibel), der das gesamte Gesicht und einen Großteil der Schleimhaut des Kopfes sensibel sowie die Kaumuskulatur motorisch versorgt. Er tritt aus dem Pons aus, bildet unter der Dura mater das Ganglion trigeminale und teilt sich danach in drei Hauptäste auf: *N. ophthalmicus, N. maxillaris* und *N. mandibularis*. Der **N. ophthalmicus** (V1, rein sensibel) tritt durch die Fissura orbitalis superior in die Augenhöhle ein und verzweigt sich dort wiederum in drei Endäste (*N. nasociliaris, N. frontalis, N. lacrimalis*), die dann vor allem die Stirn, den Nasenrücken sowie den Augapfel sensibel innervieren. Der **N. maxillaris** (V2, rein sensibel) verlässt die mittlere Schädelgrube durch das Foramen rotundum und teilt sich anschließend in der Fossa pterygopalatina in drei Endäste (*N. zygomaticus, N. infraorbitalis, Rr. ganglionares*) auf, die dann sensibel vor allem den Gesichtsbereich zwischen Unterlid und Oberlippe, einen Teil der Nasennebenhöhlen und den Oberkiefer (inkl. Zahnwurzeln) versorgen. Der **N. mandibularis** (V3, gemischt sensibel und motorisch) tritt durch das Foramen ovale aus der Schädelbasis aus und teilt sich in motorische Äste für die Kaumuskulatur sowie folgende sensible Äste: *N. alveolaris inferior* für den Unterkiefer (mit Zahnwurzeln) und die Gesichtshaut unterhalb der Oberlippe, *N. auriculotemporalis* für den lateralsten Gesichtsbereich bis hinauf zur Schläfe, *N. lingualis* für die vorderen zwei Drittel der Zunge und schließlich *N. buccalis* für die Wangenschleimhaut und angrenzende Gingiva.

N. abducens (VI)
Rein somatomotorischer Nerv. Er entspringt am Unterrand des Pons aus dem Hirnstamm, tritt am Clivus in die Dura ein, zieht in der Mitte durch den Sinus cavernosus hindurch und gelangt durch die Fissura orbitalis superior in die Augenhöhle. Dort innerviert er den M. rectus lateralis (Abduktion des Bulbus).

N. facialis (VII)
Gemischt motorischer, parasympathischer und sensorischer Nerv (Qualitäten: speziell-viszeromotorisch, allgemein-viszeromotorisch = parasympathisch, speziell-viszerosensibel = sensorisch/ gustatorisch). Er entspringt aus der Medulla oblongata, tritt in den inneren Gehörgang der Schädelbasis ein und erscheint kaudal wieder im Foramen stylomastoideum. Bis dahin gibt er Geschmacksfasern für die vorderen zwei Drittel der Zunge ab und sekretorische (parasympathische) Fasern für alle großen exokrinen Drüsen des Kopfes *außer* der Glandula parotis (Glandula submandibularis, Glandula sublingualis, Glandula lacrimalis). Die speziell-viszeromotorischen Anteile verzweigen sich *in der Glandula parotis* und versorgen von dort aus die gesamte mimische Muskulatur.

N. vestibulocochlearis (VIII)
Rein speziell-somatosensibler Nerv, der aus der Medulla oblongata austritt und im inneren Gehörgang zum Innenohr zieht, dessen sensorische Information, Gehör-, Lage- und Beschleunigungssinn, er dem Gehirn zuleitet.

N. glossopharyngeus (IX)
Gemischt somato- und viszerosensibler sowie speziell- und allgemein-viszeromotorischer (parasympathischer) Nerv. Entspringt aus der Medulla oblongata und tritt durch das Foramen jugulare aus der Schädelhöhle aus. Zieht dann in einem Bogen abwärts zur Zunge, deren hinteres Drittel er allgemein-somato- und speziell-viszerosensibel (Geschmack) innerviert. Zuvor gibt er parasympathische Fasern für die Glandula parotis sowie motorische und sensible Fasern zur Innervation des Pharynx ab (wichtig beim Schluckvorgang). Weitere viszerosensible Fasern gehen zum Glomus caroticum und Sinus caroticus ab (Presso- und Chemorezeptoren, im Dienst der Kreislauf- und Atmungsregulation).

N. vagus (X)
Gemischt somato- und viszerosensibler sowie speziell- und allgemein-viszeromotorischer (parasympathischer) Nerv. Einziger Hirnnerv, der über die Kopf- und Halsregion hinaus innerviert. Er verlässt das Schädelinnere durch das Foramen jugulare (zusammen mit IX und XI) und versorgt am Kopf (zusammen mit IX) den Pharynx sensibel und motorisch. Am Hals innerviert er motorisch und sensibel den Kehlkopf (*N. laryngeus superior* und *N. laryngeus recurrens*, Letzterer biegt um den Aortenbogen bzw. die A. subclavia und verläuft zwischen Trachea und Ösophagus – Verletzungsgefahr bei mediastinalen Raumforderungen und Schilddrüsenoperationen!). Ab dem Eintritt des N. vagus in den Brustraum sind nur noch parasympathische und viszerosensible Fasern vorhanden, die im Thorax die Lungen, das Herz und den Ösophagus, im Abdominalbereich (Eintritt durch den Hiatus oesophageus) den Gastrointestinaltrakt mit Anhangsdrüsen von proximal nach distal bis zur linken Kolonflexur (Cannon-Böhm-Punkt) versorgen. Bei Ausfall des Nervs fallen vor allem Heiserkeit (Lähmung der Kehlkopfmuskeln) und Schluckstörungen (partielle Lähmung der Pharynxmuskulatur) auf.

N. accessorius (XI)
Speziell-viszeromotorisch und eigentlich kein echter Hirnnerv, da er aus dem zervikalen Rückenmark entspringt und sich ihm nur vorübergehend Fasern aus dem Hirnbereich anlagern. Er zieht durch das Foramen magnum in die Schädelhöhle ein und verlässt sie durch das Foramen jugulare wieder. Er innerviert den M. sternocleidomastoideus und den M. trapezius. Sein Ausfall verursacht eine Schiefhaltung des Kopfes und Elevationsschwäche des Arms und der Schulter.

N. hypoglossus (XII)
Rein somatomotorischer Nerv, der kaudal aus der Medulla oblongata austritt und die Schädelhöhle durch den Canalis n. hypoglossi verlässt. Er zieht in einem Bogen herab zur Zunge, deren gesamte Muskulatur er innerviert. Läsion des Nervs äußert sich in Störungen wie undeutliche Sprache, Schluckstörungen u. v. m.

Vegetative Ganglien im Kopfbereich
Es gibt vier vegetative (parasympathische) Ganglien im Kopfbereich: *Ganglion ciliare, Ganglion pterygopalatinum, Ganglion submandibulare* und *Ganglion oticum*. Sie dienen den parasympathischen Fasern der Hirnnerven III, VII und IX zur Umschaltung auf das zweite parasympathische Neuron (Umschaltung der parasympathischen *Vagus*neurone außerhalb des Kopfbereichs!). Sie liegen meist in unmittelbarer Nähe der Erfolgsorgane der verschalteten parasympathischen Fasern.

Wiederholungsfragen: Hirnnerven

1 Welche Nerven versorgen die äußeren Augenmuskulatur, und an welcher Stelle können sie leicht alle drei gemeinsam geschädigt werden? Welcher der betroffenen Nerven führt gleichzeitig allgemein-viszeromotorische Fasern für die Versorgung der (glatten) inneren Augenmuskulatur?

2 Wie heißen die drei Trigeminusäste? Welche der drei Äste vermitteln Zahnschmerzen? Welcher der drei Äste führt motorische Fasern und für welche Muskulatur? Durch welches Foramen verlässt er die Schädelbasis?

3 Welche Hirnnerven sind am Kornealreflex beteiligt (Berührung der Hornhaut des Auges führt zu Lidschluss)?

4 Wo können siebter und achter Hörnerv gemeinsam geschädigt werden, und welche Ausfälle treten dann auf?

5 Welche Nerven treten durch das Foramen jugulare?

6 Welche Struktur aus dem N. facialis schließt sich dem N. mandibularis (V3) in seinem Verlauf zur Zunge an, wo verlässt diese Struktur den Hauptstamm des N. facialis, und welche Funktion hat sie?

7 Wie heißen und wo befinden sich die parasympathischen Ganglien für die sektretorische Innervation der Tränendrüse, der Submandibular- und Sublingualisdrüsen und der Parotisdrüse? Welche Hirnnerven führen die jeweiligen parasympathischen Fasern?

Weitere Wiederholungsfragen zu den Hirnnerven finden sich in Form von **Fallbeispielen** in Kap. 14.2.

Lösungen

1 N. oculomotorius (III), N. trochlearis (IV), N. abducens (VI). Gemeinsamer Verlauf durch die Fissura orbitalis superior in die Augenhöhle, dabei oft gemeinsame Läsion bei dort wachsenden Tumoren. III führt als einziger der drei Nerven die Fasern für die inneren Augenmuskeln (Akkommodation, Pupillenverengung).

2 N. ophthalmicus (V1), N. maxillaris (V2), N. mandibularis (V3). V2 (über den N. alveolaris superior) und V3 (über den N. alveolaris inferior) vermitteln Schmerzen aus dem Zahn- und Kieferbereich. V3 führt die Fasern für die gesamte Kaumuskulatur (Kieferöffner und -schließer). Verlässt die Schädelhöhle durch das Foralem ovale.

3 *Afferent:* N. nasociliaris aus dem ersten Trigeminusast (N. ophthalmicus, V1). *Efferent:* N. facialis (VII).

4 Auf der gesamten gemeinsamen Verlaufsstrecke vom Austritt aus dem Hirnstamm im Kleinhirnbrückenwinkel über den Porus acusticus internus und durch das Felsenbein bis in Höhe des Innenohres. Bei Läsion beider Nerven resultieren Schwindel (VIII), Hörminderung/Taubheit auf der betreffenden Seite (VIII), Lähmung der mimischen Muskulatur (VII), Sistieren des Tränenflusses (VII) und Mundtrockenheit (VII).

5 N. glossopharyngeus (IX), N. vagus (X), N. accessorius (XI).

6 Die *Chorda tympani* verlässt den Nerv distal des äußeren Fazialisknies (nach Abgang des N. petrosus major). Die Chorda tympani innerviert die vorderen zwei Drittel der Zunge mit Geschmacksfasern.

7 *Glandula lacrimalis (Tränendrüse):* Ganglion pterygopalatinum in der Fossa pterygopalatina, parasympathische Fasern aus N. facialis (VII). *Glandulae submandibularis und sublingualis:* Ganglion submanibulare oberhalb der Glandula submandibularis auf dem Mundboden, parasympathische Fasern aus N. facialis. *Glandula parotis:* Ganglion oticum in der Fossa infratemporalis, parasympathische Fasern aus N. glossopharyngeus (IX).

Peripheres Nervensystem

Weiterführende Literatur

Spinalnerven

Brazis, P.W., J.C. Masdeu, J. Biller: Localization in Clinical Neurology, 3rd. ed., pp 1–50. Little, Brown & Comp., Boston–New York 1996.

Leonhardt, H., B. Tillmann, K. Zilles (Hrsg.): Rauber/Kopsch, Anatomie des Menschen, Bd. 4, Topographie der Organsysteme, Systematik der peripheren Leitungsbahnen. Thieme, Stuttgart–New York 1988.

Mathers, L.H.: The Peripheral Nervous System. Addison-Wesley–Tokyo 1985.

Mumenthaler, M., H. Schliack (Hrsg.): Läsionen peripherer Nerven, Diagnostik und Therapie. Thieme, Stuttgart–New York 1987.

Schepelmann, K., T.M. Kloß: Kompressionssyndrome peripherer Nerven. In: Brandt, T., J. Dichgans, H.C. Diener (Hrsg.): Therapie und Verlauf neurologischer Erkrankungen. Kohlhammer, Stuttgart–Berlin 1998.

Sunderland, S.: Nerve and Nerve Injuries. Churchill Livingstone, Edinburgh–London 1978.

Thalmage, L.P.: The peripheral nerves. In: Thalmage, L.P.: The Neuroanatomic Basis for Clinical Neurology, pp 126–143. McGraw-Hill, New York–Toronto 1977.

Wilbourn, A.J.: Iatrogenic nerve injuries. Neurol. Clin. North Am. 16 (1998) 55–82.

Williams, P.L., L.H. Bannister, M.M. Berry, P. Collins, M. Dyson, J.E. Dussek, M.W.J. Ferguson: Gray's Anatomy, pp 1258–1292. Churchill Livingstone, New York–Edinburgh–London 1995.

Hirnnerven

Brazis, P.W., J.C. Masdeu, J. Biller: Localization in Clinical Neurology, 3rd. ed., pp 109–335. Little, Brown & Comp., Boston–New York 1996.

Brodal, A.: The Cranial Nerves. In: Brodal, A.: Neurological Anatomy in Relation to Clinical Medicine, pp 448–577. Oxford Univ. Press, New York–Oxford 1981.

Garrison, D.W.: Cranial Nerves. Charles C. Thomas Publ., Springfield 1986.

Go, J.L., P.E. Kim, C.S. Zee: The trigeminal nerve. Semin. Ultrasound CT MR 22 (2001) 502–520.

Laine, F.J., W.R.K. Smoker: Anatomy of the cranial nerves. Neuroimaging Clin. N. Am. 8 (1998) 69–100.

Leonhardt, H., B. Tillmann, K. Zilles (Hrsg.): Rauber/Kopsch, Anatomie des Menschen, Bd. 4, Topographie der Organsysteme, Systematik der peripheren Leitungsbahnen, pp 160–180. Thieme, Stuttgart–New York 1988.

Podvinec, M., C.R. Pfaltz: Studies on the anatomy of the facial nerve. Acta Otolaryngol. 81 (1976) 173–177.

Roob, G., F. Fazekas, H.P. Hartung: Peripheral facial palsy: etiology, diagnosis and treatment. Eur. Neurol. 41 (1999) 3–9.

Williams, P.L., L.H. Bannister, M.M. Berry, P. Collins, M. Dyson, J.E. Dussek, M.W.J. Ferguson: Gray's Anatomy, pp 1225–1258. Churchill Livingstone, New York–Edinburgh–London 1995.

3 Rückenmark (Medulla spinalis)

3.1 Äußere Gestalt, Lage und Gliederung 81

3.2 Rückenmarkshäute und entsprechende Räume 85

3.3 Rückenmarksquerschnitt 85

3.4 Graue Substanz des Rückenmarks 86
3.4.1 Hinterhorn 86
3.4.2 Seitenhorn 88
3.4.3 Vorderhorn 88
3.4.4 Reflexbögen 88

3.5 Weiße Substanz des Rückenmarks 90
3.5.1 Sensible (aufsteigende) Bahnen 90
3.5.2 Motorische (absteigende) Bahnen 93

3.6 Blutversorgung des Rückenmarks 96

Zusammenfassung 97

Wiederholungsfragen und Lösungen 99

Weiterführende Literatur 100

3.1 Äußere Gestalt, Lage und Gliederung

Das Rückenmark, *Medulla spinalis*, ist der Teil des ZNS, von dem aus die Extremitäten, der Rumpf und zum großen Teil der Hals über die *Spinalnerven* versorgt werden. Das Rückenmark liegt im Wirbelkanal und ist wie das Gehirn von *Liquor cerebrospinalis* umgeben. Es reicht beim Erwachsenen vom Ende des Gehirns im Foramen magnum des Okzipitalknochens (= Austrittsstelle des ersten Zervikalnervs) bis hinab etwa zum ersten bis zweiten Lendenwirbelkörper (LWK1–2). *Beim Säugling* dagegen reicht das Rückenmark bis in Höhe von LWK3, beim Fetus bis in den Sakralkanal. Dies erklärt sich dadurch, dass im Lauf der fetalen und postnatalen Entwicklung die Wirbelsäule schneller wächst als das Rückenmark. Da dieses aber oben durch die Verbindung mit dem Gehirn indirekt am Schädel fixiert ist, wächst die Wirbelsäule gewissermaßen unten über das Rückenmark hinaus.

Von außen betrachtet (Abb. 3.1) imponiert das Rückenmark als langer Strang, der zwei Verdickungen aufweist: die *Intumescentia*[1] *cervicalis* und die *Intumescentia lumbosacralis* (Abb. 3.1, *1* und *2*). In diesen Bereichen verlassen die zervikalen bzw. lumbalen Spinalnerven das Rückenmark. Die Verdickungen entstehen dadurch, dass die graue Substanz und der Eigenapparat in der weißen Substanz des Rückenmarks (s. u.) hier besonders stark ausgebildet sind. Das wird verständlich, wenn man bedenkt, dass von hier aus die Extremitäten innerviert werden, was viel aufwändigere Verschaltungen und vor allem zahlrei-

Abb. 3.1 Außenansicht des Rückenmarks, von ventral (**a**) und dorsal (**b**).
1 Intumescentia cervicalis, **2** Intumescentia lumbosacralis, **3** Conus medullaris, **4** Fissura mediana anterior, **5** Funiculus anterior (Vorderstrang), **6** Funiculus lateralis (Seitenstrang), **7** Sulcus medianus posterior, **8** Funiculus posterior (Hinterstrang), **9** Medulla oblongata (kaudalster Abschnitt des Gehirns). (Aus [1])

---
[1] intumescentia (lat.) = Anschwellung

Rückenmark (Medulla spinalis)

chere Motoneurone nötig macht, als es bei der vergleichsweise weniger differenzierten Innervation des Rumpfes der Fall ist. Unten läuft das Rückenmark im *Conus medullaris*[2] aus (Abb. 3.1, 3) und setzt sich dann in das nur aus Gliagewebe bestehende *Filum terminale*[3] fort, mit dem es kaudal am Ende des Wirbelkanals im Sakralbereich befestigt ist.

Vorne verläuft in der Mitte von oben bis unten eine kleine Furche im Rückenmark, die *Fissura mediana anterior* (Abb. 3.1, 4). Eine ähnliche Struktur findet sich auch auf der Rückseite, der *Sulcus medianus posterior* (Abb. 3.1, 7). Jeweils links und rechts dieser Furche verlaufen vorne der *Funiculus anterior (Vorderstrang*; Abb. 3.1, 5) und hinten der *Funiculus posterior* (Hinterstrang; Abb. 3.1, 8). Zwischen diesen beiden Strängen läuft an der Seite der *Funiculus lateralis* (Seitenstrang; Abb. 3.1, 6). Zwischen Vorder- und Seitenstrang treten im *Sulcus anterolateralis* die *Vorderwurzeln*, zwischen Seiten- und Hinterstrang im *Sulcus posterolateralis* die Hinterwurzeln als *Fila radicularia* kontinuierlich aus dem Rückenmark aus und vereinigen sich jeweils in der Höhe eines Intervertebralloches zu den *Spinalnerven*. Das zum jeweiligen Spinalnerven gehörende sensible *Spinalganglion* liegt im zugehörigen Foramen intervertebrale.

Das Rückenmark kann man auf Grund der Austritte der Spinalnerven aus dem entsprechenden Abschnitt der Wirbelsäule wie folgt gliedern:

- *Zervikalmark*
- *Thorakalmark*
- *Lumbalmark*
- *Sakralmark*
- *Kokzygealmark.*

Dabei kann man jeden dieser Abschnitte noch in *Segmente* einteilen: Ein Segment entspricht dem Rückenmarksabschnitt, aus dem die Fasern für ein Spinalnervenpaar (links und rechts) austreten. Das heißt, es gibt ebenso viele Rückenmarkssegmente wie Spinalnerven, was auch – mit Ausnahme des Zervikalmarks, s. u. – der Anzahl der Wirbelkörper der Brust-, Lenden- und Sakralwirbelsäule entspricht (das sich kaudal an das Sakralmark anschließende *Kokzygealsegment* spielt funktionell eine untergeordnete Rolle und wird deshalb im Folgenden nicht weiter berücksichtigt). Diese Gliederung hat also *nichts* mit der Lagebeziehung des jeweiligen Rückenmarksabschnittes zur Wirbelsäule zu tun, sondern bezieht sich lediglich darauf, wo *die Nervenfasern,* den entsprechenden Teil des Rückenmarks verlassen, *aus der Wirbelsäule austreten* (Abb. 3.2).

Da das Rückenmark in der Embryonal- und Kindheitsentwicklung langsamer als der Wirbelkanal wächst, entspricht beispielsweise die Lage des Lum-

Abb. 3.2 Lage des Rückenmarks im Wirbelkanal. Topographische Beziehungen der Rückenmarkssegmente zu den Wirbelsäulensegmenten. Schematischer Medianschnitt. Beachte, dass es acht zervikale Spinalnerven, aber nur sieben zervikale Wirbelkörper gibt. **1** Cauda equina. (Aus [7])

---

[2] conus (lat.) = Kegel (entsprechend der Form des auslaufenden Rückenmarks)

[3] filum terminale (lat.) = Endfaden

3.1 Äußere Gestalt, Lage und Gliederung

balmarks nicht mehr derjenigen der Lumbalwirbelsäule. Das bedeutet, dass die Nervenwurzeln, die das Rückenmark verlassen, erst ein Stück weit im Wirbelkanal nach unten laufen müssen, bis sie im zugehörigen Foramen intervertebrale austreten können. Daher läuft ab LWK1, wo das Rückenmark endet, nur noch ein Strang von Nervenfaserbündeln *(Cauda equina[4])* weiter abwärts, der mit jedem Segment nach unten hin dünner wird, da in jedem Foramen intervertebrale ein Spinalnervenpaar den Wirbelkanal verlässt (Abb. 3.2).

Es bleibt noch zu erwähnen, dass die austretende Wurzel ab dem Thorakalsegment 1 (Th1) nach dem *darüber liegenden* Wirbel benannt wird (also heißt die Wurzel, die zwischen Lendenwirbel 5 und Sakralwirbel 1 austritt, „Wurzel *L5*"). Im Bereich der Halswirbelsäule ist es umgekehrt: Die austretende Wurzel wird nach dem *darunter liegenden* Wirbel benannt (also heißt z. B. die Wurzel, die zwischen Zervikalwirbel 5 und 6 austritt, „Wurzel *C6*"). Der Grund dafür ist die Tatsache, dass der erste Spinalnerv („C1") zwischen dem Os occipitale und dem ersten Halswirbel (Atlas) austritt. Dadurch wird verständlich, dass es acht zervikale Spinalnerven, aber nur sieben Halswirbel gibt.

Bandscheiben und Spinalnerven Der Durchtritt des Spinalnervs durch das Foramen intervertebrale und seine topographische Beziehung zu den zwischen jedem Wirbel liegenden *Bandscheiben (Disci intervertebrales)* hat größte klinische Bedeutung. Die Bandscheiben bestehen aus einem Gallertkern *(Nucleus pulposus)* und einem Faserring *(Anulus fibrosus)*, der ihn umgibt. Sie dienen der Abpufferung von Bewegungen der Wirbelkörper und ermöglichen dabei durch ihre elastische Verformung eine Verteilung des Druckes auf die ganze Fläche des Wirbelkörpers. Direkt dorsal der Bandscheibe liegt, durch das Lig. longitudinale posterius und die Rückenmarkshäute von ihr getrennt, das Rückenmark. Nach ventral ist die Bandscheibe durch das Lig. longitudinale anterius gesichert. Wie man in Abb. 3.3 sieht, läuft unmittelbar *dorsolateral* einer Bandscheibe die *ein Segment tiefer* austretende Spinalnervenwurzel nach unten. Der *im gleichen Segment* austretende Spinalnerv hingegen tritt etwa im oberen Drittel „seines" Wirbelkörpers in einer Aussackung der Dura aus dem Wirbelkanal aus, um dann schräg nach kaudal und ventral zum zugehörigen Foramen intervertebrale zu ziehen, so dass diese Nervenwurzel in Höhe der Bandscheibe sehr weit lateral bereits im Foramen liegt. Ein Austritt der Bandscheibe aus dem Zwischenwirbelraum in den Spinalkanal, wie er bei *Bandscheibenvorfällen (Diskushernien,* s. u.) vorkommt, gefährdet auf Grund dieser topographischen

Abb. 3.3 Topographische Beziehung der Spinalnervenwurzeln zu den Bandscheiben im Lumbalbereich. Lateralansicht nach Entfernung von Wirbelbögen und Rückenmarkshäuten.
1 Bandscheibe zwischen viertem und fünftem Lendenwirbelkörper (LWK4/5). Unmittelbar dorsolateral von ihr befindet sich die ein Segment tiefer austretende **2** Spinalnervenwurzel *L5*, während die zwischen LWK4 und LWK5 austretende **3** Spinalnervenwurzel *L4* lateral der Bandscheibe liegt.

Verhältnisse ganz besonders den ein Segment tiefer austretenden Spinalnerv.

Klinik Durch chronische Fehlbelastungen der Wirbelsäule degenerieren die Bandscheiben insbesondere der Hals- und Lendenwirbelsäule im Laufe von Jahren und werden spröde. Bei einer akuten Belastung der Wirbelsäule (z. B. schweres Heben) kann es dann dazu kommen, dass der Anulus fibrosus in Folge der Degeneration reißt und der Nucleus pulposus der Bandscheibe herausgequetscht wird. Selten rutscht er direkt nach hinten, da die Bandscheibe durch das Lig. longitudinale posterius gesichert wird. Vielmehr gleitet er meist am Lig. longitudinale posterius vorbei nach dorsolateral auf das Foramen intervertebrale zu, da er in dieser Richtung am wenigsten gesichert ist. Im Lumbalbereich schädigt er dabei in der Regel dennoch nicht die unmittelbar an diesem Loch austretende Wurzel, sondern vielmehr diejenige, die ein Loch tiefer austritt, da diese auf ihrem Weg noch etwas weiter medial liegt (sich sozusagen schon auf ihren Austritt vorbereitet) und sich somit direkt in der Gleitbahn des Anulus

---

[4] cauda equina (lat.) = Pferdeschwanz

Rückenmark (Medulla spinalis)

fibrosus befindet (Abb. 3.4). Nur (seltenere) Bandscheibenvorfälle, die sehr groß sind oder weit lateral ausgerichtet sind, betreffen die Wurzel, die im gleichen Segment austritt. *Mediale Bandscheibenvorfälle* (die wegen der Sicherung durch das Lig. longitudinale posterius selten sind), können im Zervikalbereich das Rückenmark selbst und lumbal alle dorsal der Bandscheibe verlaufenden Nervenwurzeln (u. U. einen Großteil der Cauda equina) komprimieren. Dadurch können sie die Symptome einer Querschnittslähmung verursachen (s. u.).

Abb. 3.4 Mediolateraler Bandscheibenvorfall in Höhe des 4./5. Lendenwirbelkörpers.
(a) **Schematisches Bild.** Die ein Segment tiefer austretende Spinalnervenwurzel *L5 wird komprimiert*, während die im gleichen Segment austretende Wurzel *L4 unbeeinträchtigt* bleibt. Ansicht von lateroventral und kranial. (Modifiziert nach Patten: Neurological Differential Diagnosis, Springer 1995).
(b, c) **Klinisches Fallbeispiel** zur gleichen Situation wie in a.
(b) **Myelographie:** Über eine Lumbalpunktion wird Röntgenkontrastmittel in den Liquorraum (Subarachnoidealraum) injiziert, das sich um die Cauda equina herum verteilt. In der Röntgenaufnahme heben sich die Nervenwurzeln als dunkle Aussparungen gegen das helle Kontrastmittel ab. Ansicht von lateroventral.
1 Spinalnervenwurzel L4, die in Höhe des **2** Bandscheibenfaches LWK3/4 unbeeinträchtigt auf das Foramen intervertebrale LWK4/5 zuläuft (Normalbefund). **3** Spinalnervenwurzel L5, die in ihrem Verlauf in Höhe des **4** Bandscheibenfaches LWK4/5 von dem Bandscheibenvorfall (**Pfeil**) komprimiert wird (beachte die durch den Vorfall verursachte Kontrastmittelaussparung). **5** Spinalnervenwurzel S1, die unbeeinträchtigt an dem Bandscheibenvorfall nach unten vorüberzieht.
(c) **Kernspintomographie:** Gezeigt ist ein Horizontalschnitt (sog. axiale Schicht, Ansicht von unten).
1 Bandscheibe zwischen LWK4 und 5. **2** Liquorraum (Liquor stellt sich beim gewählten Untersuchungsverfahren weiß dar, die Nervenwurzeln der Cauda equina entsprechen den dunklen Aussparungen). Der Pfeil zeigt den Bandscheibenvorfall, der nach mediolateral hinten ausbricht und die ein Segment tiefer austretende Nervenwurzel L5 komprimiert. **3** Foramen intervertebrale mit **4** Nervenwurzel L4, die unbeeinträchtigt ist. **5** Dornfortsatz LWK4.
Symptomatik der Patientin: Starke, vom Rücken ins linke Dermatom L5 ausstrahlende Schmerzen (sog. *Lumboischialgie*) und Fußheberparese links im Sinne einer Kompression der Wurzel L5. (Bilder aus Universitätsklinikum Freiburg, beigetragen von Dr. J. Klisch, Abt. Neuroradiologie)

3.2 Rückenmarkshäute und entsprechende Räume

Wie das Gehirn ist auch das Rückenmark von einer äußeren *harten* und einer inneren *weichen* Hirn- bzw. *Rückenmarkshaut* umgeben. Die weiche Rückenmarkshaut teilt sich wiederum in zwei Blätter: Das erste, das dem Rückenmark direkt anliegt und es auch bis in seine Furchen hinein noch überzieht, wird

- *Pia mater*

genannt. Das zweite Blatt, das der harten Rückenmarkshaut von innen her anliegt und die Rückenmarksfurchen samt Pia mater von außen her überspannt, wird

- *Arachnoidea mater*

(*Spinnengewebshaut*) genannt. Beide Blätter der weichen Rückenmarkshaut sind sehr dünn und leicht zerreißbar. Ganz anders verhält es sich mit der äußersten Rückenmarkshaut, der

- *Dura mater*.

Sie umhüllt die beiden anderen Häute von außen und besteht aus straffem Bindegewebe.

Auf Grund der Anordnung der Rückenmarkshüllen kann man verschiedene Räume voneinander unterscheiden, die von diesen Hüllen begrenzt werden. Zum einen handelt es sich dabei um den Raum zwischen Dura mater und dem Periost des Wirbelkanals. Er wird als *Epiduralraum* (auch *Periduralraum*) bezeichnet und ist mit Fettgewebe ausgefüllt, in das ein dichter Venenplexus eingebettet ist. Durch den Epiduralraum ziehen die Spinalnerven auf ihrem Weg zum Foramen intervertebrale hindurch. Dura und Arachnoidea sind durch eine spezielle Zellschicht (*Neurothel*) miteinander verwachsen. Der Raum, der zwischen Arachnoidea und Pia mater liegt, heißt *Subarachnoidealraum* und ist mit Liquor cerebrospinalis gefüllt. Er stellt den *äußeren Liquorraum* des Rückenmarks dar und reicht bis hinab zum Sakralwirbel 2. Seine größte Ausdehnung hat er im Bereich unterhalb des Rückenmarksendes, also unterhalb des Lendenwirbelkörpers (LWK) 1. Das liegt daran, dass die Pia mit dem Rückenmark, dem sie direkt aufliegt, in Höhe LWK 1 endet, während Arachnoidea und Dura (die eng aneinander liegen) auch noch den kaudal davon befindlichen Wirbelkanal von innen her auskleiden.

Klinik Diese Gegebenheiten spielen klinisch eine große Rolle. In verschiedenen Situationen muss man mit einer langen Nadel *einen bestimmten* der oben dargestellten Räume punktieren, wobei man die anatomischen Verhältnisse genau kennen und beachten muss:

Lumbalpunktion Sie wird durchgeführt, um Liquor zur Diagnostik zu gewinnen oder Medikamente in den Liquorraum zu injizieren. Da der mit Liquor gefüllte Subarachnoidealraum unterhalb von LWK 1 seine größte Ausdehnung hat und um eine versehentliche Punktion des Rückenmarks zu vermeiden, sticht man mit einer langen Kanüle etwa in Höhe LWK 3 bis LWK 4 zwischen zwei Wirbelbögen ein, durchsticht den Epiduralraum, die Dura sowie die Arachnoidea und gelangt so in den Subarachnoidealraum.

Spinalanästhesie Diese wird durchgeführt, um *zahlreiche Spinalnervenwurzeln gleichzeitig* zu betäuben. Hierzu injiziert man mittels Lumbalpunktion Lokalanästhetikum in den Subarachnoidealraum, wo es sich mit dem Liquor vermischt und dadurch die umliegenden Wurzeln betäubt. Je nach Lokalanästhetikum kann man durch entsprechende Patientenlagerung die Verteilung zusätzlich in Richtung bestimmter Fasern steuern (z.B. nach kaudal oder zu einer Körperseite hin).

Peridural-(Epidural)anästhesie Sie wird eingesetzt, wenn man *selektiv einzelne Spinalnerven* (einzelne Segmente) betäuben will, z.B. bei chirurgischen Eingriffen, in der Geburtshilfe oder bei der Behandlung chronischer Schmerzzustände. Hierzu sticht man wie bei der Lumbalpunktion zwischen zwei Wirbelbögen durch, wobei sich die Höhe des Einstichs nach der Höhe der zu betäubenden Segmente richtet. Nun darf die Kanüle nur bis in den *Epiduralraum* vorgeschoben werden. Dort wird dann in die Umgebung der Spinalnerven das Lokalanästhetikum injiziert. Da der umgebende Raum nicht Liquor, sondern Fettgewebe enthält, bleibt das Medikament weitgehend an der injizierten Stelle, ohne sich allzu weit zu verteilen, so dass die Anästhesie auf Spinalnerven weniger Segmente beschränkt bleibt.

3.3 Rückenmarksquerschnitt

Das Querschnittsbild zeigt die Gliederung des Rückenmarks in graue und weiße Substanz (Abb. 3.5). Während die graue Substanz die *Perikaryen* der Rückenmarksneurone enthält, befinden sich in der weißen Substanz nur deren *Fortsätze* (Axone und Dendriten).

Die graue Substanz des Rückenmarks zeigt eine typische, schmetterlingsähnliche Konfiguration, wobei der breitere Teil der Schmetterlingsflügel nach vorne zeigt und der schmalere nach hinten. Der vordere Teil wird als *Vorderhorn* bezeichnet (*Cornu anterius*, Abb. 3.5, *1*) und enthält Neurone, die im Dienst der *Motorik* stehen (d.h., ihre Axone ziehen zu den Skelettmuskeln) und deshalb *Motoneurone* genannt werden. Der hintere und schmalere Teil des Schmetterlingsflügels wird als *Hinterhorn* bezeichnet (*Cornu posterius*, Abb. 3.5, *2*) und enthält Neurone, die im Dienst der Sensibilität stehen (genauer ausgedrückt: hier endet ein Großteil der zentralwärts ziehenden Fortsätze der sensiblen Neurone, deren Perikaryen sich in den Spinalganglien befinden). Entsprechend dieser Gliederung in: ventral/motorisch – dorsal/sensibel entspringen von den Vorderhörnern die motorischen *Vorderwurzeln* (Abb. 3.5, *3*) und von den Hinterhörnern die sensiblen *Hinterwurzeln* (Abb. 3.5, *4*). Beide vereinigen sich anschließend zum *Spinalnerv*. Im Bereich des Thorakalmarks und – weniger gut sichtbar – des Lumbalmarks ist zwischen Vorder- und Hinterhorn noch das

Rückenmark (Medulla spinalis)

Abb. 3.5 Querschnitt durch das Rückenmark mit Gliederung in graue (schmetterlingsförmig, innen) und weiße Substanz.
Graue Substanz: **1** Cornu anterius (Vorderhorn), **2** Cornu posterius (Hinterhorn). Aus **1** und **2** treten aus bzw. ein: **3** Radix anterior (Vorderwurzel) und **4** Radix posterior (Hinterwurzel), **5** Cornu laterale (Seitenhorn), **6** Commissura grisea, **7** Canalis centralis.
Weiße Substanz: **8** Fissura mediana anterior, **9** Commissura alba anterior, **10** Funiculus anterior (Vorderstrang), **11** Funiculus lateralis (Seitenstrang), **12** Sulcus medianus posterior, **13** Funiculus posterior (Hinterstrang).

kleinere *Seitenhorn* zu erkennen (*Cornu laterale*, Abb. 3.5, *5*), das Neuronengruppen des vegetativen Nervensystems enthält. Oft werden die Vorder- und Hinterhörner in ihrer dreidimensionalen Ausbreitung nach oben und unten auch als Vorder- und Hintersäulen bezeichnet. Die beiden Hälften des Schmetterlings sind medial durch die *Commissura grisea* miteinander verbunden (Abb. 3.5, *6*). In der Mitte der Kommissur findet sich eine schmale Öffnung: der *Canalis centralis* (Zentralkanal; Abb. 3.5, *7*). Er ist mit Liquor gefüllt und stellt gewissermaßen die Fortsetzung der *inneren Liquorräume* des Gehirns dar, die dort in Form der *Ventrikel* zu finden sind. Sehr häufig ist er verschlossen, was aber keine Symptome verursacht, da der Zentralkanal für den Liquorabfluss keine Rolle spielt.

Die weiße Substanz ist folgendermaßen gegliedert: Zwischen Vorderwurzel und Fissura mediana anterior verläuft der *Vorderstrang* (Abb. 3.5, *10*), zwischen Vorderwurzel und Hinterwurzel verläuft der *Seitenstrang* (Abb. 3.5, *11*) und schließlich zwischen der Hinterwurzel und dem Sulcus medianus posterior der *Hinterstrang* (Abb. 3.5, *13*). Diese Gliederung ist uns schon aus der äußeren Betrachtung des Rückenmarks bekannt (s.o.). Sie entspricht nicht, wie die Gliederung der grauen Substanz, gleichzeitig einer funktionellen Einteilung, da im Vorder- und Seitenstrang sowohl sensible als auch motorische Bahnen aufwärts bzw. abwärts laufen. Hinter und vor der Commissura grisea ist auch die weiße Substanz beider Rückenmarkshälften verbunden (*Commissura alba posterior* und *anterior*, Abb. 3.5, *9*), in der die kreuzenden aufsteigenden Bahnen von einer Seite auf die andere gelangen.

Die Querschnittsbilder des Rückenmarks unterscheiden sich je nach Höhe des Querschnittes z. T. deutlich. Charakteristisch sind im Zervikal- und Lumbalmark ein weit ausladendes Vorderhorn und vor allem im Lumbalmark auch ein kräftiges Hinterhorn. Auch im Sakralmark ist die graue Substanz relativ kräftig ausgebildet. Die weiße Substanz ist hier am schmalsten, da der Großteil der absteigenden Fasern bereits oberhalb davon endet und die meisten aufsteigenden Fasern erst oberhalb hinzutreten. Entsprechend wird die weiße Substanz nach oben hin immer dicker und hat im Zervikalbereich die stärkste Ausprägung. Die graue Substanz ist im Thorakalmark am spärlichsten ausgebildet, da hier die Efferenzen und Afferenzen in viel geringerer Zahl aus- und eintreten, als dies bei den Extremitäten der Fall ist.

3.4 Graue Substanz des Rückenmarks

Histologisch lässt sich die graue Substanz des Rückenmarks in jeweils unterschiedlich aufgebaute *Zellschichten* (*Laminae*) einteilen, die von dorsal nach ventral mit I bis X nummeriert werden (Abb. 3.6, *linke Hälfte*). Darüber hinaus kann man einzelne Nervenkerne voneinander abgrenzen, die sich im Hinterhorn z.T. mit diesen Schichten decken (Abb. 3.6, *rechte Hälfte*). Die wichtigsten Nervenkerne und Laminae werden im Folgenden besprochen.

3.4.1 Hinterhorn

Das Hinterhorn besteht aus den Laminae I–VII. Hier endet ein Teil der Fasern, die sensible Impulse aus der Peripherie vermitteln. Diejenigen sensiblen Fasern, die hiervon eine Ausnahme bilden und ohne im Hinterhorn verschaltet zu werden nach oben zum Gehirn ziehen, werden später besprochen. Damit die sensiblen Impulse bewusst wahrgenommen werden können, müssen sie nach ihrer Verschaltung dem Thalamus im Zwischenhirn und von dort aus dem Großhirn zugeleitet werden. Dort gelangen diese Impulse als sensible Wahrnehmung zum Bewusstsein. Für nahezu alle Afferenzen gilt, dass sie im Hinterhorn des Rückenmarks oder im Hirnstamm vom *ersten Neuron* (das sein Perikaryon im Spinalganglion bzw. in den Hirnnervenganglien hat) auf ein *zweites Neuron* umgeschaltet werden. Das *dritte Neuron* liegt dann meistens im Thalamus. So besteht der Weg der Sensibilität von der Peripherie bis zum Großhirn aus mindestens drei Neuronen.

3.4 Graue Substanz des Rückenmarks

Abb. 3.6 Gliederung der grauen Substanz des Rückenmarks in Schichten (*Laminae*, links) und Kerne (*Nuclei*, rechts). Von den zahlreichen existierenden Kernen sind nur die wichtigsten exemplarisch dargestellt. Beachte, dass das Muster der Schichtengliederung in den einzelnen Rückenmarkssegmenten unterschiedlich ausgebildet sein kann.
1 Substantia gelatinosa, **2** Ncl. proprius, **3** Ncl. dorsalis (Stilling-Clarke, Ncl. thoracicus), **4** Ncl. intermediolateralis (vegetative Neurone im Seitenhorn des Rückenmarks), **5** motorische Kerne für einzelne Muskelgruppen im Vorderhorn. **6** Zentralkanal. **I–X** Laminae eins bis zehn.

Laminae I und II Diese funktionell und klinisch sehr wichtigen Zellschichten bilden den dorsalen Teil des Hinterhorns (Abb. 3.6). Ein Teil davon lässt sich in Form eines umschriebenen Kerngebiets über die ganze Höhe des Rückenmarks als Substantia gelatinosa abgrenzen, Abb. 3.6, *1*). Hier sowie in der Lamina VII enden proprio- und exterozeptive Schmerzafferenzen. Nach ihrer Umschaltung auf das jeweilige zweite Neuron werden diese Schmerzimpulse über den Tractus spinothalamicus dem Thalamus zugeleitet (s. u.).

Die synaptischen Kontakte, die hier bei der Verschaltung stattfinden, können vom Gehirn aus beeinflusst werden. Dies geschieht durch lange absteigende Fasern, die von unterschiedlichen Regionen des ZNS, z. B. von den sog. *Raphekernen* und dem *Ncl. caeruleus* des Hirnstamms (beides Anteile der *Formatio reticularis*, s. S. 135ff.) in das Hinterhorn des Rückenmarks projizieren. Dort können sie mit ihren Transmittern, z. B. Serotonin und Noradrenalin, die Übertragung der Schmerzimpulse auf das zweite Neuron der Schmerzbahn hemmen. Teilweise tun sie dies mit Hilfe endorphinerger Zwischenneurone (Abb. 3.7). Diese Verhältnisse erklären einen Teil der schmerzhemmenden Wirkung von Medikamenten, die die Wirkung von Serotonin und Noradrenalin verstärken (z. B. viele sog. *Antidepressiva*), und von Stoffen, die an Endorphinrezeptoren wirken (z. B. *Morphium*).

Des Weiteren ist interessant, dass die erwähnten endorphinergen Zwischenneurone auch erregende Afferenzen von anderen somatosensiblen Fasern aus der Haut erhalten. Die endorphinergen Neurone hemmen dann wie beschrieben die Schmerzweiterleitung ins Gehirn. Diese „Gate-control-Theorie" der Schmerzleitung wird auch zur Erklärung der Schmerzlinderung durch Akupunktur herangezogen. Sie wird durch die Tatsache gestützt, dass man mit Substanzen, die die postsynaptischen Endorphinrezeptoren blockieren, die Akupunkturwirkung aufheben kann.

Laminae III und IV In diesen Schichten liegt der Ncl. proprius in der Mitte des Hinterhorns (Abb. 3.6, *2*). Er ist in der gesamten Höhe des Rückenmarks zu finden und ist wie der Ncl. dorsalis (s. u.) Ziel vor allem propriozeptiver Afferenzen aus dem Bewegungsapparat (Tiefensensibilität), z.T. aber auch von Hautafferenzen.

Laminae V und VI Das wichtigste in diesen Schichten abgrenzbare Kerngebiet ist der Ncl. dorsalis (Stilling-Clarke), der auch als Ncl. thoracicus posterior bezeichnet wird. Er bildet einen Komplex aus zwei Unterkernen, der ventral im Hinterhorn liegt (Abb. 3.6, *3*). Seine Ausdehnung als klar abgrenzbarer Kern beschränkt sich auf das Thorakolumbalmark. Die kaudal davon ins Rückenmark eintretenden Afferenzen verlaufen im Hinterstrang nach oben bis zur kau-

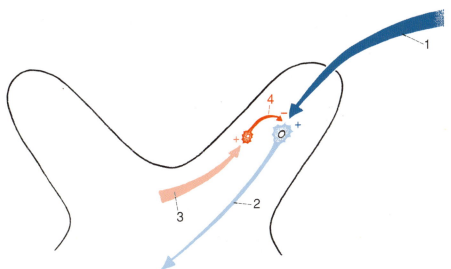

Abb. 3.7 Beispiel der Kontrolle der Weiterleitung von nozizeptiven (Schmerz-)Impulsen im Hinterhorn des Rückenmarks.
1 Afferente Faser mit Schmerzimpulsen aus der Peripherie, die auf ein **2** weiterleitendes Neuron im Hinterhorn des Rückenmarks verschaltet werden. Diese Weiterleitung wird durch **3** absteigende Bahnen aus dem Gehirn (Transmitter z. B. Serotonin) beeinflusst, die ein **4** endorphinerges Zwischenneuron aktivieren, das wiederum das weiterleitende Neuron im Hinterhorn hemmt.

dalen Grenze des Kerns. Er empfängt überwiegend propriozeptive Afferenzen (= sensible Impulse aus Muskelspindeln, Gelenk- und Sehnenrezeptoren; sog. *Tiefensensibilität*). Diese Impulse, die Aufschluss über die Lage und Stellung des Körpers und der Extremitäten vermitteln, werden vom Ncl. dorsalis aus im *Tractus spinocerebellaris posterior* zum Kleinhirn weitergeleitet (s. u.).

3.4.2 Seitenhorn

Im Seitenhorn befindet sich der *Ncl. intermediolateralis*, der aus Perikaryen von Neuronen des vegetativen Nervensystems (Sympathikus und Parasympathikus) gebildet wird. Er ist makroskopisch nur im Thorakalmark gut sichtbar (Abb. 3.6, 4), existiert aber grundsätzlich auch im Lumbal- und im Sakralmark, nicht dagegen im Zervikalmark. Das Zervikalmark (ausgenommen der kaudalste Abschnitt am zervikothorakalen Übergang) enthält *keine* vegetativen Perikaryen. Im Thorakal- und oberen Lumbalmark (genauer: C8–L2/3) befinden sich im Ncl. intermediolateralis die Perikaryen der sog. *ersten Neurone* der **sympathischen** efferenten Bahnen, deren Fasern dann meist in den Ganglien des paravertebralen Grenzstrangs auf das sog. *zweite Neuron* umgeschaltet werden. Im Sakralmark sitzen im Ncl. intermediolateralis die Perikaryen der ersten Neurone der **parasympathischen** efferenten Bahnen, die erst relativ weit peripher (in der Nähe der Erfolgsorgane) auf das zweite Neuron umgeschaltet werden (zur Verschaltung peripherer vegetativer Fasern s. S. 279). Der Parasympathikus hat zusätzlich auch noch einzelne Kerne im Hirnstamm, der Sympathikus nicht. Die ersten *sympathischen* Neurone sind also im ZNS *thorakolumbal*, die ersten *parasympathischen* Neurone *kraniosakral* lokalisiert.

Diese ersten Neurone der viszero*motorischen* peripheren Bahnen liegen im *ventralen Bereich* des Seitenhorns, die Neurone, die der Verschaltung viszero*sensibler Afferenzen* dienen, liegen im *dorsalen Bereich* des Seitenhorns. Also werden die vegetativ-*sensiblen* Impulse, die z. B. Information über die Herzbelastung vermitteln, im dorsalen Bereich des Seitenhorns primär verschaltet, während die vegetativ-*motorischen* Impulse, die die Herzleistung der wahrgenommenen Herzbelastung anpassen, vom ventralen Bereich des Seitenhorns ihren Ursprung nehmen.

3.4.3 Vorderhorn

Im Vorderhorn liegen die Neurone, die mit ihren Fortsätzen in der Peripherie motorisch die Skelettmuskulatur versorgen *(motorische Endstrecke).* Diese Zellen entsprechen den Laminae VIII und IX der Schichtengliederung. In erster Linie sind dies die großen multipolaren α-Motoneurone. Daneben findet man auch etwas kleinere β- und vor allem γ-Motoneurone im Vorderhorn. Letztere dienen dazu, die in den Muskelspindeln gelegenen Muskelfasern zu erregen, so dass die Empfindlichkeit der Muskelspindel auf Dehnungsreize größer wird. Sie haben auf diese Weise u. a. für die Feinabstimmung von Bewegungen Bedeutung. Wie die sensiblen Neurone im Hinterhorn gruppieren sich auch die Motoneurone des Vorderhorns zu voneinander abgrenzbaren *Kernen*, die jeweils einzelnen Muskelgruppen in der Peripherie zugeordnet werden können. Der Transmitter der Motoneurone ist Acetylcholin.

Klinik Am Beispiel der *Kinderlähmung (Poliomyelitis)* kann man die funktionelle Bedeutung der Vorderhornneurone gut erkennen. Diese heute in Europa seltene, durch eine Virusinfektion verursachte Krankheit befällt nur die Motoneurone des Vorderhorns (und die funktionell entsprechenden Neurone der motorischen Hirnstammkerne). Dabei kommt es zu einer schlaffen Lähmung der vom betroffenen Rückenmarkssegment aus versorgten Muskeln, während die Sensibilität völlig erhalten bleibt.

Das Vorderhorn besitzt wie viele Teile des ZNS eine *somatotopische Gliederung*. Hilfreich für die Zuordnung zu den Körperregionen ist die Vorstellung einer menschlichen Gestalt, die ihren Nacken zwischen die beiden Vorderhörner steckt und mit ihren Armen nach lateral um die Vorderhörner herumgreift. Man kann also im Zervikalmark die mehr medialen Zellgruppen des Vorderhorns der Versorgung der Nackenmuskulatur, die ventralen der Versorgung der Schulter- und proximalen Armmuskulatur und die lateralen schließlich der Versorgung der distalen Arm- und Fingermuskulatur zuordnen. Entsprechendes gilt im Lumbalmark: mediale Zellgruppen für den Muskelapparat des kaudalen Rumpfbereichs, ventrale Zellgruppen für Gesäß und Oberschenkel, laterale Zellgruppen für Unterschenkel und Fuß.

Klinik Die Kenntnis dieser Somatotopik kann man sich diagnostisch zunutze machen, wenn es um die Lokalisation pathologischer Prozesse im Wirbelkanal oder im Rückenmark geht, die das Vorderhorn bzw. Anteile davon zerstören. Ein beidseitiger proximal betonter Ausfall der Beinmuskulatur bei Erhalt der distalen Beweglichkeit spricht z. B. für einen Prozess (meist einen Tumor), der von der Fissura mediana aus beide Vorderhörner von medial her komprimiert.

3.4.4 Reflexbögen

Unter *Reflex* versteht man eine *unwillkürliche*, stets gleich verlaufende Antwort eines Organs (z. B. Muskel) auf einen bestimmten Reiz (z. B. Dehnung). Ein Reflex wird immer über das ZNS vermittelt. Von der großen Anzahl möglicher Reflexbögen im Rückenmark werden hier zwei herausgegriffen und exemplarisch erläutert, da sie zum einen gut verständlich und zum anderen klinisch besonders wichtig sind.

Muskeleigenreflexe *Eigenreflexe* sind solche Reflexe, bei denen *Reiz und Antwort in einem Organ* erfolgen und die im selben Rückenmarkssegment verschaltet werden. Dies ist nur beim Muskeldehnungsreflex der Fall. Das Funktionsprinzip ist einfach (vgl. Abb. **3.8a**, *linke Bildhälfte*): Der Muskel wird (z. B. bei der klinischen Untersuchung durch Schlag

3.4 Graue Substanz des Rückenmarks

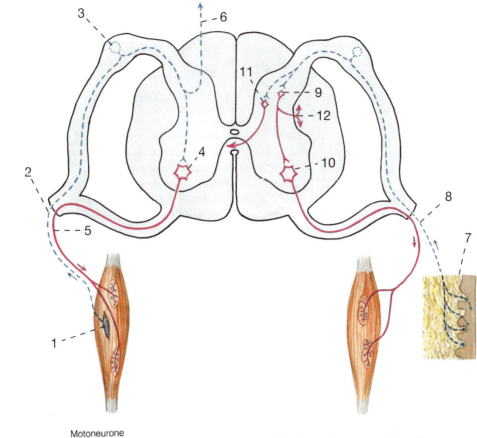

Abb. 3.8 Reflexe des Rückenmarks.
(a) **Links Muskeleigenreflex, rechts Fremdreflex.** Erläuterung siehe Text.
Muskeleigenreflex: 1 Muskelspindel, 2 afferente Nervenfaser, 3 Spinalganglion, 4 motorische Vorderhornzelle, 5 efferente Nervenfaser (Axon von 4), 6 aufsteigende Kollaterale der Afferenz zum Gehirn (Bewusstwerdung der Muskeldehnung!).
Fremdreflex (hier: Fluchtreflex): 7 Haut mit Sinnesrezeptoren, 8 afferente Nervenfaser (vermittelt Schmerzreize), 9 Interneuron – erregt auf der ispilateralen Seite das 10 Motoneuron des Kniebeugers (Wegziehen des Fußes). 11 Interneuron – projiziert auf der kontralateralen Seite (nicht dargestellt) auf das Motoneuron des Kniestreckers (dadurch Halten des Gleichgewichts). 12 Kollateralen in andere Segmente des Rückenmarks zur multisynaptischen Aktivierung/Hemmung weiterer Neuronengruppen (z. B. Inaktivierung von antagonistischen Muskelgruppen). (Aus [7])
(b) **Indirekte Selbsthemmung des Motoneurons durch kollaterale Aktivierung einer hemmenden Renshaw-Zelle.** (Aus [1])

auf seine Sehne) gedehnt, wodurch die Muskelspindeln erregt werden. Der afferente Schenkel des Reflexbogens (Abb. 3.8a, 2) vermittelt nun die erregenden Impulse der Muskelspindeln ins ZNS. Dort laufen die afferenten Fasern durch das Hinterhorn hindurch, um direkt an den Alpha-Motoneuronen *des gedehnten Muskels* zu enden (Abb. 3.8a, 4). Diese werden somit erregt, und der Muskel kontrahiert sich. Da in diesem Reflexbogen nur eine Synapse zwischengeschaltet ist, spricht man auch von einem *monosynaptischen Reflex*, der den *multi-* oder *polysynaptischen Reflexen* gegenübergestellt wird.

Dieser Dehnungsreflex wird durch einige zusätzliche multisynaptische Verschaltungen ergänzt. Erfolgt der Reflex z. B. am Streckermuskel (wie beim sog. *Patellarsehnenreflex*), kann eine effektive Streckung nur erfolgen, wenn der antagonistische Beuger *gehemmt* wird. Dies geschieht folgendermaßen: Der afferente Schenkel gibt Kollateralen an ein hemmendes Interneuron ab, das zum α-Motoneuron *des Beugers* zieht und dieses hemmt. Die Beendigung des Reflexes geschieht dann über drei Mechanismen: a) Entdehnung der Muskelspindel, b) Aktivierung von sog. *Renshaw-Zellen* (GABAerge oder glycinerge Interneurone, die hemmend auf dasjenige α-Motoneuron projizieren, das diese selbst mit einer Kollaterale aktiviert hat, vgl. Abb. 3.8b), c) Erregung der Sehnenrezeptoren, die bei starker Anspannung des Muskels erfolgt (sie führt zu einer Erregung hemmender Interneurone im Rückenmark, die auf das entsprechende α-Motoneuron des gedehnten Muskels projizieren).

Fremdreflexe Diese Reflexe zeichnen sich dadurch aus, dass *Reiz und Antwort nicht im gleichen Organ* erfolgen und dass sie *stets polysynaptisch* (multisynaptisch) sind und auf mehreren Segmenten verschaltet werden, auch wenn der Reiz nur in einem Segmentdermatom erfolgt. Als Beispiel für einen Fremdreflex wird hier der *Flucht-* oder *Rückziehreflex* geschildert.

Praktisch läuft dieser Vorgang etwa folgendermaßen ab: Man stelle sich einen Menschen vor, der mit seinem rechten Fuß in einen Nagel tritt. Er wird den Fuß nach Einbohren des Nagels in die Haut schnellstens zurückziehen (im Knie *beugen*) und, um das Gleichgewicht zu halten, das linke Bein im Knie *strecken*.

Vereinfachtes Prinzip der Verschaltung (Abb. 3.8a, *rechte Bildhälfte*): Die afferente Schmerzfaser (Abb. 3.8a, 8) projiziert im gleichseitigen (ipsilateralen) Hinterhorn des Rückenmarks auf zwei Zwischenneurone. Das erste (Abb. 3.8a, 9) erregt *ipsilateral* die Beuger-Motoneurone im Vorderhorn (Beugung im Knie zum Zurückziehen des Fußes). Das zweite (Abb. 3.8a, 11) projiziert ins Vorderhorn der kontralateralen Seite, wo es die Motoneurone der Strecker erregt (Streckung im kontralateralen Knie zum Halten des Gleichgewichts).

3.5 Weiße Substanz des Rückenmarks

In der weißen Substanz des Rückenmarks laufen *aufsteigende Bahnen* vom Rückenmark zum Gehirn und *absteigende Bahnen* vom Gehirn zum Rückenmark. Die makroskopisch abgrenzbaren *Vorder-*, *Seiten-* und *Hinterstränge (Funiculi)* werden weiter in funktionell unterscheidbare *Bahnen (Tractus, Fasciculi)* unterteilt. Dass absteigende Bahnen nicht nur im motorischen Vorderhorn, sondern auch im sensiblen Hinterhorn enden können, um selektiv die Weiterleitung der dort verschalteten Afferenzen zu kontrollieren, wurde bereits in Kap. 3.4.1 dargestellt. Dennoch enden die meisten absteigenden Bahnen tatsächlich im Vorderhorn, während die aufsteigenden in der Regel vom Hinterhorn ihren Ausgang nehmen. Die absteigenden Bahnen kann man deshalb als *motorische* den *sensiblen* (= *aufsteigenden*) Bahnen gegenüberstellen.

Die Körperperipherie ist im Gehirn sowohl motorisch als auch sensibel zum großen Teil spiegelbildlich repräsentiert (z. B. Tastempfindung für die *linke* Körperhälfte in der *rechten* Großhirnrinde). Das bedeutet, dass auf- und absteigende Bahnen des Rückenmarks in den allermeisten Fällen auf irgendeiner Ebene im Hirnstamm oder im Rückenmark über die Mittellinie zur Gegenseite kreuzen müssen. Es ist klinisch-diagnostisch von größter Bedeutung, *wo* genau sich die Kreuzungsstellen der einzelnen Bahnen befinden (s. Kap. 3.5.1 und 3.5.2). Tabelle 3.1 gibt eine Übersicht über die wichtigsten Rückenmarksbahnen, die im Folgenden einzeln besprochen werden.

3.5.1 Sensible (aufsteigende) Bahnen

Tractus spinothalamicus (Abb. 3.9, 5 und 6). Er setzt sich aus zwei Anteilen zusammen: dem *Tractus spinothalamicus lateralis* und dem *Tractus spinothalamicus anterior*. Aus funktionellen Gründen werden sie (oft gemeinsam mit dem *Tractus spinoreticularis*, s. u.) zum *sensiblen anterolateralen System* oder zum *sensiblen Vorderseitenstrang* zusammengefasst.

Die Leitungsqualitäten des Tractus spinothalamicus sind grobe Druck- und Tastempfindung sowie Temperatur- und Schmerzempfindung. Man fasst diese als die *protopathische Sensibilität* zusammen. Die Schmerzafferenzen (Abb. 3.9, 2) werden nach Eintritt in das Rückenmark im Hinterhorn vor allem in der Lamina I und II auf das 2. Neuron umgeschaltet. Sie kreuzen dann zusammen mit Fasern der Temperaturwahrnehmung und denjenigen für grobe Druck- und Tastempfindungen, die ebenfalls fast nur im Hinterhorn des Rückenmarks verschaltet wurden, in der Commissura alba auf die Gegenseite. Von hier aus ziehen sie dann als Tractus spinothalamicus (Abb. 3.9, 5 und 6) nach oben zum Thalamus im Zwischenhirn. Vom Thalamus werden die Impulse zur sensiblen Großhirnrinde weitergeleitet. An der Schmerzwahrnehmung und ihrer weiteren zuordnenden Verarbeitung hat die sensible Großhirnrinde zwar wichtigen Anteil, ihr genauer Stellenwert dafür ist jedoch beim Menschen noch unklar.

Der Tractus spinothalamicus im Gesamtkontext der protopathisch-sensiblen Bahn bis zur Großhirnrinde wird nochmals in Kap. 9.8.1 dargestellt.

Es gibt auch Schmerzbahnen, die nicht von den Laminae I und II einschließlich der Substantia gelatinosa, sondern von weiter ventral im Hinterhorn liegenden Zentren (Laminae V–VII) ihren Ausgang nehmen, z. B. der *Tractus spinoreticularis*. Dieser verläuft ebenfalls im ventrolateralen Bereich der weißen Substanz nach oben, endet in der Formatio reticularis des Hirnstamms und spielt für die Wahrnehmung von tiefen, dumpfen und anhaltenden Schmerzen eine Rolle. Er wird ebenfalls dem sensiblen anterolateralen System zugeordnet.

Klinik Eine Schädigung des Tractus spinothalamicus führt zu einer Empfindungslosigkeit für Temperatur und Schmerz (*Thermanästhesie* und *Analgesie*) auf der kontralateralen Körperhälfte in allen Hautdermatomen, die unterhalb desjenigen Rückenmarkssegmentes liegen, in dem die Schädigung eingetreten ist (als *Dermatom* bezeichnet man ein bestimmtes Hautareal, das von einem Spinalnerv, z. B. Th12, innerviert wird, vgl. S. 22 f.). Ein solcher Ausfall von Schmerz- und Temperaturempfindung kann verheerende Folgen haben. Der Schmerz als Warnsignal des gefährdeten Gewebes kann nicht mehr erkannt werden, und die Kranken können beispielsweise schlimmste Verbrennungen erleiden, die sie u. U. erst am Geruch von verbranntem Gewebe wahrnehmen.

3.5 Weiße Substanz des Rückenmarks

Tab. 3.1 Die wichtigsten auf- und absteigenden Bahnen des Rückenmarks.

System	Wichtigste Bahnen	Qualität	Ursprungsneurone	Kreuzung	Projektion
Sensibles anterolaterales System	Tractus spinothalamicus lateralis und anterior	protopathische Sensibilität (Temperatur, Schmerz, grobe Druck- und Tastempfindung)	alle Zellschichten des Hinterhorns, insbes. Laminae I–II	auf Höhe des Ursprungsegmentes in der Commissura alba	kontralateraler Ncl. ventralis posterior im Thalamus
Hinterstrangbahn (Lemniskales System)	Fasciculus cuneatus und Fasciculus gracilis	epikritische Sensibilität (feine Berührung = Exterozeption und Lage des Bewegungsapparates = Propriozeption)	Spinalganglion (Fasern werden im Rückenmark nicht verschaltet)	Medulla oblongata	ipsilateraler Ncl. cuneatus und Ncl. gracilis in Medulla oblongata
Kleinhirnseitenstrangbahn-System	Tractus spinocerebellares posterior und anterior	Propriozeption des Bewegungsapparates	Laminae V–VII (insbes. Ncl. dorsalis)	effektiv keine Kreuzung (die z. T. kreuzenden Fasern kreuzen noch im Rückenmark wieder zurück)	ipsilaterale Kleinhirnhälfte
Pyramidenbahn-System	Tractus corticospinalis lateralis und anterior	Motorik vor allem der distalen Extremitätenmuskulatur	Motokortex	Medulla oblongata (Tractus corticospinalis lat.) und zervikales Rückenmark (Tractus corticospinalis ant.)	Vorderhorn der Rückenmarks
Extrapyramidales System	Tractus rubrospinalis, Tractus vestibulospinalis, Tractus reticulospinalis	Motorik vor allem der proximalen Rumpf- und Extremitätenmuskulatur	Ncll. vestibulares, Formatio reticularis, Ncl. ruber	auf unterschiedlichen Höhen, z. T. auch keine Kreuzung	Vorderhorn des Rückenmarks

Wird z. B. durch einen raumfordernden Prozess (meist einen Tumor, eine Blutung oder eine *Syringomyelie*[5]) die *Commissura alba* geschädigt, resultieren eine Thermanästhesie und Analgesie *in beiden Körperhälften* auf Höhe der Dermatome der betroffenen Segmente. Der Ausfall ist deshalb auf einzelne Segmentdermatome beschränkt, weil die tiefer kreuzenden protopathischen Fasern ja im Vorderseitenstrang ganz außen im Rückenmark verlaufen und deshalb von einer zentral im Rückenmark befindlichen Raumforderung nicht beeinträchtigt werden. Eine isolierte beidseitige Thermanästhesie und Analgesie, die auf einzelne Segmente beschränkt ist, muss deshalb an eine segmentale Schädigung der Commissura alba denken lassen. Den isolierten Ausfall der protopathischen Sensibilität bei normal erhaltener Berührungssensibilität nennt man *dissoziierte Empfindungsstörung*.

Hinterstrangbahnen Der Hinterstrang enthält zwei Bahnen, den *Fasciculus cuneatus* und den *Fasciculus gracilis* (Abb. 3.9, 7 und 8). Der Fasciculus cuneatus schiebt sich gewissermaßen wie ein Keil[6] zwischen Fasciculus gracilis und Hinterhorn. Er existiert erst ab dem oberen Thorakalmark und führt dementsprechend auch fast ausschließlich sensible Impulse aus der oberen Extremität mit sich. Die Fasern, die in den Hinterstrangbahnen nach oben zum Gehirn ziehen, werden nicht im Hinterhorn umgeschaltet und kreuzen im Rückenmark auch nicht auf die andere Seite. Vielmehr laufen sie, vom Spinalganglion kommend (Abb. 3.9, 3a und 3b), am Hinterhorn des Rückenmarks vorbei und dann in den gleichseitigen Hintersträngen nach oben zur Medulla oblongata des Hirnstamms, wo sie im *Ncl. cuneatus* bzw. *Ncl. gracilis* auf das zweite Neuron verschaltet werden. Sie leiten proprio- und exterozeptive Impulse der *epikritischen Sensibilität*, das bedeutet: Information über genaue Lokalisation und Qualität einer Berührungsempfindung *(exterozeptiv)* und Information aus den Muskel-, Sehnen- und Gelenksrezeptoren über Lage und Stellung der Extremitäten und des Rumpfes *(propriozeptiv)*.

Auch die epikritische Bahn kreuzt auf ihrem Weg zum Thalamus zur anderen Seite, allerdings erst *nach der Verschaltung auf das zweite Neuron im Hirn-*

---
[5] krankhafte Hohlraumbildung im Rückenmark, meist unbekannter Ursache; syrinx (gr.) = Höhle; myelos (gr.) = Mark
[6] cuneatus (lat.) = keilförmig

Rückenmark (Medulla spinalis)

Abb. 3.9 Verlauf und Kreuzung der sensiblen Vorderseiten- und der Hinterstrangbahnen.
1 Afferentes (erstes) Neuron für grobe Druck- und Tastempfindung, **2** afferentes (erstes) Neuron für Schmerz- und Temperaturempfindung, **3** afferentes (erstes) Neuron für extero- und propriozeptive Impulse der epikritischen Sensibilität (**3a** im Zervikal- und oberen Thorakalmark, **3b** unterhalb der oberen Thorakalsegmente). Die Fortsätze der ersten Neurone der *protopathischen Sensibilität* enden im Hinterhorn an den **4** zweiten Neuronen der protopathisch-sensiblen Bahn. Deren aufsteigende Fortsätze kreuzen auf segmentaler Ebene zur Gegenseite und verlaufen dort als **5** Tractus spinothalamicus anterior und **6** Tractus spinothalamicus lateralis (zusammen: sensibler Vorderseitenstrang) zum Thalamus.
Die Neurone der *epikritischen Sensibilität* (**3a** und **3b**) ziehen, ohne im Hinterhorn verschaltet zu werden, als **7** Fasciculus cuneatus (Zervikal- und obere Thorakalsegmente) und **8** Fasciculus gracilis (kaudalere Segmente) in den gleichseitigen Hintersträngen zur Medulla oblongata. Erste Neurone der sensiblen Bahn: hellblau; zweite Neurone: dunkelblau.

stamm. Sie bildet dann den Fasertrakt des *Lemniscus medialis*, weshalb die epikritischen Bahnen auch als *Lemniskales System* bezeichnet werden.

Die Hinterstränge weisen eine somatotopische Gliederung auf (s. Abb. 3.11, *8* und *9*). Das ist leicht nachvollziehbar, wenn man bedenkt, dass die Bahnen von unten nach oben verlaufen und sich neu hinzutretende Fasern stets von lateral her den Hintersträngen angliedern (der Eintritt der Hinterwurzel erfolgt lateral der Hinterstränge). So kommt es, dass ganz medial die epikritischen Fasern aus dem *Sakralbereich*, daran angrenzend diejenigen aus dem *Lumbalbereich*, dann die aus dem *Thorakalbereich* und ganz lateral schließlich die Fasern aus dem *Zervikalbereich* (mit Fasern aus oberem Thorakalbereich als *Fasciculus cuneatus* zusammengefasst) nach oben ziehen.

Die epikritisch-sensible Bahn wird in ihrem Verlauf bis zur Großhirnrinde nochmals in Kap. 9.8.1 zusammenfassend dargestellt.

Klinik Bei der Schädigung eines Hinterstrangs kommt es nicht wie bei der Läsion des sensiblen Vorderseitenstrangs zu Ausfällen auf der kontralateralen, sondern auf der *ipsilateralen Seite*, da die Hinterstränge nicht kreuzen. Beim Ausfall der Hinterstränge beobachtet man nicht nur einen *Verlust des feinen Berührungsempfindens (Exterozeption)*, sondern – dies macht man sich diagnostisch zunutze – auch eine *Aufhebung des Vibrationsempfindens* und der *Propriozeption*. Der Verlust führt dazu, dass die Kranken einen unsicheren Gang aufweisen (sog. *Gangataxie*[7]) und sich nur noch mit geöffneten Augen im Raum orientieren können, da die bewusste und unterbewusste Raumorientierung (exterozeptiv durch Berührung der Umgebung, propriozeptiv durch Wahrnehmung der Gelenkstellung, Muskelspannung etc.) nicht mehr gewährleistet ist.

[7] a-taxis (gr.) = Unordnung, hier i.S. des ungeordnet wirkenden Gangbildes

3.5 Weiße Substanz des Rückenmarks

Kleinhirnseitenstrangbahnen Sie setzen sich aus einem *Tractus spinocerebellaris posterior* und einem *Tractus spinocerebellaris anterior* zusammen (Abb. 3.11, 11 und 12). Der Tractus spinocerebellaris posterior entspringt von Neuronen im Ncl. dorsalis (Stilling-Clarke), die propriozeptive Afferenzen und damit Informationen über Rumpf- und Extremitätenstellung im *gleichseitigen* Seitenstrang nach oben zum Kleinhirn (Cerebellum) leiten. Der Tractus spinocerebellaris anterior entspringt vor allem von Neuronen an der Basis des Hinterhorns (Laminae V–VII) und verläuft *gleichseitig und gekreuzt* im ventrolateralen Bereich des Seitenstrangs nach oben. Auch er leitet propriozeptive Impulse aus der unteren Extremität zum Kleinhirn (jedoch mit „gröberen" Informationen als der Tractus spinocerebellaris posterior, da er für die einzelnen Neurone größere rezeptive Felder in der Peripherie hat). Die im Rückenmark gekreuzten Anteile dieser Bahn kreuzen bei Eintritt ins Kleinhirn wieder auf die ursprünglich ipsilaterale Seite zurück, so dass das Kleinhirn letztlich nur Afferenzen aus dem ipsilateralen Rückenmark und damit aus der ipsilateralen Körperhälfte erhält.

Die Zuleitung der propriozeptiven Impulse spielt für die Funktion des Kleinhirns eine große Rolle. Als wichtiges Koordinationszentrum für die Bewegung von Rumpf und Extremitäten braucht das Cerebellum stets die Rückmeldung dessen, was im Bewegungsapparat vor sich geht und wie die Lage bzw. Stellung von Muskeln, Gelenken etc. ist. Diese Information erhält es überwiegend durch die Tractus spinocerebellares.

Da die Tractus spinocerebellares posterior und anterior ihren Ursprung überwiegend vom Thorakal-, Lumbal- und (indirekt) Sakralmark nehmen, werden mit ihnen nur propriozeptive Impulse aus der unteren Extremität und dem Rumpf zum Kleinhirn geleitet. Die dem Tractus spinocerebellaris posterior entsprechenden Informationen aus der *oberen Extremität* werden im Hinterstrang zum *Ncl. cuneatus accessorius* der Medulla oblongata geleitet, von wo aus sie dann als *Fibrae cuneocerebellares* das Kleinhirn erreichen. Ebenso existiert im Zervikalmark ein funktionelles Äquivalent zum Tractus spinocerebellaris anterior für die obere Extremität: *Tractus spinocerebellaris superior*.

Schließlich existieren noch einige weitere, kleinere aufsteigende Faserbahnen. So z.B. ein *Tractus spinoolivaris* und ein *Tractus spinovestibularis*, die ebenfalls im Hinterhorn entspringen und propriozeptive Impulse zum Ncl. olivaris inferior und zu den Ncll. vestibulares im Hirnstamm weiterleiten.

3.5.2 Motorische (absteigende) Bahnen

Die größte und bedeutendste motorische Bahn ist die *Pyramidenbahn*. Aber auch einige sog. *extrapyramidale Bahnen* führen vom Gehirn ins Rückenmark. Diese können für die Motorik eine erhebliche Rolle spielen und dem Kranken bei einer Schädigung der Pyramidenbahn eine Restbeweglichkeit der Extremitäten und des Rumpfes ermöglichen. Zusätzlich führen auch noch einige vegetative Bahnen vom Gehirn (vor allem Zwischenhirn) ins Rückenmark, die hier aber nicht eingehender besprochen werden.

Pyramidenbahn (Tractus corticospinalis, Abb. 3.10) Sie ist die größte der absteigenden Bahnen und innerviert die Motoneurone des Vorderhorns. Ihren Ursprung nimmt sie zum Großteil von der Rinde des *Motokortex*. Dies ist der Teil der Großhirnrinde, der für die Bewegungsabläufe unmittelbar verantwortlich ist. Von dort läuft sie als *Tractus corticospinalis*

Abb. 3.10 Verlauf und Kreuzung der Pyramidenbahn im Rückenmark (Tractus corticospinalis anterior und Tractus corticospinalis lateralis).
1 Kreuzung von 70–90 % der Fasern im Hirnstamm (Medulla oblongata). Diese laufen als **2** Tractus corticospinalis lateralis im Seitenstrang des Rückenmarks und enden z. T. über **3** Interneurone, z. T. auch direkt an **4** Motoneuronen des Vorderhorns. Die **5** ungekreuzten Fasern der Pyramidenbahn (10–30 %) laufen als Tractus corticospinalis anterior paramedian im Vorderstrang und kreuzen auf segmentaler Ebene zur Gegenseite. Sie reichen nur bis ins Zervikalmark.

durch den Hirnstamm und bildet in der Medulla oblongata eine von außen sichtbare Vorwölbung, die sog. *Pyramiden* (s. Kap. 5.1). Unmittelbar unterhalb der Pyramiden *kreuzen 70–90% der Fasern* auf die Gegenseite (Abb. 3.10, *1*) und laufen dann als *Tractus corticospinalis lateralis* im Seitenstrang nach unten (Abb. 3.10, *2*), bis sie von dort Stück für Stück in die Vordersäule eintreten, um die ihnen zugehörigen Motoneurone zu innervieren. Der Teil der *ungekreuzten Fasern* (10–30%) läuft als schmaler *Tractus corticospinalis anterior* ganz medial neben der Fissura longitudinalis anterior nach unten (Abb. 3.10, *5*), um dann in Höhe seines Eintretens in die graue Substanz doch noch zur Gegenseite zu kreuzen und ins kontralaterale Vorderhorn einzutreten. Der Tractus corticospinalis anterior endet im Zervikalmark.

Auch der Tractus corticospinalis lateralis weist eine somatotopische Gliederung auf (Abb. 3.11, *1*). Diese wird verständlich, wenn man sich vor Augen hält, dass die absteigenden Bahnen lateral der grauen Substanz verlaufen und von der Seite her in sie eintreten. Somit verlässt im Zervikalbereich der medialste Strang die Pyramidenbahn, um ins Vorderhorn einzutreten. Als Nächstes verlässt der *jetzt* medial liegende Strang die Bahn, um in die thorakalen Vorderhörner einzutreten etc. (vgl. Abb. 3.10). Als Letzte verlassen also die am weitesten lateral gelegenen Pyramidenbahnstränge die weiße Substanz, um ins Sakralmark einzutreten. Es kommt so eine somatotopische Gliederung zustande, die von medial nach lateral die zervikalen, die thorakalen, die lumbalen und schließlich die sakralen Bahnen nach unten ziehen lässt (klinische Bedeutung, s. u.).

Ein Teil der Pyramidenbahn entspringt auch von sensiblen Großhirnrindenfeldern im Parietallappen. Diese Fasern haben allerdings funktionell wenig mit der *pyramidalen Motorik* (s. u.) zu tun, sondern beeinflussen wahrscheinlich über Projektionen in die sensiblen Rückenmarks- und Hirnnervenkerne die Weiterleitung sensibler Impulse zum Thalamus.

Funktion Die Fasern der Pyramidenbahn projizieren (meist über ein im Vorderhorn gelegenes Interneuron) auf die α-Motoneurone vor allem der distalen Extremitätenmuskeln. So versteht man, warum der Pyramidenbahn eine so wichtige Rolle bei der Feinmotorik zugeschrieben wird, denn diese vollzieht sich ja ganz überwiegend mit den Muskeln des Unterarms und der Hand bzw. des Unterschenkels und des Fußes. Darüber hinaus hat die Pyramidenbahn eine Kontrollfunktion über synaptische Prozesse im Rückenmark. Das bedeutet, dass sie selektiv einzelne propriospinale Verschaltungen unterdrücken kann, so z. B. auch primitive Fremdreflexe, die beim Säugling, dessen Pyramidenbahn noch nicht ausgereift ist, noch auslösbar sind.

Die Pyramidenbahn wird in ihrem Verlauf vom Motokortex ins Rückenmark nochmals zusammenfassend in Kap. 9.7.1 dargestellt.

Klinik Eine isolierte Schädigung der Pyramidenbahn kann bei Läsionen im Motokortex, im Brückenfuß oder in der Pyramide vorkommen. Sie hat zunächst eine *schlaffe Parese* mit Beeinträchtigung vor allem *der Feinmotorik* zur Folge (*Parese* = Muskelschwäche bzw. unvollständige Lähmung, im Gegensatz zur *Paralyse* oder *Plegie* = vollständige Lähmung). Das erklärt sich durch die wegfallende differenzierte Innervation der distalen Extremitätenmuskeln. Die Kranken können auf Aufforderung durchaus Bewegungen durchführen, doch enden diese meist als grobe und reduzierte Bewegungen der proximalen Extremitäten. Man spricht auch von *Massenbewegungen*, weil immer nur der Arm, aber nicht mehr die Hand oder nur das Bein, aber nicht mehr der Fuß differenziert bewegt werden kann. Der Gebrauch der betroffenen Extremitäten ist dadurch stark eingeschränkt. Al-

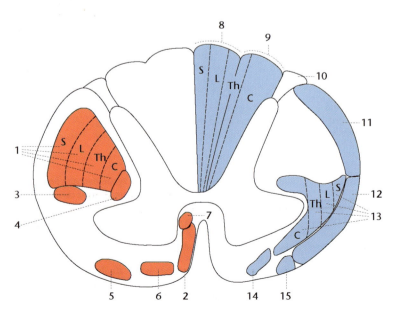

Abb. 3.11 Lokalisation und Somatotopik der auf- und absteigenden Rückenmarksbahnen. Links absteigende Bahnen (motorisch, rot), rechts aufsteigende Bahnen (sensibel, blau). *Motorisch*: **1** Tractus corticospinalis lateralis (somatotopisch gegliedert), **2** Tractus corticospinalis anterior (1 und 2: Pyramidenbahn). **3–7**: Extrapyramidale Bahnen. **3** Tractus rubrospinalis, **4** Tractus reticulospinalis (Fibrae reticulospinales), **5** Tractus olivospinalis, **6** Tractus vestibulospinalis, **7** Tractus reticulospinalis (zusätzlicher Anteil zu 4). *Sensibel*: **8** Fasciculus gracilis (Fasern aus Sakral-, Lumbal- und kaudalen Thorakalsegmenten), **9** Fasciculus cuneatus (Fasern aus kranialen Thorakal- und allen Zervikalsegmenten), **10** Hinterwurzel (Radix dorsalis), **11** Tractus spinocerebellaris posterior, **12** Tractus spinocerebellaris anterior (11 und 12: Kleinhirnseitenstrangbahn), **13** Tractus spinothalamicus lateralis (somatotopisch gegliedert), **14** Tractus spinothalamicus anterior (13 und 14: sensible Vorderseitenstrangbahn), **15** Tractus spinoolivaris. (Modifiziert nach [1])

lerdings bleibt ein Rest der distalen Innervation erhalten, ebenso wie eine weit weniger eingeschränkte proximale Innervation. Dies liegt am Erhalt der extrapyramidalen Bahnen (s. u.). Bei einem Verlust der Pyramidenbahn fällt also keineswegs alle Willkürmotorik aus, sondern sie erfährt lediglich die obigen, erheblichen *Einschränkungen*. Bei einseitiger Pyramidenbahnläsion treten die Symptome auf der *ipsilateralen* Seite auf, wenn die Schädigung im Rückenmark erfolgt (also *nach* der Kreuzung der Fasern), und auf der *kontralateralen* Seite, wenn die Schädigung im Hirnstamm oder der Capsula interna (also *vor* der Kreuzung der Fasern) erfolgt.

Zusätzlich treten die von der Pyramidenbahn unterdrückten propriospinalen Verschaltungen wieder in Kraft, was sich u. a. dadurch zeigt, dass primitive Reflexe, die sonst beim Erwachsenen pyramidal unterdrückt werden, wieder auslösbar sind. Ein wichtiges Beispiel ist der *Babinski-Reflex* (Bestreichen des lateralen Fußrandes führt zur Dorsalextension der Großzehe), der ein Merkmal auch sehr kleiner, klinisch sonst unauffälliger Pyramidenbahnläsionen sein kann.

Auf Grund der Somatotopik der Pyramidenbahn (Abb. 3.11, *1*) führen *von außen* einwirkende Schädigungen (z. B. Tumorwachstum) zuerst zu einem Ausfall der Fasern für die tiefen Segmente (untere Extremität). Ein Tumor hingegen, der *im Inneren* des Rückenmarks wächst, beeinträchtigt zuerst die Fasern der oberen Segmente (obere Extremität).

Extrapyramidale Bahnen Als „*extrapyramidale*" Bahnen werden alle motorischen Projektionen bezeichnet, die ins Rückenmark ziehen und *nicht* in der Pyramidenbahn verlaufen. Sie nehmen ihren Ursprung von Zentren im Hirnstamm, vor allem vom *Ncl. ruber*, den *Ncll. vestibulares* und der *Formatio reticularis*. Entsprechend heißen sie *Tractus rubrospinalis*, *Tractus vestibulospinalis* und *Tractus reticulospinalis (Fibrae reticulospinales)*. Diese Bahnen verteilen sich auf mehrere Positionen im Vorder- und Seitenstrang (Abb. 3.11, *3–7*). Deshalb ist ein Ausfall der extrapyramidalen Bahnen *als Ganzes* auf spinaler Ebene selten und wenn, dann tritt er kombiniert mit anderen Bahnschädigungen auf, weil dazu ein größerer Teil des Rückenmarks geschädigt sein muss.

Teile der extrapyramidalen Bahnen ziehen gekreuzt (rubrospinale Bahn, kreuzt auf Hirnstammebene), Teile ungekreuzt (vestibulospinale Bahn) und Teile bilateral (retikulospinale Bahn) im Rückenmark nach kaudal.

Die **Funktion** der extrapyramidalen Bahnen wird bei der Besprechung der betreffenden Hirnstammkerne eingehender erläutert. Nicht alle extrapyramidalen Bahnen haben die gleiche Funktion. Der Tractus rubrospinalis ähnelt in seiner Projektion eher der Pyramidenbahn (s. o.) und beeinflusst den Tonus der distalen Extremitätenmuskeln. Die anderen extrapyramidalen Bahnen hingegen projizieren bevorzugt auf die Motoneurone der Rumpf- und der proximalen Extremitätenmuskulatur im Vorderhorn. Sie sind daher vor allem für die Massenbewegungen von Rumpf und Extremitäten verantwortlich. Das bedeutet, dass sie z. B. das Bein vorwiegend im Hüft-, weniger im Knie- und besonders wenig im Fußgelenk bewegen. Die Armmotorik beeinflussen sie dementsprechend besonders differenziert im Schultergelenk und kaum im Handgelenk oder in den Fingergelenken. Am Rumpf ermöglichen sie vor allem Orientierungs-, Ausweich- und Stützbewegungen im Sinne der aufrechten Körperhaltung (was zusammen genommen den größten Anteil der Rumpfmotorik ausmacht). Außerdem spielen die extrapyramidalen Bahnen (insbesondere vestibulo- und retikulospinale Bahn) eine wichtige Rolle für den *Tonus* (Grundspannung)[8] der Muskulatur. Man darf sich nun nicht vorstellen, dass die extrapyramidale Motorik in irgendeiner Form unvollständiger und weniger differenziert wäre als die pyramidale, nur weil sie in ihren Auswirkungen gröber erscheint. Vielmehr ist die extrapyramidale Motorik unentbehrliche *Grundlage* der pyramidalen. So setzt beispielsweise jede differenzierte Bewegung der Hand im Alltag auch eine ebensolche Bewegung des Unter- und Oberarms voraus, sonst ist eine präzise Zielmotorik nicht möglich. Überdies können bei Ausfall der Pyramidenbahn die extrapyramidalen Bahnen noch einen Rest der distalen Extremitätenbeweglichkeit ermöglichen, weil sie, wenn auch nur in geringem Grad, die entsprechenden Motoneurone des Vorderhorns mitinnervieren. *Keinesfalls zutreffend* ist also die veraltete Zuordnung der Pyramidenbahn als dem einzigen efferenten Fasersystem für die Willkürmotorik, die den extrapyramidalen Bahnen als dem efferenten System der unwillkürlichen Stützbewegungen gegenübergestellt wird. Beide motorischen Systeme haben willkürliche und unwillkürliche Komponenten und greifen bei den meisten Bewegungen synergistisch ineinander.

Klinik

Spastische Lähmung Man unterscheidet eine *zentrale Lähmung* von einer *peripheren Lähmung*. Die zentrale Lähmung kommt durch eine Läsion der absteigenden motorischen Bahnen, die periphere durch eine Schädigung der peripheren Nerven oder der Motoneurone in den Vorderhörnern zustande. Man spricht dann auch von einer Läsion des *ersten*, d. h. absteigenden Neurons, bzw. des *zweiten*, d. h. Vorderhorn-Neurons. Während die *periphere Lähmung* stets *schlaff* ist, zeichnet sich die *zentrale Lähmung* durch eine *Tonussteigerung der Muskulatur* und eine gesteigerte Auslösbarkeit von Muskeleigenreflexen aus. Diese Tonuserhöhung wird als *Spastik* bezeichnet und tritt charakteristischerweise nicht sofort nach der Schädigung der Bahnen, sondern erst im Laufe von mehreren Wochen nach einer Phase des „spinalen Schocks" ein.

Neuroanatomische Grundlage der spinalen Spastik Man nimmt an, dass durch die Zerstörung der absteigenden Bahnen synaptische Kontakte an den Motoneuronen des Vorderhorns frei werden. Dies führt dann dazu, dass die über die Hinterwurzeln eintretenden Afferenzen der Muskelspindeln (Kap. 3.4.4) zusätzlich aussprossen und mit neuen Synapsen die frei gewordenen Stellen an den Motoneuronen besetzen.

---

[8] tonos (gr.) = Spannung

Rückenmark (Medulla spinalis)

Ein Dehnungsreiz im Muskel führt so zu einer wesentlich stärkeren Aktivierung des Motoneurons als sonst, so dass sich der Muskel bereits bei kleinsten Dehnungsreizen reflektorisch kontrahiert. Dies entspricht auch der Beobachtung, dass der Ruhetonus der Muskulatur bei der spastischen Lähmung meist normal ist und der erhöhte, spastische Tonus erst auftritt, wenn die Extremität passiv (oder, wenn noch möglich, aktiv) bewegt wird. Auch die gesteigerte Auslösbarkeit der Muskeleigenreflexe wird dadurch erklärbar.

Amyotrophe Lateralsklerose Diese schwere Krankheit zeichnet sich durch ein fast einzigartiges Phänomen aus, das Mischbild zwischen einer zentralen und einer peripheren Lähmung. Sie entsteht durch eine vorzeitige und unaufhaltsame Degeneration (Absterben) sowohl der absteigenden Bahnen in das Rückenmark als auch der Motoneurone im Vorderhorn. Entsprechend liegt dabei die diese Krankheit kennzeichnende Konstellation einer *schlaffen Lähmung* bei gleichzeitiger *Steigerung der Muskeleigenreflexe* vor.

Querschnittslähmung Eine Querschnittslähmung ist eine Lähmung, die ab einer bestimmten Höhe *abwärts* beide Körperhälften betrifft. Querschnittslähmungen werden meist durch schwere Wirbelsäulenverletzungen, Blutungen bzw. Durchblutungsstörungen oder Tumoren (klinisches Beispiel in Abb. 3.12) ausgelöst. Man unterscheidet *spastische* von *schlaffen* Querschnittslähmungen. Die *spastischen Lähmungen* treten bei einer Schädigung der absteigenden zentralen Bahnen auf, also bei Wirbelsäulenverletzungen oberhalb des Lumbalwirbels 1 beim Erwachsenen, so dass das Rückenmark selbst mit den absteigenden Bahnen betroffen ist. *Schlaffe Querschnittslähmungen* entstehen bei Wirbelsäulentraumen unterhalb des Lumbalwirbels 1, so dass die Cauda equina betroffen wird. Dabei handelt es sich im Prinzip um die Schädigung aller *Spinalnerven*, die hier im Wirbelkanal abwärts verlaufen, also um eine *periphere Nervenläsion*, die entsprechend eine *schlaffe Lähmung* verursacht.

Halbseitenläsion des Rückenmarks Wird das Rückenmark halbseitig geschädigt (durch Trauma oder von der Seite wachsende Tumoren), resultiert ein charakteristisches Ausfallssymptom, das auch als *Brown-Séquard-Syndrom* bezeichnet wird: Auf der geschädigten Seite fällt kaudal der Läsion *ipsilateral* die epikritische Sensibilität aus, und es tritt eine (später spastische) Lähmung der Extremitäten ein (ipsilateral deshalb, weil sowohl Hinterstrangbahn als auch motorische Bahnen oberhalb der Läsion kreuzen). *Kontralateral* fällt die protopathische Sensibilität aus (da deren Kreuzung unterhalb der Läsion liegt). Von der sensiblen Seite her liegt also eine spezielle Form der *dissoziierten Empfindungsstörung* (s.o.) vor.

Abb. 3.12 Querschnittslähmung bei Rückenmarkstumor. Kernspintomographie-Sagittalschnitt der Lenden- und unteren Brustwirbelsäule.
1 Tumor (Metastase eines Bronchialkarzinoms), hebt sich hell gegen das **2** Rückenmark ab, das in Höhe des **3** zweiten Lendenwirbelkörpers mit dem **4** Conus medullaris endet.
Symptomatik des Patienten: Querschnittssymptomatik mit Lähmung beider Beine (sog. *Paraplegie*) und komplettem Sensibilitätsausfall für alle Qualitäten unterhalb des Dermatoms L2. Die Lähmung war durch Zerstörung der Motoneurone auf segmentaler Ebene *schlaff* (in den Muskelgruppen, die durch die Rückenmarkssegmente L1–L3 versorgt werden), unterhalb davon durch Läsion der absteigenden Bahnen *spastisch*.
(Bild aus Universitätsklinikum Freiburg, mit freundlicher Genehmigung von Prof. Dr. Schumacher, Abt. Neuroradiologie)

3.6 Blutversorgung des Rückenmarks

Das Rückenmark wird durch ein Gefäßnetz versorgt, das arteriell im Wesentlichen aus drei längs verlaufenden Gefäßen besteht (Abb. 3.13). Das größte ist die in der Fissura longitudinalis anterior am Rückenmark entlang verlaufende *A. spinalis anterior* (Abb. 3.13, *1*), die sich aus jeweils einem Ast der beiden *Aa. vertebrales* bildet. Ihr stehen dorsal zwei dünnere, im Sulcus posterolateralis verlaufende *Aa. spinales posteriores* gegenüber (Abb. 3.13, *2*), die meist ebenfalls aus den Aa. vertebrales entspringen, sich aber nicht wie vorne zu einem gemeinsamen Gefäß vereinigen. Diese drei Arterien (eine A. spinalis anterior, zwei Aa. spinales posteriores) verlaufen längs dem Rückenmark nach kaudal. Sie erhalten dabei ihr Blut aus mehreren segmentalen Zuflüssen (Abb. 3.13, *3*), die als Rr. spinales vor allem aus den Aa. vertebrales (im Zervikalbereich), den Aa. intercostales (im Thorakalbereich) und den Aa. lumbales (im Lumbosakralbereich) abzweigen. Diese arteriellen Zuflüsse gewährleisten die Blutversorgung auf segmentaler Ebene. So kann man die A. spinalis anterior und die Aa. spinales posteriores letztlich als von kranial nach kaudal kontinuierlich am Rückenmark entlanglaufende *Anastomosenketten* der

Zusammenfassung

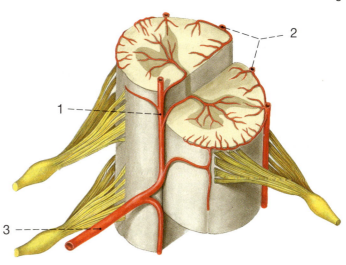

Abb. 3.13 Arterielle Blutversorgung des Rückenmarks.
1 A. spinalis anterior, **2** A. spinalis posterior, **3** Endast des R. spinalis einer A. intercostalis. (Aus [7])

sich T-förmig aufzweigenden Endäste der Rr. spinales aus den Vertebral-, Interkostal- und Lumbalarterien bezeichnen (vgl. Abb. 3.13). Diese Endäste der Rr. spinales treten nicht in Höhe jedes einzelnen Wirbelsegmentes an das Rückenmark heran, sondern oft mit größeren Abständen. Im Bereich der Intumeszenzen (also zervikal und lumbosakral) sind sie besonders zahlreich, während sie in den Thorakalsegmenten spärlich sind. Da im Thorakalmark die A. spinalis anterior dadurch auch nur sehr dünn ausgebildet ist, ist dieser Rückenmarksabschnitt bei Durchblutungsstörungen besonders gefährdet.

Die Versorgung des Rückenmarks selbst erfolgt über radiäre Äste der drei genannten Hauptarterien, die in die graue und weiße Substanz eindringen. Dabei versorgt die A. spinalis anterior das Vorderhorn und die Basis der Hinterhörner sowie den größten Teil des Vorderseitenstrangs. Der Rest wird durch die beiden Aa. spinales posteriores versorgt.

Der **venöse Abfluss** des Blutes erfolgt z.T. parallel zu der arteriellen Versorgung mit **zwei Hauptvenen** (*V. spinalis anterior, V. spinalis posterior*), die ihren Blutabfluss vor allem entlang den segmentalen Venen in die Vv. vertebrales, intercostales und lumbales haben.

Klinik Spinale Durchblutungsstörungen (durch Gefäßfehlbildungen, durch arterielle Thrombosen oder durch massive Arteriosklerose) sind viel seltener als Durchblutungsstörungen des Gehirns. Wenn sie auftreten, richtet sich die Symptomatik nach dem betroffenen minderdurchbluteten, d.h. *ischämischen* (mit Sauerstoff und Nährstoffen unterversorgten) Rückenmarksareal. Dabei können (seltener) nur einzelne Bahnen betroffen sein, es können aber auch bei einer Thrombose der vorderen Spinalarterie (*Spinalis-anterior-Syndrom*) die kompletten Vorderhörner, die Pyramidenbahn und der Vorderseitenstrang lädiert sein (Symptomatik s. o.).

Zusammenfassung

Das Rückenmark liegt im Wirbelkanal und ist wie das Gehirn von Liquor cerebrospinalis und Rückenmarkshäuten umgeben. Es reicht beim Erwachsenen bis in Höhe des Lumbalwirbelkörpers 1 und sendet zu jedem Foramen intervertebrale einen *Spinalnerv* als Bestandteil des peripheren Nervensystems aus. Entsprechend jedem abgehenden Spinalnerv wird das Rückenmark in **8 Zervikal-, 12 Thorakal-, 5 Lumbal- und 5 Sakralsegmente** unterteilt. Vor dem Rückenmark liegen zwischen den Wirbelkörpern die *Bandscheiben*, von denen im Rahmen degenerativer Erkrankungen Teile nach hinten austreten und Nervenwurzeln sowie u. U. das Rückenmark selbst schädigen können (*Bandscheibenvorfall*).

Das Rückenmark wird von **Rückenmarkshäuten** umgeben. Zunächst legt sich ihm unmittelbar die *Pia mater* von außen an. Diese wird wiederum von der *Arachnoidea mater* umhüllt. Zwischen beiden breitet sich der *Subarachnoidealraum* aus, der mit Liquor cerebrospinalis gefüllt ist. Die Arachnoidea wird nach außen von der *Dura mater* bedeckt. Zwischen der Dura und dem Periost der Wirbelkörper befindet sich der Epi- bzw. Periduralraum, in dem die Spinalnerven zu den Intervertebrallöchern verlaufen.

Im **Querschnitt** zeigt das Rückenmark in der Mitte einen Komplex grauer Substanz, der von weißer Substanz umhüllt ist. Die graue Substanz gliedert sich in jeweils zwei *Vorder-, Seiten-* und *Hinterhörner*. Die Vorderhörner enthalten Neurone, die im Dienst der *Motorik* stehen (*Motoneurone*), während die Hinterhörner sich aus Neuronen zusammensetzen, die Bestandteil *sensibler* Bahnen sind. Von Vorder- und Hinterhörnern gehen entsprechend eine *Vorder-* bzw. *Hinterwurzel* ab, die sich zu den *Spinalnerven* vereinigen. Die weiße Substanz lässt sich auf jeder Seite in *Vorderstrang*, *Seitenstrang* und *Hinterstrang* unterteilen.

In der **grauen Substanz** des Rückenmarks kann man verschiedene Kernkomplexe unterscheiden. Im **Hinterhorn** sind die wichtigsten der *Ncl. proprius* und der *Ncl. dorsalis* (Endigung propriozeptiver Afferenzen, die zum Kleinhirn weitergeleitet werden) sowie die *Substantia gelatinosa*, die die Endigungsstätte der Schmerzafferenzen aus der Peripherie darstellt. Im **Seitenhorn** (nur im Thorakal-, Lumbal- und Sakralmark zu finden) werden die vegetativen Afferenzen aus den inneren Organen verschaltet, und es werden von hier die viszeroefferenten Fasern als *sympathische* oder *parasympathische* Bestandteile peripherer Nerven zu den Eingeweiden und Blutgefäßen geschickt. Im **Vorderhorn** liegen *α-*, *β-* und *γ-Motoneurone*, die efferent zu den Skelettmuskeln ziehen.

Das Rückenmark ist wie das gesamte ZNS Ort der Verschaltung zahlreicher Reflexbögen. Besonders wichtig sind der *Muskeleigenreflex* (stets monosynaptisch) und *Fremdreflexe* (stets polysynaptisch), wie z. B. der *Fluchtreflex*.

In der **weißen Substanz** kann man *auf-* (sensible) und *absteigende* (motorische) Bahnen unterscheiden.

Bei den **sensiblen Bahnen** sind folgende besonders wichtig:

1. *Sensible Vorderseitenstrangbahn (Tractus spinothalamicus)*, die vom Hinterhorn ihren Ausgang nimmt. Sie leitet Schmerz- und Temperatur- sowie grobe Druck- und Tastempfindung, was man als *protopathische Sensibilität* zusammenfasst. Sie wird auf segmentaler Ebene verschaltet und kreuzt danach auf die Gegenseite, um dann im kontralateralen Vorderseitenstrang nach oben zu ziehen.
2. *Hinterstrangbahnen (Fasciculus gracilis* und *Fasciculus cuneatus)*, die die Impulse der fein differenzierten Tastwahrnehmung und Propriozeption leiten *(epikritische Sensibilität)*. Diese Fasern werden nach Eintritt ins Rückenmark nicht verschaltet und kreuzen auch nicht, sondern laufen im gleichseitigen Hinterstrang nach oben, um erst im Hirnstamm verschaltet zu werden und danach auf die Gegenseite zu kreuzen.
3. *Kleinhirnseitenstrangbahnen*, die im Seitenstrang z. T. gekreuzt, z. T. ungekreuzt nach oben zum Kleinhirn verlaufen und diesem propriozeptive Impulse aus dem Bewegungsapparat zuleiten, was für die motorische Koordinationsfunktion des Kleinhirns von großer Bedeutung ist.

Bei den **motorischen Bahnen** unterscheidet man funktionell zwei Bahnsysteme:

1. *Pyramidenbahn*. Sie nimmt als *Tractus corticospinalis* großenteils vom motorischen Kortex des Großhirns ihren Ursprung und zieht durch den Hirnstamm ins Rückenmark, wobei 70–90 % der Fasern in der Medulla oblongata auf die Gegenseite kreuzen, um dann im Seitenstrang zu den jeweiligen Motoneuronen des Vorderhorns zu verlaufen, die sie innervieren. Die verbleibenden, ungekreuzten 10–30 % verlaufen im Vorderstrang abwärts, um auf segmentaler Ebene zur Gegenseite zu kreuzen und dort ins Vorderhorn einzutreten. Die Aufgabe der Pyramidenbahn ist überwiegend die feinmotorische Innervation der (distalen) Extremitätenmuskulatur.
2. *Extrapyramidale Bahnen*. Sie nehmen ihren Ursprung vor allem von den Hirnstammkernen *Ncl. ruber*, *Ncll. vestibulares* und *Formatio reticularis*. Sie ziehen getrennt voneinander im Vorder- und Seitenstrang abwärts. Insbesondere die vestibulo- und retikulospinalen Bahnen enden im Vorderhorn an den Motoneuronen der Rumpf- und proximalen Extremitätenmuskeln, wodurch sie für die Initiation von Massen- und Orientierungsbewegungen besondere Bedeutung haben.

Besonders wichtige und charakteristische **Ausfallsymptome des Rückenmarks** sind z. B. die Läsionen der absteigenden motorischen Bahnen, die nach einer kurzen Periode der *schlaffen Lähmung* eine *spastische Lähmung* zur Folge haben (Pyramidenbahn: Parese der distalen Extremitätenmuskeln [*ipsilateral*, wenn Läsion im Rückenmark, *kontralateral*, wenn Läsion im Hirnstamm oder Großhirn]; extrapyramidale Bahnen: Parese der proximalen Extremitätenmuskeln). Die Zerstörung der aufsteigenden Bahnen macht sich in einem Sensibilitätsverlust bemerkbar (Vorderseitenstrang: Verlust der protopathischen Sensibilität *kontralateral*; Hinterstrang: Verlust der epikritischen Sensibilität *ipsilateral*). Motorische und sensible Ausfälle treten zusammen bei *Querschnittslähmungen* auf, die bei einer kompletten Zerstörung des Rückenmarks auf Höhe eines bestimmten Segmentes eintreten. Halbseitige Rückenmarksschädigungen verursachen das sog. *Brown-Séquard-Syndrom* mit dem Symptom der *dissoziierten Empfindungsstörung*.

Die **Blutversorgung** des Rückenmarks erfolgt im Zervikalbereich überwiegend aus der *A. vertebralis*. Diese selbst gibt eine *A. spinalis anterior* und zwei *Aa. spinales posteriores* ab, die am Rückenmark entlang abwärts verlaufen und von Vertebral-, Interkostal- und Lumbalarterien Zuflüsse erhalten, welche die Blutversorgung auf segmentaler Ebene sichern.

Wiederholungsfragen und Lösungen

Wiederholungsfragen

1 Bis in Höhe welches Wirbelkörpers reicht das Rückenmark, und was befindet sich kaudal davon im Wirbelkanal?

2 Welche Rückenmarkshäute gibt es, und welche begrenzen den Liquorraum im Rückenmark?

3 Wo befinden sich im Rückenmark die Motoneurone, wo sensible Neurone und wo Neurone des vegetativen Nervensystems?

4 Über welche große aufsteigende Bahn des Rückenmarks wird dem Gehirn Information über Schmerz und Temperatur der *linken* Körperhälfte zugeleitet?

5 Welche Bahnen im zervikalen Rückenmark leiten den Vorderhornzellen motorische Impulse vor allem für die distalen Muskeln der *rechten oberen* Extremität zu?

6 Welche drei Arterien sind hauptsächlich für die unmittelbare Blutversorgung des Rückenmarks zuständig?

7 Welche Spinalnervenwurzel würde bei einem Bandscheibenvorfall zwischen LWK 4 und 5 lädiert werden, wenn sich das Bandscheibenmaterial direkt nach dorsolateral schiebt, und welche Wurzel, wenn sich das Material mehr nach lateral in das Foramen intervertebrale schiebt?

8 Nennen Sie die drei wichtigsten extrapyramidalen Bahnen.

Weitere Wiederholungsfragen zum Rückenmark finden sich in Form von **Fallbeispielen** in Kap. 14.3.

Lösungen

1 Lendenwirbelkörper 1 bis 2. Kaudal davon befindet sich ein Bündel von Spinalnerven (Cauda equina), das von Liquor cerebrospinalis umgeben ist.

2 1. Pia mater, 2. Arachnoidea mater, 3. Dura mater. 1 + 2 = weiche Rückenmarkshäute, 3 = harte Rückenmarkshaut. Zwischen 1 und 2: Subarachnoidealraum, in dem sich der Liquor befindet.

3 Motoneurone: Vorderhorn. Sensible Neurone: Hinterhorn. Vegetative Neurone: Seitenhorn (als Ncl. intermediolateralis), dabei dorsal die viszeroafferenten, ventral die viszeroefferenten Neurone. Im Thorakal- und Lumbalmark sind dies die viszeroefferenten Neurone des sympathischen, im Sakralmark des parasympathischen Systems.

4 Tractus spinothalamicus lateralis und anterior rechts.

5 Tractus corticospinalis anterior links, Tractus corticospinalis lateralis rechts, Tractus rubrospinalis rechts (Tractus corticospinalis ist die Pyramidenbahn, Tractus rubrospinalis ist eine extrapyramidale Bahn und kreuzt auf Hirnstammebene).

6 Eine A. spinalis anterior, zwei Aa. spinales posteriores.

7 Bandscheibenvorfall nach mediolateral: Wurzel L5, Bandscheibenvorfall mehr nach lateral: L4.

8 Tractus rubrospinalis, Tractus vestibulospinalis, Tractus reticulospinalis.

3 Rückenmark (Medulla spinalis)

Weiterführende Literatur

Ashby, P., D. A. McCrea: Neurophysiology of spinal spasticity. In: Davidoff, R. A. (ed.): Handbook of the Spinal Cord, Vol. 4, pp 119–144. Marcel Dekker, New York – Basel 1987.

Bizzi, E., M. C. Tresch, P. Saltiel, A. d'Alvella: New perspectives on spinal cord motor systems. Nat. Rev. Neurosci. 1 (2000) 101–108.

Bosco, G., R. E. Poppele: Proprioception from a spinocerebellar perspective. Physiol. Rev. 81 (2001) 535–568.

Capaday, C.: The special nature of human walking and its neural control. Trends Neurosci. 25 (2002) 370–376.

Davidoff, R. A. (ed.): Handbook of the Spinal Cord, Vol. 2 and 3, Anatomy and Physiology. Marcel Dekker, New York – Basel 1984.

Eidelberg, E.: Spinal cord syndromes. In: Davidoff, R. A. (ed.): Handbook of the Spinal Cord, Vol. 4, pp 1–18. Marcel Dekker, New York – Basel 1987.

Holstege, G.: The somatic motor system. Prog. Brain Res. 107 (1996) 9–26.

Jessel, T. M., D. D. Kelly: Pain and analgesia. In: Kandel, E. R., J. H. Schwartz, T. M. Jessel: Principles of Neural Science, pp 385–399. Elsevier, New York – Amsterdam 1991.

Kuypers, H. G. J. M., G. F. Martin (eds.): Anatomy of Descending Pathways to the Spinal Cord, Progress in Brain Research, Vol. 57. Elsevier, Amsterdam – New York 1982.

Mason, P.: Contributions of the medullary raphe and ventromedial reticular region to pain modulation and other homeostatic functions. Ann. Rev. Neurosci. 24 (2001) 737–777.

Pierre-Jerome, C., A. Arslan, S. I. Bekkelund: MRI of the spinal cord: imaging techniques, normal anatomy, artifacts, and pitfalls. J. Manip. Physiol. Ther. 23 (2000) 470–475.

Porter, R.: The corticomotoneuronal component of the pyramidal tract: corticomotoneuronal connections and functions in primates. Brain Res. Rev. 10 (1985) 1–26.

Schoenen, J., R. L. M. Faull: Spinal cord: cytoarchitectural, dendroarchitectural and myeloarchitectural organization. In: Paxinos, G. (ed.): The Human Nervous System, pp 19–54. Academic Press, San Diego – New York 1990.

Schoenen, J., G. Grant: Spinal cord connections. In: Paxinos, G. (ed.): The Human Nervous System, pp 77–92. Academic Press, San Diego – New York 1990.

Westlund, K. N.: Visceral nociception. Curr. Rev. Pain 4 (2000) 478–487.

Whishaw, I. Q., B. Gorny, J. Sarna: Paw and limb use in skilled and spontaneous reaching after pyramidal tract, red nucleus, and combined lesions in the rat: behavioral and anatomical dissociations. Behav. Brain Res. 93 (1998) 167–183.

Willis, W. D., D. R. Kenshalo, R. B. Leonard: The cells of origin of the primate spinothalamic tract. J. Comp. Neurol. 188 (1979) 543–574.

Zwiener, U.: Motorische Störungen. In: Zwiener, U., H. P. Ludin, H. Petsche (Hrsg.): Neuropathophysiologie, pp 128–164, Gustav Fischer, Jena 1990.

4 Gliederung und Außenansicht des Gehirns

4.1 Gliederung und Definitionen 101	Zusammenfassung 105
4.2 Lateral-, Basal- und Medialansicht des Gehirns 101	Wiederholungsfragen und Lösungen 105
	Weiterführende Literatur 106

4.1 Gliederung und Definitionen

Das Gehirn lässt sich auf Grund morphologischer, entwicklungsgeschichtlicher und funktioneller Gesichtspunkte in folgende Abschnitte gliedern:

- *Medulla oblongata*   verlängertes Mark
- *Pons*   Brücke
- *Mesencephalon*   Mittelhirn
- *Diencephalon*   Zwischenhirn
- *Cerebellum*   Kleinhirn
- *Telencephalon*   Groß- oder Endhirn.

Diese auch in Abb. 4.1 gezeigte Einteilung ist von grundlegender Bedeutung; man sollte sie unbedingt beherrschen.

Eine weitere Gliederung ist die in *Stammhirn*, *Kleinhirn* und *Großhirn*. Zum Stammhirn werden meist Medulla oblongata, Pons, Mesencephalon und Diencephalon gezählt. Auf Grund funktioneller und entwicklungsgeschichtlicher Gegebenheiten scheint es sinnvoller, das *Zwischenhirn* von den anderen Stammhirnanteilen abzugrenzen, die dann sehr häufig als Hirnstamm bezeichnet werden. In der vorliegenden Darstellung wird somit der Begriff *Hirnstamm* bevorzugt. Er beinhaltet:

- *Medulla oblongata*
- *Pons*
- *Mesencephalon*.

Schließlich soll noch erwähnt werden, dass Medulla oblongata, Pons und Cerebellum als *Rhombencephalon* (Rautenhirn) zusammengefasst werden. Der Pons wiederum wird zusammen mit dem Cerebellum als *Metencephalon* (Hinterhirn) bezeichnet.

4.2 Lateral-, Basal- und Medialansicht des Gehirns

Bevor in den folgenden Kapiteln die einzelnen Abschnitte des Gehirns genauer erläutert werden, ist es sinnvoll, zuerst eine *Übersicht* über die einzelnen Bestandteile in Hinsicht auf deren Lokalisation und Lagebeziehung zu geben. Drei Ansichten verschaffen Kenntnis über die wichtigsten, von außen erkennbaren Einzelheiten: *Lateralansicht* (Ansicht des Gehirns von der Seite), *Basalansicht* (Ansicht von unten auf die Hirnbasis) und *Medialansicht* (Ansicht des median durchtrennten Gehirns von medial). Eine genauere Erläuterung der äußeren Gestalt der einzelnen Gehirnabschnitte ist den einzelnen Kapiteln 5–9 jeweils vorangestellt.

Lateralansicht (Abb. 4.2). Von der Seite betrachtet dominiert eindeutig der Großhirnanteil des Gehirns (Abb. 4.2, *1*), dem sich kaudal das Kleinhirn anlegt (Abb. 4.2, *2*), das z. T. von den Großhirnhemisphären überdeckt wird. Man unterscheidet an der Großhirnhemisphäre *Frontallappen* (Lobus frontalis; Abb. 4.2, *3*), *Parietallappen* (Lobus parietalis; Abb. 4.2, *4*), *Okzipitallappen* (Lobus occipitalis; Abb. 4.2, *5*) und *Temporallappen* (Lobus temporalis; Abb. 4.2, *6*). Der

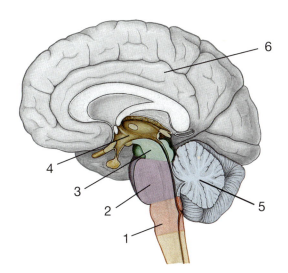

Abb. 4.1 Gliederung des Gehirns in seine Hauptabschnitte. **1** Medulla oblongata (verlängertes Mark), **2** Pons (Brücke), **3** Mesencephalon (Mittelhirn), **4** Diencephalon (Zwischenhirn), **5** Cerebellum (Kleinhirn), **6** Telencephalon (Großhirn). (Aus [1])

Gliederung und Außenansicht des Gehirns

Abb. 4.2 Lateralansicht des Gehirns.
1 Telencephalon (Großhirn), **2** Cerebellum (Kleinhirn), **3** Lobus frontalis (Frontallappen), **4** Lobus parietalis (Parietallappen), **5** Lobus occipitalis (Okzipitallappen), **6** Lobus temporalis (Temporallappen), **7** Sulcus centralis, **8** Gyrus precentralis, **9** Gyrus postcentralis, **10** Sulcus lateralis, **11** Pons (Brücke), **12** Medulla oblongata (verlängertes Mark). (Aus [9])

oberflächliche Teil des Großhirns wird *Großhirnrinde (Cortex cerebralis)* genannt und ist durch Furchen *(Sulci)* zergliedert, die einzelne *Großhirnwindungen (Gyri)* voneinander trennen. Besonders wichtige Furchen sind der *Sulcus centralis* (Abb. 4.2, *7*), der den *Gyrus precentralis* vom *Gyrus postcentralis* und damit den Frontal- vom Parietallappen trennt, sowie der *Sulcus lateralis* (Abb. 4.2, *10*), der den Temporal- vom Parietal- und Frontallappen trennt. Ventral des Kleinhirns ist ein Teil des Hirnstamms zu sehen: ein „wulstförmiger", kranialer gelegener Teil, die Brücke *(Pons;* Abb. 4.2, *11)*, und ein schlankerer, kaudaler gelegener Teil, die *Medulla oblongata* (Abb. 4.2, *12*).

Basalansicht (Abb. 4.3). Von unten betrachtet sieht man vorn die Frontallappen des Großhirns (Abb. 4.3, *1*), die durch die *Fissura longitudinalis cerebri* voneinander getrennt sind (Abb. 4.3, *2*). Seitlich sind sie zum Teil überdeckt durch die beiden Temporallappen (Abb. 4.3, *3*), an die hinten die beiden *Kleinhirnhemisphären* grenzen (Abb. 4.3, *4*), die zwischen sich den kaum sichtbaren *Kleinhirnwurm* bergen (Abb. 4.3, *5*). Nach vorn (ventral) liegt dem Kleinhirn der Hirnstamm auf, mit *Medulla oblongata* und *Pons* (Abb. 4.3, *6* und *7*). Etwas oberhalb des Pons befindet sich, zwischen den beiden hinteren Anteilen der Temporallappen wie in einer Nische liegend, das *Mittelhirn*, von dem nur die beiden sog. *Hirnschenkel (Crura cerebri)* zu erkennen sind (Abb. 4.3, *8*). Dem Mittelhirn schließt sich nach vorne das *Zwischenhirn* an, von dem die beiden *Corpora mamillaria*[1] (Abb.

4.3, *9*) und die *Hypophyse* (Abb. 4.3, *10*) sowie das *Chiasma opticum*[2] (Abb. 4.3, *11*) sichtbar sind. Im Chiasma opticum treten die Nn. optici (II) beider Seiten zusammen und tauschen Fasern aus. Die bei Betrachtung der Hirnbasis erkennbaren Zwischenhirnanteile bilden den *Hypothalamus* des Zwischenhirns. Vor dem Chiasma opticum befindet sich unten am Frontallappen der *Tractus olfactorius*, der vorn in einer Verdickung, dem *Bulbus olfactorius*[3], endet (Abb. 4.3, *12* und *13*). Hier tritt der I. Hirnnerv *(N. olfactorius)* ins Gehirn ein. Am Hirnstamm erkennt man den Ursprung der anderen Hirnnerven (III–XII), von kaudal nach kranial: N. hypoglossus (XII), N. accessorius (XI, aus dem Rückenmark, mit nur einer kleinen Wurzel aus dem Hirnstamm), N. vagus (X), N. glossopharyngeus (IX), N. vestibulocochlearis (VIII), N. facialis (VII), ganz medial am Unterrand des Pons N. abducens (VI), lateral aus dem großen Wulst des Pons N. trigeminus (V), am Oberrand des Pons lateral nach vorne tretend N. trochlearis (IV), zwischen den beiden Hirnschenkeln N. oculomotorius (III).

Medialansicht (Abb. 4.4). Wenn man von medial her auf den Medianschnitt des Gehirns sieht, erkennt man unter der Großhirnhemisphäre eine große von vorne nach hinten verlaufende Struktur, den *Balken (Corpus callosum;* Abb. 4.4, *1*), der beide Großhirnhemisphären miteinander verbindet und durch den Medianschnitt quer durchtrennt ist. Über ihm be-

---

[1] Der Begriff entstammt dem Vergleich dieser Gebilde mit den Brustdrüsen *(Mammae)* der Frau.

[2] chiasma (griech.) = Kreuzung. Hier kreuzt ein Teil der Sehnervfasern.

[3] bulbus olfactorius (lat.) = Riechkolben (bulbus = Zwiebel)

4.2 Lateral-, Basal- und Medialansicht des Gehirns

Abb. 4.3 Basalansicht des Gehirns.
1 Lobus frontalis (Frontallappen), **2** Fissura longitudinalis cerebri, **3** Lobus temporalis (Temporallappen), **4** Hemispheria cerebelli (Kleinhirnhemisphären), **5** Vermis cerebelli (Kleinhirnwurm), **6** Medulla oblongata (verlängertes Mark), **7** Pons (Brücke), **8** Crus cerebri = (Groß-)Hirnschenkel, **9** Corpus mamillare, **10** Hypophysis (Hypophyse), **11** Chiasma opticum, **12** Tractus olfactorius, **13** Bulbus olfactorius, **II–XII:** Hirnnerven (gelb dargestellt). (Aus [9])

findet sich, von vorn nach hinten verlaufend, der *Gyrus cinguli* (Abb. 4.4, 2). Unmittelbar unter dem Balken verläuft ein großer Fasertrakt, der *Fornix*, von hinten nach vorn (Abb. 4.4, 3). Er wölbt sich wie ein Dach[4] über den dritten Ventrikel (Abb. 4.4, 4). Der dritte Ventrikel ist ein Teil des Zwischenhirns und trennt rechte und linke Zwischenhirnhälfte voneinander. Am Boden des dritten Ventrikels sieht man ganz vorne das (median durchtrennte) *Chiasma opticum* (Abb. 4.4, 5), dahinter das *Infundibulum* (Hypophysenstiel; Abb. 4.4, 6) mit der daranhängenden Hypophyse (Abb. 4.4, 7) und nach dorsal anschließend dann die *Corpora mamillaria* (Abb. 4.4, 8). An der Hinterwand des dritten Ventrikels ist die zapfenförmige *Epiphyse* zu sehen (Abb. 4.4, 9). All diese Teile gehören noch zum Zwischenhirn. Kaudal von Epiphyse und Corpora mamillaria schließt sich das *Mittelhirn* an, das jetzt in seiner ganzen Ausdehnung sichtbar wird (Abb. 4.4, 10). Es ist von einem schmalen Gang (dem *Aqueductus mesencephali*[5]) durchsetzt, der als liquorleitende Struktur den dritten mit dem vierten Ventrikel verbindet (Abb. 4.4, 11). Dorsal dieses Aquäduktes liegt die *Vierhügelplatte (Lamina tecti)* des Mittelhirns (Abb. 4.4, 12). Der vierte Ventrikel (Abb. 4.4, 13) befindet sich zwischen dem Kleinhirn einerseits sowie Pons mit Medulla oblongata andererseits. Die ersten beiden Ventrikel sind in den Großhirnhemisphären zu finden und im Mediansschnitt nicht sichtbar. Der Pons (Abb. 4.4, 14) als dicke, wulstartige Struktur ist nach kranial zum Mittelhirn und nach kaudal zur Medulla oblongata (Abb. 4.4, 15) gut abzugrenzen. Das Kleinhirn ist mit dem Mittelhirn durch das *Velum medullare superius* (oberes Kleinhirnsegel; Abb. 4.4, 16) und mit der Medulla oblongata durch das *Velum medullare inferius* (unteres Kleinhirnsegel; in Abb. 4.4 nicht dargestellt) verbunden.

Topographische Bezeichnungen Es muss hier noch auf die Verwendung zweier verschiedener *topographischer Achsen* im Gehirn hingewiesen werden, die aus der Entwicklungsgeschichte des Gehirns verständlich wird (s. Kap. 1.7). Die Längsachse des *Hirnstamms* entspricht der allseits geläufigen topographischen Achse des Körpers. Da aber das Neural-

---

[4] fornix (lat.) = Gewölbe
[5] aqueductus (lat.) = Wasserleitung

4 Gliederung und Außenansicht des Gehirns

Abb. 4.4 Medianer Sagittelschnitt durch das Gehirn.
(a) **Blick von medial auf den Medianschnitt.** (Aus [9])
(b) **Kernspintomographisches Bild** (Mediansschnitt). Die hier wiedergegebene Aufnahmetechnik stellt den Liquor weiß und die Hirnsubstanz dunkelgrau dar.
1 Corpus callosum (Balken), **2** Gyrus cinguli, **3** Fornix, **4** Lumen des dritten Ventrikels mit Aufsicht auf den Thalamus, **5** Chiasma opticum, **6** Infundibulum hypophysis (Hypophysenstiel), **7** Hypophysis (Hypophyse), **8** Corpus mamillare, **9** Epiphysis (Epiphyse), **10** Mesencephalon (Mittelhirn), **11** Aqueductus mesencephali (nur in a), **12** Lamina tecti (Vierhügelplatte), **13** Ventriculus quartus (vierter Ventrikel), **14** Pons (Brücke), **15** Medulla oblongata (verlängertes Mark), **16** Velum medullare superius (oberes Kleinhirnsegel; nur in a). (Kernspintomographisches Bild aus Universitätsklinikum Freiburg, beigetragen von Dr. J. Klisch, Abt. Neuroradiologie)

Abb. 4.5 Topographische Achsen des Gehirns.
1 Achse des Hirnstamms (Meynert), **2** Achse des Zwischen- und Großhirns (Forel).

rohr während seiner Entwicklung zwischen Mittelhirn und Zwischenhirn nach vorne „abknickt", kippt auch die Längsachse des *Zwischen- und Großhirns* nach vorne ab. Dadurch liegen die zuvor ventral gelegenen Anteile jetzt kaudal, werden aber dennoch nach wie vor *ventral* genannt, Entsprechendes gilt für dorsal, rostral etc. Die topographische Achse des Hirnstamms wird *Meynert-Achse* genannt, die des Zwischen- und Großhirns *Forel-Achse*. In Abb. 4.5 wird dies veranschaulicht.

Zusammenfassung

Das Gehirn wird in verlängertes Mark (Medulla oblongata), Brücke (Pons), Mittelhirn (Mesencephalon), Kleinhirn (Cerebellum), Zwischenhirn (Diencephalon) und Großhirn (Telencephalon) eingeteilt. Medulla oblongata, Pons und Mesencephalon werden zum Hirnstamm zusammengefasst. Medulla oblongata, Pons und Cerebellum werden zusammen als Rhombencephalon, Pons und Cerebellum als Metencephalon bezeichnet.

In der **Seitenansicht** des Gehirns nehmen die *Großhirnhemisphären* den größten Raum ein. Darunter sieht man hinten das Kleinhirn, dem vorne Medulla oblongata und Pons anliegen. Am Großhirn erkennt man den *Frontal-, Parietal-, Temporal-* und *Okzipitallappen*. *Sulci* (Furchen) unterteilen die Hemisphärenoberfläche in zahlreiche *Gyri* (Windungen). Besonders wichtig sind *Sulcus centralis* und *Sulcus lateralis*, *Gyrus precentralis* und *Gyrus postcentralis*.

In der **Basalansicht** des Gehirns sieht man den Hirnstamm in ganzer Ausdehnung, von kaudal nach kranial Medulla oblongata, Pons und Mittelhirn. Ebenso sieht man die Abgänge der *Hirnnerven*. An das Mittelhirn schließt sich nach oben das Zwischenhirn an. Man erkennt dessen basale Anteile, die vom *Hypothalamus* gebildet werden. Vom Großhirn sind nur Temporal- und Frontallappen sichtbar.

In der **Medialansicht** blickt man auf den quer durchtrennten *Balken*, darüber erkennt man die Großhirnhemisphäre, darunter das Zwischenhirn mit dem längs geschnittenen *dritten Ventrikel*. Der Boden des dritten Ventrikels wird vom *Hypothalamus* des Zwischenhirns gebildet. Kaudal an das Zwischenhirn schließen sich das Mittelhirn, der Pons und die Medulla oblongata an. Dem Pons und der Medulla oblongata liegt von hinten her das Kleinhirn an.

Durch das embryonale Wachstum des Gehirns vollzieht sich zwischen Mittelhirn und Zwischenhirn ein Knick in der Längsachse des Gehirns, so dass nach Abschluss der Gehirnentwicklung zwei topographische Achsen, die *Meynert-Achse* (Hirnstamm) und die *Forel-Achse* (Zwischen- und Großhirn) unterschieden werden können.

Wiederholungsfragen

1 In welche wichtigen Anteile wird das Gehirn grundsätzlich eingeteilt?

2 Welche der unter 1. genannten Anteile des Gehirns können Sie von lateral, welche von medial, welche von basal identifizieren?

3 Wie heißen die vier Lappen des Großhirns?

4 Welche Anteile können Sie makroskopisch am Kleinhirn abgrenzen?

5 Aus welchen Hirnteilen treten die Hirnnerven III–XII aus? Wie fasst man diese Hirnteile zu einem Begriff zusammen?

Gliederung und Außenansicht des Gehirns

Lösungen

1 In verlängertes Mark (Medulla oblongata), Brücke (Pons), Mittelhirn (Mesencephalon), Kleinhirn (Cerebellum), Zwischenhirn (Diencephalon), Großhirn (Telencephalon).

2 Von lateral: Medulla oblongata, Pons, Cerebellum, Telencephalon. Von medial und basal: alle unter 1. aufgeführten Strukturen.

3 Frontal-, Parietal-, Okzipital- und Temporallappen.

4 Kleinhirnhemisphären und Kleinhirnwurm.

5 III und IV: Mittelhirn (Mesencephalon), V: Pons, VI–X: Übergang Pons – Medulla oblongata, XI und XII: Medulla oblongata (XI z. T. aus dem Rückenmark). Medulla oblongata + Pons + Mesencephalon = Hirnstamm.

Weiterführende Literatur

Kelly, J. P., J. Dodd: Anatomical organization of the nervous system. In: Kandel, E. R., J. H. Schwartz, T. M. Jessel (eds.): Principles of Neural Science, pp 273–282. Elsevier, New York–Amsterdam 1991.

Töndury, G., St. Kubik: Gestalt und Gliederung des Gehirns. In: Leonhard, H., G. Töndury, K. Zilles (Hrsg.): Rauber/Kopsch, Anatomie des Menschen, Bd. 3, Nervensystem und Sinnesorgane, pp 108–118. Thieme, Stuttgart–New York 1987.

Williams, P. L., L. H. Bannister, M. M. Berry, P. Collins, M. Dyson, J. E. Dussek, M. W. J. Ferguson: Gray's Anatomy, pp 909–914. Churchill Livingstone, New York–Edinburgh–London 1995.

5 und 6 Hirnstamm

5	Verlängertes Mark (Medulla oblongata) und Brücke (Pons) 108		6	Mittelhirn (Mesencephalon) 130
5.1	Abgrenzung, äußere Gestalt und Gliederung 108		6.1	Abgrenzung, äußere Gestalt und Gliederung 130
5.2	Hirnnervenkerne 111		6.2	Tectum mesencephali 131
5.3	Weitere Kernkomplexe in Medulla oblongata und Pons 121		6.3	Tegmentum mesencephali 132
5.4	Überblick über Querschnitte durch Medulla oblongata und Pons 124		6.4	Crura cerebri 141
			6.5	Bahnsysteme des Hirnstamms 142
	Zusammenfassung 127			Zusammenfassung 144
	Wiederholungsfragen und Lösungen 128			Wiederholungsfragen und Lösungen 146
	Weiterführende Literatur 129			Weiterführende Literatur 147

In Kap. 5 und 6 wird der Hirnstamm beschrieben. Er besteht aus Medulla oblongata, Pons und Mesencephalon. Der Hirnstamm enthält folgende wichtige Strukturen:

- *in der Medulla oblongata:*
  - Hinterstrangkerne
  - Olivenkernkomplex (Ncll. olivares)

- *im Pons:*
  - Brückenkerne (Ncll. pontis)

- *im Mesencephalon:*
  - Ncl. ruber
  - Substantia nigra

- *verteilt über den gesamten Hirnstamm:*
  - Hirnnervenkerne
  - Formatio reticularis mit mehreren Kerngebieten
  - Bahnsysteme innerhalb des Hirnstamms
  - große, durch den Hirnstamm ziehende auf- und absteigende Bahnsysteme.

In Kap. 5 werden Medulla oblongata und Pons betrachtet, in Kap. 6 das Mesencephalon. Da sich bestimmte funktionelle Systeme des Hirnstamms wie die Hirnnervenkerne, die Formatio reticularis oder verschiedene Bahnen sowohl in Medulla oblongata und Pons als auch im Mesencephalon befinden, werden sie *entweder* im 5. (Hirnnervenkerne) *oder* im 6. Kapitel (Formatio reticularis, Bahnsysteme) zusammenhängend beschrieben.

5 Verlängertes Mark (Medulla oblongata) und Brücke (Pons)

5.1	Abgrenzung, äußere Gestalt und Gliederung	108
5.2	Hirnnervenkerne	111
5.2.1	Grundlagen	111
5.2.2	Lokalisation der Hirnnervenkerne im Hirnstamm und im oberen Zervikalmark	111
5.2.3	Kerne des N. oculomotorius	113
5.2.4	Kern des N. trochlearis	115
5.2.5	Kerne des N. trigeminus	115
5.2.6	Kern des N. abducens	116
5.2.7	Kerne des N. facialis	116
5.2.8	Kerne des N. vestibulocochlearis	117
5.2.9	Kerne des N. glossopharyngeus	118
5.2.10	Kerne des N. vagus	120
5.2.11	Kerne des N. accessorius	120
5.2.12	Kern des N. hypoglossus	120
5.2.13	Die Hirnnervenkerne: Übersicht	121
5.3	Weitere Kernkomplexe in Medulla oblongata und Pons	121
5.3.1	Olivenkernkomplex und oliväres System	121
5.3.2	Brückenkerne, Ncll. pontis	123
5.3.3	Ncl. gracilis und Ncl. cuneatus	124
5.4	Überblick über Querschnitte durch Medulla oblongata und Pons	124
	Zusammenfassung	127
	Wiederholungsfragen und Lösungen	128
	Weiterführende Literatur	129

5.1 Abgrenzung, äußere Gestalt und Gliederung

Da Medulla oblongata und Pons nicht nur topographisch nahe beieinander liegen, sondern auch funktionell viele Gemeinsamkeiten aufweisen, werden sie hier gemeinsam besprochen.

Abgrenzungen Die Medulla oblongata ist strukturell nach unten zum Rückenmark nicht ganz scharf abgrenzbar, wie es der deutsche Name „verlängertes Mark" bereits andeutet. Definitionsgemäß grenzt sich die Medulla oblongata nach kaudal durch den dem Rückenmark zugehörigen Abgang des ersten Zervikalnervenpaares ab. Nach kranial reicht die Medulla oblongata bis zum Beginn der quer verlaufenden, wulstartigen Fasern des *Pons (Brücke)*, von dem es durch den *Sulcus bulbopontinus* abgegrenzt ist. Der Pons selbst reicht nach oben bis zu der Stelle, wo die längs verlaufenden Fasern der *Crura cerebri* (Hirnschenkel; s.u.) des Mesencephalons an die quer verlaufenden Ponsfasern grenzen.

Vierter Ventrikel Die dorsalen Flächen von Pons und Medulla oblongata bilden gemeinsam den rautenförmigen Boden des vierten Ventrikels. Diesen bezeichnet man entsprechend als *Rautengrube (Fossa rhomboidea*; Abb. 5.1, *15)*, wonach auch das *Rautenhirn (Rhombencephalon)* benannt ist (s. Kap. 4.1). Das Dach des vierten Ventrikels wird von den beiden Kleinhirnsegeln *(Velum medullare superius* und *Velum medullare inferius)* gebildet, die Seitenwände von den Kleinhirnstielen (auch Kleinhirnschenkel genannt), die in drei Teile gegliedert werden: *Pedunculus cerebellaris inferior*, *Pedunculus cerebellaris medius* und *Pedunculus cerebellaris superior* (Abb. 5.1, *13, 14, 18)*. Nach unten steht der vierte Ventrikel mit dem Zentralkanal des Rückenmarks in Verbindung.

Am vierten Ventrikel gibt es rechts und links je eine Ausziehung, *Recessus lateralis* (Abb. 5.1, *12)*. Hier hat das Ventrikelsystem (innerer Liquorraum) über zwei Öffnungen, *Aperturae laterales*, Verbindung mit dem äußeren Liquorraum, was für den Abfluss des Liquors von großer Bedeutung ist (s. Kap. 10.1.1). Eine weitere Öffnung befindet sich nach dorsal als *Apertura mediana* im unteren Bereich des vierten Ventrikels.

Markante Strukturen Im dorsalen Bereich der Medulla oblongata enden die Hinterstränge des Rückenmarks mit zwei gut abgrenzbaren Strukturen, dem *Tuberculum gracile* und dem *Tuberculum cuneatum* (Abb. 5.1, *9* und *10*). In den darin enthaltenen Kernen *(Ncl. gracilis* bzw. *Ncl. cuneatus)* enden die in Kap. 3.5.1 beschriebenen Fasern der epikritischen Sensibilität. In der Ventralansicht (Abb. 5.2) sieht man die beiden unmittelbar paramedian liegenden *Pyramiden*, die durch Fasern der kortikospinalen (Pyramiden-)Bahn gebildet werden (Abb. 5.2, *7)*. Direkt darunter erkennt man angedeutet die Kreuzung dieser Bahnen zur jeweils anderen Seite (Abb. 5.2, *8)*. Dorsolateral der Pyramiden befindet sich auf jeder Seite eine *olivenförmige* Struktur, die *Olive* (Abb. 5.2, *9)*, die mehrere Nervenkerne enthält und u.a. für die Funktion des Kleinhirns Bedeutung hat (s.u.). Zur Gliederung des Hirnstamms in *Basis* und *Tegmentum* s. Kap. 5.4.

5.1 Abgrenzung, äußere Gestalt und Gliederung

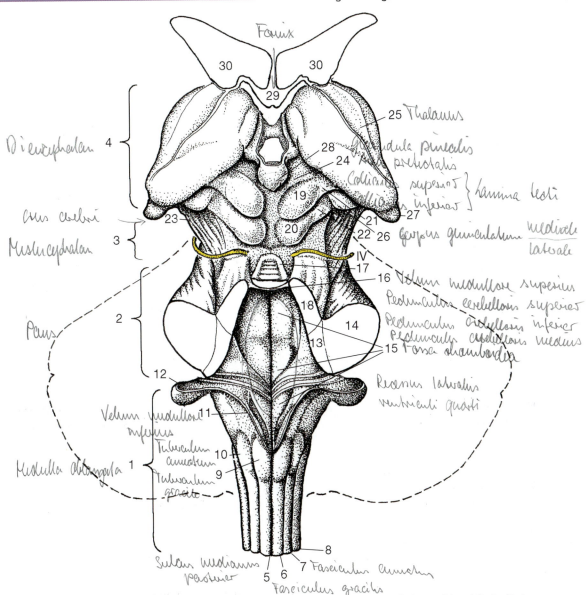

Abb. 5.1 Hirnstamm und Zwischenhirn von dorsokranial. Das Kleinhirn (in seinem Umriss gestrichelt dargestellt) und die den Thalamus umgebenden Strukturen wurden abpräpariert.
Von unten nach oben sieht man:
1 Medulla oblongata, **2** Pons, **3** Mittelhirn und **4** Zwischenhirn. Beachte jedoch, dass man die Grenzen (insbesondere in der Dorsokranialansicht) nicht anhand einer geraden Horizontallinie festlegen kann). Die angegebenen Klammern sind nur Orientierungsmarken.
Strukturen an der Medulla oblongata: **5** Sulcus medianus posterior, **6** Fasciculus gracilis, **7** Fasciculus cuneatus, **8** Funiculus lateralis (Seitenstrang), **9** Tuberculum gracile, **10** Tuberculum cuneatum, **11** Velum medullare inferius, **12** Recessus lateralis ventriculi quarti, **13** Pedunculus cerebellaris inferior (unterer Kleinhirnstiel).
Strukturen am Pons: **14** Pedunculus cerebellaris medius (mittlerer Kleinhirnstiel), **15** Fossa rhomboidea (Rautengrube).
Strukturen am Mittelhirn: **16** Velum medullare superius mit **17** Lingula cerebelli (kleiner Teil des Kleinhirnwurms), **18** Pedunculus cerebellaris superior (oberer Kleinhirnstiel), **19–20** Vierhügelplatte (Lamina tecti) mit **19** Colliculus superior und **20** Colliculus inferior, die über **21** Brachium colliculi superioris bzw. **22** Brachium colliculi inferioris mit dem Thalamus in Verbindung stehen. **23** (Groß-)Hirnschenkel (Crus cerebri, auch: Pars anterior pedunculi cerebri), **24** Area pretectalis, **IV** N. trochlearis.
Strukturen am Zwischenhirn: **25** Thalamus mit **26** Corpus geniculatum mediale und **27** Corpus geniculatum laterale, **28** Glandula pinealis (Zirbeldrüse, Epiphyse). Als Umriss dargestellt: **29** Fornix, **30** Seitenventrikel des Großhirns.
(Modifiziert nach Nieuwenhuys, Voogd, van Huijzen: The Central Nervous System, Springer 1988)

Hirnstamm: Verlängertes Mark (Medulla oblongata) und Brücke (Pons)

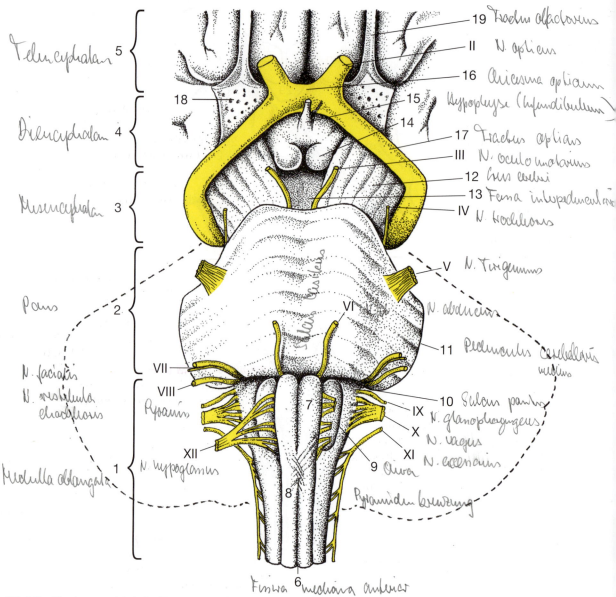

Abb. 5.2 Hirnstamm und Zwischenhirn von ventrobasal. Umriss des Kleinhirns als gestrichelte Linie dargestellt.
Von unten nach oben sieht man:
1 Medulla oblongata, **2** Pons, **3** Mittelhirn, **4** Zwischenhirn. Angedeutet sind **5** Strukturen des Großhirns. Beachte jedoch, dass man die Grenzen nicht anhand einer geraden Horizontallinie festlegen kann. Die angegebenen Klammern sind nur Orientierungsmarken. Die sichtbaren Hirnnerven sind mit römischen Ziffern (**II–XII**) bezeichnet und gelb hervorgehoben.
Strukturen an der Medulla oblongata: **6** Fissura mediana anterior, **7** Pyramis (Pyramide, vorgewölbt durch die kortikospinale Bahn, welche in der anschließenden **8** Pyramidenbahnkreuzung größtenteils auf die kontralaterale Seite kreuzt), **9** Oliva (Olive).
Strukturen am Pons: **10** Sulcus pontinus, **11** Brachium pontis (Brückenarm, entspricht dem Pedunculus cerebellaris medius).
Strukturen am Mittelhirn: **12** Crus cerebri (Pars anterior pedunculi cerebri), **13** Fossa interpeduncularis (Fossa intercruralis) mit Austritt des III. Hirnnervs.
Strukturen am Zwischenhirn: **14** Corpus mamillare, **15** Infundibulum hypophysis (Hypophysenstiel), **16** Chiasma opticum, **17** Tractus opticus.
Strukturen am Großhirn: **18** Substantia perforata anterior, **19** Tractus olfactorius.

5.2 Hirnnervenkerne

5.2.1 Grundlagen

Die vom Gehirn ausgehenden peripheren Nerven werden *Hirnnerven* genannt. Sie wurden im Einzelnen hinsichtlich peripheren Verlaufs und Funktion in Kap. 2.3 abgehandelt, weshalb an dieser Stelle nur eine kursorische Wiederholung erfolgt. Die Hirnnerven haben im Wesentlichen die Aufgabe, motorisch und sensibel die Kopf- und einen Teil der Halsregion zu versorgen. Eine Ausnahme bildet der N. vagus, dessen Ausbreitungsgebiet sich bis in den Brust- und Bauchbereich erstreckt. Es existieren insgesamt je zwölf Hirnnerven auf beiden Seiten, die mit Ausnahme des I., II. und z. T. des XI. aus dem Hirnstamm austreten. Die Hirnnerven werden systematisch nach ihrem Austreten aus dem Gehirn nummeriert, wobei mit der Zählung ganz rostral am Großhirn begonnen wird:

I	N. olfactorius	(riechen)
II	N. opticus	(sehen)
III	N. oculomotorius	(Augenbewegung)
IV	N. trochlearis	(Augenbewegung)
V	N. trigeminus	(sensible Gesichts- und motorische Kaumuskelversorgung)
VI	N. abducens	(Augenbewegung)
VII	N. facialis	(Gesichtsbewegung)
VIII	N. vestibulocochlearis	(Hör- und Gleichgewichtswahrnehmung)
IX	N. glossopharyngeus	(sensible Zungen- und sensomotorische Pharynxversorgung)
X	N. vagus	(sensomotorische Kehlkopfversorgung, viszeromotorische und viszerosensible Versorgung innerer Organe)
XI	N. accessorius	(motorische Versorgung zweier Halsmuskeln)
XII	N. hypoglossus	(Zungenbewegung).

Die Ein- bzw. Austrittsstellen der Hirnnerven aus dem Gehirn kann man an der Basalansicht des Gehirns (mit Ausnahme des N. trochlearis) gut nachvollziehen (vgl. Abb. 5.2). Ganz rostral tritt der *N. olfactorius* (**I**, als *Fila olfactoria*) in den Bulbus olfactorius ein (die Fila olfactoria sind nicht dargestellt in Abb. 5.2). Kaudal davon tritt der *N. opticus* (**II**, nach dem Chiasma opticum als *Tractus opticus*) ins Zwischenhirn ein. Am Mittelhirn tritt zuerst der *N. oculomotorius* (**III**) ventral, etwas weiter unten der *N. trochlearis* (**IV**) dorsal aus dem Hirnstamm aus. Die übrigen Hirnnerven treten in absteigender Reihenfolge alle aus Medulla oblongata und Pons aus bzw. ein. Von kranial nach kaudal: *N. trigeminus* (**V**, der dickste der Hirnstammnerven) tritt an der Lateralseite, *N. abducens* (**VI**) am Unterrand des Pons, *N. facialis* (**VII**) zusammen mit dem knapp kaudal davon austretenden *N. vestibulocochlearis* (**VIII**), ganz kaudal schließlich der *N. glossopharyngeus* (**IX**), *N. vagus* (**X**), *N. accessorius* (**XI**, tritt nur mit Radix cranialis aus der Medulla oblongata aus) und vorne, zwischen Olive und Pyramiden, als letzter Hirnnerv der *N. hypoglossus* (**XII**).

In Kap. 2.1 wurde bereits ausgeführt, dass man die verschiedenen Informationsqualitäten, die ein Nerv leitet, in sieben Kategorien einteilen kann. Weil ihre Kenntnis für das weitere Verständnis unerlässlich ist, werden sie hier noch einmal in Stichworten aufgelistet:

1. *somatomotorische Efferenzen* (willkürliche motorische Innervation, Skelettmuskulatur)
2. *allgemein-somatosensible Afferenzen* (Sensibilität aus Haut oder Schleimhaut [exterozeptiv], Gelenken und Muskeln [propriozeptiv])
3. *speziell-somatosensible Afferenzen* (Sinnesimpulse aus der Netzhaut des Auges und dem Innenohr)
4. *allgemein-viszeromotorische Efferenzen* (Versorgung der Eingeweide mit parasympathischen oder sympathischen Impulsen, grundsätzlich *nicht* willkürlich)
5. *speziell-viszeromotorische Efferenzen* (willkürmotorische Versorgung der sog. Kiemenbogenmuskulatur, d. h. Gesichts-, Kau-, Kehlkopf-, Schlund- und Teile der Halsmuskulatur). Diese Fasern finden sich beim N. trigeminus (V), N. facialis (VII), N. glossopharyngeus (IX), N. vagus (X) und N. accessorius (XI).
6. *allgemein-viszerosensible Afferenzen* (Sensibilität aus Eingeweiden und Blutgefäßen)
7. *speziell-viszerosensible Afferenzen* (Sinnesimpulse aus Riechschleimhaut und Geschmacksknospen).

5.2.2 Lokalisation der Hirnnervenkerne im Hirnstamm und im oberen Zervikalmark

Der periphere Verlauf und die Innervationsgebiete der Hirnnerven wurden in Kap. 2.3 besprochen. Hier sollen nur die *Kerne* der Hirnnerven im ZNS beschrieben werden. *Die Hirnnervenkerne sind definiert als die primären Projektionsorte der sensiblen Hirnnerven bzw. als die Ursprungsorte der motorischen Hirnnerven.* Die Kerne der Hirnnerven III–XII befinden sich im Hirnstamm und im oberen zervikalen Rückenmark (s. Abb. 5.4). Die Projektionskerne des N. olfactorius (I) und des N. opticus (II) sind nicht im Hirnstamm zu finden, sie werden deshalb später abgehandelt: Das Projektionsgebiet zu I liegt an der Basis des Großhirns (s. Kap. 9.3.1) und das zu II im Zwischenhirn (s. Kap. 8.2.1).

Hirnstamm: Verlängertes Mark (Medulla oblongata) und Brücke (Pons)

Die Projektionsgebiete der Hirnnerven I und II werden oft nicht als Hirnnervenkerne im eigentlichen Sinn bezeichnet. Bei beiden Nerven besteht die Besonderheit, dass es kein sensorisches Ganglion gibt und die jeweiligen Sinneszellen direkt ins ZNS projizieren (primäre Sinneszellen). Beim N. opticus handelt es sich ohnehin nicht um einen peripheren Nerv im eigentlichen Sinn, sondern um einen zentralnervösen Fasertrakt. Das erste Neuron der Sehbahn projiziert bereits innerhalb der Retina auf das zweite Neuron (s. Kap. 13.1.2.4). Da die Hirnnervenkerne aber per Definition der primäre Projektionsort der ersten sensiblen Neurone sind, lässt sich für den N. opticus eigentlich kaum ein Hirnnervenkern benennen. Da aber der (bereits das dritte Neuron der Sehbahn führende) N. opticus nomenklatorisch als *Nerv* bezeichnet wird, kann man das Projektionsziel seiner Axone im ZNS, das *Corpus geniculatum* des Zwischenhirns, als Hirnnervenkern-Äquivalent des zweiten Hirnnervs bezeichnen. Genauso stellt der Bulbus olfactorius das Hirnnervenkern-Äquivalent des ersten Hirnnervs dar.

Jeder der insgesamt 18 Hirnnervenkerne bzw. -kerngruppen des Hirnstamms kann einer der oben aufgeführten Kategorien zugeordnet werden:
Es gibt somit

- **vier somatomotorische Kerne**
  - Ncl. n. oculomotorii — N III N. oculomotorius
  - Ncl. n. trochlearis — IV N. trochlearis
  - Ncl. n. abducentis — VI N. abducens
  - Ncl. n. hypoglossi — XII N. hypoglossus
- **drei allgemein-somatosensible Kerne**
  - Ncl. principalis n. trigemini V
  - Ncl. spinalis n. trigemini V } N. trigeminus
  - Ncl. mesencephalicus n. trigemini V
- **zwei speziell-somatosensible Kerngruppen**
  - Ncll. cochleares } VIII N. vestibulocochlearis
  - Ncll. vestibulares
- **vier allgemein-viszeromotorische Kerne**
  - Ncl. salivatorius superior VII N. facialis
  - Ncl. salivatorius inferior IX N. glossopharyngeus
  - Ncl. dorsalis n. vagi X N. vagus
  - Ncl. accessorius n. oculomotorii III N. oculomotorius
- **vier speziell-viszeromotorische Kerne**
  - Ncl. motorius n. trigemini V - N. trigeminus
  - Ncl. n. facialis VII - N. facialis
  - Ncl. ambiguus IX glossopharyngeus + X vagus
  - Ncl. n. accessorii XI N. accessorius
- **eine allgemein- und speziell-viszerosensible Kerngruppe**
  - Ncll. tractus solitarii

Wenn man die Hirnnerven I und II und ihre Projektionsgebiete einschließt, haben 6 der 12 Hirnnerven nur je ein Kerngebiet im ZNS. Neben I und II sind dies die drei rein somatomotorischen N. trochlearis (IV), N. abducens (VI) und N. hypoglossus (XII) sowie der speziell-viszeromotorische N. accessorius (XI). Bei diesen Nerven gilt also das Prinzip: *ein Kern pro Nerv*. Den übrigen 6 Hirnnerven sind nun entsprechend der Zusammensetzung ihrer Fasern die übrigen 14 Hirnnervenkerne des Hirnstamms zuzuordnen, was in den folgenden Abschnitten vertieft wird. Auf den N. oculomotorius (III) entfallen dabei zwei Kerngebiete (gemischt somatomotorischer und allgemein-viszeromotorischer Nerv), auf den N. trigeminus (V) vier Kerngebiete (gemischt allgemein-somatosensibler und speziell-viszeromotorischer Nerv), auf den N. facialis (VII) drei Kerngebiete (gemischt allgemein- und speziell-viszeromotorischer sowie speziell-viszerosensibler Nerv), auf den N. vestibulocochlearis (VIII) zwei Kerngebiete (speziell-somatosensibler Nerv), sowie auf die Nn. glossopharyngeus (IX) und vagus (X) je vier Kerngebiete (jeweils allgemein- und speziell-viszeromotorische sowie allgemein- und speziell-viszerosensible Nerven). Als wäre das noch nicht kompliziert genug, *teilen* sich manche Hirnnerven auch noch bestimmte Kerne (so wird z. B. der Ncl. spinalis n. trigemini gemeinsam von den Hirnnerven V, IX und X als Projektionsort benutzt). Diese Verhältnisse sind in Abb. **5.3** verdeutlicht.

Um diese komplexen Zusammenhänge etwas zu veranschaulichen, bietet sich die folgende Analogie an: 10 Kinder (Hirnnerven III–XII) kommen in eine Eisdiele (*Hirnstamm und oberes Zervikalmark*). Sie dürfen sich alle eine Waffel mit Eis aussuchen. Es gibt sieben verschiedene Eissorten (die *motorischen* und *sensiblen* Kategorien, z. B. allgemein-viszeromotorisch etc.). Diese sind in 18 verschiedene Töpfe aufgeteilt (die *Hirnnervenkerne*). Da dem Eisdielengehilfen beim Eisabfüllen am Schluss die Töpfe ausgingen, sind die sechste und siebte Sorte (*allgemein-* und *speziell-viszerosensibel*) zusammen vermischt in einen Topf gefüllt worden (*Ncll. tractus solitarii*). Die kleinsten Jungen Trochli (N. IV), Abdo (N. VI), Hypo (N. XII) und das kleine Mädchen Akzessa (N. XI) dürfen zuerst aussuchen. Sie sind sehr bescheiden und wählen nur je eine Sorte aus. Trochli, Abdo und Hypo nehmen Erdbeereis (*somatomotorisch*), Akzessa ist eigen und bevorzugt Himbeereis (*speziell-viszeromotorisch*). Alle vier nehmen dabei aus unterschiedlichen Töpfen (*die vier verschiedenen Kerne der Nn. IV, VI, XI und XII*). Ihre Bescheidenheit ist allerdings vordergründig, denn sie wollen den Inhalt ihrer Töpfe mit niemandem teilen (d. h., *die Kerne der Nn. IV, VI, XI und XII werden von keinem anderen Hirnnerv benutzt*). Jetzt kommen die anderen Kinder an die Reihe. Sie stellen sich aus unterschiedlichen Töpfen ein gemischtes Eis zusammen. Trigo (N. V) beschlagnahmt dabei neben einem kleinen Topf Himbeereis (*Ncl. motorius n. trigemini, speziell-viszeromotorisch*) auch drei große Töpfe Blaubeereis (*die drei allgemein-somatosensiblen Hirnnervenkerne, Ncll. n. trigemini*). Auf den Protest der anderen hin argumentiert er, dass er schließlich der dickste aller Kinder sei und somit Anspruch auf mehr Eis habe. Dennoch muss er zumindest aus einem Topf (*Ncl. spinalis n. trigemini*) seinen beiden anderen unbescheidenen Kollegen, Vago und Glosso (*N. IX und X*), eine Eiskugel abgeben. Vago und Glosso bedienen sich danach zusätzlich aus einem gemeinsamen Topf Himbeereis (*Ncl. ambiguus, speziell-viszeromotorisch*) und aus einem gemeinsamen Topf Zitrone-Pistazien-Eis-Mischung (*Ncll. tractus solitarii, allgemein- und speziell-viszerosensibel*). Anschließend nimmt jeder der beiden noch aus einem separaten Topf eine Kugel Vanilleeis (*Ncl. salivatorius inferior* und *Ncl. dorsalis n. vagi, allgemein-viszero-*

5.2 Hirnnervenkerne

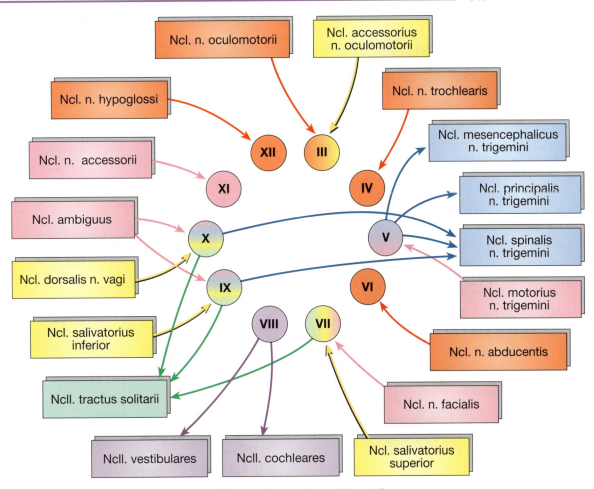

Abb. 5.3 Die Hirnnervenkerne des Hirnstamms und ihre Zuordnung zu den peripheren Hirnnerven.
Farbgebung: rot somatomotorisch, rosa speziell-viszeromotorisch, gelb allgemein-viszeromotorisch, grün allgemein- und speziell-viszerosensibel, lila speziell-somatosensibel, blau allgemein-somatosensibel. Bei den motorischen Kernen ist der Pfeil in Richtung Nerv, bei den sensiblen Kernen in Richtung Kern gezeichnet.

motorisch). Auch Fazia (N. VII) hält sich nicht zurück: Sie will zunächst aus dem Topf von Glosso und Vago etwas Zitrone-Pistazien-Eis-Mischung abhaben *(Ncll. tractus solitarii)*. Dann nimmt sie sich je eine Kugel aus zwei weiteren Töpfen, aus denen niemand anders sich bedienen darf: zum einen Himbeereis *(Ncl. n. facialis, speziell-viszeromotorisch)* und zum anderen Vanilleeis *(Ncl. salivatorius superior, allgemein-viszeromotorisch)*. Vesticochla (N. VIII) und Oclo (N. III) wählen bescheidener aus. Vesticochla bedient sich aus zwei verschiedenen Töpfen mit Brombeereis *(Ncll. cochleares und Ncll. vestibulares, speziell-somatosensibel)*, Oclo freut sich über je eine Kugel Erdbeereis *(Ncl. n. oculomotorii, somatomotorisch)* und Vanilleeis *(Ncl. accessorius n. oculomotorii, allgemein-viszeromotorisch)*. Alle sind nun zufrieden, mit Ausnahme des bemitleidenswerten Eisdielenbesitzers *(Student)*, der verzweifelt versucht, die Übersicht zu behalten.

Bei der Anordnung der 18 Hirnnervenkerne im Hirnstamm und im oberen Zervikalmark gilt prinzipiell, dass die somatomotorischen Kerne mehr medial, die somatosensiblen mehr lateral liegen, die viszeromotorischen und die viszerosensiblen dazwischen. Doch kann man diesbezüglich keine scharfe Trennung vornehmen. Abb. 5.4 orientiert über die Lokalisation der Hirnnervenkerne im Hirnstamm.

Im Folgenden werden die einzelnen Kerne – nach Hirnnerven geordnet – besprochen, sofern sie im Hirnstamm und oberen Zervikalmark lokalisiert sind. Eine Übersicht über die Hirnnervenkerne und deren Faserverbindungen wird im Anschluss daran tabellarisch dargestellt (Tabelle 5.1).

5.2.3 Kerne des N. oculomotorius

Der III. Hirnnerv ist ein gemischter somato- und viszeromotorischer Nerv, der dementsprechend zwei Kerne hat:

- *Ncl. n. oculomotorii* (somatomotorisch)
- *Ncl. accessorius n. oculomotorii* (allgemein-viszeromotorisch)

Ncl. n. oculomotorii Er bildet einen aus mehreren Anteilen bestehenden somatomotorischen Kernkomplex, der paramedian kurz vor dem Aquädukt in Höhe der Colliculi superiores im Tegmentum des Mittelhirns liegt (Abb. 5.4, *1*; Abb. 6.1, *11*). Seine efferenten Fasern, die im N. oculomotorius in der

5 Hirnstamm: Verlängertes Mark (Medulla oblongata) und Brücke (Pons)

Abb. 5.4 Lokalisation der Hirnnervenkerne im Hirnstamm und im oberen Zervikalmark. Die römischen Ziffern in der Legende geben die Hirnnerven an, denen die Kerne als Ursprungs- oder Projektions(Ziel-)ort dienen. Beachte, dass ein Hirnnerv mehrere Kerne haben kann, dass aber z. T. auch mehrere Hirnnerven einen Kern gemeinsam benutzen. Die Farbgebung entspricht Abb. 5.3. (Aus [7])
(a) **Räumliche Ansicht von dorsal.** Links im Bild sind die motorischen und rechts die sensiblen Kerne dargestellt.
(b) **Räumliche Ansicht von der Medianebene aus.**
Somatomotorisch (rot): **1** Ncl. n. oculomotorii (III), **2** Ncl. n. trochlearis (IV), **3** Ncl. n. abducentis (VI), **4** Ncl. n. hypoglossi (XII).
Allgemein-viszeromotorisch (gelb): **5** Ncl. accessorius n. oculomotorii (Ncl. Edinger-Westphal, III), **6** Ncl. salivatorius superior (VII), **7** Ncl. salivatorius inferior (IX), **8** Ncl. dorsalis n. vagi (X).
Speziell-viszeromotorisch (rosa): **9** Ncl. motorius n. trigemini (V), **10** Ncl. n. facialis (VII), **11** Ncl. ambiguus (IX, X), **12** Ncl. n. accessorii (XI).
Allgemein- und speziell-viszerosensibel (grün): **13** Ncll. tractus solitarii (VII, IX, X).
Speziell-somatosensibel (lila): **14** Ncll. vestibulares (VIII), **15** Ncll. cochleares (VIII).
Allgemein-somatosensibel (blau): **16** Ncl. mesencephalicus n. trigemini (V), **17** Ncl. principalis n. trigemini = Ncl. pontinus n. trigemini (V), **18** Ncl. spinalis n. trigemini (V, IX, X).
Umgebende Strukturen: **III–XII** Hirnnerven III–XII
19 inneres Fazialisknie, **20** Ncl. ruber, **21** Crus cerebri, **22** Lamina tecti (Vierhügelplatte), **23** Glandula pinealis (Epiphyse).

Fossa interpeduncularis das Mesencephalon verlassen, innervieren den oberen Lidheber (M. levator palpebrae superioris) und alle äußeren Augenmuskeln mit Ausnahme des M. obliquus superior und M. rectus lateralis.

Jedem der vom N. oculomotorius zu versorgenden Muskeln entspricht eine eigene Untereinheit im Ncl. n. oculomotorii. Das Kerngebiet für den oberen Lidheber ist interessanterweise *nicht* paarig, wie sonst alle Hirnnervenkerne, sondern *unpaarig* in der Mitte zwischen rechtem und linkem Ncl. n. oculomotorii ausgebildet. Es ist also nur *ein* Kern, der *beide* Lidheber versorgt. Praktisch kann man dies an der Tatsache beobachten, wie schwierig es ist, *ein* Auge allein aufzuhalten, während das andere geschlossen bleibt: Beim geschlossenen Auge wird die Aktivität des Lid*schließers*, der vom N. facialis innerviert wird, fortlaufend durch den beidseitig aktivierten M. levator palpebrae antagonisiert. Das führt dazu, dass das geschlossene Lid immer etwas zittert.

Klinik Eine Zerstörung des Okulomotoriuskernareals hat die Lähmung eines Großteils der äußeren Augenmuskeln zur Folge. Es bleiben nur noch der M. rectus lateralis (Augenbewegung nach lateral) und der M. obliquus superior (Augenbewegung nach lateral unten) funktionstüchtig, so dass eine Fehlstellung des Auges der betroffenen Seite nach lateral unten resultiert, wodurch Doppelbilder entstehen (s. im Einzelnen Kap. 2.3.3). Hinzu kommt ein Herabhängen des Augenlides (Lähmung des M. levator palpebrae superioris). Meist treten die beschriebenen Symptome auf beiden Seiten auf, da die Okulomotoriuskernkomplexe beider Seiten so eng beieinander liegen, dass sie leicht gemeinsam geschädigt werden.

Ncl. accessorius n. oculomotorii Der Kernkomplex wird auch als *Ncl. Edinger-Westphal* bezeichnet. Er liegt dem Ncl. n. oculomotorii mediodorsal an (Abb. 5.4, *5*; Abb. 6.1, *12*). Er ist eines der vier parasympathischen (also viszeromotorischen) Kernzentren des Hirnstamms (die anderen sind: Ncl. salivatorius superior, Ncl. salivatorius inferior und Ncl. dorsalis n. vagi). Der Ncl. Edinger-Westphal versorgt mit seinen efferenten Fasern, die alle den III. Hirnnerv begleiten, parasympathisch die inneren Augenmuskeln. Dies sind die glatten *M. ciliaris* (Einfluss auf die Linsenkrümmung und damit Brechung des Lichtstrahls) und *M. sphincter pupillae* (Pupillenverengung).

Klinik Fällt der Ncl. accessorius n. oculomotorii (Edinger-Westphal) aus, bleibt das Auge ohne parasympathische Versorgung. Das äußert sich in einer Weitstellung der Pupille (funktionelles Übergewicht des Sympathikus, der den M. dilatator pupillae innerviert) und in einer Unfähigkeit zur Akkommodation (Lähmung des M. ciliaris). Dementsprechend werden auf dem betroffenen Auge eine Lichtüberempfindlichkeit und eine Unfähigkeit, Dinge in der Nähe scharf zu sehen, beklagt. Eine isolierte Läsion des Ncl. accessorius n. oculomotorii kommt kaum vor, in der Regel ist der Ncl. n. oculomotorii mit betroffen.

5.2.4 Kern des N. trochlearis

Der IV. Hirnnerv ist rein somatomotorisch und hat seinen Kern im *Ncl. n. trochlearis*. Der Kern liegt in Höhe der Colliculi inferiores im Tegmentum des Mittelhirns etwas unterhalb des Okulomotoriuskernkomplexes und direkt vor dem Aquädukt (Abb. 5.4, *2*). Mit seinen efferenten Fasern, die direkt nach Verlassen des Kerns *auf die Gegenseite kreuzen* und dann als einzige dorsal aus dem Hirnstamm austreten, innerviert er den M. obliquus superior am Augapfel. Dadurch blickt das Auge (bei primärem Geradeausblick) nach lateral unten und wird einwärts gerollt (vgl. Abb. 2.21c).

Klinik Prinzipiell unterscheidet sich eine Schädigung des Kerngebietes in der Symptomatik nicht von derjenigen des peripheren Nervs (geringe Fehlstellung des Bulbus nach oben medial und Außenrotation mit entsprechend schräg verdrehten Doppelbildern, vgl. S. 56). Der Unterschied besteht allerdings darin, dass sich eine Schädigung des Kerns im Gegensatz zu einer des Nervs auf der kontralateralen Seite auswirkt, da die efferenten Fasern des Ncl. trochlearis noch vor ihrem Austritt aus dem Hirnstamm zur Gegenseite kreuzen. Generell ist jedoch eine isolierte Schädigung des Trochleariskerns eher selten und bezieht sonst meist die Läsion anderer, benachbarter Kerne und Bahnen mit ein. Daher muss bei isolierten Trochlearisschädigungen eher eine periphere Schädigung vermutet werden.

5.2.5 Kerne des N. trigeminus

Der V. Hirnnerv besitzt eine *motorische* und eine *sensible* Wurzel.

Die motorische Wurzel des Nervs versorgt die Kaumuskulatur und hat ihren Ursprung im

- *Ncl. motorius n. trigemini*

(Abb. 5.4, *9*). Sie verlässt den Hirnstamm zusammen mit der sensiblen Wurzel in der Mitte des Pons als dickster der Hirnstammnerven, so dass der N. trigeminus am Hirnstamm immer gut identifizierbar ist. Der Kernkomplex des sensiblen Teils lässt sich in drei Anteile aufgliedern:

- *Ncl. mesencephalicus n. trigemini*
- *Ncl. principalis n. trigemini*
- *Ncl. spinalis n. trigemini*

(Abb. 5.4, *16–18*). Die drei sensiblen Kerne haben nichts mit der Aufteilung des N. trigemius in drei große periphere Äste zu tun, sondern sie sind der Verschaltungsort für sensible Afferenzen jeweils unterschiedlicher Qualität. Im Ncl. mesencephalicus n. trigemini enden die *propriozeptiven* Fasern der Kaumuskulatur, im Ncl. principalis n. trigemini (auch: *Ncl. pontinus n. trigemini*) überwiegen diejenigen der *epikritischen* Sensibilität (feine Berührungsempfindung) des Gesichts. Im Ncl. spinalis n. trigemini enden überwiegend die Fasern der *protopathischen* Sensibilität (Schmerz, Temperatur, grobe

Hirnstamm: Verlängertes Mark (Medulla oblongata) und Brücke (Pons)

Berührungsempfindung). Es ist klinisch wichtig, dass die Fasern der protopathischen Sensibilität in somatotopischer Anordnung im Ncl. spinalis enden: zuoberst die Fasern der perioralen Region, darunter absteigend die Fasern der anschließenden Hautregionen, so dass schließlich die Fasern des Randbezirks der trigeminalen Hautversorgung ganz kaudal im Kern enden (vereinfachtes Prinzip, Abb. 5.5). Die hierbei entstehende Aufteilung entspricht *nicht* der peripheren Aufteilung des Nervs in seine drei Hauptäste (vgl. Abb. 2.22b, S. 56).

Die Besonderheit des Ncl. mesencephalicus n. trigemini besteht darin, dass die dort liegenden Zellen nicht wie bei allen anderen sensiblen Kerngebieten des ZNS ihre Afferenzen von Neuronen bekommen, deren Perikaryen in einem *peripheren Ganglion* liegen. Vielmehr schicken die Neurone des Ncl. mesencephalicus ihre eigenen sensiblen Fortsätze bis in die Kaumuskulatur, ohne „Zwischenschaltung" eines sensiblen Ganglions. Auf Grund dessen betrachtet man diesen Kern auch als „im ZNS liegendes Ganglion" (das dementsprechend aus den Perikaryen pseudounipolarer Ganglienzellen besteht).

Die wichtigsten Efferenzen des sensiblen Ncl. principalis n. trigemini (epikritische Sensibilität) kreuzen als *Lemniscus trigeminalis* auf die Gegenseite und schließen sich dem *Lemniscus medialis* an (s. u.), mit dem sie weiter durch den Hirnstamm zum Thalamus des Zwischenhirns ziehen, um von dort zum Großhirn umgeschaltet zu werden (Bewusstwerdung der sensiblen Impulse). Die efferenten Fasern des Ncl. spinalis n. trigemini (protopathische Sensibilität) kreuzen ebenfalls auf die Gegenseite, verlaufen aber dann gemeinsam mit dem die protopathisch-sensiblen Impulse aus dem Rückenmark führenden Tractus spinothalamicus zum Thalamus. Die efferenten Fasern des Ncl. mesencephalicus n. trigemini schließlich sind hauptsächlich zum motorischen Trigeminuskern gerichtet.

Klinik Eine zentrale Läsion des V. Hirnnervs betrifft in der Regel nicht alle Kernareale auf einmal. Wird der sensible Kern betroffen, was auf Grund seiner großen Ausdehnung bei Hirnstammschädigungen verschiedenster Art leicht der Fall sein kann, resultiert, wie auch bei der Läsion des peripheren Nervs, ein Sensibilitätsausfall im Gesichtsbereich. Durch getrennte Prüfung der protopathischen und epikritischen Sensibilität können zentrale Schädigungen des Nerven*kerns* von peripheren Läsionen des *Nervs* unterschieden werden. Bei kleineren zentralen Schädigungen kann z. B. selektiv die protopathische Sensibilität der Perioralregion oder auch selektiv die epikritische Sensibilität des Gesichts ausgefallen sein, was bei peripheren Läsionen des Nervs nicht vorkommt. Hinsichtlich der somatotopischen Gliederung des Ncl. spinalis n. trigemini ist es wichtig, bei der klinischen Untersuchung nicht nur die peripheren Äste des Nervs einzeln in ihrer Funktion zu prüfen (s. Kap. 2.3.6), sondern gesondert auch die zentrale Aufteilung des spinalen Kerns, indem man konzentrisch von peripher in Richtung oral die protopathische Sensibilität der Gesichtshaut überprüft.

5.2.6 Kern des N. abducens

Der VI. Hirnnerv ist ein rein somatomotorischer Nerv, dessen Kern, Ncl. n. abducentis, paramedian im kaudalen Bereich der Brücke liegt (Abb. 5.4, *3*). Von diesem Kern aus wird der M. rectus lateralis des Auges innerviert (*Abduktionsbewegung* des Bulbus oculi). Seine Fasern treten am Unterrand der Brücke direkt oberhalb der Pyramiden aus und sind auf Grund dieser charakteristischen Lage stets gut zu identifizieren.

Um eine optimale Koordination für die Bewegung des Augapfels zu erlangen, muss der Ncl. n. abducentis mit den anderen Kernen für die Augenbewegung (*Ncl. n. oculomotorii* und *Ncl. n. trochlearis*) sowie mit den Blickzentren des Hirnstamms efferent und afferent verbunden sein. Darauf wird in Kap. 6.3.4 gesondert eingegangen.

Besonders wichtig ist die efferente Verknüpfung mit der Kerngruppe des Ncl. n. oculomotorii für den M. rectus medialis oculi, die dafür sorgt, dass bei *Abduktion* eines Auges das andere *adduziert* wird. Dieser Verknüpfung dienen ca. 50% aller Neurone des Ncl. n. abducentis.

Klinik Die Schädigung des Ncl. n. abducentis unterscheidet sich im klinischen Bild von einer Schädigung des peripheren Nervs, da im Abduzenskern nicht nur die Motoneurone für den M. rectus lateralis des Auges liegen, sondern auch von hier aus synergistisch die Mitbewegung des kontralateralen Auges verschaltet wird, so dass oft eine komplette, d. h. beide Augen betreffende Blicklähmung zur Seite der Schädigung besteht.

5.2.7 Kerne des N. facialis

Der VII. Hirnnerv gliedert sich in einen *speziell-viszeromotorischen*, einen *allgemein-viszeromotorischen* (= sekretorischen, parasympathischen) und einen

Abb. 5.5 Somatotopische Gliederung des Ncl. spinalis n. trigemini.
1 Ncl. spinalis n. trigemini mit somatotopischer Gliederung entsprechend den Gesichtsregionen rechts, **2** Ncl. principalis n. trigemini, **3** Ncl. mesencephalicus n. trigemini. (Z. T. modifiziert nach Patten: Neurological Differential Diagnosis, Springer 1995)

speziell-viszerosensiblen Anteil. Die viszerosensiblen und viszeromotorischen Anteile verlassen meist gesondert als *N. intermedius* den Hirnstamm und werden nur auf Grund ihres gemeinsamen Verlaufs mit dem N. facialis nomenklatorisch zu einem Nerv zusammengefasst. Entsprechend seinen drei funktionellen Eigenschaften hat der N. facialis drei Kerngebiete:

- *Ncl. n. facialis* (speziell-viszeromotorisch)
- *Ncl. salivatorius superior* (allgemein-viszeromotorisch)
- *Ncll. tractus solitarii* (speziell-viszerosensibel).

Die funktionell wenig bedeutsamen, zahlenmäßig nur geringen *somatosensiblen* Fasern des N. facialis zur Teilversorgung des Außenohrs stammen aus dem sensiblen Trigeminuskern.

Der speziell-viszeromotorische Anteil des Nervs entspringt aus dem **Ncl. n. facialis** im Pons (Abb. 5.4, *10*) und versorgt mit seinen Fasern die mimische Gesichtsmuskulatur. Charakteristischerweise ziehen die Fazialisfasern nach Verlassen des Kerns nach dorsal um den Abduzenskern herum und wölben so am Boden der Rautengrube den *Colliculus facialis (inneres Fazialisknie)* vor. Durch diesen charakteristischen Verlauf kann man in Querschnittsbildern die efferenten Fasern des Fazialiskerns gut identifizieren (vgl. Abb. 5.4, *19* und 5.10, *12*). Von großer Bedeutung ist, dass der Ncl. n. facialis hinsichtlich seiner vom Großhirnkortex kommenden motorischen Afferenzen in zwei Teile gegliedert werden kann: Der eine innerviert die Lidschluss- und Stirnmuskulatur, der andere die übrige mimische Muskulatur. Dies spielt bei der klinischen Unterscheidung zwischen peripherer oder zentraler Fazialislähmung eine große Rolle (s. S. 142f.). Auch werden dem Kern die Impulse für emotional ausgelöste Gesichtsbewegungen (z. B. Lachen) über gesonderte, von der willkürlichen Ansteuerung getrennte Bahnen zugeleitet, so dass klinisch beide Arten mimischer Motorik (willkürlich und emotional) isoliert voneinander ausgefallen sein können.

Der allgemein-viszeromotorische (sekretorische) Teil des N. facialis hat seinen Ursprungskern im **Ncl. salivatorius superior**[1], der eines der parasympathischen Zentren des Hirnstamms ist (Abb. 5.4, *6*). Die hier entspringenden parasympathischen Fasern innervieren die Tränen-, Nasen- und Gaumendrüsen sowie die Sublingual- und Submandibulardrüse. Da es sich beim Ncl. salivatorius superior ebenso wie bei den anderen parasympathischen Hirnnervenkernen um *allgemein*-viszeromotorische Systeme handelt, sind sie auch nicht willkürlich ansteuerbar. Entsprechend gibt es zu diesen Zentren keine direkten kortikonukleären Fasern (= Fasern der Großhirnrinde zu den Hirnnervenkernen). Diese Kerne werden vielmehr über den Hypothalamus des Zwischenhirns (Steuerzentrum des vegetativen Nervensystems) angesteuert, was großenteils über den durch den Hirnstamm ziehenden *Fasciculus longitudinalis posterior* geschieht (s. S. 144).

Der speziell-viszerosensible Anteil des N. facialis projiziert in den aus mehreren Untergruppen bestehenden Kernkomplex der **Ncll. tractus solitarii** (kurz: *Ncl. solitarius*, Abb. 5.4, *13*), den einzigen Kernkomplex für Viszerosensibilität und Geschmacksempfindung im Hirnstamm. Hier enden also *alle* Geschmacksfasern, auch die des N. glossopharyngeus und die wenigen des N. vagus (von Epiglottis und Gaumen). Die hier endenden Fasern des N. facialis leiten die Geschmacksinformation der vorderen zwei Drittel der Zunge. Die verschaltete sensorische Information wird dann von den Ncll. tractus solitarii nach oben zum Thalamus geleitet, von wo aus sie zum Großhirn gelangt (Bewusstwerdung der Geschmacksempfindung).

Klinik Eine komplette Schädigung des Ncl. n. facialis unterscheidet sich hinsichtlich der Ausfälle der mimischen Muskulatur nicht von einer Läsion des peripheren N. facialis und wird wie diese als *periphere Fazialislähmung* bezeichnet (schlaffe Lähmung der gesamten mimischen Muskulatur einer Seite, s. S. 64). Die sog. *zentrale Fazialislähmung* unterscheidet sich in der Symptomatik von dieser und kommt durch eine Schädigung der *kortikonukleären Bahn* zum Ncl. n. facialis zustande (Symptomatik und Pathophysiologie s. S. 142). Liegt eine Schädigung des Ncl. salivatorius superior vor, besteht die Gefahr, dass Binde- und Hornhaut des Auges austrocknen, da der Tränenfluss sistiert. Zusätzlich kann über Mundtrockenheit geklagt werden (Ausfall der Sublingual- und Submandibulardrüse). Eine Läsion der Ncll. tractus solitarii hat u. a. einen Ausfall der Geschmacksempfindung der Zunge auf der betroffenen Seite zur Folge.

5.2.8 Kerne des N. vestibulocochlearis

Entsprechend seinen zwei getrennten Wurzeln und der peripheren Versorgung zweier Sinnesorgane hat der VIII. Hirnnerv zwei Kerngruppen:

- *Ncll. cochleares*
- *Ncll. vestibulares.*

Beide Anteile des Nervs treten, von einer gemeinsamen Bindegewebshülle umgeben, im *Kleinhirnbrückenwinkel* in den Hirnstamm ein.

Die die akustischen Impulse des Innenohrs führenden Fasern des VIII. Hirnnervs enden im Pons in den beiden **kochleären Kernen**, dem *Ncl. cochlearis anterior* und dem *Ncl. cochlearis posterior* (Abb. 5.4, *15*). Die wichtigsten Efferenzen dieser Kerne bilden, z. T. auf die Gegenseite kreuzend, die zentrale Hörbahn, die als *Lemniscus lateralis* zu den Colliculi inferiores des Mittelhirns zieht (zur Hörbahn als Ganzes s. Kap. 9.10.1).

Der andere Teil des VIII. Hirnnervs, der die Lage-

---

[1] saliva (lat.) = Schleim, Speichel

und Beschleunigungsimpulse aus den Vestibularorganen (Sacculus, Utriculus und Bogengänge) führt, projiziert im Hirnstamm in die vier (funktionell jeweils etwas unterschiedlichen) Vestibulariskerne (Abb. 5.4, 14): *Ncl. vestibularis superior, Ncl. vestibularis inferior, Ncl. vestibularis medialis* und *Ncl. vestibularis lateralis.*

Ein kleiner Teil der vestibulären Fasern gelangt auch direkt über den Pedunculus cerebellaris inferior in einen umschriebenen medialen Kleinhirnanteil *(Lobus flocculonodularis* bzw. *Vestibulocerebellum,* s. Kap. 7.3.1.1).

Neben den primären Afferenzen aus dem Vestibularorgan erhalten die Vestibulariskerne auch noch Projektionen aus dem Rückenmark (Vermittlung propriozeptiver Impulse) und aus dem Kleinhirn (dem Anteil, der auch die erwähnten primären vestibulären Afferenzen erhält).

Die wichtigsten Efferenzen der Vestibulariskerne ziehen zum Thalamus (die Fasern schließen sich den anderen somatosensiblen Projektionen im Lemniscus medialis an), außerdem ins Kleinhirn, zu den Augenmuskelkernen, zu präokulomotorischen Zentren der Formatio reticularis (s. S. 139), sowie ins *Rückenmark.* Diese Faserverbindungen sind sehr sinnvoll, wenn man die **Funktion** des Vestibularorgans bedenkt, die darin liegt, dem Gehirn Information über die *Lage* und die *Bewegung* des Körpers zu geben. Auf diese Information hin muss das Gehirn Korrekturbewegungen einleiten. Diese dienen dazu,

- den Körper im Gleichgewicht zu halten (dazu Projektion der Vestibulariskerne ins Kleinhirn und ins Rückenmark)
- mit den Augen gesehene Gegenstände weiterzuverfolgen (Blickstabilisierung), indem man mit den Augen die der Körperbewegung *entgegengerichtete* Bewegung vollzieht, was durch die Projektion zu den Augenmuskelkernen gewährleistet ist *(= vestibulo-okulärer Reflex).*

Dies alles muss sehr schnell geschehen und läuft ab, ohne dass es uns bewusst wird. Deshalb ziehen die Fasern von den Vestibulariskernen auch *direkt* ins Rückenmark, ins Kleinhirn und zu den Augenmuskelkernen, ohne vorher im Großhirn verschaltet zu werden. Die vestibuläre Efferenz zum Thalamus im Zwischenhirn, die von dort zum sensiblen Großhirnkortex weitergeleitet wird, dient letztlich nur noch der *Bewusstwerdung* der Körperlage bzw. -bewegung, nicht aber den eben erwähnten vestibulären Reflexen. Die (ipsilateral) ins Rückenmark gerichtete Bahn bildet den *Tractus vestibulospinalis,* der dort überwiegend zur

- *Aktivierung* der *Strecker*-Motoneurone

und zur

- *Hemmung* der *Beuger*-Motoneurone

führt. Dies ist von großer klinischer Bedeutung (s.u.). *Streckbewegungen* sind in der Regel die zweckmäßigsten Korrekturbewegungen auf vestibuläre Reize (z.B. beim Fallen, Wegrutschen eines Beins beim Nachgeben der Unterlage), um den Körper wieder ins Gleichgewicht zu bringen oder ihn beim Fallen sinnvoll abzustützen. Zu den Faserverbindungen der Ncll. vestibulares vgl. Abb. 5.6.

Klinik

Ausfallserscheinungen des vestibulären Systems Das vestibuläre System hat drei Aufgaben: *Regulation der Körperhaltung, Raumorientierung* und *Blickstabilisierung.* Eine Funktionsstörung in diesem Bereich führt daher zu *Gleichgewichtsstörungen, Schwindel* und *Nystagmus* (Nystagmus ist ein unwillkürliches, rhythmisches „Zittern" der Augen, es kann physiologisch und – z.B. bei Störungen des vestibulären Systems – pathologisch auftreten).

Der Ausfall der Ncll. vestibulares gleicht im klinischen Bild dem des peripheren N. vestibularis. Wie in Kap. 2.3.10 ausgeführt, treten Symptome fast immer nur bei *plötzlichem* (akutem) Ausfall des vestibulären Systems einer Seite auf, wobei es zu Schwindelgefühlen, Übelkeit und Fallneigungen zur erkrankten Seite sowie häufig zu einem pathologischen Nystagmus kommt, da im Hirnstamm nun vestibuläre, visuelle und propriozeptive (Gelenksrezeptoren etc.) Afferenzen nicht mehr miteinander korrelieren.

Enthemmung der vestibulospinalen Bahn Da der Tractus vestibulospinalis im Rückenmark überwiegend die Neurone der Extensoren erregt und diejenigen der Flexoren indirekt hemmt, muss ein ständiger Impuls dieser Fasern durch andere absteigende (wahrscheinlich besonders kortikotegmentale und kortikospinale, aber auch retikulo- und rubrospinale) Bahnen antagonisiert werden. Fallen diese inhibitorischen Bahnen auf ihrem Weg in das Rückenmark bzw. den Hirnstamm aus und bleiben gleichzeitig die Ncll. vestibulares mit ihren vestibulospinalen Projektionen erhalten – wie dies z.B. bei einer isolierten Mittelhirnläsion der Fall sein kann –, resultiert durch die Enthemmung des vestibulospinalen Traktes ein sog. Extensoren-„*Spasmus*", d.h. eine ständige, pathologische Kontraktion der Extensorenmuskeln. Dies ist auch ein charakteristischer Bestandteil des sog. „*Mittelhirnsyndroms*" (Funktionsverlust des Mittelhirns, meist durch dessen Einklemmung im Tentoriumschlitz[2] bei Hirnschwellung).

5.2.9 Kerne des N. glossopharyngeus

Der IX. Hirnnerv ist gemischt speziell- und allgemein-viszeromotorisch (sekretorisch) sowie speziell- und allgemein-viszerosensibel. Entsprechend bezieht er seine Fasern aus vier Kerngebieten:

- *Ncl. ambiguus* (speziell-viszeromotorisch)
- *Ncl. salivatorius inferior* (allgemein-viszeromotorisch)
- *Ncll. tractus solitarii* (allgemein- und speziell-viszerosensibel)
- *Ncl. spinalis n. trigemini* (allgemein-somatosensibel).

---

[2] Die Duraduplikatur zwischen Groß- und Kleinhirn *(Tentorium cerebelli)* läuft oberhalb des Mittelhirns zum sog. Tentoriumschlitz zusammen.

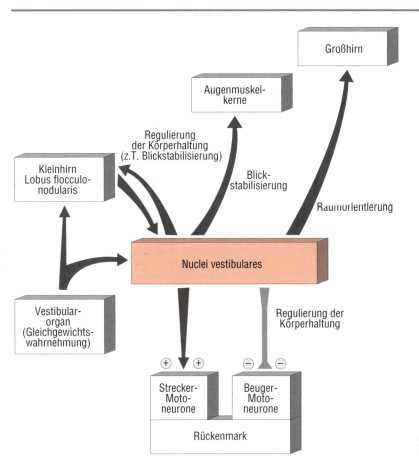

Abb. 5.6 Faser- und Funktionsbeziehungen der Ncll. vestibulares.

Die dem N. glossopharyngeus zuzuordnenden Zellen des **Ncl. ambiguus**[3] (Abb. 5.4, *11*) innervieren mit ihren Axonen die Schlund- und Gaumensegelmuskulatur.

Der **Ncl. salivatorius inferior** ist wie der Ncl. salivatorius superior einer der parasympathischen Kerne des Hirnstamms (Abb. 5.4, *7*). Seine efferenten Fasern haben einen komplexen peripheren Verlauf und innervieren sekretorisch die Glandula parotis.

Die in den **Ncll. tractus solitarii** (kurz: *Ncl. solitarius*, Abb. 5.4, *13*) endenden Fasern stammen von Perikaryen im Ganglion inferius des N. glossopharyngeus und innervieren peripher das hintere Drittel der Zunge speziell-viszerosensibel (Geschmackswahrnehmung). Etwas weiter kaudal im Solitariuskernkomplex enden viszerosensible Fasern, die die afferenten Impulse von den *Mechanorezeptoren* des Sinus caroticus und den *Chemorezeptoren* des Glomus caroticum zur Medulla oblongata leiten. Diese Impulse geben zum einen Information über die Höhe des Blutdrucks (Mechanorezeptoren), zum andern über den O_2- und CO_2-Spiegel im Blut (Chemorezeptoren).

Über indirekte Efferenzen der Ncll. tractus solitarii zum Vaguskern wird dann ein ggf. hoher Blutdruck parasympathisch durch eine Verminderung der Herzleistung wieder herabreguliert (darüber hinaus sind hierfür hemmende Efferenzen in den blutdrucksteigernden Teil des Kreislaufzentrums der Medulla oblongata verantwortlich). Die Information eines ggf. hohen CO_2-Spiegels wird über Efferenzen des Kerns zum Atemzentrum der Medulla oblongata weitergeleitet, um so eine kompensatorische Hyperventilation einzuleiten, die den CO_2-Spiegel wieder senken soll (Atem- und Kreislaufzentrum sind Bestandteile der sog. *Formatio reticularis*, die in Kap. 6.3.3 besprochen wird).

Die sensiblen Fasern des N. glossopharyngeus, deren Perikaryen im Ggl. superius liegen, enden im **Ncl. spinalis n. trigemini** (Abb. 5.4, *18*) und führen Impulse des hinteren Zungendrittels, des Naso- und Oropharynx sowie der Tuba auditiva und des Mittelohrs.

Klinik Die Lähmung des peripheren N. glossopharyngeus wird mit ihren Symptomen auf S. 68 besprochen. Wie bei den meisten derjenigen Hirnnerven, die mehrere Kerne im Hirnstamm haben, kann man eine zentrale Schädigung des N. glossopharyngeus recht gut von einer Schädigung des peripheren Nervs unterscheiden, da in der Regel *nur bei peripheren Läsionen* tatsächlich *alle* Funktionen (Geschmack, Sensibilität, allgemeine und spezielle Viszeromotorik) ausgefallen sind. Es ist sehr unwahrscheinlich, dass bei zentraler Schädigung alle Kerne des Nervs gleichzeitig geschädigt sind (es sei denn, es liegt eine größere Hirnstammläsion vor, die

---

[3] ambiguus (lat.) = sich nach zwei Seiten neigend. Der Ausdruck wurde wohl gewählt, weil der Kern Ursprungsort für zwei Hirnnerven ist.

Hirnstamm: Verlängertes Mark (Medulla oblongata) und Brücke (Pons)

dann aber auch noch andere Symptome, u.a. durch Ausfall weiterer Hirnnerven, verursacht). Oft ist also nur *ein* Kerngebiet (z.B. die spezielle Viszeromotorik bei erhaltener Geschmacks- u. Berührungsempfindung) ausgefallen.

5.2.10 Kerne des N. vagus

Ähnlich wie der N. glossopharyngeus ist der N. vagus ein gemischt allgemein- und speziell-viszeromotorischer, somatosensibler und viszerosensibler Nerv. Dementsprechend hat er vier Kerngebiete:

- *Ncl. ambiguus* (speziell-viszeromotorisch)
- *Ncl. dorsalis n. vagi* (allgemein-viszeromotorisch)
- *Ncll. tractus solitarii* (allgemein- und speziell-viszerosensibel)
- *Ncl. spinalis n. trigemini* (allgemein-somatosensibel).

Den **Ncl. ambiguus** in der Medulla oblongata (Abb. 5.4, *11*) teilt sich der N. vagus mit dem N. glossopharyngeus. Von diesem Kern aus innerviert der X. Hirnnerv zusammen mit dem IX. motorisch die Schlundmuskulatur. Außerdem ziehen Neuriten des Ncl. ambiguus mit dem N. vagus zur Kehlkopfmuskulatur.

Die allgemein-viszeromotorischen (parasympathischen) Fasern des N. vagus entspringen im **Ncl. dorsalis n. vagi** (Abb. 5.4, *8*). Mit Ausnahme der Drüsen im Kopfbereich (Innervation durch den N. facialis und N. glossopharyngeus) und der inneren Augenmuskeln (Innervation durch den N. oculomotorius) übernimmt der Ncl. dorsalis n. vagi über den N. vagus die gesamte parasympathische Versorgung des Körpers vom Halsbereich über den Thorax (Herz, Bronchien!) bis in das Abdomen hinein, wo er den Gastrointestinaltrakt abwärts bis in den Bereich der linken Kolonflexur viszeromotorisch innerviert (s. im Einzelnen Kap. 2.3.13).

Der *viszero*sensible Teil des N. vagus (Perikaryen im Ganglion inferius) projiziert mit seinen zentralen Fortsätzen in die **Ncll. tractus solitarii**, den einzigen viszerosensiblen Kernkomplex des Hirnstamms (Abb. 5.4, *13*). Die hier eintretenden Impulse des N. vagus enthalten Informationen über Sensibilität im Bereich der Lungen, der Trachea, des Ösophagus, des Gastrointestinaltrakts und der Epiglottis (von den wenigen dort vorhandenen Geschmacksrezeptoren).

Weiterhin werden in den Ncll. tractus solitarii sensible Afferenzen aus dem rechten Herzvorhof und dem Aortenbogen verschaltet, die dort die Wandspannung (Maß für das zirkulierende Blutvolumen und den Blutdruck) registrieren. Diese in den Solitariuskernen verschaltete Information wird dann einerseits zum Kreislaufzentrum in der Medulla oblongata vermittelt, andererseits an den Hypothalamus weitergegeben. So kann ein vorher zu hoher/zu niedriger Blutdruck entweder direkt vom Kreislaufzentrum oder unter zusätzlicher Steuerung durch den Hypothalamus korrigiert bzw. den Erfordernissen angepasst werden.

Der **Ncl. spinalis n. trigemini** (Abb. 5.4, *18*) empfängt die Fasern des N. vagus (Perikaryen im Ganglion superius), mit denen dieser peripher somatosensibel den Kehlkopf, den äußeren Gehörgang, einen Teil der Ohrmuschel und mit einem R. meningeus sensibel die Dura im hinteren Schädelgrubenbereich versorgt.

Klinik Für den Ausfall des N. vagus und die Zuordnung von zentraler Schädigung des Kerns oder peripherer Läsion des Nervs gilt das Gleiche wie für den N. glossopharyngeus: Eine zentrale Läsion des Vagus betrifft in der Regel nicht alle Kerne auf einmal, weshalb nur selektiv die Funktionen der jeweils betroffenen Kerne ausfallen. Ansonsten hat die Läsion des Vagus und seiner Kerne vieles mit der des N. glossopharyngeus gemeinsam, da die Fasern beider Nerven zu einem großen Teil aus gemeinsamen Kernen entspringen.

5.2.11 Kerne des N. accessorius

Der N. accessorius hat seinen Namen auf Grund der Tatsache, dass er kein *echter* Hirnnerv ist[4]. Streng genommen entspringt er aus dem zervikalen Rückenmark (als *Radix spinalis n. accessorii*).

Der N. accessorius ist ein rein motorischer Nerv und hat seinen Ursprungskern im

- *Ncl. n. accessorii,*

der sich im Vorderhorn des Zervikalmarks befindet und sich von C1 bis C5 erstreckt (Abb. 5.4, *12*). Er innerviert mit seinen im N. accessorius verlaufenden efferenten Fasern vor allem den M. sternocleidomastoideus und den M. trapezius.

Fasern aus dem *Ncl. ambiguus* schließen sich nach Verlassen des Hirnstamms vorübergehend dem N. accessorius an, was als *Radix cranialis* der *Radix spinalis* des Nervs gegenübergestellt wird. Unmittelbar nach Verlassen des Foramen jugulare treten diese Fasern jedoch zum N. vagus über, so dass es fraglich sinnvoll ist, diese Fasern dem N. accessorius zuzuordnen.

Klinik Bei krankhaften Prozessen im zervikalen Rückenmark, die das Kernareal des N. accessorius betreffen, treten theoretisch die gleichen Symptome wie bei einer peripheren Schädigung des Nervs auf (Symptomatik s. S. 73). Meist treten aber bei der *zentralen* Akzessoriuslähmung noch zusätzliche (meist motorische) Ausfälle hinzu, da pathologische Prozesse im Rückenmark nur sehr selten ein so verhältnismäßig kleines Areal wie das des Ncl. n. accessorii isoliert betreffen, erst recht nicht, wenn sie sich über mehrere Segmente erstrecken.

5.2.12 Kern des N. hypoglossus

Der XII. Hirnnerv ist ein rein somatomotorischer Nerv, dessen einziger Kern,

- *Ncl. n. hypoglossi,*

---

[4] accessorius (lat.) = zusätzlich

in der Medulla oblongata unmittelbar paramedian als lang gestreckte Zellsäule liegt (Abb. 5.4, 4). Seine efferenten Fasern laufen durch die Medulla nach vorne und verlassen sie *zwischen Olive und Pyramide.* Der XII. ist somit der einzige Hirnnerv, der *ventral* der Olive austritt, woran man ihn immer gut erkennen kann. Er innerviert motorisch die Zungenmuskulatur.

Der Ncl. n. hypoglossi erhält nicht nur zahlreiche **Afferenzen** von der Großhirnrinde (wie alle motorischen Hirnnervenkerne), sondern auch von der Formatio reticularis, von den Ncll. tractus solitarii (Geschmack) und vom Trigeminuskern. Diese Afferenzen sind Bestandteil von Reflexbögen, die beim Schlucken und Kauen eine Rolle spielen.

Klinik Bei einer Schädigung des Ncl. n. hypoglossi fällt ebenso wie bei einer Lähmung des peripheren Nervs eine verwaschene Sprache durch den Ausfall der Zungenmuskulatur auf (s. im Einzelnen S. 73). Eine Schädigung des Kerngebietes kann aber auch eher einmal *beidseitig* auftreten, da die Ncll. n. hypoglossi beider Seiten in der Mitte der Medulla relativ nahe beieinander liegen und somit gemeinsam geschädigt werden können.

5.2.13 Die Hirnnervenkerne: Übersicht

Die Hirnnervenkerne sind kompliziert und beim Lernen der Kummer jedes (Medizin-)Studenten. Die Kenntnis der Lokalisation der einzelnen Kerne ist für die allermeisten Belange in groben Rastern ausreichend. Schwierigkeiten macht oft die Tatsache, dass nicht nur einzelne Hirnnerven mehrere Kerne besitzen (nach diesem Kriterium wurden die vorangegangenen Kapitel gegliedert), sondern auch umgekehrt manche Kerne mehreren Hirnnerven zugeordnet werden können (siehe hierzu die Ausführungen auf S. 112 f.). Deshalb wird hier ergänzend zu den vorangegangenen Kapiteln mit Tabelle 5.1 nochmals eine Übersicht über die Kerne an sich mit ihren Faserverbindungen gegeben, um dem Lernenden dieses komplexe Gebiet leichter zu erschließen.

5.3 Weitere Kernkomplexe in Medulla oblongata und Pons

5.3.1 Olivenkernkomplex und oliväres System

Betrachtet man die Medulla oblongata von vorne, so erkennt man unmittelbar lateral der Pyramiden am Brückenunterrand auf jeder Seite eine makroskopisch olivenförmige Struktur, die *Olive* (Abb. 5.2, 9). Sie enthält im Inneren den sog.

- *Olivenkernkomplex (Ncll. olivares inferiores),*

der für die Bewegungskoordination große Bedeutung hat. Im Horizontalschnitt imponiert dieser Kernkomplex als ein gewellt verlaufender Streifen grauer Substanz und erinnert in seiner Gestalt an einen leeren Sack, der nach dorsomedial geöffnet ist (Abb. 5.7, *1*). Die offene Seite des „Sackes" wird *Hilum* genannt, sie dient den afferenten und efferenten Fasern dazu, den Olivenkernkomplex zu erreichen bzw. zu verlassen.

Man unterscheidet morphologisch und funktionell im Olivenkernkomplex den größeren *Ncl. olivaris principalis* und die kleineren, unmittelbar benachbarten sog. *Nebenoliven (Ncl. olivaris accessorius medialis* und *Ncl. olivaris accessorius posterior).* Weiterhin gibt es die *Ncll. olivares superiores,* die aber mit den vorher genannten Kernen funktionell nichts zu tun haben. Sie sind Umschaltstation für Fasern der Hörbahn (s. Kap. 9.10.1) und spielen dabei eine wichtige Rolle für das Richtungshören.

Seine **Afferenzen** erhält der Olivenkernkomplex überwiegend von wichtigen motorischen Zentren. Dabei stehen im Vordergrund Projektionen aus dem Rückenmark *(Tractus spinoolivaris)* und vom *Ncl. ruber* des Mittelhirns, der für die Koordination der Motorik eine bedeutende Rolle spielt (s. S. 132), sowie Fasern vom *motorischen Kortex* des Großhirns (Kollateralen der Pyramidenbahn). Zahlenmäßig geringere Projektionen stammen auch aus den kontralateralen Kleinhirnkernen *(Tractus nucleoolivaris).*

Ihre **Efferenzen** hat die Olive hauptsächlich ins Kleinhirn gerichtet. Sie verlaufen als *Tractus olivocerebellaris* aus dem Hilum der Olive, *kreuzen über die Medianebene hinweg zur Gegenseite* und laufen dann durch den unteren Kleinhirnstiel in die kontralaterale Kleinhirnhälfte. In der Kleinhirnrinde enden sie nach Abgabe von Kollateralen zu den Kleinhirnkernen als *Kletterfasern* (Näheres dazu s. Kap. 7). Eine verhältnismäßig kleine Bahn schickt die Olive auch ins Rückenmark *(Fibrae olivospinales).* Zu den wichtigsten Faserverbindungen der Olive s. auch Abb. 5.7.

Während der Hauptkern, Ncl. olivaris principalis, seine efferenten Fasern überwiegend in die Kleinhirnhemisphäre sendet, enden die Fasern aus den Nebenoliven in der sog. „Intermediärzone" (Zone am Übergang vom Wurm zur Hemisphäre) und im Kleinhirnwurm selbst. Diese Unterscheidung ist für das Verständnis der unterschiedlichen Funktion der beiden Anteile des Olivenkernkomplexes von entscheidender Bedeutung, kann aber erst nach der Besprechung des Kleinhirns richtig verstanden werden. Schon an dieser Stelle sei aber darauf hingewiesen, dass das Kleinhirn im Zentrum der Bewegungskoordination steht und seine beiden morphologisch abgrenzbaren Teile, Hemisphäre und Wurm, dabei einen völlig unterschiedlichen Stellenwert haben.

Funktion Die Funktion der Olive ergibt sich wie diejenige aller Nervenkerne aus den Faserverbindungen. Sie kann jedoch erst vollständig nach der Besprechung des Kleinhirns verstanden werden. Deshalb muss Folgendes vorweggenommen werden: Das Kleinhirn ist u. a. für die Feinabstimmung und Koordination von Bewegungsabläufen von größter Bedeutung. Hierzu bedarf es

Hirnstamm: Verlängertes Mark (Medulla oblongata) und Brücke (Pons)

Tab. 5.1 Die 18 Hirnnervenkerne des Hirnstamms und des oberen Zervikalmarkes, ihre Faserbeziehungen und Zugehörigkeit zu peripheren Hirnnerven.
Nicht berücksichtigt sind die Projektionsorte der Hirnnerven I und II, da sie sich oberhalb des Hirnstamms befinden. Die Farbunterlegung entspricht jeweils unterschiedlichen Informationskategorien (vgl. Farbschema in Abb. 5.3: rot/rosa/gelb motorische Kategorien, grün/lila/blau sensible Kategorien)

Hirnnervenkern	peripherer Hirnnerv	wichtigste Afferenzen (A) und Efferenzen (E)
Ncl. n. oculomotorii *(somatomotorisch)*	N. oculomotorius (III)	A: aus horizontalen/vertikalen Blickzentren und Ncl. n. abducentis E: N. III zu äußeren Augenmuskeln (außer M. obliquus sup. und M. rectus lat.) und Lidhebermuskel
Ncl. n. trochlearis *(somatomotorisch)*	N. trochlearis (IV)	A: aus horizontalen/vertikalen Blickzentren E: N. IV zu M. obliquus sup. (Augenmuskel)
Ncl. n. abducentis *(somatomotorisch)*	N. abducens (VI)	A: aus horizontalen Blickzentren E: N. VI zu M. rectus lat. (Augenmuskel)
Ncl. n. hypoglossi *(somatomotorisch)*	N. hypoglossus (XII)	A: kortikonukleäre Fasern vom Motokortex E: N. XII zur Zungenmuskulatur
Ncl. motorius n. trigemini *(speziell-viszeromotorisch)*	N. trigeminus (V)	A: kortikonukleäre Fasern vom Motokortex E: N. V3 zur Kaumuskulatur
Ncl. n. facialis *(speziell-viszeromotorisch)*	N. facialis (VII)	A: kortikonukleäre Fasern vom Motokortex E: N. VII zur mimischen Muskulatur
Ncl. ambiguus *(speziell-viszeromotorisch)*	N. glossopharyngeus (IX) N. vagus (X)	A: kortikonukleäre Fasern vom Motokortex E: Nn. IX und X zur Pharynx- und Kehlkopfmuskulatur
Ncl. n. accessorii *(speziell-viszeromotorisch)*	N. accessorius (XI)	A: kortikonukleäre Fasern vom Motokortex E: N. XI zu Mm. sternocleidomastoideus und trapezius
Ncl. accessorius n. oculomotorii *(allgemein-viszeromotorisch)*	N. oculomotorius (III)	A: aus Area pretectalis und Colliculi superiores E: N. III zu inneren (glatten) Augenmuskeln
Ncl. salivatorius superior *(allgemein-viszeromotorisch)*	N. facialis (VII)	A: Fasciculus longitudinalis post. aus Hypothalamus E: N. VII zu Tränen-, Schleim- und Speicheldrüsen
Ncl. salivatorius inferior *(allgemein-viszeromotorisch)*	N. glossopharyngeus (IX)	A: Fasciculus longitudinalis post. aus Hypothalamus E: N. IX zur Glandula parotis
Ncl. dorsalis n. vagi *(allgemein-viszeromotorisch)*	N. vagus (X)	A: aus Ncl. solitarius und Hypothalamus E: N. X zu Brust- und Baucheingeweiden
Ncll. tractus solitarii *(speziell- [Geschmack] und allgemein-viszerosensibel)*	N. facialis (VII) N. glossopharyngeus (IX) N. vagus (X)	A: Nn. VII, IX, X aus Zunge (Geschmack) und Brust-/Baucheingeweiden E: zum Thalamus und zu vegetativen Hirnstammzentren
Ncl. mesencephalicus n. trigemini *(allgemein-somatosensibel)*	N. trigeminus (V)	A: N. V3 (proprioceptive Fasern aus Kauapparat) E: Fasern zum Ncl. motorius n. trigemini
Ncl. principalis n. trigemini *(allgemein-somatosensibel)*	N. trigeminus (V)	A: Nn. V1–3 (epikritisch-sensible Fasern aus Kopfregion) E: Lemniscus trigeminalis zum Thalamus
Ncl. spinalis n. trigemini *(allgemein-somatosensibel)*	N. trigeminus (V) N. glossopharyngeus (IX) N. vagus (X)	A: Nn. V1–3, IX, X (protopathisch-sensible Fasern aus Kopfregion und Pharynx) E: zum Thalamus
Ncll. cochleares *(speziell-somatosensibel)*	N. vestibulocochlearis (VIII)	A: N. VIII aus Cochlea des Innenohrs E: zentrale Hörbahn (Corpus trapezoideum, Lemniscus lat.)
Ncll. vestibulares *(speziell-somatosensibel)*	N. vestibulocochlearis (VIII)	A: N. VIII aus statischen Organen des Innenohrs E: zu Thalamus, Kleinhirn, Augenmuskelkernen, Rückenmark

5.3 Weitere Kernkomplexe in Medulla oblongata und Pons

Abb. 5.7 Wichtigste afferente und efferente Projektionen des Hauptkerns der Olive (Schnitthöhe nebenstehend dargestellt). Afferenzen blau, Efferenzen rot.
1 Ncl. olivaris principalis, 2 Ncl. ruber, 3 motorische Großhirnrinde, 4 Rückenmark, 5 Ncl. dentatus des Kleinhirns, 6 Kleinhirnrinde.

- der kontinuierlichen Rückmeldung dessen, was in der Peripherie des Bewegungsapparates geschieht
- der Rückmeldung dessen, was vom Großhirn dieser Peripherie zugeleitet wird
- der unmittelbaren Rückkopplung (Feedback) der eigenen efferenten Information.

Die Olive übernimmt die beiden letztgenannten und einen Teil der ersten Aufgabe: Über die Afferenzen vom Ncl. ruber, der wiederum seine Informationen überwiegend vom Kleinhirn erhält, meldet das Olivensystem die Efferenzen des Cerebellums in einem Neuronenkreis (Kleinhirnhemisphäre – Ncl. ruber – Olive – Kleinhirnhemisphäre) an dieses zurück (s. Abb. 7.12, S. 162). Über die Afferenzen, die die Olive vom Cortex empfängt (Kollateralen der Pyramidenbahn), vermittelt sie dem Kleinhirn Informationen darüber, was vom Großhirn zum Rückenmark und damit letztlich zum Bewegungsapparat geleitet wird. Die afferenten Impulse, die der Olivenkernkomplex vom Rückenmark erhält, werden an das Kleinhirn weitergeleitet. Dadurch erhält das Kleinhirn Informationen über die im Bewegungsapparat konkret ablaufenden Vorgänge (doch erhält es auch zahlreiche direkte Afferenzen aus dem Rückenmark).

Insgesamt ist die Olive ein wichtiges Glied in der Kette, die für die Koordination und Feinabstimmung von Präzisionsbewegungen entscheidend ist.

Während der Hauptkern (Ncl. olivaris principalis) eine wichtigere Rolle bei Präzisionsbewegungen der Extremitäten- und Sprachmuskulatur spielt, sind die Nebenoliven mehr im Zusammenhang mit der Koordination der Massenbewegungen von Rumpf und Extremitäten und ähnlichen Aufgaben des Kleinhirnwurms (vgl. Kap. 7.4) zu sehen.

Klinik Läsionen der Olive haben vieles mit Kleinhirnschädigungen gemeinsam (s. Kap. 7.5), zeichnen sich aber stets durch eine geringer ausgeprägte Symptomatik aus. Als Charakteristika einer olivären Läsion werden so u. a. eine Störung des glatten Ablaufs von Bewegungen, Herabsetzung des Muskeltonus und gelegentlich Gang- und Standstörungen beschrieben. Zusätzlich findet man oft ein typisches rhythmisches Zucken (Myoklonus) der Gaumenmuskulatur, was als Palatomyoklonus bezeichnet wird.

5.3.2 Brückenkerne, Ncll. pontis

Der dicke Wulst, an dem man den Pons makroskopisch auf Anhieb erkennt, besteht nicht nur aus Fasern, sondern ebenso aus einem locker zusammengesetzten Komplex grauer Substanz, den Brückenkernen. Diese Nuclei pontis liegen relativ weit ventral im Pons und sind in die Fasermassen, die von ihnen entspringen, eingelagert. Sie erhalten ihre Afferenzen größtenteils über den Tractus corticopontinus, der Fasern aus allen Großhirnlappen, vor allem aber aus dem Frontallappen enthält. Diese Efferenzen der Brückenkerne bilden, nachdem sie in der Brücke zur

Hirnstamm: Verlängertes Mark (Medulla oblongata) und Brücke (Pons)

Gegenseite gekreuzt haben, den mittleren Kleinhirnstiel und enden in der kontralateralen Kleinhirnhemisphäre.

Funktion Ähnlich, aber noch wesentlich umfassender als die Olive spielt das pontine Kernsystem eine entscheidende Rolle in der Funktion des Kleinhirns. Über den *Tractus corticopontinus* erhalten die Ncll. pontis Informationen über Bewegungsentwürfe, die im Assoziationskortex des Großhirns ausgearbeitet wurden. Über ihre Efferenzen geben diese Kerne die erhaltenen Impulse zur weiteren Feinabstimmung an das Cerebellum weiter. Mehr über diese Zusammenhänge findet sich bei der Besprechung des Kleinhirns (Kap. 7.4).

Klinik Da die Brückenkerne das wichtigste afferente System der Kleinhirnhemisphären sind, kann ihr Ausfall klinisch die gleichen Symptome verursachen wie eine entsprechende Schädigung des Kleinhirns selbst (s. Kap. 7.5). Man muss aber hierbei berücksichtigen, dass in der ventralen Brücke, in der auch die pontinen Kerne mit den pontozerebellären Fasern liegen, die Pyramidenbahn mitten hindurchzieht. Das bedeutet, dass bei Schädigungen der pontinen Kerne meist auch die Pyramidenbahn mit betroffen ist, was dann zu entsprechenden Lähmungen bzw. Muskelschwächen (Paresen) führen kann.

5.3.3 Ncl. gracilis und Ncl. cuneatus

An der Hinterwand der Medulla oblongata wölben sich relativ weit medial beidseits zwei Hügel hervor, die als *Tuberculum gracile* und *Tuberculum cuneatum* bezeichnet werden (Abb. 5.1, 9 und 10). Sie enthalten die beiden Kerne, in denen die gleichnamigen Bahnen der Hinterstränge, *Fasciculus cuneatus* und *Fasciculus gracilis*, enden (s. Kap. 3.5.1). Sie werden deshalb auch als die

- *Hinterstrangkerne*

zusammengefasst. Während im *Ncl. gracilis* die epikritische Sensibilität des *Rumpfes* und der *unteren Extremitäten* umgeschaltet wird, erhält der *Ncl. cuneatus* die epikritischen Afferenzen aus dem *Hand-, Arm-* und *Halsbereich*. Die epikritische Information des *Kopfbereichs* wird über den N. trigeminus geleitet und im Ncl. principalis n. trigemini verschaltet (s. Kap. 5.2.5). Beide Hinterstrangkerne bilden als zweites Neuron der epikritisch-sensiblen Bahn eine gemeinsame **Efferenz**, den *Lemniscus medialis*, der noch in der Medulla oblongata im Hirnstamm zur Gegenseite kreuzt und die epikritischen Impulse an den kontralateralen *Thalamus* weiterleitet. Dort werden sie auf ein drittes Neuron umgeschaltet, das die sensible Information zum Großhirn weiterleitet.

Dem Lemniscus medialis schließen sich nach seiner Keuzung auf die Gegenseite die Fasern aus dem Ncl. principalis n. trigemini an, um ebenfalls zum Thalamus zu gelangen (Abb. 5.8).

Einen Teil der propriozeptiven Impulse aus der oberen Extremität, die im *Ncl. cuneatus accessorius* (ein kleines, dem Ncl. cuneatus angegliedertes Kerngebiet) verschaltet werden, leitet dieser Kern als *Tractus cuneocerebellaris* zum Kleinhirn weiter. Er ist in dieser Hinsicht eine äquivalente und ergänzende Struktur zum *Ncl. dorsalis* des Rückenmarks, der dem Kleinhirn ja nur propriozeptive Impulse aus der unteren Extremität und dem Rumpf zuleitet (s. S. 87f.).

5.4 Überblick über Querschnitte durch Medulla oblongata und Pons

In diesem Abschnitt geht es nicht darum, möglichst viele Einzelheiten zu beschreiben, sondern ein für die allermeisten Belange ausreichendes *Gerüst* zu geben, mit dem man sich auf den in anatomischen Atlanten, in Prüfungen, aber auch in der Klinik in Form von Computer- oder Kernspintomographien häufig präsentierten Querschnittsbildern etwas besser zurechtfindet.

Querschnitt durch die Medulla oblongata (Abb. 5.9). Man kann hier einen dorsalen Abschnitt, *Tegmentum* oder *Haube*, von einem ventralen Abschnitt unterscheiden. Im dorsalen sind die Hirnnervenkerne zu finden, im ventralen die Pyramidenbahn und die Olive. Die Pyramidenbahn (Abb. 5.9, 1) bildet den ventralsten Teil der Medulla oblongata und liegt mit ihren beiden Wülsten unmittelbar paramedian. Dorsolateral davon erkennt man den großen charakteristisch geformten Kern der Olive (Abb. 5.9, 2), der sich nach dorsomedial hin mit seinem *Hilum* öffnet. Ganz dorsomedial liegt der Ncl. gracilis (Abb. 5.9, 11), lateral davon der Ncl. cuneatus (Abb. 5.9, 12). Von ihnen aus zieht in einem großen Bogen nach ventromedial der Lemniscus medialis (Abb. 5.9, 14), der dann weiter zum Thalamus zieht. Die Lokalisation der Hirnnervenkerne wurde bereits besprochen (Ncl. spinalis n. trigemini: Abb. 5.9, 5; Ncl. ambiguus: Abb. 5.9, 6; Ncl. n. hypoglossi: Abb. 5.9, 8; Ncl. dorsalis n. vagi: Abb. 5.9, 9; Ncll. tractus solitarii: Abb. 5.9, 10). Die efferenten Fasern des dorsomedial gelegenen Ncl. n. hypoglossi ziehen quer durch das Tegmentum und treten zwischen der vorne liegenden Olive und der Pyramidenbahn als N. hypoglossus aus (XII). Dieser ist der einzige Hirnnerv, der *ventral* (genauer: *ventromedial*) der Olive aus dem Hirnstamm austritt.

Querschnitt durch den Pons (Abb. 5.10). Auch hier kann man die *Brückenhaube* (*Tegmentum*; Abb. 5.10, 2) von der *Brückenbasis* (*Brückenfuß* oder *Pars basilaris pontis*; Abb. 5.10, 1) unterscheiden, die die Ncll. pontis mit ihren zu- und wegführenden Fasern sowie die Pyramidenbahn enthält. Im *Tegmentum* liegen die Hirnnervenkerne, die in ihrer Lokalisation bereits beschrieben wurden und auch aus Abb. 5.4 ersichtlich sind. Zwei Kerne, die auch in Prüfungen

5.4 Überblick über Querschnitte durch Medulla oblongata und Pons

Abb. 5.8 Verlauf und Kreuzung der Fasern der epikritischen Sensibilität.
1 Ncl. gracilis (erhält epikritische Afferenzen aus der ipsilateralen Rumpf- und Beinregion), **2** Ncl. cuneatus (erhält epikritische Afferenzen aus der ipsilateralen Arm- und Halsregion). Die Fasern beider Hinterstrangkerne kreuzen zur Gegenseite (**3**). **4** Ncl. principalis n. trigemini (erhält epikritische Afferenzen aus der Gesichtsregion). Seine efferenten Fasern kreuzen ebenfalls zur kontralateralen Seite (als Lemniscus trigeminalis) und bilden gemeinsam mit den Fasern aus den Hintersträngen den **5** Lemniscus medialis. Dieser leitet die epikritischen Impulse zum **6** Thalamus, wo sie auf ein drittes Neuron verschaltet werden, das die Impulse zum **7** somatosensiblen Kortex weiterleitet.

Hirnstamm: Verlängertes Mark (Medulla oblongata) und Brücke (Pons)

gerne erfragt werden, sind der Ncl. n. abducentis (Abb. 5.10, *11*) und ventrolateral davon der Ncl. n. facialis (Abb. 5.10, *10*). Der Ncl. n. facialis sendet seine Fasern nicht wie die anderen Hirnnerven nach ventrolateral, sondern nach dorsomedial, wo sie dann in einem Bogen (sog. *inneres Fazialisknie*, das am Boden der Rautengrube als *Colliculus facialis* sichtbar ist) um den Abduzenskern herumziehen, um dann von dort nach ventrolateral zu verlaufen und den Hirnstamm zu verlassen (Abb. 5.10, *12* und **VII**). In der Mitte sieht man die Fasern des *Corpus trapezoideum* (Abb. 5.10, *6*; Beginn der zentralen Hörbahn) und etwas dorsal davon den *Lemniscus medialis*, der als große sensible Bahn zum Thalamus zieht (Abb. 5.10, *8*). Dorsolateral davon zieht der Tractus spinothalamicus nach oben (Abb. 5.10, *17*). Im *Brückenfuß* (*Pars basilaris pontis*) liegen neben der Pyramidenbahn (Abb. 5.10, *3*) die Ncll. pontis (Abb. 5.10, *4*). Diese sind umgeben von kortikopontinen und pontozerebellären Fasermassen (Abb. 5.10, *5*), den afferenten bzw. efferenten Bahnen dieser Kerne.

 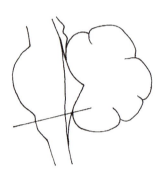

Abb. 5.9 Querschnitt durch die Medulla oblongata (Schnitthöhe nebenstehend dargestellt. Abgrenzbare Leitungsbahnen in der weißen Substanz sind schwarz umrandet. Graue Substanz ist als braune Flächen dargestellt, außer die primär afferenten und efferenten Kerne, die nach dem Farbschema in Abb. 5.3 koloriert sind (rot somatomotorisch, rosa speziell-viszeromotorisch, gelb allgemein-viszeromotorisch, grün allgemein- und speziell-viszerosensibel, lila speziell-somatosensibel, blau allgemein-somatosensibel).
1 Pyramidenbahn (Tractus corticospinalis), **2** Ncl. olivaris principalis, **3** Ncl. olivaris accessorius medialis und Ncl. olivaris accessorius posterior (Nebenoliven, *medialis* nur links dargestellt), **4** Ncl. reticularis lateralis (Bestandteil der Formatio reticularis, siehe Kap. 6), **5** Ncl. spinalis n. trigemini, **6** Ncl. ambiguus, **7** Fasciculus longitudinalis medialis (siehe Kap. 6), **8** Ncl. n. hypoglossi (dessen efferente Fasern zwischen Olive und Pyramide austreten und den XII. Hirnnerv bilden), **9** Ncl. dorsalis n. vagi, **10** Kernkomplex der Ncll. tractus solitarii, **11** Ncl. gracilis, **12** Ncl. cuneatus, **13** Ncl. cuneatus accessorius, **14** Lemniscus medialis (kreuzt in der Decussatio lemnisci medialis zur Gegenseite, nur in der rechten Bildhälfte dargestellt), **15** Fasciculus longitudinalis posterior (siehe Kap. 6), **16** Tractus solitarius, **17** Tractus spinothalamicus. Besonders wichtige Strukturen sind als solche im Text angesprochen.

 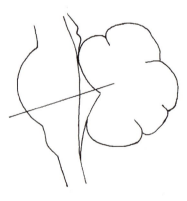

Abb. 5.10 Querschnitt durch den Pons (Schnitthöhe nebenstehend dargestellt). Abgrenzbare Leitungsbahnen in der weißen Substanz sind schwarz umrandet. Graue Substanz koloriert wie in Abb. 5.9.
1 Brückenfuß (Pars basilaris pontis), **2** Brückenhaube (Tegmentum pontis), **3** Pyramidenbahn (Tractus corticospinalis), **4** Ncll. pontis, **5** Fibrae pontis transversae (pontozerebelläre Bahnen von den Brückenkernen zum Kleinhirn, nur von der linken Bildhälfte ausgehend dargestellt), **6** Corpus trapezoideum mit **7** Ncl. corporis trapezoidei (Bestandteil der Hörbahn, s. Kap. 9), **8** Lemniscus medialis, **9** Formatio reticularis (s. Kap. 6), **10** Ncl. n. facialis, der mit seinen efferenten Fasern um den **11** Ncl. n. abducentis herumzieht (**12** inneres Fazialisknie), um anschließend den **VII.** Hirnnerv zu bilden, **13** Ncl. spinalis n. trigemini, **14** Ncl. vestibularis medialis und Ncl. vestibularis lateralis, **15** Fasciculus longitudinalis medialis (s. Kap. 6), **16** Fasciculus longitudinalis posterior (s. Kap. 6), **17** Tractus spinothalamicus. Besonders wichtige Strukturen sind als solche im Text angesprochen.

Zusammenfassung

Medulla oblongata und Pons bilden gemeinsam mit dem Cerebellum das *Rhombencephalon*. Dieses geht ohne scharfe Grenze nach kaudal in das Rückenmark über und grenzt kranial an das Mittelhirn. Markante Außenstrukturen sind ventral die beiden *Pyramiden*, lateral anschließend die *Oliven* sowie darüber die den *Brückenfuß* bildenden, quer verlaufenden Fasermassen des *Pons*. Dorsal kann man als *Tuberculum cuneatum* und *Tuberculum gracile* die Hinterstrangkerne erkennen. Medulla und Pons bilden den Boden des *vierten Ventrikels (Rautengrube)*, dessen Dach vom Kleinhirn und von den Kleinhirnsegeln gebildet wird.

Zahlreiche Nervenkerne sind in Medulla oblongata und Pons zu finden, wobei die dort befindlichen **Hirnnervenkerne** den größten (und leider auch besonders komplizierten) Anteil ausmachen. Sie sind in etwa so im Hirnstamm angeordnet, dass die *somatomotorischen* Kerne mehr medial und die *somatosensiblen* Kerne mehr lateral liegen. Die viszeromotorischen (auch die speziell-viszeromotorischen) und viszerosensiblen Kerne liegen dazwischen. Im Hirnstamm befinden sich die Kerne des III. bis XII. Hirnnervs (das Projektionsgebiet des II. liegt im Zwischenhirn und das des I. an der Basis des Großhirns). Viele der hier besprochenen Hirnnerven haben mehr als eine Leitungsqualität und deshalb mehr als einen Kern. In Stichworten:

- **N. oculomotorius (III)** – *Ncl. n. oculomotorii* (somatomotorisch: äußere Augenmuskeln mit Ausnahme des M. rectus lateralis und des M. obliquus superior); *Ncl. accessorius n. oculomotorii (Edinger-Westphal)* (allgemein-viszeromotorisch: parasympathische Versorgung der inneren Augenmuskeln).
- **N. trochlearis (IV)** – *Ncl. n. trochlearis* (somatomotorisch: M. obliquus superior am Auge).
- **N. trigeminus (V)** – *Ncl. motorius n. trigemini* (speziell-viszeromotorisch: Kaumuskulatur); *Ncl. spinalis, Ncl. principalis* und *Ncl. mesencephalicus n. trigemini* (sensibel: Gesicht, Zunge, Propriozeption der Kaumuskulatur).
- **N. abducens (VI)** – *Ncl. n. abducentis* (somatomotorisch: M. rectus lateralis am Auge).
- **N. facialis (VII)** – *Ncl. n. facialis* (speziell-viszeromotorisch: mimische Muskulatur); *Ncl. salivatorius superior* (allgemein-viszeromotorisch: Speicheldrüsen); *Ncll. tractus solitarii* (speziell-viszerosensibel: Geschmack).
- **N. vestibulocochlearis (VIII)** – *Ncll. cochleares* (speziell-somatosensibel: Gehör); *Ncll. vestibulares* (speziell-somatosensibel: Lage- und Beschleunigungssinn).
- **N. glossopharyngeus (IX)** – *Ncl. ambiguus* (speziell-viszeromotorisch: Schlundmuskulatur); *Ncl. salivatorius inferior* (allgemein-viszeromotorisch: Glandula parotis); *Ncl. spinalis n. trigemini* (somatosensibel: Rachen und Zunge); *Ncll. tractus solitarii* (speziell- und allgemein-viszerosensibel: Geschmack sowie Chemo- und Mechanorezeptoren der A. carotis).
- **N. vagus (X)** – *Ncl. ambiguus* (speziell-viszeromotorisch: Schlund- und Kehlkopfmuskulatur); *Ncl. dorsalis n. vagi* (allgemein-viszeromotorisch: parasympathische Versorgung von Hals-, Brust- und Bauchorganen); *Ncl. spinalis n. trigemini* (somatosensibel: Teil des Außenohrs); *Ncll. tractus solitarii* (allgemein-viszerosensibel: Impulse aus Brust- und Baucheingeweiden).
- **N. accessorius (XI)** – *Ncl. n. accessorii* (speziell-viszeromotorisch: M. sternocleidomastoideus und M. trapezius). Lokalisation im Zervikalmark.
- **N. hypoglossus (XII)** – *Ncl. n. hypoglossi* (somatomotorisch: Zungenmuskulatur).

Alle allgemein-viszeromotorischen Hirnnervenkerne des Hirnstamms sind parasympathisch. Sympathische Zentren gibt es nur im Rückenmark (thorakal, lumbal).

Besonders **wichtige Leitungsbahnen** im Zusammenhang mit den Hirnnervenkernen sind der *Lemniscus medialis* (leitet u.a. die sensiblen Impulse aus dem Trigeminuskernkomplex und den Hinterstrangkernen zum kontralateralen Thalamus), der *Lemniscus lateralis* (leitet die auditorischen Impulse aus den Kochleariskernen als Bestandteil der zentralen Hörbahn) und der *Tractus vestibulospinalis* als extrapyramidalmotorische Bahn, die im Rückenmark zur Erregung der Streckermotoneurone und Hemmung der Flexorenmotoneurone führt.

Außer den Hirnnervenkernen sind noch weitere Komplexe grauer Substanz in Medulla und Pons zu finden. Ganz ventral (lateral der Pyramidenbahn) befindet sich der **Olivenkernkomplex**. Der größte Teil davon steht als wichtiges motorisches Zentrum eng mit dem Rückenmark, dem Ncl. ruber des Mittelhirns und dem Motokortex (afferent) sowie dem Cerebellum (efferent) in Verbindung und stellt damit eine wichtige Relaisstation in neuronalen Schaltkreisen dar, die für die Bewegungskoordination Bedeutung haben.

Ein weiterer wichtiger Kernkomplex sind die **Brückenkerne**. Sie liegen im ventralen Abschnitt des Pons und bilden die Umschaltstelle für die Impulse, die vom Großhirnassoziationskortex zum Kleinhirn gelangen sollen. Diese Kerne sind mit ihren in die jeweils kontralaterale Kleinhirnhemisphäre gerichteten Projektionen das quantitativ wichtigste afferente System des Cerebellums und haben deshalb für dessen Funktion herausragende Bedeutung.

Schließlich befinden sich noch an der Dorsalseite der Medulla oblongata die **Hinterstrangkerne**, *Ncl. gracilis* und *Ncl. cuneatus*. Hier endet die Hinterstrangbahn des Rückenmarks (epikritische Sensibilität). Die entsprechenden Impulse werden von hier aus zum kontralateralen Thalamus weitergeleitet.

Im **Querschnitt der Medulla oblongata** sind als besonders markante Strukturen ventral paramedian die Pyramiden zu nennen (kortikospinale Bahn), lateral daneben die Oliven als gefaltetes Zellband. Zwischen beiden tritt der N. hypoglossus aus. Dorsal liegen die Hinterstrangkerne paramedian. Im **Querschnitt des Pons** sind ventral wieder die Pyramidenbahnen zu sehen, zusammen mit den Brückenkernen und deren zu- und wegführenden Fasern. Der Abschnitt dorsal davon wird als *Tegmentum* bezeichnet und enthält die pontinen Hirnnervenkerne.

Wiederholungsfragen

1 Welche motorischen Hirnnervenkerne gibt es?

2 Welche sensiblen Hirnnervenkerne gibt es (nur Hirnnerven III–XII)?

3 Welche Fasern bilden das innere Fazialisknie bzw. den Colliculus facialis?

4 Welche Kerngruppe ist in den Brückenfuß (Pars basilaris pontis) eingelagert, und welche Funktion hat sie? Welche anderen Kerngebiete des Hirnstamms projizieren in den gleichen Hirnabschnitt?

5 Wo werden die Impulse der epikritischen Sensibilität aus Rumpf und Extremitäten, die im Rückenmark in den Fasciculi cuneatus und gracilis verlaufen, im Hirnstamm verschaltet? Zu welchem Kernareal werden sie von dort aus weitergeleitet?

Weitere Wiederholungsfragen zum Hirnstamm finden sich im Rahmen der **Fallbeispiele** zum Gehirn in Kap. 14.4. Es empfiehlt sich, sie nach Durcharbeiten aller Gehirnkapitel zusammenhängend zu bearbeiten.

Lösungen

1 *Somatomotorisch:* Ncl. n. oculomotorii, Ncl. n. trochlearis, Ncl. n. abducentis, Ncl. n. hypoglossi. *Allgemein-viszeromotorisch:* Ncl. salivatorius superior, Ncl. salivatorius inferior, Ncl. dorsalis n. vagi, Ncl. accessorius n. oculomotorii *Speziell-viszeromotorisch:* Ncl. motorius n. trigemini, Ncl. n. facialis, Ncl. ambiguus, Ncl. n. accessorii.

2 *Allgemein-somatosensibel:* Ncl. principalis n. trigemini, Ncl. spinalis n. trigemini, Ncl. mesencephalicus n. trigemini. *Speziell-somatosensibel:* Ncll. cochleares, Ncll. vestibulares. *Allgemein- und speziell-viszerosensibel:* Ncll. tractus solitarii.

3 Die efferenten Fasern des Ncl. n. facialis, die den VII. Hirnnerv bilden und dabei dorsal um den Ncl. n. abducentis herumziehen.

4 Die Brückenkerne (Ncll. pontis). Sie dienen als entscheidende Relaisstation für Impulse, die vom Großhirn dem Kleinhirn zugeleitet werden, wodurch das Kleinhirn seine Koordinationsfunktion für Motorikimpulse aus dem Großhirn erst erfüllen kann. Neben den Ncll. pontis haben auch der Olivenkernkomplex und die Vestibulariskerne enge efferente Faserbeziehungen zum Kleinhirn.

5 Hinterstrangkerne (Ncl. cuneatus und Ncl. gracilis). Von dort aus Weiterleitung der Impulse über den Lemniscus medialis zum Thalamus.

Weiterführende Literatur

Allgemeines

Daniels, D.L., L.P. Mark, J. Ulmer, E.F. Maas, J.A. Borne, G.W. Calderwood: Understanding the brain stem. Neuroimaging Clinics of North America 8 (1998) 55–68.

Komisaruk, B.R., K.M. Mosier, W.C. Liu, C. Criminale, L. Zaborszky, B. Whipple, A. Kalnin: Functional localization of brainstem and cervical spinal cord nuclei in humans with fMRI. Am. J. Neuroradiol. 23 (2002) 609–617.

Williams, P.L., L.H. Bannister, M.M. Berry, P. Collins, M. Dyson, J.E. Dussek, M.W.J. Ferguson: Gray's Anatomy, pp 1011–1026. Churchill Livingstone, New York–Edinburgh–London 1995.

Hirnnervenkerne

Brandt, T.: Modelling brain function: the vestibulo-ocular reflex. Curr. Opin. Neurol. 14 (2001) 1–4.

Brodal, A.: The Cranial Nerves. In: Brodal, A.: Neurological Anatomy in Relation to Clinical Medicine, pp 448–577. Oxford Univ. Press, New York–Oxford 1981.

Buttner-Ennever, J.A.: A review of otolith pathways to brainstem and cerebellum. Ann. N.Y. Acad. Sci. 871 (1999) 51–64.

Dodd, J., J.P. Kelly: Trigeminal system. In: Kandel, E.R., J.H. Schwartz, T.M. Jessell (eds.): Principles of Neural Science, pp 701–710. Elsevier, New York–Amsterdam 1991.

Isokawa-Akesson, M., B.R. Komisaruk: Difference in projections to the lateral and medial facial nucleus: anatomically separate pathways for rhythmical vibrissa movements in rats. Exp. Brain Res. 65 (1987) 385–398.

Jurgens, U.: Neural pathways underlying vocal control. Neurosci. Biobehav. Rev. 26 (2002) 235–258.

Laine, F.J., W.R.K. Smoker: Anatomy of the cranial nerves. Neuroimaging Clinics of North America 8 (1998) 69–100.

Saper, C.B.: Brain stem, reflexive behavior and cranial nerves. In: Kandel, E.R., J.H. Schwartz, T.M. Jessell (eds.): Principles of Neural Science, pp 873–888. McGraw-Hill, New York–London 2000.

Schröder, H.: Functional anatomy of the spinal trigeminal nucleus. In: Caplan, L.R., H.C. Hopf (eds.): Brain-Stem Localization and Function, pp 165–173. Springer, Berlin–Heidelberg 1993.

Thomke, F.: Isolated cranial nerve palsies due to brainstem lesion. Muscle Nerve 22 (1999) 1168–1176.

Trepel, M., M. Weller, D. Petersen, J. Dichgans: Voluntary facial palsy with a pontine lesion. J. Neurol. Neurosurg. Psychiatry 61 (1996) 531–533.

Oliva und Ncll. pontis

Bloedel, J.R., V. Bracha: Current concepts of climbing fibre function. Anat. Rec. 253 (1998) 118–126.

Bozhilova-Pastirova, A., W. Ovtscharoff: The inferior olivary complex. Adv. Anat., Embryol. Cell Biol. 155 (2000) 1–84.

Brodal, P., J.G. Bjaalie: Salient anatomic features of the cortico-ponto-cerebellar pathway. Progr. Brain Res. 114 (1997) 227–249.

Glickstein, M.: Mossy-fibre sensory input to the cerebellum. Progr. Brain Res. 114 (1997) 251–259.

Kennedy, P.R.: Light labelling of red nucleus neurons following an injection of peroxidase-conjugated wheat germ agglutinin into the inferior olivary nucleus of the rat. Neurosci. Lett. 74 (1987) 262–268.

Welsh, J.P., R. Llinas: Some organizing principles for the control of movement based on olivocerebellar physiology. Progr. Brain Res. 114 (1997) 449–461.

Hinterstrangkerne

(siehe auch unter Allgemeines)

Berkley, K.J., R.J. Budell, A. Blomqvist, M. Bull: Output systems of the dorsal collumn nuclei in the cat. Brain Res. Rev. 11 (1986) 199–225.

6 Mittelhirn (Mesencephalon)

6.1	Abgrenzung, äußere Gestalt und Gliederung	130		
6.2	Tectum mesencephali	131		
6.2.1	Colliculi superiores	131		
6.2.2	Colliculi inferiores	132		
6.3	Tegmentum mesencephali	132		
6.3.1	Ncl. ruber	132		
6.3.2	Substantia nigra	133		
6.3.3	Formatio reticularis	135		
6.3.4	Zentrale Verschaltung der Augenmuskelkerne, Augenbewegungszentren	139		
6.4	Crura cerebri	141		
6.5	Bahnsysteme des Hirnstamms	142		
6.5.1	Kortikospinale und kortikonukleäre Bahn	142		
6.5.2	Kortikopontine Bahnen	142		
6.5.3	Lemniscus medialis und Lemniscus trigeminalis	142		
6.5.4	Tractus spinothalamicus	143		
6.5.5	Lemniscus lateralis	143		
6.5.6	Fasciculus longitudinalis medialis	144		
6.5.7	Fasciculus longitudinalis posterior	144		
6.5.8	Tractus tegmentalis centralis	144		
	Zusammenfassung	144		
	Wiederholungsfragen und Lösungen	146		
	Weiterführende Literatur	147		

6.1 Abgrenzung, äußere Gestalt und Gliederung

Das Mittelhirn beginnt kaudal direkt oberhalb der quer verlaufenden Fasermassen des Pons und grenzt apikal an das Zwischenhirn, gegen das es ventral mit dem Beginn der *Corpora mamillaria* (die bereits zum Hypothalamus im Zwischenhirn gehören) und dorsal mit dem Ende der *Vierhügelplatte* abgegrenzt ist (vgl. hierzu und auch im Folgenden Abb. 5.1 und 5.2, S. 109f.).

Von vorne (s. Abb. 5.2) sieht man am Mittelhirn die beiden Hirnschenkel (*Crura cerebri*, auch *Pars anterior pendunculi cerebri*; Abb. 5.2, *12*). Dies sind große Faserbündel, die absteigende Bahnen vom Kortex zu den Brückenkernen, den Hirnnervenkernen und ins Rückenmark führen. Zwischen den beiden Hirnschenkeln befindet sich die *Fossa interpeduncularis* (auch: *Fossa intercruralis*), die zu den sog. *Liquorzisternen* gehört (Abb. 5.2, *13*; vgl. auch Kap. 10.2.4). In dieser Vertiefung tritt der *N. oculomotorius* (III. Hirnnerv) aus dem Mittelhirn aus.

Von dorsal her (Abb. 5.1) sieht man auf die markante *Vierhügelplatte* (auch *Tectum*, *Lamina tecti* oder *Lamina quadrigemina*). Sie besteht aus zwei oberen und zwei unteren Hügeln (*Colliculi superiores* und *Colliculi inferiores*[1]; Abb. 5.1, *19* und *20*). Oben an die Vierhügelplatte schließt sich vor dem Zwischenhirn noch die kleine, aus wenigen Kerngruppen bestehende *Area pretectalis* an (Abb. 5.1, *24*), die im visuellen System eine Rolle spielt (Pupillenreflex).

Unterhalb der Colliculi inferiores tritt der N. trochlearis (IV) als *einziger Hirnnerv an der Dorsalseite* des Hirnstamms aus. Von den unteren Hügeln laufen ebenso wie von den oberen große gut sichtbare Faserbündel nach lateral und rostral zum Thalamus, die als *Brachium colliculi superioris* und *Brachium colliculi inferioris* bezeichnet werden (sog. „Bindearme"; Abb. 5.1, *21* und *22*).

Im Querschnittsbild sieht man die Gliederung in die drei Längs*schnitte* oder -*schichten* des Mittelhirns (Abb. 6.1): Ganz ventral liegen die beiden Hirnschenkel (*Crura cerebri*, Abb. 6.1, *1*), denen im Pons der Brückenfuß und in der Medulla oblongata die Pyramiden entsprechen und in denen auch hier kortikospinale, kortikonukleäre und kortikopontine Fasern kaudalwärts laufen. Die dahinter liegende Schicht ist das *Tegmentum*[2] *mesencephali* (Abb. 6.1, *2*), das wie im Rhombencephalon Hirnnervenkerne, aber auch einige andere wichtige Kernareale und Leitungsbahnen enthält. Sie sind in Abb. 6.1 zu sehen, werden aber, soweit von besonderer Bedeutung, erst in den folgenden Abschnitten besprochen. Crus cerebri und Tegmentum werden auch unter dem Begriff *Pedunculus cerebri* zusammengefasst. Wo das Tegmentum nach hinten hin endet, findet man in der Mitte einen Hohlraum, der dem *Aqueductus mesencephali* entspricht, welcher den dritten mit dem vierten Ventrikel verbindet (Abb. 6.1, *18*). Dies ist die engste Stelle des Liquorsystems und kann dadurch klinische Bedeutung gewinnen (s. S. 250). Dorsal davon befindet sich die Schicht der *Vierhügelplatte*,

---

[1] colliculus (lat.) = kleiner Hügel

[2] tegmentum (lat.) = Haube

6.2 Tectum mesencephali

Abb. 6.1 Querschnitt durch das Mittelhirn in Höhe der Colliculi superiores (Schnitthöhe nebenstehend dargestellt). Abgrenzbare Leitungsbahnen in der weißen Substanz sind schwarz umrandet. Graue Substanz als braune Flächen, außer Hirnnervenkerne, die entsprechend dem Farbschema in Abb. 5.3 koloriert sind (rot somatomotorisch, gelb allgemein-viszeromotorisch, blau allgemein-somatosensibel).
1–3 Schichtengliederung des Mittelhirns: **1** Crus cerebri (auch: Pars anterior pedunculi cerebri, Hirnschenkel), **2** Tegmentum mesencephali, **3** Tectum mesencephali (Vierhügelplatte). Dem **1** Crus cerebri liegt dorsal die **4** Substantia nigra an. **5** Ncl. ruber, dessen **6** efferente Fasern z. T. auf die Gegenseite kreuzen, um dort als **7** Tractus rubrospinalis ins Rückenmark herabzuziehen. Dorsolateral des Ncl. ruber zieht der **8** Lemniscus medialis (leitet somatosensible Impulse zum Thalamus). **9** Tractus spinothalamicus, **10** Tractus tegmentalis centralis. **11** Okulomotoriuskernkomplex (mit **12** Ncl. accessorius n. oculomotorii = Ncl. Edinger-Westphal), dessen efferente Fasern den **13** dritten Hirnnerv (**III**) bilden, der vorne das Mittelhirn in der Fossa interpeduncularis verlässt (nur einseitig dargestellt). **14** Fasciculus longitudinalis medialis (dient hauptsächlich der internukleären Verschaltung von Hirnnervenkernen), **15** Formatio reticularis (nur einseitig dargestellt). **16** Ncl. mesencephalicus n. trigemini, **17** Substantia grisea periaqueductalis (periaquäduktales Grau). **18** Aqueductus mesencephali, **19** Fasciculus longitudinalis posterior (wichtigste efferente Bahn vegetativer Steuerzentren im Hypothalamus), **20** schichtartige Anordnung der grauen Substanz in den oberen Hügeln, **21** Brachium colliculi inferioris (unterer Bindearm).

das *Tectum*[3] *mesencephali* (Abb. 6.1, *3*), das das Tegmentum von dorsal her bedeckt. Unmittelbar dorsal sitzt den Hirnschenkeln ein breiter, dunkler Kernkomplex auf, die *Substantia nigra* (Abb. 6.1, *4*), die funktionell für bestimmte Komponenten der Motorik besonders wichtig ist. Dorsal von ihr liegt mitten im Tegmentum ein großer, runder Kernkomplex, der *Ncl. ruber*, der u.a. eine wichtige Rolle in der Extrapyramidalmotorik spielt (Abb. 6.1, *5*).

Auch im Mesencephalon ist die funktionelle Gliederung des embryonalen Neuralrohrs in *Grund-* und *Flügelplatte* (motorisch und sensibel) annähernd erhalten geblieben: Im Tegmentum findet man überwiegend motorische Hirnnervenkerne und weitere motorische Zentren, während das Tectum nur im Dienst sensibler Verschaltungen steht.

6.2 Tectum mesencephali

Die *Vierhügelplatte* (*Lamina tecti, Lamina quadrigemina*), die das Tectum bildet, gliedert sich in zwei obere Hügel (*Colliculi superiores*) und zwei untere Hügel (*Colliculi inferiores*). Die Colliculi superiores sind vor allem ein optisches Reflexzentrum, während die Colliculi inferiores ein Teil der Hörbahn sind.

6.2.1 Colliculi superiores

Die oberen zwei Hügel enthalten Kerne bzw. Zellschichten, die bei der Verschaltung bestimmter optischer Reflexe eine wichtige Rolle spielen. Schädigungen dieser Region haben keine Ausfälle der *Bilderkennung* – wie es z.B. bei Läsionen der Sehrinde im Okzipitallappen der Fall ist (s. Kap. 9.9.2) –, sondern solche der reflektorischen *Augenbewegungen* und ggf. der Augenschutzreflexe zur Folge.

Afferenzen erhalten die oberen Hügel über ihre makroskopisch sichtbare Verbindung mit dem Zwischenhirn (*Brachium colliculi superioris,* „oberer Bindearm") direkt von der Retina über den Nervus bzw. *Tractus opticus*, wobei diese visuellen Afferenzen vor allem *sich rasch ändernde* optische Reize vermitteln. Weitere Afferenzen kommen von der Großhirnrinde (*Tractus corticotectalis*), im Besonderen vom frontalen Augenfeld und von der Sehrinde des Okzipitallappens, vom Rückenmark (*Tractus spinotectalis*) und von den Colliculi inferiores. Die Efferenzen der Colliculi superiores ziehen hauptsächlich zu Hirnnervenkernen (vor allem zu den okulomotorischen Kernen und zum Ncl. n. facialis), zur Formatio reticularis (vor allem okulomotorische Steuerzentren, s. Kap. 6.3.4) und ins Rückenmark.

Funktion Die Colliculi superiores spielen eine wesentliche Rolle beim Zustandekommen von *Sak-*

---
[3] tectum (lat.) = Dach

Hirnstamm: Mittelhirn (Mesencephalon)

kaden (schnelle Augeneinstellbewegungen, um den Blick auf bestimmte Ziele zu richten). Weiterhin haben die oberen Hügel eine wichtige Funktion bei Ab- und Zuwendungsbewegungen von Augen und Kopf. So sind z. B. die afferente Verbindung von der Hörrinde und von den Colliculi inferiores sowie die efferente Verbindung zum Rückenmark und zu den okulomotorischen Kernen Teile von Schaltkreisen, die bewirken, dass Kopf und Augen sich in Richtung eines Geräusches wenden. Die afferente Verbindung mit der Retina (N. opticus) und die efferenten Fasern zum Ncl. n. facialis und wiederum ins Rückenmark sorgen für den Lidschlussreflex bei plötzlich auftretenden, näher kommenden visuellen Reizen und ggf. das entsprechende Abwenden des Kopfes. Wahrscheinlich wird auch der Akkommodationsreflex des Auges über die oberen Hügel verschaltet (dies ist die automatische Anpassung der Linsenkrümmung über den M. ciliaris, um Bilder fixierter Gegenstände auf der Retina scharf einzustellen).

6.2.2 Colliculi inferiores

In den Kernen der unteren Hügel werden die meisten Fasern der Hörbahn verschaltet. Diese Fasern werden den Colliculi inferiores über den Lemniscus lateralis zugeleitet. Nach Verschaltung in den unteren Hügeln verläuft die Hörbahn über das makroskopisch sichtbare Brachium colliculi inferioris („unterer Bindearm") zum Corpus geniculatum mediale des Thalamus. Dort werden die auditorischen Impulse auf das letzte Neuron der Hörbahn verschaltet, das dann zur primären Hörrinde in den Temporallappen zieht.

Ganz anders also als bei den oberen Hügeln liegt hier eine unverzichtbare Teilstation einer sensorischen Bahn vor, bei deren Schädigung es zu entsprechenden einseitigen, kontralateralen Hörminderungen kommt (nicht zu völligen Hörverlusten, da die Fasern z. T. auch ungekreuzt verlaufen, vgl. Kap. 9.10.1).

6.3 Tegmentum mesencephali

Die im Mittelhirn befindlichen Kerne des III. und IV. Hirnnervs werden in Kap. 5.2.3 und 5.2.4 besprochen.

6.3.1 Ncl. ruber

Dieser Kern ist makroskopisch als großer, runder und rötlich gefärbter[4] Komplex etwa in der Mitte des Tegmentums zu sehen (Abb. 6.1, 5). Die Färbung kommt durch den hohen Eisengehalt der dort lokalisierten Perikaryen zustande. Man teilt den Kern histologisch in einen großzelligen (Pars magnocellularis) und einen kleinzelligen Anteil (Pars parvocellularis) ein. Der Ncl. ruber ist eine Schaltstelle im motorischen System und liefert mit seiner Projektion ins Rückenmark selbst einen wichtigen Anteil des sog. extrapyramidalmotorischen Systems (= motorische Bahnen, die außerhalb der Pyramidenbahn ins Rückenmark ziehen).

Seine wichtigsten Afferenzen empfängt der Ncl. ruber über gekreuzte Fasern von der kontralateralen Kleinhirnhemisphäre (Fibrae cerebellorubrales, Abb. 6.2, 3) und weiterhin über ungekreuzte Fasern vom (vorwiegend ipsilateralen) Großhirnkortex (Fibrae corticorubrales, Abb. 6.2, 2). Die Afferenzen aus dem Kleinhirn stammen zum einen aus dem phylogenetisch jüngeren Ncl. dentatus und sind Bestandteile eines Schaltkreises, der für die glatte und präzise Ausführung von Willkürbewegungen sorgt (vgl. Kap. 7.4). Zum anderen stammen die Afferenzen aus dem Kleinhirn aus dem phylogenetisch älteren Ncl. emboliformis und sind Bestandteile von Schaltkreisen, die für Körperhaltung und Muskeltonus Bedeutung haben (s. Kap. 7).

Die Efferenzen des Kerns sind vor allem ins Rückenmark, in die Formatio reticularis und in die Olive gerichtet (Tractus rubrospinalis, Tractus rubroreticularis und Tractus rubroolivaris, Abb. 6.2, 4–6). Über den Tractus rubrospinalis nimmt der Kern direkten Einfluss auf die (Extrapyramidal-)Motorik. Diese Bahn kreuzt noch in Höhe des Tegmentums auf die Gegenseite, um dann in unmittelbarer Nachbarschaft des Tractus corticospinalis lateralis (Pyramidenbahn) ins zervikale Rückenmark hinabzuziehen. Dort aktiviert sie im Vorderhorn vor allem die Motoneurone der Flexoren. Hierbei beeinflusst sie als einzige extrapyramidale Bahn bevorzugt die Motoneurone der distalen Extremitätenmuskeln. Der Tractus rubrospinalis ist beim Menschen relativ schwach ausgebildet und reicht nur bis ins Zervikalmark herab. Über den Tractus rubroreticularis werden ebenfalls, allerdings indirekt, motorische Impulse des Ncl. ruber in Richtung Rückenmark weitergeleitet, da auch die Formatio reticularis extrapyramidale Efferenzen ins Rückenmark hat (s. u.). Über den Tractus rubroolivaris, der die größte Efferenz des Ncl. ruber darstellt und im Tractus tegmentalis centralis (zentrale Haubenbahn, s. u.) verläuft, schickt der Ncl. ruber in einer „Feedback"-Neuronenschleife Informationen (mit im weitesten Sinne „motorischen Impulsen") zur Olive, die von dort zur Kleinhirnrinde, dann zu den Kleinhirnkernen und anschließend wieder zurück zum Ncl. ruber oder zum Thalamus gelangen (s. Abb. 7.12). Auf jeder dieser Stufen erfolgt eine Modifikation und Bearbeitung dieser Information, die dann letzten Endes vom Kleinhirn über den Thalamus zum Großhirn (s. u.) und dann in Richtung Rückenmark geleitet wird. Der

---

[4] ruber, rubra (lat.) = rot

6.3 Tegmentum mesencephali

Abb. 6.2 Wichtigste afferente und efferente Projektionen des Ncl. ruber. Afferenzen blau, Efferenzen rot. Nebenstehend die Lage des Ncl. ruber im Tegmentum des Mittelhirns.
1 Ncl. ruber. Er erhält Afferenzen aus dem **2** ipsilateralen Großhirnkortex (vor allem dem prämotorischen Kortex) als Fibrae corticorubrales und dem **3** kontralateralen Kleinhirn (vor allem dem Ncl. dentatus und Ncl. emboliformis) als Fibrae cerebellorubrales. Efferente Projektionen sind ins **4** Rückenmark, in die **5** Formatio reticularis und zur **6** Olive gerichtet.

Ncl. ruber nimmt also auf diese Weise einen komplexen modulierenden Einfluss sowohl auf die Extrapyramidal- als auch auf die Pyramidalmotorik.

Klinik Eine Schädigung des Ncl. ruber führt auf der kontralateralen Seite zu einem *Intentionstremor* (also einem Zittern bei Annäherung an das Bewegungsziel; Tremor = Zittern) und einer Verminderung des Muskeltonus. Diese Symptome treten auch bei Kleinhirnschädigungen auf (vgl. Kap. 7.5) und weisen somit auf eine Funktionsstörung im Neuronenkreis Kleinhirn – Ncl. ruber – Olive – Kleinhirn hin. Weiterhin beobachtet man sog. *choreatisch-athetotische Bewegungen* (unkontrollierte, ausfahrende und auch langsame, nicht beeinflussbare, schraubenförmige Bewegungen und Verrenkungen). Diese Symptome werden vor allem auf eine Schädigung des rubroretikulären Systems zurückgeführt, das auf die spinale Motorik hemmende Einflüsse ausüben kann. Schließlich findet man bei Läsionen des Ncl. ruber auch meist Ausfallserscheinungen des III. Hirnnervs, weil dessen Fasern auf ihrem Weg vom Ncl. n. oculomotorii zur Austrittsstelle aus dem Gehirn den Ncl. ruber durchziehen (vgl. Abb. 6.1, 13).

6.3.2 Substantia nigra

Dies ist ein funktionell und klinisch sehr wichtiges Kerngebiet. Es liegt an der Grenze von Hirnschenkeln und mesenzephalem Tegmentum (Abb. 6.1, 4). Die schwarze Farbe des Kerns[5] kommt durch den hohen Gehalt an Melanin in den Perikaryen zustande und führt dazu, dass man den Kern in Mittelhirnquer- oder -längsschnitten gut erkennen und abgrenzen kann. Die Substantia nigra ist fundamental in das Verschaltungssystem derjenigen Hirnzentren eingebunden, die Bewegungsimpulse und -abläufe kontrollieren und modulieren.

Mikroskopisch lassen sich in der Substantia nigra eine *Pars compacta* und eine *Pars reticulata* voneinander abgrenzen. Die beiden Zonen sind auch funktionell und hinsichtlich ihrer Faserverbindungen unterschiedlich, worauf hier jedoch nicht ausführlicher eingegangen wird. *Der Schwerpunkt der folgenden Betrachtungen richtet sich auf die Pars compacta der Substantia nigra.* Die Pars reticularis ist funktionell und anatomisch dem medialen Pallidumsegment sehr ähnlich (s. Kap. 9.2.3) und wirkt im Endeffekt auf motorische Impulse antagonistisch zur Pars compacta.

Ihre **Afferenzen** erhält die Substantia nigra vor allem von zwei Zentren: zum einen vom *Striatum* (ein großer, für die Motorik wichtiger Kernkomplex im Großhirnmarklager) und zum anderen von der *Großhirnrinde*. Die Afferenzen von der Großhirnrinde kommen vor allem vom *motorischen Kortex*

---

[5] niger, nigra (lat.) = schwarz, dunkel

Hirnstamm: Mittelhirn (Mesencephalon)

und vom *prämotorischen Kortex* (vor dem Motokortex gelegenes, für die Bewegungsvorbereitung wichtiges Kortexareal). Die entsprechenden Fasersysteme heißen *Fibrae strionigrales* und *Fibrae corticonigrales* (vgl. Abb. 6.3, 2–4).

Efferent ist die Substantia nigra über die *Fibrae nigrostriatales* mit dem Striatum verbunden (Abb. 6.3, 4), wo sie mit ihrem *Transmitter Dopamin* vorwiegend (aber nicht ausschließlich) hemmend wirkt. Über die nigrostriatalen Bahnen hemmen die *dopaminergen* Fasern die Aktivität der Neurone des Striatums, die einen *inhibitorischen Effekt auf motorische Impulse* des Großhirns haben. Somit wird der Substantia nigra eine wesentliche **Funktion** für den *Bewegungsantrieb* bzw. die *Bewegungsinitiation* zugeschrieben. Darüber hinaus spielt sie wahrscheinlich eine wichtige Rolle bei der *Verarbeitung sensorischer Informationen* im Sinne einer *psycho-* oder *lokomotorischen Reaktion* auf externe Reize.

Über efferente Faserverbindungen mit der Formatio reticularis nimmt der Kernkomplex indirekt (über die retikulospinale Bahn) Einfluss auf die *extrapyramidale Motorik* und damit auch auf den generellen Muskeltonus. Fasern zum Thalamus sollen indirekt die *pyramidale Motorik* beeinflussen (da die Teile des Thalamus, die Afferenzen von der Substantia nigra empfangen, wiederum starke Projektionen zum motorischen und prämotorischen Kortex haben). Weiterhin nimmt die Substantia nigra zusammen mit dopaminergen Fasern anderer Herkunft durch Projektionen ins *limbische System* (Kap. 9.4) auch Einfluss auf *psychische Vorgänge*.

Klinik Die Substantia nigra hat in der Klinik eine große Bedeutung durch den sehr häufigen *Morbus Parkinson*. Diese Krankheit ist durch eine Degeneration der dopaminergen Neurone in der Substantia nigra gekennzeichnet, was sich ganz besonders durch den Ausfall der *nigrostriatalen Projektion* bemerkbar macht. Die Kardinalsymptome („Parkinson-Trias") sind:

- *(Ruhe-)Tremor* (Zittern)
- *Rigor* (erhöhter Muskeltonus mit Steifheit der Muskeln[6])
- *Akinese* (Bewegungsarmut).

Die Kranken fallen bei genauer Beobachtung sofort auf, und man kann die Diagnose des Parkinson-Syndroms beinahe auf den ersten Blick stellen: eine leichte Vornüberneigung des Oberkörpers, kleine trippelnde Schritte (Akinese), fehlende Mitbewegung der Arme beim Laufen (Akinese und Rigor), die dafür ständig distal betont zittern (Tremor), Ausdruckslosigkeit des Gesichts und vieles mehr. Auch machen die Patienten oft einen verlangsamten Eindruck und reagieren auf Sinnesreize nur verzögert oder überhaupt nicht. Die Fähigkeit, feinmotorische und gezielte Bewegungen auszuführen, ist jedoch an sich meist nicht beeinträchtigt.

Die neurophysiologische Grundlage des Parkinson-Syndroms ist noch nicht vollständig verstanden. Die Unklarheiten rühren nicht zuletzt daher, dass beim Morbus Parkinson in der Regel mehrere neuronale Systeme mit ihren Verbindungen degenerativ betroffen sind, von denen die Substantia nigra die größte und sicher auch bedeutendste ist. Die pathophysiologische Entstehung der **Akinese** wird in Kap. 9.2.2, S. 196, besprochen und kommt vor allem durch den Ausfall der nigro-

---

[6] rigere (lat.) = starr sein

Abb. 6.3 Wichtigste afferente und efferente Projektionen der Substantia nigra. Afferenzen blau, Efferenzen rot. Nebenstehend die Lage der Substantia nigra dorsal der Crura cerebri.
1 Substantia nigra. Sie erhält Afferenzen vom **2** motorischen (präzentralen) und vom **3** prämotorischen Großhirnkortex (Fibrae corticonigrales) sowie vom **4** Striatum (Fibrae strionigrales). Der Hauptteil der Efferenzen ist gleichfalls ins Striatum gerichtet.

6.3 Tegmentum mesencephali

striatalen Projektion zustande. Der **Tremor** ist möglicherweise durch Wegfall der dopaminergen Hemmung von „Rhythmusgeneratoren" in der Formatio reticularis (s. u.) erklärbar, die in pulsatilen Abständen spontan aktivierende Signale via Thalamus zum motorischen Kortex senden. Der **Rigor** ist wahrscheinlich durch Ausfall der dopaminergen Hemmung retikulospinaler Efferenzneurone in motorischen Zentren der Formatio reticularis (s. u.) bedingt.

Die Behandlung der Krankheit erfolgt dadurch, dass man die Wirkung der abgestorbenen Neurone in der Substantia nigra pharmakologisch zu kompensieren versucht, indem man zum Beispiel Dopamin bzw. eine Vorstufe desselben *(L-Dopa)* verabreicht. Dadurch wird im Striatum die nigrostriatale dopaminerge Projektion funktionell ersetzt. Das verbessert die Symptomatik erheblich.

Bei einer Schädigung der Substantia nigra nur auf einer Seite (was vergleichsweise selten vorkommt) tritt das Parkinson-Syndrom auf der *kontralateralen Seite* der Schädigung auf (sog. *Hemiparkinson*). Das erklärt sich dadurch, dass die Substantia nigra einer Seite die Funktion des *ipsilateralen* Striatums moduliert, das die Funktion des *ipsilateralen* Motokortex beeinflusst, der schließlich in die *kontralaterale* Rückenmarkshälfte projiziert.

6.3.3 Formatio reticularis

Die Formatio reticularis (im Folgenden als *FR* abgekürzt) ist ein Komplex grauer Substanz, der ein Netz[7] von Nervenzellen bildet und das *ganze* Hirnstammtegmentum (also nicht nur das Mittelhirn) bis hinab ins Rückenmark durchzieht. Die FR besteht aus z. T. schwer voneinander abgrenzbaren, häufig diffus ineinander übergehenden Kernsystemen. Diese befinden sich überwiegend in der Mitte des Hirnstammtegmentums und umgeben die dort befindlichen Fasertrakte und Hirnnervenkerne (Abb. 6.1, 15 und Abb. 6.4). Im Grunde genommen lässt sich fast die gesamte graue Substanz des Hirnstammtegmentums, die *nicht* den Hirnnervenkernen, dem Ncl. ruber oder der Substantia nigra zugerechnet werden kann, der FR zuordnen. Trotz der z. T. diffusen Übergänge einzelner Areale der FR ineinander gibt es doch auch

---

[7] rete (lat.) = Netz; reticularis = netzartig

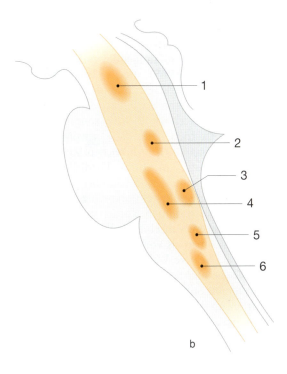

Abb. 6.4 Formatio reticularis (FR), stark schematisierte Darstellung.
(a) **Dorsalansicht.**
Die FR zieht sich als netzartige Konfiguration grauer Substanz durch den gesamten Hirnstamm, vom Ende des Rückenmarks bis zum Übergang ins Zwischenhirn. Beachte die phasenweise Verdichtung des „Netzes" zu einzelnen, unterschiedlich großen Kernen, die überall im Hirnstamm auf Querschnittsbildern anzutreffen sind. Es werden eine **1** mediane, eine **2** mediale und eine **3** laterale Zone der Formatio reticularis unterschieden. **1** entspricht den Raphekernen, zu denen der besonders große **4** Ncl. raphe magnus gehört. Weitere, im Text erwähnte Kerne sind der **5** Ncl. caeruleus (mediale Zone) und der **6** Ncl. parabrachialis (besteht aus zwei Subkernen).
(b) **Lateralansicht** mit vereinfachter Zuordnung wichtiger im Text besprochener funktioneller Zentren.
Diese Zentren sind nicht deckungsgleich mit der in **a** beschriebenen Zoneneinteilung und setzen sich z. T. aus verschiedenen Kernen mehrerer Zonen zusammen. **1** aufsteigendes retikuläres aktivierendes System (ARAS), **2** pontines Miktionszentrum, **3** Brechzentrum, **4** rhombenzephales lokomotorisches Zentrum, **5** Atemzentrum, **6** Kreislaufzentrum.

Hirnstamm: Mittelhirn (Mesencephalon)

einige gut abgrenzbare Kerngebiete. Dazu gehören z. B. die *Raphekerne* und der *Locus caeruleus* (s. u.).

Die Kerngruppen der FR lassen sich nach zytoarchitektonischen und z. T. auch nach funktionellen Kriterien drei Längszonen im Hirnstamm zuordnen: einer *medianen Zone* (die aus den o. g. *Raphekernen* besteht), einer seitlich angrenzenden *medialen Zone* (sehr großzellige Kerne) und einer *lateralen Zone* (kleinzellige Kerne), vgl. Abb. 6.4a, *1–3*.

Der FR werden zahlreiche **Funktionen** zugeschrieben. Eine ihrer Hauptaufgaben besteht darin, die Verschaltung einzelner Hirnstammkerne für z. T. lebensnotwendige Funktionen zu *koordinieren* (vom Schluckreflex über die Atmung bis hin zur Koordination von Augenbewegungen). So sind z. B. das *Atem-* und *Kreislaufzentrum* sowie das *Brechzentrum* in der Medulla oblongata Bestandteile der FR. Weiterhin hat sie eine kardinale Bedeutung für Schlaf-Wach-Rhythmen und damit auch für die Auf- und Abregulierung der Aktivität des gesamten Großhirnkortex. Über intensive Verbindungen mit dem Rückenmark hat die FR weiterhin eine wichtige Funktion bei der extrapyramidalen Motorik.

In der Formatio reticularis lassen sich weniger nach morphologischen als vielmehr nach funktionellen Gesichtspunkten einzelne *Zentren* gegeneinander abgrenzen, von denen die wichtigsten im Folgenden besprochen werden.

„Weckzentrum", aufsteigendes retikuläres aktivierendes System (ARAS) Große Anteile der FR – vor allem aus der medialen Zone des Mittelhirns (vgl. Abb. 6.4b, *1*) – erhalten intensive afferente Zuflüsse aus dem Hinterhorn des Rückenmarks und von Hirnnervenkernen, so dass sensibel-sensorische Reize aller Qualitäten sie erreichen. Zusätzlich erhält sie Impulse aus dem Kortex. Wird die FR auf diese Weise erregt, kann sie indirekt über ihre vorwiegend acetylcholinergen Projektionen in den Thalamus die Aktivität des gesamten Kortex steigern und damit den Organismus in einen hellwachen Zustand versetzen, was man als Vorbedingung für Aufmerksamkeit und effektive Wahrnehmung betrachten kann. Akustische und Schmerzreize scheinen hierbei ganz besonderen Stimulationseffekt zu haben. Im Schlaf (vor allem im Tiefschlaf) ist die Aktivität dieses Systems entsprechend stark herabgesetzt. In Kap. 8.2.2 wird noch einmal auf das ARAS eingegangen.

Klinik Eine Schädigung des ARAS hat eine starke Beeinträchtigung des Bewusstseins bis hin zum tiefen Koma zur Folge. Eine solche Läsion kann bei isolierten Schädigungen des Mittelhirns (Einklemmung im Tentoriumsschlitz, Tumoren, Durchblutungsstörungen, Infarkt) vorkommen. Wenn diese Läsion auf das Mittelhirn beschränkt ist, können andere Teile der FR, wie z. B. das Atem- und Kreislaufzentrum (Lokalisation in der Medulla oblongata) funktionell intakt sein. Es kann daher zu u. U. jahrelangem Koma bei erhaltenen Vitalfunktionen kommen.

Brechzentrum Ein als *Area postrema* bezeichneter FR-Bereich liegt am kaudalen Ende der Rautengrube unmittelbar unter der Hirnoberfläche (vgl. Abb. 6.4b, *3*). Er gehört zu den sog. *zirkumventrikulären Organen* (s. Kap. 10.1.1, S. 250) und besitzt somit keine Blut-Hirn-Schranke. Gemeinsam mit angrenzenden Teilen der FR und dem ventral davon liegenden Kernkomplex der Ncll. tractus solitarii bildet die Area postrema ein *Brechzentrum*, das auf bestimmte Reize hin einen Reflexbogen aktiviert und koordiniert, der für das Erbrechen verantwortlich ist. Das Brechzentrum ist sehr empfindlich, zum einen gegenüber Schwankungen der normalen Druckverhältnisse im vierten Ventrikel, und zum anderen gegenüber potenziell körperschädlichen Substanzen im Blut. Es kann aber auch durch neuronale Afferenzen aktiviert werden (z. B. viszerosensibel aus dem Magen-Darm-Trakt oder zentral aus den Vestibulariskernen und anderen sensorischen Zentren), insbesondere über die Freisetzung der Transmitter Dopamin und Serotonin.

Klinik Die Druckempfindlichkeit des Brechzentrums hat besondere klinische Bedeutung. So löst eine Erhöhung des Hirndrucks reflektorisches Erbrechen aus, das klinisch bisweilen das einzige Symptom eines zu hohen intrakraniellen Druckes ist. Doch kann auch ein *lokal* erhöhter Druck dieses Erbrechen auslösen, z. B. ein in der Rautengrube wachsender Tumor.

Da die Area postrema sehr viele Dopamin- und Serotoninrezeptoren besitzt, deren Erregung auf das Brechzentrum aktivierend wirkt, kann man bei Übelkeit und Erbrechen mit sog. Dopaminantagonisten (z. B. Metoclopramid [Paspertin®, Gastrosil®]) oder Serotoninantagonisten (z. B. Ondansetron [Zofran®]) sehr gute *antiemetische* (den Brechreiz lindernde) Effekte erzielen.

Atemzentrum Es liegt schwerpunktmäßig im Bereich der Medulla oblongata und besteht vorwiegend aus Teilen der (ventro)lateralen FR (sog. *Prä-Bötzinger-Komplex*; vgl. Abb. 6.4b, *5*). Weitere für die Entstehung von Atembewegungen wichtige Neurone finden sich u. a. in der FR in der Umgebung des Ncl. ambiguus und der Ncll. tractus solitarii. Das Atemzentrum koordiniert auch den Hustenreflex.

Physiologie der zentralen Atemregulation Die FR beeinflusst die Atmung durch die Aktivierung einzelner motorischer Hirnnervenkerne (Zungen-, Rachen-, Kehlkopf- und mimische Muskulatur), ganz besonders aber durch die Aktivierung retikulospinaler Bahnen, die im Vorderhorn des Halsmarks (C2–C4: N. phrenicus: Zwerchfellinnervation) und des Brustmarks (Innervation der Interkostalmuskulatur) enden. Das Atemzentrum hat inspiratorische und exspiratorische Neurone, die in rhythmischem Wechsel aktiv sind. Bei Erregung der inspiratorischen Neurone werden über Kollateralen und Interneurone (Zwischenneurone) gleichzeitig die exspiratorischen Neurone gehemmt. Während der Inspiration nehmen die über den N. vagus vermittelten Dehnungsreize in der Lunge zu, was im Atemzentrum zu einer *Hemmung* der inspiratorischen und damit gleichzeitig zu einer *Enthemmung/Aktivierung* der exspiratorischen Neurone führt. Diese aktivieren im Rückenmark die Motoneurone der exspiratorischen Muskeln. Dieses (vereinfachte) Prinzip unterliegt einer Beeinflussung durch Reize wie die Partialdrucke von O$_2$ und CO$_2$, die peripher im Glomus caroticum und Glomus aorticum gemessen und über den IX. und X. Hirnnerv weitervermittelt werden. Hoher CO$_2$- und niedriger O$_2$-Gehalt des Blutes aktivieren das Atemzentrum ebenso wie psychische Erregung und andere Faktoren.

Kreislaufzentrum Man kann ein *Depressorzentrum* von einem *Pressorzentrum* unterscheiden, die beide in der Medulla oblongata liegen und – wie das Atemzentrum – besonders von lateralen Abschnitten der FR gebildet werden (vgl. Abb. 6.4b, *6*). Das Depressorzentrum liegt kaudaler und medialer als das Pressorzentrum, seine Reizung führt zu einem Abfall des Blutdrucks und der Herzaktivität. Bei Reizung des Pressorzentrums resultiert ein Anstieg von Blutdruck und Herzaktivität.

Afferenzen erhalten Pressor- und Depressorzentrum von den Ncll. tractus solitarii (Vermittlung des Blutdrucks und anderer vegetativer Parameter über die Nn. vagus und glossopharyngeus) sowie vom Hypothalamus (Zwischenhirn) und Großhirnkortex (Anstieg oder auch Abfall der Blutdrucks bei psychischer Erregung, Anstieg bei geplanter und ausgeführter körperlicher Aktivität). **Efferente** Verbindungen gehen zum Ncl. dorsalis n. vagi *(Parasympathikus)* und über retikulospinale Bahnen ins Seitenhorn des Thorakalmarks, von wo aus *sympathisch* der Kreislauf reguliert werden kann.

Motorisches Zentrum, absteigendes retikuläres System Ein vorwiegend in Medulla oblongata und Pons liegender Teil der FR (vgl. Abb. 6.4b, *4*) erhält Zuflüsse vom prämotorischen Kortex, vom Kleinhirn und vom limbischen System (dieses besteht aus Strukturen vor allem des Großhirns, die u. a. für psychische Vorgänge eine ausschlaggebende Rolle spielen; s. Kap. 9.4). Dieser motorische Anteil der FR beeinflusst in differenzierter Weise über den retikulospinalen Trakt als eine der *extrapyramidal-* (= nicht in der Pyramidenbahn verlaufenden) motorischen Bahnen den Muskeltonus der Extremitäten und des Rumpfes. Die retikulospinalen Bahnen ziehen ipsi- und kontralateral ins Rückenmark. Sie sind dabei auch an der selektiven Unterdrückung zahlreicher intraspinaler Reflexe (z.B. Muskeleigenreflexe) beteiligt. Ein mesenzephaler FR-Anteil hat ähnliche Funktionen, insbesondere können von hier aus (großteils unter Kontrolle des Großhirns) Bewegungen der proximalen Extremitäten ausgelöst werden *(mesenzephales lokomotorisches Zentrum)*. Dieser FR-Teil übt seine motorischen Funktionen über Faserverbindungen mit den o.g. Zentren in Pons und Medulla oblongata aus, von wo aus die retikulospinalen Bahnen ihren Ursprung nehmen (Abb. 6.5). Ein Teil der retikulospinalen Fasern endet auch im Hinterhorn des Rückenmarks, um selektiv die Weiterleitung der dort verschalteten Afferenzen hemmend zu kontrollieren, wie auf S. 87 am Beispiel serotoninerger Fasern in der Substantia gelatinosa ausgeführt.

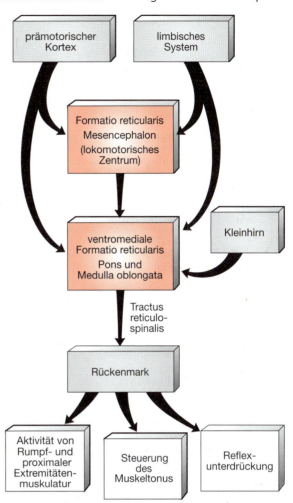

Abb. 6.5 Motorische Systeme der Formatio reticularis und ihre Bahnverbindungen.

Pontines Miktionszentrum Ein im Bereich der lateralen pontinen FR lokalisierter Kernkomplex spielt für die Regulation der Harnblasenentleerung eine entscheidende Rolle (vgl. Abb. 6.4b, *2*). Er übt v.a. einen *fördernden* Einfluss auf das Blasenentleerungszentrum im sakralen Rückenmark aus, wird jedoch dabei wiederum von übergeordneten Zentren des Hirnstamms und Großhirns beeinflusst (Einzelheiten und klinische Hinweise s. Kap. 12.7.1, S. 286ff.).

Monoaminerge Zellgruppen Die FR beinhaltet eine große Gruppe an Nervenkernen, die auf Grund des Transmitters ihrer Neurone zum *monoaminergen System* zusammengefasst werden. Monoamine sind Decarboxylierungsderivate von Aminosäuren *(biogene Amine)*, ihre wichtigsten Vertreter sind *Dopamin, Noradrenalin* und *Serotonin* (seltener auch Adrenalin und Histamin). Entsprechend unterscheidet man in der FR dopaminerge, noradrenerge und serotoninerge Zellgruppen (vgl. auch Tabelle 1.2, S. 12). Monoaminerge Zellen finden sich außer in der FR des Hirnstamms auch noch im Zwischenhirn.

Hirnstamm: Mittelhirn (Mesencephalon)

Zum Teil sind monoaminerge Zellgruppen Bestandteile der o. g. funktionellen Systeme (Kreislaufzentrum, motorisches Zentrum, ARAS etc.). Monoaminerge Neuronensysteme haben auch klinisch große Bedeutung, nicht zuletzt weil ein Großteil aller Psychopharmaka im monoaminergen System inhibitorisch oder exzitatorisch ansetzt.

Dopaminerge Zellgruppen Die größte dopaminerge Zellgruppe ist die Pars compacta der Substantia nigra. Weitere dopaminerge Neuronengruppen befinden sich in kleinen Kernen des Mesencephalons und des Diencephalons. Ihre Aufgabe besteht im Diencephalon u. a. in der Regulation endokriner und anderer vegetativer Vorgänge. Die Aufgabe der Substantia nigra wurde in Kap. 6.3.2 besprochen. Andere Gruppen mesenzephaler dopaminerger Neurone haben intensive Projektionen ins limbische System und spielen dort bei der Beeinflussung psychischer und verhaltensbiologischer Abläufe eine große Rolle.

Klinik Außer beim Parkinson-Syndrom haben dopaminerge Systeme große klinische Bedeutung bei der *Schizophrenie*. Wahrscheinlich ist bei der Pathogenese bestimmter Formen der Schizophrenie eine *Überaktivität* der dopaminergen *mesolimbischen* (= vom Mittelhirn in Zentren des limbischen Systems im Großhirn gerichteten) Projektionen beteiligt, wenn auch ursächlich sicher nicht allein dafür verantwortlich. Dem entspricht auch die Tatsache, dass man mit Medikamenten, die die Aktivität des Dopamins an den postsynaptischen Rezeptoren im limbischen System herabsetzen (*Dopaminantagonisten*), die Symptomatik dieser psychisch Kranken erheblich bessern kann. Werden die Dopaminantagonisten zu hoch dosiert eingesetzt und damit auch die Funktion der dopaminergen nigrostriatalen Fasern im Striatum blockiert, entsteht ein *medikamenteninduziertes Parkinson-Syndrom*.

Noradrenerge Zellgruppen Man findet sie in der FR des Pons und der Medulla oblongata. Die größte Zellgruppe unter ihnen ist der *Locus caeruleus* (auch: *Ncl. coeruleus*, Abb. 6.4a, 5), der am Boden der Rautengrube manchmal von dorsal her als durchschimmernder bläulich-dunkler Fleck zu sehen ist[8]. Die überwiegend inhibitorischen Projektionen dieser Zellgruppen sind im ZNS weit verstreut und reichen von Bahnen ins limbische System bis hin zu Fasern ins Rückenmark, wo sie ähnlich wie serotoninerge Neurone im Hinterhorn die Weiterleitung sensibler Afferenzen kontrollieren können. Der Locus caeruleus ist, u. a. im Zusammenhang mit dem ARAS (s. o.), an der Entstehung des Schlaf-Wach-Rhythmus beteiligt (Aktivität bei Wachbewusstsein, Inaktivität bei Schlaf). Darüber hinaus wird er als eine Art „Alarmsystem des Gehirns" in körperlichen und seelischen Stresssituationen aktiviert und ist dabei an der Entstehung charakteristischer Symptome wie Angstempfindung oder Tachykardie beteiligt.

Klinik Die Projektionen der noradrenergen Zellgruppen ins limbische System spielen klinisch eine Rolle bei *depressiven Erkrankungen*: Man nimmt eine „Unteraktivität" an, weshalb man mit Medikamenten, die die Wirkung noradrenerger Neurone verstärken, den Kranken erhebliche Linderung verschaffen kann.

Serotoninerge Zellgruppen Man findet sie im ganzen Hirnstamm verteilt. Sie bilden die mediane Zone der FR (Abb. 6.4, 1), weshalb sie auch *Raphekerne* genannt werden.[9] Von ihnen aus gehen Projektionen praktisch in das gesamte ZNS, vor allem aber ins limbische System, wo sie emotionale Vorgänge beeinflussen, und ins Rückenmark, wo sie die Weiterleitung sensibler Impulse hemmen können (vgl. Kap. 3.4.1, S. 87). Durch Projektion in die Kerne, die am ARAS beteiligt sind, nehmen serotoninerge ebenso wie noradrenerge Neurone Einfluss auf die Schlaf-Wach-Rhythmen.

Klinik Serotoninerge Neurone sind wie die noradrenergen an der Pathogenese *depressiver Erkrankungen* beteiligt. Auch bei der Pathophysiologie anderer psychiatrischer Erkrankungen wie *Angst-/Panikkrankheiten* und *Zwangsneurosen* schreibt man serotoninergen Neuronen eine wichtige Rolle zu. Ihre Projektionen zu Hirn- und Piaarteriolen spielen darüber hinaus eine entscheidende Rolle bei der Entstehung der *Migräne*: Sie können die Gefäße zur maximalen Kontraktion veranlassen, was für die Entstehung der neurologischen Ausfallsymptome (vorübergehende O_2-Minderversorgung einzelner Hirnregionen) und der Kopfschmerzen (O_2-Minderversorgung der Hirnhäute mit anschließender Überdurchblutung) entscheidend ist. Entsprechend kann man mit sog. *Serotoninantagonisten* medikamentös vorbeugend die Krankheitssymptome lindern.

Periaquäduktales Grau Eine Ansammlung grauer Substanz, die im Mittelhirn unmittelbar den Aquädukt umscheidet, wird als *periaquäduktales Grau (Substantia grisea periaqueductalis)* bezeichnet und kann als Bestandteil der FR aufgefasst werden (vgl. Abb. 6.1, 17). Dieser Kernkomplex generiert bzw. koordiniert über intensive Faserverbindungen zum limbischen System Angst- und Fluchtreflexe und spielt bei der Koordination der Hirnnervenkerne im Rahmen der Stimmbildung eine wichtige Rolle. Über absteigende Bahnen ins Rückenmark und zu monoaminergen Zellgruppen nimmt das Kerngebiet entscheidenden Einfluss auf die *endogene Schmerzunterdrückung*.

Klinik Im Zusammenhang mit der Schmerzunterdrückung ist die Endigung zahlreicher endorphinerger Afferenzen im periaquäduktalen Grau von herausragender Bedeutung (Endorphine sind Transmitter, die in ihrer Wirkung dem Morphium ähnlich sind und an die gleichen Rezeptoren binden). Somit ist dieser Kern neben dem Hinterhorn des Rückenmarks (s. Kap. 3, S. 87) einer der wichtigsten Angriffspunkte für *Opiate* (Morphium und verwandte Substanzen), die klinisch zur Behandlung starker Schmerzen eingesetzt werden und sehr effektiv das endogene Schmerzunterdrückungssystem aktivieren.

Augenbewegungszentren Zu ihnen gehören u. a. als Bestandteile der FR die *paramediane pontine Formatio reticularis* (*PPRF*), der *Ncl. prepositus perihypoglossalis* u. a. m. Sie werden in Kap. 6.3.4 besprochen.

---

[8] coeruleus (lat.) = (himmel)blau

[9] raphe (gr.) = Naht (an der linke und rechte Hirnhälfte aneinander grenzen)

6.3.4 Zentrale Verschaltung der Augenmuskelkerne, Augenbewegungszentren

Die Koordination der verschiedenen Augenmuskeln beider Seiten, deren Abstimmung mit der Gegenseite, mit visuellen, vestibulären und kortikalen Reizen verlangt eine komplizierte Verschaltung der Augenmuskelkerne untereinander und mit zahlreichen anderen Zentren des Gehirns.

Es gibt eine Reihe von Zentren, die zu den Augenmuskelkernen projizieren. Sie lassen sich grob in drei Kategorien einteilen:

1. Die Augenmuskelkerne selbst mit ihren *internukleären Verbindungen*.
2. Sog. *präokulomotorische Kerne* (Kerne, die in der Koordination der Augenbewegungen als „höhere Instanz" den Augenmuskelkernen vorgeschaltet sind).
3. *Übergeordnete Blickzentren* (die auf indirektem Wege die Okulomotorik beeinflussen).

1. Internukleäre Verbindungen Um die Bewegungen der Augenmuskeln aufeinander abzustimmen, ist die afferente und efferente Vernetzung jedes okulomotorischen Kerns mit jedem anderen okulomotorischen Kern nötig. Dies leisten internukleäre Neurone, die vor allem die Kerne der III. und VI. Hirnnerven als zusätzliche Efferenz zu den nach peripher ziehenden Neuriten der Motoneurone besitzen. Ein wichtiges Beispiel ist die reziproke Verbindung des Abduzenskerns (M. rectus lateralis) mit dem Subnucleus des M. rectus medialis im Okulomotoriuskern der kontralateralen Seite. Auf diese Weise ist die Bewegung des einen Muskels automatisch mit der Bewegung des anderen Muskels kombiniert, was sinnvoll ist, um die Bewegung der beiden Bulbi immer gleichgerichtet zu halten (Übereinstimmen der Sehachsen). Bei der Konvergenzreaktion wird diese Verbindung gehemmt, wenn sich die Mm. recti mediales beider Seiten kontrahieren. Die internukleäre Verschaltung der okulomotorischen Kerne verläuft über den *Fasciculus longitudinalis medialis* (s. u.), der auch noch andere Zentren des Hirnstamms miteinander verbindet.

2. Präokulomotorische Zentren Die Koordination der 2 × 6 Augenmuskeln erfolgt über die *Blickzentren*. Das sind höhere, den okulomotorischen Kernen vorgeschaltete Zentren, die auch als *präokulomotorische Kerne* bezeichnet werden. Sie koordinieren und initiieren *horizontale* und *vertikale Augenbewegungen*. Dabei kann man festhalten, dass

- horizontale Blickbewegungen vor allem im Pons,
- vertikale Blickbewegungen vor allem im Mittelhirn *Mesencephalon*

ausgelöst werden. Die präokulomotorischen Zentren sind in ihrer Lokalisation in Abb. **6.6a** dargestellt. Dazu gehören als die wichtigsten:

- Die **paramediane pontine Formatio reticularis** (Abb. 6.6a, *1*; aus dem Englischen meist als *PPRF*[10] abgekürzt) ist eine große Kerngruppe der Formatio reticularis der Brücke. Sie ist das wichtigste generierende Zentrum für *horizontale* Augenbewegungen zur jeweils *ipsilateralen* Seite. Handelt es sich nicht um reflektorische, sondern um *willkürliche* Augenbewegungen, erhält die PPRF die entsprechenden Impulse unter Zwischenschaltung übergeordneter Blickzentren (s. u.) aus dem Großhirn. Die horizontalen Blickbewegungen werden über die Efferenz der PPRF zum Abduzenskern und von dort über die internukleären Neurone initiiert (Abb. 6.6b).

- Die **rostrale mesencephale Formatio reticularis** (Abb. 6.6a, *2*) ist für *vertikale* Augenbewegungen verantwortlich. Besonders wichtig ist dabei der *rostrale Ncl. interstitialis fasciculi longitudinalis medialis*, aber auch der *Ncl. interstitialis Cajal*. Dieses vertikale Blickzentrum projiziert (u.a. über die *Commissura posterior*, die rostrodorsal an der Grenze des Mittelhirns zum Zwischenhirn liegt) zum kontralateralen Okulomotoriuskern, wo es die vertikalen Augenbewegungen und eine begleitende Hebung (bei Aufwärtsblick) oder Senkung (bei Abwärtsblick) des Augenlides initiiert. Eine Läsion der Commissura posterior (z.B. durch Tumoren) löst dementsprechend eine Blickrichtungslähmung nach oben aus.

- Die bereits in Kap. 5.2.8 beschriebenen **Ncll. vestibulares** (Abb. 6.6a, *3*) spielen ebenfalls für die Okulomotorik als vorgeschaltetes Zentrum eine bedeutende Rolle, indem sie für die Koordination der Augenbewegungen mit der Bewegung des Körpers oder des Kopfes sorgen, um das Netzhautbild zu stabilisieren. Dazu werden die okulomotorischen Kerne in der Weise stimuliert, dass sie der Bewegung des Kopfes/Körpers entgegensteuern, um dann, wenn die Beweglichkeit der Augenmuskeln ausgeschöpft ist, in einer raschen entgegengerichteten Bulbusbewegung wieder ein neues visuelles Objekt auf der Netzhaut zu verfolgen. Dies nennt man *vestibulookulärer Reflex*. Die dazu nötigen Projektionen der Vestibulariskerne zu ipsilateralen und kontralateralen Augenmuskelkernen verlaufen wie die Efferenzen der meisten präokulomotorischen Zentren im Fasciculus longitudinalis medialis.

- Der **Ncl. prepositus perihypoglossalis** (Abb. 6.6a, *4*) liegt unmittelbar rostral des Hypoglossuskerns (Name!) in der Medulla oblongata und spielt als präokulomotorisches Zentrum vermutlich durch Verbindungen mit Kleinhirn, Vestibulariskernen und den anderen eben erwähnten Zentren eine wesentliche Rolle bei der Koordination rascher *vertikaler und horizontaler Blickbewegungen*, bei vestibulär oder visuell erzeugten *Blickfolgebewegungen* und bei der *Fixierung des Blickes* auf ein bestimmtes Blickziel.

3. Übergeordnete Blickzentren Die zu den präokulomotorischen Zentren ziehenden wichtigen Afferenzen aus der Sehrinde im Okzipitallappen und aus den *kortikalen Blickzentren* des Großhirns (wo nicht an Lichtreize oder Körperbewegung gekoppelte, also *willkürliche* Augenbewegungen generiert werden) werden den horizontalen und vertikalen Blickzentren im Pons und Mesencephalon unter Zwischenschaltung *übergeordneter Blickzentren* zugeleitet. Eine ganz besondere Rolle spielen dabei die *oberen Hügel (Colliculi superiores)* und das *Vestibulocerebellum*

---

[10] PPRF (engl.) = Abkürzung für *paramedian pontine reticular formation*

Hirnstamm: Mittelhirn (Mesencephalon)

Abb. 6.6 Präokulomotorische Zentren.
(a) **Lokalisation der Zentren im Hirnstamm.**
  1 Paramediane pontine Formatio reticularis (PPRF, besonders wichtig für die Steuerung *horizontaler* Augenbewegungen), **2** rostrale mesenzephale Formatio reticularis (besonders wichtig für die Steuerung *vertikaler* Augenbewegungen), **3** Ncll. vestibulares, **4** Ncl. prepositus perihypoglossalis.
(b) **Neuronale Verschaltung zur Generierung einer willkürlichen horizontalen Augenbewegung** (vereinfachtes Schema).
  Der motorische Impuls geht vom **1** frontalen Blickzentrum im Großhirnkortex aus und wird unter Zwischenschaltung der Colliculi superiores (aus Übersichtlichkeitsgründen nicht dargestellt) an die **2** *kontralaterale* paramediane pontine Formatio reticularis (PPRF) weitergegeben. Diese steuert nun auf der gleichen Seite den **3** Abduzenskern an, der einerseits über den **VI.** Hirnnerv das Auge der entsprechenden Seite *abduziert* und andererseits über **4** internukleäre Verbindungen den **5** kontralateralen Okulomotoriuskernkomplex aktiviert, so dass dieser über den **III.** Hirnnerv das zur PPRF kontralaterale Auge *adduziert*. **6** M. rectus lateralis, **7** M. rectus medialis. Das Ergebnis ist eine Blickwendung *kontralateral* zur initiierenden Großhirnhemisphäre und *ipsilateral* zur initiierenden PPRF.

(Teil des Kleinhirns, s. Kap. 7). Die **Colliculi superiores** sind die Zwischenstation für Impulse vom Kortex zu den präokulomotorischen Zentren, die willkürliche *Sakkaden* initiieren (rasche, zielgerichtete Augeneinstellbewegungen). Das **Vestibulocerebellum** spielt vor allem als zwischengeschaltete Station für *Blickfolgebewegungen* (Verfolgung eines fixierten Gegenstandes mit den Augen) eine Rolle.

Die Bahn von der Sehrinde des Okzipitallappens zu den übergeordneten Blickzentren ist für den *optokinetischen Reflex* verantwortlich: Ein sich bewegender Gegenstand wird mit den Augen verfolgt *(Blickfolgebewegung)*, bis die Beweglichkeit der Muskeln ausgeschöpft ist, worauf eine rasche Rückführung der Bulbi zur Gegenseite folgt, um dann einen neuen Gegenstand zu fixieren. Eine Zerstörung dieser Bahn auf dem Weg vom Kortex durch die Capsula interna ins Mittelhirn bewirkt einen Ausfall dieser Blickfolgebewegungen. Da diese Bahnen aber im Mittelhirn teils gekreuzt, teils ungekreuzt verlaufen, erklärt sich die Tendenz zur raschen Erholung nach solchen sog. *kortikalen Blickparesen*.

Klinik

Internukleäre Ophthalmoplegie Sie beruht auf einer Schädigung des Fasciculus longitudinalis medialis (häufig z. B. bei Multipler Sklerose) und somit auf einer Zerstörung der *internukleären Verbindungen*. Sie zeichnet sich dadurch aus, dass beim Blick zur kontralateralen Seite der Schädigung das Auge der geschädigten Seite nicht adduzieren kann, wodurch Doppelbilder entstehen. Die Konvergenzreaktion ist aber erhalten, und ebenso zeigt der Bulbus der betroffenen Seite beim Geradeausblick keine Deviation zur Seite, was beides beweist, dass die periphere Innervation des M. rectus medialis völlig unbeeinträchtigt ist. Es ist eben lediglich die Kopplung der Bewegung beider Augen im Sinne eines gleichsinnigen Verfolgens des zu beobachtenden Gegenstandes gestört, die über die internukleären Verbindungen im Fasciculus longitudinalis medialis verschaltet wird (klinisches Beispiel in Abb. **6.7**).

Horizontale Blickparesen Eine horizontale Blicklähmung kann grundsätzlich die *willkürlichen* und die *unwillkürlichen* Augenbewegungen betreffen. Die willkürlichen Spontanbewegungen werden im *frontalen Blickzentrum (= frontales Augenfeld)* des Großhirns generiert, die (meist unwillkür-

6.4 Crura cerebri

Die beiden vorne dem Mittelhirn anliegenden dicken Faserstränge werden als *Hirnschenkel*, *Crura cerebri*, bezeichnet. Sie enthalten die kortikonukleären, die kortikospinalen und die kortikopontinen Bahnen (also Großhirnrindenprojektionen zu den Hirnnervenkernen, ins Rückenmark und zu den Brückenkernen). Dabei weisen sie folgende somatotopische Gliederung auf (Abb. 6.8): Ganz medial verlaufen die Bahnen, die vom Frontalhirnkortex zum Pons verlaufen, als *Fibrae frontopontinae* (Abb. 6.8, *1*). Lateral schließen sich die Fasern vom präzentralen, motorischen Kortex zu den motorischen Hirnnervenkernen als *Fibrae corticonucleares* an (Abb. 6.8, *2*). Wiederum lateral davon zieht die Pyramidenbahn vom motorischen Kortex ins Rückenmark als *Fibrae corticospinales (Tractus corticospinalis)*. Dabei sind die Bahnen ins Zervikal-, ins Thorakal-, ins Lumbal- und ins Sakralmark von medial nach lateral angeordnet (Abb. 6.8, *3*). Ganz außen schließlich verlaufen die Fasern vom Temporalkortex zum Pons als *Fibrae temporopontinae* (Abb. 6.8, *4*).

Die nur eine Minderheit der kortikopontinen Bahnen ausmachenden okzipito- und parietopontinen Fasern verlaufen ebenfalls ganz lateral in den Hirnschenkeln.

Klinik Werden die Hirnschenkel von *medial* her geschädigt, fallen zuerst die frontopontinen, anschließend die kortikonukleären Fasern etc. nacheinander aus. Das bedeutet, dass zuerst funktionelle Störungen des Kleinhirns (Bedeutung der pontinen Kerne und ihrer Afferenzen vom Kortex für die Funktion des Kleinhirns!), anschließend solche der somatomotorischen Hirnnerven und schließlich eine Pyramidenbahnläsion auftreten. Tritt die Schädigung langsam progredient von *lateral* her ein, beginnt das Beschwerdebild ebenfalls mit zerebellären Ausfällen, die von einer Pyramidenbahnsymptomatik von kaudal nach kranial gefolgt sind, und erst später folgt ein Ausfall der Hirnnerven.

Abb. 6.7 Läsion des Fasciculus longitudinalis medialis.
Horizontalschnitt-Kernspintomographie (sog. axiale Schnittebene) des Gehirns bei Läsion des Fasciculus longitudinalis medialis im Rahmen einer Multiplen Sklerose mit Manifestation im Hirnstamm. Bei dieser Aufnahmetechnik stellt sich das Gehirn *dunkel*, der Liquor *hell* dar. Durch die Markscheidenzerstörung grenzt sich der Fasciculus longitudinalis medialis ebenfalls hell gegen das normale Hirngewebe ab.
Symptomatik des Patienten: Internukleäre Ophthalmoplegie (beim Blick nach rechts bewegt sich nur das rechte Auge nach rechts, das linke Auge bleibt geradeaus gerichtet, beim Blick nach links umgekehrt).
1 Pons, **2** lädierter Fasciculus longitudinalis medialis beidseits (vgl. Lage in Abb. 5.10, *15*) **3** Kleinhirn, **4** vierter Ventrikel.
(Bild aus Universitätsklinik Rom, mit freundlicher Genehmigung von Prof. M. Manfredi, Abt. Neurologie)

lichen) Blickfolgebewegungen in visuellen Rindenfeldern des okzipitalen und parietalen Großhirns. Da beide Arten der horizontalen Blickbewegungen letztlich von der PPRF aus gesteuert werden, führt nicht nur eine Schädigung der entsprechenden *absteigenden Bahnen aus dem Großhirn*, sondern auch eine *pontine Läsion an sich* mit Schädigung der PPRF zur horizontalen Blickparese. Tritt diese zu beiden Seiten hin auf, spricht das für einen pontinen Herd, da die PPRFs beider Seiten relativ nah beieinander an der Medianebene liegen und daher oft zusammen geschädigt werden. Da die PPRF einer Seite die horizontalen Blickbewegungen *zur gleichen Seite hin* generiert, löst eine entsprechende einseitige Schädigung eine horizontale Blickparese zur Seite der Schädigung hin aus, und die Bulbi zeigen eine Deviation zur Gegenseite („der Kranke blickt von seinem Herd weg"). Liegt die Schädigung hingegen im Kortex oder im Verlauf der entsprechenden absteigenden Bahnen in den Hirnstamm, die ja gekreuzt verlaufen, erhält die PPRF der zur Läsion kontralateralen Seite keine Impulse mehr, und es resultiert eine Blickparese zu eben dieser Seite. Die Bulbi zeigen dementsprechend eine Deviation zur Seite der Schädigung hin („der Kranke blickt seinen Herd an"). Zur Verdeutlichung vgl. die Verhältnisse beim Gesunden anhand Abb. 6.6b.

Vertikale Blickparese Sie wird meist durch eine Läsion des Mittelhirntegmentums mit Schädigung der rostralen mesenzephalen FR verursacht, die ja für vertikale Blickbewegungen verantwortlich ist. Die Blickparese tritt auf der kontralateralen Seite der Schädigung auf, da zumindest ein Teil der Fasern zum Okulomotoriuskern in der Commissura posterior zur Gegenseite kreuzt. Entsprechend kann auch eine Schädigung der Commissura posterior zu vertikalen Blickparesen führen.

Abb. 6.8 Anordnung der im Crus cerebri absteigenden Bahnen.
1 Fibrae frontopontinae, **2** Fibrae corticonucleares (zu den motorischen Hirnnervenkernen). **3** Fibrae corticospinales, die wiederum somatotopisch geordnet verlaufen – links im Bild von medial nach lateral: **C** (Fasern für Zervikalmark), **Th** (Fasern für Thorakalmark), **L** (Fasern für Lumbalmark), **S** (Fasern für Sakralmark). **4** Fibrae temporopontinae (zusammen mit einigen parieto- und okzipitopontinen Faserbündeln). Die kortiko*spinalen* Fasern beeinflussen im Rückenmark nur die Motorik der kontralateralen Seite, deshalb ist die entsprechende Körperhälfte des Homunkulus rosa unterlegt. Die kortiko*nukleären* Fasern hingegen projizieren zum Teil auf Hirnnervenkerne beider Seiten.

6.5 Bahnsysteme des Hirnstamms

Zahlreiche Bahnen durchlaufen den Hirnstamm und wurden z. T. schon mehrfach erwähnt. Sie sollen hier noch einmal zusammenhängend besprochen werden. Man orientiere sich dabei auch an den Abbildungen 6.1 sowie 5.9 und 5.10, die entsprechende Hirnstammquerschnitte zeigen.

6.5.1 Kortikospinale und kortikonukleäre Bahn

Die *kortikospinale Bahn* (Pyramidenbahn im engeren Sinne) wurde bereits bei den absteigenden Bahnen des Rückenmarks besprochen (s. Kap. 3.5.2). Die *kortikonukleären Bahnen*, die wie die kortikospinalen Bahnen ihren Ursprung vom motorischen Kortex nehmen und gemeinsam mit diesen durch die *Capsula interna* im Großhirnmarklager ziehen (s. S. 234f.), enden in den somatomotorischen und speziell-viszeromotorischen Hirnnervenkernen. Von großer klinischer Bedeutung ist die partielle oder vollständige Kreuzung dieser Bahnen auf ihrem Weg in den Hirnstamm (Tabelle 6.1). Eine klinisch wichtige anatomische Besonderheit liegt beim Ncl. n. facialis vor, der in einem Teil bilateral, in einem anderen nur kontralateral vom Kortex aus angesteuert wird, und ebenso beim Ncl. n. accessorii, der in einem Teil vorwiegend ipsilateral, in einem anderen vorwiegend kontralateral versorgt wird.

Klinik Man kann sich die in Tabelle 6.1 dargestellten Kenntnisse lokalisationsdiagnostisch zunutze machen. So z. B. bei der sog. *zentralen Fazialislähmung:* Da der Teil des Kerns, der Stirn- und Lidmuskulatur versorgt, von beiden Großhirnhälften aus innerviert wird, kommt es bei einer *einseitigen* Schädigung des Motokortex oder der *kortikonukleären Bahn* zum Ncl. n. facialis *nicht* zu einer Funktionsbeeinträchtigung der Stirnmuskulatur und des Lidschlusses, während der Rest der mimischen Muskulatur auf der kontralateralen Seite der Schädigung gelähmt ist. Tritt hingegen eine Schädigung des *Kerns* auf, ist die *gesamte* mimische Muskulatur der betroffenen Seite gelähmt (sog. *periphere Fazialislähmung*). Liegt wiederum eine Läsion des *peripheren Nervs* auf dem Wege vom Hirnstamm bis zum Innenohr vor, sind neben der mimischen Muskulatur auch Geschmacks- und viszeromotorische Funktionen auf der betroffenen Seite ausgefallen. Zum Vergleich periphere und zentrale Fazialislähmung s. Abb. 6.9. Da die Zuflüsse aus dem Großhirn für „emotionale" Gesichtsbewegungen wie Lachen und Weinen auf gesonderten Wegen außerhalb des kortikonukleären Traktes den Fazialiskern erreichen (vermutlich stammen sie indirekt aus dem Corpus amygdaloideum, s. Kap. 9.3.3), können bei kortikonukleären Läsionen oberhalb des Fazialiskerns nicht nur die Lid- und Stirnbeweglichkeit, sondern auch alle emotional ausgelösten mimischen Bewegungen erhalten bleiben.

6.5.2 Kortikopontine Bahnen

Die kortikopontinen Bahnen nehmen ihren Ursprung im Kortex des Frontal- und, etwas geringfügiger, auch des Temporal-, Okzipital- und Parietallappens. Die entsprechenden Fasern ziehen durch die Capsula interna abwärts, bilden anschließend in den Hirnschenkeln den jeweils ganz medialen und ganz lateralen Anteil (frontopontine Fasern medial, die übrigen kortikopontinen lateral). Sie enden dann ungekreuzt an den Ncll. pontis, die die Impulse des Großhirns (überwiegend motorische Informationen) an die Kleinhirnhemisphären weitergeben.

6.5.3 Lemniscus medialis und Lemniscus trigeminalis

Der *Lemniscus medialis (mediale Schleifenbahn)* liegt im Mittelhirn als im Querschnitt schweifartige Struktur lateral dem Ncl. ruber an (Abb. 5.10, 8, Abb. 6.1, 8). Seine Fasern entstammen den Hinterstrangkernen (epikritische Sensibilität des Halses, des Rumpfes und der Extremitäten), denen sich die Fasern des sensiblen Trigeminushauptkerns (Sensibilität des Gesichts) als Lemniscus trigeminalis anschließen. Beide werden meistens zum „Lemniscus

Tab. 6.1 Endigung der kortikonukleären Fasern an den somatomotorischen und speziell-viszeromotorischen Hirnnervenkernen.

	bilateral (gekreuzt und ungekreuzt)	ausschließlich oder überwiegend kontralateral (gekreuzt)	ausschließlich oder überwiegend ipsilateral (ungekreuzt)	keine oder fast keine direkten kortikonukleären Fasern*
Hirnnervenkern und zugehöriger Hirnnerv	Ncl. motorius n. trigemini (V)	Ncl. n. facialis (VII, mimische Muskulatur unterhalb Orbita)	Ncl. n. accessorii (XI, M. sternocleidomastoideus)	Ncl. n. oculomotorii (III)
	Ncl. n. facialis (VII, Stirn- u. Lidschlussmuskulatur)	Ncl. n. accessorii (XI, M. trapezius)		Ncl. n. trochlearis (IV)
	Ncl. ambiguus (IX, X)	Ncl. n. hypoglossi (XII, jedoch z.T. auch ipsilaterale Fasern)		Ncl. n. abducentis (VI)

* Die Augenmuskelkerne (III, IV und VI) empfangen praktisch keine direkten aktivierenden Fasern von Kortex, sondern werden vor allem *indirekt* über die präokulomotorischen Zentren (Kap. 6.3.4) angesteuert

Abb. 6.9 Periphere und zentrale Fazialislähmung.
(a) **Normalzustand** bei Aufforderung, die Stirn zu runzeln, die Augen zuzukneifen, die Zähne zu zeigen.
1 Kortikonukleäre Fasern (hell- und dunkelrot) zu **2 + 3** Ncl. n. facialis. **2** Teil des Ncl. n. facialis für die Versorgung der mimischen Muskulatur unterhalb des Auges, **3** Teil des Ncl. n. facialis für die Versorgung der periorbitalen und Stirnmuskulatur.
(b) **Periphere Fazialislähmung links** (Läsion des peripheren Nervs oder des Ncl. n. facialis). Links kann die Stirn nicht gerunzelt, das Auge nicht geschlossen und der Mund nicht bewegt werden.
(c) **Zentrale Fazialislähmung links** (Läsion des Motokortex oder der kortikonukleären Fasern zum Ncl. n. facialis). Links kann die mimische Muskulatur unterhalb des Augenlides nicht mehr bewegt werden, während Lidschluss- und Stirnmuskulatur unbeeinträchtigt sind.

medialis im weiteren Sinne" zusammengefasst. Auch efferente Fasern aus den Ncll. vestibulares verlaufen möglicherweise im Lemniscus medialis. Der Lemniscus medialis kreuzt nach seinem Ursprung aus den Hinterstrangkernen auf die Gegenseite. Wie die Fasern aus den Hinterstrangkernen kreuzen auch alle sich später dem Lemniscus medialis anschließenden Bahnen zuvor noch auf die Gegenseite. Alle Fasern des Lemniscus medialis behalten während des gesamten Verlaufes eine somatotopische Anordnung bei (getrennt nach Bein, Rumpf, Arm, Kopf).

Die sensiblen Impulse der kontralateralen Körperhälfte, die im Lemniscus medialis verlaufen, werden im Thalamus (Zwischenhirn) umgeschaltet auf das dritte Neuron der sensiblen Bahn und projizieren dann in den somatosensiblen Teil der Großhirnrinde (Gyrus postcentralis), wo die Körperwahrnehmung zum Bewusstsein gelangt.

6.5.4 Tractus spinothalamicus

Der Tractus spinothalamicus leitet Impulse der protopathischen Sensibilität (Schmerz, Temperatur, grobe Druck- und Tastempfindung). Diese Bahn wurde in Kap. 3.5.1 besprochen, so dass hier nur ihr Verlauf im Hirnstamm betrachtet wird. Der Tractus spinothalamicus verläuft zunächst in Höhe der Medulla oblongata und des Pons dorsal und vor allem lateral des Lemniscus medialis (Abb. 5.9, 17, Abb. 5.10, 17, Abb. 6.1, 9) und schließt sich erst in Höhe des rostralen Mittelhirns dem Lemniscus medialis von dorsolateral her an. Wie diejenigen des Lemniscus medialis enden auch die Fasern des Tractus spinothalamicus als zweites Neuron der sensiblen Bahn im Thalamus des Zwischenhirns, wo die entsprechenden Impulse auf ein drittes Neuron umgeschaltet und großteils zum Gyrus postcentralis (somatosensible Großhirnrinde) weitergeleitet werden. Die Bahn der protopathischen Sensibilität wird zusammenhängend in Kap. 9.8.1 beschrieben.

6.5.5 Lemniscus lateralis

Der *Lemniscus lateralis* ist ein Teil der Hörbahn und beginnt in der Medulla oblongata, wo die Fasern der Ncll. cochleares *partiell* auf die Gegenseite kreuzen, um dann im Lemniscus lateralis (in den auch noch Kerne als Zwischenstationen der Hörbahn eingeschaltet sein können), zum Tectum des Mittelhirns zu ziehen, wo sie erneut in den unteren zwei Hügeln verschaltet werden. Von dort werden die auditorischen Impulse zum Thalamus geleitet und in ihm letztmalig vor Erreichen der Hörrinde verschaltet. Die Hörbahn wird zusammmenhängend in Kap. 9.10.1 besprochen.

6.5.6 Fasciculus longitudinalis medialis

Der *Fasciculus longitudinalis medialis* (Abb. **6.1**, *14*) ist kein einheitliches Fasersystem, sondern eine Ansammlung multipler Fasertrakte, die in verschiedenen Höhen des Hirnstamms in den Fasciculus longitudinalis medialis ein- und austreten. Seine Aufgabe ist es, verschiedene Hirnnervenkerne und auch andere Kerne des Hirnstamms miteinander zu verbinden. Wenn man den Hirnstamm mit einer Großstadt vergleicht, die aus mehreren Stadtteilen (den einzelnen Kerngebieten) besteht, dann könnte man den Fasciculus longitudinalis medialis mit einer Art „Stadtautobahn" vergleichen, über die Impulse innerhalb des Hirnstamms schnell über die vielen „Auf"- und „Abfahrten" von einem zum anderen Zentrum gelangen können.

Besonders wichtig sind die Verknüpfung der Vestibulariskerne mit den Augenmuskelkernen, die die Grundlage des *vestibulookulären Reflexes* bildet, sowie die Verbindung der Augenmuskelkerne miteinander, was deren sinnvolle Koordination ermöglicht (vgl. klinisches Beispiel in Abb. 6.7). Auch andere Hirnnervenkerne sind über den Fasciculus longitudinalis medialis miteinander verbunden, meist als Bestandteil von Reflexbögen, die in der Formatio reticularis generiert und koordiniert werden (s. Kap. 6.3).

6.5.7 Fasciculus longitudinalis posterior

Dieses Fasersystem führt einen Großteil aller Afferenzen aus dem Hirnstamm zum Hypothalamus und von diesem wiederum in den Hirnstamm und ins Rückenmark. Der Hypothalamus als zentrale Schaltstelle vegetativer Funktionen bekommt auf diesem Weg Afferenzen von vegetativen Kernen des Rückenmarks und des Hirnstamms, koordiniert sie mit Afferenzen aus dem Großhirn und anderen Arealen des ZNS (z. B. Zuflüsse von sensorischen Informationen, Zuflüsse von monoaminergen Neuronen des Hirnstamms u. v. m.), um über den efferenten Schenkel dieses Fasersystems die vegetativen Zentren des Hirnstamms und die vegetativen Kerne im Seitenhorn des Rückenmarks erregend oder hemmend anzusteuern. Er läuft auf seinem Weg vorwiegend ungekreuzt durch das Mittel- und Rautenhirn unmittelbar unter dem Ependym, das die inneren Liquorräume (hier Aquädukt und vierter Ventrikel) auskleidet (Abb. **6.1**, *19*).

6.5.8 Tractus tegmentalis centralis

Der Tractus tegmentalis centralis (Abb. **6.1**, *10*) wird auch als *zentrale Haubenbahn* bezeichnet und verläuft vom Mittelhirn bis zur Olive. In ihm verlaufen Fasern von wichtigen motorischen Zentren wie Ncl. ruber und Formatio reticularis zur Olive. Die Impulse, die die Olive auf diese Weise erhält, werden im Sinne der Bewegungskoordination zum Kleinhirn weitergeleitet.

Zusammenfassung

Das Mittelhirn *(Mesencephalon)* grenzt kaudal an den Pons, kranial an das Zwischenhirn und lässt sich längs in drei Schichten gliedern: die von vorne sichtbaren *Hirnschenkel (Crura cerebri)*, das sich hinten daran anschließende *Tegmentum* (Haube) und ganz dorsal schließlich das von hinten sichtbare *Tectum*, die *Vierhügelplatte*, bestehend aus zwei oberen und zwei unteren Hügeln *(Colliculi superiores* und *Colliculi inferiores)*. Das Mittelhirn wird von dem liquorführenden *Aquädukt* durchzogen, der den dritten mit dem vierten Ventrikel verbindet.

Crura cerebri Sie bilden ein Faserbündel, in dem die kortikospinale (= Pyramiden-)Bahn, die kortikonukleäre Bahn und die kortikopontinen Bahnen in topologisch geordneter Form nach kaudal verlaufen.

Tectum mesencephali Die Colliculi superiores bilden eine wichtige Schaltstelle für optische Reflexe und das Zustandekommen von Sakkaden (rasche Augeneinstellbewegungen). Die beiden Colliculi inferiores sind eine wichtige Zwischenstation der Hörbahn, in der fast alle ihre Fasern auf zum Thalamus weiterführende Neurone umgeschaltet werden.

Tegmentum mesencephali Im Tegmentum kann man mehrere wichtige Kernkomplexe unterscheiden. Sehr prominent und gut sichtbar sind die *Substantia nigra* und der *Ncl. ruber*. Außerdem sind dort Hirnnervenkerne und ein diffus zusammengesetzter Komplex grauer Substanz zu finden, der als *Formatio reticularis* bezeichnet wird.

Die **Hirnnervenkerne** des Mesencephalons wurden in Kap. 5 besprochen.

Der **Ncl. ruber** liegt in der Mitte des Tegmentums und ist eine wichtige Schaltstelle im motorischen System. Er weist intensive Faserverbindungen zu zahlreichen motorischen Zentren auf. Über Verbindungen mit dem Kleinhirn hat er eine wichtige Funktion bei der Koordination der Feinmotorik, während seine (als extrapyramidale Bahn) direkt ins zervikale Rückenmark gerichteten Projektionen dort vor allem kontralaterale Flexorenmotoneurone aktivieren.

Die **Substantia nigra** ist der größte Kernkomplex des Mesencephalons und stellt gleichfalls ein wichtiges motorisches Zentrum dar. Afferente Fasern kommen von motorischen Kortexbereichen und dem *Striatum* (Teil der *Basalganglien* im Großhirn), das für die Motorik besondere Bedeutung hat. Zum Striatum zieht auch der Hauptteil der *Efferenzen*, deren Transmitter Dopamin ist. Die Substantia nigra hat eine wesentliche Funktion beim *Bewegungsantrieb* und bei der *Initiation adäquater Reaktionen* auf Sinnesreize. Der Ausfall der Substantia nigra verursacht das klinisch sehr häufige *Parkinson-Syndrom*.

Die **Formatio reticularis** (FR) ist ein „Netz" (lat. *rete*) aus nur partiell abgrenzbaren Kernen, die den gesamten Hirnstamm durchziehen. In der FR sind zahlreiche, z. T. lebensnotwendige funktionelle Zentren lokalisiert, wie z. B. das *Atemzentrum* und das *Kreislaufzentrum* in der Medulla oblongata. Weiterhin beinhaltet die FR das *Brechzentrum* (Medulla oblongata) und ein *Wach-Schlaf-Zentrum* (Mesencephalon), das als *aufsteigendes retikuläres aktivierendes System (ARAS)* bezeichnet wird und über den Thalamus zu einer diffusen Aktivierung der Großhirnrinde führen kann („Weckreaktion"). Ein *motorisches Zentrum* führt über Projektionen ins Rückenmark (*Fibrae* bzw. *Tractus reticulospinales*) als eine der extrapyramidalen Bahnen zu einer differenzierten Beeinflussung des Tonus von Rumpf- und (überwiegend proximaler) Extremitätenmuskulatur.

Augenbewegungskoordination und optische Reflexe
Der ganze Hirnstamm und damit auch das Mittelhirn ist Ort der Verschaltung zahlreicher optischer Reflexe (z. B. Pupillenreflex) und der Koordination und Generierung von horizontalen und vertikalen Blickbewegungen. Bei den hierfür entscheidenden anatomischen Strukturen unterscheidet man drei Instanzen, die einander vorgeschaltet sind: 1. die *Augenmuskelkerne*, die miteinander hemmend und erregend verschaltet sind; 2. die *präokulomotorischen Zentren* (Blickzentren für *horizontale* Blickbewegungen im Pons und für vertikale Blickbewegungen im Mesencephalon); 3. die *übergeordneten Blickzentren*, die vor allem durch die Colliculi superiores und das Vestibulocerebellum repräsentiert werden und bei der Initiation von Blickbewegungen meist den präokulomotorischen Zentren (2.) vorgeschaltet sind.

Wichtige Bahnsysteme des Hirnstamms Die **kortikospinale** und die **kortikonukleäre Bahn** entspringen im motorischen Kortex, durchlaufen das Großhirnmarklager, ziehen dann durch die Crura cerebri, um anschließend entweder als kortikospinale Bahn durch die *Pyramiden* der Medulla hinab ins Vorderhorn des Rückenmarks zu ziehen oder als kortikonukleäre Bahn an den motorischen Hirnnervenkernen zu enden.

Die **kortikopontinen Bahnen** entspringen im Großhirnkortex und ziehen (ebenfalls durch die Crura cerebri) zu den Brückenkernen. Sie sind das wichtigste afferente Informationssystem für das Cerebellum (Zuleitung von „Bewegungsentwürfen" aus dem Großhirn über die Brückenkerne zum Kleinhirn).

Der **Lemniscus medialis** (einschließlich des sich ihm anschließenden Lemniscus trigeminalis) führt *somatosensible Impulse* aus dem kontralateralen Rückenmark und Hirnstamm hinauf zum Thalamus, von wo aus sie zur Großhirnrinde weitergeleitet werden.

Der **Tractus spinothalamicus** entsteht im Rückenmark und leitet somatosensibel-protopathische Impulse zum Thalamus.

Der **Lemniscus lateralis** ist der untere Teil der Hörbahn von den Ncll. cochleares bis zu den Colliculi inferiores.

Der **Fasciculus longitudinalis medialis** ist ein Fasersystem, das verschiedene Zentren des Hirnstamms, vor allem Hirnnervenkerne, miteinander verbindet.

Der **Fasciculus longitudinalis posterior** ist ein wichtiges efferentes System des Hypothalamus zu Hirnstamm und Rückenmark und der **Fasciculus tegmentalis centralis** ein wichtiges zuführendes Fasersystem zur Olive.

Hirnstamm: Mittelhirn (Mesencephalon)

Wiederholungsfragen

1 Welche markanten Strukturen sieht man auf der Ventral-, welche auf der Dorsalseite des Mittelhirns? Geben Sie ein kurzes Stichwort zur funktionellen Bedeutung der sichtbaren Strukturen.

2 Welche anatomische und funktionelle Beziehung hat der Ncl. ruber im motorischen System?

3 Welches ist das wichtigste Projektionsziel der dopaminergen Neurone der Substantia nigra, und welche Funktion schreibt man ihnen dabei zu?

4 In welchen Hirnstammabschnitten findet man die Formatio reticularis? Nennen Sie ihre wichtigsten funktionellen „Zentren".

5 Welches sind neben den unter 1. genannten Bahnen die wichtigsten auf- und absteigenden Bahnsysteme des Hirnstamms?

Weitere Wiederholungsfragen zum Mittelhirn finden sich im Rahmen der **Fallbeispiele** zum Gehirn in Kap. 14.4. Es empfiehlt sich, sie nach Durcharbeiten aller Gehirnkapitel zusammenhängend zu bearbeiten.

Lösungen

1 *Von vorne:* Crura cerebri (Hirnschenkel; Pars anterior pedunculi cerebri). Sie enthalten die großen absteigenden Bahnen vom Großhirn in das Rückenmark und in den Hirnstamm (kortikopontine Bahnen vom Großhirnkortex zu den Brückenkernen, kortikospinale Bahn [= Pyramidenbahn] vom Großhirnkortex zum Rückenmark, kortikonukleäre Bahn vom Großhirnkortex zu den motorischen Hirnnervenkernen). *Von hinten:* Colliculi superiores und inferiores (Vierhügelplatte). Die oberen Hügel sind eine wichtige Schaltstelle für optische Reflexe und die Initiation von sakkadischen Augenbewegungen, die unteren Hügel sind eine Schaltstation der Hörbahn.

2 Der Ncl. ruber hat zum einem afferente und indirekte efferente Faserbeziehungen zum Kleinhirn (Bedeutung bei der Koordination der Feinmotorik), zum anderen projiziert er ins Rückenmark (Bestandteil des extrapyramidalen Systems).

3 Wichtigstes Projektionsziel ist das Striatum, von dem die dopaminergen Neurone selbst wiederum afferent inhibitorisch kontrolliert werden. Die dopaminergen Fasern im Striatum haben eine wichtige Funktion beim *Bewegungsantrieb* und bei der *Initiation adäquater Reaktionen* auf Sinnesreize.

4 Im Tegmentum des gesamten Hirnstamms (Medulla oblongata, Pons, Mesencephalon). Wichtige Zentren sind das Atemzentrum, das Kreislaufzentrum, das Brechzentrum, das lokomotorische Zentrum, das aufsteigende retikuläre aktivierende System (ARAS) sowie horizontale und vertikale Augenbewegungszentren.

5 Lemniscus medialis einschließlich Lemniscus trigeminalis (epikritisch-sensible Bahn), Tractus spinothalamicus (protopathisch-sensible Bahn), Lemniscus lateralis (Teil der Hörbahn zwischen Ncl. olivaris superior und Colliculus inferior), Fasciculus longitudinalis medialis (verbindet einzelne Hirnstammkerne miteinander), Fasciculus longitudinalis posterior (verbindet Hirnstammzentren mit vegetativen Zentren des Hypothalamus), Tractus tegmentalis centralis (verbindet Ncl. ruber und Olive).

Weiterführende Literatur

Allgemeines

Brazis, P.W., J.C. Masdeu, J. Biller: Localization in Clinical Neurology, 3rd. ed., pp 357–363. Little, Brown & Comp., Boston – New York 1996.

Daniels, D.L., L.P. Mark, J. Ulmer, E.F. Maas, J.A. Borne, G.W. Calderwood: Understanding the brain stem. Neuroimaging Clin. N. Am. 8 (1998) 55–68.

Jennes, L., H.H. Traurig, P.M. Conn: Atlas of the Human Brain. J.B. Lippincott Comp., Philadelphia 1995.

Tectum

Lunenburger, L., R. Kleiser, V. Stuphorn, L.E. Miller, K.P. Hoffmann: A possible role of the superior colliculus in eye-hand coordination. Prog. Brain Res. 134 (2001) 109–125.

Moschovakis, A.K.: The superior colliculus and eye movement control. Curr. Opin. Neurobiol. 6 (1996) 811–816.

Moschovakis, A.K., G.G. Gregorius, H.E. Savaki: Functional imaging of the primate superior colliculus during saccades to visual targets. Nat. Neurosci. 4 (2001) 1026–1031.

Oliver, D.L.: Ascending efferent projections of the superior olivary complex. Microsc. Res. Tech. 51 (2000) 355–363.

Webster, W.R., L.J. Garay: Auditory system. In: Paxinos, G. (ed.): The Human Nervous System, pp 889–944. Academic Press, San Diego – New York 1990.

Ncl. ruber

Bernays, R.L., L. Heeb, N. Cuenod, P. Streit: Afferents to the rat red nucleus, studied by means of D-[^{3}H]Aspartate, [^{3}H]Choline and non-selective tracers. Neuroscience 26 (2) (1988) 601–619.

Giuffriada, R., G. Li Volsi, V. Perciavalle: Influences of cerebral cortex and cerebellum on the red nucleus of the rat. Behav. Brain Res. 28 (1988) 109–111.

Kuchler, M., K. Fouad, O. Weinmann, M.E. Schwab, O. Rainetau: Red nucleus projections to distinct motor neuron pools in the rat spinal cord. J. Comp. Neurol. 448 (2002) 349–359.

Nathan, P.W., M.C. Smith: The rubrospinal and central tegmental tracts in man. Brain 105 (1982) 223–269.

Schmied, A., M. Amalric, J.F. Dormond, H. Condé, D. Farin: Participation of the red nucleus in motor initiation: unit recording and cooling in cats. Behav. Brain Res. 28 (1988) 207–216.

Tokuno, H., M. Takada, A. Nambu, M. Inase: Somatotopical projections from the supplementary motor area to the red nucleus in the macaque monkey. Exp. Brain Res. 106 (1995) 351–355.

Van Kan, P.L., M.L. McCurdy: Contribution of primate magnocellular red nucleus to timing of hand preshaping during reaching to grasp. J. Neurophysiol. 87 (2002) 1473–1487.

Substantia nigra

Barbeau, A.: Parkinson's disease: clinical features and etiopathology. In: Vinken, P.J., G.W. Bruyn, H.L. Klawans (eds.): Extrapyramidal Disorders, Handbook of Clinical Neurology, Vol. 49, pp 87–152. Elsevier, Amsterdam – New York 1986.

Bernardi, G., P. Calapressi, N. Mercury, P. Stanzione: Dopamine decreases the amplitude of excitatory post-synaptic potentials in rat striatal neurons. In: McKenzie, J.S., R.E. Kemm, L.N. Willcock (eds.): The Basal Ganglia, pp 161–172. Plenum Press, New York – London 1984.

Fallon, J.H., S.E. Loughlin: Substantia nigra. In: Paxinos, G. (ed.): The Rat Nervous System, pp 353–374. Academic Press, Sidney – Orlando – San Diego 1985.

Graybiel, A.M.: The basal ganglia and the initiation of movement. Rev. Neurol. (Paris) 146 (1990) 570–574.

Nut, J.G., J.P. Hammerstad, S.T. Gancher: Parkinson's disease. E. Arnold, London – Melbourne, 1992.

Olanow, C.W., W.G. Tatton: Etiology and pathogenesis of Parkinson's disease. Ann. Rev. Neurosci. 22 (1999) 123–144.

Stacy, M., J. Jankovic: Clinical neurobiological aspects of Parkinson's disease. In: Huber S.J., J.L. Cunnings (eds.): Parkinson's disease, pp 10–31. Oxford Univ. Press, New York – Oxford 1992.

Young, A.B., J.B. Penney: Neurochemical anatomy of movement disorders. Neurol. Clin. 2 (1984) 417–433.

Formatio reticularis

Cohen, Z., G. Bonvento, P. Lacombe, E. Hamel: Serotonin in the regulation of brain microcirculation. Prog. Neurobiol. 50 (1996) 335–362.

Depaulis, A., R. Bandler (eds.): The Midbrain Periaqueductal Gray Matter: Functional, Anatomical and Neurochemical Organisation. Plenum Press, New York – London 1991.

Grace, A.A., C.R. Gerfe, G. Aston-Jones: Catecholamines in the central nervous system. Adv. Pharmacol. 42 (1998) 655–670.

Graeff, F.G.: Serotonergic systems. Psychiatr. Clin. North Am. 20 (1997) 723–739.

Guyenet, P.G.: Role of the ventral medulla oblongata in blood pressure regulation. In: Loewy, A.D., K.M. Spyer (eds.): Central Regulation of Autonomic Functions, pp 145–167. Oxford University Press, New York – Oxford 1990.

Jean, A.: Brain stem control of swallowing: neuronal network and cellular mechanisms. Physiol. Rev. 81 (2001) 929–969.

Mason, P., C.G. Leung: Physiological functions of pontomedullary raphe and medial reticular neurons. Prog. Brain Res. 107 (1996) 269–282.

Miller, A.D.: Central mechanisms of vomiting. Dig. Dis. Sci. 44 (1999) 39S–43S.

Miller, A.D., R.A. Leslie: The area postrema and vomiting. Front. Neuroendocrinol. 15 (1994) 301–320.

Pantaleo, T., F. Bongianni, D. Mutolo: Central nervous mechanisms of cough. Pulm. Pharmacol. Ther. 15 (2002) 227–233.

Ramirez, J.M., D.W. Richter: The neuronal control of respiratory rhythm generation. Curr. Opin. Neurobiol. 6 (1996) 817–825.

Augenbewegungen, optische Reflexe

Büttner-Ennevier, J.A., U. Büttner: Neuroanatomy of the oculomotor system. The reticular formation. Rev. Oculomot. Res. 2 (1988) 119–176.

Büttner-Ennevier, J.A., A.K.E. Horn: The neuroanatomical basis of oculomotor disorders: the dual motor control of extraocular muscles and its possible role in proprioception. Curr. Opin. Neurol. 15 (2002) 35–43.

Carpenter, M.B., R.J. Pierson: Pretectal region and the pupillary light reflex. An anatomical analysis in the monkey. J. Comp. Neurol. 149 (1973) 271–300.

Henn, V., W. Lang, K. Hepp, H. Reisine: Experimental gaze palsies in monkeys and their relation to human pathology. Brain 107 (1984) 619–636.

Mochovakis, A.K., S.M. Highstein: The anatomy and physiology of primate neurons that control rapid eye movements. Ann. Rev. Neurosci. 17 (1994) 465–468.

Bahnsysteme

(s. auch unter Allgemeines)

Balaguara, S., R.G. Katz: Undecussated innervation of the sternocleidomastoid muscle: a reinstatement. Ann. Neurol. 7 (1980) 84–85.

Jenny, A.B., C.B. Saper: Organization of the facial nucleus and corticofacial projection in the monkey. A reconsideration of the upper motor neuron facial palsy. Neurology 37 (1987) 930–939.

Kuypers, H.G.J.M.: Corticobulbar connections to the pons and the lower brain stem in man. An anatomical study. Brain 81 (1958) 364–388.

Lee, B.C., S.H. Hwang, R. Rison, G.Y. Chang: Central pathway of taste: clinical and MRI study. Eur. Neurol. 39 (1998) 200–203.

Trepel, M., M. Weller, D. Petersen, J. Dichgans: Voluntary facial palsy with a pontine lesion. J. Neurol. Neurosurg. Psychiatry 61 (1996) 531–533.

7 Kleinhirn (Cerebellum)

7.1 Äußere Gestalt und Gliederung 149

7.2 Mikroskopische Anatomie der
Kleinhirnrinde 152
7.2.1 Purkinje-Zellschicht (Stratum purkinjense) .. 154
7.2.2 Körnerschicht (Stratum granulosum) 154
7.2.3 Molekularschicht (Stratum moleculare) 154
7.2.4 Verschaltungsprinzip der Kleinhirnrinde ... 154

7.3 Afferente und efferente Verbindungen
des Kleinhirns 155
7.3.1 Afferente Bahnen 155

7.3.2 Weiterleitung der Impulse von der Rinde
zu den Kleinhirnkernen 158
7.3.3 Kleinhirnkerne und efferente Bahnen 158

7.4 Funktion des Kleinhirns 162

7.5 Klinische Aspekte: Funktionsstörungen
des Kleinhirns 164

Zusammenfassung 165

Wiederholungsfragen und Lösungen 167

Weiterführende Literatur 168

7.1 Äußere Gestalt und Gliederung

Das Cerebellum ist das höchste und wichtigste Integrationszentrum für das Erlernen, die Koordination und die Feinabstimmung von Bewegungsabläufen. Es befindet sich in der hinteren Schädelgrube und sitzt der Medulla oblongata und dem Pons von hinten her auf. Mit dem Hirnstamm ist es durch die drei Kleinhirnstiele, *Pedunculus*[1] *cerebellaris superior*, *Pedunculus cerebellaris medius* und *Pedunculus cerebellaris inferior*, verbunden (Abb. 7.1b, 3–5). Die Kleinhirnstiele werden auch von oben nach unten als *Brachium conjunctivum*, *Brachium pontis* und *Corpus restiforme* bezeichnet. Durch diese Strukturen empfängt das Cerebellum seine Afferenzen und entsendet seine Efferenzen. Weiterhin ziehen oben und unten die *Kleinhirnsegel* (*Velum medullare superius* und *inferius*) vom Kleinhirn zu Mesencephalon und Medulla oblongata (Abb. 7.1b, 11 und 12, Abb. 7.2a und b, 3). Diese dünnen Platten aus weißer Substanz bilden das Dach des vierten Ventrikels. Am paarig ausgebildeten Velum medullare inferius hängt der liquorproduzierende Plexus choroideus. Das Kleinhirn wird vom Tentorium cerebelli überdacht, einer Duraduplikatur, die es vom Großhirn trennt (s. S. 253). Die Oberflächenstruktur des Kleinhirns weist eine auffällige Furchung auf, die ähnlich wie beim Großhirn der Oberflächenvergrößerung dient und die Rinde in viele Windungen, *Folia*, aufteilt. Man erkennt weiterhin von außen eine Aufteilung in zwei Hemisphären und den zwischen ihnen liegenden Wurm (*Vermis*; Abb. 7.1a und b; 1). Kaudal des Kleinhirnwurms findet man beidseits ein paariges Gebilde, das als *Flocculus* bezeichnet wird (Abb. 7.1b, 7) und über eine stielartige Struktur nach medial mit einem unteren Teil des Wurms verbunden ist, den man *Nodulus* nennt (Abb. 7.1b, 8). Beide Strukturen bilden zusammen den *Lobus flocculonodularis*. Ganz unten finden sich neben dem Kleinhirnwurm als Bestandteil der Hemisphären die beiden *Kleinhirntonsillen* (Abb. 7.1b, 9), die weniger unmittelbar funktionell als vielmehr klinisch-topographisch eine große Bedeutung haben.

Klinik Da die Kleinhirntonsillen die kaudalsten Strukturen des Cerebellums sind, liegen sie direkt im Bereich des Foramen magnum und umgeben links und rechts die Medulla oblongata. Kommt es zu einem gesteigerten intrakraniellen Druck (Hirnschwellung, Tumor, Blutung etc.), versucht das Gehirn an den Stellen, wo es möglich ist, dem Druck auszuweichen. Es wird also gewissermaßen ins Foramen magnum hineingepresst und klemmt damit die Kleinhirntonsillen zwischen Medulla oblongata und knöchernen Strukturen ein. Dadurch wird die Medulla komprimiert, was zu einem Versagen lebenswichtiger Strukturen (vor allem Atemzentrum) führt und zwangsläufig mit dem Tod endet. Man bezeichnet diesen Vorgang als *untere Einklemmung*. Sie ist unmittelbar lebensbegrenzend im Gegensatz zur *oberen Einklemmung* (Einklemmung des Mittelhirns im Tentorium cerebelli, die der unteren Einklemmung meist vorausgeht).

Es gibt noch weitere Strukturen, die man an der Oberfläche des Kleinhirns benennen und gliedern kann, die aber funktionell wenig aussagekräftig sind. Deshalb wird auf eine genauere Beschreibung hier verzichtet, soweit sie zum Verständnis des Folgenden nicht unmittelbar nötig ist; weitere morphologische

---

[1] pedunculus (lat.) = Füßchen, Stiel

7 Kleinhirn (Cerebellum)

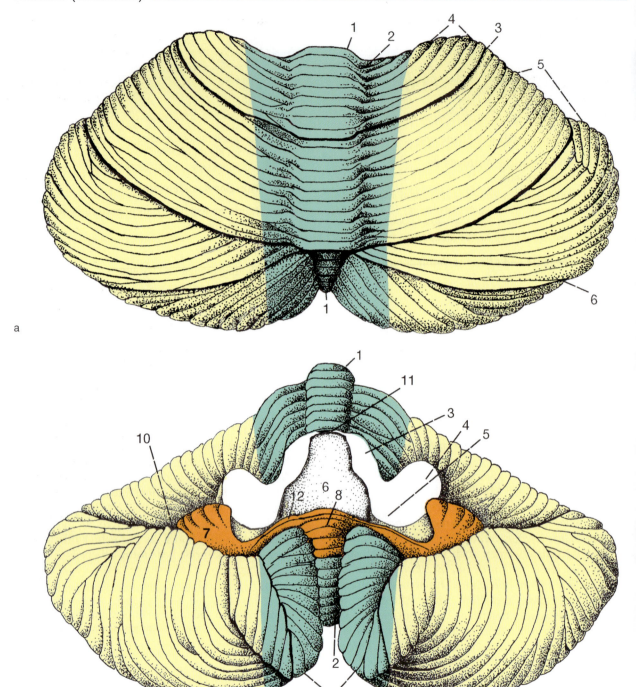

Abb. 7.1 Außenansicht des Kleinhirns. Vestibulocerebellum orange, Spinocerebellum grün, Pontocerebellum gelb. (Modifiziert nach Zeichnungen von Spitzer, in Duus: Neurologisch-topische Diagnostik, Thieme 1990)
(a) **Ansicht von oben.**
  1 Vermis (Wurm). Er ist von den Hemisphären durch eine kleine Furche (**2**) getrennt. **3** Fissura prima, die **4** Lobus anterior und **5** Lobus posterior des Kleinhirns voneinander trennt. **6** Fissura horizontalis.
(b) **Ansicht von vorne.**
  1 Culmen (Teil des Wurms), **2** Tuber (Teil des Wurms), **3–5** Kleinhirnstiele: **3** Pedunculus cerebellaris superior, **4** Pedunculus cerebellaris medius und **5** Pedunculus cerebellaris inferior. **6** Dach des vierten Ventrikels, **7** Flocculus, **8** Nodulus, **9** Tonsillae cerebelli (Kleinhirntonsillen), **10** Fissura posterolateralis, **11** Velum medullare superius, **12** Velum medullare inferius (paarig, links und rechts des Nodulus).

7.1 Äußere Gestalt und Gliederung

Einzelheiten können jedoch Abb. 7.1 und 7.2 entnommen werden.

Auf Grund funktioneller und damit z. T. korrelierend phylogenetischer Gegebenheiten kann man das Kleinhirn in drei Anteile gliedern, wobei die ersten beiden funktionell mehr Gemeinsamkeiten besitzen und bisweilen auch grob mit dem Kleinhirnwurm gleichgesetzt werden. Man muss sie klar gegen den dritten abgrenzen.

1. **Vestibulocerebellum** Es hat eine enge funktionelle Verbindung mit dem Vestibularapparat des Innenohrs, von dem es den Hauptteil seiner Afferenzen erhält. Es besteht im Wesentlichen aus Nodulus und Flocculus und wird zum *Lobus flocculonodularis* zusammengefasst (orange in Abb. 7.1).
2. **Spinocerebellum** Es erhält den Hauptteil seiner Afferenzen vom Rückenmark und besteht vorwiegend aus dem Kleinhirnwurm und der paravermalen (= intermediären) Zone (grün in Abb. 7.1).
3. **Pontocerebellum** Es erhält seine Afferenzen überwiegend von den Brückenkernen (Ncll. pontis) und besteht aus den beiden Hemisphären (gelb in Abb. 7.1). Dieser Kleinhirnanteil steht über den Pons funktionell in enger Beziehung mit dem Großhirn (deshalb auch gelegentlich der Begriff *Cerebrocerebellum*).

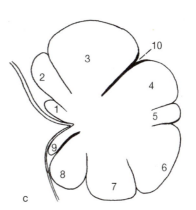

Abb. 7.2 Medianer Sagittalschnitt durch das Kleinhirn.
(a) **Blick von medial auf den Medianschnitt** (Wurm durchtrennt, Hemisphären erhalten). Durch die Gliederung in graue und weiße Substanz entsteht das Bild des Arbor vitae („Lebensbaum").
(Nach R. Nieuwenhuys, J. Voogd, C. van Huijzen: The Central Nervous System, Springer 1988)
1 Weiße Substanz (Marklager), **2** graue Substanz (Rinde, stark gefaltet). **3** Velum medullare superius, **4** Tela choroidea des vierten Ventrikels (verbindet die paarigen Vela medullaria inferioria). Die Vela medullaria sup. und inf. verbinden das Kleinhirn mit dem **5–7** Hirnstamm. **5** Mesencephalon, **6** Pons, **7** Medulla oblongata. **8** Vierter Ventrikel, **9** Fissura prima des Kleinhirns.
(b) **Kernspintomographisches Bild (Medianschnitt) des Kleinhirns und des Rückenmarks** (die hier wiedergegebene Aufnahmetechnik stellt den Liquor weiß, die graue Substanz hellgrau und die weiße Substanz dunkelgrau dar). Bezeichnungen wie in **a**.
(c) **Schema des Kleinhirnmedianschnittes.** Man kann verschiedene Abschnitte des Wurms unterscheiden, die oft auch mit römischen Ziffern beschrieben werden. Dies hat funktionell und klinisch sehr wenig Relevanz und wird vor allem der anatomischen Vollständigkeit wegen dargestellt.
1 Lingula (I), **2** Lobulus centralis (II, III), **3** Culmen (IV, V), **4** Declive (VI), **5** Folium vermis (VIIa), **6** Tuber vermis (VIIb), **7** Pyramis vermis (VIII), **8** Uvula vermis (IX), **9** Nodulus (X), **10** Fissura prima.

Kleinhirn (Cerebellum)

Entwicklungsgeschichtlich kann man das Kleinhirn in *Archicerebellum* (*Urkleinhirn*)[2], phylogenetisch am ältesten, *Paleocerebellum* (*Altkleinhirn*)[3] und *Neocerebellum* (*Neukleinhirn*, phylogenetisch am jüngsten) einteilen. Lange Zeit hat man diese Begriffe mit *Vestibulo-*, *Spino-* und *Pontocerebellum* gleichgesetzt, was jedoch nur sehr ungenau übereinstimmt, da die phylogenetisch determinierten Kleinhirnanteile zu uneinheitliche Faserbeziehungen haben. Somit haben diese phylogenetischen Begriffe vor allem deskriptive und weniger funktionelle Bedeutung. Ihre Verwendung wird nicht weiter empfohlen.

Im **Sagittalschnitt** (Abb. 7.2) sieht man die charakteristische Struktur des *Arbor vitae*, des „Lebensbaumes", die durch die starke Einfaltung der zerebellären Rinde zustande kommt. An den „Zweigen" des Baumes werden die Kleinhirnwindungen als *Folia*[4] sichtbar. Im **Horizontalschnitt** (Abb. 7.3) durch das Kleinhirn zeigt sich die **Gliederung der grauen Substanz in Kerne** (*Nuclei*) im Kleinhirnmarklager und Rinde (*Cortex*) an der Oberfläche. Der größte Kern ist der *Ncl. dentatus*, der eine gezackte[5], bandartige Konfiguration grauer Substanz darstellt (Abb. 7.3, 4). Er liegt in den beiden Kleinhirnhemisphären (*Pontocerebellum*), mit deren Kortex er auch funktionell eng verbunden ist. **Medial** von ihm findet man den *Ncl. emboliformis*[6] (Abb. 7.3, 5), und wiederum medial davon den *Ncl. globosus*[7] (kann auch zwei- oder dreigeteilt sein, dann: *Ncll. globosi*; Abb. 7.3, 6). Der Ncl. globosus und der Ncl. emboliformis sind sich funktionell sehr ähnlich und haben Verbindung mit der paravermalen und vermalen (= *spinozerebellären*) Zone des Kleinhirns. Ganz in der Mitte schließlich, im Marklager des Wurms, befindet sich noch der *Ncl. fastigii*[8] (Abb. 7.3, 7), der funktionell mit der Rinde des Lobus flocculonodularis (= *Vestibulocerebellum*) in enger Beziehung steht.

7.2 Mikroskopische Anatomie der Kleinhirnrinde

Um seine zahlreichen regulativen Funktionen erfüllen zu können, besitzt das Kleinhirn **mehr Neurone als das Großhirn** (insgesamt enthält es mehr als die Hälfte aller Neurone des Gesamthirns). Die meisten dieser Neurone befinden sich **in der zerebellären Rinde**.

Man kann in der Rinde drei Schichten unterscheiden (Abb. 7.4a). Von innen nach außen sieht man:

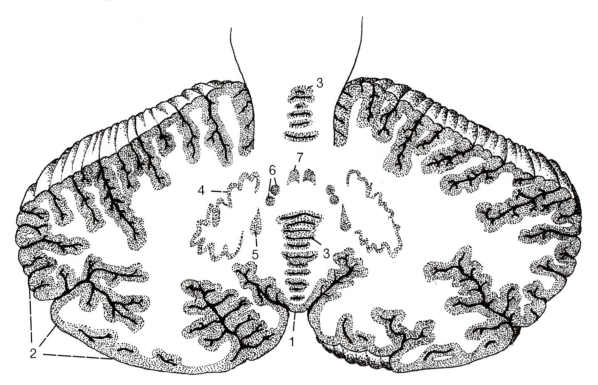

Abb. 7.3 Horizontalschnitt durch das Kleinhirn.
1 Kleinhirnwurm, **2** Kleinhirnhemisphäre. Beachte die starke Faltung der Kleinhirnrinde. **3** Anschnitt von Rindenanteilen des Wurms. Im Marklager befinden sich die vier Kleinhirnkerne: **4** Ncl. dentatus (gezahnt), **5** Ncl. emboliformis (pfropfenförmig), **6** Ncl. globosus, hier zweigeteilt als Ncll. globosi (kugelförmig), **7** Ncl. fastigii.

---

[2] arche (gr.) = Anfang
[3] palaios (gr.) = alt
[4] folia (lat.) = Blätter
[5] dentatus (lat.) = gezahnt
[6] emboliformis (gem. lat.-gr.) = pfropfenförmig
[7] globus (lat.) = Kugel
[8] fastigium (lat.) = Giebel (hier: höchster Punkt des vierten Ventrikels, der vom Kleinhirnwurm gebildet wird)

7.2 Mikroskopische Anatomie der Kleinhirnrinde

Außen

4 Stratum moleculare
3 Stratum purkinjense
2 Stratum granulosum
1 Marklager (Substantia alba)

Abb. 7.4 Kleinhirnrinde.

(a) **Mikroskopisches Bild der Kleinhirnrinde.**
Von innen nach außen sieht man: **1** Marklager (weiße Substanz), **2** Stratum granulosum (Körnerzellschicht, dicht voll gepackt mit Körnerzellen), **3** Stratum purkinjense (Schicht der Purkinje-Zellen, die mit ihren sich reich verzweigenden Dendritenbäumen weit in das Stratum moleculare hereinragen), **4** Stratum moleculare (locker gepackt, wenig Neurone, überwiegend Fasern).

(b) **Schema des Aufbaus der Kleinhirnrinde mit den wichtigsten Neuronentypen und den afferenten und efferenten Fasern.** Aus Übersichtlichkeitsgründen sind Sternzellen nicht dargestellt. Schichtengliederung wie in **a**: **1** Marklager, **2** Stratum granulosum, **3** Stratum purkinjense, **4** Stratum moleculare. Afferente Fasern erreichen die Rinde als **5** Moosfasern oder als **6** Kletterfasern. Moosfasern (**5**) enden an den in der Körnerschicht befindlichen **7** Körnerzellen, die wiederum ihre **8** Axone in die Molekularschicht entsenden, wo sie sich parallel zu einer Kleinhirnwindung als **9** Parallelfasern verzweigen und an den Dendritenbäumen der Purkinje-Zellen und anderen Zellen der Molekularschicht enden. Kletterfasern (**6**) ranken sich am Dendritenbaum einer **10** Purkinje-Zelle nach oben und verzweigen sich dabei reichhaltig. **11** Golgi-Zellen, die ein negatives Rückkopplungssystem für Körnerzellen bilden. In der Molekularschicht gibt es u. a. **12** Korbzellen, die mit ihren Fortsätzen „Faserkörbe" um die Perikaryen von Purkinje-Zellen flechten. Die Purkinje-Zellen (**10**) senden als Einzige mit ihren **13** Axonen Impulse aus der Rinde heraus. Dabei enden sie an den **14** Neuronen der Kleinhirnkerne, die die entsprechenden Impulse nach extrazerebellär weiterleiten.

Kleinhirn (Cerebellum)

- *Körnerschicht (Stratum granulosum)*
- *Purkinje-Zellschicht (Stratum purkinjense)*
- *Molekularschicht (Stratum moleculare).*

7.2.1 Purkinje-Zellschicht (Stratum purkinjense)

Die mittlere Zellschicht der Kleinhirnrinde besteht aus den Perikaryen der großen *Purkinje-Zellen* (den größten Zellen des Kleinhirns; Abb. 7.4a, *3*), die von speziellen Astrozyten (sog. *Bergmann-Gliazellen*), umgeben sind. Die Purkinje-Zellen sind die zentrale Schaltstelle der Kleinhirnrinde, an der die Impulse fast aller anderen Rindenneurone konvergieren und von dort aus zu den Projektionszielen außerhalb der Rinde weitergeleitet werden. Die Morphologie der Purkinje-Zellen ist sehr charakteristisch (Abb. 7.4b, *10*): Sie besitzen ein großes Perikaryon, das nach unten, in Richtung Marklager, einen langen Neuriten (Axon) zu den Kleinhirnkernen schickt. Nach apikal, in Richtung Molekularschicht, breitet sich entlang einer Ebene, die senkrecht zur jeweiligen Kleinhirnwindung steht, ein großer und reich verzweigter Dendritenbaum aus. Dieser erinnert in seiner zweidimensionalen Ausrichtung an die Gestalt eines Spalierobstbaums. An diesem Dendritenbaum befinden sich sich Tausende von Synapsen (bis zu 200 000 pro Zelle).

Die afferenten Fasern, die diese Synapsen an den Purkinje-Zellen bilden, enden z. T. als *Parallelfasern* (die aus der Körnerschicht kommen, s. u.), z. T. aber auch als *Kletterfasern*, die aus der Olive kommen und sich wie Schlingpflanzen an den Purkinje-Zelldendriten heraufhangeln (Abb. 7.4b, *6*). Die Purkinje-Zellen sind *die einzigen efferenten Zellen der Kleinhirnrinde* und projizieren in die Kleinhirnkerne (beim Lobus flocculonodularis auch direkt in den Ncl. vestibularis lateralis). Sie wirken dort mit ihrem Transmitter GABA hemmend.

7.2.2 Körnerschicht (Stratum granulosum[9])

Die Körnerschicht schließt sich der Purkinje-Zellschicht nach innen an (Abb. 7.4a, *2*). Sie ist die zellreichste Schicht der Kleinhirnrinde (enthält 99% der kortikalen Neurone) und besteht zum größten Teil aus Körnerzellen (Abb. 7.4b, *7*). Diese kleinen, multipolaren Neurone sind mit ihrem Transmitter Glutamat *die einzigen erregenden Zellen der Kleinhirnrinde*. Zusätzlich findet man in dieser Schicht auch noch die inhibitorischen Golgi-Zellen. An den Körnerzellen enden zahlreiche zerebelläre Afferenzen als Moosfasern (Abb. 7.4b, *5*).

Anders als die Afferenzen aus der Olive, die *als Kletterfasern* in der Molekularschicht an den Purkinje-Zelldendriten enden, ziehen die Moosfaserafferenzen des Kleinhirns *zu den Körnerzellen*. Die Körnerzellen richten ihre Efferenzen in die Molekularschicht, wo ihre Neuriten als *Parallelfasern* entlang einer Kleinhirnwindung verlaufen (Abb. 7.4b, *9*), um dann mit den Dendritenbäumen der Purkinje-Zellen Synapsen zu bilden. Sie übermitteln auf diese Weise als eine Zwischenstation die Information, die ihnen von extern zufließt, direkt an die Purkinje-Zellen weiter, wobei die Impulse über zahlreiche Kollateralen vervielfacht werden.

Neben den Körnerzellen findet man im Stratum granulosum in weitaus geringerem Ausmaß die Golgi-Zellen (Abb. 7.4, *11*). Sie sind eine Art „negatives Feedback"-System für die Körnerzellen. Ihr Dendritenbaum steigt wie derjenige der Purkinje-Zellen weit in die Molekularschicht auf, breitet sich dort aber im Gegensatz zu den Purkinje-Zelldendriten nicht zweidimensional, sondern dreidimensional aus. Die Golgi-Zelldendriten werden von den Parallelfasern der Körnerzellen, z. T. auch direkt von Moosfasern erregt. Die Axone der Golgi-Zellen bilden inhibitorische Synapsen an den Dendriten der Körnerzellen in den *Glomeruli cerebellares* (s. u.)

7.2.3 Molekularschicht (Stratum moleculare)

Das Stratum moleculare[10] ist die äußerste Rindenschicht (Abb. 7.4a, *4*). Es besteht größtenteils aus marklosen Nervenfasern (vor allem Parallelfasern, Abb. 7.4b, *9*), die von den Neuronen aller drei Rindenschichten stammen.

Zu den Neuronen der Molekularschicht gehören die *Korbzellen*, die mit ihren reich verzweigten Fortsätzen in der Purkinje-Zellschicht um die Perikaryen der Purkinje-Zellen herumgreifen, wobei sie regelrechte „Faserkörbe" ausbilden, was ihnen den Namen gegeben hat (Abb. 7.4b, *12*). So können die Korbzellen nervöse Impulse, die ihren Dendriten über Kollateralen von den Kletterfasern und den Parallelfasern der Körnerzellen zugeleitet wurden, durch ihre Neuriten auf zahlreiche verschiedene Purkinje-Zellen weiterleiten. Auch die Korbzellen wirken dabei hemmend an ihren Synapsen. Die ebenfalls inhibitorischen *Sternzellen*, die als weiterer Neuronentyp in der Molekularschicht zu finden sind, haben das gleiche Verschaltungsprinzip wie die Korbzellen, allerdings ohne dass sie die Faserkörbe an den Somata der Purkinje-Zellen ausbilden, vielmehr enden sie an deren Dendriten.

Die verschiedenen Typen der Kleinhirnrindenneurone sind zusammenfassend in Tabelle 7.1 dargestellt.

7.2.4 Verschaltungsprinzip der Kleinhirnrinde

Es existieren vor allem drei Typen von Afferenzen zur Kleinhirnrinde:

- *Moosfaserafferenzen*, die ihren Ausgang von verschiedenen, dem Kleinhirn vorgeschalteten Zentren (und z. T. auch von rückläufigen Kollateralen der Kleinhirnkernefferenzen) nehmen.
- *Kletterfaserafferenzen*, die einzig dem Olivenkernkomplex der Medulla oblongata entstammen.
- *Monoaminerge Afferenzen*, die weniger zahlreich sind und aus Kernen der Formatio reticularis stammen.

---

[9] granulum (lat.) = Körnchen

[10] moleculare (lat.) = feinteilig; entsprechend der mikroskopisch wenig dicht gepackten Neuronenverteilung

Tab. 7.1 Neuronentypen in der Kleinhirnrinde.

Zelltyp	Schicht	Transmitter (Wirkung auf nachgeschaltetes Neuron)	afferente Projektionen	efferente Projektionen
Purkinje-Zelle	Stratum purkinjense	GABA (hemmend)	– Kletterfasern* – Körnerzellen – Korbzellen – Sternzellen	– Kleinhirnkerne (– z. T. auch direkt zu Ncll. vestibulares)
Körnerzelle	Stratum granulosum	Glutamat (erregend)	– Moosfasern** – Golgi-Zellen	– Purkinje-Zellen – Golgi-Zellen
Golgi-Zelle	Stratum granulosum	GABA (hemmend)	– Körnerzellen – Moosfasern**	– Körnerzellen
Korbzelle	Stratum moleculare	GABA (hemmend)	– Körnerzellen	– Purkinje-Zellen
Sternzelle	Stratum moleculare	GABA (hemmend)	– Körnerzellen	– Purkinje-Zellen

* Kletterfasern stammen aus dem Olivenkernkomplex
** Moosfasern stammen vor allem aus den Ncll. pontis, den Ncll. vestibulares oder dem Rückenmark

Die (glutamatergen) **Moosfasern** wirken erregend an den Synapsen, die sie alle in der Körnerschicht in morphologisch charakteristischen abgekapselten Komplexen *(Glomeruli cerebellares)* ausbilden. Diese Glomeruli sind durch eine Gliahülle nach außen abgegrenzt und bestehen innen aus den sich verzweigenden, eine Auftreibung bildenden Moosfaserendknöpfchen *(Moosfaserrosetten)*, den darin eingelagerten Endaufzweigungen der Körnerzelldendriten sowie axonalen Endigungen von Golgi-Zellen. Die exzitatorischen Körnerzellen, die ebenfalls Glutamat als Transmitter haben, verteilen mit ihren Parallelfasern (Abb. 7.4b, 9) die erhaltene Erregung in der Molekularschicht auf die Dendritenbäume der anderen Neuronentypen der Kleinhirnrinde, die wiederum GABAerg und damit inhibitorisch sind. Am Dendritenbaum einer Purkinje-Zelle enden Zehntausende dieser Parallelfaserafferenzen und erregen sie. Die Summation der Erregungen und die gleichzeitig stattfindende Hemmung durch die Korb- und Sternzellen (die ja ebenfalls durch Kollateralen der Parallelfasern erregt wurden) bestimmen zu jedem Zeitpunkt den Erregungszustand einer Purkinje-Zelle. Sie ist somit die zentrale Integrationseinheit der Kleinhirnrinde und bildet mit ihren *inhibitorischen* efferenten Impulsen das Verarbeitungsresultat Tausender intrakortikaler Verschaltungen, die von zahlreichen dem Kleinhirn vorgeschalteten Kernen über Moos- und Kletterfasern ihren Ursprung genommen haben. Man kann sich die zerebelläre Rinde also als ein riesenhaftes Integrationszentrum vorstellen, das die Resultate seiner aufwändigen Verarbeitung in Form hemmender Impulse an die im Marklager befindlichen Kerne weitergibt.

Der Transmitter der ebenfalls exzitatorischen **Kletterfasern** (Abb. 7.4b, 6) ist wie bei den Moosfasern Glutamat. Sie haben ein gänzlich anderes Verschaltungsprinzip als die Moosfasern. *Eine* Purkinje-Zelle erhält die Afferenz lediglich *einer* Kletterfaser, die sich an ihren Dendritenbäumen wie eine Schlingpflanze emporrankt. Dabei verteilt sich die Kletterfaser über Kollateralen auf durchschnittlich 10–15 Purkinje-Zellen (aus Übersichtlichkeitsgründen nicht berücksichtigt in Abb. 7.4b). Die Anzahl der Synapsen, die *eine* Faser dabei ausbildet, ist so groß, dass die Erregung einer Kletterfaser immer eine Erregung der Purkinje-Zelle auslöst. Dabei hängt das Ausmaß dieser Erregung vom Vorerregungszustand der Purkinje-Zelle ab, den sie auf Grund ihrer Afferenzen von Parallelfasern und den inhibitorischen Fasern der anderen Neuronenarten hat. Die Aufgabe der Kletterfasern liegt wahrscheinlich vor allem darin, selektiv bestimmte Parallelfaser- (und damit indirekt Moosfaser-)Reize auf die Purkinje-Zelle zu verstärken.

Einen dritten Typ zerebellärer Afferenzen stellen die **monoaminergen Projektionen** aus Kernen der Formatio reticularis (Raphe-Kerne, Transmitter Serotonin und Locus caeruleus, Transmitter Noradrenalin) dar, die nicht so unmittelbar in den Verschaltungsablauf der Kleinhirnrinde eingeschaltet sind wie Moos- und Kletterfasern, sondern diesen Ablauf eher im Nebenschluss modulieren. Dies hat auch praktische Bedeutung, da man bei Kleinhirnkranken die motorische Funktion durch Medikamente (z. B. bestimmte Antidepressiva) verbessern kann, die die Wirkung serotoninerger oder noradrenerger Neurone verstärken.

7.3 Afferente und efferente Verbindungen des Kleinhirns

Das Verschaltungsprinzip im Kleinhirn ist so organisiert, dass die *afferenten* Fasern unter Abgabe von wichtigen Kollateralen zu den Kernen grundsätzlich *in die Rinde* ziehen. *Efferenzen* des Kleinhirns nehmen grundsätzlich ihren Ausgang *von den Kleinhirnkernen*, um in den Hirnstamm und den Thalamus zu ziehen (lediglich beim Vestibulocerebellum kann dabei eine Ausnahme bestehen).

7.3.1 Afferente Bahnen

Afferente Fasern erhält das Kleinhirn vorwiegend von folgenden Zentren:

- *Brückenkerne (Ncll. pontis)*
- *Rückenmark*
- *Hirnstammzentren*, dabei vor allem:
  – *Ncll. vestibulares*
  – *Ncll. olivares*
  – *Formatio reticularis*.

Kleinhirn (Cerebellum)

Die zu- und abführenden Fasern verlaufen in den Kleinhirnstielen (und zu einem sehr geringen Teil im Velum medullare superius). Die zuführenden Bahnen enden nicht gleichmäßig verteilt in der ganzen Kleinhirnrinde, sondern haben ihre Endigungsstätten gemäß der Einteilung in Vestibulo-, Spino- und Pontocerebellum deutlich getrennt. Dennoch erfolgt die Besprechung der Bahnen nach topographischen Gesichtspunkten, d.h. gemäß der Zuordnung zu den einzelnen Kleinhirnstielen.

7.3.1.1 Pedunculus cerebellaris inferior
(Abb. 7.5)

Die wichtigsten im Pedunculus cerebellaris inferior verlaufenden Afferenzen sind der *Tractus vestibulocerebellaris*, der *Tractus olivocerebellaris* und der *Tractus spinocerebellaris posterior*.

Der **Tractus vestibulocerebellaris** enthält im Prinzip zwei Fasersysteme. Zum einen sind dies Bahnen, die von den Ncll. vestibulares aus ins Kleinhirn ziehen. Sie bilden den größeren Teil des Traktes (Abb. 7.5, *2*). Zum anderen ziehen Afferenzen aus dem Vestibularorgan auch *direkt* ins Kleinhirn (Abb. 7.5, *3*). Diese Fasern enden überwiegend in der Rinde des Lobus flocculonodularis, der dementsprechend als *Vestibulocerebellum* bezeichnet wird. Auf ihrem Weg geben sie Kollateralen zum Ncl. fastigii im Kleinhirnwurm ab, der efferent unter anderem wiederum direkt in die Vestibulariskerne projiziert.

Der **Tractus olivocerebellaris** enthält fast alle efferenten Bahnen, die die Olive (Ncl. olivaris inferior) entsendet. Seine Afferenzen erhält der Olivenkernkomplex aus wichtigen motorischen Zentren des ZNS (Großhirnkortex, Ncl. ruber, Formatio reticularis) und aus dem Rückenmark. Die efferenten Bahnen der Olive kreuzen nun im Hirnstamm auf die Gegenseite, um dann in den unteren Kleinhirnstiel einzutreten (Abb. 7.5, *9*). Als *Kletterfasern* enden sie schließlich in der Rinde des Kleinhirns (wobei die Fasern aus dem wesentlich größeren Ncl. olivaris principalis in den Hemisphären und diejenigen aus den kleineren Ncll. olivares accessorii im Wurm terminieren). Unter anderem erhalten die Kleinhirnhemisphären auf diese Weise eine über Kollateralen vermittelte Information über die Impulse, die im gleichen Augenblick in der Pyramidenbahn nach unten ins Rückenmark laufen. Weiterhin sind diese Fasern Bestandteil des auf S. 161 beschriebenen Regelkreises zwischen Kleinhirn und Ncl. ruber.

Abb. 7.5 Afferente Bahnen des Pedunculus cerebellaris inferior.
1 Tractus vestibulocerebellaris, der sich z. T. aus **2** sekundären und z. T. aus **3** primären vestibulären Afferenzen zusammensetzt. **3** + **4** VIII. Hirnnerv, **5** Ncll. vestibulares. Die vestibulozerebelläre Bahn endet vorwiegend in der Rinde des ipsilateralen **6** Lobus flocculonodularis (Vestibulocerebellum). Rechts ist der **7** Tractus spinocerebellaris posterior dargestellt, der in der **8** ipsilateralen Rinde des Wurms und der paravermalen Zone endet (Spinocerebellum). Der **9** Tractus olivocerebellaris führt Fasern aus dem **10** Olivenkernkomplex (vor allem Ncl. olivaris principalis) und endet vornehmlich in der **11** Rinde der kontralateralen Hemisphäre (Pontocerebellum).

7.3 Afferente und efferente Verbindungen des Kleinhirns

Die afferenten Bahnen des Kleinhirns aus dem Rückenmark teilen sich in einen Tractus spinocerebellaris posterior und einen Tractus spinocerebellaris anterior. Der Tractus spinocerebellaris anterior verläuft im oberen Kleinhirnstiel und wird deshalb in Kap. 7.3.1.3 beschrieben. Die Fasern des Tractus spinocerebellaris posterior (Abb. 7.5, 7) nehmen ihren Ausgang vom Ncl. dorsalis (Ncl. thoracicus, Stilling-Clarke) des Hinterhorns und führen propriozeptiv-sensible Informationen (Muskelspindeln, Sehnenorgane, Gelenksrezeptoren) der ipsilateralen Körperhälfte zum Kleinhirn, d. h., sie steigen *ohne zu kreuzen* im Seitenstrang aufwärts und enden in der ipsilateralen Kleinhirnhälfte (als Moosfasern in der Körnerschicht der Rinde). Dabei terminieren sie vorwiegend in der paravermalen Zone und in großen Teilen des Wurms selbst, so dass dieser Bereich entsprechend als *Spinocerebellum* bezeichnet wird (Abb. 7.5, 8).

Da der Tractus spinocerebellaris posterior vor allem propriozeptive Information aus den unteren Extremitäten und dem Rumpf zum Kleinhirn weiterleitet, wird er ergänzt durch den Tractus cuneocerebellaris, der aus dem *Ncl. cuneatus accessorius* der Medulla oblongata (Teil des Cuneatus-Kernkomplexes) entspringt. Dieser empfängt über die Hinterstränge Afferenzen aus dem Halsmark, die die propriozeptiven Informationen der oberen Extremität beinhalten. Weiterhin schließen sich der spino- und kuneozerebellären Bahn Fasern aus dem Trigeminuskern an, die dem Kleinhirn die propriozeptiven Impulse aus dem Kopfbereich zuleiten.

Der Tractus reticulocerebellaris vermittelt dem Kleinhirn propriozeptive Impulse aus dem Rückenmark, die der Formatio reticularis selbst über spinoretikuläre Bahnen zugeleitet werden. Entsprechend endet diese zuführende Kleinhirnbahn vorwiegend im Spinocerebellum.

7.3.1.2 Pedunculus cerebellaris medius (Abb. 7.6)

Die Fasern aus dem Pons stellen den größten Anteil der afferenten Kleinhirnbahnen und bilden mit ihren

Abb. 7.6 Afferente Bahnen des Pedunculus cerebellaris medius.
Die einzige dort verlaufende Bahn ist der Tractus pontocerebellaris (Fibrae pontocerebellares). Impulse aus dem **1** Großhirnkortex ziehen über die **2** kortikopontine Bahn zu den **3** Brückenkernen (Ncll. pontis). Dort werden sie auf die **4** pontozerebellare Bahn (Fibrae pontocerebellares) verschaltet, die auf die Gegenseite kreuzt und über den mittleren Kleinhirnstiel die Rinde der kontralateralen Hemisphäre erreicht.

Kleinhirn (Cerebellum)

Fasermassen den gesamten mittleren Kleinhirnstiel (Fibrae pontocerebellares; Abb. 7.6, 4). Sie haben ihren Ursprung in den Ncll. pontis im Brückenfuß und *kreuzen* vor dem Eintritt in den mittleren Kleinhirnstiel auf die Gegenseite. Sie enden in der Rinde der Kleinhirn*hemisphären*, wobei sie Kollateralen zum Ncl. dentatus und zum Ncl. emboliformis abgeben. Man kann diese Fasern als die Fortsetzung der kortikopontinen Bahn ansehen, die vom Assoziationskortex vor allem des Frontal- und Temporallappens, aber auch vom motorischen Kortex ihren Ursprung nimmt (vgl. Abb. 7.6, *1–2*). Auf diese Weise werden dem Kleinhirn Bewegungs*entwürfe* zugeleitet, die im Großhirn entstanden sind und anschließend „koordiniert" werden sollen (s. u.).

7.3.1.3 Pedunculus cerebellaris superior
(Abb. 7.7)

Der **Tractus spinocerebellaris anterior** ist die einzige größere *afferente* Bahn, die im oberen Kleinhirnstiel verläuft. Sie nimmt ihren Ursprung im Hinterhorn des Rückenmarks und steigt gekreuzt und ungekreuzt im Seitenstrang nach oben in den Hirnstamm, wo sie die Brücke durchläuft, um dann das Kleinhirn zu erreichen. Auch diese Bahn leitet propriozeptive Impulse (Tiefensensibilität). Die vorher gekreuzten Fasern kreuzen dabei wieder auf die *ipsilaterale* Seite zurück, um dann gemeinsam mit den anderen Neuriten in der Rinde des Spinocerebellums im Kleinhirnwurm zu enden (Abb. 7.7). Wie die hintere spinozerebelläre Bahn leitet also auch die vordere dem Kleinhirn die propriozeptiven Impulse ausschließlich der *ipsilateralen Körperhälfte* zu.

Der Tractus spinocerebellaris anterior leitet propriozeptive Impulse der unteren Extremität und des Rumpfes. Sein ab dem Zervikalmark aufwärts existierendes funktionelles Äquivalent für die obere Extremität, der **Tractus spinocerebellaris superior**, begleitet ihn durch den oberen Kleinhirnstiel zum Spinocerebellum.

7.3.2 Weiterleitung der Impulse von der Rinde zu den Kleinhirnkernen

Die unterschiedliche Endigung der zuführenden Bahnen in den verschiedenen Bereichen des Kleinhirns wird bei den Efferenzen der Kleinhirnrinde in die Kerne weiter nachvollzogen und hat funktionell große Bedeutung. So projizieren die Purkinje-Zellen aus der *Hemisphären*rinde in den Ncl. dentatus, diejenigen aus der *paravermalen Zone* in den Ncl. emboliformis und in den Ncl. globosus, die aus der *vermalen* Zone einschließlich des *Nodulus* in den Ncl. fastigii. Der *Flocculus* des Vestibulocerebellums projiziert auch unter Umgehung der Kerne direkt in die Ncll. vestibulares (Abb. 7.8).

7.3.3 Kleinhirnkerne und efferente Bahnen

Die Kleinhirnkerne erhalten ihre Afferenzen zum einen von den *exzitatorischen* Kollateralen der zuführenden Bahnen zur Kleinhirnrinde, zum anderen von den Purkinje-Zellen der Rinde, die *inhibitorischen* Einfluss auf sie ausüben. Die in den Kernen befindlichen Neurone sind in der Regel exzitatorisch (Transmitter Glutamat und Aspartat) und projizieren mit ihren Neuriten (gewissermaßen als zweites Neuron der efferenten Kleinhirnbahn) zu den Projektionszielen des Kleinhirns:

- *Thalamus*
- *Ncl. ruber*
- *Ncll. vestibulares*
- *Formatio reticularis*.

Die Kleinhirnkerne sind die einzigen efferenten Systeme des Kleinhirns (Ausnahme: direkte Projektionen der Rinde des Lobus flocculonodularis zu den Vestibulariskernen). Die erregenden Impulse, die sie von den Kollateralen der zur Rinde ziehenden Kleinhirnafferenzen erhalten, können aber nicht direkt unverändert nach außen weitergeleitet werden, da die Kerne unter der ständigen inhibitorischen Kontrolle der Purkinje-Zellen stehen. Erst wenn die Purkinje-Zellen durch die hemmenden Schaltneurone der Rinde gehemmt werden, was das Resultat eines aufwändigen Verschaltungs- und Verarbeitungsvorganges ist (s. o.), können die erregenden Impulse, die die Kleinhirnkerne empfangen, *moduliert* nach außen weitergeleitet werden. Man kann also festhalten, dass die Form der Ausgangsimpulse von den Kleinhirnkernen eine *inhibitorisch modulierte Form* desjenigen Erregungsmusters ist, das diese von extrazerebellären Gebieten zugeleitet bekommen (vgl. Abb. 7.9). Dabei ist interessant, dass die Menge der efferenten Fasern des Kleinhirns nur 2,5% derjenigen der afferenten Fasern beträgt.

Abb. 7.7 Afferente Bahnen im Pedunculus cerebellaris superior. Die dort verlaufende afferente Bahn ist der Tractus spinocerebellaris anterior, der mit seinen propriozeptiven Impulsen vor allem in der Rinde des ipsilateralen Wurms endet. Sie wird begleitet von funktionell äquivalenten Fasern für die obere Extremität (Tractus spinocerebellaris superior).

7.3 Afferente und efferente Verbindungen des Kleinhirns

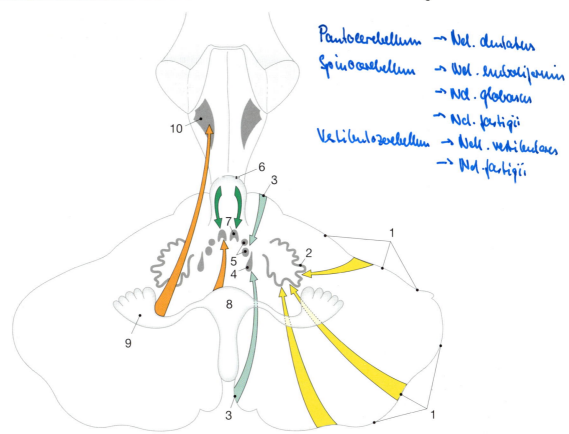

Abb. 7.8 Projektion der verschiedenen Kleinhirnrindenareale auf die im Marklager befindlichen Kerne und die Ncll. vestibulares des Hirnstamms.
Farbliche Zuordnung der Pfeile zu Vestibulo-, Spino- und Pontocerebellum wie in Abb **7.1**. Die **1** Rinde der Hemisphären projiziert vor allem in den **2** Ncl. dentatus, die **3** Rinde der paravermalen Zone vor allem in den **4** Ncl. emboliformis und die **5** Ncll. globosi, die **6** Rinde des Wurms vor allem in den **7** Ncl. fastigii. Beim Lobus flocculonodularis projiziert der **8** Nodulus z. T. ebenfalls in die Ncll. fastigii, der **9** Flocculus projiziert ausschließlich direkt in die **10** Vestibulariskerne.

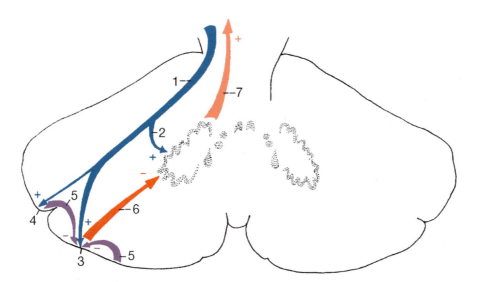

Abb. 7.9 Verschaltungsprinzip der zerebellären Afferenzen und Efferenzen. Afferente Impulse sind blau, efferente rot dargestellt (erregende oder hemmende Wirkung jeweils durch **+** oder **–** verdeutlicht).
1 Afferente Kleinhirnbahnen ziehen zur Rinde, wobei sie auf ihrem Weg **2** Kollateralen zu den Kernen abgeben. In der Rinde leiten sie die erregenden Impulse entweder direkt an die **3** Purkinje-Zellen oder **4** an andere hemmende kortikale Zellen weiter. Nach einem aufwändigen, vor allem **5** *inhibitorischen* Verarbeitungsvorgang in der Rinde werden die empfangenen Impulse in Form einer Inhibition von **6** den Purkinje-Zellaxonen an die Kleinhirnkerne weitergegeben. Diese integrieren die erregenden und hemmenden Impulse, die sie empfangen haben, und geben ihr Verarbeitungsresultat als **7** zerebelläre Efferenz an die nachgeschalteten extrazerebellären Zentren weiter.

Kleinhirn (Cerebellum)

Die efferenten Bahnen werden gemäß ihrer Lokalisation in den Kleinhirnstielen besprochen.

7.3.3.1 Pedunculus cerebellaris inferior
(Abb. 7.10)

Im unteren Kleinhirnstiel verlaufen als größte efferente Bahnen diejenigen aus dem Vestibulocerebellum zu den vestibulären Kernen als Tractus cerebellovestibularis. Dieser führt Fasern aus dem Ncl. fastigii und direkte Bahnen aus der vestibulozerebellären Rinde (Abb. 7.10, 5 und 2). Ein Teil der Efferenzen des Ncl. fastigii verläuft auch zur Formatio reticularis (nicht berücksichtigt in Abb. 7.10).

Über die vestibulospinale (und auch über die retikulospinale) Bahn gewinnt so das Vestibulocerebellum indirekten *Einfluss auf die vom Rückenmark ausgehende Stützmotorik*. Die Projektion des Kleinhirns in die vestibulären Kerne hat auch Bedeutung für die Unterdrückung des von dort ausgehenden vestibulookulären Reflexes. Über Projektionen zu den Augenmuskelkernen und zu den präokulomotorischen Zentren der Formatio reticularis (vgl. Kap. 6.3.4) spielt das Kleinhirn bei der Koordination der Augenbewegungen eine große Rolle.

7.3.3.2 Pedunculus cerebellaris superior
(Abb. 7.11)

Im oberen Kleinhirnstiel verläuft der größte Teil der zerebellären Efferenzen. Die beiden größten und wichtigsten Bahnen davon sind der *Tractus cerebellothalamicus* und der *Tractus cerebellorubralis*.

Der **Tractus cerebellothalamicus** ist die größte Efferenz des Kleinhirns und nimmt ganz überwiegend vom Ncl. dentatus (zum geringen Teil auch vom Ncl. emboliformis) seinen Ursprung (Abb. 7.11, 6). Nach dem Eintritt in das mesenzephale Tegmentum kreuzen diese Fasern, wie alle anderen efferenten Fasern des oberen Kleinhirnstiels auch, zur Gegenseite und ziehen dann zum Thalamus. Dabei projizieren sie vor allem auf den Teil des Thalamus *(Ncl. ventralis lateralis)*, der anschließend diese Impulse *zum motorischen Kortex* weitergibt (Abb. 7.11, 8). Auf diese Weise nimmt das Cerebellum seinen wichtigsten Einfluss auf die Willkürmotorik (s.u.).

Im **Tractus cerebellorubralis** verlaufen Fasern aus Ncl. emboliformis, Ncl. globosus und Ncl. dentatus (Abb. 7.11, 2–4). Auch diese Bahn kreuzt nach dem Eintritt ins Mesencephalon auf die Gegenseite, um dann im kontralateralen Ncl. ruber zu enden (Abb. 7.11, 5). Der von den Ncll. globosus und emboli-

Abb. 7.10 Efferente Bahnen im Pedunculus cerebellaris inferior (Tractus cerebellovestibularis).
Er setzt sich zum einen aus **1** direkten Fasern der Rinde des **2** Lobus flocculonodularis zum **3** Vestibulariskern und zum anderen aus **4** bilateralen Projektionen des **5** Ncl. fastigii zu den Vestibulariskernen beider Seiten zusammen.

7.3 Afferente und efferente Verbindungen des Kleinhirns

Abb. 7.11 Efferente Bahnen im Pedunculus cerebellaris superior (Tractus cerebellorubralis und Tractus cerebellothalamicus).
Der **1** Tractus cerebellorubralis führt Efferenzen hauptsächlich aus dem **2** Ncl. dentatus, dem **3** Ncl. emboliformis und dem **4** Ncl. globosus. Die Bahn endet im kontralateralen **5** Ncl. ruber. Der **6** Tractus cerebellothalamicus führt Fasern vor allem des Ncl. dentatus und zum geringeren Teil auch des Ncl. emboliformis. Er endet im **7** kontralateralen Thalamus. Von dort werden die Impulse zur ebenfalls kontralateralen **8** motorischen Großhirnrinde weitergeleitet.

formis angesteuerte Ncl.-ruber-Anteil (Pars magnocellularis) übt nun über den Tractus rubrospinalis selbst Einfluss auf die extrapyramidale Motorik aus. Mit dem vom Ncl. dentatus angesteuerten Ncl.-ruber-Anteil (Pars parvocellularis) schickt der Ncl. ruber in einem rückkoppelnden und dabei impulsmodulierenden Regelkreis die empfangene Information wieder an das Cerebellum zurück: Der Tractus tegmentalis centralis führt die Fasern vom Ncl. ruber zur Olive, die die Impulse dann an die Kleinhirnrinde weiterleitet. Von dort werden sie in die Kleinhirnkerne zurückprojiziert, die wiederum zum Ncl. ruber projizieren (Abb. 7.12).

Da sowohl der Tractus cerebellorubralis als auch der Tractus cerebellothalamicus kreuzen, beeinflusst das Kleinhirn den *kontralateralen* Ncl. ruber und den *kontralateralen* Thalamus, der zum (aus Perspektive des Kleinhirns ebenfalls kontralateralen) motorischen Kortex projiziert. Sowohl der rubrospinale als auch der kortikospinale Trakt kreuzen absteigend auf die Gegenseite, um die kontralaterale Körperhälfte motorisch zu steuern. Das bedeutet, *dass der Einfluss des Cerebellums auf die Motorik die ipsilaterale Körperhälfte* betrifft und damit einseitige zerebelläre Ausfälle der Motorik (s. u.) auf die Schädigung der *ipsilateralen* Kleinhirnhälfte schließen lassen.

Der Tractus cerebellothalamicus und der Tractus cerebellorubralis werden von Fasern begleitet, die nach dem Eintritt des oberen Kleinhirnstiels in das Mittelhirn abwärts in die kontralaterale, rhombenzephale **Formatio reticularis** ziehen. Sie können von dort aus indirekt die spinale Motorik und die Koordination von Augenbewegungen beeinflussen.

Kleinhirn (Cerebellum)

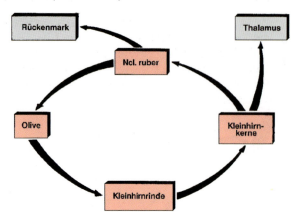

Abb. 7.12 Neuronenkreis zwischen Ncl. ruber und Kleinhirn. Beachte, dass von zwei Stellen aus Impulse dieses Neuronenkreises direkt an das Rückenmark bzw. über den Thalamus an die motorische Großhirnrinde weitergeleitet werden.

Weitere Efferenzen des Kleinhirns im Pedunculus cerebellaris superior ziehen auch direkt zu den Augenmuskelkernen.

7.4 Funktion des Kleinhirns

Das Kleinhirn hat viele verschiedene Funktionen, die aber im Wesentlichen alle im Rahmen der Motorik zu sehen und zu beurteilen sind. Dabei stehen als die „Säulen" der Kleinhirnfunktion im Vordergrund:
Steuerung und Feinabstimmung

- der *stützmotorischen* Anteile von Haltung und Bewegung (vor allem Funktion des *Vestibulocerebellums* und *Spinocerebellums*)
- der im Großhirn entworfenen *Zielmotorik* (Schwerpunktaufgabe des *Pontocerebellums*)
- der *Blickmotorik* im Sinne der Stabilisierung des Blickes auf ein Blickziel (vor allem Funktion des *Vestibulocerebellums*).

Man kann diese Funktionen verstehen, wenn man die afferenten und efferenten Bahnen des Kleinhirns auf ihre Aufgabe hin näher untersucht. Als wichtigste *efferente* Fasern wurden diejenigen zu den Vestibulariskernen, zum Ncl. ruber und zum Thalamus, als wichtigste *afferente* Bahnen diejenigen aus den Vestibulariskernen, aus dem Rückenmark und aus dem Pons definiert. Entsprechend existiert die funktionelle Einteilung in Vestibulo-, Spino- und Pontocerebellum. Es ist sinnvoll, diese drei Teile des Kleinhirns in ihrer Funktion getrennt zu besprechen.

Vestibulocerebellum Dieser Kleinhirnteil erhält seine Afferenzen überwiegend aus den Vestibulariskernen und bekommt somit Informationen über die Körperlage und -bewegung (Lokomotion). Mit seinen efferenten Fasern zu den okulomotorischen Zentren der Formatio reticularis (s. S. 139) und z.T. direkt zu den Augenmuskelkernen ist das Vestibulocerebellum an der Feinabstimmung nahezu aller Augenbewegungen beteiligt. Über seine Efferenzen zu den Vestibulariskernen und zur Formatio reticularis kann es – da diese beide mit extrapyramidalen Bahnen ins Rückenmark projizieren – indirekt Einfluss auf die *Stützmotorik des Rumpfes* nehmen. *Steuerung der Blickmotorik* und *Stabilisierung des Standes, des Ganges und deren Koordination mit dem Gleichgewichtsorgan* sind also die Hauptfunktionen des Vestibulocerebellums.

Die zerebellären Projektionen in die vestibulären Kerne sind auch entscheidend für die *Unterdrückung des vestibulookulären Reflexes*, der von hier aus generiert wird (möglicherweise geschieht dies mittels der direkten Efferenzen aus der vestibulozerebellären Rinde, die Axone der Purkinje-Zellen und damit hemmend sind). Diese Hemmung kann wichtig werden, wenn man sich selbst in Bewegung befindet und dabei einen *sich mitbewegenden* Gegenstand fixieren will (z. B. Lesen beim Busfahren). Bei solchen Aktionen wäre natürlich eine reflektorische Bewegung der Bulbi in Gegenrichtung der eigenen Bewegung (wie sie im Rahmen des vestibulookulären Reflexes veranlasst wird, vgl. S. 139) sehr hinderlich.

Spinocerebellum Dieses erhält seine Afferenzen überwiegend vom Rückenmark, von dem es ständig Informationen über die Stellung der Extremitäten und des Rumpfes sowie den Tonus der Muskeln bekommt. Diese Informationen werden im Spinocerebellum verarbeitet und über die Efferenzen hauptsächlich zum Ncl. ruber und zur Formatio reticularis geleitet. Beide Zentren projizieren mit koordinierenden und ggf. korrigierenden Impulsen wieder zurück ins Rückenmark. Dort beeinflussen diese Impulse den *Muskeltonus* und die *Bewegung vorwiegend der proximalen Extremitätenmuskeln* (entsprechend den Projektionen der extrapyramidalen Bahnen, vgl. S. 95) sowie gemeinsam mit den (über das Vestibulocerebellum gesteuerten) vestibulospinalen Bahnen die Muskeln, die der Schwerkraft entgegenwirken. Dadurch wird ein unwillkürlicher, reibungsloser Ablauf von Stand- und Gangmotorik ermöglicht.

Ein geringer Teil der spinozerebellären Efferenzen erreicht auch über den Thalamus den motorischen Kortex, dabei aber vor allem *die* Teile desselben, die die Rumpf- und proximale Extremitätenmuskulatur steuern. Auch über diesen Weg beeinflusst das Spinocerebellum also die Stützmotorik.

Pontocerebellum Dieser Teil des Kleinhirns ist für das Erlernen, die Feinabstimmung und den glatten Ablauf von willkürlichen Zielbewegungen verantwortlich, die vom motorischen Kortex aus generiert werden und deren Initiation damit über die Pyramidenbahn zum Rückenmark geleitet wird. Das Pontocerebellum erhält seine afferenten Verbindungen hauptsächlich über den Pons, aber auch über die Olive, die damit dem Kleinhirn ständige indirekte Rückmeldung über seine eigenen efferenten Impulse gibt. Die pontinen Kerne, die ins Cerebellum pro-

7.4 Funktion des Kleinhirns

jizieren, empfangen ihre Informationen vom kortikopontinen Trakt, der rund 20-mal so viele Fasern enthält wie der gesamte Tractus corticospinalis (Pyramidenbahn). Efferent projiziert das Pontocerebellum vor allem zum Ncl. ruber und zum Thalamus. Um die Aufgabe, die dem Pontocerebellum als Zentrum motorischer Koordination zukommt, zu verstehen, muss etwas vorausgegriffen und die Entstehung von Bewegungsimpulsen im Großhirn kursorisch beleuchtet werden:

Man hat sich das Zustandekommen einer Bewegung sehr vereinfacht folgendermaßen vorzustellen: Die *Absicht* bzw. der *Antrieb*, eine Bewegung auszuführen, entsteht wahrscheinlich in den Großhirnstrukturen des limbischen Systems. Diese leiten die entsprechenden Impulse weiter an den Assoziationskortex des Großhirns (einschließlich der prä- und supplementärmotorischen Rinde, s. Kap. 9), der damit „beauftragt" ist, einen sinnvollen *Bewegungsentwurf zu planen.* Da dieser Entwurf noch unvollständig und in seiner Form so nicht sinnvoll ausführbar ist, wird er außer zum Motokortex an zwei Strukturen zur *erneuten Bearbeitung* weitergeleitet. Es sind dies zum einen die später zu besprechenden Basalganglien (die dann selektiv Bewegungsentwürfe zulassen, unterdrücken oder modifizieren können) und zum anderen das Kleinhirn. Die Weiterleitung an das Kleinhirn erfolgt über die kortikopontinen Bahnen, über die dem Cerebellum die Bewegungsentwürfe *der kontralateralen* Großhirnrinde zugeleitet werden. Das Kleinhirn hat nun die Aufgabe, diesen *Bewegungsentwurf* zu *modulieren, fein abzustimmen* und die Aktivitäten der daran beteiligten *Muskeln zu koordinieren* (hierfür ist auch der rückkoppelnde Neuronenkreis über den Ncl. ruber und die Olive sinnvoll). Vom Kleinhirn und von den Basalganglien aus wird der „*modulierte Bewegungsplan*" an den Thalamus weitergegeben, der ihn direkt in den motorischen Kortex projiziert. Vom Kortex wird dieser Plan über die Pyramidenbahn ins Rückenmark geleitet, wo er die „*vollendet ausgearbeitete*" *Bewegung* veranlasst. Die Pyramidenbahn gibt auf ihrem Weg Kollateralen an die Olive ab. Auf diesem Wege übermittelt sie dem Cerebellum gewissermaßen „eine Kopie" der Informationen, die im gleichen Augenblick ins Rückenmark geleitet werden. Das Kleinhirn kann so im Bedarfsfall erneut korrigierend eingreifen (vgl. hierzu Abb. 7.13).

Die im Großhirn entworfene und im Kleinhirn zu koordinierende feine Zielmotorik schließt präzise Bewegungen der *Extremitäten* ebenso wie die an der *Sprache* beteiligten muskulären Vorgänge ein.

Zum besseren Verständnis dieser komplizierten Vorgänge bietet sich der bildhafte Vergleich des Kleinhirns mit einem Architekten an. Der beschriebene Ablauf sähe dann folgendermaßen aus: Ein Familienvater *(limbisches System)* plant, ein Haus zu bauen *(Bewegungsimpuls)*. Er weiß aber lediglich, dass es vier Wände und einige Fenster haben soll. Er sucht deshalb seinen Bruder *(Assoziationskortex)* auf, der Künstler ist und sich mit schönen Formen besser auskennt als er selbst. Dieser nun entwirft ihm das Bild eines wunderschönen Hauses, doch leider hat er von statischen Gesetzmäßigkeiten und auch anderen Dingen, die die konkrete Ausführung des Baus

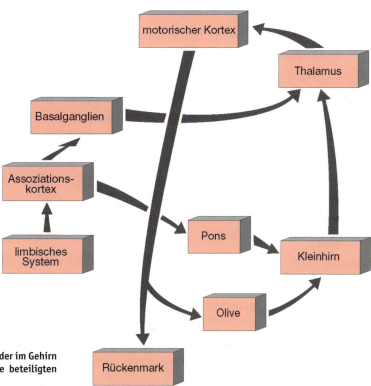

Abb. 7.13 Vereinfachtes Schema der Verschaltung der im Gehirn am Entwerfen und Ausführen motorischer Impulse beteiligten Strukturen.

Kleinhirn (Cerebellum)

ermöglichen, überhaupt keine Ahnung. Somit wird dieser Entwurf des Hauses zum einen an die Bank *(Basalganglien)* weitergeleitet, die eventuell Kredite für das Projekt zulassen oder verweigern kann. Zum anderen wird der Entwurf an einen Architekten (**Kleinhirn**) weitergegeben, der nun den konkret ausführbaren Plan für das Haus entwirft. Diesen gibt er nun an eine Baufirma weiter *(Thalamus)*, die sich vorher rückversichert, ob der Bau auch von der Bank finanziert wird (Projektion der Basalganglien in den Thalamus). Die Baufirma erteilt dann dem Bauleiter *(Motokortex)* die Genehmigung, so dass dieser die Bauarbeiter *(Motoneurone des Rückenmarks)* veranlasst, mit dem Hausbau zu beginnen. Im Lauf der Bauzeit vergewissert sich der Architekt *(Kleinhirn)* stets, dass das, was auf der Baustelle *(in den Muskeln)* passiert, auch mit dem übereinstimmt, was er entworfen hat (kollaterale Rückmeldung der Pyramidenbahnimpulse z. B. über die Olive zum Kleinhirn), um nötigenfalls wieder bei der Baufirma zu erreichen, dass ihre Arbeiter präzisere Arbeit leisten.

Im Rahmen der oben beschriebenen Abläufe spielt das Kleinhirn natürlich auch eine herausragende Rolle bei jeder Form *motorischen Lernens*.

Es muss noch erwähnt werden, dass das Kleinhirn neben motorischen auch vegetative Funktionen beeinflussen kann (wahrscheinlich über Projektion in die vegetativen Zentren der Formatio reticularis und in den Hypothalamus), was sich auch klinisch auswirken kann: Viszeromotorische Störungen wurden bei Patienten mit Kleinhirnerkrankungen beschrieben.

Außerdem kann das Cerebellum sogar kognitive und emotionale Funktionen beeinflussen. Dies soll über (meist indirekte) Faserverbindungen mit dem limbischen System, zum ARAS (S. 136) und zahlreichen kortikalen Assoziationsfeldern des Großhirns möglich sein. Man nimmt vor allem eine Funktion bei der Orientierungsfähigkeit im dreidimensionalen Raum und eine Beteiligung an klassischen Konditionierungsvorgängen an.

7.5 Klinische Aspekte: Funktionsstörungen des Kleinhirns

Entsprechend den unterschiedlichen Aufgaben, die den einzelnen Kleinhirnanteilen zukommen, verursacht eine Schädigung dieser Anteile auch unterschiedliche Symptome. Zunächst sollen jedoch die bei einer Kleinhirnschädigung auftretenden Symptome im Allgemeinen besprochen werden, um danach auf lokalisatorische Aspekte näher einzugehen.

Die Funktionsstörungen, die bei einer Kleinhirnschädigung auftreten, lassen sich kurz mit den folgenden drei Stichworten beschreiben:

- *Ataxie* (genauer: zerebelläre Ataxie)
- mangelhafte Blickstabilisierung
- herabgesetzter Muskeltonus.

Ataxie Die meisten bei Kleinhirnschädigung auftretenden Symptome kann man unter dem Begriff der **zerebellären Ataxie** zusammenfassen. Dies ist der Oberbegriff für verschiedenartige Störungen in der Gleichgewichtsregulation und der Koordination von Bewegungen.[11] Man beobachtet sie beim Gehen *(Gangataxie)*, beim Stehen oder Sitzen *(Rumpfataxie,* die durch eine Fallneigung charakterisiert ist) ebenso wie bei der Ausführung differenzierter Bewegungen, z. B. beim Schreiben *(Gliedmaßenataxie)*. Die Kranken beginnen zu zittern, wenn sie eine Zielbewegung ausführen wollen, und zwar umso mehr, je näher sie ihrem Ziel kommen. Man kann dies als eine Unfähigkeit zur Koordination der Aktivitäten der einzelnen beteiligten Muskeln interpretieren, die der Großhirnkortex zu kompensieren versucht. Die Kompensation wird aber umso schwieriger, je näher die Extremität dem Ziel kommt, wodurch sich die Korrekturbewegungen verstärken und unbeholfener werden (verstärktes Zittern). Dieses Phänomen wird als *Intentionstremor* bezeichnet. *Ataktisch* nennt man auch Zielbewegungen, die ein falsches Ausmaß haben, also *dysmetrisch* sind.[12] Meist sind dabei die Bewegungen über das Ziel hinausschießend *(Hypermetrie)*. Auch die *skandierende Sprache (Dysarthrie*[13]*)* entsteht durch die fehlende Koordination fein aufeinander abzustimmender Muskeln. Die Dysarthrie ist eine abgehackte, eher in der Artikulation als in der Wortfindung behinderte Sprache. Auch die meist bei zerebellären Läsionen zu beobachtende *Dysdiadochokinese* (Unfähigkeit, antagonistische Bewegungen schnell hintereinander auszuführen)[14] wird auf die mangelnde Feinabstimmung in der Koordination der pyramidal innervierten distalen Extremitätenmuskeln zurückgeführt. Entsprechend kann man sie auch bei einer Pyramidenbahnläsion beobachten. Schließlich ist als ataktisches Symptom auch noch ein *fehlender Rebound*[15] (fehlendes Abbremsen von zuerst durch Widerstand unterdrückten und plötzlich durch Wegfall des Widerstandes zugelassenen Bewegungen) zu beobachten.

Blickstabilisierung Auch okulomotorische Symptome im Sinne einer mangelhaften Blickstabilisierung treten bei Kleinhirnschädigungen auf: Die Blickfolgebewegungen sind ruckartig (sog. *sakkadierte Blickfolge*), und es findet sich oft bereits spontan ein *Nystagmus* (= „Augenzittern"), der sich beim Blick zur Seite oder nach oben/unten verstärken kann *(Blickrichtungsnystagmus)*. Typischerweise schießen die Kranken ähnlich wie bei Extremitätenbewegungen auch bei Blickfolgebewegungen über ihr Ziel hinaus und müssen die Augenstellung oft mehrfach korrigieren, ehe sie einen neu ins Blickfeld getretenen Gegenstand fixieren können (sog. *Blickhypermetrie*). Die ausgefallene Unterdrückung des vestibulookulären Reflexes, die über die fehlende zerebelläre Projektion in den Vestibulariskernkomplex zu erklären ist, äußert sich folgendermaßen: Die Kranken können bei Bewegungen des eigenen Körpers Objekte, die sich mit ihnen bewegen, nicht mehr fixieren (z. B. auf die Uhr sehen beim Laufen oder lesen beim Busfahren), da immer vom Vestibulariskern aus ungehemmt eine Gegenbewegung der Bulbi initiiert wird.

Muskeltonus Schließlich lässt sich bei zerebellären Läsionen insbesondere am Anfang auch eine *Abschwächung des Muskeltonus* beobachten. Dies ist vor allem durch den Ausfall von Projektionen des Cerebellums in die extrapyramidalen Hirnstammzentren (vor allem Ncll. vestibulares und Formatio reticularis) erklärbar, die den Muskeltonus in Ruhe und bei Bewegungen erheblich beeinflussen.

Lokalisation von Kleinhirnschädigungen Isolierte Schädigungen des Vestibulo- oder Spinocerebellums sind nicht selten. Noch häufiger jedoch treten Schädigungen des Ponto-

---

[11] a-taxis (gr.) = Unordnung
[12] metron (gr.) = Maß
[13] am ehesten übersetzbar als „fehlende Gelenkigkeit beim Sprechen" (arthron [gr.] = Gelenk)
[14] diadochos (gr.) = abwechselnd; kinesis (gr.) = Bewegung
[15] rebound (engl.) = Rückschlag, Rückprall

cerebellums ohne Beeinträchtigung vestibulo- und spinozerebellärer Funktionen auf, da das Pontocerebellum mit Abstand die größte Ausdehnung hat. Man kann vereinfachend die vestibulo- und spinozerebellären Funktionen im Wurm (bzw. der *medialen Zone* des Kleinhirns) lokalisieren und so klinisch

- Läsionen des *Kleinhirnwurms* von
- Läsionen der *Kleinhirnhemisphäre*

unterscheiden. Dabei ist eine *Schädigung des Wurms* (besser: der *medialen Zone des Kleinhirns*) durch eine ausgeprägte Rumpf- und Gangataxie, deutliche Fallneigung und ggf. fehlende Unterdrückung des vestibulookulären Reflexes sowie Nystagmus charakterisiert, was dem Ausfall der entsprechenden Projektionen des Vestibulo- und Spinocerebellums entspricht. Eine *Schädigung der Hemisphären* zeigt sich dagegen eher durch Hypermetrie der Extremitätenbewegungen, Intentionstremor, skandierende Sprache und Dysdiadochokinese, also ganz besonders in einer *Gliedmaßenataxie* (bzw. generell einer *Ataxie der distalen Feinmotorik*, wozu im weitesten Sinne auch die Sprache gehört), da die Hemisphären vor allem die Feinabstimmung der Motorik dieser Körperregionen beeinflussen (klinisches Beispiel in Abb. 7.14).

◀ **Abb. 7.14 Kleinhirnhemisphärentumor.**
Kernspintomographie des Gehirns bei Tumor (histologisch: Metastase eines Kolonkarzinoms) in der linken Kleinhirnhemisphäre. Horizontalschnitt (sog. *axiale Schicht*, von unten betrachtet).
Der **1** Tumor hebt sich bei dieser Aufnahmetechnik gegen das hier ebenso wie der Liquor weiß erscheinende **2** umgebende Ödem (Schwellung durch Flüssigkeitseinlagerung) ab. **3** Medulla oblongata, **4** rechte (nicht betroffene) Kleinhirnhemisphäre, **5** Bulbus olfactorius.
Symptomatik des Patienten: Gliedmaßenataxie links, bei zunehmendem Übergreifen des Ödems (Hirnschwellung) auf den Kleinhirnwurm auch beginnende Gangataxie.
(Bild aus Universitätsklinikum Freiburg, mit freundlicher Genehmigung von Prof. Schumacher, Abt. Neuroradiologie)

Zusammenfassung

Das Kleinhirn *(Cerebellum)* ist die wichtigste und höchste Kontrollinstanz für die Koordination und Feinabstimmung von Bewegungsabläufen. Es sitzt dem Hirnstamm von dorsal her auf. Seine **äußere Gestalt** lässt die Aufteilung in einen *Wurm (Vermis)* und zwei *Hemisphären* erkennen. Kaudal am Kleinhirnwurm findet man den *Lobus flocculonodularis*. Die Oberfläche des Kleinhirns ist durch zahlreiche *Folia* gekennzeichnet. Über die *drei Kleinhirnstiele (Pedunculi cerebellares superior, medius und inferior)*, die die zu- und abführenden Bahnen des Cerebellums enthalten, ist es mit dem Hirnstamm verbunden. Im **Sagittalschnitt** entsteht das Bild des *Arbor vitae*. Man erkennt dabei ebenso wie im **Horizontalschnitt** die Gliederung in Rinde und Mark. Im Horizontalschnitt kann man beidseits jeweils die vier Kleinhirnkerne erkennen, von lateral nach medial: *Ncl. dentatus, Ncl. emboliformis, Ncl. globosus* und *Ncl. fastigii*. Hinsichtlich funktioneller und anatomischer Parameter kann man das Kleinhirn in drei Anteile gliedern:

1. *Vestibulocerebellum*; erhält den Hauptteil der Afferenzen aus dem vestibulären System und wird durch den Lobus flocculonodularis repräsentiert.
2. *Spinocerebellum*; erhält die meisten Afferenzen aus dem Rückenmark und wird vereinfacht durch den Kleinhirnwurm und die paravermale Zone repräsentiert.
3. *Pontocerebellum*; erhält die meisten Afferenzen über die pontinen Kerne vom Großhirn (deshalb auch: *Cerebrocerebellum*) und wird durch die beiden Hemisphären repräsentiert.

Mikroskopische Anatomie der Kleinhirnrinde

Histologisch unterscheidet man im zerebellären Kortex drei Schichten, von innen nach außen:

1. *Stratum granulosum* (sehr dicht gepackt, besteht überwiegend aus den kleinen *Körnerzellen*).
2. *Stratum purkinjense* (besteht nur aus einer Zelllage mit den großen *Purkinje-Zellen*).

3. *Stratum moleculare* (sehr locker gepackt, besteht überwiegend aus marklosen Fasern und vergleichsweise nur wenigen Neuronen).

Mit Ausnahme der Körnerzellen gibt es in der Kleinhirnrinde nur inhibitorische Neuronentypen. Die Purkinje-Zellen sind die *einzigen efferenten* Neurone der Kleinhirn*rinde*. Afferenzen aus der Olive erreichen die Kleinhirnrinde über die *Kletterfasern*, fast alle anderen Afferenzen erreichen sie über *Moosfasern*.

Das **Verschaltungsprinzip des Kleinhirns** ist folgendermaßen: Afferente Fasern ziehen (unter Abgabe von Kollateralen zu den Kernen) in die Kleinhirnrinde. Von dort wird (über Purkinje-Zellen) die verarbeitete Information an die Kleinhirnkerne weitergegeben, welche dann als das efferente zerebelläre System in die dem Kleinhirn nachgeschalteten Zielareale projizieren.

Afferente Fasern erhält das Kleinhirn vor allem von:

- *pontinen Kernen*: Zuleitung von Impulsen für „Bewegungsentwürfe" aus dem kontralateralen Großhirn über den Pedunculus cerebellaris medius, Ziel sind die Kleinhirnhemisphären (= *Pontocerebellum*).
- *Rückenmark*: Zuleitung von propriozeptiven Impulsen aus der ipsilateralen Körperhälfte über den Pedunculus cerebellaris superior und Pedunculus cerebellaris inferior, Ziel sind der Wurm und die paravermale Zone (= *Spinocerebellum*).
- *Vestibulariskernen* und dem *Vestibularorgan* selbst: Zuleitung vestibulärer Reize über den Pedunculus cerebellaris inferior; Ziel ist der Lobus flocculonodularis (= *Vestibulocerebellum*).

Weitere Afferenzen erreichen das Kleinhirn u. a. aus der Olive.

Die **efferenten Fasern** des Kleinhirns ziehen fast alle über den oberen Kleinhirnstiel und **kreuzen** nach Verlassen desselben nahezu ausnahmslos auf die *kontralaterale Seite*. Sie haben folgende Ziele:

- *Thalamus:* Projektionen vorwiegend des Ncl. dentatus, die vom Thalamus zum motorischen Kortex weitergeleitet werden.
- *Ncl. ruber:* Impulse vor allem des Ncl. dentatus und des Ncl. emboliformis, die vom Ncl. ruber entweder direkt ins Rückenmark weitergeleitet oder über die Olive dem Kleinhirn wieder zugeführt werden.
- *Ncll. vestibulares:* Projektionen vor allem des Ncl. fastigii; verläuft als eine der wenigen Efferenzen im unteren Kleinhirnstiel, Impulse werden vom Hirnstamm aus z. T. direkt ins Rückenmark weitergeleitet.
- *Formatio reticularis*: Impulse mehrerer Kleinhirnkerne, die z. T. im Dienst der Augenbewegung und der Aufrechterhaltung des adäquaten Muskeltonus stehen.

Mit den genannten Efferenzen greift das Cerebellum in verschiedene Funktionssysteme ein. Die **Funktion des Kleinhirns** kann dabei folgendermaßen umrissen werden:

Steuerung und Feinabstimmung

1. der *stützmotorischen* Anteile von Haltung und Bewegung einschließlich Muskeltonus (Hauptfunktion des Spino- und Vestibulocerebellums, also der *medial gelegenen Kleinhirnanteile*).
2. der *Blickmotorik* im Sinne einer Stabilisierung des Blickes auf ein Blickziel (ebenfalls Funktion der *medial gelegenen Kleinhirnanteile*).
3. der im Großhirn entworfenen Zielmotorik einschließlich Sprachmotorik (Hauptfunktion des Pontocerebellums, also der *lateral gelegenen Kleinhirnanteile*).

Ein **Ausfall** des Cerebellums verursacht vielfältige Symptome, die schwerpunktmäßig mit den Begriffen der *zerebellären Ataxie* (mangelnde Koordination der an einer Bewegung beteiligten Komponenten), *Blickstabilisierungsstörungen* und *herabgesetztem Muskeltonus* umschrieben werden können. Läsionen der Kleinhirn*hemisphäre* wirken sich entsprechend den unterschiedlichen Funktionen anders aus als Schädigungen des Kleinhirn*wurms*.

Wiederholungsfragen und Lösungen

Wiederholungsfragen

1. Welche anatomischen Regionen des Kleinhirns entsprechen der funktionellen Einteilung in Vestibulo-, Spino- und Pontocerebellum?

2. Welche Zellen sind die einzigen erregenden Neurone und welche die einzigen efferenten Neurone der Kleinhirnrinde?

3. Welches sind die wichtigsten Afferenzen und Efferenzen des Kleinhirns?

4. Nennen Sie die wichtigsten Fasertrakte in den drei Kleinhirnstielen.

5. Welches sind die drei wichtigsten Funktionen des Kleinhirns?

Weitere Wiederholungsfragen zum Kleinhirn finden sich im Rahmen der **Fallbeispiele** zum Gehirn in Kap. 14.4. Es empfiehlt sich, sie nach Durcharbeiten aller Gehirnkapitel zusammenhängend zu bearbeiten.

Lösungen

1. *Vestibulocerebellum:* Lobus flocculonodularis. *Spinocerebellum* (vereinfacht): Vermis und paravermale Zone. *Pontocerebellum:* Hemisphären.

2. Einzige exzitatorische Neuronengruppe der Kleinhirnrinde: Körnerzellen. Einzige efferente Neuronengruppe der Kleinhirnrinde: Purkinje-Zellen.

3. *Wichtigste Afferenzen:* Brückenkerne, Rückenmark, Vestibulariskerne (z. T. auch direkt aus dem Vestibularorgan), Olivenkernkomplex und Formatio reticularis. *Wichtigste Efferenzen:* Thalamus, Ncl. ruber, Vestibulariskerne und Formatio reticularis.

4. *Pedunculus cerebellaris inferior:* **afferent** Tractus vestibulocerebellaris, Tractus olivocerebellaris, Tractus spinocerebellaris posterior, Tractus reticulocerebellaris; **efferent** Tractus cerebellovestibularis. *Pedunculus cerebellaris medius:* Fibrae pontocerebellares (nur afferent). *Pedunculus cerebellaris superior:* **afferent** Tractus spinocerebellaris anterior und superior; **efferent** Tractus cerebellothalamicus, Tractus cerebellorubralis sowie Fasern zur Formatio reticularis.

5. Steuerung, Erlernen und Koordination von: 1. Stützmotorik (Spino- und Vestibulocerebellum), 2. differenzierter Zielmotorik einschließlich Sprache (Pontocerebellum), 3. Blickmotorik (Vestibulocerebellum).

Kleinhirn (Cerebellum)

Weiterführende Literatur

Asanuma, C., W.T. Thach, E.G. Jones: Distribution of cerebellar terminations and their relation to other afferent terminations in the ventrolateral thalamic region of the monkey. Brain Res. Rev. 5 (1983) 237–265.

Asanuma, C., W.T. Thach, E.G. Jones: Brain stem and spinal projections of the deep cerebellar nuclei in the monkey with observations on the brain stem projections of the dorsal collumn nuclei. Brain Res. Rev. 5 (1983) 299–322.

Ghez, C., W.T. Thach: The cerebellum. In: Kandel, E.R., J.H. Schwartz, T.M. Jessell (eds.): Principles of Neural Science, pp 832–852. Mc Graw Hill, New York – Amsterdam 2000.

Glickstein, M.: Mossy-fibre sensory input to the cerebellum. Prog. Brain Res. 114 (1997) 251–259.

Gonzalo-Ruiz, A., G.R. Leichnez, D.J. Smith: Origin of cerebellar projections to the region of the oculomotor complex, medial pontine reticular formation and superior colliculus in new world monkeys: a retrograde horseradish peroxidase study. J. Comp. Neurol. 268 (1988) 508–526.

Haines, D.E., E. Dietrichs, G.A. Mihailoff, E.F. McDonald: The cerebellar-hypothalamic axis: basic circuits and clinical observations. Int. Rev. Neurobiol. 41 (1997) 83–107.

Hámori, J.: Anatomy and neurochemical anatomy of the cerebellum. In: Plaitakis, A. (ed.): Cerebellar Degenerations: Clinical Neurobiology, pp 11–57. Kluwer Academic Publ., Boston 1992.

Hikosaka, O., K. Nakamura, K. Sakai, H. Nakahara: Central mechanisms of motor skill learning. Curr. Opin. Neurol. 12 (2002) 217–222.

Horne, M.K., E.G. Butler: The role of the cerebello-thalamocortical pathway in skilled movement. Prog. Neurobiol. 46 (1995) 199–213.

Kitazawa, S.: Optimization of goal-directed movements in the cerebellum: a random walk hypothesis. Neurosci. Res. 43 (2002) 289–294.

Lalonde, R., M.I. Otez: The cerebellum and learning processes in animals. Brain Res. Rev. 15 (1990) 325–332.

Monaghan, P.L., A.J. Beitz, A.A. Larson, R.A. Altschuler, J.E. Madel, M.A. Mullett: Immunocytochemical localization of glutamate-, glutaminase-, and aspartate aminotransferase-like immunoreactivity in the rat deep cerebellar nuclei. Brain Res. 363 (1986) 364–370.

Nagao, S.: Role of cerebellar flocculus in adaptive gain control of the vestibulo-ocular reflex. In: Shimazu, H., Y. Shinoda (eds.): Vestibular and Brain Stem Control of Eye, Head and Body Movements, pp 439–449. S. Karger, Berlin 1992.

Orioli, P.J., P.L. Strick: Cerebellar connections with the motor cortex and the arcuate premotor area: an analysis employing retrograde transneuronal transport of WGA-HRP. J. Comp. Neurol. 288 (1989) 612–626.

Ottersen, O.P.: Neurotransmitters in the cerebellum. Rev. Neurol. 149 (1993) 629–636.

Poeck, K.: Neurologie, pp 108–112. Springer, Berlin – Heidelberg – New York 1994.

Reis, D.J., E.V. Golanov: Autonomic and vasomotor regulation. Int. Rev. Neurobiol. 41 (1997) 121–149.

Robinson, F.R., A.F. Fuchs: The role of the cerebellum in voluntary eye movements. Ann. Rev. Neurosci. 24 (2001) 981–1004.

Ruigrok, T.J.: Cerebellar nuclei: the olivary connection. Prog. Brain Res. 114 (1997) 167–192.

Stanton, G.B., A. Orr: [^{3}H]Choline labeling of cerebellothalamic neurons with observations on the cerebello-thalamo-parietal pathways in cats. Brain Res. 335 (1985) 237–243.

Thach, T.W., H.P. Goodkin, J.G. Keating: The cerebellum and the adaptive coordination of movement. Ann. Rev. Neurosci. 15 (1992) 403–442.

Thier, P., J. Dichgans: Topical signs of cerebellar disease. In: Caplan, L.R., H.C. Hopf (eds.): Brain-Stem Localization and Function, pp 51–67. Springer, Berlin – Heidelberg 1993.

Voogd, J., H.K.P. Feirabend, J.H.R. Schoen: Cerebellum and precerebellar nuclei. In: Paxinos, G. (ed.): The Human Nervous System, pp 321–388. Academic Press, San Diego – New York 1990.

Wallesch, C.W., A. Horn: Long-term effects of cerebellar pathology on cognitive functions. Brain Cogn. 14 (1990) 19–25.

8 Zwischenhirn (Diencephalon)

8.1	Abgrenzung, äußere Gestalt und Gliederung	169	8.5	Epithalamus	182
			8.5.1	Epiphyse (Glandula pinealis)	183
8.2	Thalamus	170	8.5.2	Habenula und Stria medullaris	183
8.2.1	Spezifische Thalamuskerne	171	8.5.3	Area pretectalis	183
8.2.2	Unspezifische Thalamuskerne	175	8.5.4	Commissura posterior	184
8.2.3	Funktionsausfall bei Schädigung des Thalamus	176	8.6	Subthalamus	184
8.3	Hypothalamus	177		Zusammenfassung	184
8.3.1	Kerngebiete des Hypothalamus und ihre Funktion	177		Wiederholungsfragen und Lösungen	185
8.3.2	Faserverbindungen des Hypothalamus	180			
8.4	Hypophyse	180		Weiterführende Literatur	186

8.1 Abgrenzung, äußere Gestalt und Gliederung

Das Zwischenhirn (Diencephalon) schließt sich nach kranial (rostral) dem Mesencephalon an und hat während der Embryonalentwicklung das Abkippen der Neuralrohrachse nach ventral mitvollzogen, so dass jetzt die topographischen Bezeichnungen nach der **Forel-Achse** (vgl. Abb. 4.5, 2) benannt werden.

Nach kaudal grenzt das Diencephalon an das Mittelhirn: Vorne verläuft die Grenze zwischen Mittel- und Zwischenhirn am oberen Ende der Hirnschenkel (Crura cerebri) und hinten am oberen Ende der Vierhügelplatte. Die Abgrenzung des Zwischenhirns zum Großhirn ist wesentlich schwieriger zu treffen, weil diese beiden Abschnitte des Neuralrohrs im Laufe der Embryonalentwicklung partiell ineinander wachsen und daher ein Teil der dienzephalen grauen Substanz (Subthalamus) ins Marklager des Großhirns abgedrängt wird.

Das Diencephalon lässt sich weiter untergliedern. Die Bezeichnungen der verschiedenen Anteile nehmen Bezug auf ihre Lage zueinander während der Embryonalzeit:

- *Epithalamus*
- *Thalamus*
- *Subthalamus*
- *Hypothalamus*.

Als größtes und besonders wichtiges Gebiet ist dabei der *Thalamus* hervorzuheben, der als paarige Struktur im Zentrum des Zwischenhirns liegt und von beiden Seiten aus den dritten Ventrikel begrenzt (Abb. 8.1, 11). Dem Thalamus sitzt hinten der *Epithalamus* auf, der vor allem aus der *Epiphyse (Glandula pinealis)*, die kranial der Vierhügelplatte zu sehen ist (Abb. 8.1, 18), den *Habenulae*[1] und der *Area pretectalis* besteht. Über die Habenulae ist die Epiphyse nach vorne mit dem Thalamus verbunden (vgl. Abb. 9.45, 13). Unter dem Thalamus befand sich während der Embryonalentwicklung der *Subthalamus*, der im Laufe der Ontogenese großenteils nach lateral ins Großhirnmarklager verdrängt wurde. Von diesem ist jetzt direkt unterhalb des Thalamus (ventral nach der Forel-Achse) nur noch der *Ncl. subthalamicus* und lateral davon im Bereich des Großhirnmarklagers das *Pallidum* zu sehen (vgl. Abb. 9.43b: Ncl. subthalamicus 25; Pallidum 19 und 20). Rostroventral (Forel-Achse!) des Thalamus findet man nun den *Hypothalamus*, der den Boden des dritten Ventrikels bildet. Dies ist der einzige der oben aufgelisteten Teile des Zwischenhirns, den man von außen am unzerlegten Gehirn sehen kann. An seiner Unterfläche trägt der Hypothalamus markante Strukturen, die von außen sichtbar sind: Hypophyse mit Hypophysenstiel und Eminentia mediana, Corpora mamillaria sowie Tuber cinereum. Die *Hypophyse* gehört nur mit dem *Hypophysenhinterlappen* tatsächlich zum Zwischenhirn (Neurohypophyse; Abb. 8.1, 7). Diesem hängt vorn der *Hypophysenvorderlappen* an (*Adenohypophyse*; Abb. 8.1, 6), der entwicklungsgeschichtlich dem Rachendach entstammt und somit keine neuronalen Zellen, sondern lediglich Drüsenepithelien enthält. Streng genommen gehört der Vorderlappen daher nicht zum Gehirn. Kaudal der Hypophyse (Forel-Achse!) ist eine markante

---

[1] habenula (lat.) = Zügel

8 Zwischenhirn (Diencephalon)

Abb. 8.1 Sagittalschnitt durch den dritten Ventrikel und Hirnstamm mit Darstellung des Zwischenhirns (rot unterlegt).
1 Dritter Ventrikel mit **2** Recessus supraopticus und **3** Recessus infundibularis. **4** Chiasma opticum, **5** Infundibulum (Hypophysenstiel), **6** Adenohypophyse, **7** Neurohypophyse, **8** Tuber cinereum mit Eminentia mediana, **9** Corpus mamillare, **10** Commissura anterior, **11** Thalamus mit **12** Adhesio interthalamica, **13** Plexus choroideus des dritten Ventrikels, **14** Fornix, **15** Septum pellucidum, **16** Corpus callosum (Balken, s. Kap. 9), **17** Commissura posterior, **18** Epiphyse, **19** Aqueductus mesencephali, **20** Vierhügelplatte (Lamina quadrigemina, Tectum mesencephali).

paarige Struktur ausgebildet, die an der Grenze des Hypothalamus zum Mittelhirn liegt und von den alten Anatomen anschaulich als *Corpora mamillaria*[2] bezeichnet wurde (Abb. 8.1, *9* und 4.3, *9*). Die dünne Platte des Hypothalamus, die zwischen diesem und dem Hypophysenstiel (*Infundibulum*) liegt, nennt man *Tuber cinereum* (Abb. 8.1, *8*). Es enthält wie der übrige Hypothalamus vegetative Regulationszentren. An der Stelle, an der das Tuber cinereum in das Infundibulum (Hypophysenstiel) übergeht, findet sich eine kleine Vorwölbung, die *Eminentia mediana*. Dies ist der Ort, an dem die Releasing-Hormone des Hypothalamus für die Hypophyse ins Blut abgegeben werden. Wenn man das Gehirn von unten (basal) betrachtet, sieht man weiterhin den *N. opticus* mit dem *Chiasma opticum* (Abb. 8.1, *4*). Da die Retina und damit auch der N. opticus in der Embryonalentwicklung aus dem Zwischenhirnbläschen herauswachsen, ist dieser als Teil des Gehirns anzusehen.

Oben am dritten Ventrikel sieht man als dessen Dach die dünne *Tela choroidea*, die den liquorbildenden *Plexus choroideus* trägt (Abb. 8.1, *13*). Sie spannt sich unterhalb des *Fornix*[3] aus, einer bogenförmigen Faserstruktur, die von hinten nach vorne führt (Abb. 8.1, *14*). An der rostralen Begrenzung des dritten Ventrikels befindet sich die *Commissura anterior* (Abb. 8.1, *10*), in der Fasern beider Temporallappen von einer Hemisphäre in die andere kreuzen, während die kaudale bzw. hintere Begrenzung von der *Commissura posterior* (*Commissura epithalamica*) gebildet wird (Abb. 8.1, *17*). Zwischen beiden

Thalami findet sich häufig ein dünner Komplex aus Nervengewebe (*Adhesio interthalamica*; Abb. 8.1, *12*), der diese beiden großen Kerne miteinander verbindet und dessen funktionelle Bedeutung noch unklar ist. Oberhalb davon findet man auf jeder Seite ein *Foramen interventriculare*, durch das der dritte Ventrikel mit den beiden Seitenventrikeln kommuniziert. Nach kaudal hat der dritte Ventrikel über den Aquädukt des Mittelhirns (Abb. 8.1, *19*) Kontakt mit dem vierten Ventrikel des Rhombencephalons.

Gemäß ihrer funktionellen Wichtigkeit werden Thalamus und Hypothalamus im Folgenden zuerst beschrieben, anschließend Epithalamus und Subthalamus.

8.2 Thalamus

Der Begriff *Thalamus* ist in den vorangegangenen Kapiteln schon häufig gefallen. Nachdem seine Lage beschrieben wurde, werden im Folgenden seine *Substruktur*, sein *Organisationsprinzip* und seine *Funktion* näher erläutert. Der Thalamus hat eine annähernd bohnenförmige Gestalt, ist etwa 3 × 1,5 × 1,5 cm groß und gehört zu den komplexesten Gebilden des ZNS. Seine mediale Fläche bildet jeweils die Seitenwand des dritten Ventrikels, seine laterale Fläche grenzt an die *Capsula interna* (eine große Ansammlung von Fasersystemen im Großhirnmarklager, s. Kap. 9.12.2). Der Thalamus setzt sich aus vielen Einzelkernen zusammen, die zwar z.T. sehr unterschiedliche Aufgaben haben, gleichwohl aber durch zahlreiche Assoziationsfasern eng miteinander verbunden sind. Nahezu alle sensiblen und sensorischen Bahnen projizieren in den zu ihrem Ursprung

---

[2] in Analogie zur weiblichen Brust *(Mamma)*
[3] fornix (lat.) = Gewölbe

kontralateralen Thalamus, um von hier aus zur Großhirnrinde weiterverschaltet zu werden. Das auffallendste an den Thalamuskernen ist die intensive wechselseitige Faserbeziehung zum gesamten Großhirnkortex, weshalb man den Thalamus oft als das „Tor zur Großhirnrinde" bezeichnet hat. Diese Faserverbindungen verlaufen in erster Linie über die Capsula interna zum Kortex, wobei man sie in einen vorderen (zum Frontallappen), mittleren (zum Parietallappen), unteren (zum Temporallappen) und hinteren (zum Okzipitallappen) Thalamusstiel eingeteilt hat. Doch ist die Funktion des Thalamus nicht einfach die Umschaltung sensibler Impulse zum Großhirn, sondern es finden in ihm zahlreiche Integrationsvorgänge sowohl für sensible als auch für motorische Impulse statt.

Nicht *alle* aufsteigenden Fasern zum Kortex werden vorher unbedingt im Thalamus verschaltet. Die olfaktorischen Bahnen beispielsweise ziehen, ohne über den Thalamus zu verlaufen, zur Riechrinde an der Basis des Frontallappens. Um als Riechwahrnehmung *bewusst interpretiert* zu werden, müssen diese Impulse jedoch wie alle anderen sensibel-sensorischen Informationen über den Thalamus zu weiteren Bereichen der Großhirnrinde (orbitofrontaler Kortex) geleitet werden. Neben den olfaktorischen Bahnen gibt es auch noch zahlreiche monoaminerge (aus der Formatio reticularis) und cholinerge Fasern, die von extrakortikal, ohne im Thalamus umgeschaltet zu werden, *direkt* zur Großhirnrinde ziehen. Sie sind zwar funktionell keineswegs unbedeutend, machen aber von allen zum Kortex ziehenden Fasern quantitativ nur eine kleine Minderheit aus, weshalb hier nicht näher darauf eingegangen wird.

Auf Grund ihrer Faserbeziehungen kann man zwei Arten von Thalamuskernen unterscheiden: Zum einen sind dies die

- spezifischen Thalamuskerne,

die in ihrer Gesamtheit auch als *Palliothalamus* bezeichnet werden. Sie zeichnen sich durch intensive wechselseitige Verbindungen zum Großhirnkortex aus.[4] „Spezifisch" werden sie deshalb genannt, weil jeder von ihnen seinen Einfluss vor allem *auf einen bestimmten Teil* der Großhirnrinde ausübt (z. B. motorischer Kortex). Die zweite Gruppe der Thalamuskerne, die keine oder nur wenige direkte Verbindungen zum Kortex, dafür aber intensive Faserverbindungen mit dem Hirnstamm (vor allem Formatio reticularis) hat, wird als die Gruppe der

- unspezifischen Thalamuskerne

oder als *Truncothalamus* zusammengefasst.[5] „Unspezifisch" werden diese Kerne deshalb genannt, weil sie indirekt (nur zu einem geringeren Teil auch direkt) eine diffuse Verbindung zum gesamten Kortex haben (s. Kap. 8.2.2).

Es gibt auch eine kleine Gruppe von Thalamuskernen, die sich weder dem einen noch dem anderen der beiden genannten Anteile zuordnen lässt. Sie werden als *Assoziationskerne* bezeichnet.

8.2.1 Spezifische Thalamuskerne

Im spezifischen Thalamus (Palliothalamus) kann man verschiedene Gruppen von Kernen unterscheiden, die meist rein topographische Bezeichnungen tragen (vgl. Abb. 8.2):

- anteriore Kerngruppe
- mediale Kerngruppe
- ventrale Kerngruppe
- posteriore Kerngruppe
- dorsale Kerngruppe
- *Corpus geniculatum laterale*
- *Corpus geniculatum mediale.*

Corpus geniculatum laterale und mediale werden oft unter dem Begriff *Metathalamus* zusammengefasst. Die einzelnen Kerngebiete werden durch dünne Faserplatten weißer Substanz voneinander getrennt.

Die aufgezählten Kerngruppen können z. T. noch weiter unterteilt werden. Dabei soll vor allem die *ventrale Kerngruppe* erwähnt werden, die man in einen

- *Ncl. ventralis anterior (VA)*,
- *Ncl. ventralis lateralis (VL)* und
- *Ncl. ventralis posterior (VP)* aufgliedert.

Jede Kerngruppe ist mit einem bestimmten Bezirk in der Großhirnrinde verknüpft, sowohl afferent wie efferent. Viele dieser Kerne sind die vorletzten Stationen der Sinnesbahnen, deren Impulse (mit Ausnahme der olfaktorischen) *alle* von hier aus zum Kortex gelangen, wo die entsprechenden Sinneswahrnehmungen zum Bewusstsein kommen. Im Thalamus werden diese Impulse, auch wenn sie uns noch nicht bewusst sind, bereits integratorisch verarbeitet und keineswegs nur einfach weitergeleitet. Man vermutet sogar eine selektive Auslese der Sinnesinformation, die vom Thalamus zum Großhirn gelangt, um eine Reizüberflutung des Kortex zu vermeiden und die bewusste Wahrnehmung auf die im Augenblick wesentlichen Reize zu konzentrieren.

Man kann die einzelnen Kerngruppen des spezifischen Thalamus mit ihren Faserverbindungen oft relativ genau einzelnen Kortexbezirken zuordnen (Abb. 8.2). Dabei sind die anterioren Kerne mit Rindengebieten des limbischen Systems (Gyrus cinguli, Hippocampus) verbunden, die mediale Kerngruppe mit der Rinde des Frontallappens (insbesondere präfrontale Rinde). Der *Ncl. ventralis anterior* projiziert in die prämotorische Rinde, der *Ncl. ventralis lateralis* in die motorische (präzentrale) Rinde und der *Ncl. ventralis posterior* in die sensible (postzentrale) Rinde. Die dorsale Kerngruppe *(Ncl. lateralis posterior* und *Pulvinar)* ist mit visuellen Rindenarealen des Parietal- und Temporallappens verbun-

---
[4] pallium (lat.) = Mantel (Kortex als „Großhirnmantel")
[5] truncus (lat.) = Stamm, von Hirnstamm

Zwischenhirn (Diencephalon)

Abb. 8.2 Die wichtigsten Thalamuskerne mit ihren Projektionen zu einzelnen Großhirnrindenbereichen. Ansicht des rechten Thalamus von dorsolateral.
A Anteriore Kerngruppe (Faserverbindungen zu limbischen Kortexarealen, vor allem Gyrus cinguli und Hippocampus), **CGM** Corpus geniculatum mediale (Faserverbindungen zur Hörrinde), **CGL** Corpus geniculatum laterale (Faserverbindungen zur Sehrinde), **CM** Ncl. centromedianus („unspezifischer" Thalamuskern), **IL** intralaminäre Kerne („unspezifische" Thalamuskerne), **LP** Ncl. lateralis posterior (dorsale Kerngruppe), **MD** Ncl. mediodorsalis (größter Teil der medialen Kerngruppe, Faserverbindungen zum präfrontalen Kortex), **Pu** Pulvinar (dorsale Kerngruppe, Faserverbindungen zu visuellen kortikalen Zentren), **VA** Ncl. ventralis anterior (ventrale Kerngruppe), **VL** Ncl. ventralis lateralis (ventrale Kerngruppe, gemeinsam mit VA Faserverbindungen zum motorischen und prämotorischen Kortex), **VPL** Ncl. ventralis posterolateralis (ventrale Kerngruppe), **VPM** Ncl. ventralis posteromedialis (ventrale Kerngruppe, gemeinsam mit VPL Projektion zum somatosensiblen Kortex). (Modifiziert nach [3])

den. Die Fasern aus dem Corpus geniculatum laterale enden über die Sehbahn in der Sehrinde des Okzipitallappens, während diejenigen des Corpus geniculatum mediale über die Hörbahn in die Hörrinde des Temporallappens projizieren. Die besonders relevanten und immer wieder auftauchenden Verbindungen werden hier aus der verwirrenden Vielfalt noch einmal hervorgehoben:

- *Ncl. ventralis anterior (VA)*
  – prämotorische Rinde
- *Ncl. ventralis lateralis (VL)*
  – motorische (präzentrale) Rinde
- *Ncl. ventralis posterior (VP)*
  – sensible (postzentrale) Rinde
- *Corpus geniculatum laterale*
  – Sehrinde (im Okzipitallappen)
- *Corpus geniculatum mediale*
  – Hörrinde (im Temporallappen)
- *Ncll. anteriores*
  – limbisches System (vor allem Gyrus cinguli, Hippocampus).

Im Folgenden sollen einige der wichtigsten Kerngruppen des spezifischen Thalamus noch näher beschrieben werden:

Ncl. ventralis anterior und Ncl. ventralis lateralis (VA/VL) Die beiden werden auch häufig zusammen als *Ncl. ventralis anterolateralis* bezeichnet. Funktionell haben sie vieles gemeinsam und werden deshalb hier zusammen abgehandelt. Ihre Efferenzen richten sie in den prämotorischen und in den motorischen (präzentralen) Kortex. Dabei ist in den Kernen ebenso wie im motorischen Kortex eine somatotopische Gliederung vorhanden. Ihre Afferenzen erhalten sie von den Basalganglien (Pallidum, Substantia nigra), vom Kleinhirn und vom prämotorischen und motorischen Kortex. Diese Faserverbindungen machen die zentrale Stellung des Kernkomplexes in der Verarbeitung und Integration motorischer Impulse deutlich. Die Konvergenz basalganglionärer und zerebellärer Informationen im Thalamus hat eine große Bedeutung für das Zustandekommen und die Form (Koordination etc.) der Willkürmotorik. Darauf wurde bereits in Kap. 7.4 bei der Funktionserklärung des Kleinhirns hingewiesen. Die gleichzeitig ankommenden Impulse von den Basalganglien treffen zwar nicht direkt auf die gleichen Neurone wie die zerebellären, die endgültige Konvergenz dieser beiden Impulse erfolgt jedoch z. T. über Interneurone noch im Thalamus und ansonsten in der motorischen Großhirnrinde. In Kap. 9.2.7 wird hierauf bei der Beschreibung der Funktion der Basalganglien noch einmal Bezug genommen (s. auch Abb. 8.3).

Ncl. ventralis posterior (VP) Der Ncl. ventralis posterior ist die wichtigsten Relaisstation für somato- und viszerosensible Impulse, die von hier aus in die entsprechenden sensiblen Rindenfelder des Großhirns weitergeleitet werden. Neben den allgemein- und speziell-viszerosensiblen Fasern der viszerosensiblen Bahn enden hier vor allem die Fasern für die epikritische und protopathische Sensibilität der kontralateralen Körperhälfte, die im Lemniscus medialis und Tractus spinothalamicus durch den Hirnstamm zum Thalamus gelaufen sind. Diese Information

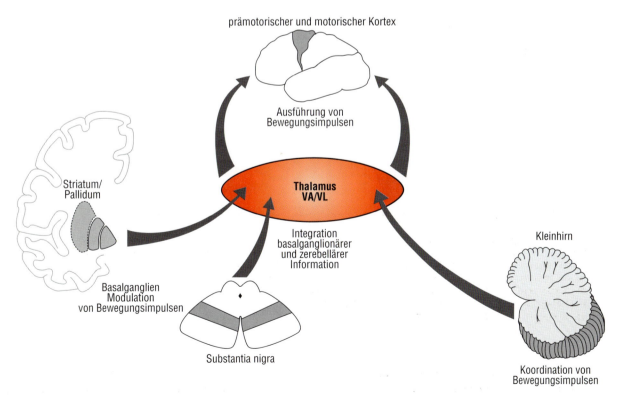

Abb. 8.3 Faser- und Funktionsbeziehungen der Ncll. ventralis anterior und ventralis lateralis (VA/VL) des Thalamus im motorischen System.

Zwischenhirn (Diencephalon)

wird von hier aus nach einer integrativen Verarbeitung und Auslese dem sensiblen Kortex zugeleitet. Der Ncl. ventralis posterior kann in einen medialen und einen lateralen Abschnitt eingeteilt werden, *Ncl. ventralis posterolateralis (VPL)* und *Ncl. ventralis posteromedialis (VPM)*. Die afferenten Fasern aus dem Trigeminusbereich (einschließlich viszerosensibler und gustatorischer Fasern aus dem sensorischen Fazialis-, Glossopharyngeusbereich) enden dabei im VPM, die sensiblen Fasern aus dem Rückenmarksbereich dagegen im VPL (Abb. 8.4). Auch hier existiert wieder eine somatotopische Anordnung der ankommenden Fasern, die bei der Weiterleitung der sensiblen Information zum sensiblen Kortex beibehalten wird und sich in dessen somatotopischer Gliederung wiederfindet.

Anders als die Fasern der epikritischen Sensibilität werden allerdings die zur protopathischen Sensibilität gehörenden *Schmerz*fasern in mehreren Thalamuskernen verschaltet und somit zu mehreren Großhirnrindenfeldern projiziert, was erklärt, dass auch nach Zerstörung des Gyrus postcentralis noch eine gewisse, dumpfe Schmerzwahrnehmung möglich ist.

Corpus geniculatum laterale (CGL) Seine wichtigsten Afferenzen erhält dieser Kern über den Tractus opticus, der die visuelle Information der *kontralateralen* Gesichtsfeldhälfte, d. h. also die der *ipsilateralen* Netzhauthälften beider Retinae führt (s. S. 52). Die Information wird hier unter afferenter Einflussnahme visueller Kortexareale verschaltet und über die Sehstrahlung *(Radiatio optica)* der okzipitalen Sehrinde zugeleitet (zur Sehbahn s. Kap. 9.9.1).

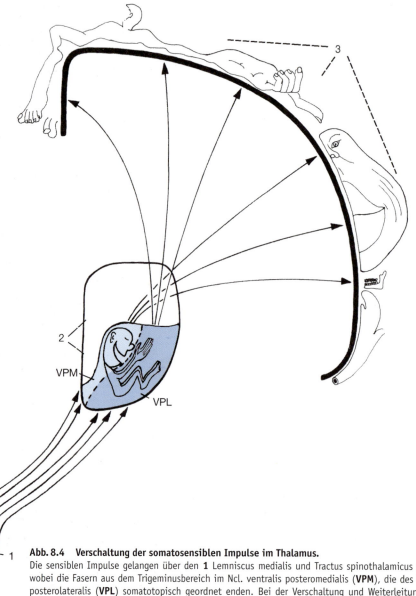

Abb. 8.4 Verschaltung der somatosensiblen Impulse im Thalamus.
Die sensiblen Impulse gelangen über den **1** Lemniscus medialis und Tractus spinothalamicus zum **2** kontralateralen Thalamus, wobei die Fasern aus dem Trigeminusbereich im Ncl. ventralis posteromedialis (**VPM**), die des übrigen Körpers im Ncl. ventralis posterolateralis (**VPL**) somatotopisch geordnet enden. Bei der Verschaltung und Weiterleitung zum **3** somatosensiblen Großhirnkortex wird die somatotopische Ordnung beibehalten.

Das Corpus geniculatum laterale ist histologisch sechsschichtig mit zwei basal gelegenen großzelligen *(magnozellulären)* und vier darüber liegenden kleinzelligen *(parvozellulären)* Schichten. Dies hat bei der funktionellen Teilung der Sehbahn in ein *magno-* und *parvozelluläres System* Bedeutung (s. Kap. 9.9.1).

Corpus geniculatum mediale (CGM) Dieses Kerngebiet erhält seine afferenten Fasern (über jeweils einen der *Brachii colliculi inferiores*) vom gleichseitigen unteren Hügel, der eine von zahlreichen Zwischenstationen der Hörbahn ist. Die auditorische Information wird hier auf das letzte Neuron der Hörbahn verschaltet und der Hörrinde im Temporallappen zugeleitet.

Ncll. anteriores (A) Dieser Kernkomplex steht efferent und afferent mit den Rindengebieten des limbischen Systems (vor allem Gyrus cinguli und Hippocampus, s. Kap. 9.4) im Großhirn in Verbindung. Weitere Afferenzen erhält er aus dem Corpus mamillare des Hypothalamus über den *Fasciculus mamillothalamicus (Vicq-d'Azyr-Bündel)*. Die anteriore Kernkomplex ist also eine wichtige Schaltstelle im limbischen System und hat dabei als Bestandteil des *Papez-Neuronenkreises* Bedeutung (vgl. S. 204f.).

Ncll. mediales (MD in Abb. 8.2) Sie haben intensive efferente Beziehungen zum *präfrontalen Kortex* (ein großer Teil der Frontallappenrinde, der für Verhaltensweisen ebenso wie für intellektuelle Leistungen eine besondere Rolle spielt). Afferenzen erhalten die Ncll. mediales aus anderen Thalamuskernen, dem Hypothalamus und dem Corpus amygdaloideum (Teil des Großhirns, der dem limbischen System zugeordnet wird). Auf diese Weise sollen dem Kernkomplex viszerale und somatische Impulse zufließen, die er an den Frontalkortex weiterleitet. Dadurch soll er zusammen mit den entsprechenden frontalen Rindenarealen an der Verarbeitung psychischer Vorgänge beteiligt sein. Die selektive Zerstörung dieses Kernareals kann ebenso wie diejenige der entsprechenden thalamokortikalen Bahnen zu allgemeiner Gleichgültigkeit, schweren Persönlichkeitsveränderungen und Störungen des sozialen Verhaltens führen.

Pulvinar (Pu) Es hat Faserverbindungen mit visuellen Zentren im Parietal- und Temporallappen, mit den oberen Hügeln und dem Corpus geniculatum laterale, wodurch seine funktionelle Beziehung zum visuellen System deutlich wird. Auch bei der zentralen Verarbeitung der Sprache spielt der Kern eine wichtige Rolle; bei seiner Schädigung treten entsprechend Sprachstörungen auf.

Unspezifische Projektionen der „spezifischen Thalamuskerne" Einige spezifische Thalamuskerne haben nicht nur zu einer einzigen, eng umschriebenen Großhirnrindenregion Faserbeziehungen, sondern besitzen zu einem geringeren Teil auch „unspezifische" Projektionen in andere Kortexareale. Grundsätzlich aber hat dies für das Verständnis der Funktion der spezifischen Thalamuskerne weniger Bedeutung, so dass hier nicht näher darauf eingegangen wird.

8.2.2 Unspezifische Thalamuskerne

Der **unspezifische Thalamus** (Truncothalamus) wird im Wesentlichen durch die

- intralaminäre Kerngruppe

gebildet. Auch die die Medialfläche des Thalamus als dünne Lamelle bedeckenden *Mittellinienkerne* werden meist dazu gerechnet. Die unspezifischen Thalamuskerne zeichnen sich durch ihre im Vergleich zum Palliothalamus ganz andersartige Faserverbindung zur Großhirnrinde aus. Sie haben nur wenige, meist *unspezifische Efferenzen* zum Kortex, was bedeutet, dass eine genaue Zuordnung eines Truncothalamuskerns zu einem *bestimmten* Kortexareal kaum möglich ist. Dafür sind diese Thalamusanteile mit Kernen der Basalganglien, mit dem Cerebellum und vor allem mit der Formatio reticularis **afferent** und neben der Großhirnrinde mit den meisten anderen Thalamuskernen **efferent** verbunden.

Der größte der intralaminären Kerne ist der *Ncl. centromedianus*. Er erhält Afferenzen in erster Linie von der Formatio reticularis (ARAS), weiterhin aus Kollateralen des Tractus spinothalamicus, aus dem Kleinhirn und kortikal aus der prämotorischen und motorischen Rinde. Efferent ist er mit den anderen Thalamuskernen, mit dem Striatum (s. Kap. 9.2.2) und mit dem Gyrus cinguli verknüpft (s. Kap. 9.4.5). Diese Faserverbindungen weisen zum einen auf seine Bedeutung beim „Wecksystem" (s. u.), zum anderen auf seine wichtige Funktion bei der Integration von motorischen Impulsen hin. Unter anderem kommt auf diese Weise die indirekte efferente Verknüpfung des Cerebellums mit den Basalganglien zustande, die bei der Bearbeitung motorischer Impulse eine Rolle spielt.

„*Unspezifisch*" werden die Kerne des Truncothalamus vor allem deshalb genannt, weil ihre Erregung zu einer *unspezifischen, regional nicht scharf begrenzten Erregung* des *Großhirnkortex* führen kann. Dies muss man sich über eine Verbindung der *unspezifischen* Kerne des Thalamus zu allen *spezifischen* Kernen erklären, die ja intensive Projektionen zum gesamten Kortex haben. Die Bedeutung dieser aufwändigen Verschaltung liegt darin, dass die unspezifischen Thalamuskerne ja starke afferente Projektionen von der Formatio reticularis (FR) erhalten, insbesondere von dem Teil, der das aufsteigende retikuläre Aktivierungssystem *(ARAS)* bildet (vgl. Kap. 6.3.3). Eine Aktivierung des ARAS kann zu einer unspezifischen Aktivierung des gesamten Kortex führen. Das ARAS selbst steht unter Einfluss z. B. serotoninerger Projektionen (*Hemmung:* Müdigkeit, Schlaf) sowie noradrenerger Projektionen (*Aktivierung:* Wach- bis hin zu Erregungszustand). Mit anderen Worten: Der unspezifische Thalamus ist das ausführende Organ des aufsteigenden Aktivierungssystems und führt über die Aktivierung der spezifischen Thalamuskerne zu einer unspezifischen Aktivierung der Großhirnrinde, um so Verschaltungen, die dort ablaufen sollen, im Sinne einer „Vorerregung" der Neurone zu

Zwischenhirn (Diencephalon)

bahnen (vgl. Abb. 8.5). Den verschiedenen „unspezifischen Kernen" können dabei durchaus unterschiedliche Bereiche der Aktivierung zufallen. Einzelne Kerne sind durch ihre Faserverbindungen mehr für die Aufmerksamkeitsbahnung bei kognitiven Prozessen, andere bei der Zuwendung zu multiplen sensorischen Stimuli und wieder andere mehr zu emotionalen Stimuli verantwortlich.

Es ist interessant, dass nicht alle Reize zu einer gleichartigen Aktivierung des Kortex führen. Man kann sich auch auf einzelne Sinnesreize speziell sensibilisieren. Man denke an eine Mutter, die ihr Kind schlafen legt, danach selbst schläft und einerseits beim leisesten Geräusch, das ihr ankündet, ihr Kind brauche sie, hellwach ist, andererseits aber den laut hereinpolternden Ehemann nicht wahrnimmt, sondern ruhig weiterschläft. Wie eine solche Sensibilisierung stattfindet, ob auf thalamischer Ebene oder auf Ebene der Formatio reticularis im Hirnstamm oder möglicherweise beides, lässt sich mit dem derzeitigen Kenntnisstand schwer beantworten. Es ist jedoch nicht unwahrscheinlich, dass gerade im Wechselspiel zwischen spezifischen und unspezifischen Thalamuskernen diese Selektion getroffen wird und auf bestimmte Reize hin die unspezifischen Thalamuskerne aktiviert werden, die dann wiederum zu einer Weckreaktion des Kortex führen.

Wie unspezifisch ist der unspezifische Thalamus? Der Begriff „unspezifischer Thalamus" wird bisweilen deshalb kritisiert, weil den intralaminären Kernen neben der wichtigen Beteiligung am aufsteigenden Aktivierungssystem auch andere, relativ eng umschriebene Funktionen zukommen, z.B. im Rahmen der erwähnten „spezifischen" Faserverbindungen zu Basalganglien und Kleinhirn. Dennoch scheint es zur Abgrenzung der unterschiedlichen Funktionsweise im Vergleich zu den „spezifischen" Thalamuskernen nach wie vor gerechtfertigt, den Begriff „unspezifischer Thalamus" anzuwenden.

8.2.3 Funktionsausfall bei Schädigung des Thalamus

Klinik Eine Schädigung des Thalamus durch Blutungen, Ischämien oder Hirntumoren führt zum sog. *Thalamussyndrom*. Es betrifft in der Regel die kontralaterale Körperhälfte. Man kann dabei Störungen der Motorik, Sensibilität, aber auch vegetativer und selbst psychischer Funktionen beobachten. Je nachdem, welche Teile des Thalamus geschädigt werden, resultiert eine *Hemiparese* (halbseitige Muskelschwäche, möglicherweise durch fehlende thalamische Aktivierung des Motokortex), eine *Ataxie* (durch fehlende Projektion der Kleinhirnimpulse via Thalamus zum motorischen Kortex), *Bewegungsunruhe* (im Sinne choreatischer Bewegungen, erklärbar durch eine Störung im Funktionskreis zwischen Thalamus und Basalganglien, s. Kap. 9.2.7), *Sensibilitätsausfall* (durch fehlende Projektion der somatosensiblen Information zum sensiblen Kortex), *Hemianopsie* (durch fehlende Projektion der kontralateralen Gesichtsfeldinformation zur ipsilateralen Sehrinde). Oft beobachtet man auch ständige *Schmerzen* (möglicherweise, weil die Schmerzinformation in den ggf. geschädigten Thalamusarealen nicht mehr selektiv an der Weiterleitung zum Kortex gehindert werden kann). Auch kann eine mehr oder weniger ausgeprägte Herabminderung des Bewusstseins (wohl durch Läsion der unspezifischen Thalamuskerne) auftreten.

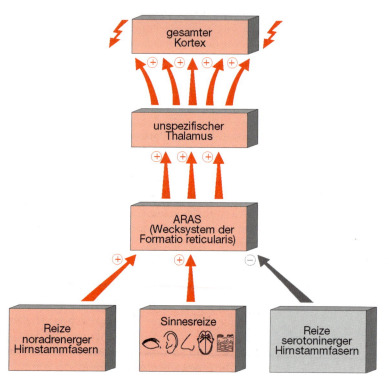

Abb. 8.5 Funktionsbeziehungen zwischen aufsteigendem aktivierendem retikulärem System (ARAS), unspezifischen Thalamuskernen und Kortexaktivierung.
Erregende bzw. hemmende Impulswirkungen sind durch ein + oder – gekennzeichnet. Beachte, dass die Aktivierung des Kortex von den unspezifischen Thalamuskernen sich über die spezifischen Thalamuskerne manifestiert (hier aus Übersichtlichkeitsgründen nicht berücksichtigt).

8.3 Hypothalamus

Der Hypothalamus bildet den Boden des dritten Ventrikels und einen Teil seiner Seiten- und Vorderwand. Wie in Kap. 8.1 beschrieben, bildet er als wichtige und von außen (unten) sichtbare Strukturen von hinten nach vorne die *Corpora mamillaria*, das *Tuber cinereum*, das *Infundibulum* mit der *Neurohypophyse* und am Übergang des Tuber cinereum in das Infundibulum die *Eminentia mediana* aus (vgl. Abb. 8.1).

Funktionell kann der Hypothalamus im Wesentlichen als

- oberstes Integrationsorgan vegetativer Funktionen

(vegetatives Nervensystem und endokrine Organe) angesehen werden. Man könnte ihn als eine Art „Innenministerium des Körpers" bezeichnen. In diesem Sinn sind auch die meisten seiner Kerne efferent mit vegetativen Zentren im Hirnstamm und Rückenmark oder (mit der Aufgabe der hormonellen Regulation) mit der Eminentia mediana verbunden. Doch bilden sie auch multiple Schaltkreise untereinander aus und erhalten dabei zusätzliche Afferenzen aus dem gesamten ZNS, auch aus dem Großhirnkortex und dem limbischen System, was die Beeinflussung vegetativer Parameter durch psychische Vorgänge verständlich macht. Im Einzelnen ist der Hypothalamus für die Aufrechterhaltung und Koordination wichtiger Parameter wie Atmung, Kreislauf, Körpertemperatur, Flüssigkeits- und Nahrungsaufnahmeverhalten, Reproduktionsverhalten u.v.m. verantwortlich. Für all diese Funktionen gibt es in diesem Teil des Zwischenhirns verschiedene Zentren, die hier aber nur kursorisch abgehandelt werden können.

Hypothalamus und Immunologie Zwischen Nerven- und Immunsystem existieren zahlreiche Wechselwirkungen. Das ZNS kann bestimmte Formen von Immunreaktionen in der Peripherie wahrnehmen und vermag umgekehrt immunregulatorische Signale in die Peripherie zu senden. Zum einen geschieht dies über die Hypophyse auf dem endokrinen Weg (nahezu alle Hypophysenvorderlappenhormone haben Einfluss auf die Immunantwort, umgekehrt können T-Lymphozyten auch verschiedene Hormone sezernieren, die sonst nur im Hypophysenvorderlappen ausgeschüttet werden). Besondere Bedeutung kommt dabei dem Wachstumshormon (GH) zu, das T-Zell-stimulierend wirkt. Zum anderen werden nahezu alle lymphatischen Organe vom vegetativen, insbesondere sympathischen Nervensystem innerviert und in ihrer Funktion moduliert (je nach Ablauf der Immunreaktion stimuliert oder auch unterdrückt). So verwundert es nicht, dass der Hypothalamus als übergeordnetes Steuerungszentrum des vegetativen Nervensystems und des hypophysengesteuerten endokrinen Systems ebenfalls das Immunsystem beeinflusst. Läsionen bestimmter Hypothalamusgebiete vermindern oder verändern die Immunantwort auf entsprechende Stimuli z.T. erheblich. Im Rahmen des in den vergangenen Jahren aufblühenden Wissenschaftszweiges *Psychoneuroimmunologie* ist dies besonders interessant, steht doch der Hypothalamus selbst intensiv unter des Einfluss des limbischen Systems (s. Kap. 9.4), das wiederum eine sehr enge funktionelle Beziehung zu psychischen Vorgängen hat.

8.3.1 Kerngebiete des Hypothalamus und ihre Funktion

Der Hypothalamus lässt sich in drei (bzw. vier) Kerngruppen einteilen, eine *vordere (rostrale)*, eine *mittlere (intermediäre)* und eine *hintere (posteriore) Kerngruppe*. Der hinteren Kerngruppe entsprechen die Ncll. corporis mamillaris im Corpus mamillare, die beiden anderen den jeweils davor liegenden Hypothalamusarealen (Abb. 8.6). Von diesen drei Gruppen wird bisweilen noch eine *dorsale Kerngruppe* abgegrenzt. Alternativ hierzu kann man den Hypothalamus auch in einen *periventrikulären*, *medialen* und *lateralen* Teil gliedern. In dieser Darstellung folgen wir jedoch der erstgenannten Einteilung.

8.3.1.1 Vordere Kerngruppe des Hypothalamus

Die wichtigsten Kerne dieser Gruppe sind der Ncl. supraopticus, der Ncl. paraventricularis, der Ncl. suprachiasmaticus und der Ncl. preopticus.

Ncl. supraopticus (Abb. 8.6, 1) Wie auch der Ncl. paraventricularis ist dieser Kern, der über dem Tractus opticus liegt (Name!), dem neuroendokrinen System des Hypophysenhinterlappens zuzuordnen. Seine Neurone produzieren überwiegend das Hypophysenhinterlappenhormon *Vasopressin* (*antidiuretisches Hormon, ADH*), zu geringeren Teilen auch das Wehenhormon *Oxytocin*. Mit seinen Fortsätzen projiziert der Kern in die Neurohypophyse, von der aus diese Hormone dann ins Blut gelangen.

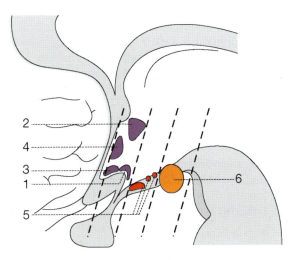

Abb. 8.6 Kerne des Hypothalamus.
Vordere Kerngruppe: **1** Ncl. supraopticus, **2** Ncl. paraventricularis, **3** Ncl. suprachiasmaticus, **4** Ncll. preoptici.
Mittlere Kerngruppe: **5** Ncl. arcuatus und Ncll. tuberales.
Hintere Kerngruppe: **6** Ncll. corporis mamillaris.

Zwischenhirn (Diencephalon)

Die **Funktion** des Vasopressins besteht vor allem darin, in der Niere die Wasserrückresorption zu gewährleisten. Darüber hinaus besteht eine gewisse gefäßverengende Wirkung. Dementsprechend sind adäquate Reize für die Vasopressin-Ausschüttung u.a. eine *Hyperosmolarität* des Blutplasmas (zu hohe Konzentration von Elektrolyten) und eine verminderte Dehnung der Vorhofrezeptoren (bei zu geringem Blutvolumen). Zur Funktion des Oxytocins s.u.

Klinik Eine Schädigung im Bereich des Kerns oder des Hypophysenhinterlappens führt zu einem Verlust an ADH, wodurch die Wasserrückresorption in der Niere erheblich vermindert ist. Die Kranken scheiden bis zu 20 l niedrig konzentrierten Harn pro Tag aus und sind vorwiegend damit beschäftigt, die verlorene Flüssigkeit durch ständiges Trinken wieder zu ersetzen. Das Krankheitsbild wird als *Diabetes insipidus* bezeichnet.

Ncl. paraventricularis (Abb. 8.6, 2) Dieser Kern liegt in der Seitenwand des dritten Ventrikels (Name!) und ist der Hauptproduzent des Hormons *Oxytocin*, zu geringem Teil ist er auch an der Vasopressinbildung beteiligt. Über seine in die Neurohypophyse gerichteten Fortsätze sezerniert er auf entsprechende Reize hin (s.u.) Oxytocin oder Vasopressin in den systemischen Blutkreislauf. Mit seinem kleinzelligen Anteil projiziert er auch in die *Eminentia mediana* (s.u.), um von dort aus die Funktion der Adenohypophyse zu beeinflussen.

Die **Funktion** des Ncl. paraventricularis ist vielfältig. Sein im Hypophysenhinterlappen ausgeschüttetes Hormon Oxytocin ist hauptsächlich für die Kontraktion des Uterus bei der Geburt verantwortlich, wenngleich auch hierfür noch andere Mechanismen mitentscheidend sind. Weiterhin ist Oxytocin das *Milchejektionshormon*, d.h., auf psychische (z.B. Schreien des Kindes) oder taktile (z.B. Berühren der Brustwarze) Reize hin wird in der Hypophyse Oxytocin ausgeschüttet, das in der Brustdrüse die myoepithelialen Zellen zur Kontraktion veranlasst und damit die Milchausschüttung einleitet. Weitere wichtige, Oxytocin-unabhängige Funktionen des Ncl. paraventricularis sind Kreislauf- (Blutdruck, Puls) und Thermoregulation (Körpertemperatur) sowie Einfluss auf das Nahrungsaufnahmeverhalten (s.u.).

Ncl. suprachiasmaticus (Abb. 8.6, 3) Dieser Kern liegt oberhalb des Chiasma opticum (Name!) und hat funktionell eine entscheidende Bedeutung als Impulsgeber für den

- *zirkadianen Rhythmus*

(wachen/schlafen, zirkadian-rhythmisch gesteuerte Hormonproduktion, Körpertemperatur, Blutdruck u.v.m.). Für das Zustandekommen dieses zirkadianen Rhythmus sind zahlreiche Faktoren entscheidend, so z.B. der tageszeitliche Hell-Dunkel-Wechsel,

der dem Ncl. suprachiasmaticus direkt über retino-hypothalamische Projektionen vermittelt wird.

Ncll. preoptici (Abb. 8.6, 4) Ihre **Funktion** ist im Zusammenhang mit der Regulation der Körpertemperatur, des Sexualverhaltens und der Regulation gonadotroper Hormone der Hypophyse zu sehen (unterschiedliche Organisation des Kernkomplexes bei männlichen und weiblichen Gehirnen!).

Klinik Eine Schädigung im Bereich der Ncll. preoptici kann eine *Hypothermie*, eine Reizung eine *Hyperthermie* zur Folge haben. Auch das *Fieber* im Rahmen entzündlicher/infektiöser Prozesse im Organismus wird über diesen Kern vermittelt. Weiterhin sistiert bei Ausfall der präoptischen Region der weibliche Menstruationszyklus, da dieser in hochdifferenzierter Weise von verschiedenen hypothalamischen Zentren (ganz besonders aber von den Ncll. preoptici) gesteuert wird.

8.3.1.2 Mittlere Kerngruppe des Hypothalamus

Besonders wichtig sind der *Ncl. arcuatus* und die *Ncll. tuberales* im *Tuber cinereum* (Abb. 8.6, 5). Funktionell stehen die Kerne der mittleren Kerngruppe unter anderem im Dienst der Produktion von *Releasing-Hormonen* für die Adenohypophyse, die in der *Eminentia mediana* in den hypophysären Pfortaderkreislauf (s.u.) ausgeschüttet werden. Das Tuber cinereum kann somit vereinfacht als die wichtigste „Steuerzentrale" der Adenohypophyse betrachtet werden.

Zentren der Nahrungsaufnahmeregulation Zwei der bereits erwähnten Kerngebiete regulieren neben den besprochenen Funktionen auch das Nahrungsaufnahmeverhalten: der *Ncl. arcuatus* der mittleren und der *Ncl. paraventricularis* der vorderen Kerngruppe. Der Ncl. paraventricularis führt über den Transmitter CRH (das sonst als Hormon dienende Corticotropin-Releasing-Hormon) zu Inappetenz und dadurch Abnahme des Körpergewichts. Der Ncl. paraventricularis wird dabei von Afferenzen aus dem Ncl. arcuatus kontrolliert, der mit einer Neuronengruppe (Transmitter: Neuropeptid Y) die Ncl.-paraventricularis-Funktion *antagonisiert* (also zu gesteigerter Nahrungsaufnahme und Gewichtszunahme führt), mit einer anderen Neuronengruppe (Transmitter: Melanocortin) die Ncl.-paraventricularis-Funktion *verstärkt* (also zu Inappetenz und Gewichtsabnahme führt). Beide Kerngebiete stehen unter dem Einfluss der peripheren Hormone Insulin und Leptin einerseits (führt über den Ncl. paraventricularis zu verminderter Nahrungsaufnahme und Gewichtsabnahme) und Glukokortikosteroiden andererseits (z.B. Kortisol, führt über den Ncl. arcuatus zu gesteigerter Nahrungsaufnahme und Gewichtszunahme).

Klinik Die oben genannten Vorgänge sind von entscheidender Bedeutung bei der Pathophysiologie der *Adipositas* (krankhaftes Übergewicht, *Fettsucht*) und damit assoziierter Krankheiten wie *Diabetes mellitus* (*Zuckerkrankheit*). Weiterhin können pathologische Vorgänge (Reizung oder Schädigung z.B. durch Tumoren) in den oben beschriebenen Arealen zu magersucht- oder esssuchtartigen Symptomen führen (klinisches Beispiel in Abb. 8.7).

8.3 Hypothalamus

Abb. 8.7 Auslösung esssuchtartiger Symptome durch Zerstörung hypothalamischer Funktionszentren.
Der hier gezeigte Patient fiel seiner Umgebung durch eine drastische Änderung seiner Essgewohnheiten auf (Gewichtszunahme von 60 kg in zwei Jahren). Bei der radiologischen Untersuchung zeigte sich ein den Hypothalamus durchwachsender Hypophysentumor.
(a) **Patient vor der Erkrankung.**
(b) **Patient zwei Jahre nach Beginn der esssuchtartigen Symptome.**
(c) **Sagittalschnitt-Kernspintomographie des Zwischenhirns.**
   1 Hypophysentumor, der den Hypothalamus nach oben durchwächst (Grenzen durch Pfeile markiert). Der Tumor reicht nach oben bis zum **2** Fornix. **3** Corpus callosum. (Vgl. zur topographischen Orientierung Abb. 8.1).
   (Radiologische Bilder aus Universitätsklinikum Tübingen, mit freundlicher Genehmigung von PD Dr. Petersen. Fotos des Patienten mit freundlicher Genehmigung von diesem selbst)

8.3.1.3 Hintere Kerngruppe des Hypothalamus

Diese Gruppe befindet sich in den Corpora mamillaria als *Ncll. corporis mamillaris* (Abb. 8.6, 6) und hat reichhaltige viszerale Efferenzen in den Hirnstamm und das Rückenmark (vor allem über den Fasciculus longitudinalis posterior). Andererseits haben die Corpora mamillaria intensive Faserverbindungen mit dem limbischen System, im Besonderen mit dem Hippocampus (großer Teil des limbischen Systems im Temporallappen, s. Kap. 9.4.2), von dem sie über den *Fornix* zahlreiche Afferenzen erhalten. Efferent leiten sie diese Impulse aus dem Fornix in modifizierter Form über den *Fasciculus mamillothalamicus (Vicq-d'Azyr-Bündel)* zur vorderen Kerngruppe des Thalamus weiter, die wiederum efferent mit dem Gyrus cinguli und dem Hippocampus verbunden ist.

Funktionell schreibt man dieser mamillären Projektion eine Rolle für Verhaltensmuster im Rahmen der „Selbsterhaltung und der Reproduktion" zu. Die Verbindungen mit Gyrus cinguli und Hippocampus sind ein wichtiger Teil des später beschriebenen *Papez-Neuronenkreises* (s. S. 204f.). Eine leichte Modifikation dieses Neuronenkreises, die ebenfalls über die Corpora mamillaria verläuft, hat eine entscheidende Bedeutung beim Zustandekommen von Lernvorgängen.

Klinik Eine Zerstörung der Corpora mamillaria, wie sie im Rahmen der Hirnschädigung durch chronischen Alkoholmissbrauch *(alkoholische Enzephalopathie, Korsakow-Syndrom)* auftritt, hat dementsprechend neben Verhaltensauffälligkeiten massive Merkfähigkeitsstörungen zur Folge.

8.3.2 Faserverbindungen des Hypothalamus

Afferent und efferent ist der Hypothalamus mit zahlreichen Zentren des ZNS verbunden.

Im Einzelnen finden sich **Afferenzen** vorwiegend von Großhirngebieten, die dem limbischen System angehören (Hippocampus, Corpus amygdaloideum, Septum, Riechrinde), der Inselrinde, der Retina, sensiblen Hirnnervenkernen und dem Hinterhorn des Rückenmarks sowie von zahlreichen Kerngruppen der Formatio reticularis. **Efferente** Projektionen der Hypothalamuskerne haben als Transmitter meist Neuropeptide (z. B. Substanz P, Neuropeptid Y, Vasopressin, Oxytocin, Somatostatin, Enkephalin u. v. m.). Sie sind vor allem *aufsteigend* zu Großhirnrindengebieten, Anteilen des limbischen Systems und zum Thalamus sowie *absteigend* zu zahlreichen Zentren des Hirnstamms (Hirnnervenkerne, Formatio reticularis) und des Rückenmarks gerichtet. Wichtig sind auch die zahlreichen intrahypothalamischen Faserverbindungen, über die die einzelnen Kerne miteinander „kommunizieren".

Davon abgesehen, dass es natürlich nicht sinnvoll ist, all diese Faserverbindungen auswendig zu lernen, mag dieser Überblick über die Projektionen hypothalamischer Kerne ohnehin fragwürdig erscheinen vor dem Hintergrund, dass der Hypothalamus kein funktionell und anatomisch einheitliches Gebilde ist und zum Verständnis der Funktion die afferenten und efferenten Projektionen *jedes einzelnen Kerns* betrachtet werden müssen. Hier soll jedoch primär gezeigt werden, wie vielfältige Faserbeziehungen die Hypothalamuskerne insgesamt zu wichtigen Zentren des ZNS haben, um eine Idee von der Komplexität des dort ablaufenden Geschehens zu vermitteln und deutlich zu machen, welche von den vielen funktionellen Arealen des Gehirns (auch außerhalb des Hypothalamus) bei der Regulation des inneren Körpermilieus eine besondere Rolle spielen.

Im Groben kann man festhalten, dass der Hypothalamus afferent und efferent intensive Faserbeziehungen zum limbischen System hat, zahlreiche afferente Projektionen aus sensiblen Zentren des ZNS erhält und efferent zu vielen, vor allem *viszeromotorischen* Kerngebieten projiziert. Von den Fasertrakten, die den Hypothalamus mit anderen zentralnervösen Zentren verbinden, sollen hier nur die wichtigsten kurz besprochen werden.

Fornix Der Fornix ist ein bereits makroskopisch gut sichtbares Faserbündel, das vom Hippocampus im Temporallappen seinen Ursprung nimmt und dann in einem Bogen von hinten her über den dritten Ventrikel nach vorne verläuft, wobei er mit dem Fornix der Gegenseite das Ventrikeldach, die Tela choroidea, überspannt. Die Fornices beider Seiten tauschen Fasern aus *(Commissura fornicis)*. Ventral des dritten Ventrikels trennen sich beide Fornices wieder, und jeder Fornix endet als großes Faserbündel im Corpus mamillare (vgl. Abb. 9.15, *3–7*, S. 204). Auf seinem Weg durch die vorderen Hypothalamusabschnitte gibt der Fornix einige Kollateralen zu den dort liegenden Kernen ab.

Fasciculus longitudinalis posterior Dieses uneinheitliche, vorwiegend ungekreuzt verlaufende Bündel ist der größte, wenn auch nicht der einzige, *efferente* Weg hypothalamischer Fasern in den Hirnstamm und ins Seitenhorn des Rückenmarks, führt aber ebenso zahlreich aufsteigende, *afferente* Fasern zu hypothalamischen Kerngebieten. Es wurde bereits bei der Besprechung der Hirnstammfasersysteme erläutert (s. S. 144).

Fasciculus medialis telencephali Dieser meist als *mediales Vorderhirnbündel* bezeichnete Fasertrakt reicht von der Riechrinde im Großhirn bis zum Tegmentum des Hirnstamms. Er verbindet den Hypothalamus *afferent* und *efferent* mit der Riechrinde zum einen, mit der Formatio reticularis und anderen Hirnstammzentren zum anderen. Aufsteigende (vor allem *monoaminerge*) Fasern aus der Formatio reticularis ziehen darin (unter Abgabe hypothalamischer Kollateralen) zu Großhirnstrukturen des limbischen Systems und sollen so auf komplexe Weise das Verhalten beeinflussen.

Stria terminalis Sie verbindet mit ihren Fasern das *Corpus amygdaloideum* (großer Kern des Großhirns im Temporallappen, der dem limbischen System angehört) mit verschiedenen Kerngebieten des Hypothalamus. Sie läuft entlang dem *Ncl. caudatus* im Großhirnmarklager und ist wie das mediale Vorderhirnbündel eine der afferenten und efferenten hypothalamischen Verbindungen mit dem limbischen System, wodurch sich partiell die gegenseitige Beeinflussung des vegetativen Systems und emotionaler sowie verhaltensbiologischer Vorgänge erklären lassen.

8.4 Hypophyse

Die Hypophyse liegt, vorne und hinten knöchern begrenzt, in der *Sella turcica* des Os sphenoidale, die oben durch eine Duraplatte, das *Diaphragma sellae*, überspannt ist. Die Hypophyse ist das hormonelle „Ausführungsorgan" des Hypothalamus. Sie besteht aus zwei Anteilen:

- *Adenohypophyse (Hypophysenvorderlappen, HVL)*
- *Neurohypophyse (Hypophysenhinterlappen, HHL)*

(Abb. 8.8, *1* und *2*). Die Neurohypophyse ist eine Struktur des Hypothalamus. Die Adenohypophyse hingegen ist kein Bestandteil des Gehirns, sondern lagert sich dem Zwischenhirn lediglich an. Sie entsteht embryologisch durch eine Abspaltung des Rachendachs, die *Rathke-Tasche*, die sich zunächst nach oben wölbt und im Lauf der Entwicklung schließlich ganz ablöst.

Klinik Im Zuge dieses embryonalen Ablösungsprozesses können Reste der Rathke-Tasche im Rachendach liegen bleiben, die dann (meist gutartige) Tumoren bilden können *(Kraniopharyngeome)*.

Neurohypophyse (HHL) Das Tuber cinereum geht vorne mit der Eminentia mediana in das trichterförmige *Infundibulum*[6] über, das sich schließlich in

---

[6] infundibulum (lat.) = Trichter

8.4 Hypophyse

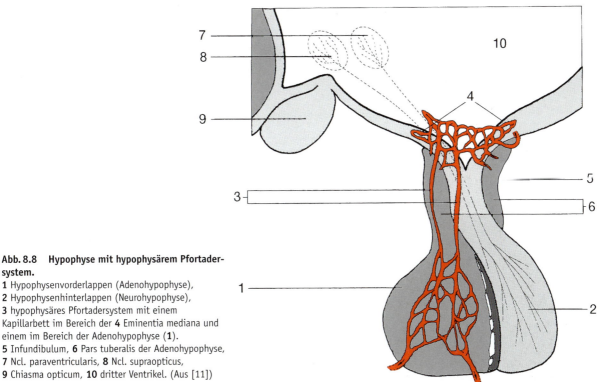

Abb. 8.8 Hypophyse mit hypophysärem Pfortadersystem.
1 Hypophysenvorderlappen (Adenohypophyse), **2** Hypophysenhinterlappen (Neurohypophyse), **3** hypophysäres Pfortadersystem mit einem Kapillarbett im Bereich der **4** Eminentia mediana und einem im Bereich der Adenohypophyse (**1**). **5** Infundibulum, **6** Pars tuberalis der Adenohypophyse, **7** Ncl. paraventricularis, **8** Ncl. supraopticus, **9** Chiasma opticum, **10** dritter Ventrikel. (Aus [11])

die Neurohypophyse fortsetzt. Im HHL ist ebenso wie an der Eminentia mediana keine dichte Blut-Hirn-Schranke ausgebildet, so dass hier Hormone, die in Nervenzellen gebildet und von diesen ausgeschüttet werden, via *Neurosekretion* ins Blut gelangen können *(neurohämale Region)*. Hier werden also die Hormone des HHL (Oxytocin und Vasopressin) in die Blutbahn abgegeben (s. Kap. 8.3.1.1). **Mikroskopisch** besteht der HHL aus den überwiegend marklosen Fortsätzen (Axonen) der Zellen des Ncl. paraventricularis und Ncl. supraopticus. Sie werden nur von Astrozyten (hier: sog. *Pituizyten*[7]) und reichlich Kapillaren umgeben.

Die neurosekretorischen Axone des Hypothalamus verzweigen sich nicht wie die Neuriten normaler Nervenzellen zu einem Telodendron, sondern enden lediglich mit *einer* kleinen Verdickung an einer Kapillare, in deren Lumen sie wie in einen synaptischen Spalt ihr Neurosekret abgeben.

Adenohypophyse (HVL) Der größere Hypophysenvorderlappen umhüllt den kleineren Hinterlappen zur Hälfte von vorne her und besteht gemäß seiner Anlage nicht aus Nervengewebe, sondern aus Drüsenepithelien. Klinisch wichtig sind hier die topographischen Beziehungen: Oberhalb des HVL befindet sich direkt das Chiasma opticum, rechts und links der – venöses Blut enthaltende – Sinus cavernosus.

Die **Funktion** der Adenohypophyse ist es, z. T. *glandotrope Hormone*, z. T. auch direkte *Effektorhormone* zu bilden. Die **glandotropen Hormone** wirken auf endokrine Drüsen (z. B. Schilddrüse, Nebennierenrinde), die dann mit ihren eigenen Hormonen wiederum auf periphere Organe Einfluss nehmen. Die **Effektorhormone** wirken dagegen *direkt* auf periphere Organe (z. B. Brustdrüse), ohne „Zwischenschaltung" einer weiteren endokrinen Drüse. Dabei wird die Freisetzung der HVL-Hormone vom Hypothalamus mit Hilfe der *Releasing-* oder *Release-Inhibiting-Hormone* gesteuert. Die Hormone der Hypophyse sind mit ihrer Funktion und ihren Releasing-Hormonen in Tabelle **8.1** aufgeführt. (Für weitere Details s. Lehrbücher der Physiologie.)

Man unterscheidet bei den Drüsenepithelien *azidophile*, *basophile* und *chromophobe Zellen*. Diese Einteilung gemäß der histochemischen Anfärbbarkeit hat mit deren Hormonproduktion direkt nichts zu tun, gleichwohl kann man aber bestimmten Zellen einzelne Hormone zuordnen, die sie produzieren (vgl. Tabelle **8.1**).

Hypothalamohypophysärer Pfortaderkreislauf Das Blut, das die Kapillaren der Eminentia mediana durchfließt, durchläuft im HVL ein zweites Kapillarbett (s. Abb. **8.8**). So kommen die Releasinghormone, die im Hypothalamus an der Eminentia mediana sezerniert werden, in hoher Konzentration an den Epithelzellen der Adenohypophyse an, die dann mit einer Sekretionssteigerung oder -minderung der ent-

---

[7] von *Glandula pituitaria* (heute relativ ungebräuchlich gewordener lat. Ausdruck für *Hypophyse*; pituita = Schleim)

Zwischenhirn (Diencephalon)

Tab. 8.1 Hormone des Hypophysenvorderlappens und ihre Releasing-Hormone.

Hormon	Funktionsstichwort	Produktionsort	Releasing-Hormon	Release-Inhibiting-Hormon
Wachstumshormon (STH)	fördert Körperwachstum, Proteinsynthese und Blutzuckeranstieg	azidophile Zellen	Somatotropin-Releasing-Hormon (SRH)	Somatotropin-Inhibiting-Hormon (SIH)
Prolaktin (PRL)	Milchbildung in der Brustdrüse	azidophile Zellen	Prolaktin-Releasing-Hormon*	Prolaktin-Inhibiting-Hormon (PIH) = Dopamin
Kortikotropin (Adreno-corticotropes Hormon, ACTH)	Sekretionsreiz für die Nebennierenrinde	basophile und chromophobe Zellen	Kortikotropin-Releasing-Hormon (CRH)	?
Melanotropin (Melanozyten-stimulierendes Hormon, MSH)	Pigmentierung der Haut	basophile und chromophobe Zellen (gemeinsame Produktion mit ACTH in denselben Zellen)	Melanotropin-Releasing-Hormon (MRH)	Melanotropin-Inhibiting-Hormon (MIH)
Follikelstimulierendes Hormon (FSH)	stimuliert die Eizellen- bzw. Spermienreifung	basophile Zellen	Gonadotropin-Releasing-Hormon (Gn-RH)	(Dopamin; inhibiert GnRH-Ausschüttung auf hypothalamischer Ebene)
Luteotropes Hormon (LH)	Gelbkörperbildung im Eierstock bzw. Testosteronproduktion im Hoden	basophile Zellen	Gonadotropin-Releasing-Hormon (Gn-RH)	(Dopamin; inhibiert GnRH-Ausschüttung auf hypothalamischer Ebene)
Thyreotropin (Thyroidea-stimulierendes Hormon, TSH)	Sekretionsreiz für die Schilddrüse (Stimulation der Thyroxinfreisetzung)	basophile Zellen	Thyreotropin-Releasing-Hormon (TRH)	Somatotropin(!)-Inhibiting-Hormon

* Dieses erst vor kurzem beschriebene Releasing-Hormon wurde von den Erstbeschreibern Prolactin-Releasing-*Peptide* genannt, hier wird jedoch der Einheitlichkeit halber der Begriff des Releasing-*Hormons* vorgezogen.

sprechenden HVL-Hormone reagieren. Würde das Blut aus der Eminentia mediana zuerst in den großen Kreislauf geraten, bräuchte es zum einen länger, bis die hypothalamische Hormoninformation den HVL erreicht, zum anderen wären durch die starke Verdünnung viel größere Releasing-Hormon-Mengen nötig, um einen gleichen Effekt zu erzielen, als es mit dem Pfortadersystem der Fall ist.

Klinik

Hypophysentumoren Gutartige Tumoren des HVL (*Hypophysenadenome*) sind relativ häufig und mit Kenntnissen der funktionellen und topographischen Anatomie gut klinisch zu diagnostizieren. Zum einen fallen die Symptome auf, die unmittelbar durch das Hormon ausgelöst werden, das von den entarteten Zellen produziert wird (z. B. durch Wachstumshormon *Riesenwuchs* bei Kindern oder *Akromegalie*[8] bei Erwachsenen), wobei zu bedenken ist, dass nicht alle Hypophysentumoren endokrin aktiv sind. Andererseits fallen die Hormone der restlichen HVL-Zellen durch Kompression des tumorumgebenden Gewebes aus, so dass z. B. bei Frauen eine plötzliche frühzeitige Menopause[9] auftreten kann (Ausfall von LH und FSH). Ein klassisches neurologisches Leitsymptom des Hypophysentumors ist die *bitemporale Hemianopsie* (Ausfall beider temporaler Gesichtsfeldhälften, vgl. Kap. 9.9.1), die durch Druck des Tumors auf das direkt darüber liegende Chiasma opticum erklärbar ist (klinisches Beispiel in Abb. 8.9). Bei sehr großen Tumoren, die auch nach lateral in den Sinus cavernosus wachsen, treten zunehmend Hirnnervenläsionen auf, vor allem solche des N. abducens, der mitten durch den Sinus cavernosus hindurchläuft.

Ausfall des Hypophysenhinterlappens Das Krankheitsbild wird als *Diabetes insipidus* bezeichnet (s. klinischer Hinweis in Kap. 8.3.1.1).

8.5 Epithalamus

Der Epithalamus sitzt dem Thalamus von hinten her auf. Er besteht im Wesentlichen aus fünf Anteilen: der *Epiphyse (Glandula pinealis, Zirbeldrüse)*, den *Habenulae* mit den *Ncll. habenulares* und der *Stria medullaris*, der *Area pretectalis* sowie der *Commissura posterior (Commissura epithalamica)*.

---

[8] akron (gr.) = Spitze; megas (gr.) = groß; Akromegalie bezeichnet die dysproportionierte Vergrößerung der Akren (Kinn, Nase, Lippen, Hände, Füße).

[9] Sistieren des weiblichen Menstruationszyklus (men/menos [gr.] = Monat; pauestai [gr.] = aufhören).

8.5 Epithalamus

8.5.1 Epiphyse (Glandula pinealis)

Die Lage der Epiphyse wurde bereits in Kap. 8.1 beschrieben (vgl. Abb. 8.1, *18* und Abb.5.1, *28*). Mit etwas Phantasie kann man ihr durchaus die Gestalt eines Pinienzapfens zuschreiben, was ihr wohl den Namen eingetragen hat. Ihre Zellen sind speziell differenzierte Neurone, die wohl nur endokrinologische Aufgaben haben. Sie produzieren in erster Linie das Hormon *Melatonin*. Dieses ist wahrscheinlich eine Art „Zeitgeberhormon", d.h. ein Vermittler des lichtabhängigen zirkadianen Rhythmus über den Liquor- und Blutweg an vegetative Hirnzentren und an die inneren Organe (tages- und sogar jahreszeitabhängige Blutkonzentrationen!). Die diesbezügliche Information erhält die Epiphyse vom Ncl. suprachiasmaticus, der Steuerzentrale des zirkadianen Rhythmus im Hypothalamus (s. Kap. 8.3.1.1).

Klinik Tumoren der Epiphyse *(Pinealome)*, die vor allem im Kindesalter auftreten, haben oft eine schlechte Prognose. Durch Druck auf die umgebenden Strukturen lösen sie verschiedene Symptome aus. Bereits früh bemerkt man eine vertikale Blickparese durch Druck auf die unmittelbar darunter gelegene Commissura posterior, in der Fasern der vertikalen Blickzentren des Mittelhirns zur Gegenseite kreuzen. Auch fällt sehr früh der Pupillenreflex aus, da der Tumor auf die ebenfalls unmittelbar unter ihr gelegene Area pretectalis drückt, in der der Pupillenreflex verschaltet wird (s. u.).

8.5.2 Habenula und Stria medullaris

Die Epiphyse ist über zwei zügelartige Strukturen, die *Habenulae*, mit dem Thalamus verbunden, weshalb manche Autoren die Habenula als Teil des Thalamus betrachten. In diese sind die *Ncll. habenulares* eingelagert. Man vermutet in ihnen u.a. eine Umschaltstation für olfaktorische Impulse aus der Riechrinde des Großhirns, die von hier aus in den Hirnstamm weitergeleitet werden sollen, um dort vegetative Hirnnervenkerne zu erreichen. Unter anderem soll so der Einfluss der Riechempfindung auf die Nahrungsaufnahme zustande kommen (z.B. Speichelsekretion bei wohlriechenden Speisen oder Brechreiz bei besonders widerwärtigen Gerüchen). Ihre Afferenzen erhalten die Habenulakerne über die sog. *Stria medullaris*, eine Faserstruktur, die entlang dem Thalamus zum Epithalamus verläuft.

8.5.3 Area pretectalis

Die Area pretectalis, die rostral der oberen zwei Hügel an der Grenze vom Mittelhirn zum Zwischenhirn liegt (Abb. 5.1, *24*), enthält die *Ncll. pretectales*. Sie hat eine wichtige Funktion bei der Verschaltung des Lichtreflexes (Pupillenverengung bei Lichteinfall), der klinisch als „Pupillenreflex" überprüft wird. Ihre Afferenzen erhalten die Ncll. pretectales vorwiegend von der Retina über Fasern des Tractus opticus, die über die Brachii colliculi superiores zur Area pretectalis gelangen. Ihre Efferenzen richten sie nach vorne am Aquädukt vorbei zum ipsilateralen und kontralateralen Ncl. accessorius n. oculomotorii (Ncl. Edinger-Westphal), dessen Neurone dann im Auge die Kontraktion des glatten M. sphincter pupillae veranlassen. Die Ncll. pretectales *einer* Seite

Abb. 8.9 Hypophysenadenom.
Horizontalschnitt-Kernspintomographie in Schnitthöhe des Hypophysenstiels.
(a) **Ausgedehntes Hypophysenadenom**, das nach lateral und oben verdrängend wächst (hebt sich hell gegen das umgebende Gehirngewebe ab, mit Pfeilen eingegrenzt).
Symptomatik des Patienten: Bitemporale Hemianopsie (durch Kompression des Chiasma opticum). Laborchemisch erhöhter Prolaktinspiegel.
(Bild aus Universitätsklinikum Tübingen, mit freundlicher Genehmigung von PD Dr. Petersen, Abt. Neuroradiologie)
(b) **Normalbefund** zum Vergleich.
(Bild aus Universitätsklinikum Freiburg, mit freundlicher Genehmigung von Prof. Dr. Langer, Abt. Radiologie)
Bezeichnungen für **a** und **b**: 1 Hypophysenstiel (Infundibulum, nur in **b**, in **a** ist er durch den Tumor verdrängt), 2 Mittelhirn, 3 Temporallappen, 4 basaler Frontallappen, 5 Anschnitt der Stirnhöhle.

Zwischenhirn (Diencephalon)

projizieren über die Commissura posterior auch zum *kontralateralen* Ncl. accessorius n. oculomotorii. Über diese Verbindung kommt die sog. *konsensuelle Lichtreaktion* der Pupille zustande: Bei der Belichtung nur einer Pupille verengt sich die andere mit.

8.5.4 Commissura posterior

Die Commissura posterior (auch: *Commissura epithalamica*) enthält Faserzüge aus der Vierhügelplatte, dem mesenzephalen Tegmentum (rostrale Formatio reticularis – Bedeutung für vertikale Augenbewegungen) und der Area pretectalis (Bedeutung für konsensuellen Pupillenreflex, s.o.), die jeweils in ihr zur Gegenseite kreuzen.

8.6 Subthalamus

Die wichtigsten Teile des Subthalamus sind der *Ncl. subthalamicus* und ein Großteil des *Globus pallidus* (meist kurz *Pallidum* genannt). Diese Kerngebiete gehören funktionell zu den Basalganglien (Kerne im Marklager des Großhirns) und werden daher in Kap. 9.2 beschrieben.

Zusammenfassung

Das Zwischenhirn *(Diencephalon)* wird kaudal vom Mittelhirn und rostral sowie dorsal vom Großhirn begrenzt. Man unterscheidet vier Anteile (Reihenfolge nach ihrer topographischen Lage in der Embryonalzeit):

1. *Epithalamus* (besteht vor allem aus Epiphyse, Habenula und Area pretectalis)
2. *Thalamus* (großer Kernkomplex, der von beiden Seiten her den dritten Ventrikel begrenzt)
3. *Subthalamus* (besteht vor allem aus Ncl. subthalamicus und Teilen des Pallidums)
4. *Hypothalamus* (besteht aus vielen kleineren Kerngebieten; bildet den Boden des dritten Ventrikels und läuft nach unten mit dem Hypophysenstiel in den Hypophysenhinterlappen aus).

Thalamus Er ist ein großes Konglomerat einzelner Kerne, die funktionell zwar streng zu unterscheiden sind, dabei aber z. T. in enger Verbindung stehen. Der Thalamus ist die vorletzte Endigungsstelle aller (mit Ausnahme der olfaktorischen) sensorischen und sensiblen Bahnen, deren Impulse von hier aus zum Großhirn weitergeleitet werden. Funktionell und anatomisch unterscheidet man vor allem hinsichtlich ihrer Beziehung zum Großhirnkortex zwei Hauptanteile des Thalamus: den *spezifischen Thalamus (Palliothalamus)* und den *unspezifischen Thalamus (Truncothalamus)*. Die **spezifischen Thalamuskerne** haben Verbindungen mit einzelnen, gut voneinander abgrenzbaren Großhirnrindengebieten. So hat z.B. ein Kern eine enge funktionelle Verbindung mit dem motorischen Kortex, ein anderer mit dem sensiblen Kortex, ein dritter mit der Sehrinde etc. Als besonders wichtige spezifische Thalamuskerne können mit dem jeweils zugehörigen Kortexareal hervorgehoben werden:

- *Ncl. ventralis anterior* (VA)
  – prämotorische Rinde
- *Ncl. ventralis lateralis* (VL)
  – motorische Rinde
- *Ncl. ventralis posterior* (VP)
  – somatosensible Rinde
- *Corpus geniculatum laterale*
  – Sehrinde
- *Corpus geniculatum mediale*
  – Hörrinde
- *Ncll. anteriores*
  – limbisches System (vor allem Gyrus cinguli, Hippocampus).

Die **unspezifischen Thalamuskerne** hingegen haben zum einen eine funktionell enge Beziehung zum Hirnstamm, zum anderen ebenfalls zur Großhirnrinde. In diesem Falle aber so, dass die Erregung unspezifischer Thalamuskerne zu einer *unspezifischen*, diffusen Erregung des Kortex führt, zu einer sog. *Weck-* oder *Wachreaktion*. Die unspezifischen Thalamuskerne werden besonders in ihrer Aktivität von der Formatio reticularis mit ihrem *aufsteigenden retikulären aktivierenden System (ARAS)* gesteuert.

Weder unspezifischer noch spezifischer Thalamus leiten jedoch alle ankommenden Impulse unselektiert an die Großhirnrinde weiter. Vielmehr hat der Thalamus eine wichtige Funktion bei der „Impulsauslese", die einer Reizüberflutung des Kortex entgegenwirkt.

Hypothalamus Dieser ganz basal gelegene Zwischenhirnanteil bildet als markante Strukturen die *Corpora mamillaria*, das *Tuber cinereum* und das *Infundibulum* (Hypophysenstiel) mit der *Neurohypophyse* (Hypophysenhinterlappen, HHL). Der Hypothalamus enthält viele Kerngebiete, mit denen er das oberste Regulationszentrum des vegetativen und endokrinen Systems darstellt und Atmung, Kreislauf, Flüssigkeits- und Nahrungsaufnahme, Körpertemperatur u.v.m. steuert. Besonders wichtig sind folgende Kerne:

- *Ncl. supraopticus* (Produktion des HHL-Hormons Adiuretin)

- *Ncl. paraventricularis* (Produktion des HHL-Hormons Oxytocin [„Wehenhormon"], Regulation von Kreislauf, Körpertemperatur und Nahrungsaufnahme)
- *Ncl. suprachiasmaticus* (Regulation des zirkadianen Rhythmus)
- *Ncl. arcuatus* (Regulation der Nahrungsaufnahme) und weitere Kerngruppen des *Tuber cinereum* (vor allem Produktion von Releasinghormonen, s. u.)
- *Ncll. corporis mamillaris* (sowohl vegetative als auch verhaltensbiologische Funktionen bis hin zu Lernvorgängen).

Dem Hypothalamus liegt basal die **Hypophyse** als endokrine Drüse an, die aus einem *Vorderlappen (Adenohypophyse)* und einem *Hinterlappen (Neurohypophyse)* besteht. Der Hypophysenhinterlappen (HHL) ist eine direkte Fortsetzung des Hypothalamus, während der Vorderlappen (HVL) kein Gehirnteil ist, sondern nur aus Drüsenepithelien besteht. Gleichwohl werden beide Anteile unmittelbar oder mittelbar vom Hypothalamus in ihrer Sekretionstätigkeit gesteuert. Der HHL schüttet Vasopressin (Adiuretin) und Oxytocin aus, während der HVL Kortikotropin (ACTH), Thyreotropin (TSH), Follikel-stimulierendes Hormon (FSH), Luteotropes Hormon (LH), Prolaktin (PRL), Somatotropin (STH) und Melanotropin (MSH) ausschüttet. Der HVL wird vom Hypothalamus über *Releasing-* und *Release-Inhibiting-Hormone* gesteuert, die dieser in das Blut des sog. *hypophysären Pfortaderkreislaufes* ausschüttet, so dass sie unmittelbar die Hypophyse erreichen.

Epithalamus Er besteht im Wesentlichen aus der *Epiphyse (Zirbeldrüse*, Produktion von Melatonin), den *Habenulakernen* (vor allem Verschaltung einiger vegetativer Reflexe) und der Area pretectalis (Verschaltung des Pupillenreflexes). Dieses vergleichsweise kleine Zwischenhirnareal liegt hinter dem Thalamus an der Grenze zum Mittelhirn.

Subthalamus Die Kerne dieses Diencephalonanteils wurden ontogenetisch großteils nach lateral in die Großhirnhemisphäre verlagert. Die beiden funktionell und klinisch wichtigsten von ihnen sind *Ncl. subthalamicus* und *Globus pallidus* (s. Kap. 9).

Wiederholungsfragen

1. Welcher Kernkomplex bildet die Seitenwand des 3. Ventrikels, und in welche beiden Kategorien kann man ihn einteilen?

2. Welche Thalamuskerne haben intensive Verbindungen jeweils mit der motorischen Rinde, der somatosensiblen Rinde, der Hörrinde, der Sehrinde?

3. Welche Funktion haben die sog. „unspezifischen" Thalamuskerne gemeinsam?

4. In welchen Hypothalamuskernen werden die Hypophysenhinterlappenhormone Vasopressin und Oxytocin gebildet?

5. Welche Hypothalamusregion produziert die Releasing- und Release-Inhibiting-Hormone?

6. Welche Hormone bildet der Hypophysenvorderlappen?

7. Welcher grundlegende Unterschied besteht zwischen den Geweben des Hypophysenhinter- und -vorderlappens (HHL und HVL)?

8. Wo wird der funktionell und klinisch-diagnostisch wichtige Pupillenreflex verschaltet?

Weitere Wiederholungsfragen zum Zwischenhirn finden sich im Rahmen der **Fallbeispiele** zum Gehirn in Kap. 14.4. Es empfiehlt sich, sie nach Durcharbeiten aller Gehirnkapitel zusammenhängend zu bearbeiten.

Zwischenhirn (Diencephalon)

Lösungen

1 Thalamus. Er kann in spezifische Thalamuskerne (Palliothalamus) und unspezifische Thalamuskerne (Truncothalamus) eingeteilt werden.

2 *Motorische Rindenareale:* Ncl. ventralis anterior (prämotorische Rinde) und Ncl. ventralis lateralis (motorische Rinde); *somatosensible Rinde:* Ncl. ventralis posterior; *Hörrinde:* Corpus geniculatum mediale; *Sehrinde:* Corpus geniculatum laterale.

3 Die intensive Faserverbindung mit dem aufsteigenden retikulären aktivierenden System (ARAS) und über überwiegend indirekte Verbindungen eine nicht lokal begrenzte (unspezifische) Aktivierung der Großhirnrinde, dabei auch wichtige Funktion bei der Steuerung von Schlaf-/Wachzuständen.

4 Ncl. paraventricularis und Ncl. supraopticus.

5 Ncll. tuberales in der mittleren Kerngruppe des Hypothalamus (Tuber cinereum).

6 Kortikotropin (ACTH), Thyreotropin (TSH), Follikel-stimulierendes Hormon (FSH), luteotropes Hormon (LH), Prolaktin (PRL), Somatotropin (STH), Melanotropin (MSH).

7 *HHL:* Nervengewebe. *HVL:* Drüsengewebe.

8 Area pretectalis, von dort aus Aktivierung der den M. sphincter pupillae ansteuernden Neurone im Ncl. accessorius n. oculomotorii.

Weiterführende Literatur

Allgemeines
Brazis, P.W., J.C. Masdeu, J. Biller: Localization in Clinical Neurology, 3rd ed., pp 381–400. Little, Brown & Comp., Boston – New York 1996.

Künzle, H.: Aufbau und Verbindungen des Zwischenhirns. In: Drenckhahn, D., W. Zenker (Hrsg.): Benninghoff, Anatomie, Bd. 2, pp 544–571. Urban & Schwarzenberg, München – Wien – Baltimore 1994.

Williams, P.L., L.H. Bannister, M.M. Berry, P. Collins, M. Dyson, J.E. Dussek, M.W.J. Ferguson: Gray's Anatomy, pp 1079–1106. Churchill Livingstone, New York – Edinburgh – London 1995.

Thalamus
Besson, J.M., G. Guilbaud, M. Peschanski (eds.): Thalamus and Pain. Excerpta Medica, Amsterdam – New York 1987.

Graff-Radford, N.R., P.J. Eslinger, A.R. Damasio, T. Yamada: Non-hemorrhagic infarction of the thalamus: behavioral, anatomic and physiologic correlates. Neurology 34 (1984) 14–23.

Ilinsky, I.A., K. Kultas-Ilinsky: Motor thalamic circuits in primates with emphasis on the area targeted in treatment of movement disorders. M. Disord. 17 (2002) S9–S14.

Macchi, G., A. Rustioni, R. Spreafico (eds.): Somatosensory Integration in the Thalamus. Elsevier, Amsterdam – New York 1983.

Ohye, C.: Thalamus. In: Paxinos, G. (ed.): The Human Nervous System, pp 439–468. Academic Press, San Diego – New York 1990.

Sherman, S.M.: Thalamic relay function. Prog. Brain Res. 134 (2001) 51–69.

Sherman, S.M., R.W. Guillery: Functional organization of thalamocortical relays. J. Neurophysiol. 76 (1996) 1367–1395.

Van der Werf, Y.D., M.P. Witter, H.J. Groenewegen: The intralaminar and midline nuclei of the thalamus. Anatomical and functional evidence for participation in processes of arousal and awareness. Brain Res. Rev. 39 (2002) 107–140.

Hypothalamus und Hypophyse
Arancibia, S., F. Rage, H. Astier, L. Tapia-Arancibia: Neuroendocrine and autonomic mechanisms underlying thermoregulation in cold environment. Neuroendocrinology 64 (1996) 257–267.

Ben-Jonathan, N., R. Hnasko: Dopamine as a prolactin (PRL) inhibitor. Endocr. Rev. 22 (2001) 724–763.

Coote, J.H.: Cardiovascular function of the paraventricular nucleus of the hypothalamus. Biol. Signals 4 (1995) 142–149.

Felten, S.Y., D.L. Felten: Neural-immune interactions. Prog. Brain Res. 100 (1994) 157–162.

Hinuma, S., Y. Habata, R. Fjii, Y. Kawamata, M. Hosoya, S. Fukusumi, C. Kitada, Y. Masuo, T. Asano, H. Matsumoto, M. Sekiguchi, T. Turokawa, O. Nishimura, H. Onda, M. Fujino: A prolactin-releasing peptide in the brain. Nature 393 (1998) 272–276.

Holstege, G.: Some anatomical observations on the projections from the hypothalamus to brainstem and spinal cord: an HRP and autoradiographic tracing study in the cat. J. Comp. Neurol. 260 (1987) 98–126.

Moore, R.Y.: Circadian rhythms: basic neurobiology and clinical applications. Ann. Rev. Med. 48 (1997) 253–266.

Reppert, S.M., D.R. Weaver: Coordination of circadian timing in mammals. Nature 418 (2002) 935–941.

Risold, P.Y., R.H. Thompson, L.W. Swanson: The structural organization of connections between hypothalamus and cerebral cortex. Brain Res. Rev. 24 (1997) 197–254.

Saper, C.B.: Hypothalamus. In: Paxinos, G. (ed.): The Human Nervous System, pp 389–414. Academic Press, San Diego – New York 1990.

Swaab, D.F.: Neurobiology and neuropathology of the human hypothalamus. In: Bloom, F.E., A. Björklund, T. Hökfelt (eds.): Handbook of Chemical Neuroanatomy, Vol. 13, pp 39–138. Elsevier, Amsterdam – New York 1997

Woods, S.C., R.J. Seeley, D. Porte, M.W. Schwartz: Signals that regulate food intake and energy homeostasis. Science 280 (1998) 1378–1383.

Epithalamus
(s. auch unter Allgemeines)

Carpenter, M.B., R.J. Pierson: Pretectal region and the pupillary light reflex. An anatomical analysis in the monkey. J. Comp. Neurol. 149 (1973) 271–300.

Malpaux B., M. Migaud, H. Tricoire, P. Chemineau: Biology of mammalian photoperiodism and the critical role of the pineal gland and melatonin. J. Biol. Rhythms 16 (2001) 336–347.

Subthalamus
(s. unter Basalganglien, Kap. 9)

9 Großhirn (Telencephalon) und funktionelle Bahnsysteme

- 9.1 **Äußere Gestalt und Gliederung** 188
  - 9.1.1 Entstehung der Hirnlappen und Rotation der Hemisphären 192
  - 9.1.2 Entwicklungsgeschichtliche Gliederung der Hemisphären 192
  - 9.1.3 Rindenfeldergliederung nach Brodmann ... 192
- 9.2 **Basalganglien und assoziierte Strukturen, zentrale Regulation der Motorik** 192
  - 9.2.1 Lage und Morphologie der Basalganglien .. 193
  - 9.2.2 Striatum 194
  - 9.2.3 Pallidum (Globus pallidus) 197
  - 9.2.4 Ncl. subthalamicus 197
  - 9.2.5 Genaueres Verschaltungsprinzip der Basalganglien 198
  - 9.2.6 Claustrum 198
  - 9.2.7 Zusammenwirken der Basalganglien und zentrale Regulation der Motorik 199
  - 9.2.8 Basalganglien als oberstes Zentrum des extrapyramidalen Systems? 200
- 9.3 **Paleokortex und Riechhirn** 201
  - 9.3.1 Riechbahn und Riechrinde 201
  - 9.3.2 Septumregion (Area septalis) 202
  - 9.3.3 Corpus amygdaloideum 202
  - 9.3.4 Basale Vorderhirnstrukturen 202
- 9.4 **Archikortex und limbisches System** 203
  - 9.4.1 Bestandteile des limbischen Systems 203
  - 9.4.2 Hippocampus 203
  - 9.4.3 Histologie des Hippocampus und des Archikortex 205
  - 9.4.4 Anatomische Grundlagen des Gedächtnisses 207
  - 9.4.5 Gyrus cinguli 207
  - 9.4.6 Funktion des limbischen Systems 207
- 9.5 **Zusammenfassung Großhirn: Grundlagen, Basalganglien, Paleo- und Archikortex** 208

Wiederholungsfragen und Lösungen 210

- 9.6 **Neokortex** 211
  - 9.6.1 Funktionelle Gliederung 211
  - 9.6.2 Histologie des Neokortex 211
- 9.7 **Frontallappen** 213
  - 9.7.1 Gyrus precentralis, Pyramidenbahn und pyramidale Motorik 213
  - 9.7.2 Prämotorische/supplementärmotorische Rinde und frontales Augenfeld 216
  - 9.7.3 Motorisches Sprachzentrum 217
  - 9.7.4 Frontales Blasenzentrum 218
  - 9.7.5 Präfrontale Rinde 218
- 9.8 **Parietallappen** 219
  - 9.8.1 Somatosensible Bahnen, afferentes System zur sensiblen Rinde 219
  - 9.8.2 Gyrus postcentralis, primäre somatosensible Rinde 222
  - 9.8.3 Sekundäre somatosensible Rinde und posteriorer parietaler Kortex 223
  - 9.8.4 Vestibuläre Bahn und vestibulärer Kortex 223
  - 9.8.5 Gyrus angularis 223
- 9.9 **Okzipitallappen und visuelles System** .. 224
  - 9.9.1 Sehbahn, afferentes System zur Sehrinde 224
  - 9.9.2 Primäre Sehrinde 226
  - 9.9.3 Sekundäre Sehrinde und weitere visuelle Rindenfelder 227
- 9.10 **Temporallappen, auditorisches System und zentrale Regulation der Sprache** ... 228
  - 9.10.1 Hörbahn, afferentes System zur Hörrinde 228
  - 9.10.2 Primäre Hörrinde 228
  - 9.10.3 Sekundäre Hörrinde 230
  - 9.10.4 Einige sprachassoziierte Schaltkreise 231
- 9.11 **Inselrinde (Lobus insularis) und „multisensorischer" Kortex** 232
  - 9.11.1 Multisensorischer Kortex der Inselrinde 232
  - 9.11.2 Viszerosensible und gustatorische Bahn, viszerosensibler und gustatorischer Kortex 233
- 9.12 **Bahnsysteme des Großhirns** 234
  - 9.12.1 Balken (Corpus callosum) 234
  - 9.12.2 Capsula interna 234
- 9.13 **Frontal- und Horizontalschnitte durch das Groß- und Zwischenhirn** 236
  - 9.13.1 Stellenwert 236
  - 9.13.2 Frontalschnitte 236
  - 9.13.3 Horizontalschnitte 239
- 9.14 **Zusammenfassung Großhirn: Neokortex und Fasersysteme** 243

Wiederholungsfragen und Lösungen 245

Weiterführende Literatur 246

Großhirn (Telencephalon) und funktionelle Bahnsysteme

Das Großhirn (auch: *Endhirn*) ist der am weitesten differenzierte und in dieser Form nur beim Menschen anzutreffende Teil des Zentralnervensystems. Nicht zuletzt deshalb ist vieles, was den Menschen im Denken, Fühlen und Handeln vom Tier unterscheidet, hier biologisch manifestiert. Auch wenn die Vorgänge im menschlichen Großhirn mithilfe funktioneller bildgebender Verfahren zunehmend besser untersuchbar sind, bleibt vieles von dem, was hier geschieht, nach wie vor ein Geheimnis und ist oft nur in Ansätzen erforscht. Dennoch gibt es eine Menge an gesichertem Wissen, das auch von großer klinischer Bedeutung ist.

9.1 Äußere Gestalt und Gliederung

Gerade seit Einführung der Computer- und Kernspintomographien ist auch in der Klinik die makroskopische Anatomie des Großhirns von großer Bedeutung. Dies betrifft sowohl die verschiedenen Schnittführungen (horizontal, frontal) als auch die Außenansicht, auf die im Folgenden eingegangen wird.

Als größter Teil des Gehirns liegt das Telencephalon der knöchernen vorderen und mittleren Schädelgrube auf. Es lässt sich von außen in zwei Hemisphären[1] gliedern, die durch die große, von vorne nach hinten verlaufende *Fissura longitudinalis cerebri* getrennt werden. Beide Hemisphären lassen sich wiederum in vier Lappen einteilen. Diese sind gemäß ihrer Lage zu den sie bedeckenden Schädelknochen benannt:

- *Frontallappen (Lobus frontalis)*
- *Parietallappen (Lobus parietalis)*
- *Temporallappen (Lobus temporalis)*
- *Okzipitallappen (Lobus occipitalis)*

(Abb. 9.1 bis 9.3). Es gibt jedoch zwei Hirnbereiche, die keinem dieser vier Lappen zugeordnet werden können: der medial an der Großhirnfläche befindliche *Gyrus cinguli*[2] und die von lateral durch den Frontal-, Parietal- und Temporallappen verdeckte Inselrinde (oft auch als *Lobus insularis* bezeichnet). Im Sinne einer maximalen Oberflächenvergrößerung bei minimalem Raumverbrauch ist das Großhirn des Menschen mehr als das aller anderen Lebewesen an seiner Oberfläche stark gefaltet, wodurch Furchen *(Sulci)* und Windungen *(Gyri)* entstehen.

Man unterscheidet dabei *Primär-, Sekundär-* und *Tertiärfurchen*. Die zuerst auftretenden Primärfurchen sind bei allen Menschen gleich ausgebildet und finden deshalb als einzige hier Beachtung. Die Sekundärfurchen sind bei vielen Menschen variabel, während die Tertiärfurchen bei jedem Individuum unterschiedlich wie ein Fingerabdruck ausgebildet sind.

Um sich die äußere Struktur des Großhirns klarzumachen, wählt man am besten drei Ansichten: von der Seite, von medial (Mediansschnitt) und von unten. Um auch einen orientierenden Blick auf das Innere des Großhirns zu werfen, wird anschließend noch ein schematischer Frontalschnitt durch das Endhirn besprochen.

Ansicht von der Seite (Abb. 9.1)

Hier fallen zunächst zwei besonders deutliche Furchen auf: der *Sulcus centralis*, der den Frontal- vom Parietallappen trennt, und der *Sulcus lateralis*, der diese beiden wiederum vom Temporallappen trennt (Abb. 9.1, *11* und *16*).

Im **Frontallappen**, der der knöchernen vorderen Schädelgrube aufliegt und den *Frontalpol* des Gehirns bildet, kann man einen *Gyrus frontalis superior*, einen *Gyrus frontalis medius* und einen *Gyrus frontalis inferior* unterscheiden (Abb. 9.1, *4–6*). Diese werden durch den *Sulcus frontalis superior* und den *Sulcus frontalis inferior* voneinander getrennt. Der Gyrus frontalis inferior kann wiederum in drei Teile gegliedert werden, die durch Sulci getrennt sind. Von vorne nach hinten sind dies die *Pars orbitalis* (die der knöchernen *Orbita* aufliegt), die *Pars triangularis*[3] und die *Pars opercularis* (Abb. 9.1, *7–9*). Sie alle begrenzen den Sulcus lateralis von oben. Klappt man im Präparat die Pars opercularis wie einen „Deckel"[4] nach oben weg, so sieht man erneut auf eine Großhirnstruktur, die Insel *(Insula,* auch *Lobus insularis),* die ontogenetisch von den sich stark vergrößernden anderen Großhirnlappen sekundär verdeckt wurde. Vor dem Sulcus centralis befindet sich der bereits mehrfach erwähnte *Gyrus precentralis,* der Sitz der *motorischen Großhirnrinde* (Abb. 9.1, *13*).

Im **Parietallappen**, der sich dem Frontallappen hinter dem Sulcus centralis anschließt, kann man zunächst gut den *Gyrus postcentralis* erkennen, den Sitz der *primären sensiblen Großhirnrinde* (Abb. 9.1, *15*). Darunter folgen um das Ende des Sulcus lateralis herum der *Gyrus supramarginalis* (Abb. 9.1, *17*) und um das Ende des Sulcus temporalis superior herum der *Gyrus angularis* (Abb. 9.1, *23*).

Der unterhalb des Sulcus lateralis gelegene **Temporallappen** lässt sich ebenfalls in drei Gyri unterteilen: den *Gyrus temporalis superior,* den *Gyrus temporalis medius* und den *Gyrus temporalis inferior* (Abb. 9.1, *18–20*), die wiederum durch den *Sulcus temporalis superior* und den *Sulcus temporalis inferior* voneinander getrennt werden. Der Gyrus temporalis superior reicht nach medial bis zur Inselregion und weist an seiner Oberfläche transversal verlaufende Querwindungen auf, die *Gyri temporales transversi* oder *Heschl-Querwindungen,* die den Sitz der primären

---

[1] hemisphaira (gr.) = Halbkugel
[2] Dieser wird auch dem *Lobus limbicus* zugeordnet, s. u.
[3] triangularis (lat.) = dreieckig (was nur sehr ungefähr den anatomischen Gegebenheiten entspricht)
[4] operculum (lat.) = Deckel

9.1 Äußere Gestalt und Gliederung

Abb. 9.1 Lateralansicht des Großhirns.
Frontallappen rot, Parietallappen blau, Okzipitallappen grün, Temporallappen lila.
1 Mantelkante, **2** Sulcus frontalis superior, **3** Sulcus frontalis inferior. **2** und **3** trennen den **4** Gyrus frontalis superior, **5** Gyrus frontalis medius und **6** Gyrus frontalis inferior. Am Gyrus frontalis inferior unterscheidet man **7** Pars orbitalis, **8** Pars triangularis und **9** Pars opercularis. Nach vorne endet der Frontallappen am **10** Frontalpol, nach hinten am **11** Sulcus centralis. Dieser begrenzt zusammen mit dem **12** Sulcus precentralis den **13** Gyrus precentralis. Nach hinten schließt sich dem Gyrus precentralis der durch den **14** Sulcus postcentralis begrenzte **15** Gyrus postcentralis an. Frontal- und Parietallappen werden vom Temporallappen durch den **16** Sulcus lateralis getrennt, um dessen hinteres Ende sich der **17** Gyrus supramarginalis herumlegt. **18** Gyrus temporalis superior, **19** Gyrus temporalis medius, **20** Gyrus temporalis inferior, die durch den **21** Sulcus temporalis superior und **22** Sulcus temporalis inferior getrennt werden. Um das hintere Ende von **21** herum legt sich der **23** Gyrus angularis. **24** Lobulus parietalis superior, **25** Lobulus parietalis inferior, **26** Okzipitalpol, **27** Temporalpol.
(Modifiziert nach einer Zeichnung von Spitzer, in Duus: Neurologisch-topische Diagnostik, Thieme 1990)

Hörrinde ausmachen. Diese Querwindungen werden nur sichtbar, wenn man das Operculum des Parietallappens nach oben hin abdrängt (s. Abb. 9.34, S. 230).

Der **Okzipitallappen** schließlich bildet den hintersten Teil des Gehirns, den *Okzipitalpol*, aus (Abb. 9.1, *26*). Er ist vom Temporal- bzw. Parietallappen in der Seitenansicht nur unscharf bzw. willkürlich zu trennen.

Medialansicht des Medianschnittes (Abb. 9.2)

Man blickt dabei auf den eröffneten, unpaaren dritten Ventrikel, dessen seitliche Wand der Thalamus des Zwischenhirns bildet (Abb. 9.2, *18*). Ebenfalls durchtrennt sieht man den *Balken (Corpus callosum)*, dessen quer zur Schnittebene verlaufende Fasermassen die beiden Großhirnhemisphären miteinander verbinden (Abb. 9.2, *1*). Am Balken kann man vorne ein *Genu corporis callosi*[5] und hinten ein breites *Splenium corporis callosi*[6] unterscheiden. Vorne läuft das Corpus callosum nach basal in eine dünne Faserplatte aus, der sich von hinten her eine hier ebenfalls quer getroffene Faserstruktur anlegt, die *Commissura anterior*, die mit ihren Fasern Teile der Temporallappen beider Hemisphären miteinander verbindet (Abb. 9.2, *14*). Unter dem Balken sieht man den Fornix (Abb. 9.2, *12*). Dieser überspannt das Dach des dritten Ventrikels, die Tela choroidea (Abb. 9.2, *13*), und verbindet mit seinen Fasern den Hippocampus (s. u.) mit den Corpora mamillaria. Zwischen Balken und Fornix spannt sich als Trennwand zwischen rechtem und linkem Seitenventrikel das – aus Gliazellen bestehende – *Septum pellucidum* aus (Abb. 9.2, *15*). Oberhalb des Balkens verläuft parallel zu diesem der große *Gyrus cinguli*, der ein wichtiger Bestandteil des limbischen Systems ist und in der Regel weder dem Frontal- noch dem Parietallappen zugeordnet wird (Abb. 9.2, *2*).

---

[5] genu (lat.) = Knie

[6] splenium (lat.) = Wulst

Großhirn (Telencephalon) und funktionelle Bahnsysteme

Abb. 9.2 Medialansicht des Großhirns.
Frontallappen rot, Parietallappen blau, Okzipitallappen grün, Temporallappen lila, Gyrus cinguli gelb.
1 Corpus callosum (Balken), diesem liegt oben der **2** Gyrus cinguli auf. **3** Sulcus centralis, um den sich der **4** Lobulus paracentralis herumlegt (Übergang vom Gyrus pre- zum Gyrus postcentralis). Parietal- und Okzipitallappen werden durch den **5** Sulcus parietooccipitalis getrennt. **6** Sulcus calcarinus. Zwischen 4 und 5 liegt der **7** Precuneus, zwischen 5 und 6 liegt der **8** Cuneus. Um 6 herum legt sich die **9** Sehrinde. **10** Gyrus parahippocampalis (Gyrus hippocampi), **11** Uncus, **12** Fornix, **13** Tela choroidea (als Dach des dritten Ventrikels) mit anhängendem Plexus choroideus, **14** Commissura anterior, **15** Septum pellucidum (spannt sich zwischen Fornix und Balken aus), **16** Isthmus gyri cinguli, **17** Gyrus dentatus, **18** Thalamus, **19** Adhesio interthalamica.
(Modifiziert nach einer Zeichnung von Spitzer, in Duus: Neurologisch-topische Diagnostik, Thieme 1990)

Nach unten läuft der Gyrus cinguli im Temporallappen als *Isthmus gyri cinguli* aus (Abb. 9.2, *16*). Dieser ist nach oben durch den *Sulcus hippocampi* vom *Gyrus dentatus* (Abb. 9.2, *17*) getrennt. Vorne am Temporallappen liegt als deutlich sichtbare Struktur der *Uncus* (Abb. 9.2, *11*), dem sich hinten und basal der *Gyrus parahippocampalis* anlegt (Abb. 9.2, *10*). Gyrus cinguli, Hippocampus und Gyrus parahippocampalis mit Uncus werden auch zu dem Begriff *Lobus limbicus* zusammengefasst.

Auch in der Medialansicht sieht man den Sulcus centralis (Abb. 9.2, *3*), der oberhalb des Gyrus cinguli endet und um den sich hier der *Lobulus paracentralis* legt (Abb. 9.2, *4*). Dieser bildet den Übergang vom Gyrus precentralis zum Gyrus postcentralis. Der weiter hinten deutlich sichtbare *Sulcus parietooccipitalis* (Abb. 9.2, *5*) trennt den Parietal- vom Okzipitallappen. Fast rechtwinklig dazu verläuft der *Sulcus calcarinus* (Abb. 9.2, *6*), in dessen Wänden die primäre Sehrinde lokalisiert ist. Sulcus parietooccipitalis und Sulcus calcarinus begrenzen die keilförmige Struktur des *Cuneus*[7] (Abb 9.2, *8*), rostral des Sulcus parietoccipitalis befindet sich der *Precuneus* (Abb 9.2, *7*).

Ansicht von unten (Abb. 9.3)
Von hier aus ist der Parietallappen nicht sichtbar. Von vorne nach hinten verläuft die *Fissura longitudinalis cerebri (Interhemisphärenspalt)*, die beide Hemisphären voneinander trennt (Abb. 9.3, *1*). Der Frontallappen wird mit den der Orbita aufliegenden Teilen durch *Sulci orbitales* in *Gyri orbitales* eingeteilt (Abb. 9.3, *2*). Basal liegt dem Frontallappen beiderseits der *Bulbus olfactorius* mit dem nach hinten führenden *Tractus olfactorius* auf (Abb. 9.3, *4–5*). Im Bulbus olfactorius enden die afferenten Fasern der Riechschleimhaut als *Fila olfactoria (I. Hirnnerv)*. Die im Bulbus verschaltete Sinnesinformation wird im Tractus olfactorius weitergeleitet, der in der Riechrinde im Bereich der *Substantia perforata anterior* (Abb. 9.3, *7*) und in angrenzenden Arealen endet.

---
[7] cuneus (lat.) = Keil

9.1 Äußere Gestalt und Gliederung

Abb. 9.3 Basalansicht des Großhirns.
Frontallappen rot, Okzipitallappen grün, Temporallappen lila.
1 Fissura longitudinalis cerebri (trennt linke und rechte Hemisphäre), **2** Gyri orbitales, **3** Gyrus rectus, **4** Bulbus olfactorius. Kaudal schließt sich der **5** Tractus olfactorius an, der im **6** Sulcus olfactorius liegt und in der Umgebung der **7** Substantia perforata anterior endet. **8** Gyrus temporalis inferior, **9** Gyrus parahippocampalis, **10** Uncus, **11** Chiasma opticum, **12** Corpora mamillaria, **13** Mittelhirn (quer geschnitten).
(Modifiziert nach einer Zeichnung von Spitzer, in Duus: Neurologisch-topische Diagnostik, Thieme 1990)

Frontalschnitt (Abb. 9.4)

Die Frontal- und Horizontalschnitte durch das Gehirn werden erst im Anschluss an die folgenden Kapitel systematisch betrachtet, doch soll an dieser Stelle schon ein orientierender Blick ins „Innere" des Großhirns geworfen werden, um die im Nachfolgenden auftauchenden Begriffe besser einordnen zu können. Man erkennt dabei zunächst, dass (ähnlich wie beim Kleinhirn) die graue Substanz auf Rinde (*Cortex*) und im Marklager liegende Kerne (*Nuclei*) verteilt ist. An der Seite erkennt man deutlich den tiefen *Sulcus lateralis* (Abb. 9.4, *12*), der sich nach medial über die Inselrinde (Abb. 9.4, *14*) als *Fossa lateralis* ausbreitet (Abb. 9.4, *13*). Unterhalb des Balkens (Abb. 9.4, *2*) sieht man die Großhirnkerne, die als *Basal-* oder *Stammganglien* bezeichnet werden. Dicht unterhalb des Balkens, von diesem durch den Seitenventrikel getrennt, befindet sich lateral der *Ncl. caudatus* (Abb. 9.4, *3*), medioventral davon der *Thalamus* (Zwischenhirnanteil; Abb. 9.4, *6*). Unter dem Ncl. caudatus liegt das *Putamen* (Abb. 9.4, *4*).

Abb. 9.4 Die wichtigsten inneren Großhirnstrukturen (Frontalschnitt).
1 Großhirnrinde, **2** Balken, **3** Ncl. caudatus, **4** Putamen (3 und 4 zusammen = Striatum), **5** Pallidum (Globus pallidus), **6** Thalamus, **7** Claustrum, **8** Capsula interna, **9** Seitenventrikel, **10** dritter Ventrikel, **11** Fissura longitudinalis cerebri, **12** Sulcus lateralis, **13** Fossa lateralis, **14** Inselrinde.

9 Großhirn (Telencephalon) und funktionelle Bahnsysteme

Medial des Putamens sieht man das *Pallidum (Globus pallidus)*, das entwicklungsgeschichtlich überwiegend zum *Subthalamus* des Zwischenhirns gehört (Abb. 9.4, *5*). Putamen und Pallidum sind vom Thalamus und vom Ncl. caudatus durch die großen Fasermassen der *Capsula interna* getrennt, die den Hauptteil der auf- und absteigenden Fasern zum bzw. vom Kortex führt (Abb. 9.4, *8*). Lateral des Putamens befindet sich das *Claustrum* (Abb. 9.4, *7*). Das Claustrum ist vom Putamen durch die *Capsula externa* und von der Inselrinde wiederum durch die *Capsula extrema* getrennt. Eine genauere Konturbeschreibung der Basalganglien findet sich in Kap. 9.2.1.

9.1.1 Entstehung der Hirnlappen und Rotation der Hemisphären

Während der embryonalen Entwicklung des Gehirns vollzieht sich in den Hemisphären eine „rotierende" Wachstumsbewegung, die folgendermaßen vor sich geht: Die Hemisphärenbläschen wachsen um eine Achse, die man sich horizontal durch die Inselregion und das Putamen gelegt vorstellen muss (Abb. 9.5). Dabei entstehen der Frontallappen durch Wachstum nach rostro-basal, der Okzipitallappen durch Wachstum nach kaudal und der Temporallappen schließlich durch Wachstum nach kaudo-basal und anschließend rostral, entsprechend Abb. 9.5. Diese Rotation wird auch von den im Inneren der Hemisphären vorhandenen Strukturen nachvollzogen, was man an der Form des Seitenventrikels mit Vorder-, Hinter- und Unterhorn (vgl. Abb. 10.2) oder an der Form des Ncl. caudatus, der sich in einem entsprechenden Bogen um das Putamen herumlegt (vgl. Abb. 9.8), sehen kann. Auch Form und Lage des Hippocampus (der durch die Rotation in den Temporallappen zu liegen kommt) mit den Faserstrukturen des Fornix lassen sich durch die Hemisphärenrotation erklären (vgl. Abb. 9.15).

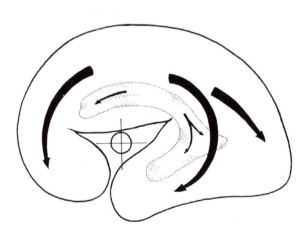

Abb. 9.5 Hemisphärenrotation.
Die Hemisphären wachsen in der embryonalen Entwicklung rotatorisch den Pfeilen entsprechend um eine Achse, die man sich quer durch den Inselkortex und das Putamen gelegt vorstellen muss (Fadenkreuz) und bilden dabei die vier Großhirnlappen. Mit diesem Wachstum ist auch eine Verformung und Verlagerung aller inneren Großhirnstrukturen verbunden, wie z. B. die ebenfalls dargestellten Seitenventrikel, die ursprünglich den Hohlraum einer runden Blase gebildet haben und nun im Rahmen der Hemisphärenrotation zu einer den Großhirnlappen äquivalenten Form auswachsen.

9.1.2 Entwicklungsgeschichtliche Gliederung der Hemisphären

Man kann phylogenetisch alte von phylogenetisch jungen Hemisphärenabschnitten unterscheiden: den *Paleokortex*, das *Striatum*, den *Archikortex* und den *Neokortex* (Reihenfolge von phylogenetisch alt nach phylogenetisch am jüngsten). Die entsprechenden Größenverhältnisse beim embryonalen und erwachsenen Gehirn sind in Abb. 9.6 an einem Frontalschnitt dargestellt.

9.1.3 Rindenfeldergliederung nach Brodmann

Nach histologischen Gesichtspunkten (unterschiedliche Schichtenmuster, vgl. Kap. 9.6.2) kann man den Großhirnkortex in über 50 verschiedene sog. *Rindenfelder* oder *Areae* einteilen. Diese werden ihrem Erstbeschreiber Brodmann folgend nummeriert, beginnend mit dem *Gyrus postcentralis*, der die Rindenfelder *1–3* nach Brodmann einnimmt. Eine entsprechende Tafel findet sich in Abb. 9.7 (sie dient der orientierenden Übersicht, nicht zum Auswendiglernen!).

9.2 Basalganglien und assoziierte Strukturen, zentrale Regulation der Motorik

Der Begriff „Basalganglien" (auch: „Stammganglien") ist leider nur unscharf definiert. Im engeren Sinne sind die Basalganglien folgende Kerne im Marklager des Großhirns:

- *Striatum,* setzt sich zusammen aus
  – *Ncl. caudatus*
  – *Putamen*
- *Pallidum (= Globus pallidus).*

Die meisten Autoren erweitern diesen Basalganglienbegriff jedoch und umschreiben damit eine Gruppe funktionell zusammengehöriger Kerne des Gehirns, die dem motorischen System zuzuordnen sind, so dass zu den obigen Kernen noch folgende *funktionell* hinzugezählt werden:

- *Ncl. subthalamicus*
- *Substantia nigra.*

All den hier aufgelisteten Kernen ist gemeinsam, dass sie in ihrem Zusammenspiel eine wichtige Funktion bei der Regulation der Motorik innehaben, was klinisch große Relevanz hat. Im Folgenden sollen zunächst die einzelnen Kerne mit ihren Faserverbindungen und ihrer Aufgabe beschrieben werden. Um ihre Funktion und Stellung im motorischen System eingehender verstehen zu können, muss man das zwischen diesen Kernen vorhandene Verschaltungsmuster jedoch noch über das „Basiswissen" hinaus

9.2 Basalganglien und assoziierte Strukturen, zentrale Regulation der Motorik

Abb. 9.6 Entwicklungsgeschichtliche Gliederung der Hemisphären. Links ist ein embryonales, rechts ein adultes Gehirn im Frontalschnitt dargestellt.
1 Paleokortex (Riechhirn), **2** Striatum **3** Archikortex, **4** Neokortex. Beachte die Verschiebung der Größenrelationen dieser Strukturen im Laufe der Entwicklung.

vertiefen, weshalb in Kap. 9.2.5 in einem gesonderten Abschnitt auf diesen klinisch wichtigen Aspekt näher eingegangen wird.

Zur Nomenklatur Bei der Nomenklatur der Basalganglien herrscht große Konfusion. Folgende Begriffe können in anderen Darstellungen auftauchen und sollen deshalb hier definiert werden: „*Corpus* striatum" wird meist synonym zur in der Fachliteratur bevorzugten Kurzform *Striatum* verwendet und beinhaltet damit den Ncl. caudatus und das Putamen. Manche Darstellungen schließen dabei zusätzlich das Pallidum ein. Putamen und Pallidum wiederum werden zuweilen als **Ncl. lentiformis** zusammengefasst, was jedoch unter Berücksichtigung der unterschiedlichen Funktion und embryonalen Herkunft der beiden Kerne nicht sehr sinnvoll ist. Die Bezeichnung Ncl. lentiformis findet sich auch in manchen auf Pallidum und Putamen bezogenen Begriffen wie z.B. *A. lenticulostriata* oder *Ansa lenticularis*. Vielfach wird innerhalb des Striatums (Ncl. caudatus und Putamen) ein **Neostriatum** (auch: dorsales Striatum) definiert (größter Teil des Striatums), dem dann das ventral und rostral gelegene **Paleostriatum** (auch: ventrales Striatum) gegenübergestellt werden kann, das aus dem Ncl. accumbens (s. S. 197), sowie Teilen des Tuberculum olfactorium besteht. Diese Bezeichnungen sind phylogenetisch und funktionell gerechtfertigt, führen aber leicht zu Verwirrung und Verwechslungen. Somit wird in dieser Darstellung auf die Begriffe *Neo-* und *Paleostriatum* ebenso wie *Corpus striatum* und den wenig hilfreichen Ausdruck *Ncl. lentiformis* bewusst verzichtet.

9.2.1 Lage und Morphologie der Basalganglien

Hier sollen vor allem die besonders wichtigen und in ihrer Lage oft schwer vorstellbaren Kerne, das *Striatum* (Ncl. caudatus und Putamen) und das *Pallidum*, kurz besprochen werden (Abb. 9.8). Der Ncl. caudatus (Abb. 9.8, *1*) legt sich von oben wie ein C-förmiger Schweif[8] um das Putamen (Abb. 9.8, *4*) herum. Es bildet so im oberen Teil des Seitenventrikels (gemeinsam mit dem Thalamus) den Ventrikelboden bzw. die Seitenwand, in seinem unteren Teil das Ventrikeldach. Seine Form erklärt sich durch die Drehung der Hemisphären während der embryonalen Entwicklung (s. Kap. 9.1.1). Vor dem Ende des Ncl. caudatus im Temporallappen liegt das Corpus amygdaloideum (Abb. 9.8, *6*). Medial des Putamens, das die Form einer dicken ovalen Scheibe

---

[8] cauda (lat.) = Schweif

Abb. 9.7 Rindenfeldergliederung nach Brodmann.
Die Hemisphärenrinde wird nach histologischen Parametern in 52 Rindenfelder (Areae) eingeteilt. Jedes von ihnen ist in der vorliegenden Lateralansicht durch ein bestimmtes Symbol bezeichnet. Die dargestellte Nummerierung dieser Rindenfelder gilt international.
Die wichtigsten dieser Rindenfelder werden im weiteren Text als solche erwähnt. (Aus [1])

Großhirn (Telencephalon) und funktionelle Bahnsysteme

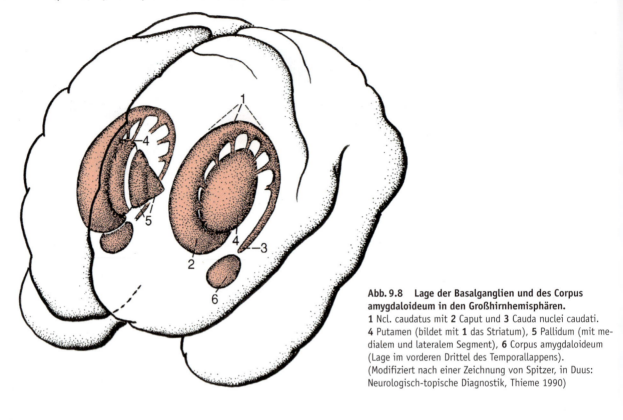

Abb. 9.8 Lage der Basalganglien und des Corpus amygdaloideum in den Großhirnhemisphären.
1 Ncl. caudatus mit **2** Caput und **3** Cauda nuclei caudati. **4** Putamen (bildet mit **1** das Striatum), **5** Pallidum (mit medialem und lateralem Segment), **6** Corpus amygdaloideum (Lage im vorderen Drittel des Temporallappens). (Modifiziert nach einer Zeichnung von Spitzer, in Duus: Neurologisch-topische Diagnostik, Thieme 1990)

hat, liegt das Pallidum (Abb. 9.8, 5). Es besteht aus zwei Segmenten (mediales/laterales Pallidumsegment) und verjüngt sich nach medial. Von Putamen und Pallidum wird der Thalamus durch die Fasermassen der Capsula interna getrennt, die auch zwischen Ncl. caudatus und Putamen verläuft, so dass die beiden Teile des Striatums, die ursprünglich ein Kernkomplex waren, nur noch über kleine Brücken bzw. *Streifen*[9] grauer Substanz verbunden sind. Weiteres über Lage und topographische Beziehungen der Basalganglienkerne kann den am Ende von Kap. 9 detailliert besprochenen Abb. 9.42 bis 9.46 entnommen werden.

9.2.2 Striatum

Putamen und *Ncl. caudatus* bilden zusammen das Striatum. Sie entstammen entwicklungsgeschichtlich einer gemeinsamen Anlage und werden erst sekundär durch die einsprossende Capsula interna voneinander zum großen Teil getrennt. Entsprechend ihrer gemeinsamen Anlage sind die beiden Kerne auch funktionell eng verwandt. Wenngleich ihnen heute zahlreiche Aufgaben in verschiedenen funktionellen Systemen zugeschrieben werden, ist es nach wie vor korrekt, das Striatum als eine *zentrale Schaltstelle motorischer Impulse* zu betrachten und seine Hauptaufgabe in der integratorischen, vor allem *inhibitorischen* Beeinflussung dieser Impulse zu sehen (s. u.).

Mikroskopisch trennt man im Striatum zweierlei unterschiedlich aufgebaute Regionen: die *Matrix*, die 85% des Volumens ausmacht, und die *Striosomen*, die als kleine Felder in die Matrix eingelagert sind. Matrix und Striosomen unterscheiden sich in ihren Faserverbindungen und damit Funktionen, worauf hier aber nicht näher eingegangen werden kann.

Afferente Fasern erhält das Striatum vor allem von:

- Kortex
- Substantia nigra
- Thalamus (Ncl. centromedianus).

Die Fasern aus dem Kortex *(Fibrae corticostriatales)* stammen aus beinahe allen Großhirnrindenarealen. Besonders intensiv projizieren der *motorische*, der *sensorische* und der *präfrontale Assoziationskortex* in das Striatum.

Fast alle Afferenzen zum Striatum kommen aus der ipsilateralen Hirnhälfte. Während die (glutamatergen) kortikostriatalen Fasern auf das Striatum *erregend* wirken, projizieren die nigrostriatalen Neurone überwiegend *hemmend* auf die GABAergen, efferenten striatalen Neurone (z. T. geschieht dies über acetylcholinerge Zwischenneurone im Striatum, die wiederum *erregend* auf efferente striatale Neurone projizieren). Auf diese Weise hemmt die Substantia nigra *direkt* und *indirekt* die efferente Aktivität des Striatums (Abb. 9.9), was klinisch große Relevanz hat (s. u.).

---

[9] striatum (lat.) = gestreift

9.2 Basalganglien und assoziierte Strukturen, zentrale Regulation der Motorik

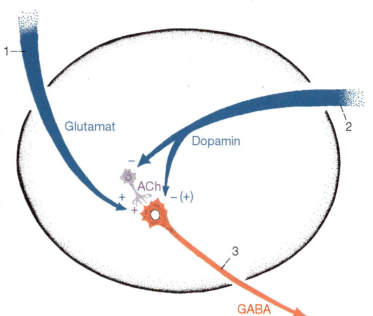

Abb. 9.9 Transmitter der afferenten Verschaltungen im Striatum.
1 Glutamaterge Fasern aus dem Kortex und **2** dopaminerge Fasern aus der Substantia nigra projizieren im Striatum auf die **3** GABAergen (Gamma-Aminobuttersäure) striatalen Ausgangsneurone, der Kortex erregend (+), die Substantia nigra vor allem hemmend (−), wobei sie sich z. T. eines acetylcholinergen (ACh) Zwischenneurons bedienen, das erregend mit den GABAergen Neuronen des Striatums verbunden ist. Die gezeigten Verhältnisse treffen für die Mehrzahl der dopaminergen Afferenzen im Striatum zu. In den Striatumanteilen, die Bewegungsabläufe *fördern*, können die dopaminergen Fasern aber auch erregend (+) auf die GABAergen striatalen Neurone wirken.

Seine **Efferenzen** sendet das Striatum vor allem zu

- Pallidum und
- Substantia nigra.

Diese efferenten Fasern haben als Transmitter ganz überwiegend GABA und wirken dadurch in ihren Projektionsgebieten *inhibitorisch*.

Als zusätzlicher Transmitter (Kotransmitter) der efferenten Fasern sind einige Peptide (je nach Neuron entweder Enkephalin oder Dynorphin gemeinsam mit Substanz P) nachgewiesen, die nicht unbedingt eine inhibitorische Funktion innehaben müssen, sondern auch exzitatorisch wirken können. Sie nehmen eine wichtige modulatorische Funktion an den Synapsen der GABAergen efferenten striatalen Neurone ein.

Über die efferenten Bahnen inhibiert das Striatum also das Pallidum und die Substantia nigra. Da es von der Substantia nigra selbst gehemmt wird, besteht eine negative reziproke Rückkoppelungsverbindung zwischen diesen beiden motorischen Zentren. Zu den Faserverbindungen des Striatums vgl. auch Abb. 9.10.

Funktion Die Funktion des Striatums lässt sich aus seinen Faserverbindungen heraus verstehen, auch wenn seine Stellung im motorischen System erst besser begreifbar wird, wenn die anderen Kerne der Basalganglien besprochen worden sind.

Über die kortikostriatalen Bahnen bekommt das Striatum neben vielen anderen Informationen motorische Impulse zugeleitet. Diese Impulse können nun im Striatum in Abhängigkeit von zahlreichen anderen afferenten Zuflüssen unterdrückend oder fördernd bearbeitet werden. Man kann im Striatum Anteile, die Bewegungsimpulse fördern, von solchen, die diese Impulse hemmen, deutlich unterscheiden. Läsionsexperimente und klinische Beobachtungen zeigen allerdings, dass die *inhibitorische Bearbeitung* dieser Impulse dominiert, d. h., über seine Projektionen zum Pallidum (s. u.) *kann das Striatum Bewegungsimpulse ganz oder partiell unterdrücken*. In diesen striatalen Verarbeitungsprozess greifen der Thalamus und die Substantia nigra (Letztere vorwiegend inhibitorisch) ein und modulieren wiederum fördernd und hemmend die Hemmfunktion des Striatums auf die Motorik. Auf welche Weise das Striatum hierbei seine Funktion erfüllt, wird in Kap. 9.2.5 genauer betrachtet.

Interessanterweise stammt die Projektion aus dem Thalamus ins Striatum vom Ncl. centromedianus, dem wichtigsten Kern des unspezifischen Thalamus, der selbst entsprechend zahlreiche Afferenzen vom aufsteigenden retikulären aktivierenden System (ARAS) erhält und damit in seinem Aktivitätszustand von der Menge an sensorischen Zuflüssen und dem Wachheitsgrad abhängt. Das bedeutet, dass der Wachzustand u. a. auf diese Weise entscheidenden Einfluss darauf hat, ob überhaupt bzw. wenn, wie stark motorische Impulse im Striatum moduliert oder unterdrückt werden.

Es soll hier allerdings betont werden, dass die Funktion des Striatums mit dem Schlagwort „Inhibition motorischer Impulse" nicht ausreichend und erst recht nicht vollständig beschrieben ist. Dass man umschriebenen Anteilen des Striatums auch fördernde Einflüsse auf die Motorik zuordnen kann, wurde bereits erwähnt. Auch ist das Striatum ebenso wie die übrigen Basalganglien und das Cerebellum in seiner Wechselwirkung mit der Großhirnrinde entscheidend für **motorische und andere Lernvorgänge**. Weiterhin gibt es Hinweise darauf, dass auch andere, selbst **kognitive Integrationsvorgänge** in diesem Teil der Basalganglien stattfinden, die früher dem Kortex zugeschrieben wurden.

Großhirn (Telencephalon) und funktionelle Bahnsysteme

Abb. 9.10 Die wichtigsten Afferenzen und Efferenzen des Striatums. Afferenzen blau, Efferenzen rot.
1 Ncl. caudatus, **2** Putamen (**1** und **2** = Striatum), **3** Kortex (besonders motorischer, sensibler und präfrontaler Kortex), **4** Pallidum, **5** Thalamus (vor allem unspezifischer Thalamus), **6** Substantia nigra.

Klinik Es gibt vor allem zwei Krankheitsbilder, die mit der Funktion des Striatums eng in Beziehung stehen. Diese sind das

- Parkinson-Syndrom

und die sog.

- Hyperkinesen:
  – Chorea
  – Athetose
  – Dystonie.

Der **Morbus Parkinson** wurde in seiner Symptomatik bereits in Kap. 6.3.2 besprochen und findet hier noch einmal Erwähnung, da man diese Krankheit als eine „sekundäre Überfunktion" des Striatums interpretieren kann, die aus dem Ausfall der inhibitorischen nigrostriatalen Projektion, also einer *Enthemmung* des Striatums, resultiert. Da die nigrostriatale Bahn dopaminerg ist, kann man die beschriebene Symptomatik mit der Vorläufersubstanz L-Dopa lindern, die im Gehirn zu Dopamin umgebaut wird und im Striatum die GABAergen und acetylcholinergen Neurone hemmt, wie es sonst die dopaminergen nigralen Fasern tun. Zusätzlich kann man mit sog. *Anticholinergika* die striatalen acetylcholinergen Interneurone direkt hemmen. Werden Substanzen wie L-Dopa zu hoch dosiert und damit die Funktion des Striatums zu stark unterdrückt, treten die Symptome eines Ausfalls des Striatums auf (s. u.).

Die **Chorea** ist eine bestimmte Form von Bewegungsstörung, die in die Gruppe der *Hyperkinesen*[10] gehört. Besonders häufig tritt sie in erblicher Form als *Chorea Huntington* auf, der eine sich im mittleren Lebensalter manifestierende Degeneration von Neuronen vor allem des Striatums zugrunde liegt (dabei sind zunächst vor allem die Neurone betroffen, die Bewegungsimpulse *inhibieren*). Das klinische Bild der Chorea[11] imponiert – entsprechend der Hauptfunktion des betroffenen Striatumanteils – in Form von plötzlich auftretenden, ausfahrenden, unkontrollierbaren und unwillkürlichen Bewegungen, die besonders die distalen Extremitätenmuskeln betreffen. Auch die Gesichtsmuskulatur ist betroffen, was sich in einem ständigen Grimassieren äußert. Charakteristischerweise nehmen diese Bewegungen bei Erregung zu (Einfluss des vom ARAS gesteuerten unspezifischen Thalamus) und sistieren im Schlaf. Da anatomisch die inhibitorischen Bahnen zum Pallidum und zur Substantia nigra ausfallen, kann man den Kranken helfen, indem man medikamentös (mit Dopaminantagonisten) oder (heute nur mehr selten) operativ die Substantia nigra und/oder das Pallidum wenigstens partiell ausschaltet. Da das Striatum auch kongnitive und emotionale Prozesse steuert, verwundert es nicht, dass die Patienten auch zunehmend dement werden und Verhaltensauffälligkeiten wie Distanzminderung und Aggressivität zeigen. Im Endstadium dieser immer tödlich

---

[10] hyperkinesis (gr.) = Überbewegung
[11] choreia (gr.) = Reigentanz

verlaufenden Erkrankung fallen auch diejenigen Anteile des Striatums aus, die motorische Impulse *fördern*, so dass die Hyperkinesen in ein Parkinson-ähnliches Bild mit Bewegungsarmut und Rigidität der Muskulatur übergehen können.

Weitere Symptome einer Schädigung des Striatums können die **Athetose** und **dystonische Syndrome** sein. Die Athetose[12] ist durch unwillkürliche, langsame, schrauben- oder wurmförmige Bewegungen der Extremitäten charakterisiert. Als dystonische Syndrome[13] bezeichnet man dagegen eine krampfhafte Überaktivierung einzelner Muskelpartien mit entsprechender Fehlstellung der betroffenen Körperteile wie z. B. des Halses (*Schiefhals* oder *Torticollis spasticus*).

Ncl. accumbens Ein relativ kleiner Abschnitt im ventrorostralen Bereich des Striatums (wo Ncl. caudatus und Putamen miteinander verschmelzen), wird auch als *Ncl. accumbens septi* bezeichnet (wegen seiner topographischen Beziehung zum medial angrenzenden Septum). Seine Faserverbindungen sind denjenigen des restlichen Striatums ähnlich, doch fällt eine besonders **intensive afferente Faserbeziehung** zu Strukturen des **limbischen Systems** (s. u.) auf, weshalb man diesen Teil der Basalganglien als eine besondere Relaisstelle für die Umsetzung von „Motivation in Aktion" bzw. von „Emotion in Lokomotion" ansieht. Er ist gewissermaßen ein **Bindeglied** zwischen Basalganglien und limbischem bzw. psychomotorischem System. Seine intensive Verbindung zu diesem System spielt auch klinisch eine große Rolle, da eine enge Beziehung dieses Kerns zur Pathophysiologie der Schizophrenie und anderer neuropsychiatrischer Störungen nachgewiesen wurde.

9.2.3 Pallidum (Globus pallidus)

Das medial des Putamens liegende **Pallidum** (auch: *Globus pallidus*) entstammt entwicklungsgeschichtlich großenteils dem Zwischenhirn. Es teilt sich in ein *mediales (inneres)* und ein *laterales (äußeres) Pallidumsegment*. Im Schnitt durch das Großhirn hebt es sich vom Striatum und vom Thalamus durch seine blassere Färbung ab[14] (vgl. Abb. 9.4, 5). Das Pallidum kann als funktioneller Antagonist des Striatums verstanden werden.

Seine **Afferenzen** erhält es in erster Linie von:

- Striatum
- Ncl. subthalamicus
- Thalamus.

Die Fasern aus dem Striatum wirken inhibitorisch auf das Pallidum. Die Afferenzen aus dem Thalamus stammen von den intralaminären (= *unspezifischen*) Kernen und hängen so in ihrer Aktivität stark vom aufsteigenden Aktivierungssystem (**ARAS**) ab.

Die **Efferenzen** des Pallidums laufen zum großen Teil in der sog. *Ansa lenticularis* und sind in erster Linie in den

- Thalamus

gerichtet, vor allem in den Ncl. ventralis anterolateralis, der wiederum erregend in die prämotorische und motorische Hirnrinde projiziert (spezifischer Thalamuskern für diese Rindenfelder). Hemmende Efferenzen schickt das Pallidum zum Ncl. subthalamicus, mit dem es auf diese Weise reziprok verbunden ist.

Funktion Vereinfachend betrachtet scheint die Funktion des Pallidums antagonistisch zu der des Striatums zu sein. Wie beim Striatum kann man auch beim Pallidum zwei funktionell entgegengesetzte Anteile unterscheiden: Das **mediale Pallidumsegment** *unterdrückt*, das **laterale Pallidumsegment** *fördert* Bewegungsimpulse. Während beim Striatum mehr die inhibitorische Funktion für diese Impulse dominiert, ist es beim Pallidum eher umgekehrt. Der Einfluss des Pallidums auf die Motorik manifestiert sich über die Projektionen in den Teil des Thalamus, der wiederum motorische Kortexareale erregt. Dabei wird das Pallidum in seiner Funktion vom Striatum, vom Ncl. subthalamicus und vom unspezifischen Thalamus kontrolliert.

Klinik Bei einer Schädigung des Pallidums können entsprechend seiner dominierenden Teilfunktion eine **Bewegungsarmut** und eine deutliche Ungeschicklichkeit in den Bewegungen resultieren, doch sind, je nach Läsionsmuster, auch Hyperkinesen beschrieben.

9.2.4 Ncl. subthalamicus

Dieser Kern liegt ventromedial des Pallidums (vgl. Abb. 9.43b, 25) und ist wie dieses entwicklungsgeschichtlich ein Bestandteil des Subthalamus des Zwischenhirns. Er ist afferent und efferent vor allem mit dem Pallidum verbunden. Dabei erhält er *hemmende* Impulse aus den *motorikfördernden* Pallidumanteilen und sendet *erregende* Impulse zu den *motorikhemmenden* Anteilen des Pallidums. So kommt ihm eine *bewegungsimpulshemmende Funktion* zu. Dabei scheint er, anders als das Striatum, besonderen Einfluss auf die **Bewegung der proximalen Extremitätenmuskeln** auszuüben.

Klinik Wenn der Einfluss des Ncl. subthalamicus auf das ipsilaterale Pallidum wegfällt, dann bewirkt dieses (indirekt über den ipsilateralen Thalamus) eine Aktivitätssteigerung ipsilateraler motorischer Kortexareale, die mit den entsprechenden hyperkinetischen Symptomen auf der *kontralateralen* Körperseite (Kreuzung der Pyramidenbahn!) reagieren. Ein Ausfall des Ncl. subthalamicus kommt in der Regel einseitig vor (Tumoren, Blutungen etc.). Er führt zum Krankheitsbild des *ballistischen Syndroms* bzw. bei einseitiger Ausprägung zum *Hemiballismus*[15]. Die Kranken vollführen mit den Extremitäten der betroffenen Körperseite (kontralateral zur Schädigung) plötzlich ausfahrende, grobe Schleuderbewegungen, die ihren Ausgang meist von der *proximalen Extremitätenmuskulatur* (Ansatz am Schulter- bzw. Beckengürtel) nehmen.

---

[12] athetos (gr.) = ohne festen Stand
[13] dystonia (gr.) = Fehlspannung
[14] pallidus (lat.) = blass
[15] ballein (gr.) = werfen

Großhirn (Telencephalon) und funktionelle Bahnsysteme

9.2.5 Genaueres Verschaltungsprinzip der Basalganglien

Warum wirkt der eine Anteil des Striatums oder des Pallidums *hemmend* und der andere *fördernd* auf motorische Impulse? Das oben gegebene Bild der Verschaltung der Basalganglien ist stark vereinfacht. Es soll nun durch ein etwas genaueres Verschaltungsmuster ergänzt werden, mithilfe dessen man sich die eingangs gestellte Frage besser beantworten kann. Man orientiere sich dabei an Abb. 9.11, die ein Schema dieser Schaltkreise mit den entsprechenden Transmittern, soweit sie von besonderer Bedeutung sind, wiedergibt.

Die afferenten Fasern vom Kortex zum Striatum wirken mit dem Transmitter Glutamat erregend. Man kann nun im Striatum zwei funktionell antagonistische Anteile unterscheiden. Beide wirken in ihren Projektionszielen mit ihrem Transmitter GABA hemmend. Der eine projiziert in das mediale, der andere in das laterale Pallidumsegment. Dem in das mediale Segment projizierenden Anteil kommt dabei eine fördernde, dem in das laterale Segment projizierenden dagegen eine hemmende Funktion für motorische Impulse zu, was aus dem Nachfolgenden verständlich wird. Der Transmitter der efferenten *pallidalen* Neurone ist ebenfalls GABA, wirkt also inhibitorisch. Das mediale Pallidumsegment projiziert inhibitorisch in den Ncl. ventralis anterolateralis, den spezifischen Thalamuskern für motorische Kortexareale, die von dort aus aktiviert werden. *Dem medialen Pallidumsegment kann man somit eine hemmende Funktion für motorische Impulse zuschreiben.* Das laterale Pallidumsegment projiziert *inhibitorisch* in den Ncl. subthalamicus, der wiederum *erregend* (Glutamat) in das mediale Pallidum projiziert, so dass er den motorikinhibitorischen Anteil des Pallidums aktiviert. Dabei wird er aber inhibitorisch vom *lateralen* Pallidumsegment kontrolliert, *so dass diesem eine bewegungsfördernde Funktion zukommt.* Wird dieses bewegungsfördernde Zentrum von den GABAerg-inhibitorischen Fasern des Striatums gehemmt, kann es den Ncl. subthalamicus nicht mehr inhibieren, der dann „enthemmt" den Teil des Pallidums aktiviert, der motorische Impulse im Thalamus unterdrückt.

Dieses aufgezeigte Schema gibt nur „den Hauptfluss" der Informationsverarbeitung in den Basalganglien wieder. Zahlreiche andere Faktoren spielen in diesen Schaltkreis hinein, so z. B. die Substantia nigra. Die nigralen dopaminergen Neurone hemmen im Striatum den Anteil, der motorische Impulse unterdrückt (und aktivieren mit einigen Fasern auch den Anteil, der motorische Impulse bahnt). Das heißt, man muss der Substantia nigra einen *fördernden* Einfluss auf motorische Impulse zuschreiben. Das wird klinisch bestätigt durch Bewegungsarmut beim Parkinson-Syndrom (Ausfall der Substantia nigra). Zur Orientierung über diese Verhältnisse vgl. Abb. 9.11.

9.2.6 Claustrum

Diese dünne Lage grauer Substanz zwischen Striatum und Inselrinde (vgl. Abb. 9.4, 7) wird gelegentlich zu den Basalganglien gezählt im Sinne des ursprünglichen Begriffs, der darunter einfach „Großhirnkerne" verstand. Ihre Funktion beim Menschen ist noch wenig verstanden. Das Claustrum weist reziproke Faserverbindungen zur Großhirnrinde auf und soll auch ins Striatum projizieren. Funktionell steht es wohl dem Assoziationskortex weitaus näher als den Basalganglien.

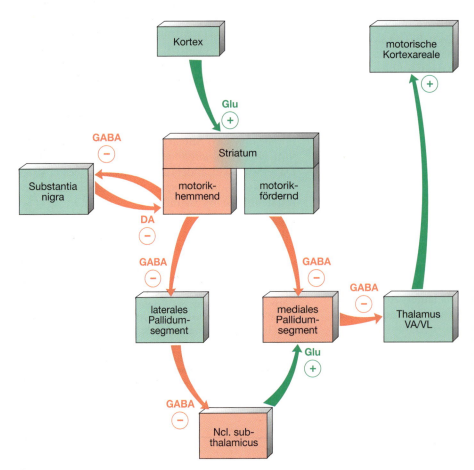

Abb. 9.11 Verschaltungsmuster der Basalganglien mit den beteiligten Transmittern. + und – geben an, ob die entsprechenden Projektionen hemmend oder erregend sind (wobei hemmende Bahnen rot, erregende grün dargestellt sind). Rot unterlegte Kästchen stellen ein motorikhemmendes, grün unterlegte ein motorikförderndes Zentrum dar. Abkürzungen: **DA** = Dopamin, **GABA** = γ-Aminobuttersäure, **Glu** = Glutamat. **VA/VL** = Ncl. ventralis anterolateralis des Thalamus. Weitere Erläuterung s. Text.

9.2.7 Zusammenwirken der Basalganglien und zentrale Regulation der Motorik

Dieser Abschnitt soll noch einmal in einer funktionellen Übersicht zusammenfassen, was bisher zur zentralen Regulation der Motorik beschrieben wurde.

In ihrem Zusammenspiel bewirken die Basalganglien eine feine Abstimmung aller Bewegungsimpulse, die im Assoziationskortex entworfen wurden und, wenn „sinnvoll" und „situationsgerecht", zur Ausführung gelangen bzw., wenn „nicht sinnvoll oder situationsgerecht", unterdrückt werden sollen. *Wichtigste Aufgabe der Basalganglien ist somit die Steuerung von Ausmaß, Richtung, Kraft und Geschwindigkeit einer Bewegung.*

Wie in Kap. 7.4 besprochen, muss man sich das Zustandekommen einer Bewegung so vorstellen, dass der ursprüngliche Bewegungs*antrieb* vor allem im limbischen System entsteht, das seine entsprechenden Impulse an den Assoziationskortex (einschließlich prä- und supplementärmotorischer Areale) weitergibt. Von hier aus nehmen die Bewegungsimpulse nun **drei getrennte Wege**, die erst nach zahlreichen Verschaltungen wieder im Thalamus und im motorischen Kortex konvergieren, um schließlich über die kortikonukleäre oder kortikospinale Bahn zum Hirnstamm oder Rückenmark weitergeleitet zu werden.

Der erste Weg führt direkt zu den bewegungsvorbereitenden Zentren im motorischen und prämotorischen Kortex des Frontallappens (s. Kap. 9.7.1). Ehe die Bewegungsimpulse aber ins Rückenmark bzw. in den Hirnstamm zur Aktivierung der dortigen Motoneurone weitergeleitet werden können, bedarf es der „Rückmeldung" von den beiden anderen Wegen der motorischen Impulse (s. u.). Man kann diesen Vorgang sehr vereinfachend mit einem Flugzeug *(Bewegungsimpulse)* vergleichen, das einen Flughafen *(Motoneurone im Rückenmark/Hirnstamm)* ansteuert, auf dem aber noch nicht alle Vorkehrungen zur sicheren Landung getroffen sind. Deshalb muss das Flugzeug *(Bewegungsimpulse)* sog. „Warteschleifen" fliegen, bis vom Flughafen die konkreten Landeinstruktionen (durch die beiden anderen Wege der Motorik, nämlich über *Basalganglien* und *Kleinhirn*) gegeben werden. Die erwähnten „Warteschleifen" gehen vom motorischen und prämotorischen Kortex in Form einer rückkoppelnden, kortiko-thalamo-kortikalen Neuronenschleife aus, also vom Kortex zu dem für motorische Kortexareale spezifischen Thalamuskern (Ncl. ventralis anterolateralis) und von dort wieder zurück zum Kortex.

Die beiden anderen Wege der motorischen Impulse nach Bewegungsentwurf im Assoziationskortex sind in Abb. 9.12 dargestellt (zweiter und dritter Weg).

Der zweite Weg geht vom Kortex über den kortikopontinen Trakt zum *Kleinhirn*, wo die Bewegungsentwürfe des Assoziationskortex moduliert und korrigiert werden (Kap. 7.4). Von dort aus führt der Weg des modulierten, fein abgestimmten Bewegungsentwurfs zum Thalamus (Ncl. ventralis anterolateralis, über den auch die oben erwähnte kortiko-thalamo-kortikale Neuronenschleife erfolgt).

Der dritte Weg führt über die *Basalganglien* zum gleichen Kern des Thalamus. Wichtig ist es zu verstehen, dass im Thalamus (oder spätestens im motorischen Kortex) die Fäden zusammenlaufen. Hier

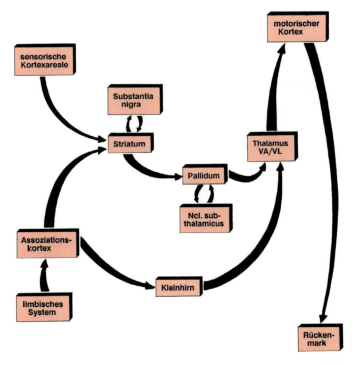

Abb. 9.12 Verschaltung von Basalganglien und Kleinhirn im Rahmen der zentralen Regulation der Motorik, vereinfachtes Schema (im Text: „zweiter" und „dritter Weg"). Aus Übersichtlichkeitsgründen ist die reziproke Neuronenschleife zwischen motorischem Kortex und Thalamus VA/VL (im Text: „erster Weg") nicht dargestellt. Abkürzung: **VA/VL** = Ncl. ventralis anterior und Ncl. ventralis lateralis (kurz: Ncl. ventralis anterolateralis) des Thalamus.

greifen Kleinhirn und Basalganglien in die oben erwähnte prämotorische kortiko-thalamo-kortikale Neuronenschleife ein und modulieren sie (im Sinne des obigen Vergleichs erhält das Flugzeug also hier konkrete Instruktionen, wann es wo und wie landen soll). Die Erregung, die vom Thalamus zum motorischen Kortex weitergegeben wird, gelangt dann schließlich zur Ausführung.

Die große Eintrittspforte in diesen dritten Weg vom Kortex aus ist das Striatum, das die Impulse des Assoziationskortex moduliert zum Pallidum weiterleitet, wobei nun beide Teile der Basalganglien antagonistisch auf die Bewegungsimpulse des Assoziationskortex einwirken: je nach Anteil mehr hemmend, oder mehr bahnend bzw. permissiv. Das Pallidum übt seinen Einfluss direkt über den Thalamusanteil aus, der den (prä-)motorischen Kortex aktiviert. Vom Erregungszustand des Pallidums hängt es ab, ob im Thalamus die Bewegungsimpulse der kortikothalamo-kortikalen Neuronenschleife, welche durch die aus dem Kleinhirn kommenden Impulse fein koordiniert werden, anschließend im Motokortex zu einer Aktivierung und damit Bewegungsinitiation führen. Wird der bewegungsfördernde Teil des Pallidums durch das Striatum *gehemmt*, überwiegen im Thalamus die inhibitorischen Impulse, und der durch die Kleinhirnsignale koordinierte Bewegungsentwurf der kortiko-thalamo-kortikalen Neuronenschleife wird „verebben", ohne im Motokortex zu einer entsprechenden Erregung zu führen.

All dies wird durch zahlreiche Parameter moduliert, wobei auch die Aktivität des *unspezifischen Thalamus* eine entscheidende Rolle zu spielen scheint, die wiederum vom aufsteigenden retikulären aktivierenden System (ARAS) und damit auch durch Sinnesafferenzen gesteuert wird. Der unspezifische Thalamus erregt die motorikfördernden Teile der Basalganglien, wirkt also auf diese Weise ebenfalls *indirekt bahnend* für Bewegungsimpulse.

Entscheidende Rollen bei der Modulation der inhibitorischen oder exzitatorischen Bearbeitung der Bewegungsimpulse spielen auch die Substantia nigra und der Ncl. subthalamicus, wobei man der Substantia nigra eine *fördernde*, dem Ncl. subthalamicus eine *hemmende* Funktion für die Motorik zusprechen kann.

Zusammenfassend kann man also festhalten, dass die motorischen Impulse *vom Kleinhirn fein abgestimmt* und von den *Basalganglien bahnend oder unterdrückend* verarbeitet werden, wobei beide Anteile zentralnervös-motorischer Integration im Thalamus (und z. T. auch im Kortex) konvergieren. Dort wird ein „Fazit" gezogen: Fein abgestimmte Bewegung wird zugelassen/nicht zugelassen bzw. in bestimmter Form zugelassen. Dieses Fazit wird dann dem Motokortex vermittelt, der via Pyramiden- und extrapyramidale Bahnen die Bewegungsimpulse ins Rückenmark weiterleitet. Zur Übersicht s. Abb. 9.12.

Klinik Diese drei Wege der Verarbeitung motorischer Impulse haben in ihrer Unterschiedlichkeit große klinische Bedeutung, weil man so motorische Störungen einzelnen Strukturen des ZNS lokalisationsdiagnostisch zuordnen kann.

Lähmungserscheinungen treten z. B. nur bei Störungen auf Ebene des ersten Weges oder der ausführenden Endstrecke zum Hirnstamm/Rückenmark auf (motorischer/prämotorischer Kortex, motorischer Thalamuskern, thalamokortikale Bahn oder kortikonukleäre bzw. kortikospinale Bahnen), da ja die beiden anderen Wege nur der Bewegungs*modulation*, nicht der Bewegungs*initiation* dienen.

Bei Läsionen auf Ebene des zweiten Weges (absteigende Bahnen zum Kleinhirn einschließlich Brückenkerne, Kleinhirn selbst, efferente Bahnen des Kleinhirns) kommt es zu Störungen der *Bewegungskoordination (Ataxie)*.

Bei Schädigungen auf Ebene des dritten Weges (Basalganglien: Striatum, Pallidum, Ncl. subthalamicus, Substantia nigra) resultieren Störungen des Bewegungs*ausmaßes* (Hyper- oder Hypokinesen).

9.2.8 Basalganglien als oberstes Zentrum des extrapyramidalen Systems?

Früher vertrat man die Ansicht, dass neben dem pyramidal-motorischen System (dessen motorische Impulse über die Pyramidenbahn ins Rückenmark gelangen) ein *davon völlig unabhängig funktionierendes* extrapyramidalmotorisches System existiere (dessen motorische Impulse über z. T. kurze Neuronenketten außerhalb der Pyramidenbahn ins Rückenmark gelangen). Dem pyramidalen System sprach man dabei alle Willkürmotorik zu, während man dem extrapyramidalen System die grobe Stütz- und Haltemotorik zuordnete, die durchweg unwillkürlich funktionieren sollte. Auch heute noch ist es korrekt, neben der Pyramidenbahn extrapyramidale Bahnen zu definieren (ausgehend vor allem von Ncl. ruber, Ncl. vestibularis und Formatio reticularis, z.T auch vom Tectum des Mesencephalons und anderen Hirnstammzentren), die motorische Impulse außerhalb der Pyramidenbahn ins Rückenmark leiten. Die Aufgaben, die man dabei heute der Pyramidenbahn und den extrapyramidalen Bahnen zuordnen kann, wurden auf S. 94f. beschrieben. Man weiß aber inzwischen, dass *die extrapyramidale ebenso wie die pyramidale Motorik willkürlich und unwillkürlich* initiiert werden kann, dass also eine Trennung in ein willkürliches und ein unwillkürliches System unsinnig ist.

Ein weiterer Fehler des genannten Konzeptes bestand darin, dass man die Basalganglien als oberstes Steuerzentrum des extrapyramidalmotorischen Systems bezeichnete. Man nahm an, dass die Basalganglien motorische Konzepte ohne willkürliche Kontrolle unabhängig vom motorischen Kortex ausarbeiten und über multipel verschaltete Neuronenketten ins Rückenmark projizieren. Wie oben ausgeführt, beeinflussen sie aber die pyramidale ebenso wie die extrapyramidale Motorik. Die extrapyramidalen Zentren des Hirnstamms werden vorwiegend vom prämotorischen (und geringfügig auch vom motorischen) Kortex aus aktiviert. Zwar haben Teile des Basalganglien tatsächlich Projektionen zu extrapyramidalen Zentren, doch werden diese Zentren als Ganzes weder primär von den Basalganglien aus gesteuert, noch ist eine solche Steuerung die Hauptaufgabe der Basalganglien. Ihre Hauptaufgabe besteht vielmehr in der *generellen Modulation motorischer Impulse*, die vor allem *im Kortex* ausgearbeitet und initiiert wurden.

Auch wenn das frühere Konzept der Hauptfunktion der Basalganglien als primäres Steuerzentrum des extrapyra-

9.3 Paleokortex und Riechhirn

midalmotorischen Systems längst als unzutreffend erkannt worden ist, hält es sich immer noch hartnäckig in vielen Darstellungen. Auch in der Klinik spricht man immer noch häufig von „extrapyramidalen Erkrankungen", wenn man Erkrankungen der Basalganglien meint.

9.3 Paleokortex und Riechhirn

Der phylogenetisch älteste Teil der Hemisphären ist der Paleokortex. Er bildet mit seinen Strukturen das Riechhirn und macht nur einen sehr kleinen, vor allem frontobasal gelegenen Teil des Großhirns aus. Im Einzelnen gehören – als die wichtigsten – die folgenden Zentren dazu:

- *Bulbus olfactorius* und *Tractus olfactorius*
- *Tuberculum olfactorium*
- *Septum* mit der *Stria diagonalis*
- *Area entorhinalis*
- kortikale Anteile des *Corpus amygdaloideum*.

9.3.1 Riechbahn und Riechrinde

Die Sinneszellen der Riechschleimhaut sind primäre Sinneszellen und stellen somit das erste Neuron der Riechbahn dar. Mit ihren Fortsätzen bilden sie den I. Hirnnerv (Fila olfactoria, N. olfactorius) und projizieren in den Bulbus olfactorius (Abb. 9.13a, 3). Dort werden die Impulse der Riechschleimhaut ver-

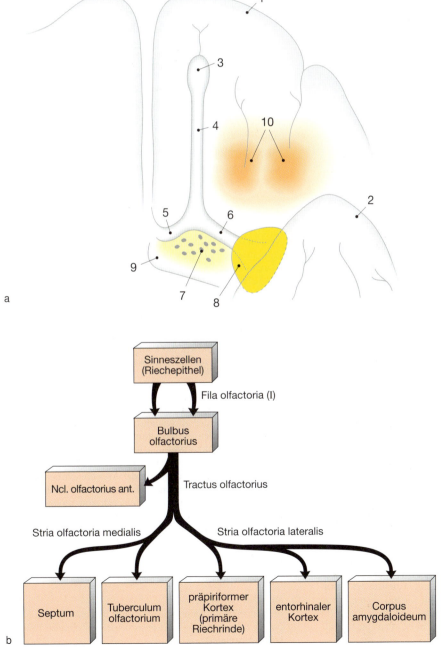

Abb. 9.13   Riechhirn
(a) **Strukturen der Riechbahn und der Riechrinde** in der Basalansicht (primäre Riechrindenareale gelb, sekundäre orange)
1 Frontallappen, **2** Temporallappen, **3** Bulbus olfactorius, **4** Tractus olfactorius, **5** Stria olfactoria medialis, **6** Stria olfactoria lateralis, **7** Tuberculum olfactorium im Bereich der Substantia perforata anterior, **8** präpiriformer Kortex = primäre Riechrinde im engeren Sinne (beachte, dass der präpiriforme Kortex von der Basalseite des Frontallappens auf die Medialseite des Temporallappens übergeht; da diese Region von basal her nicht sichtbar ist, ist der Umriss gestrichelt dargestellt). Vom Septum stellt sich von basal her nur das kaudale Ende der **9** Stria diagonalis dar. **10** Sekundäre olfaktorische Areale (Teile des Neocortex, also nicht mehr der Riechrinde im engeren Sinne). *In der Basalansicht nicht sichtbare Riechrindenanteile:* die sich dorsal an den präpiriformen Kortex im Temporallappen anschließenden kortikalen Teile des Corpus amygdaloideum und die Area entorhinalis.
(b) **Wichtigste Stationen und Projektionen der Riechbahn.**

schaltet und über den *Tractus olfactorius* (Abb. 9.13a, 4) der Riechrinde (olfaktorischer Kortex) zugeleitet, die im Bereich der Substantia perforata anterior und angrenzender Allokortexgebiete liegt (Abb. 9.13a, 7–8). Der Tractus olfactorius teilt sich im *Trigonum olfactorium* in eine *Stria olfactoria lateralis* und in eine *Stria olfactoria medialis* auf (Abb. 9.13a, 5 und 6), die zu den kortikalen Projektionszielen der Riechbahn ziehen (Abb. 9.13b).

In den Tractus olfactorius ist der *Ncl. olfactorius anterior* (auch: *Regio retrobulbaris*) eingelagert. Die hier verschalteten Impulse aus dem Bulbus olfactorius werden über die Commissura anterior der Riechrinde der Gegenseite zugeleitet.

In den Projektionszielen der *Stria olfactoria lateralis* kommt die Riechwahrnehmung zu Bewusstsein. Diese Projektionsziele beeinhalten:

- den *präpiriformen Kortex* an der Basis des Frontallappens und übergehend auf die rostromediale Seite des Temporallappens (primäre Riechrinde im engeren Sinne, Abb. 9.13a, 8),
- den sich im Temporallappen dorsal anschließenden *entorhinalen Kortex (Area entorhinalis)*
- das *Corpus amygdaloideum* (s. Kap. 9.3.3).

Die Projektionsziele der *Stria olfactoria medialis* sind:

- das *Tuberculum olfactorium* und
- die *Septumregion (Area septalis)*.

Das Tuberculum olfactorium (Abb. 9.13a, 7) steht eng in Verbindung mit dem Ncl. accumbens des ventralen Striatums und spielt so eine Rolle bei der Integration der Geruchswahrnehmung mit Impulsen aus anderen Hirnarealen. Die Region des Tuberculums weist an ihrer Oberfläche zahlreiche Gefäßeintritte auf und wird deshalb auch *Substantia perforata anterior* genannt (gegenübergestellt der *Substantia perforata posterior* zwischen den beiden Crura cerebri).

Vom olfaktorischen Kortex aus wird die olfaktorische Information an verschiedene vegetative Zentren, aber auch über den Thalamus an frontobasale Neokortexareale weitergeleitet (Abb. 9.13a, 10), die eine Art sekundären olfaktorischen Kortex darstellen, in dem Geruchsinformationen analysiert, interpretiert und erkannt werden.

9.3.2 Septumregion (Area septalis)

Die Septumregion wird oft als *Septum verum* dem nur aus Gliagewebe bestehenden *Septum pellucidum* (vgl. Abb. 9.2, 15) gegenübergestellt. Sie liegt überwiegend an der medialen Hemisphäre unterhalb der Commissura anterior und reicht mit kleinen Teilen bis hinunter zur Hirnbasis (Abb. 9.14, 7). Sie setzt sich aus kortikalen und subkortikalen Anteilen zusammen. Dazu gehört auch das größere Kerngebiet der *Stria diagonalis (diagonales Band von Broca)*, die als transversal ausgerichtetes Zellband entlang dem kaudalen Ende der Substantia perforata anterior verläuft (vgl. Abb. 9.13a, 9). Afferent und efferent sind die Septumkerne nicht nur mit olfaktorischen Kortexarealen, sondern auch mit Anteilen des limbischen Systems (s. u.) verbunden. Auf Grund dieser Faserverbindungen hat das Septum funktionell Bedeutung für emotionale, vegetative und möglicherweise auch Gedächtnisleistungen des Gehirns.

9.3.3 Corpus amygdaloideum

Dieser auch als *Mandelkern*[16] (bzw. kurz: *Amygdala*) bezeichnete Komplex grauer Substanz besteht aus mehreren Einzelkernen und liegt im Temporallappen rostral vom Ende des Ncl. caudatus (vgl. Abb. 9.8, 6), im Frontalschnitt etwa auf Niveau des Hypophysenstiels (vgl. Abb. 9.43a, 9 und 12).

Die Mehrzahl der afferenten und efferenten Fasern des Corpus amygdaloideum verläuft in der *Stria terminalis*, die medial des Ncl. caudatus seinem Verlauf folgend ins Zwischenhirn zieht. Ein weiteres wichtiges Faserbündel ist die *basale Mandelkernstrahlung*.

Das Corpus amygdaloideum ist ein Teil des *limbischen Systems* (s. Kap. 9.4). Entsprechend ist es afferent und efferent eng mit weiteren limbischen, aber auch mit neokortikalen Zentren verbunden.

Man ordnet dem Mandelkernkomplex viele Funktionen zu. Neben einem modulierenden Einfluss auf die vegetativen Zentren des Hypothalamus (Nahrungsaufnahme, Hormonsekretion, Kreislaufregulation u. a.) wird ihm auch die Vermittlung von Verhaltensweisen wie Flucht- und Angstreaktionen und anderer, emotional ausgelöster motorischer Reaktionen wie z. B. der Initiation des Lachens oder Weinens zugeschrieben. Eine besondere Rolle spielt das Corpus amygdaloideum für die Speicherung emotional betonter Gedächtnisinhalte.

9.3.4 Basale Vorderhirnstrukturen

Ventral des Pallidums erstreckt sich an der Basis des Frontallappens eine Gruppe von Kernen, die als *basale Vorderhirnstrukturen* benannt werden. Ein besonders wichtiger Kern ist der *Ncl. basalis (Meynert)*, dessen Neurone zu 90 % acetylcholinerg sind. Er weist intensive afferente Faserbeziehungen zu Zentren des limbischen Systems (s. u.) auf und projiziert efferent in nahezu alle Bereiche des Neokortex. Er wird somit als ein Bindeglied zwischen dem limbischen System und dem Neokortex angesehen, das komplexe Verhaltensweisen beeinflusst. Der Kern soll auch eine wichtige Funktion beim Lernen innehaben.

Klinik Bei senilen und präsenilen Demenzen[17], insbesondere bei der *Alzheimer-Erkrankung*, beobachtet man einen drastischen Neuronenuntergang in den cholineren basalen Vorderhirnstrukturen, ganz besonders im Ncl. basalis. Auch in anderen ZNS-Bereichen degenerieren Neurone, z. B. im Corpus amygdaloideum, in der Area entorhinalis und im Hippocampus sowie in weiten Bereichen der Großhirnrinde. Diese Erkrankung zeichnet sich durch zunehmende Merkfähigkeitsstörungen, fortschreitende zeitliche und örtliche Orientierungslosigkeit, Sprachstörungen und später erhebliche motorische Unruhe aus.

---

[16] amygdale (gr.) = Mandel
[17] dementia (lat.) = Wahnsinn (der Begriff Demenz wird klinisch für alle Formen des Verlustes erworbener intellektueller Fähigkeiten verwendet)

9.4 Archikortex und limbisches System

Abb. 9.14 Die wichtigsten Komponenten des limbischen Systems.
1 Gyrus cinguli, **2** Hippocampus mit Gyrus dentatus und **3** Fornix, **4** Corpus amygdaloideum, **5** Corpus mamillare, **6** Gyrus parahippocampalis, **7** Septumregion.

9.4 Archikortex und limbisches System

9.4.1 Bestandteile des limbischen Systems

Das limbische System setzt sich zum größten Teil aus allokortikalen (= paleo- und archikortikalen) Strukturen zusammen. Ursprünglich wurde der Begriff geschaffen, um bestimmte Gehirnteile zu beschreiben, die sich wie ein Saum[18] um den Balken und das Zwischenhirn herumlegen und eine Übergangszone zwischen Neokortex und Hirnstamm darstellen sollten. Der Begriff „limbisches System" hat sich seither erweitert, ist zu einem Schlagwort für die „Emotionslokalisation im Gehirn" geworden und ist in seinen zugehörigen Zentren häufig nur unklar definiert. Folgende Strukturen werden meist dazugezählt (vgl. auch Abb. 9.14):

- *Hippocampus* (einschließlich *Gyrus dentatus* und *Fornix*)
- *Gyrus cinguli*
- *Gyrus parahippocampalis* mit *Area entorhinalis*
- *Corpus amygdaloideum*
- *Corpus mamillare*.

Ferner werden dazugezählt:

- große Teile des *Riechhirns* einschließlich *Septumregion*
- *Indusium griseum*
- *Thalamusanteile* (speziell die mit obigen Strukturen in Verbindung stehenden Kerne).

Man sieht, dass es bei der Definition des limbischen Systems weniger um die Beschreibung *topographisch* eng in Beziehung stehender Gehirnareale geht, sondern um eine Zusammenfassung *funktionell* in Verbindung stehender zentralnervöser Regionen. Viele dieser Regionen wurden im vorausgegangenen Text bereits besprochen, die übrigen werden in den folgenden Kapiteln geschildert.

9.4.2 Hippocampus

Der Hippocampus liegt zum größten Teil im Schläfenlappen an der Medialwand des Seitenventrikelunterhorns (Abb. 9.15). Mit seinem Endstück bildet er dort eine tatzenähnliche Struktur *(Pes hippocampi,* Abb. 9.15, *1)*. Nach hinten oben reicht er, entsprechend der Rotationsbewegung der Hemisphären in der Embryonalentwicklung, in einem Bogen bis zum kaudalen Ende des Balkens (Corpus callosum). Von dort aus setzt er sich dann unterhalb des Balkens in die Faserstruktur des Fornix fort (Abb. 9.15, 4–6). Der Fornix zieht in einem Bogen über dem dritten Ventrikel nach vorne weiter und endet in den Corpora mamillaria.

Oberhalb des Balkens liegt eine sehr dünne Schicht grauer Substanz, das *Indusium griseum*[19]. Es steht funktionell eng mit dem Hippocampus in Beziehung und wird als dessen „Fortsetzung" verstanden, da der Hippocampus entwicklungsgeschichtlich zunächst oberhalb des Balkens liegt und erst

---

[18] limbus (lat.) = Saum

[19] indusium (lat.) = Schleier

Großhirn (Telencephalon) und funktionelle Bahnsysteme

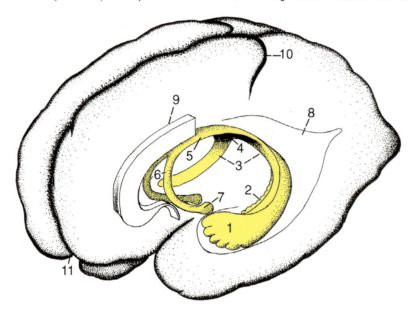

Abb. 9.15 Lage des Hippocampus und des Fornix in den Hemisphären.
1 Hippocampus mit Pes hippocampi, **2** Gyrus dentatus. Der Hippocampus setzt sich fort in die **3** Crura fornicis, die über die **4** Commissura fornicis in das **5** Corpus fornicis übergehen. Dieses teilt sich vorne wieder in die beiden **6** Columnae fornicis, die schließlich in den **7** Corpora mamillaria enden. **8** Hinterhorn des Seitenventrikels, **9** Corpus callosum, **10** Sulcus centralis, **11** Fissura longitudinalis cerebri (Interhemisphärenspalt).

sekundär durch die Hemisphärenrotation nach kaudal in den Temporallappen verlagert wird.

Afferenzen erhält der Hippocampus besonders zahlreich von der medial von ihm im *Gyrus parahippocampalis* (auch: *Gyrus hippocampi*) liegenden *Area entorhinalis* (auch: *Regio entorhinalis*). Über diese Region fließen dem Hippocampus Impulse aus dem Riechhirn, dem Corpus amygdaloideum und dem Neokortex zu. So werden ihm unter anderem somatosensible, visuelle, auditorische und olfaktorische Informationen in modulierter Form vermittelt, die alle im Gyrus parahippocampalis konvergieren. Weiterhin erhält der Hippocampus afferente Fasern aus dem Thalamus, dem Gyrus cinguli und dem Septum.

Nahezu alle **Efferenzen** des Hippocampus verlaufen im Fornix. Dieser gibt auf seinem Weg Faserzüge an das Septum, Corpus amygdaloideum und den Hypothalamus ab und endet mit dem Hauptteil der Fasern in den Corpora mamillaria. Hierbei bildet sich der sog. *Papez-Neuronenkreis* (Abb. 9.16): Der Hippocampus projiziert über den Fornix in die Corpora mamillaria, diese (über den Fasciculus mamillothalamicus) in den Ncl. anterior des Thalamus, der als spezifischer Thalamuskern für limbische Kortexbereiche wiederum in den Gyrus cinguli projiziert. Der Gyrus cinguli sendet Fasern zurück zum Hippocampus, wodurch sich der Kreis schließt.

Eine Variation dieses berühmten Neuronenkreises mit stärkerer Einbindung des Gyrus parahippocampalis statt bestimmter Anteile des Gyrus cinguli hat offenbar eine entscheidende Funktion bei der Überführung von Inhalten vom Kurzzeit- in das Langzeitgedächtnis (s. Kap. 9.4.4).

Klinik Eine Zerstörung bereits *eines* der Glieder dieses letztgenannten Neuronenkreises (Gyrus parahippocampalis/Area entorhinalis, Hippocampus, Fornix, Corpora mamillaria, anteriorer Kern des Thalamus) hat erhebliche Merkfähigkeitsstörungen zur Folge. Neue Inhalte können nicht mehr länger als höchstens ein bis zwei Minuten behalten werden. Dagegen bleiben alte, bekannte Dinge im Gedächtnis erhalten, da sie nicht mehr vom Kurzzeit- in das Langzeitgedächtnis überführt werden müssen, für das die erwähnten Verbindungen und Schaltkreise offensichtlich eine entscheidende Rolle spielen (s. u.).

Neben dieser **Funktion** für die Gedächtnisbildung wird der Hippocampus als Bestandteil des limbischen Systems mit endokrinen, viszeralen und emotionalen Vorgängen in Zusammenhang gebracht.

Klinik
Läsion des Hippocampus Eine doppelseitige Schädigung des Hippocampus (wie sie z. B. bei oder nach einer Herpesvirus-induzierten Gehirnentzündung – *Enzephalitis* – eintreten kann) führt über den oben erklärten Verlust der Merkfähigkeit zu völliger zeitlicher und örtlicher Desorientierung.

Hippocampus und Epilepsie Der Hippocampus hat nicht nur bei bestimmten Formen von Gedächtnisstörungen große klinische Relevanz, sondern auch – wie das Corpus amygdaloideum – bei Epilepsien. In diesem Bereich des Gehirns herrscht besonders große Bereitschaft zur spontanen, krankhaften Entladung von Neuronen, so dass hier bereits kleine pathologische Prozesse (z. B. Tumoren oder Gefäßfehlbildungen) sehr charakteristische epileptische Anfälle auslösen können.

Hippocampus und Schizophrenie Bei psychiatrischen Erkrankungen des schizophrenen Formenkreises, bei denen es z. T. zu erheblichen Denkstörungen (z. B. Wahnvorstellungen) und Halluzinationen bei den betroffenen Patienten kommt,

9.4 Archikortex und limbisches System

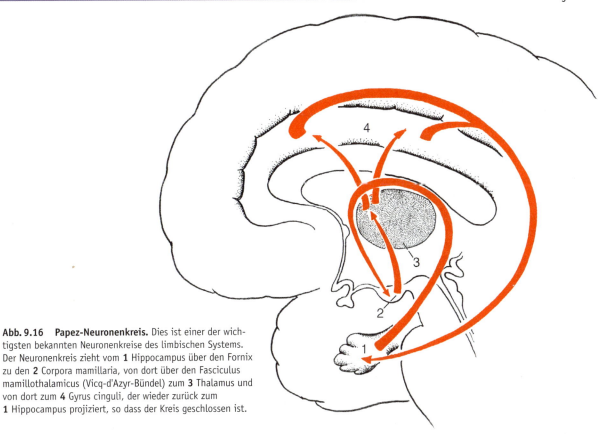

Abb. 9.16 Papez-Neuronenkreis. Dies ist einer der wichtigsten bekannten Neuronenkreise des limbischen Systems. Der Neuronenkreis zieht vom **1** Hippocampus über den Fornix zu den **2** Corpora mamillaria, von dort über den Fasciculus mamillothalamicus (Vicq-d'Azyr-Bündel) zum **3** Thalamus und von dort zum **4** Gyrus cinguli, der wieder zurück zum **1** Hippocampus projiziert, so dass der Kreis geschlossen ist.

finden sich mehrere hirnorganische Veränderungen. Neben der bereits auf S. 138 beschriebenen Überaktivität dopaminerger Zentren im Mittelhirn besteht auch eine massive Verminderung vor allem glutamaterger Neurone in den limbischen Strukturen des Temporallappens, insbesondere im Gyrus parahippocampalis und im Hippocampus. So spielt bei der Pathogenese der Schizophrenie neben der *Über*aktivität ins limbische System projizierender dopaminerger Systeme eine *Unter*aktivität glutamaterger Neurone von Hippocampus und Gyrus parahippocampalis eine wichtige Rolle.

Hippocampus und Alzheimer-Erkrankung Bei der auf S. 202 beschriebenen Alzheimer-Demenz kommt es bereits früh im Laufe der Erkrankung zu Rezeptorveränderungen, später auch zu einem Untergang von Neuronen des Hippocampus und angrenzender Regionen wie der Area entorhinalis. Diese Veränderungen werden in unmittelbaren Zusammenhang mit dem Leitsymptom der Krankheit, den Merkfähigkeitsstörungen, gebracht.

9.4.3 Histologie des Hippocampus und des Archikortex

Der größte Anteil des Archikortex wird vom *Hippocampus* gebildet. Um ihn herum liegen einige Strukturen, die ebenfalls zum Archikortex gehören (u.a. Teile des Gyrus parahippocampalis und des Gyrus cinguli). Der Archikortex zeichnet sich durch eine besondere mikroskopische Rindenstruktur aus, die nicht wie der Neokortex sechsschichtig, sondern annäherungsweise dreischichtig ist.

Im frontalen Querschnitt des Hippocampus sieht man die sehr typische eingerollte Archikortexstruktur (Abb. 9.17). Man unterscheidet dabei drei Bereiche des Hippocampus: den *Gyrus dentatus* (auch: *Fascia dentata*), das *Cornu ammonis* (Ammonshorn) und das *Subiculum*. Wenn man die eingerollte Rindenstruktur mit dem Schwanz eines Seepferdchens vergleicht[20], dann entspricht die Fascia dentata dem „distalen" Teil des Schwanzes, nach „proximal" schließt sich das Cornu ammonis an, und am Übergang zum Körper des Seepferdchens (in der Analogie wäre der Körper dann der sechsschichtige entorhinale Kortex des Gyrus parahippocampalis) befindet sich das *Subiculum*.

Man kann das Cornu ammonis in die Felder *CA1–CA4* einteilen (Abb. 9.17, 3–6). Der Gyrus dentatus ist das wichtigste afferente System des Hippocampus, während das Subiculum einen Großteil des efferenten Systems des Hippocampus bildet, so dass der Informationsfluss im Hippocampus vereinfacht auf die Formel *Gyrus dentatus – Cornu ammonis – Subiculum – Fornix* gebracht werden kann.

---

[20] hippokampos (gr.) = Seepferdchen. Allerdings liegt wohl trotz dieser Analogie der heutigen Verwendung des Begriffs „Hippocampus" historisch eher ein Missverständnis zugrunde. Arantius, der Schöpfer des Ausdrucks, bezog sich dabei wahrscheinlich auf den Gyrus dentatus, dessen im Längsverlauf gerippte Struktur er mit der Oberflächenstruktur des Seepferdchens verglich.

Großhirn (Telencephalon) und funktionelle Bahnsysteme

Die histologische Struktur des Hippocampus hat mit derjenigen des restlichen, im Prinzip dreischichtigen, Archikortex und z. T. auch des Paleokortex manches gemeinsam. So werden Archi- und Paleokortex auch oft als Allokortex dem sechsschichtigen Neo- oder Isokortex (s. u.) gegenübergestellt. Allerdings stellt die Dreischichtigkeit des Allokortex eine Vereinfachung dar, denn bei Anwendung entsprechender Nachweistechniken lassen sich in den meisten Allokortexarealen zusätzliche Schichten abgrenzen. Aus didaktischen Gründen behalten wir jedoch hier das Prinzip der dreischichtigen Gliederung bei. Die Archikortexstruktur ist im Ammonshorn deshalb schwierig zu erfassen, weil sich der Kortex hier einrollt und dabei noch zusätzlich den Archikortex des *Gyrus dentatus* (auch: *Fascia dentata*) mit einschließt, so dass zum Teil mehrere Dreierschichten des Archikortex übereinander liegen. Oberflächlich, also dem Ependym des Unterhorns des Seitenventrikels zugewandt, liegt dem Archikortex des Ammonshorns eine Faserschicht auf (*Alveus*, Abb. 9.17, *9*), die afferente und efferente Fasern des Hippocampus führt und in der *Fimbria hippocampi* (Abb. 9.17, *8*) in den Fornix übergeht.

Nach innen zu schließen sich dann die drei klassischen Archikortexschichten an: das *Stratum oriens* (Korbzellschicht; Abb. 9.17, *10*), dann das großzellige *Stratum pyramidale* (Pyramidenzellschicht; Abb. 9.17, *11*) mit großen glutamatergen Neuronen und schließlich das zellarme *Stratum moleculare* (Molekularschicht; Abb. 9.17, *12*). Im Stratum moleculare können noch ein *Stratum* (auch: *Substratum*) *radiatum* (Abb. 9.17, *13*) und ein *Stratum* (auch: *Substratum*) *lacunosum* (Abb. 9.17, *14*) abgegrenzt werden, so dass diese Schicht auch als *Stratum radiatum-lacunosum-moleculare* bezeichnet wird. Diese Schicht dient hauptsächlich der interneuronalen Verschaltung zwischen Pyramiden- und Korbzellen. Wie auch im Neokortex (s. u.) bilden die glutamatergen Pyramidenzellen als größte Neurone mit ihren langen, zentrifugal (also in den Alveus) gerichteten Fortsätzen das efferente System des Archikortex. Im *Gyrus dentatus*, der sich um die Region CA4 des Ammonshorns herumlegt, ist das Stratum pyramidale durch ein *Stratum granulosum* ersetzt (Abb. 9.17, *15*), das entsprechend kleinere, körnerzellartige Neurone statt Pyramidenzellen enthält.

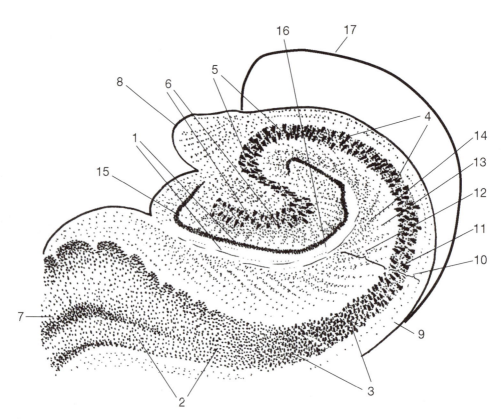

Abb. 9.17 Mikroskopischer Frontalschnitt durch den Hippocampus.
Man kann sechs Felder unterscheiden: den **1** Gyrus dentatus, das **2** Subiculum und dazwischen die vier Felder des Ammonshorns. Das **3** Feld CA1 enthält viele kleine Pyramidenzellen, das **4** Feld CA2 zeichnet sich durch besonders große Pyramidenzellen aus, die im **5** Feld CA3 etwas lockerer angeordnet sind. Das Ammonshorn endet mit dem **6** Feld CA4, das histologisch eine besonders aufgelockerte Struktur bildet. Über das **2** Subiculum geht der Hippocampus in den angrenzenden **7** sechsschichtigen entorhinalen Kortex des Gyrus parahippocampalis über. **8** Fimbria hippocampi (Beginn des Fornix). **9** Alveus (enthält die afferenten und efferenten Fasern zum und vom Hippocampus), **10** Stratum oriens, **11** Stratum pyramidale, **12** Stratum moleculare, innerhalb dessen sich noch ein **13** (Sub-)Stratum radiatum und ein **14** (Sub-)Stratum lacunosum abgrenzen lassen. Das **6** Feld CA4 wird umrundet vom Gyrus dentatus, dessen **15** Neurone des Stratum granulosum (äquivalent zum Stratum pyramidale des Hippocampus) ein dichtes Zellband bilden. Unter dem Stratum granulosum befindet sich das **16** ebenfalls dem Gyrus dentatus angehörende Stratum moleculare. **17** Umriss des Unterhorns des Seitenventrikels. Nicht berücksichtigt sind die sich am Übergang vom Subiculum zur Area entorhinalis befindlichen Unterabschnitte *Pre- und Parasubiculum*.

9.4.4 Anatomische Grundlagen des Gedächtnisses

Den obigen Ausführungen über das Gedächtnis soll aufgrund der großen klinischen Bedeutung eine etwas ausführlichere Erörterung folgen.

Man unterscheidet folgende Ebenen des Gedächtnisses:

- *Kurzzeitgedächtnis* (Sekunden bis Minuten)
- *Gedächtniskonsolidierung* (Tage bis Monate)
- *Langzeitgedächtnis* (Jahre bis Jahrzehnte).

Das **Kurzzeitgedächtnis** scheint ganz besonders eine Leistung des *präfrontalen Kortex* (großer Teil der Rinde des Frontallappens, s. Kap. 9.7.5) zu sein, doch sollen auch andere Kortexbereiche dazu beitragen. Das **Langzeitgedächtnis** dagegen ist eine Leistung der Großhirnrinde als Ganzes. Neben dem Assoziationskortex sind je nach Gedächtnisinhalt zusätzlich die sekundäre Hörrinde (akustische Gedächtnisinhalte), motorische Rinde (motorische Gedächtnisinhalte bzw. Fähigkeiten), Sehrinde (optische Gedächtnisinhalte) etc. beteiligt. Diese Rindenfelder werden in Kap. 9.7–9.11 besprochen.

Für die Überführung vom Kurz- in das Langzeitgedächtnis (die sog. **Gedächtniskonsolidierung**), also das „Lernen" im engeren Sinne, sind ebenfalls je nach Gedächtnisinhalt verschiedene Gehirnareale verantwortlich. Dabei ist es wichtig, nach folgenden Kategorien zu trennen:

- *explizite Gedächtnisinhalte* (Fakten, Ereignisse)
- *implizite Gedächtnisinhalte*
  - Handlungsabläufe/Gewohnheiten
  - motorisches Lernen
  - emotionales Lernen.

Bei der Überführung aller **expliziten Gedächtnisinhalte** (bestimmte Ereignisse der Vergangenheit, sachliche Zusammenhänge, räumliche Gegebenheiten etc.) vom Kurz- in das Langzeitgedächtnis spielen der Hippocampus und die anderen Bestandteile der oben ausgeführten *Variation des Papez-Neuronenkreises* (Hippocampus – Fornix – Corpora mamillaria – Fasciculus mamillothalamicus – Thalamus – Gyrus parahippocampalis – Hippocampus) eine herausragende Rolle. Störungen in den genannten Strukturen haben schwerwiegende Einbußen der Merkfähigkeit zur Folge, bei oft unbeeinträchtigtem Kurz- und Langzeitgedächtnis (Letzteres natürlich nur für Ereignisse, die zeitlich vor der Schädigung liegen) sowie unbeeinträchtigter *impliziter* Gedächtnisbildung.

Beim Konsolidieren **emotionaler** oder **vegetativer** „Gedächtnisinhalte" (meist in der Form operanten oder klassischen Konditionierens) spielt das Corpus amygdaloideum (Kap. 9.3.3) eine herausragende Rolle.

Das Erlernen von „Gewohnheiten" und von **Handlungsmustern** auf bestimmte Reize hin manifestiert sich über Wechselwirkungen der Basalganglien (vor allem des Striatums) mit sensorischen und motorischen Kortexarealen. **Motorisches Lernen** im Sinne von Feinmotorik und Geschicklichkeit wird hingegen wohl vor allem über das Kleinhirn vermittelt.

Klinik Eine Gedächtnisstörung nennt man *Amnesie*[21]. Dabei unterscheidet man eine *anterograde Amnesie* (nach einer Schädigung können keine neuen Dinge mehr gemerkt werden) von einer *retrograden Amnesie* (die zeitlich vor einer Schädigung liegenden Gedächtnisinhalte werden ausgelöscht bzw. sind nicht verfügbar).

Die Unterscheidung der verschiedenen Formen der Gedächtnisbildung je nach Gedächtnisinhalt (explizit, emotional-vegetativ, motorisch) ist klinisch wichtig, da entsprechende Störungen isoliert voneinander auftreten können. So kann z. B. bei einer Läsion des Hippocampus die Merkfähigkeit für rational greifbare Inhalte völlig aufgehoben sein (entsprechend einer anterograden Amnesie, s. o.), während das Erlernen motorischer Fähigkeiten, wie z. B. Handhabung eines Werkzeugs, ja sogar Klavierspielen, noch durchaus möglich ist, solange Kortex, Basalganglien und Kleinhirn intakt sind.

9.4.5 Gyrus cinguli

Der Gyrus cinguli liegt oberhalb des Balkens (Abb. 9.14, *1*). Zusammen mit dem Hippocampus bildet er den wichtigsten Anteil des limbischen Systems.

Die **Funktion** des Gyrus cinguli ist zum einen die Beeinflussung vegetativer Parameter wie z. B. der Nahrungsaufnahme, die u. a. über Projektionen in den Hypothalamus erklärbar ist. Zum anderen nimmt er Einfluss auf den psychomotorischen und lokomotorischen Antrieb, was unter anderem durch Verbindungen mit anderen Strukturen des limbischen Systems, dem Assoziationskortex und dem Striatum erklärbar ist.

Klinik Entsprechend seiner Funktion muss man bei einer Läsion des Gyrus cinguli (z. B. durch Tumoren) schwere Persönlichkeitsveränderungen erwarten. Die betroffenen Patienten wirken verlangsamt, und es mangelt ihnen an psychomotorischem und lokomotorischem Antrieb, was einerseits (psychomotorisch) als Abgestumpftheit und Gleichgültigkeit, andererseits (lokomotorisch) als Bewegungsarmut (Akinese) imponieren kann. Früher hat man neurochirurgisch aus diesem Grund bei schwersten chronischen Angst- oder Aggressionszuständen den Gyrus cinguli entfernt (*Zingulektomie*), was einen Rückgang dieser Symptome herbeiführte. Wegen der resultierenden Persönlichkeitsveränderungen und im Rahmen der erheblichen Fortschritte in der Psychopharmakologie hat man solche Maßnahmen zu Recht heute längst verlassen.

9.4.6 Funktion des limbischen Systems

Um sich einen Überblick über die Bestandteile des limbischen Systems in Verbindung mit ihrer Aufgabe zu verschaffen, sollen die wichtigsten Zentren mit ihrer Funktion noch einmal in Stichworten wiederholend zusammengestellt werden:

- **Hippocampus**: Gedächtnis, Verhalten, emotionale und vegetative Funktionen
- **Gyrus cinguli**: vegetative Modulation, psycho- und lokomotorischer Antrieb
- **Gyrus parahippocampalis** mit **Area entorhinalis**: Gedächtnis, Zuleitung von Sinnesinformationen zu anderen Teilen des limbischen Systems
- **Corpus amygdaloideum**: Affektverhalten/Affektmotorik, „emotionales" Lernen, Beeinflussung vegetativer und sexueller Funktionen
- **Corpus mamillare**: Gedächtnis, Affektverhalten, Beeinflussung von Sexualfunktionen.

---

[21] a- (gr.) = ohne, nicht; mnesis (gr.) = Erinnerung

Berücksichtigt man nur die oben gegebenen Schlagworte zur Funktion, scheinen sich einzelne Zentren funktionell zu überlappen. Diese Überschneidungen im Bereich Emotion, Affektverhalten, Antrieb und Gedächtnis haben dazu geführt, das limbische System als zerebralen Manifestations- bzw. Entstehungsort von Gefühlen, Trieben und zahlreichen intellektuellen Leistungen anzusehen. Diese verbreitete Ansicht wird den tatsächlichen Verhältnissen jedoch kaum gerecht. Das Zustandekommen unseres Gefühlslebens und erst recht unserer intellektuellen Leistungen ist so komplex und nach wie vor so wenig verstanden, dass es nicht möglich ist, sie in einigen wenigen Gehirnstrukturen als ihrer physischen Existenzgrundlage zu lokalisieren. Das limbische System beeinflusst zwar Emotionen und manche intellektuelle Leistungen wie z. B. das Gedächtnis stark und unersetzbar, kann sie vielleicht sogar teilweise generieren, es ist aber sicher nicht allein dafür verantwortlich. Auch bei Frontallappenschädigungen u. a. kann man, obwohl die limbischen Strukturen alle intakt sind, schwerste Persönlichkeitsveränderungen beobachten. Wir sind auf dem heutigen Wissensstand weit davon entfernt, die anatomisch-physiologische Entstehung und Funktionsweise der intellektuellen und emotionalen Vorgänge unserer Persönlichkeit auch nur annähernd befriedigend erklären zu können, weshalb man mit entsprechenden Mutmaßungen auf diesem spannenden, aber auch umstrittenen Gebiet zurückhaltend sein muss.

Die klassische und immer noch weit verbreitete Funktionsbeschreibung des limbischen Systems als „System, das der Selbst- und Arterhaltung dient", ist ebenfalls unzureichend. Zwar beeinflusst das limbische System die „Selbsterhaltung" durch die Steuerung zahlreicher psychischer Parameter und ebenso die „Arterhaltung" durch die Modulation von sexuellen und anderen vegetativen Parametern, doch gehen seine Funktionen weit darüber hinaus.

Zusammenfassend kann man festhalten, dass das limbische System als eine Funktionseinheit vor allem telenzephaler Gebiete für das reibungslose Zustandekommen von zahlreichen emotionalen, intellektuellen und triebhaften Leistungen des Menschen unerlässlich ist, aber keinesfalls als alleiniger Manifestations- und Generierungsort dieser Leistungen missverstanden werden darf.

9.5 Zusammenfassung Großhirn: Grundlagen, Basalganglien, Paleo- und Archikortex

Äußere Gestalt Das Großhirn besteht aus zwei *Hemisphären*, die über den *Balken (Corpus callosum)* miteinander verbunden sind. Man kann von außen vier *Großhirnlappen* unterscheiden: *Frontallappen*, *Parietallappen*, *Temporallappen* und *Okzipitallappen*. Teile des Frontal-, Parietal- und Temporallappens bedecken von lateral als *Operculum* die *Inselrinde*. Der *Gyrus cinguli* wird in der Regel keinem dieser Großhirnlappen zugeordnet. Die Oberfläche des Großhirns ist durch Furchen (*Sulci*) in zahlreiche Windungen (*Gyri*) unterteilt. Besonders wichtig sind der *Sulcus centralis*, der den *Gyrus precentralis* vom *Gyrus postcentralis* trennt, und der *Sulcus lateralis*, der den Temporallappen von Parietal- und Frontallappen trennt. An der Medialseite wichtig sind der *Sulcus calcarinus*, um den herum sich die primäre und sekundäre Sehrinde befindet, und der *Gyrus cinguli*, der oberhalb des Balkens liegt. Vorne unten liegt dem Großhirn der *Bulbus olfactorius* mit dem *Tractus olfactorius* an. Im Frontalschnitt durch das Großhirn erkennt man die Großhirnrinde und die im Marklager befindlichen Kerne: *Ncl. caudatus*, *Putamen* (beide zusammen = *Striatum*), *Pallidum* (entwicklungsgeschichtlich ebenso wie der ventral davon liegende *Ncl. subthalamicus* ein Teil des Zwischenhirns) und ganz außen das *Claustrum*. Des Weiteren befinden sich im Inneren der Hemisphären die beiden Seitenventrikel.

Gliederung Entwicklungsgeschichtlich kann man am Großhirn *Striatum* (liegt im Inneren), *Paleokortex* (ältester Anteil der Rinde), *Archikortex* und *Neokortex* (jüngster und mit Abstand größter Anteil der Rinde) unterscheiden. Der Großhirnkortex wird nach histologischen Kriterien in über 50 Rindenfelder (nach Brodmann) eingeteilt.

Basalganglien Im *funktionellen* Sinne handelt es sich um

- *Ncl. caudatus*
- *Putamen*
- *Pallidum*
- *Ncl. subthalamicus*
- *Substantia nigra (Mittelhirn)*.

Die Basalganglien haben funktionell gemeinsam, dass sie eine wichtige Rolle bei der zentralen Regulation der Motorik spielen. Ihre Aufgabe ist vor allem die Steuerung von Ausmaß, Geschwindigkeit und Kraft von Körperbewegungen.

Das **Striatum** (Ncl. caudatus und Putamen) erhält Afferenzen vor allem vom Kortex und von der Substantia nigra und sendet seine Efferenzen zum Pallidum und wiederum zur Substantia nigra. Dabei wirkt es in seinen Projektionsorten hemmend. Man kann dem Striatum für die motorischen Impulse, die ihm vom Großhirnkortex zufließen, vor allem eine *hemmende*, z. T. aber auch eine *fördernde* Funktion zuschreiben. Die Substantia nigra hemmt mit dopaminergen Fasern die motorikunterdrückenden Teile des Striatums, weshalb man ihr eine bewegungsfördernde Funktion zuschreiben kann. Funktionsstörungen des Striatums verursachen meist *hyperkinetische* Syndrome (z. B. *Chorea*), Funktionsstörungen der Substantia nigra verursachen *hypokinetische* Syndrome *(Parkinson-Syndrom)*.

Das **Pallidum** wird in ein *laterales* und in ein *mediales Segment* unterteilt. Es erhält seine Afferenzen vor allem vom Striatum (funktioneller Antagonist des Pallidums) und vom Ncl. subthalamicus. Efferenzen sendet es ebenfalls zum Ncl. subthalamicus und zum Thalamus. Wie beim Striatum kann man funktionell Teile, die bewegungsfördernd, von Teilen, die bewegungshemmend wirken, unterscheiden (wobei die fördernden überwiegen).

Der **Ncl. subthalamicus** ist afferent und efferent mit dem Pallidum verbunden und hat funktionell eine hemmende Funktion für motorische Impulse. Eine Schädigung löst ein hyperkinetisches Syndrom *(Ballismus)* aus.

Die **zentrale Regulation der Motorik** kann man sich vereinfacht folgendermaßen vorstellen: Motorischer Antrieb entsteht im limbischen System und wird zum Assoziationskortex weitervermittelt, der Bewegungsentwürfe ausarbeitet und diese außer an den motorischen Kortex an die Basalganglien und das Kleinhirn weitergibt. Die Basalganglien modulieren die Impulse hemmend oder fördernd, das Kleinhirn stimmt die Bewegungsentwürfe fein ab. Beide projizieren in den Thalamus, der die Impulse (z. T. indirekt) zum motorischen Kortex weitergibt. Dieser aktiviert über die kortikospinale Bahn (ggf. auch über extrapyramidale Bahnen) die Motoneurone im Rückenmark und löst so konkrete Bewegungen aus.

Paleokortex und Riechhirn Zu diesem ältesten Teil des Großhirns werden vor allem der Bulbus olfactorius und der Tractus olfactorius (Empfang bzw. Weiterleitung der olfaktorischen Impulse von den Riechnerven), das Tuberculum olfactorium mit angrenzenden Großhirnarealen (Riechrinde im engsten Sinn) und das Corpus amygdaloideum gezählt. Das **Corpus amygdaloideum** liegt im vorderen Drittel des Temporallappens und hat intensive Faserbeziehungen zu Zentren des limbischen Systems (s. u.). Es spielt eine wichtige Rolle bei der emotionalen Modulation vegetativer Parameter und bei der Steuerung von Angst- und Wutverhalten.

Archikortex Dieser zeichnet sich durch eine dreischichtige mikroskopische Struktur aus und wird vor allem vom *Hippocampus*, von Anteilen des *Gyrus parahippocampalis* und des *Gyrus cinguli* gebildet.

Der **Hippocampus** stellt eine eingerollte Archikortexstruktur dar (im Frontalschnitt: *Ammonshorn*) und liegt im Temporallappen an der Medialseite des Unterhorns des Seitenventrikels. Er ist ein wichtiger Teil des limbischen Systems und hat besondere Bedeutung für Lernvorgänge (Gedächtnisbildung), aber auch vegetative und emotionale Vorgänge. Mit seinen efferenten Fasern bildet er den *Fornix*, der als Gewölbe das Dach des dritten Ventrikels von hinten nach vorne überspannt.

Der **Gyrus cinguli** liegt oberhalb des Balkens an der Medialseite der Hemisphären und bildet mit dem Hippocampus „das Zentrum" des limbischen Systems. Funktionell beeinflusst er vegetative Parameter und hat eine besondere Bedeutung für psycho- und lokomotorischen Antrieb.

Limbisches System Dies ist ein funktionell zusammengehöriges System aus mehreren Gehirnstrukturen. Die wichtigsten sind:

- *Hippocampus*
- *Gyrus cinguli*
- *Gyrus parahippocampalis*
- *Corpus amygdaloideum*
- *Corpus mamillare*.

Gemeinsam ist diesen Strukturen, dass sie einen starken Einfluss auf emotionale und vegetative Parameter haben und dass sie eine große Rolle für Motivation, Antrieb, Lernen und möglicherweise auch andere kognitive Leistungen spielen. Man darf sie jedoch nicht als *alleinigen zerebralen Manifestationsort* dieser Fähigkeiten missverstehen.

Großhirn (Telencephalon) und funktionelle Bahnsysteme

Wiederholungsfragen Großhirn: Grundlagen, Basalganglien, Paleo- und Archikortex

1 Nennen Sie die Lappen des Großhirns.

2 Welche drei Kategorien des Großhirns gibt es nach phylogenetischen Gesichtspunkten? Nennen Sie die wichtigsten jeweils dazugehörigen Rindenareale.

3 Zählen Sie auf, was üblicherweise unter dem Begriff *Basalganglien* verstanden wird. Was ist ihre wichtigste Funktion? Nennen Sie zwei häufige, das Basalgangliensystem betreffende Funktionsstörungen.

4 Welche Strukturen werden meistens dem limbischen System zugerechnet?

5 Welche wichtigen Funktionen werden dem Hippocampus zugeschrieben?

Lösungen

1 Lobus frontalis, Lobus parietalis, Lobus temporalis, Lobus occipitalis. Dabei nicht berücksichtigt sind der Gyrus cinguli und die Inselrinde (oft als Lobus insularis bezeichnet).

2 *Paleocortex:* vor allem Strukturen des Riechhirns (Tuberculum olfactorium, präpiriformer Kortex, Septum, kortikale Anteile des Corpus amygdaloideum). *Archikortex:* vor allem Hippocampus und Teile des Gyrus cinguli. *Neocortex:* alle anderen Kortexareale.

3 Striatum (Ncl. caudatus und Putamen), Pallidum (Globus pallidus), funktionell müssen auch der Ncl. subthalamicus und die Substantia nigra dazugerechnet werden. Die wichtigste Funktion dieser Kerne ist die Steuerung des Zustandekommens und des Ausmaßes von Bewegungsabläufen. Funktionsstörungen können sich als *Hyperkinesen* (z. B. Chorea) oder *Hypo-* bzw. *Akinesen* (z. B. Parkinson-Syndrom) manifestieren.

4 Meist hinzugerechnet werden: Hippocampus, Gyrus cinguli, Gyrus parahippocampalis, Corpus amygdaloideum, Corpus mamillare. Weitere Areale, die oft dazugerechnet werden, sind Teile des Riechhirns und des Thalamus, die mit o. g. Arealen in Verbindung stehen.

5 Besondere Bedeutung für Gedächtnisbildung, aber auch vegetative und emotionale Vorgänge.

9.6 Neokortex

9.6.1 Funktionelle Gliederung

Der histologisch sechsschichtige Neokortex wird auch als *Isokortex* dem *Allokortex* (Paleo- und Archikortex) gegenübergestellt. Er ist der phylogenetisch jüngste und damit am höchsten organisierte Anteil der Großhirnrinde und nimmt beim Menschen fast die gesamte Hemisphärenoberfläche ein. Zahlreiche intellektuelle Leistungen des Menschen wurden früher z. T. eng umschriebenen Arealen des Neokortex zugeordnet. So wurden z. B. spezielle kleine Felder für die „Selbst- und Gemeinschafts-Ich-Empfindung", den „Antrieb" oder „motorische Handlungsfolgen" beschrieben. Die meisten dieser Leistungen erfordern jedoch weit mehr als nur *ein* Funktionsareal der Großhirnrinde, und ihr Zustandekommen ist nur durch ein komplexes Zusammenspiel vieler kortikaler und subkortikaler Gehirnzentren möglich. Dabei können sie natürlich dennoch in einem umschriebenen Bereich des Kortex ein gewisses Zentrum haben, das für den reibungslosen Ablauf dieser Funktionen unentbehrlich ist. Einige dieser Felder werden in den anschließenden Kapiteln besprochen.

Funktionell lässt sich der Neokortex einteilen in:

- *Primärfelder*
- *Sekundärfelder*
- *Assoziationsfelder*.

Als **Primärfelder** werden vor allem sensorische Zentren bezeichnet, die ihre Sinnesafferenzen direkt vom Thalamus empfangen und dazu dienen, diese Information *interpretationsfrei* zum Bewusstsein zu bringen. Sie sind also der *primäre* Endigungsort der betreffenden Sinnesbahn (Sehbahn, Hörbahn etc.) in der Großhirnrinde. Für alle Arten der Sinneswahrnehmung gibt es ein solches primäres Zentrum im Kortex (Sehrinde, Hörrinde etc.). Ein *motorisches* Primärfeld ist demgegenüber der Gyrus precentralis (sog. *Motokortex*). Von hier aus wird zum großen Teil die Bewegungsinitiation der pyramidalen Motorik ins Rückenmark geleitet.

Als **Sekundärfelder** werden Gebiete des Isokortex bezeichnet, die neben den ihnen zugeordneten *primären* Rindenfeldern liegen und für die erste *integratorische Verarbeitung* der Sinnesinformationen, die im zugehörigen sensorischen Primärfeld verschaltet wurden, zuständig sind. In den sekundären Rindenfeldern erfolgt eine *Interpretation* der Sinneswahrnehmungen im Sinne eines erkennenden Zuordnens des Wahrgenommenen. *Handlungskonsequenzen* auf diese Wahrnehmung hin werden dann von anderen Zentren aus (Assoziationsfelder, s. u.) initiiert.

Assoziationsfelder unterscheiden sich von den primären und sekundären Feldern dadurch, dass sie weder primäre Sinnesinformationen über den Thalamus erhalten, noch wie die Sekundärfelder einer einzelnen Sinnesinformation oder einem bestimmten Primärfeld alleine zugeordnet werden können. Dennoch sind sie aber afferent und efferent mit zahlreichen primären und sekundären Rindenfeldern verbunden. Einigen Assoziationsfeldern lassen sich umschriebene Funktionen zuordnen (z. B. motorisches Sprachzentrum). Vor allem in der Größe und Komplexität der *Sekundär- und Assoziationsfelder* unterscheidet sich das Gehirn des Menschen von dem aller Tiere. Ein großer Teil der menschenspezifischen intellektuellen und seelischen Leistungen des Gehirns muss in diesen Gebieten vermutet werden.

9.6.2 Histologie des Neokortex

Die Großhirnrinde ist durchschnittlich etwa 3–4 mm dick und enthält nach Schätzungen weit über 10 Milliarden Nervenzellen. Damit macht der *Isokortex* (=*Neokortex*) elf Zwölftel der Großhirnrinde aus. Sein mikroskopischer Aufbau ist grundsätzlich verschieden von dem des bereits besprochenen *Allokortex*. Es gibt zwei Haupttypen neokortikaler Neurone: *Pyramidenzellen* und *Nicht-Pyramidenzellen*. Pyramidenzellen sind die Projektionsneurone, also das efferente System des Kortex (Transmitter meist Glutamat), Nicht-Pyramidenzellen sind intrakortikale Interneurone (Transmitter meist GABA).

Pyramidenzellen (einschließlich sog. modifizierter Pyramidenzellen). Diese Zellen machen 85 % aller kortikalen Neurone aus. Ihr Perikaryon ähnelt einer Pyramide (Name!) mit der Spitze nach oben. Der Hauptdendrit ragt senkrecht Richtung Hirnoberfläche auf, doch gehen weitere Dendriten an der Basis ab. Die Dendriten tragen entlang ihrem gesamten Verlauf kleine Ausziehungen (Dornen, engl. *spines*), so dass sie an Zweige eines Rosenstrauches (natürlich ohne Blätter) erinnern. An diesen Dornen bilden die Dendriten synaptische Kontakte mit Axonen anderer Neurone aus. An der Basis der Pyramidenzellen entsenden sie ein senkrecht nach unten (Richtung weiße Substanz) gerichtetes Axon. Der Transmitter der Pyramidenzellen ist meist Glutamat, sie sind somit *exzitatorische* Zellen. Pyramidenzellen bilden mit ihren Axonen die Gesamtheit des kortikalen Efferenzsystems und empfangen an ihren Dendriten den weitaus größten Teil (jedoch nicht die Gesamtheit) der kortikalen Afferenzen.

Nicht-Pyramidenzellen (Non-Pyramidenzellen) Diese Zellen bilden morphologisch sehr unterschiedliche Typen aus (z. B. *Korbzellen, Kandelaberzellen, Buschzellen*). Sie grenzen sich alle von den Pyramidenzellen durch folgende Gemeinsamkeiten ab: Ihre Perikaryen sind in der Regel nicht pyramidenförmig (was z. T. aber auch auf die „modifizierten Pyramidenzellen" zutrifft), ihre Dendriten tragen keine Dornen, ihre Axone verlassen in der Regel nicht die Hirnrinde (es sind also intrakortikale Zwischenneurone), und sie sind in der Regel mit ihrem Transmitter GABA inhibitorisch.

Man unterscheidet im Neokortex mikroskopisch sechs Schichten, die manchmal fließend ineinander übergehen. Sie werden von außen nach innen nummeriert (vgl. Abb. 9.18a):

Großhirn (Telencephalon) und funktionelle Bahnsysteme

Abb. 9.18 Sechsschichtiger Bau des Neokortex.
(a) Nissl-Färbung (Färbung der Perikaryen).
(b) Markscheidenfärbung.
I Molekularschicht, **II** äußere Körnerschicht, **III** äußere Pyramidenschicht, **IV** innere Körnerschicht, **V** innere Pyramidenschicht, **VI** multiforme Schicht. (Aus [1])

- I Molekularschicht (*Lamina molecularis*)
- II äußere Körnerschicht (*Lamina granularis externa*)
- III äußere Pyramidenschicht (*Lamina pyramidalis externa*)
- IV innere Körnerschicht (*Lamina granularis interna*)
- V innere Pyramidenschicht (*Lamina pyramidalis interna*)
- VI multiforme Schicht (*Lamina multiformis*).

Die *Schichten* I–VI lassen sich sowohl im Nissl-gefärbten (färbt Perikaryen an) als auch im markscheidengefärbten Präparat unterscheiden (Abb. 9.18).

I Molekularschicht Sie besteht überwiegend aus Fortsätzen tiefer gelegener Neurone. Hier gibt es *keine* Pyramidenzellen. Stattdessen finden sich vereinzelt kleine, spindelförmige Neurone (*Nicht-Pyramidenzellen*), deren Fortsätze gemeinsam mit denen tiefer gelegener Neurone parallel zur Oberfläche des Kortex verlaufen und dabei mit Fortsätzen anderer kortikaler Neurone Synapsen bilden. Diese tangential verlaufenden Fortsätze sind im myelinscheidengefärbten Präparat gut erkennbar (Abb. 9.18b).

II Äußere Körnerschicht Diese Schicht besteht überwiegend aus kleinen Pyramidenzellen, die sehr dicht gepackt sind, so dass bei schwacher Vergrößerung der Eindruck einer Körneransammlung entsteht (Name!).

III Äußere Pyramidenschicht Hier findet man überwiegend große (Perikaryendurchmesser bis 40 μm) Pyramidenzellen, die von außen nach innen in dieser Schicht immer größer werden. Mit ihren axonalen Fortsätzen bilden sie den Hauptteil der kortiko-kortikalen Faserverbindungen (*Assoziations-* und *Kommissurenfasern*, s. Kap. 9.12).

IV Innere Körnerschicht Diese Schicht wird vorwiegend von kleinen, dicht gepackten Pyramidenzellen gebildet, von denen viele sternförmig abgehende, nur schwach bedornte Fortsätze tragen („*modifizierte Pyramidenzellen*"). Hier findet sich auch der Großteil der Nicht-Pyramidenzellen. Die Lamina IV wird von starken Bündeln horizontal verlaufender Fasern durchzogen (vgl. Markscheidenpräparat, Abb. 9.18b), die in ihrer Gesamtheit auch als *äußerer Baillarger-Streifen* bezeichnet werden. In der inneren Körnerschicht enden vor allem die kortikalen Afferenzen aus den zahlreichen spezifischen Thalamuskernen, die sich hier horizontal verzweigen und vorwiegend den Baillarger-Streifen ausmachen. Entsprechend sind dieser Streifen und die ganze innere Körnerschicht in den sensibel-sensorischen Kortexarealen (somatosensibler Kortex, Hörrinde, Sehrinde) besonders stark ausgeprägt.

V Innere Pyramidenschicht In dieser Schicht finden sich Pyramidenzellen, die größer als die Pyramidenzellen in anderen Schichten und somit die größten Zellen der Großhirnrinde sind. Sie bilden mit ihren Axonen den Hauptteil der Kortexefferenzen zu tiefer gelegenen Zentren wie Basalganglien, Hirnstamm und Rückenmark (nicht aber Thalamus). Im Gyrus precentralis existieren in dieser fünften Schicht einige besonders große Pyramidenzellen (Perikaryendurchmesser bis zu 100 μm), die als *Betz-Riesenzellen* bezeichnet werden und mit ihren stark ummarkten Fortsätzen einen wesentlichen Teil der Pyramidenbahn bilden. Da die Zellen der fünften Schicht das Hauptausgangssystem des Kortex sind, leuchtet es ein, dass diese Schicht in motorischen Arealen wie dem Gyrus precentralis ganz besonders stark ausgeprägt ist.

Auch die V. Schicht wird von einem horizontal verlaufenden Streifen stark ummarkter Fasern durchzogen (*innerer Baillarger-Streifen*, vgl. Markscheidenpräparat, Abb. 9.18b). Hierin verlaufen Axonkollateralen von Neuronen der II., III. und V. Schicht, die hier Synapsen ausbilden.

VI Multiforme Schicht Diese Schicht läuft ohne scharfe Grenze in das darunter angrenzende Marklager aus. Sie enthält, wie der Name andeutet, sehr viele morphologisch unterschiedliche Zellen, meist kleinere Pyramiden- und Nicht-Pyramidenzellen. Ihre efferenten und afferenten Fortsätze richten diese Neurone größtenteils in andere kortikale Schichten oder nach extrakortikal, so dass in der VI. Schicht selbst kaum Synapsen gebildet werden. Die Pyramidenzellen dieser Schicht richten ihre Axone (Projektionsfasern) zu den spezifischen Kernen des Thalamus (während die *thalamokortikalen* Projektionen vorwiegend in der IV. Schicht enden, s.o.).

Kortikale Faserverbindungen und Rindentypen Der größte Teil der afferenten Projektionen zum Kortex stammt von den spezifischen Thalamuskernen und aus anderen Kortexarealen (Assoziations- und Kommissurenfasern). Eine (jedoch nicht unbedeutende) Faserminderheit stammt aus den basalen Vorderhirnstrukturen (acetylcholinerg, vor allem Ncl. basalis Meynert, s. S. 202) und monoaminergen Zellgruppen der Formatio reticularis (s. S. 137 f.). Da in der inneren Körnerschicht mit den thalamokortikalen Projektionen der Hauptteil der Großhirnafferenzen endet und umgekehrt die kortikofugalen Projektionen zu Basalganglien, Hirnstamm und Rückenmark fast ausschließlich von der inneren Pyramidenschicht ausgehen, ist es nicht verwunderlich, dass die sechs beschriebenen Neokortexschichten in einzelnen Kortexarealen sehr unterschiedlich ausgeprägt sind. So findet man in sensorischen Rindengebieten wie dem Gyrus postcentralis (somatosensible Rinde), der Sehrinde oder der Hörrinde einen sog.

- *granulären Kortex*

mit extrem stark entwickelten Körner- und nur schwach ausgebildeten Pyramidenschichten. Diesem Rindentypus kann man einen

- *agranulären Kortex*

mit sehr stark ausgeprägten Pyramidenzellschichten und nur schwach entwickelten oder gar fehlenden Laminae II und IV gegenüberstellen, wie er vor allem in motorischen Kortexarealen vorkommt (z. B. Gyrus precentralis). Solche und ähnliche histologische Kriterien haben zur Einteilung in die kortikalen Rindenfelder nach Brodmann geführt (s. Kap. 9.1.3). In diesen Rindenfeldern existieren wiederum kleine Funktionseinheiten in Form einzelner, funktionell zusammengehöriger *Zellsäulen (Columnae)*, die innerhalb eines Kortexareals als Gruppen hinter- und nebeneinander „geschaltet" sind.

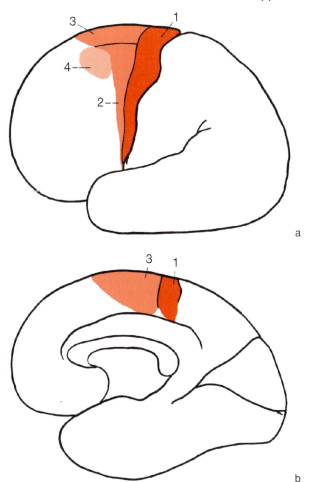

Abb. 9.19 Motorische Kortexareale.
(a) von lateral, (b) von medial.
1 Gyrus precentralis (Motokortex, Area 4, medial als vorderer Teil des Lobulus paracentralis), **2** prämotorischer Kortex (lateral), **3** supplementärmotorischer Kortex (medial und apikal), **4** frontales Augenfeld.

9.7 Frontallappen

9.7.1 Gyrus precentralis, Pyramidenbahn und pyramidale Motorik

Der die Area 4 nach Brodmann einnehmende Gyrus precentralis (Abb. 9.19a, 1) wurde in seiner Bedeutung bereits mehrfach erwähnt. Er wird auch als *primär somatomotorische Rinde* oder kurz *Motokortex* bezeichnet und gilt allgemein als der Ursprungsort der Willkürbewegungen. Dies ist nur bedingt richtig, da der Gyrus precentralis lediglich die letzte Station nach einem langen Verarbeitungsweg ist, den die Bewegungsimpulse durchlaufen haben (s. Kap. 7.4 und 9.2.7). Vom Motokortex aus gelangen diese Impulse dann zu den motorischen Ausführungsorganen der Hirnnervenkerne oder des Rückenmarkvorderhorns. Der Gyrus precentralis weist eine somatotopische Gliederung auf, d. h., alle Körperteile sind „landkartenartig" auf dem Motokortex repräsentiert, was große klinische Bedeutung hat (vgl. *Homunculus*, Abb. 9.20, *1*). Es fällt auf, dass motorisch besonders fein differenzierte Körperteile wie Hand, Gesicht oder Zunge (man denke an die ungeheuer fein abgestimmte Motorik, die z. B. für die Bildung der Sprache notwendig ist) ein entsprechend großes Feld im motorischen Kortex einnehmen. Wichtig ist außerdem, dass die motorische Versorgung der unteren Extremität von der Medialseite des Gyrus precentralis aus geschieht; daher ist bei pathologischen Prozessen im Interhemisphärenspalt die untere Extremität in ihrer Funktion zuerst beeinträchtigt (s. u.).

Afferenzen erhält der Gyrus precentralis *subkortikal* von der ventralen Kerngruppe des Thalamus (Ncl. ventralis anterolateralis), über die ihm die integratorisch verarbeiteten motorischen Impulse aus den Basalganglien und aus dem Cerebellum zugeleitet werden. *Kortikale* Zuflüsse erhält er vor allem von der somatosensiblen Rinde des Gyrus postcentralis sowie

Großhirn (Telencephalon) und funktionelle Bahnsysteme

Abb. 9.20 Ursprung und Verlauf der Tractus corticonuclearis und corticospinalis (Pyramidenbahn).
1 Motokortex (Gyrus precentralis) mit somatotopischer Gliederung (beachte die im Verhältnis überdimensional große Repräsentation der Hand, des Gesichts sowie Zunge/Schlund), **2** Capsula interna, **3** Tractus corticonuclearis, **4** Tractus corticospinalis, **5** Crus cerebri, **6** Ncl. n. facialis, der mit seinen Motoneuronen den **7** N. facialis bildet, **8** Ncl. n. hypoglossi, der mit seinen Motoneuronen den **9** N. hypoglossus bildet (beachte, dass **6** und **8** nur Beispiele sind, die anderen motorischen Hirnnervenkerne empfangen ebenfalls Fasern aus dem Tractus corticonuclearis), **10** Pyramidenbahnkreuzung in der Medulla oblongata, **11** Tractus corticospinalis lateralis, **12** Tractus corticospinalis anterior, **13** Axone der Motoneurone im Vorderhorn des Rückenmarks, die die motorischen Spinalnerven bilden.

der **supplementärmotorischen und prämotorischen Rinde**, die unmittelbar vor dem Gyrus precentralis lokalisiert sind (s. u.).

Mit seinen **Efferenzen** bildet er den größten Teil des *Tractus corticonuclearis* und des *Tractus corticospinalis* (Abb. 9.20, *3* und *4*). Beide Tractus werden oft etwas ungenau als *Pyramidenbahn* zusammengefasst, obwohl dieser Begriff sich eigentlich nur auf den Tractus corticospinalis bezieht. Diese Bahnen ziehen somatotopisch geordnet vom Motokortex nach kaudal durch die Capsula interna (Abb. 9.20, *2*) hirnstammwärts. Im Mittelhirn verlaufen sie im Crus cerebri (Abb. 9.20, *5*).

Der *Tractus corticonuclearis* endet dann großenteils bilateral an den somatomotorischen Hirnnervenkernen (Abb. 9.20, *6* und *8*). Ein Teil endet auch *nur kontralateral* an den Kernen z. B. des N. facialis (untere Gesichtshälfte), wie in Kap. 6.5.1 beschrieben.

Der *Tractus corticospinalis* (Pyramidenbahn im engeren Sinn) bildet in der Medulla oblongata die von ventral makroskopisch sichtbaren *Pyramiden* und kreuzt kurz danach mit 70–90% seiner Fasern auf die Gegenseite (Abb. 9.20, *10*), um dann im Seitenstrang des Rückenmarks als *Tractus corticospinalis lateralis* (Abb. 9.20, *11*) somatotopisch geordnet nach unten zu verlaufen. Die 10–30% der Fasern, die nicht in der Medulla oblongata gekreuzt haben, verlaufen als *Tractus corticospinalis anterior* (Abb. 9.20, *12*) im Vorderstrang des Rückenmarks und enden alle im Zervikalmark, wobei sie dann auf segmentaler Ebene zur Gegenseite kreuzen. Die meisten Pyramidenbahnfasern enden im Vorderhorn des Rückenmarks über Interneurone an den Motoneuronen, die die motorischen Spinalnerven bilden (Abb. 9.20, *13*).

Der Gyrus precentralis stellt mit seinen efferenten Fasern nur etwa die Hälfte der Pyramidenbahn. Weitere Anteile dieser Bahn stammen aus den Areae 6 und 8, die rostral von der Area 4 (= Motokortex) liegen und z. B. für *willkürliche Augenbewegungen*, die niemals vom Gyrus precentralis aus initiiert werden, zuständig sind (s. u.). Schließlich senden auch noch der primäre und sekundäre somatosensible Kortex im Parietallappen Fasern mit der Pyramidenbahn in den Hirnstamm und ins Rückenmark (vgl. Kap. 9.8).

Weitere **Efferenzen** schickt der Gyrus precentralis als (allerdings nur kleine) Anteile des *Tractus corticopontinus* in den Hirnstamm zur Brücke. Diese geben ebenso wie die Kollateralen der Pyramidenbahn, die in der Olive enden, dem Kleinhirn eine Rückmeldung über die motorische Information, die im gleichen Augenblick das Rückenmark erreicht. Neben dem Thalamus werden schließlich auch noch die extrapyramidalen Zentren des Ncl. ruber und der Formatio reticularis von der Area 4 aus mit Bewegungsimpulsen versorgt. Die extrapyramidalen Zentren werden allerdings nicht nur von der Area 4, sondern auch bzw. überwiegend von den supplementär- bzw. prämotorischen Feldern aus angesteuert. So ist bei einer Läsion der Area 4 ein Resterhalt der extrapyramidalen Motorik möglich.

Die wichtigste **Funktion** des Gyrus precentralis ist somit über Tractus corticospinalis und Tractus corticonuclearis die **willkürmotorische Versorgung** der *kontralateralen* Körperhälfte. Hierbei handelt es sich vor allem um die *Feinmotorik*, weil vom Gyrus precentralis aus vor allem die *distalen* Extremitätenabschnitte und die Kopfregion (Gesicht, Zunge) versorgt werden (entsprechend der Somatotopik in Abb. 9.20, *1*), während die proximalen Extremitätenabschnitte – nicht *ausschließlich*, aber bevorzugt – von den extrapyramidalmotorischen Zentren aus angesteuert werden. Der an der Medialseite gelegene Motokortexanteil (Lobulus paracentralis) hat mit der Innervation der Beckenbodenmuskulatur für die willkürliche Kontrolle über die Harnblasenentleerung entscheidende Bedeutung.

Die efferente Bahn des Gyrus precentralis ins Rückenmark reift in der Ontogenese erst relativ spät aus. Nicht zuletzt darauf ist die motorische Ungeschicklichkeit eines Säuglings zurückzuführen.

Klinik Eine Läsion der Area 4 ist in der Regel nicht vollständig (da sie meist durch Tumoren oder Gefäßverschlüsse verursacht wird) und deshalb in der Symptomatik abhängig vom konkreten Ort der Schädigung im Gyrus precentralis (klinisches Beispiel in Abb. 9.21a). Im betroffenen kontralateralen Körperareal tritt dann eine

■ **schlaffe Parese**

ein (Parese = unvollständige Lähmung), allerdings nur, solange die Area 4 alleine betroffen ist. Die Parese kann zu einer *spastischen Lähmung* werden, insbesondere dann, wenn die kortikale Versorgung bzw. Kontrolle der extrapyramidalmotorischen Zentren mitbetroffen ist, also eine Mitschädigung der prämotorischen Rinde vorliegt. Dann nämlich bleiben die extrapyramidalen Zentren des Hirnstamms (vor allem Formatio reticularis, Ncl. ruber und Ncll. vestibulares) unkontrolliert, und sie üben die alleinige Kontrolle über die Motoneurone des Rückenmarks aus. Dadurch resultiert eine „spastische" Muskelkontraktion vor allem der Beuger der oberen (Tractus rubrospinalis!) und der Strecker der unteren Extremität (Tractus vestibulospinalis!). Dieses Lähmungsbild wird der auf S. 95 beschriebenen *spinalen Spastik* als *supraspinale Spastik (Wernicke-Mann-Lähmung)* gegenübergestellt (vgl. Kap. 9.12.2, S. 235).

Eine **schlaffe Parese** *beider Beine* (häufig verbunden mit Harninkontinenz) im Rahmen einer Läsion der Area 4 muss immer an einen pathologischen Prozess im Interhemisphärenspalt (z. B. sog. *Mantelkantentumor*) denken lassen (klinisches Beispiel in Abb. 9.21b).

Großhirn (Telencephalon) und funktionelle Bahnsysteme

Abb. 9.21 Läsionen des Motokortex.

(a) **Tumor im Bein- und Armbereich des Motokortex.**

Horizontalschnitt-Kernspintomographie (sog. axiale Schnittebene) des Gehirns bei Astrozytom (Hirntumor mit astrozytärer Differenzierung) im Bereich des oberen linken Gyrus precentralis mit Ausdehnung auf die linke supplementärmotorische Region (Blick von *unten* auf die Schnittebene). Bei dieser Aufnahmetechnik stellen sich das Gehirn *dunkel*, der Liquor und der Tumor *hell* dar.
Symptomatik des Patienten: Hemiparese (Parese der rechten oberen und unteren Extremität). Handbewegungen und Hirnnervenmotorik (Zunge, Augen, Gesicht etc.) *nicht* betroffen (vgl. Homunculus in Abb. **9.20**).
1 Tumor (Astrozytom, grenzt sich hell gegen das umliegende Hirngewebe ab), **2** Sulcus centralis mit seiner sehr charakteristischen „umgekehrten Omegaform"), **3** Gyrus precentralis, **4** Gyrus postcentralis **5** Fissura longitudinalis cerebri.
(Bild aus Universitätsklinikum Freiburg, beigetragen von Dr. J. Klisch, Abt. Neuroradiologie)

(b) **Tumor im Fuß- und Beinbereich des Motokortex („*Mantelkantentumor*").**

Frontalschnitt-Kernspintomographie (sog. koronare Schnittebene) des Gehirns bei malignem Lymphom (bösartiger Tumor des lymphatischen Gewebes) mit Manifestation an der „Mantelkante" des rechten Gyrus precentralis. Bei dieser Aufnahmetechnik stellt sich das Gehirn *grau*, der Liquor *schwarz* dar.
Symptomatik des Patienten: Parese initial des linken Beines, später durch zunehmende Kompression des kontralateralen Motokortex auch des rechten Beines.
1 Lymphom in der Beinregion des Motokortex (am Rand durch Kontrastmittelaufnahme aufgehellt) mit **2** umgebender Gehirnschwellung (Ödem), die sich dunkler gegen das übrige Hirngewebe abhebt (mit Pfeilen eingegrenzt) und auch für die zunehmende Kompression des Motokortex der Gegenseite verantwortlich ist. **3** Interhemisphärenspalt (Fissura longitudinalis cerebri), **4** Seitenventrikel (einseitig komprimiert durch Tumorödem).
(Bild aus Universitätsklinikum Freiburg, mit freundlicher Genehmigung von Prof. Dr. Langer, Abt. Radiologie)

9.7.2 Prämotorische/supplementärmotorische Rinde und frontales Augenfeld

Die **prämotorische Region** im weiteren Sinne entspricht der Area 6 und Anteilen der Area 8 (Abb. **9.19a, b**, *2 und 3*). Meist wird der medial gelegene Anteil als *supplementärmotorischer Kortex* abgegrenzt. Diese Kortexbereiche sind afferent und efferent ähnlich wie die Area 4 (Motokortex) verschaltet. Anders als bei der Area 4 machen aber die *efferenten* kortikofugalen Fasern der prämotorischen Rindenfelder einen *sehr großen* Teil des Tractus frontopontinus aus. Sie sind damit als ein wesentlicher Bestandteil des Regelkreises

- prämotorische Rinde – Pons – Kleinhirnrinde – Kleinhirnkerne – Thalamus – motorische Rinde

aufzufassen. Weiterhin übt der prämotorische Kortex auch *direkten* Einfluss auf die Motorik aus, z.T. über die Versorgung der extrapyramidalen Zentren (Formatio reticularis, Ncl. ruber, indirekt auch Ncll. vestibulares), z.T. über Projektionen zum Motokortex (Area 4), z.T. aber auch *direkt* über Fasern, die in der Pyramidenbahn verlaufen. Diesen Bahnen wird zum einen eine Initiation von Massenbewegungen, zum anderen ein hemmender Einfluss auf Dehnungsreflexe im Rückenmark zugesprochen. Dementsprechend können sie bei einem Ausfall des Motokortex vor allem in den proximalen Extremitätenregionen eine Restmotorik in Form von Massenbewegungen ermöglichen. Anders als der laterale prämotorische Kortex hat das medial gelegene, als *supplementärmotorischer Kortex* bezeichnete Rindenareal für die Motorik eher eine *vorbereitende* als eine konkret *ausführende* Funktion. Man kann sich vorstellen, dass viele Bewegungsmuster in ihren Abläufen im supplementärmotorischen Kortex „gespeichert" sind, die letztlich über den Motokortex (Gyrus precentralis) zur Ausführung gelangen.

Klinik Bei einer Läsion des prämotorischen Kortex kommt es durch Enthemmung der extrapyramidalen Hirnstammzentren zu einer *spastischen Lähmung* (zur Pathophysiologie s. klinischer Hinweis in Kap. 9.7.1). Bei einer isolierten Schädigung des (vorwiegend apikal und medial gelegenen) supplementärmotorischen Kortex resultiert eine erhebliche Bewegungsarmut *(Hypokinese)* vor allem der kontralateralen Extremitäten bei an sich gut erhaltener Kraftentfaltung. Es liegt also keine Lähmung und keine Spastik vor, da ja der Motokortex mit Pyramidenbahn intakt ist und auch die extrapyramidalen Hirnstammzentren vor allem von dem an der lateralen Hemisphärenseite liegenden prämotorischen Areal angesteuert werden. Diese Symptome sind erklärbar durch die Unterbrechung der für jede Motorik notwendigen vorbereitenden Neuronenkreise, die über supplementärmotorischen Kortex und Basalganglien verlaufen.

Das **frontale Augenfeld** (Abb. 9.19a, *4*) liegt unmittelbar vor der prämotorischen Rinde und wird auch als *frontales Blickzentrum* bezeichnet. Seine Funktion ist die Initiation willkürlicher Augeneinstellbewegungen auf ein gewähltes Blickziel. Diese müssen von den unwillkürlichen, reflektorischen Augenbewegungen unterschieden werden, die, wie in Kap. 6.3.4 besprochen, im Hirnstamm selbst generiert werden. Das frontale Augenfeld generiert dabei horizontale Bewegungen beider Bulbi *zur kontralateralen Seite*.

Afferenzen erhält das frontale Augenfeld u.a. indirekt von der primären und sekundären Sehrinde (s. Kap. 9.9). Seine **efferenten** Fasern schickt es über den Tractus corticonuclearis kontralateral zum VI. und bilateral zum III. Hirnnervenkern. Der Hauptteil der Initiation von Augenbewegungen manifestiert sich allerdings über die Projektion des frontalen Augenfeldes in die paramediane pontine Formatio reticularis (PPRF), von wo aus die Blickbewegungen dann konkret generiert werden (vgl. Kap. 6.3.4 und Abb. 6.6).

Neben dem frontalen Blickzentrum gibt es auch noch andere kortikale Regionen, die für die Entstehung von Blickbewegungen wichtig sind (inbesondere für *Blickfolgebewegungen* bei Beobachtung eines sich bewegenden Objektes). Dazu gehören vor allem Regionen des hinteren Parietal- und oberen Temporallappens am Übergang zum Okzipitallappen. Als wichtigstes Zentrum für die Entstehung *willkürlicher* Augeneinstellbewegungen *(Sakkaden)* kann jedoch das frontale Augenfeld gelten.

Klinik Eine *Reizung* (z.B. durch einen kleinen Tumor oder eine beginnende Blutung) des frontalen Augenfeldes führt durch unkontrollierte Entladung der Neurone zu einer konjugierten Augenbewegung beider Bulbi *(Blickdeviation) zur Gegenseite*. Eine *Zerstörung* des frontalen Augenfeldes auf einer Seite führt dagegen zu einer Blickdeviation *zur ipsilateralen Seite*, da die Impulse des kontralateralen frontalen Blickzentrums überwiegen (zur besseren Anschaulichkeit vgl. die Verhältnisse beim Gesunden in Abb. 6.6).

9.7.3 Motorisches Sprachzentrum

Das „klassische" motorische Sprachzentrum wird nach dem Erstbeschreiber seiner Funktion auch *Broca-Sprachzentrum* genannt. Es nimmt den Bereich der Pars opercularis und z.T. Pars triangularis des Gyrus frontalis inferior ein (Abb. 9.22, *1*). Neuere Untersuchungen zeigen allerdings, dass auch die umliegenden Regionen des Gyrus frontalis inferior zum motorischen Sprachzentrum gehören, was man bisher streng auf die Broca-Region beschränkt hatte (Abb. 9.22, *2*). Vom motorischen Sprachzentrum aus wird nicht *direkt* die Aktivierung der für die Sprache wichtigen Muskeln initiiert, sondern die Sprache *in ihrem Wortlaut und Satzbau* geformt (den einzelnen Anteilen des Gyrus frontalis inferior kommen dabei jeweils unterschiedliche Aufgaben zu). Erst anschließend wird von hier aus über einige Zwischenstationen selektiv die Aktivierung der zuständigen Muskelgruppen in Gang gesetzt (s.u.). Dieses Zentrum darf nicht mit dem *Wernicke-Sprachzentrum* der sekundären Hörrinde verwechselt werden (s. S. 230), die dem *motorischen* als *sensorisches Sprachzentrum* gegenübergestellt wird und vor allem für das Sprach*verständnis* zuständig ist.

Es ist von großer Bedeutung, dass das motorische Sprachzentrum in seiner Funktion nur einseitig, nämlich in der damit definitionsgemäß *dominanten Hemisphäre* ausgeprägt ist und *bei Ausfall* daher kontralateral *kaum kompensiert* werden kann. Bei Rechtshändern ist es in der Regel links, bei Linkshändern rechts oder links lokalisiert.

Afferente Fasern empfängt das motorische Sprachzentrum u.a. von der primären und sekundären

Abb. 9.22 Lokalisation des motorischen Sprachzentrums im Gyrus frontalis inferior.
1 Broca-Sprachzentrum, **2** weitere motorische Sprachareale im Gyrus frontalis inferior.

Großhirn (Telencephalon) und funktionelle Bahnsysteme

Hörrinde und neben zahlreichen anderen **Assoziationsfeldern** auch vom **Gyrus angularis**, der ebenfalls für die zentralnervöse Integration der Sprache eine große Bedeutung hat (s. u.).

Efferent sendet es seine Fasern z. T. direkt, z. T. indirekt (via **Basalganglien** bzw. **Kleinhirn** und **Thalamus**) zum **Gyrus precentralis** (Motokortex), von wo aus über **kortikonukleäre** Bahnen die entsprechenden Hirnstammkerne aktiviert werden, die die für die Sprache wichtigen Muskeln vor allem in Kehlkopf und Rachen sowie die mimische Muskulatur versorgen.

> **Klinik** Eine Schädigung des motorischen Sprachzentrums im Gyrus frontalis inferior oder der subkortikalen weißen Substanz, die die einzelnen Komponenten des Sprachzentrums miteinander verbindet, kann nur bei Läsionen der *dominanten* Hemisphäre auftreten. Das resultierende Krankheitsbild ist die *motorische Aphasie*[22]. Charakteristisch ist dabei, dass die Kranken, obwohl sie Geschriebenes und Gesprochenes sehr gut *verstehen*, die Sprache nicht mehr sprechen können. Es kommt auf das Ausmaß der Schädigung an, ob dem Patienten nur gelegentlich „die Worte fehlen", er völlig unverständliche Wortneubildungen kreiert (Agrammatismus) und nur in abgehackten Wörtern oder Sätzen spricht („*Telegrammstil*") oder ob er, bei vollständiger Zerstörung des motorischen Sprachzentrums, überhaupt nicht mehr sprechen kann (klinisches Beispiel in Abb. 9.23). Das Schreiben ist in der gleichen Weise wie das Sprechen beeinträchtigt. Meist versuchen die Kranken dann durch Gestik, Kopfnicken bzw. -schütteln und dergleichen, sich verständlich zu machen. Diese Form der Sprachstörung muss sorgfältig unterschieden werden von der sog. *sensorischen Aphasie*, die unten eingehend besprochen wird (klinischer Hinweis in Kap. 9.10.3).

9.7.4 Frontales Blasenzentrum

Ein im **vorderen Gyrus cinguli** und im angrenzenden **Gyrus frontalis medialis** lokalisiertes Zentrum (vgl. Abb. 12.5, 9, S. 287) hat entscheidenden Einfluss auf die **willkürliche Kontrolle** über **Harnblasen-** und **Enddarmentleerung**. Dabei übt es vor allem hemmenden Einfluss aus, d. h., bei einer (auch einseitigen) Schädigung entsteht Harn-, bei größeren Läsionen sogar Stuhlinkontinenz. Einzelheiten werden in Kap. 12.7.1, S. 287 f.) beschrieben.

9.7.5 Präfrontale Rinde

Unter dem Begriff *präfrontaler Kortex* werden diejenigen neokortikalen Anteile des Frontallappens zusammengefasst, die *rostral* der prämotorischen Rinde bis ganz vorne zum Frontalpol liegen (Abb. 9.24). **Funktionell** werden diesem Großhirnbereich neben einer herausragenden Rolle für das **Kurzzeitgedächtnis** höhere **soziale, psychische** und **geistige Leistungen** des Menschen zugeschrieben, von der Achtung ethischer Grundwerte über Handlungsmotivation bis hin zu kognitiven Leistungen wie Rechnen und planerisches Denken. Seine funktionelle Bedeutung tritt besonders krass bei seinem Ausfall zutage (s. u.).

Afferenzen empfängt der präfrontale Kortex aus nahezu allen anderen Großhirnrindenarealen, aus der medialen Kerngruppe des Thalamus und aus dopaminergen Hirnstammzentren der Formatio reticularis. **Efferent** ist die präfrontale Rinde (ähnlich wie afferent) mit zahlreichen kortikalen Arealen und mit dem Thalamus verbunden.

---

[22] a-phasia (gr.) = ohne Sprache

Abb. 9.23 Läsion des motorischen Sprachzentrums.
Frontalschnitt-Kernspintomographie (sog. koronare Schnittebene) des Gehirns bei Astrozytom (Hirntumor mit astrozytärer Differenzierung) im Bereich des Gyrus frontalis inferior der sprachdominanten Hemisphäre. Bei dieser Aufnahmetechnik stellt sich das Gehirn *dunkelgrau*, der Liquor *schwarz* dar.
Symptomatik des Patienten: Schwere motorische Aphasie (keine Sprachäußerung mehr möglich) durch Beeinträchtigung aller im Gyrus frontalis inferior befindlichen, an der Sprachbildung beteiligten Regionen. Die Beweglichkeit der Sprachorgane (Zungen-, Gesichts-, Kehlkopf-, Schlundmuskulatur) ist *nicht* betroffen.
1 Tumor im Gyrus frontalis inferior (Astrozytom, grenzt sich hell gegen das umliegende Hirngewebe ab), **2** Sulcus lateralis, **3** Gyrus frontalis inferior der gesunden Seite, **4** Temporallappen.
(Bild aus Universitätsklinikum Freiburg, beigetragen von Dr. J. Klisch, Abt. Neuroradiologie)

> **Klinik** Seltener eine unilaterale, immer aber eine bilaterale Schädigung des präfrontalen Kortex (große Frontalhirntumoren, Blutungen, degenerative Prozesse oder, sehr häufig, Schädel-Hirn-Traumen) führt zu schwersten Persönlichkeitsveränderungen. Die Betroffenen erfahren eine drastische Herabminderung ihrer intellektuellen Fähigkeiten, ihres psychischen und motorischen Antriebs, ihrer Ausdauer, Konzentrationsfähigkeit und ihrer ethischen Grundhaltung. Sie fallen häufig erstmals durch starke Verlangsamung und scham- bzw. taktloses sowie enthemmtes Verhalten auf, machen dabei aber immer einen selbstzufriedenen und oft auch völlig gleichgültigen Eindruck. Je nach Ausdehnung der Läsion können auch einzelne der genannten Symptome im Vordergrund stehen, da nicht das gesamte präfrontale Areal funktionell einheitlich ist.

9.8 Parietallappen

Abb. 9.24 Lokalisation des präfrontalen Kortex. **a:** von lateral, **b:** von medial.

Eine andere Form von Funktionsstörung des präfrontalen Kortex hat große Bedeutung in der Psychiatrie. Eine Überaktivität dopaminerger Projektionen aus der Formatio reticularis (vgl. S. 138) in den präfrontalen Kortex wird für einen der wichtigsten pathophysiologischen Vorgänge bei der Entstehung *schizophrener Symptome* (gravierende formale und inhaltliche Denkstörungen, Wahrnehmungsstörungen i. S. von Halluzinationen u. a.) gehalten.

9.8 Parietallappen

9.8.1 Somatosensible Bahnen, afferentes System zur sensiblen Rinde

Dem Kapitel über die wichtigsten Rindenfelder des Parietallappens wird eine Übersicht über die allgemein-somatosensiblen Bahnen vorangestellt, an die sich die danach zu besprechenden Areale thematisch direkt anschließen. Da die Bahnen in ihren Einzelabschnitten bereits bei den jeweiligen Rückenmarks- und Hirnabschnitten besprochen sind, ist die folgende Darstellung knapp gehalten und dient nur der Zusammenschau des somatosensiblen Bahnsystems als Ganzes. Die protopathischen Bahnen sind in Abb. 9.25, die epikritischen Bahnen in Abb. 9.26 dargestellt.

Die **protopathische Bahn** vermittelt Schmerz, Temperatur sowie grobe Druck- und Tastempfindung und beginnt peripher an den entsprechenden Sinnesrezeptoren der Haut. Über die pseudounipolaren Neurone (entsprechend dem *ersten Neuron* der protopathisch-sensiblen Bahn), deren Perikaryen in den Spinalganglien bzw. im Ganglion trigeminale liegen (Abb. 9.25, *1* bzw. *2*), werden die protopathischen Impulse ins Hinterhorn des Rückenmarks geleitet, wo sie auf ein *zweites Neuron* verschaltet werden (Abb. 9.25, *3*). Die protopathische Sensibilität des Kopfbereichs wird im *Ncl. spinalis n. trigemini* verschaltet (Abb. 9.25, *4*). Die protopathische Bahn kreuzt unmittelbar nach Verschaltung auf das zweite Neuron auf die Gegenseite und verläuft im kontralateralen Vorderseitenstrang des Rückenmarks somatotopisch geordnet (jeweils in höheren Segmenten eintretende Fasern schließen sich medial an das Fasersystem an) als *Tractus spinothalamicus* nach oben zum Gehirn (Abb. 9.25, *5*). In der Medulla oblongata schließen sich von medial her die Fasern aus dem kontralateralen Ncl. spinalis n. trigemini an (Abb. 9.25, *6*). Die protopathische Bahn verläuft dann jeweils dorsolateral der epikritischen Bahn durch das Hirnstammtegmentum, um dann in somatotopischer Anordnung im *Ncl. ventralis posterior* des Thalamus zu enden (Trigeminusfasern medial, Tractus-spinothalamicus-Fasern aus dem Rückenmark lateral, Abb. 9.25, *7*). Hier findet die Umschaltung auf das *dritte Neuron* der protopathisch-sensiblen Bahn statt, dessen Axone (Abb. 9.25, *8*) durch die Capsula interna nach oben zum Gyrus postcentralis des Parietallappens ziehen. Dort, in der primären somatosensiblen Rinde, enden die Fasern erneut in somatotopischer Anordnung (Abb. 9.25, *9*), die also während des gesamten Verlaufs der Bahn erhalten bleibt.

Wie in Kap. 3 erwähnt, gibt es noch andere, Schmerzimpulse vermittelnde aufsteigende Bahnen wie den *Tractus spinoreticularis*. Von der Formatio reticularis werden die nozizeptiven Impulse in polysynaptischen Kontakten zum Thalamus vermittelt, der diese Impulse zum Großhirn weiterleitet. Diese in Abb. 9.25 nicht berücksichtigte Bahn endet vorwiegend im Gyrus cinguli und in der Inselrinde und ist entscheidend für die Vermittlung von mit Schmerzen verbundenen Unwohlseinsempfindungen.

Die **epikritische Bahn** (Abb. 9.26) vermittelt feine Tastempfindung und bewusste Wahrnehmungen aus dem Bewegungsapparat (Propriozeption). Die Impulse gelangen mit dem *ersten Neuron* aus der Haut und aus dem Bewegungsapparat (Gelenk-, Muskel-, Sehnenrezeptoren) über die Spinalganglien bzw. das Ganglion trigeminale (Abb. 9.26, *1* bzw. *2*) ins ZNS. Auf Rückenmarksebene ziehen die Fasern am Hinterhorn vorbei direkt in den ipsilateralen Hinterstrang (Abb. 9.26, *3*). Sie verlaufen dort, ohne auf die Gegenseite zu kreuzen, nach kranial in somatotopischer Anordnung. Die Fasern der oberen Extremität schließen sich ab den obersten Thorakalseg-

Großhirn (Telencephalon) und funktionelle Bahnsysteme

Abb. 9.25 Verlauf der Bahn der *protopathischen* Sensibilität.
1 Spinalganglien, **2** Ganglion trigeminale, **3** Hinterhorn des Rückenmarks, **4** Ncl. spinalis n. trigemini, **5** Tractus spinothalamicus lateralis (Tractus spinothalamicus anterior aus Übersichtlichkeitsgründen nicht dargestellt, gehört jedoch trotzdem zur protopathischen Bahn und unterscheidet sich im Hirnstamm nicht mehr vom Tractus spinothalamicus lateralis), **6** protopathisch-sensible Fasern aus **4**, **7** Ncl. ventralis posterior thalami, **8** thalamokortikale Fasern, entsprechend dem dritten Neuron der protopathischen Bahn, **9** Gyrus postcentralis (primär somatosensibler Kortex) mit somatotopischer Gliederung.

9.8 Parietallappen

Abb. 9.26 Verlauf der Bahn der epikritischen Sensibilität.
1 Spinalganglien, **2** Ganglion trigeminale, **3** Hinterstrang des Rückenmarks, **4** Fasciculus cuneatus, **5** Fasciculus gracilis, **6** Ncl. cuneatus, **7** Ncl. gracilis, **8** Ncl. principalis (= Ncl. pontinus) n. trigemini, **9** und **10** Lemniscus medialis, **11** Ncl. ventralis posterior thalami, **12** Gyrus postcentralis (primär somatosensibler Kortex) mit somatotopischer Gliederung (beachte die im Verhältnis überdimensional große Lokalisationsfläche für Fuß, Hand und Gesicht, dabei speziell Lippen sowie Zunge/Schlund).

menten als *Fasciculus cuneatus* (Abb. 9.26, 4) dem bis dorthin nur aus dem *Fasciculus gracilis* (Abb. 9.26, 5) bestehenden Hinterstrang von lateral her an. Die Fasern des ersten Neurons enden im dorsokaudalen Bereich der Medulla oblongata in den *Hinterstrangkernen (Ncl. cuneatus* und *Ncl. gracilis*, Abb. 9.26, 6 und 7) und werden hier auf das zweite Neuron der epikritischen Bahn verschaltet. Dessen Axone ziehen nach ventromedial, kreuzen auf die Gegenseite und ziehen dort, zunächst weiter medial, dann zunehmend lateral im Hirnstammtegmentum nach rostral. Auf Höhe des Pons schließen sich die epikritischen Fasern aus dem Trigeminusbereich von medial her an, nachdem sie im *Ncl. principalis n. trigemini* (Abb. 9.26, 8) auf das zweite Neuron verschaltet wurden und ebenfalls auf die Gegenseite gekreuzt sind. Alle Fasern der epikritischen Sensibilität ziehen gemeinsam als *Lemniscus medialis* (Abb. 9.26, 9) weiter, der sich im Mittelhirn als schweifartige Struktur (Abb. 9.26, 10) von hinten her dem Ncl. ruber anlegt. Die Fasern enden wie die protopathischen in somatotopischer Anordnung im *Ncl. ventralis posterior* des Thalamus (Kopf medial, Extremitäten und Rumpf lateral, Abb. 9.26, 11). Dort werden die Impulse auf ein *drittes Neuron* verschaltet, das durch den hinteren Schenkel der Capsula interna zum primären somatosensiblen Kortex im Gyrus postcentralis projiziert, wo seine Fasern erneut in somatotopischer Anordnung enden (Abb. 9.26, 12).

9.8.2 Gyrus postcentralis, primäre somatosensible Rinde

Die primäre somatosensible Rinde erstreckt sich in der Großhirnwindung, die direkt dem Sulcus centralis hinten anliegt, von der Medialseite über die Mantelkante bis hinunter zum Sulcus lateralis (Abb. 9.27a, b; 1) und nimmt die Areae 1, 2 und 3 nach Brodmann ein. Hier enden die somatosensiblen Fasern mit Impulsen aus der Haut, propriozeptiven Wahrnehmungsorganen wie Muskelspindeln, Sehnen- und Gelenkrezeptoren. All diese sensiblen Zuflüsse stammen aus der kontralateralen Körperhälfte, da alle entsprechenden afferenten Bahnen auf ihrem Weg zum Thalamus vorher zur Gegenseite kreuzen. Hier erfolgen die lokalisatorische Zuordnung sowie die Differenzierung von Stärke und Art der entsprechenden Sinneswahrnehmung. Der Gyrus postcentralis weist, wie auch der primär somatomotorische Kortex, eine somatotopische Gliederung auf (vgl. Homunculus, Abb. 9.26, 12). Wie bei der motorischen Rinde sind auch im Gyrus postcentralis einzelne Körperteile überproportional repräsentiert. Dies hängt unmittelbar mit der entsprechenden Rezeptorendichte in der Peripherie zusammen, d.h., je feiner differenziert das Wahrnehmungsorgan in der Peripherie ist, desto größer ist sein ihm entsprechendes Feld im Gyrus postcentralis.

Abb. 9.27 Somatosensible Kortexareale.
a: von lateral, **b:** von medial.
1 Gyrus postcentralis (primäre somatosensible Rinde), **2** sekundäre somatosensible Rinde, **3** posteriorer parietaler Kortex.

Streng genommen muss man berücksichtigen, dass für viele Arten peripherer Rezeptoren eigene somatotopische Repräsentationen in der postzentralen Rinde bestehen. So enden in der Area 1 vornehmlich Afferenzen von Berührungsrezeptoren der Haut, in der Area 2 Afferenzen von Rezeptoren des Lagesinns (z.B. Gelenkrezeptoren), in der Area 3a Afferenzen von Muskelspindeln und in der Area 3b vor allem Afferenzen von Schmerz und Temperaturrezeptoren.

Afferente Bahnen erreichen die somatosensible Rinde subkortikal über den *Ncl. ventralis posterior thalami* mit den Fasern der epikritischen und protopathischen Sensibilität und zum Teil von der Vestibulariskerngruppe (s.u.). Kortikale Afferenzen kommen von der Area 4 (somatomotorische Rinde) und von zahlreichen anderen kortikalen Arealen über Assoziations- und Kommissurenfasern.

Über **efferente** Fasern, die als Bestandteil der Pyramidenbahn abwärts ziehen und im Thalamus (Ncl. ventralis posterior), im sensiblen Trigeminuskern, in den Hinterstrangkernen und im Hinterhorn des Rückenmarks enden, übt der Gyrus postcentralis eine Kontrolle über den sensiblen Input dieser Kerne aus. Sensible Reize werden hier wahrscheinlich so bereits vor ihrer Weiterleitung zum Thalamus bzw. von dort zum sensiblen Kortex *geblockt*, *zugelassen* oder gar *gebahnt*.

Klinik Eine Läsion des Gyrus postcentralis hat in der *kontralateralen* Körperhälfte im betroffenen Areal eine starke Einschränkung der Empfindung von Berührung, Druck, Schmerz (dieser ist am wenigsten beeinträchtigt), Temperatur und einen völligen Verlust der diskriminativen, fein lokalisierenden Wahrnehmung zur Folge.

9.8.3 Sekundäre somatosensible Rinde und posteriorer parietaler Kortex

Ein am basalen Ende des Gyrus postcentralis befindliches kleines Areal, das ebenfalls somatotopisch gegliedert ist (Abb. 9.27, 2), bildet die sekundäre somatosensible Rinde im engeren Sinne. Doch haben auch die dorsal des Gyrus postcentralis gelegenen Areae 5 und 7 *(posteriorer parietaler Kortex*, Abb. 9.27, 3) für die interpretative Zuordnung der in der primären somatosensiblen Rinde wahrgenommenen Reize große Bedeutung.

Klinik Entsprechend der Funktion sekundärer Rindenfelder ist bei einem Ausfall der sekundär somatosensiblen Rinde zwar eine bewusste Tastwahrnehmung möglich, nicht aber die *interpretative Zuordnung* oder das *Erkennen* des Getasteten. Die Symptome dieses Krankheitsbildes werden häufig unter dem Begriff *taktile Agnosie*[23] zusammengefasst.

Der **posteriore parietale Kortex** (Abb. 9.27, 3) ist darüber hinaus funktionell unerlässlich für die *Orientierung im dreidimensionalen Raum*. Er erhält Afferenzen von zahlreichen anderen Kortexarealen (vor allem primäre und sekundäre Sinnesfelder), die ihm visuelle, propriozeptive, vestibuläre und auditive Impulse zutragen. Diese werden hier integriert, um so räumliche Vorstellung und Orientierung zu ermöglichen und die Bewegung im dreidimensionalen Raum einschließlich Augenbewegungen vorzubereiten.

Klinik Bei Läsionen im posterioren parietalen Kortex kommt es, insbesondere wenn sie rechtsseitig auftreten, häufig zu gravierenden *räumlichen Orientierungsstörungen*. Diese fallen ganz besonders ins Gewicht, wenn die Kranken in eine neue Umgebung geraten (z. B. finden diese Patienten im Krankenhaus meist ihr Krankenzimmer nicht wieder, wenn sie es einmal verlassen haben). Bei rechtsseitigen Läsionen des unteren Parietallappens kommt es zu einem sog. *Neglect*. Die Patienten nehmen kontralateral insbesondere visuelle Reize, manchmal sogar die ganze linke Körperhälfte nicht bewusst wahr. Sie reagieren nicht auf kontralaterale Reize, nehmen ihr Verhalten aber nicht als krankhaft wahr. Bei Parietallappenläsionen der *dominanten* Hemisphäre (also meist links) kann es hingegen zu einer sog. *Apraxie* kommen, einer Unfähigkeit, gelernte Bewegungsmuster auszuführen (z. B. Benutzen eines Stiftes, Heben eines Wasserglases etc.).

9.8.4 Vestibuläre Bahn und vestibulärer Kortex

Die vestibuläre Bahn beginnt in den Vestibulariskernen des Rhombencephalons. Viele der an der Vermittlung der vestibulären Information zum Großhirnkortex beteiligten Strukturen sind beim Menschen noch nicht ganz klar. Die Vestibulariskerne projizieren über im Hirnstamm bisher nicht eindeutig definierte Bahnsysteme (möglicherweise über den Fasciculus longitudinalis medialis unter Zwischenschaltung der Formatio reticularis) in den Ncl. ventralis posterior des Thalamus (somatosensibler Thalamuskern). Diese Projektion ist bilateral (also gekreuzt und ungekreuzt). Von dort aus wird die vestibuläre Information den vestibulären Rindenfeldern im Großhirn zugeleitet. Diese haben keine auf ein Rindenfeld beschränkte Lokalisation wie diejenigen anderer Sinnesmodalitäten und überlappen sich zum Teil mit den mechanozeptorischen somatosensiblen Rindenfeldern im Gyrus postcentralis (s. Kap. 9.8.1). Das wahrscheinlich wichtigste „primär vestibuläre" Kortexareal ist der *parietal-insuläre vestibuläre Kortex*, der am basalen Parietallappen oberhalb des Sulcus lateralis liegt und sich durch die Furche über das parietale Operculum auf den insulären Kortex ausdehnt (s. Kap. 9.11.1). Dabei zeigt sich eine deutliche Dominanz dieses Kortexareals auf der rechten Hemisphärenseite, was darauf hindeutet, dass die vestibuläre Information betont rechtshemisphärisch verarbeitet wird. Der insuläre vestibuläre Kortex ist intensiv mit anderen Rindenfeldern, insbesondere des somatosensiblen und visuellen Systems, verbunden. Dies weist ebenso wie die Tatsache der multiplen vestibulären Rindenfelder darauf hin, dass vestibuläre Information stets eng mit somatosensibler und visueller Information verknüpft ist, um Körperlage und -bewegung im Raum wahrzunehmen und zu interpretieren.

Klinik Entsprechend den multiplen und z. T. bilateralen Lokalisationen vestibulärer Kortexareale ist es nicht erstaunlich, dass vestibuläre Symptome bei kortikalen Läsionen eher selten sind. Wird jedoch der rechte parietal-insuläre vestibuläre Kortex geschädigt (z. B. bei Durchblutungsstörungen), kann es zu Schwindelsymptomen und Fallneigung kommen.

9.8.5 Gyrus angularis

Der Gyrus angularis legt sich um das Ende des Sulcus temporalis superior herum, wird aber noch zum Parietallappen gerechnet und nimmt die Area 39 nach Brodmann ein (Abb. 9.28). Er spielt auf der linken Hemisphärenseite eine zentrale Rolle bei der Verknüpfung visueller Impulse und deren Zuordnung zu sprachlichen Begriffen, ist also eine wichtige Schaltstelle zwischen sekundärer Seh- und Hörrinde. In diesem Zusammenhang ist er auch beim Vorgang des Lesens und Schreibens unerlässlich. Seine Funktion ebenso wie seine klinischen Ausfälle können erst verstanden werden, wenn die sekundäre Seh- und die sekundäre Hörrinde besprochen wurden (s. Kap. 9.9.3 und 9.10.3).

---

[23] a-gignoskein (gr.) = nicht erkennen

9 Großhirn (Telencephalon) und funktionelle Bahnsysteme

Abb. 9.28 Lokalisation des Gyrus angularis (legt sich um das Ende des Sulcus temporalis superior herum).

9.9 Okzipitallappen und visuelles System

9.9.1 Sehbahn, afferentes System zur Sehrinde

Der Okzipitallappen ist der kortikale Hauptmanifestationsort des visuellen Systems. Entsprechend wird hier vor der Darstellung der okzipitalen Rindenfelder zunächst die Sehbahn besprochen.

Das *erste Neuron* der Sehbahn sind die Sinneszellen in der Retina (Zapfen und Stäbchen), die als speziell differenzierte Nervenzellen aufgefasst werden können. Sie projizieren auf die bipolaren Zellen, die als *zweites Neuron* der Sehbahn vor ihnen in der Netzhaut liegen. Die bipolaren Zellen projizieren (z. T. über ein Zwischenneuron) auf die an der lichtzugewandten Seite der Retina liegenden großen Ganglienzellen (*drittes Neuron* der Sehbahn), die mit ihren zentralwärts gerichteten Fortsätzen den II. Hirnnerv, *N. opticus*, bilden (Abb. 9.29, *1*). Dieser ist entwicklungsgeschichtlich, wie auch die Retina, ein Teil des Gehirns (beide wachsen embryonal aus der späteren Zwischenhirnanlage aus). Er muss deshalb eher als zentraler Fasertrakt denn als peripherer Nerv bezeichnet werden. Er beginnt mit dem Austritt der Axone der großen Ganglienzellen aus der Retina in der *Papilla (Discus) n. optici* und tritt aus der Orbita in die Schädelhöhle ein. Dort vereinigt er sich mit dem Sehnerv der Gegenseite *direkt* über der Hypophyse zum *Chiasma opticum* (Abb. 9.29, *2*). Im Chiasma kreuzen alle Fasern der *medialen* Netzhauthälften (die also das *laterale Gesichtsfeld* repräsentieren) auf die Gegenseite, so dass im *Tractus opticus*, der sich dem Chiasma anschließt, die Fasern der *ipsilateralen temporalen* (lateralen) und *kontralateralen nasalen* (medialen) Netzhauthälften verlaufen (Abb. 9.29, *3*). Der Tractus opticus endet dann im *Corpus geniculatum laterale* des Thalamus, wo die visuellen Impulse auf das vierte Neuron der Sehbahn umgeschaltet werden (Abb. 9.29, *4*). Vorher gibt er Kollateralen zum Hypothalamus, zur Area pretectalis und zum Tectum des Mittelhirns ab (nicht dargestellt in Abb. 9.29). Dies erklärt, warum bestimmte optische Reflexe auch bei Zerstörung des Corpus geniculatum laterale bzw. der nachgeschalteten Sehbahn erhalten bleiben können. Vom Corpus geniculatum laterale aus setzt sich die Sehbahn über die breit gestreute *Gratiolet-Sehstrahlung (Radiatio optica)* zur Sehrinde fort (Abb. 9.29, *5*). Durch das embryonale Auswachsen des Temporallappens im Bogen nach unten und vorne (vgl. S. 192) wird die Sehstrahlung zu einem erheblichen Teil mit nach vorne in den Temporallappen geschoben und umkleidet damit die Lateral- und Medialwände des Hinter- und Unterhorns des Seitenventrikels (Abb. 9.30).

Magnozelluläres und parvozelluläres System der Sehbahn
Die Sehbahnfasern lassen sich von der Retina bis zum Kortex in zwei Kategorien einteilen: Je nachdem, von welcher Zellpopulation in der Retina sie ihren Ursprung nehmen, unterscheidet man ein *magnozelluläres* und ein *parvozelluläres System*. Die Projektionen der großzelligen (magnozellulären) Ganglienzellen der Retina projizieren auch im Corpus geniculatum laterale auf große (magnozelluläre) Neurone, während die kleinzelligen (parvozellulären) Ganglienzellen der Retina auf die quantitativ überwiegenden kleinzelligen (parvozellulären) Neurone des Corpus geniculatum laterale projizieren. Beide Systeme sind funktionell unterschiedlich. Das **magnozelluläre System** dient vor allem der Bewegungswahrnehmung und der nicht-farblichen groben Objektwahrnehmung. Das **parvozelluläre System** vermittelt der Sehrinde hingegen hochauflösendes Sehen und Farbwahrnehmung. Diese beiden unterschiedlichen Systeme laufen von der Retina bis zum visuellen Kortex zwar in getrennten neuronalen Einheiten, jedoch weitgehend parallel zueinander. Bis zum Kortex ist somit vor allem eine retinotopische Anordnung der Sehbahnfasern (also angeordnet nach Lokalisation im Gesichtsfeld) entscheidend. Erst im visuellen Kortex beginnen sich die beiden funktionellen Systeme topisch voneinander zu trennen (s. u.).

Klinik Entsprechend den topisch geordneten und kreuzenden Faserverläufen kann man klinisch Schädigungen der Sehbahn recht gut lokalisieren (Abb. 9.29). So resultiert z. B. eine Schädigung des *N. opticus* in einer Blindheit auf dem Auge der betroffenen Seite, da der N. opticus alle retinalen Fasern des entsprechenden Bulbus führt (Abb. 9.29, *A*).
Eine Schädigung *im Chiasma* hingegen hat eine sog. *bitemporale Hemianopsie* zur Folge, wenn die Läsion in der Mitte des Chiasmas erfolgt (Abb. 9.29, *C*; Beispiel Hypophysentumor, s. S. 182). Unter *Hemianopsie* versteht man einen Ausfall der Hälfte des Gesichtsfeldes[24]. Der Begriff *bitemporal* bezieht sich auf die betroffenen *Gesichtsfelder,* die ja den betroffenen Netzhautfeldern entgegengesetzt sind. Bei einer Läsion des *gesamten* Chiasmas resultiert eine Läsion aller Sehbahnfasern, die zu völliger Blindheit führt.
Eine Schädigung des *Tractus opticus* hat eine *homonyme Hemianopsie* zur betroffenen Seite zur Folge (Abb. 9.29, *D*; homonym bedeutet, dass beide ausgefallenen Gesichtsfeldhälften zur gleichen Seite zeigen).

---

[24] hemi (gr.) = halb; opsis (gr.) = Sehen, an (gr.) = Verneinung

9.9 Okzipitallappen und visuelles System

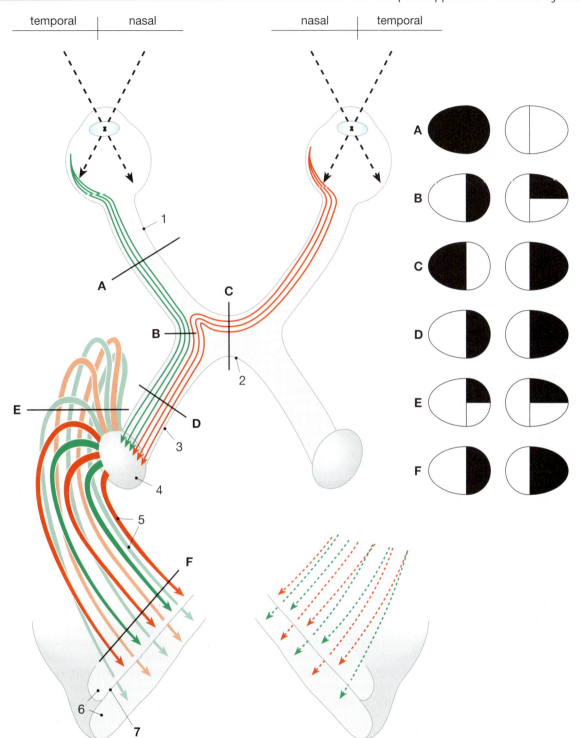

Abb. 9.29 Sehbahn: Verlauf und Kreuzung mit Ausfallssymptomen bei entsprechenden Läsionen. Beachte, dass die Information des temporalen Gesichtsfeldes auf die nasale Netzhauthälfte trifft und umgekehrt.
1 N. opticus, **2** Chiasma opticum, **3** Tractus opticus, **4** Corpus geniculatum laterale, **5** Sehstrahlung, **6** primäre Sehrinde (Area 17), **7** Sulcus calcarinus (beachte, dass die Sehstrahlung der *unteren* Netzhauthälfte auf die Region *unter* dem Sulcus calcarinus, diejenige der *oberen* Hälfte auf die Kortexregion *über* dem Sulcus calcarinus projiziert).
Läsionen und Ausfälle (rechts die Gesichtsfeldausfälle als schwarze Schatten dargestellt): Für das „Basiswissen" ist die Kenntnis der Läsionen A, C, D und F ausreichend. **A:** N.-opticus-Läsion links: Blindheit des linken Auges. **B:** N.-opticus-Läsion links in Höhe des Chiasmas von lateral her kommend (nasale Fasern von links haben bereits nach kontralateral gekreuzt): Hemianopsie links nasal und Quadrantenanopsie rechts temporal oben. **C:** Chiasmaläsion (median): bitemporale Hemianopsie. **D:** Tractus-opticus-Läsion links: homonyme Hemianopsie nach rechts. **E:** Läsion der im Temporallappen *vorne* verlaufenden Sehstrahlung links: obere Quadrantenanopsie rechts. **F:** Läsion der gesamten Sehstrahlung links: homonyme Hemianopsie nach rechts.

Großhirn (Telencephalon) und funktionelle Bahnsysteme

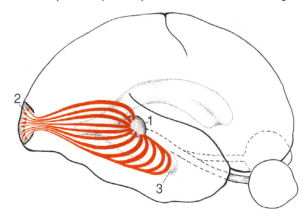

Abb. 9.30 Verlauf der Sehstrahlung vom **1** Corpus geniculatum laterale des Thalamus zur **2** Area 17 (= primäre Sehrinde) im Okzipitallappen. Beachte den teilweisen Verlauf der Sehbahnfasern im Temporallappen um das **3** Unterhorn des Seitenventrikels herum. (Modifiziert nach R. D. Adams und M. Victor: Principles of Neurology, McGraw-Hill 1997)

Eine Läsion des *Corpus geniculatum laterale* oder der Sehstrahlung resultiert ebenfalls in einer Hemianopsie zur betroffenen Seite, zeichnet sich aber durch einige erhaltene optische Reflexe (z. B. Pupillenreflex) aus, da die entsprechenden Fasern ins Mittelhirn bereits vor dem Thalamus abgehen. Weil das verhältnismäßig kleine Corpus geniculatum laterale leichter vollständig geschädigt wird als die relativ weit gestreute Sehstrahlung, kommt es bei seiner Läsion eher zu einer kompletten Hemianopsie. Dagegen resultieren bei der *Sehstrahlungsläsion*, bei der meist nur Teile betroffen sind, eher kleinere Gesichtsfeldausfälle (z. B. Abb. 9.29, *E*).

Durch das rotierende Auswachsen der embryonalen Hemisphäre kommt ein Teil der Sehstrahlung in den Temporallappen zu liegen (s. o.). Dadurch sind die Gesichtsfeldausfälle z. B. bei Temporallappentumoren zu erklären, die im Allgemeinen das kontralaterale obere Gesichtsfeld betreffen (Abb. 9.29, *E*).

9.9.2 Primäre Sehrinde

Die primäre Sehrinde kleidet die Wand des Sulcus calcarinus aus, greift auf die mediale Fläche des Okzipitallappens und auf den Okzipitalpol über und nimmt die Area 17 nach Brodmann ein (Abb. 9.31, *1*). Da sie in ihrer grauen Substanz einen bereits makroskopisch sichtbaren weißen Streifen *(Gennari-* oder *Vicq-d'Azyr-Streifen)* aufweist, der parallel zur Rinde verläuft, wird sie auch *Area striata* genannt (vgl. Abb. 9.46a, *6*).

Histologisch findet sich dieser Streifen in der – wie in allen sensibel-sensorischen Kortexarealen – sehr stark ausgeprägten inneren Körnerschicht und teilt sie in eine Lamina IVa, b (wird durch den Streifen gebildet) und c. Der Vicq-d'Azyr-Streifen wird durch stark ummarkte, intrakortikale Axonkollateralbündel von Pyramidenzellen gebildet.

Die Area 17 ist als *primäre Sehrinde (primärer visueller Kortex)* für die Bewusstwerdung der visuellen Impulse aus der Retina zuständig. Eine Interpretation bzw. ein erkennendes Zuordnen des visuell Wahrgenommenen erfolgt hier aber noch nicht.

Abb. 9.31 Visuelle Rindenfelder.
a: von lateral, **b:** von medial.
1 Primäre Sehrinde (Area 17), **2** und **3** „klassische" sekundäre Sehrinde, **2** Area 18, **3** Area 19, **4** Lokalisation weiterer, übergeordneter visueller Rindenfelder.
Beachte, dass der Hauptteil der primären Sehrinde an der medialen Hemisphärenseite liegt und von der sekundären Sehrinde „hufeisenförmig" umgeben wird.

Afferent ist die Area 17 in erster Linie mit dem Corpus geniculatum laterale verbunden, dessen Fasern die visuellen Impulse aus der temporalen ipsilateralen und der nasalen kontralateralen Netzhauthälfte (also die Fasern des kontralateralen Gesichtsfeldes) zur Sehrinde übermitteln. Diese Fasern enden in der primären Sehrinde retinotopisch geordnet, das bedeutet, dass jedem Ort auf der Netzhaut ein bestimmtes kleines Areal im visuellen Kortex entspricht. Die *Fovea centralis* der Retina (Ort des schärfsten Sehens mit der größten Dichte an Photorezeptoren) nimmt dabei vier Fünftel der gesamten primären Sehrinde ein, einschließlich des Okzipitalpols.

Efferenzen sendet die Area 17 ganz überwiegend in die Areae 18 und 19, die in ihrer Gesamtheit die sekundäre Sehrinde bilden. Erst dort erfolgt die integrative Verarbeitung des visuell Wahrgenommenen.

9.9 Okzipitallappen und visuelles System

Klinik Die Läsion des visuellen Kortex *einer Seite* hat je nach Ausdehnung kleinere Gesichtsfeldausfälle bis hin zur vollständigen *homonymen Hemianopsie* zur Folge (klinisches Beispiel in Abb. 9.32). Da durch ihre Lage im Interhemisphärenspalt die Sehrinden beider Hemisphären so eng beieinander liegen, kommt es häufig (z.B. durch einen Tumor oder ein Trauma des Okzipitallappens) zu einer gemeinsamen Schädigung der primären Sehrinden beider Gehirnhälften. Es resultiert dann eine *völlige Blindheit*, da trotz erhaltener Sehbahn die optischen Impulse nicht mehr zum Bewusstsein gelangen können. Bei dieser Schädigung sind einige optische Reflexe (z.B. Pupillenreflex) erhalten, *nicht* aber der Akkommodationsreflex, in dessen Verschaltung die Sehrinde einbezogen ist.

Abb. 9.32 Läsion der Sehstrahlung und der Sehrinde.
Horizontalschnitt-Kernspintomographie (sog. axiale Schnittebene) des Gehirns bei malignem Lymphom (bösartiger Tumor des lymphatischen Gewebes hier mit Manifestation im rechten Okzipitallappen). Die Schnittbilder in der Klinik werden „seitenverkehrt" projiziert, man sieht also „von unten" auf die Schnittebene.
Symptomatik des Patienten: Komplette homonyme Hemianopsie nach links (also kontralateral zur Läsion) durch tumorbedingte Zerstörung der primären Sehrinde.
1 Tumor (Lymphom, grenzt sich hell gegen das umliegende Hirngewebe ab), **2** Fissura longitudinalis cerebri, **3** Seitenventrikel, im Hinterhorn einseitig durch den Tumor komprimiert.
(Bild aus Universitätsklinikum Freiburg, mit freundlicher Genehmigung von Prof. Dr. Langer, Abt. Radiologie)

9.9.3 Sekundäre Sehrinde und weitere visuelle Rindenfelder

Die klassische sekundäre Sehrinde nimmt die Area 18 und 19 nach Brodmann ein und umrandet die primäre Sehrinde wie ein Hufeisen (Abb. 9.31, *2* und *3*). Heute weiß man, dass auch weitere Kortexareale an der sekundären Verarbeitung visueller Impulse beteiligt sind, die über den Okzipitallappen hinaus in den Parietallappen und bis weit in den unteren Temporallappen hineinreichen (Abb. 9.31, *4*).

Afferenzen erhält die sekundäre Sehrinde vor allem von der Area 17, wobei sie für die integrative Verarbeitung, für ein erkennendes Zuordnen der visuellen Impulse und sinnvolles Weitergeben der sensorischen Information an andere Kortexareale zuständig ist. Einzelnen z.T. eng umschriebenen Bereichen kommen dabei sehr spezifische Aufgaben zu, z.B. das Wahrnehmen von Gesichtern, von bestimmten Situationen, von räumlichen Anordnungen, von Farben, die Unterscheidung von vertrauten und nicht vertrauten Wahrnehmungen etc.

Entsprechend ihrer Funktion als visuelles Interpretationsareal ist die sekundäre Sehrinde **efferent** mit zahlreichen kortikalen Arealen verbunden, u.a. mit dem frontalen Augenfeld im Frontallappen, das für entsprechende Ab- oder Zuwendungen des Blickes, rasche Korrekturbewegungen der Augen und dergleichen zuständig ist.

Auch in den am Übergang zum Parietallappen gelegenen Anteilen der visuellen Rinde können Augenbewegungen generiert werden. Dieser Bereich wird deshalb auch als *sekundäres Blickzentrum* dem Blickzentrum im Frontallappen gegenübergestellt. Es ist vor allem für die Entstehung von Blick*folge*bewegungen (Verfolgung eines sich bewegenden Objektes mit den Augen) verantwortlich, während im Frontallappen Blick*spontan*bewegungen *(Sakkaden)* der Augen generiert werden.

Andere Efferenzen ziehen zum Gyrus angularis, der für die Verknüpfung des Gesehenen mit der Sprache eine besonders große Bedeutung hat (s.u.). Weitere Fasern ziehen zu den Colliculi superiores des Mittelhirns (dienen z.B. der Verschaltung des Akkommodationsreflexes) und in die Area pretectalis sowie das Hirnstammtegmentum, dorthin also, wo wichtige visuelle Reflex- und Bewegungszentren lokalisiert sind.

Magnozelluläres und parvozelluläres System im sekundären und tertiären visuellen Kortex Die visuellen Impulse der oben erwähnten funktionell und anatomisch zu trennenden Sehbahnsysteme (magnozellulär und parvozellulär) werden bereits in der primären, wesentlich deutlicher aber in der sekundären und tertiären Sehrinde auf getrennten Wegen weiterverarbeitet. Während das magnozelluläre System mit den Aufgaben der Bewegungswahrnehmung und der nicht-farblichen, groben Objektwahrnehmung mehr in den dorsalen und parieto-okzipitalen visuellen Kortexarealen verarbeitet wird, findet die Prozessierung des parvozellulären Systems zur hochauflösenden Formanalyse und Farbwahrnehmung von Objekten mehr im ventralen, okzipito-temporalen Bereich statt.

Klinik Läsionen der sekundären Sehrinde und der angrenzenden visuellen Rindenfelder haben keine Gesichtsfeldausfälle zur Folge. Vielmehr kann der Patient das Gesehene nicht mehr zuordnend und erkennend verarbeiten. Dies bezeichnet man als *visuelle Agnosie*. Bei Läsionen der sekundären Sehrinde der dominanten Hemisphäre sind die Ausfälle größer als bei einer entsprechenden Schädigung auf der Seite der nichtdominanten Hemisphäre. Bei kleineren Läsionen der sekundären Sehrinde kann es zu einem Ausfall einzelner Erkenntnisprozesse kommen, so dass manche der Patienten selektiv keine Gesichter, Farben und Gegenstände mehr erkennen können, da für all diese Muster bestimmte Bereiche und Neuronengruppen in der sekundären Sehrinde und der übergeordneten visuellen Rinde zuständig sind.

9.10 Temporallappen, auditorisches System und zentrale Regulation der Sprache

9.10.1 Hörbahn, afferentes System zur Hörrinde

Analog dem taktilen und visuellen System ist es sinnvoll, vor der Besprechung der primären Hörrinde die Hörbahn als Ganzes darzustellen, da sie der weitaus wichtigste Eingangskanal in das kortikale auditorische System ist.

Die Hörbahn beginnt, formal gesehen, im Innenohr mit den afferenten Fortsätzen der bipolaren Hörnervenzellen, deren Perikaryen im Ganglion spirale liegen. Sie leiten ihre Impulse den Ncll. cochleares in der Medulla oblongata zu (Abb. 9.33, 2). Dabei existiert eine *tonotopische* Gliederung (= Gliederung nach Tonhöhe bzw. Tonfrequenz), was den afferenten Fasern aus den basalen oder apikalen Schneckenwindungen des Innenohrs entspricht. Vom Ncl. cochlearis anterior ziehen die Hörbahnfasern zu einem geringeren Teil auf der ipsilateralen Seite nach oben und zum größeren Teil als starkes Faserbündel *(Corpus trapezoideum)* zur Gegenseite (Abb. 9.33, 3). In diese sind einzelne Kerne eingeschaltet, in denen die Mehrzahl der hier kreuzenden Hörbahnfasern zum zweiten Mal verschaltet wird, um dann mit den anderen, unverschalteten weiterzuziehen *(Ncll. olivares superiores* und *Ncl. corporis trapezoidei*[25]; Abb. 9.33, 4). Diese Verschaltung im Ncl. olivaris superior hat Bedeutung für das Richtungshören.

Die Fasern des Ncl. cochlearis *posterior*, die quantitativ einen geringeren Teil der Hörbahn ausmachen, ziehen separat vom Corpus trapezoideum als Striae acusticae posteriores unverschaltet auf die Gegenseite. Weiterhin soll erwähnt werden, dass der Ncl. olivaris superior efferente Fasern über den VIII. Hirnnerv zurück in die Cochlea sendet, wo er selektiv die Empfindlichkeit der Hörwahrnehmung beeinflussen kann (s. Kap. 13.2.3).

Auf der kontralateralen Seite steigen alle Hörbahnfasern als *Lemniscus lateralis* (Abb. 9.33, 5) zu den Colliculi inferiores auf. In den Lemniscus lateralis ist wiederum ein Kernkomplex *(Ncll. lemnisci lateralis)* eingeschaltet, in dem erneut ein Teil der aufsteigenden Fasern verschaltet wird (Abb. 9.33, 6). Ein Teil dieser verschalteten Fasern kreuzt von dort wieder zurück, um dann im Lemniscus lateralis der ursprünglich ipsilateralen Seite ebenso wie die nicht zurückgekreuzten Fasern zur *Vierhügelplatte* zu ziehen. Dort enden die Fasern in den *Colliculi inferiores* (Abb. 9.33, 7). Einige von ihnen kreuzen von dort zum unteren Hügel der Gegenseite, die anderen (und davon wieder einige unverschaltet) ziehen über das *Brachium colliculi inferioris* (unterer Bindearm) direkt weiter vom Colliculus inferior zum *Corpus geniculatum mediale* des Thalamus (Abb. 9.33, 8). Im Corpus geniculatum mediale werden Hörbahnfasern noch einmal verschaltet, um von dort als *Hörstrahlung* zur primären Hörrinde zu ziehen (Abb. 9.33, 9 und 10), wobei sie durch den hinteren Abschnitt der Capsula interna verlaufen. Die Hörbahn behält bei jeder Zwischenstation, in der sie verschaltet wird, ihre tonotopische Gliederung bei, was die Grundlage des Erkennens von Tönen unterschiedlicher Frequenz bildet.

Wichtig ist, dass an mehreren Stellen einige der ursprünglich gekreuzten Fasern des Lemniscus lateralis wieder zur ipsilateralen Seite zurückkreuzen. Die primäre Hörrinde erhält somit akustische Informationen aus *beiden Cochleae*, was sich klinisch bei einer einseitigen Schädigung der Hörbahn positiv auswirkt. Weiterhin wird durch die Konvergenz der Hörinformation beider Seiten (die z. T. bereits auf Hirnstammebene erfolgt, s. o.) das Richtungshören ermöglicht.

9.10.2 Primäre Hörrinde

An der dorsalen Fläche des Temporallappens, die man erst nach Entfernung des parietalen und frontalen Operculums einsehen kann, fallen zwei bis vier Hirnwindungen auf, die quer zu allen anderen temporalen Gyri verlaufen und deshalb auch als *Gyri temporales transversi* oder nach einem ihrer Beschreiber als *Heschl-Querwindungen* bezeichnet werden (Abb. 9.34). Sie nehmen die Area 41 nach Brodmann ein und stellen die primäre Hörrinde *(auditorischer Kortex)* dar. Entsprechend ist die Hörbahn die wichtigste **Afferenz** dieses Kortexareals. Die Hörbahnfasern enden hier in tonotopischer Anordnung, d. h., jede Tonfrequenz hat ihren eigenen Terminationsort in der primären Hörrinde (tiefe Frequenzen mehr anterolateral, hohe mehr posteromedial). Als primärer Endigungsort der Hörbahn sind die Heschl-Querwindungen (analog zur primären somatosensiblen oder visuellen Rinde) für die *interpretationsfreie Bewusstwerdung* der auditorischen Impulse aus dem

---

[25] Den Ncl. corporis trapezoidei gibt es beim Menschen wahrscheinlich nicht oder nur sehr rudimentär. Er wird jedoch als Bestandteil der Hörbahn in Prüfungen häufig erfragt und man sollte ihn somit kennen.

9.10 Temporallappen, auditorisches System und zentrale Regulation der Sprache

Abb. 9.33 Hörbahn. Beachte den bilateralen Verlauf der auditorischen Impulse aus der Cochlea *einer* Seite.
1 Cochlea, **2** Ncll. cochleares, **3** Corpus trapezoideum, **4** Ncll. olivares superiores und Ncl. corporis trapezoidei, **5** Lemniscus lateralis, **6** Ncll. lemnisci lateralis, **7** Colliculus inferior, **8** Corpus geniculatum mediale (Teil des Thalamus), **9** Hörstrahlung, **10** primäre Hörrinde.

Innenohr verantwortlich. Bei (experimenteller) Reizung der primären Hörrinde werden dementsprechend immer nur einzelne Laute oder Lautmuster unterschiedlicher Frequenz, niemals aber Wörter oder Melodien wahrgenommen. Die sinnvolle Verknüpfung dieser Laute zu Wörtern oder schließlich Sätzen und dergleichen erfolgt erst in der sekundären Hörrinde, die das Ziel der **efferenten** Bahnen der primären Hörrinde ist.

Klinik Da die Hörbahn zum Teil gekreuzt und zum (etwas geringeren) Teil ungekreuzt verläuft, also Impulse einer Cochlea in beiden Hörrinden enden (bzw. eine Hörrinde Impulse beider Cochleae empfängt), kommt es bei Schädi-

Großhirn (Telencephalon) und funktionelle Bahnsysteme

Abb. 9.34 Primäre Hörrinde (Heschl-Querwindungen). Man blickt von schräg oben und lateral auf die im Sulcus lateralis gelegenen **1** Gyri temporales transversi (= Heschl-Querwindungen), die durch Entfernen der unteren Frontal- und Parietallappenanteile sichtbar werden (**2** Schnittfläche). **3** Sulcus centralis, **4** linke Hemisphäre, **5** rechte Hemisphäre. Beachte, dass die primäre Hörrinde nur durch Abdrängen oder Abschneiden der unteren Frontal- und Parietallappenanteile sichtbar wird, also als solche von außen nicht sichtbar ist.

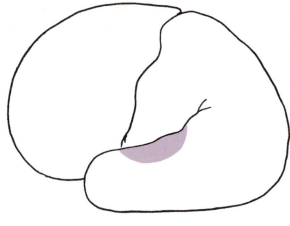

Abb. 9.35 Lokalisation der sekundären Hörrinde (auf der sprachdominanten Seite: Wernicke-Zentrum).

gung der Hörbahn oder der Hörrinde *einer Seite* lediglich zur *Herabminderung* des Hörens, nicht aber zu einer völligen Taubheit. Da aber die unterschiedlichen Quantitäten an Fasern aus ipsi- und kontralateralem Innenohr zur Hörrinde für das *Richtungshören* eine große Rolle spielen, ist dieses bei einseitiger Läsion der Area 41 ebenfalls herabgesetzt.

9.10.3 Sekundäre Hörrinde

Dieses Kortexareal nimmt die Areae 42 und 22 nach Brodmann ein (Abb. 9.35) und grenzt somit lateral direkt an die primäre Hörrinde in den Heschl-Querwindungen an, aus der es auch den Großteil seiner Afferenzen erhält. Hier erfahren die auditorischen Impulse der primären Hörrinde eine *interpretative Verarbeitung*. Die Laute werden als Wörter, Melodien, Geräusche *erkannt*. Das setzt voraus, dass sich durch Lernprozesse im Laufe der Entwicklung in diesem Areal anatomische Schaltkreise gebildet haben, die ein Zuordnen des Gehörten zu (ehemals gelernten und jetzt bekannten) Wörtern oder Klängen ermöglichen. Interessanterweise nehmen die sekundären Hörrinden beider Hemisphären dabei einen unterschiedlichen Stellenwert ein. In der *dominanten Hemisphäre* werden offensichtlich auditorische Impulse mehr *rational* integriert, wobei auch entscheidende Prozesse für das Verständnis der Sprache stattfinden. Deswegen wird die sekundäre Hörrinde hier auch als *sensorisches Sprachzentrum (Wernicke-Zentrum)* bezeichnet, auch wenn am Sprachverständnis noch weitere Regionen des Gehirns beteiligt sind. In der *nichtdominanten Hemisphäre* wird in der sekundären Hörrinde offensichtlich mehr die „nichtrationale" Komponente des Gehörten verarbeitet, wobei z. B. das Verständnis und die Empfindung für Musik eine ganz besondere Rolle spielen. Definitionsgemäß ist diejenige Hemisphäre dominant, in der motorisch und sensorisch die Sprache verarbeitet wird (bei Rechtshändern die linke, bei Linkshändern die rechte oder die linke). Diese Aufspaltung der dominanten und nichtdominanten Hemisphäre in mehr verbal-rationale und mehr nonverbal-musische Integrationsvorgänge gilt nicht nur für die sekundäre Hörrinde, sondern auch für viele andere Kortexareale, darf aber nicht *zu dogmatisch und streng interpretiert werden*.

Afferent ist die sekundäre Hörrinde neben der primären Hörrinde auch intensiv mit dem Gyrus angularis (vgl. Abb. 9.28) verbunden, der eine zentrale Bedeutung bei der Verknüpfung von Gesehenem und der Sprache hat. Dies spielt z. B. beim Vorgang des Schreibens oder Lesens eine herausragende Rolle: Der Gyrus angularis erhält seine Impulse vor allem aus dem sekundären visuellen Kortex. Diese Information der als Schrift erkannten Impulse aus der Sehrinde wird dann vom Gyrus angularis an das Wernicke-Sprachzentrum weitergesandt und dort mit dem Sprachverständnis verknüpft. Auch bei anderen Funktionen, z. B. beim begrifflichen Benennen von gesehenen Gegenständen, gilt das gleiche Prinzip: *Der Gyrus angularis ist die unverzichtbare Schaltstelle zwischen visuellem und sprachlichem Kortex.*

Efferente Verbindungen hat das Wernicke-Zentrum zu zahlreichen kortikalen Assoziationsfeldern, in denen das Gehörte weitere integrative Verarbeitung erfährt. Im Besonderen sind Verbindungen zum motorischen Sprachzentrum wichtig, die über die *Fibrae*

9.10 Temporallappen, auditorisches System und zentrale Regulation der Sprache

arcuatae cerebri (*Fasciculus arcuatus*) verlaufen. Das motorische Sprachzentrum kann aus nahe liegenden Gründen seine Funktion als Initiator des Sprechens nur sinnvoll in Zusammenarbeit mit dem Wernicke-Zentrum ausüben, da die Sprachbildung mit dem Sprachverständnis untrennbar verbunden ist.

Man muss sich vor Augen führen, welchen ungeheuer hohen Stellenwert die Sprache in unserem täglichen Leben hat, um sich vorstellen zu können, wie wichtig das Wernicke-Zentrum ist. Nicht nur die schriftliche oder mündliche Kommunikation mit anderen Menschen ist unverzichtbar damit verknüpft, sondern – fast noch bedeutender – der größte Teil unseres Denkens, bis in trivialste Alltagsgedanken hinein, ist an die Sprache als „Instrument" und somit an das Wernicke-Zentrum gebunden. Eine vollständige Zerstörung des Wernicke-Zentrums hat deshalb nicht nur die im Folgenden aufgeführten Ausfälle, sondern meist auch tief greifende Persönlichkeitsbeeinträchtigungen zur Folge, unter denen die betroffenen Kranken meist schwer zu leiden haben.

Klinik

Ausfall der sekundären Hörrinde Der Ausfall der Wernicke-Region wird als *sensorische Aphasie* bezeichnet. Dieses Krankheitsbild tritt nur bei einer Schädigung der sekundären Hörrinde in der *dominanten Hemisphäre* auf (klinisches Beispiel in Abb. 9.36). Im Zentrum der Symptomatik steht eine Störung des Wort- und Sprachverständnisses, die, je nach Grad der Schädigung, partiell oder vollständig sein kann. Oft können die Kranken zwar die Laute der Wörter bis zu einem gewissen Grad (s. u.) nachsprechen (im Gegensatz zur motorischen Aphasie, s. klinische Hinweise in Kap. 9.7.3). Sie sind aber unfähig, *deren Sinn zu verstehen*, da ihnen die für das Erkennen der Sprache geknüpften Schaltkreise im Wernicke-Zentrum nicht mehr zugänglich sind. Da jedoch das Sprach*verständnis* für ein sinnvolles Sprechen ebenfalls Voraussetzung ist, können die Betroffenen keine sinnvollen Sätze mehr sprechen, denn sie verstehen ja ihre eigene Sprache ebenso wenig wie diejenige der anderen. So produzieren sie meist einen unverständlichen „Wortsalat", der weder den Zuhörenden noch ihnen selbst verständlich ist.

Ein weiteres Symptom der Störung der sekundären Hörrinde ist eine Einschränkung der Fähigkeit, andere auditorische Impulse, die nichts mit der Sprache zu tun haben, wie z. B. das Zufallen einer Tür oder andere charakteristische Geräusche des Alltags, identifizierend einzelnen Gegenständen oder Ursachen zuzuordnen.

Interessant ist auch, dass eine Schädigung des sekundären Hörzentrums der *nichtdominanten Hemisphäre* einen Verlust des Musikverständnisses bzw. -erkennens zur Folge hat.

Ausfall des Gyrus angularis Die Läsion dieses Hirngebietes äußert sich gemäß seiner Funktion meist in einer Störung des Lesens und/oder Schreibens (*Alexie*[26] bzw. *Agraphie*[27]). Weiterhin sind die Betroffenen meist unfähig, Dinge, die sie sehen, mit einem bestimmten Begriff in Verbindung zu bringen und sie damit zu benennen. Sie fallen deshalb häufig dadurch auf,

Abb. 9.36 Läsion der sensorischen Sprachregion.
Horizontalschnitt-Kernspintomographie (sog. axiale Schnittebene) des Gehirns bei Ischämie (Durchblutungsstörung, Hirninfarkt) des Temporallappens mit Beteiligung der sekundären Hörrinde der sprachdominanten Hemisphäre. Bei dieser Aufnahmetechnik stellen sich das Gehirn *dunkel* und der Liquor sowie das Infarktareal *hell* dar. Blick auf das Schnittbild von unten.
Symptomatik der Patientin: Schwere sensorische Aphasie durch Zerstörung der Wernicke-Region.
1 Temporallappen ohne Infarktareal (gesunde Seite), **2** Temporallappen mit Infarktareal (grenzt sich hell gegen das umliegende Hirngewebe ab), **3** Sulcus lateralis, **4** dritter Ventrikel, **5** Teil der Seitenventrikel.
(Bild aus Universitätsklinikum Freiburg, beigetragen von Dr. J. Klisch, Abt. Neuroradiologie)

dass sie komplizierte Umschreibungen verwenden, um einen Gegenstand nicht unmittelbar mit dem passenden Begriff bezeichnen zu müssen (z. B. statt: „Bleistift" weichen sie auf „etwas, womit man schreibt" oder statt „Stuhl" auf „etwas zum Sitzen" aus). Abb. 9.37 zeigt ein klinisches Beispiel einer Gyrus-angularis-Läsion.

9.10.4 Einige sprachassoziierte Schaltkreise

Aus Gründen der Anschaulichkeit werden hier zwei *vereinfachte* Schaltkreise im Zusammenhang beschrieben, die in ihren Bestandteilen bereits erwähnt wurden.

Nachsprechen eines Wortes (Abb. 9.38a) Nachdem der akustische Reiz über Cochlea, Hörnerv und Hörbahn in die primäre Hörrinde gelangt ist (Abb. 9.38a, *1–4*), kommt er hier *zum Bewusstsein* und wird an das Wernicke-Zentrum weitergesendet, in dem diese Impulse als sinnvolle Silbenfolge und gesprochenes Wort *verstanden werden* (Abb. 9.38a, *5*).

---

[26] a-lexein (gr.) = nicht lesen
[27] a-graphein (gr.) = nicht schreiben

Großhirn (Telencephalon) und funktionelle Bahnsysteme

Abb. 9.37 Gyrus-angularis-Läsion.
(a) Computertomographie des Gehirns bei Verschluss des R. gyri angularis der linken A. cerebri media mit Infarkt des Gehirnbereichs um den Gyrus angularis (hebt sich dunkel gegen das gesunde Gehirngewebe ab, mit Pfeilen markiert). Man sieht von unten auf die Schnittebene (also linke Gehirnhälfte rechts im Bild und umgekehrt).
(b) Sagittalschnitt-Kernspintomographie des gleichen Patienten wie in **a**. Infarkt grenzt sich hellgrau gegen das dunkelgraue gesunde Hirngewebe ab (mit Pfeilen markiert). Der Liquor in den Großhirnsulci erscheint weiß.
Symptomatik des Patienten: Plötzlich eingetretene Unfähigkeit, zu lesen und zu schreiben (Alexie und Agraphie).
(Bilder aus Universitätsklinikum Tübingen, mit freundlicher Genehmigung von PD Dr. Petersen, Abt. Neuroradiologie)

Von hier aus werden die Impulse über den *Fasciculus arcuatus* weiter zum motorischen Sprachzentrum gesendet, das dem Assoziationskortex des Frontalhirns angehört (Abb. 9.38a, 6–7). Dieses sendet zu einem geringeren Teil die Impulse direkt zum Gyrus precentralis. Der größere Anteil zieht einerseits über die Basalganglien (Modulation des Bewegungsimpulses) und den Thalamus zum Motokortex (Abb. 9.38a, 9–11), andererseits über den frontopontinen Trakt und die pontinen Kerne zum Kleinhirn (Abb. 9.38a, 8), wo die motorischen Impulse fein abgestimmt werden und dann ebenfalls über den Thalamus zu den Stellen des Motokortex gelangen, die dann Gesichts-, Zungen-, Kehlkopf- und Atemmuskulatur so ansteuern, dass das vom motorischen Sprachzentrum aus initiierte Wort gesprochen wird.

Lesen und Vorlesen (Abb. 9.38b) Beim Lesen gelangen die visuellen Impulse von der Retina über die Sehbahn zur primären visuellen Rinde (Area 17), kommen dort zum Bewusstsein und werden an die sekundäre Sehrinde (Area 18 und 19) weitergegeben, wo sie als Schrift *erkannt und interpretiert* werden (Abb. 9.38b, 3). Diese Impulse werden an den Gyrus angularis weitergeleitet (Abb. 9.38b, 4), der sie efferent wiederum in das Wernicke-Zentrum projiziert, wo das Schriftbild mit einem *sprachlichen*

Sinn verknüpft wird (Abb. 9.38b, 5). Beim *Vorlesen* wird dann dieser Sprachimpuls (wiederum über den *Fasciculus arcuatus*) an das motorische Sprachzentrum weitergegeben (Abb. 9.38b, 6). Dieses gibt schließlich (großenteils über Basalganglien und Kleinhirn) seine Sprachinitiation an die entsprechenden Regionen im motorischen Kortex weiter (s. o.).

Klinik Solche und ähnliche Funktionen können natürlich nicht nur dann ausfallen, wenn eines der genannten Rindenfelder lädiert ist, sondern auch, wenn es zur Schädigung einer der an diesen Schaltkreisen beteiligten Faserbahnen kommt. So kann es z. B. bei einem Tumorwachstum im Okzipito-Parietalbereich, das zu einer Zerstörung der Verbindung zwischen sekundärer Sehrinde und Gyrus angularis führt, zu Wortfindungsstörungen beim Benennen gesehener Gegenstände kommen, ohne dass der Gyrus angularis, die sekundäre Sehrinde oder das Wernicke-Zentrum geschädigt sein muss.

9.11 Inselrinde (Lobus insularis) und „multisensorischer" Kortex

9.11.1 Multisensorischer Kortex der Inselrinde

Wenn man den Temporallappen und die Opercula des Frontal- und Parietallappens nach unten bzw. nach oben abdrängt, sieht man auf die phylogenetisch alte Insel (*Insula, Lobus*

9.11 Inselrinde (Lobus insularis) und „multisensorischer" Kortex

Abb. 9.38 Schaltkreise, die zum Nachsprechen oder Vorlesen notwendig sind (vereinfachtes Schema).
(a) **Nachsprechen.**
Die Sprache gelangt in Form auditorischer Impulse vom **1** Ohr/Innenohr zum **2** Hirnstamm und von dort über zahlreiche **3** Stationen der Hörbahn zur **4** primären Hörrinde. In der **5** sekundären Hörrinde (Wernicke) Erkennen der Impulse als Sprache und Weiterleitung über den **6** Fasciculus arcuatus (Fibrae arcuatae cerebri) zum **7** motorischen Sprachzentrum. Von dort Initiation der Sprache über die Achse **8** Kleinhirn **10** Thalamus **11** Motokortex und parallel die Achse **9** Basalganglien **10** Thalamus **11** Motokortex. Ein geringerer, nicht dargestellter Teil der Impulse gelangt auch vom Broca-Sprachzentrum direkt zum Motokortex.

(b) **Vorlesen.**
Die Schrift gelangt in Form visueller Impulse über die **1** Sehbahn zur **2** primären Sehrinde. Von dort Weiterleitung zur **3** sekundären Sehrinde, wo die visuellen Impulse als Schrift erkannt werden. Anschließend Ansteuerung des „Lese- und Schreibzentrums" im **4** Gyrus angularis, der die Impulse modifiziert zum **5** Wernicke-Sprachzentrum weitergibt. Danach Weiterleitung über den Fasciculus arcuatus (Fibrae arcuatae cerebri) zum **6** motorischen Sprachzentrum. Von dort aus Initiation der Sprache über den gleichen Weg wie in **a**.

insularis), die im Laufe der Entwicklung durch die immense Vergrößerung der anderen Hirnlappen überwachsen worden ist. Die Funktion dieser Region wird zunehmend besser verstanden. Sie ist in erster Linie ein multisensorisches Kortexareal, wobei im hinteren Bereich vor allem allgemein- und speziell-*somato*sensible, im vorderen eher allgemein- und speziell *viszero*sensible Reize verarbeitet werden. So stellt sie den wichtigsten Teil der **viszerosensiblen Rinde** dar (s. u.). Insbesondere ist hier auch ein wesentlicher Teil der primären Verarbeitung der kortikalen Geschmackswahrnehmung (**primärer gustatorischer Kortex**) und der Lage- und Bewegungswahrnehmung (eines von mehreren **vestibulären Kortexarealen**) anzusiedeln. Auch bestimmte Komponenten der **Schmerzwahrnehmung** finden hier statt. Unter anderem werden von hier aus auch viszeromotorische Impulse über das Corpus amygdaloideum und den Hypothalamus in den Hirnstamm gesendet (z. B. Magensaftsekretion, Blutdruckanstieg u. Ä.).

9.11.2 Viszerosensible und gustatorische Bahn, viszerosensibler und gustatorischer Kortex

Die speziell-viszerosensible Geschmacksbahn (gustatorische Bahn) läuft in weiten Teilen parallel zur allgemein-viszerosensiblen Bahn, die die afferenten Impulse aus den inneren Organen zum Großhirn leitet. Deshalb werden beide Bahnen hier gemeinsam beschrieben. Die allgemein-viszerosensible Bahn beginnt an den peripheren Rezeptoren der inneren Organe, die Informationen wie den Füllungszustand der Harnblase, den O_2-Gehalt des Blutes und dergleichen vermitteln. Diese Impulse werden im Extremitäten-, Unterbauch- und Beckenbereich überwiegend entlang sympathischer Nervenfasern (erstes Neuron) zum Hinterhorn des Rückenmarks geleitet. Von dort werden sie bilateral in den Ncl. parabrachialis der Formatio reticularis (FR) im Hirnstamm geleitet (zweites Neuron). Im übrigen Eingeweidebereich gelangen die viszerosensiblen Impulse einschließlich der speziell-viszerosensiblen (Geschmacks-)Afferenzen über viszerosensible Hirnnerven (VII, IX, X) in die Ncll. tractus solitarii des Hirnstamms. Dort werden sie verschaltet und wie die spinalen Impulse ebenfalls dem (hier allerdings nur ipsilateralen) Ncl. parabrachialis der FR zugeleitet (zweites Neuron). Die von dort ausgehenden Fasern (drittes Neuron) werden zum kontralateralen Ncl. ventralis posterior des Thalamus geleitet (sie laufen dabei nicht, wie früher vermutet, im Lemniscus medialis, sondern in kleinen unbenannten Fasertrakten im lateralen Hirnstammtegmentum). Der Thalamus projiziert die viszerosensiblen Impulse in die Inselrinde (s. o.) und die Rinde des angrenzenden frontalen Operculums. Dort kommen viszerosensible Informationen wie Geschmack, Hunger, Völlegefühl, Atemnot, Übelkeit etc. zu Bewusstsein. Die *Geschmacksinformation* wird in sekundäre kortikale Rindenfelder des orbitofrontalen Kortex weitergeleitet, die sich mit den sekundären olfaktorischen Rindengebieten (vgl. Abb. 9.13a, *10*) überlappen. Dies mag für einen Teil der engen Verknüpfung von Geruchs- und Geschmackssinn verantwortlich sein.

Großhirn (Telencephalon) und funktionelle Bahnsysteme

9.12 Bahnsysteme des Großhirns

Man unterscheidet bei den afferenten und efferenten Fasern des Großhirnkortex grundsätzlich

- *Kommissurenfasern*
- *Projektionsfasern*
- *Assoziationsfasern*.

Kommissurenfasern verbinden *Areale beider Hemisphären* miteinander. Sie verlaufen zum allergrößten Teil im *Balken (Corpus callosum)* und zu einem geringeren Anteil auch in der *Commissura anterior*.

Projektionsfasern verbinden den *Kortex mit subkortikalen Gehirnteilen* (Basalganglien, Thalamus, Hirnstamm etc.). Diese Fasern laufen größtenteils in der *Capsula interna* (sowohl auf- wie absteigende Fasern), zu geringen Anteilen aber auch in der *Capsula externa* und der *Capsula extrema*.

Assoziationsfasern schließlich verknüpfen einzelne *Areale einer Hemisphäre* miteinander (z.B. vom visuellen Kortex zum Gyrus angularis oder vom Wernicke- zum Broca-Sprachzentrum).

Von den zahlreichen Fasersystemen im Großhirn werden hier zwei beschrieben, deren Kenntnis unerlässlich ist.

9.12.1 Balken (Corpus callosum)

Der vordere Abschnitt des Corpus callosum wird als *Genu* (Balkenknie), der mittlere als *Truncus* (Balkenstamm) und der hintere, etwas dickere Abschnitt als *Splenium* (Balkenwulst) bezeichnet. Der Balken bildet mit seinen quer verlaufenden Fasermassen das Dach der Seitenventrikel (s. Kap. 10). Er trägt den größten Teil der Kommissurenfasern und verbindet nahezu alle Teile der Hemisphären miteinander (Abb. 9.39). Dabei werden die Fasern, die beide Frontallappen miteinander verbinden, als *Forceps minor*[28], diejenigen, die beide Okzipitallappen miteinander verbinden, als *Forceps major* bezeichnet (Abb. 9.39, *1* und *2*). Das Kommissurensystem des Balkens hat nicht nur hinsichtlich der funktionellen Spaltung des Großhirns in eine mehr „musisch-nonverbale" und in eine mehr „verbal-intellektuelle" Hälfte eine wichtige Bedeutung. So verarbeitet ja z.B. der rechte Okzipitallappen die visuelle Information des linken Gesichtsfeldes, der linke Okzipitallappen diejenige des rechten Gesichtsfeldes, und das Corpus callosum ermöglicht, dass beide im Sinne einer sekundären Integration des *im ganzen Gesichtsfeld* Gesehenen miteinander kommunizieren. Das Gleiche gilt für die somatosensible (postzentrale) Rinde, die nur taktile Reize aus der kontralateralen Körperhälfte empfängt, und für andere rezeptive und motorische Zentren des Großhirnkortex.

Abb. 9.39 Kommissurenfasern des Balkens.
1 Forceps minor, **2** Forceps major. **3** und **4** Stria longitudinalis medialis und lateralis (makroskopisch sichtbare afferente und efferente Fasern des Indusium griseum, im Text nicht erwähnt). (Aus [1])

9.12.2 Capsula interna

Die Capsula interna führt die meisten efferenten und afferenten Bahnen, die den Kortex mit subkortikalen Zentren verbinden. Dadurch hat sie große klinische Bedeutung. Am besten kann sie am Horizontalschnitt überblickt werden (Abb. **9.40a** und **9.46a**). Sie wird vorne nach medial durch den Ncl. caudatus, nach hinten medial durch den Thalamus und nach lateral durch das Putamen und Pallidum begrenzt. Man unterscheidet ein *Crus anterius* und ein *Crus posterius (vorderer* und *hinterer Schenkel)*, die durch das *Genu capsulae internae (Knie)* verbunden sind. Sehr wichtig ist, dass die Capsula interna eine Gliederung aufweist, die bestimmte ab- und aufsteigende Fasertrakte bestimmten Abschnitten der inneren Kapsel zuordnet. Am bedeutendsten ist die somatotopische Gliederung für die aus dem Motokortex absteigenden Bahnen, die so angeordnet sind, dass die *kortikonukleären Fasern* (die an den motorischen Hirnnervenkernen enden) im *Genu*, die *kortikospinalen* in somatotopischer Abfolge von vorne nach hinten (für obere Extremität, Rumpf und untere Extremität) im *Crus posterius* absteigen (Abb. **9.40c**). Im gleichen Abschnitt verlaufen auch kortikofugale Fasern zu den extrapyramidalmotorischen Zentren (vor allem Ncl. ruber, Ncll. vestibulares und Formatio reticularis).

Weiterhin kann man dem vorderen Schenkel den vorderen Thalamusstiel (Abb. **9.40b**, *1*) und den *frontopontinen* Trakt

---

[28] forceps (lat.) = Zange

9.12 Bahnsysteme des Großhirns

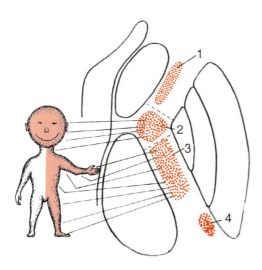

Abb. 9.40 Capsula interna.
(a) **Lokalisation** im Horizontalschnitt (zur topographischen Orientierung vgl. Abb. 9.46a).
Die Capsula interna befindet sich zwischen **1** Ncl. caudatus, **2** Thalamus, **3** Putamen und **4** Pallidum. Man unterteilt sie von vorne nach hinten in **5** Crus anterius (vorderer Schenkel), **6** Genu (Knie) und **7** Crus posterius (hinterer Schenkel). **8** Seitenventrikel.
(b) **Darstellung der aufsteigenden Bahnen** (gleicher Schnitt wie in **a**).
1 „Vorderer Thalamusstiel" (Fasern vom Thalamus zum Frontallappen), **2** thalamokortikale Fasern mit der Information für den somatosensiblen Kortex, entspricht dem „oberen Thalamusstiel"), **3** „hinterer Thalamusstiel" (Fasern vom Thalamus zum Temporal- und Okzipitallappen, ausgenommen Seh- und Hörstrahlung), **4** Seh- und Hörstrahlung.
(c) **Darstellung der absteigenden Bahnen** (gleicher Schnitt wie **a**).
1 Tractus frontopontinus, **2** kortikonukleäre Bahn, **3** kortikospinale Bahn (beachte die somatotopische Gliederung bei **2** und **3**), **4** Tractus temporopontinus (mit einigen zusätzlichen Fasern auch aus Parietal- und Okzipitallappen). Die kortiko*spinalen* Fasern beeinflussen im Rückenmark nur die Motorik der kontralateralen Seite, deshalb ist nur die entsprechende Körperhälfte des Homunculus rosa unterlegt. Die kortiko*nukleären* Fasern hingegen projizieren zum Teil auf Hirnnervenkerne beider Seiten.

(Abb. 9.40c, *1*) zuordnen. Im kaudalen Teil des hinteren Schenkels verlaufen neben den kortikospinalen Bahnen der obere Thalamusstiel (Abb. 9.40b, *2*; Fasern vom Thalamus zum Gyrus postcentralis), der *Tractus temporopontinus* (Abb. 9.40c, *4*) und schließlich die Hör- und Sehbahn (Abb. 9.40b, *4*), die nur relativ weit basal ein kurzes Stück in der Capsula interna verlaufen, um dann zur ebenfalls recht basal gelegenen primären Hörrinde bzw. Sehrinde zu ziehen.

Klinik Die Capsula interna ist eine klinisch sehr wichtige Struktur, denn sie enthält nicht nur die meisten zu- und abführenden kortikalen Projektionsbahnen, sondern liegt auch hinsichtlich ihrer Durchblutung an einer ungünstigen Stelle, da die dortigen Gefäße bei Menschen mit hohem Blutdruck auf Grund ihrer Anatomie (s. S. 266) stärker belastet und deshalb besonders häufig von Durchblutungsstörungen betroffen sind. Eine Durchblutungsstörung oder Einblutung in die Capsula interna hat – je nachdem, wo sie erfolgt – einen Funktionsverlust derjenigen Fasern zur Folge, die in diesem Abschnitt verlaufen. Zumeist sind dabei kortikonukleäre und kortikospinale Bahnen betroffen, die zu einer Lähmung *auf der kontralateralen Seite* des Körpers führen (beide Bahnen kreuzen erst im Hirnstamm, klinisches Beispiel in Abb. 9.41). Da hier auch ein erheblicher Teil der absteigenden Bahnen zu den extrapyramidalen Zentren verläuft, ist diese Lähmung meist *spastisch* (zur Pathophysiologie s. klinischer Hinweis in Kap. 9.7.1, S. 215). Es ist aber von großer Bedeutung, dass nicht alle kortikofugalen Fasern zu den extrapyramidalen Zentren in der *Capsula interna*, sondern auch einige in der *Capsula externa* (die zwischen Striatum und Claustrum verläuft) nach unten ziehen, so dass bei einer auf obige Weise zustande gekommenen Lähmung eine willkürliche Restbeweglichkeit der proximalen Extremitätenabschnitte erhalten bleiben kann.

Da in der Capsula interna auch Bahnen verlaufen, die über die Steuerung extrapyramidaler Hirnstammzentren im Rückenmark den Extensorentonus der unteren Extremität und den Flexorentonus der oberen Extremität hemmend beeinflussen, z.T. über Hemmung von Neuronen des Ncl. ruber (obere Extremität – Flexorentonus) bzw. Ncll. vestibulares (untere Extremität – Extensorentonus), resultiert oft bei Capsula-interna-Läsionen durch Enthemmung dieser Bahnen ein typisches spastisches Lähmungsbild mit jeweils kontralateral spastisch *gestrecktem* Bein und *gebeugtem* Arm (sog. *Wernicke-Mann-Lähmung*).

9 Großhirn (Telencephalon) und funktionelle Bahnsysteme

Abb. 9.41 Teilschädigung der Capsula interna.
Horizontalschnitt-Computertomographie (sog. axiale Schnittebene) des Gehirns bei Ischämie (Duchblutungsstörung, Hirninfarkt) im hinteren Schenkel der Capsula interna rechts (Blick auf das Schnittbild von unten).
In der rechten Bildhälfte (= linke Gehirnhälfte) sieht man die normale Capsula interna mit **1** Crus anterius, **2** Genu, **3** Crus posterius. Die Capsula interna wird begrenzt von **4** Ncl. caudatus, **5** Putamen, **6** Globus pallidus, **7** Thalamus. Auf der kontralateralen Seite (linke Bildhälfte, also rechte Gehirnhälfte des Patienten) sieht man im Crus posterius ein kleines Infarktareal (Pfeil) in der distalen Beinregion des Tractus corticospinalis (vgl. Homunculus in Abb. **9.40c**).
Symptomatik des Patienten: Distal betonte Parese der linken unteren Extremität.
(Bild aus Universitätsklinikum Freiburg, beigetragen von Dr. J. Klisch, Abt. Neuroradiologie)

9.13 Frontal- und Horizontalschnitte durch das Groß- und Zwischenhirn

9.13.1 Stellenwert

Die hier dargestellten Schnittbilder sind nicht nur deshalb wichtig, weil sie häufig in Prüfungen gefragt werden, sondern sie ermöglichen auch die korrekte topographische Vorstellung über die Lage einzelner Gehirnteile zueinander. In der Klinik hat ihre Kenntnis besondere praktische Bedeutung, um Kernspin- und Computertomogramme, die genau diese Schnittbilder liefern, richtig interpretieren zu können. Der Einsatz dieser Verfahren ist heute nicht nur aus der Neurologie, Neurochirurgie oder Psychiatrie, sondern auch aus allen anderen Disziplinen, deren Krankheiten das Nervensystem mitbetreffen können (Innere Medizin, Chirurgie, Kinder-, Augen- und HNO-Heilkunde), nicht mehr wegzudenken. Deshalb sind hier entsprechende Normalbefundbilder (= Bilder ohne krankhafte Erscheinungen) neben den Zeichnungen dargestellt (aus didaktischen Gründen wurden Kernspin- und nicht Computertomographien gewählt, da hier die Detailauflösung besser ist).

Zunächst werden fünf Frontalschnitte, die in repräsentativen Ebenen gelegt wurden, anschließend drei Horizontalschnitte besprochen.

9.13.2 Frontalschnitte

In den Abb. **9.42** bis **9.44** sind von vorne nach hinten in leicht schräger Schnittführung Frontalschnitte gezeigt. Der folgende Text geht nur auf einige markante Strukturen ein, weitere Informationen können den Legenden der Abbildungen entnommen werden. Die topographischen Bezeichnungen erfolgen, wie im Zwischen- und Großhirnbereich üblich, nach der *Forel-Achse* (vgl. Abb. **4.5**, *2*).

Schnitt 1 (Abb. **9.42a**) ist *rostral* des Chiasma opticum gelegen und zeigt daher noch am unteren Rand die beiden *Tractus olfactorii* (Abb. **9.42a**, *7*), die dorsal von dieser Schnittebene in der primären Riechrinde enden und ein wesentlicher Teil der *Riechbahn* sind. Links und rechts unten außen sieht man die Anschnitte der Temporallappen (Abb. **9.42a**, *4*), die durch den *Sulcus lateralis* von der *Inselrinde* getrennt sind (Abb. **9.42a**, *20*). Die Inselrinde ist ein multisensorischer Kortex, erfüllt aber auch viszeromotorische Funktionen. Medial von ihr und durch die *Capsula extrema* von ihr getrennt, findet man das *Claustrum* (Abb. **9.42a**, *11*), das bereits zu den Großhirnkernen gezählt wird und dessen Funktion beim Menschen noch relativ unklar ist. Es wird durch die *Capsula externa* vom *Striatum* getrennt, das aus *Ncl. caudatus* und *Putamen* besteht (Abb. **9.42a**, *9* und *10*). Ncl. caudatus und Putamen sind (gemäß ihrer gemeinsamen Anlage) an dieser Stelle noch stark miteinander verbunden und trennen sich erst in weiter hinten gelegenen Schnittebenen durch die Fasern der *Capsula interna* (Abb. **9.42a**, *13*) vollständig voneinander. Medial des Striatums findet man basal die Rindenstrukturen des *Septums*, die dem limbischen System angehören (Abb. **9.42a**, *19*). Dorsal davon geht das Septum in das *Septum pellucidum* über (Abb. **9.42a**, *24*), das nur aus Gliagewebe besteht und beide Seitenventrikel (Abb. **9.42a**, *6*) voneinander trennt. Vorne werden die Seitenventrikel also in ihrer lateralen Wand vom Ncl. caudatus, in ihrem Dach von den beide Hemisphären verbindenden Fasermassen des *Corpus callosum* begrenzt (Abb. **9.42a**, *2*). Über diesem zieht von vorne nach hinten der dem limbischen System angehörende *Gyrus cinguli* (Abb. **9.42a**, *22*).

Schnitt 2 (Abb. **9.42b**) ist durch das *Chiasma opticum* und die *Commissura anterior* gelegt, die man

9.13 Frontal- und Horizontalschnitte durch das Groß- und Zwischenhirn

Abb. 9.42 Frontalschnitte 1 und 2. Blick von hinten auf die Schnittflächen. Nebenstehend entsprechende Kernspintomogramme (die hier wiedergegebene Aufnahmetechnik stellt den Liquor weiß, die graue Substanz hellgrau und die weiße Substanz dunkelgrau dar).
(a) **Schnitt 1: rostral des Chiasma opticum,**
(b) **Schnitt 2: in Höhe des Chiasma opticum.**

1 Fissura longitudinalis cerebri, **2** Balken (Corpus callosum), **3** Frontallappen, **4** Temporallappen, **5** Sulcus lateralis, **6** Seitenventrikel, **7** Tractus olfactorius (nur in a), **8** Chiasma opticum (nur in b), **9** Ncl. caudatus, **10** Putamen, **11** Claustrum, **12** Pallidum (nur in b), **13** Capsula interna, **14** Capsula externa, **15** Capsula extrema, **16** Commissura anterior (nur in b, trennt vom übrigen Pallidum das **17** ventrale Pallidum ab), **18** Riechrinde (Paleokortex, nur in b), die sich medial in den Interhemisphärenbereich als **19** Septumregion nach oben fortsetzt. **20** Inselrinde, **21** Fossa lateralis (nur in b), **22** Gyrus cinguli, **23** dritter Ventrikel (nur in b), **24** Septum pellucidum.
(Radiologische Bilder aus Scripps Clinic, San Diego, mit freundlicher Genehmigung von Dr. J. Zyroff, Dept. of Radiology)

beide erkennen kann (Abb. **9.42b**, *8* und *16*). Zwischen Chiasma und vorderer Kommissur ist ein Teil des unpaaren dritten Ventrikels angeschnitten (Abb. **9.42b**, *23*). Die basale Großhirnrinde wird hier vom Paleokortex, der Riechrinde, gebildet (Abb. **9.42b**, *18*). Lateral davon schließt sich der Temporallappen an (Abb. **9.42b**, *4*), vom Frontallappen durch den *Sulcus lateralis*, von der Inselrinde durch die *Fossa lateralis* getrennt. Der hier angeschnittene Teil des *Gyrus frontalis inferior* (oberhalb des Sulcus lateralis) bildet das *motorische Broca-Sprachzentrum*. Von lateral nach medial folgen wieder, wie in Schnitt 1, Inselrinde (Abb. **9.42b**, *20*), Capsula extrema, Claustrum, Capsula externa und Putamen (Abb. **9.42b**,

9 Großhirn (Telencephalon) und funktionelle Bahnsysteme

Abb. 9.43 Frontalschnitte 3 und 4. Blick von hinten auf die Schnittflächen. Nebenstehend entsprechende Kernspintomogramme (die hier wiedergegebene Aufnahmetechnik stellt den Liquor weiß, die graue Substanz hellgrau und die weiße Substanz dunkelgrau dar).
(a) **Schnitt 3: in Höhe des Corpus amygdaloideum,**
(b) **Schnitt 4: in Höhe des Corpus mamillare.**

1 Fissura longitudinalis cerebri, 2 Balken (Corpus callosum), 3 Frontallappen, 4 Temporallappen, 5 Sulcus lateralis, 6 Seitenventrikel mit Plexus choroideus, 7 dritter Ventrikel, 8 Tractus opticus, 9 Infundibulum (Hypophyse abgetrennt), 10 Hypothalamuskerngebiete (nur in a), 11 Corpus mamillare (nur in b), 12 Corpus amygdaloideum (nur in a), 13 Hippocampus (nur in b), 14 Unterhorn des Seitenventrikels (nur in b), 15 Gyri temporales transversi (primäre Hörrinde, nur in b), 16 Ncl. caudatus, 17 Putamen, 18 Claustrum, 19 laterales Pallidumsegment, 20 mediales Pallidumsegment, 21 Thalamus (in b mit teilweise abgrenzbaren Kernkomplexen), 22 Capsula interna, 23 Capsula externa, 24 Capsula extrema, 25 Ncl. subthalamicus (nur in b), 26 Inselrinde, 27 Gyrus cinguli, 28 Fornix.
(Radiologische Bilder aus Scripps Clinic, San Diego, mit freundlicher Genehmigung von Dr. J. Zyroff, Dept. of Radiology)

10). Das Putamen ist über Streifen, *Striatae*, grauer Substanz mit dem Ncl. caudatus (Abb. 9.42b, 9) verbunden, ansonsten sind beide durch die Capsula interna getrennt. Im Vergleich zu Schnitt 1 ist das *Pallidum* (*Globus pallidus*; Abb. 9.42b, 12) hinzugekommen, das sich vom Striatum durch seine blassere Färbung abhebt. Beide Teile der Basalganglien, Striatum und Pallidum, haben hemmende und fördernde Einflüsse auf die *Motorik*. Durch die basalen Strukturen dieser Kerne zieht die Commissura anterior hindurch (Abb. 9.42b, 16), die beide Temporallappen, insbesondere die beiden *Corpora amygdaloidea* miteinander verbindet. Dorsal dieser Kommissur findet man die Rinden- und Kernstrukturen des dem *limbischen System* angehörenden *Septums* (Abb. 9.42b, 19). Bezüglich der ventrikelbegrenzenden Strukturen s. Schnitt 1.

Schnitt 3 (Abb. 9.43a). Im dritten Schnitt ist als charakteristische Struktur das im Temporallappen gelegene *Corpus amygdaloideum* zu sehen, dem als Bestandteil des limbischen Systems zahlreiche vegetative und emotionale Funktionen zugesprochen werden (Abb. 9.43a, 12). Bezüglich Sulcus lateralis, Inselrinde und Claustrum hat sich gegenüber den vorigen Schnitten nichts verändert, viel aber im Bereich der Basalganglien. Ncl. caudatus und Putamen sind durch die Faserzüge der *Capsula interna*, die nahezu alle auf- und absteigenden Fasern des Kortex führt, fast vollständig voneinander getrennt (Abb. 9.43a, 22). Putamen (Abb. 9.43a, 17) und Pallidum (bei dem man ein *laterales* und *mediales Segment* unterscheidet; Abb. 9.43a, 19 und 20) erscheinen nun als *ein* Komplex, der auch als *Ncl. lentiformis* bezeichnet wird. Die beiden Kerne werden ebenfalls durch die Capsula interna vom jetzt angeschnittenen *Thalamus* getrennt, dem größten und höchstentwickelten Teil des Zwischenhirns, der zahlreiche komplexe Integrationsfunktionen innehat (Abb. 9.43a, 21). Er ist die obligatorische Verschaltungsstation für fast alle Fasern, die aus subkortikalen Zentren zur Großhirnrinde ziehen. Der Thalamus begrenzt von lateral den *dritten Ventrikel* (Abb. 9.43a, 7) und bildet zusammen mit dem Ncl. caudatus den Boden des *Seitenventrikels* (Abb. 9.43a, 6), bei dem auch der liquorbildende *Plexus choroideus* angeschnitten ist. Unterhalb des Thalamus erkennt man Komplexe grauer Substanz, die in ihrer Gesamtheit den *Hypothalamus* ausmachen, die übergeordnete Integrations- und Steuerinstanz für vegetative Funktionen (Abb. 9.43a, 10). Vom Boden des dritten Ventrikels, der ebenfalls durch den Hypothalamus gebildet wird, senkt sich der *Hypophysenstiel* ab (Abb. 9.43a, 9).

Schnitt 4 (Abb 9.43b). Der vierte frontale Schnitt ist durch die *Corpora mamillaria* gelegt und schneidet im Basalganglienbereich keine neuen Strukturen an, im Thalamus sind einige Kernkomplexe einzeln abgrenzbar (Abb. 9.43b, 21). Veränderungen zeigen sich vor allem im darunter gelegenen Bereich. Neu angeschnitten ist der *Ncl. subthalamicus* (Abb. 9.43b, 25), der einen inhibitorischen Einfluss auf motorische Impulse ausübt. Er ist funktionell den Basalganglien zuzurechnen. Kaudal davon sind die *Corpora mamillaria* angeschnitten (Abb. 9.43b, 11), die in Verbindung mit dem Thalamus und dem lateral davon im Temporallappen jetzt angeschnittenen Hippocampus u.a. eine bedeutende Funktion bei Gedächtnis- und Lernvorgängen innehaben. Der an seiner charakteristisch eingerollten Rindenstruktur *(Ammonshorn)* erkennbare *Hippocampus* (Abb. 9.43b, 13) bildet die mediobasale Begrenzung des Seitenventrikelunterhorns (Abb. 9.43b, 14) und beeinflusst – neben der Lernfunktion – als besonders wichtiges Zentrum des *limbischen Systems* zahlreiche intellektuelle und emotionale Vorgänge.

Schnitt 5 (Abb. 9.44). Der fünfte Frontalschnitt ist so weit hinten gelegen, dass *Hirnstamm*strukturen bereits mit angeschnitten sind. Von der dreidimensionalen Rekonstruktion in der eigenen Vorstellung ist dies sicher der schwierigste und deshalb in Prüfungen gern gefragte Schnitt. Wie in den Schnitten 1–4 ist der Temporallappen angeschnitten (Abb. 9.44, 4), der durch den Sulcus lateralis vom Frontal- bzw. Parietallappen getrennt wird. Unterhalb des Balkens ist die in einem Bogen von hinten nach vorne verlaufende Doppelstruktur des *Fornix* getroffen (Abb. 9.44, 26). Der Fornix enthält Fasern, die vor allem den *Hippocampus* mit dem *Corpus mamillare* verbinden. Lateral des dritten Ventrikels liegt, wie in den vorigen Schnitten, der Thalamus (Abb. 9.44, 18). Putamen und Claustrum sind nur noch an ihren Enden getroffen (Abb. 9.44, 16 und 17). Das Pallidum ist nicht mehr angeschnitten. Durch seine geschwungene Form ist der Ncl. caudatus zweifach getroffen (vgl. Abbildung der Schnittebenen): einmal oben wie vorher als laterale Begrenzung der Seitenventrikel (Abb. 9.44, 14), dann aber nochmals unten mit seinem Ende *(Cauda nuclei caudati*; Abb. 9.44, 15) oberhalb des Ammonshorns, das der Hippocampus bildet (Abb. 9.44, 11). Durch die kaudale Lage des Schnittes sind nun auch noch das *Mittelhirn* mit den *Crura cerebri* (Abb. 9.44, 6; absteigende Bahnen des Kortex zu Hirnnervenkernen und Rückenmark) und der dazwischen liegenden *Fossa intercruralis* (Abb. 9.44, 24) sowie die *Substantia nigra* getroffen (Abb. 9.44, 23), die an ihrer dunklen Pigmentierung zu erkennen ist. Dieser Kernkomplex hat in der zentralen Regulation der Motorik über Verbindungen mit den Basalganglien eine wichtige Funktion. Auch der *Ncl. ruber* des Mittelhirns ist angeschnitten, dem man als extrapyramidales Zentrum und im Zusammenhang mit dem Kleinhirn wichtige motorische Aufgaben zuordnen kann (Abb. 9.44, 22). Unter dem Mittelhirn ist der vordere Teil der Brücke mit den *Ncll. pontis* angeschnitten (Abb. 9.44, 25). Diese bilden die Umschaltstelle für die Fasern, die *vom Kortex zum Kleinhirn* ziehen, und haben somit eine zentrale Bedeutung für die Funktion des Cerebellums bei der Feinabstimmung und Regulation der Motorik.

9.13.3 Horizontalschnitte

Die Abbildungen 9.45 und 9.46 zeigen drei Horizontalschnitte, deren leicht schräge Schnittführung (gemäß den heute in der Klinik üblichen bildgebenden Verfahren) jeweils mit abgebildet ist. Nahezu alle in diesen Schnitten sichtbaren Strukturen wur-

Großhirn (Telencephalon) und funktionelle Bahnsysteme

Abb. 9.44 Frontalschnitt 5: in Höhe von Mittelhirn und Brücke. Blick von hinten auf die Schnittfläche. Nebenstehend entsprechendes Kernspintomogramm (die hier wiedergegebene Aufnahmetechnik stellt den Liquor weiß, die graue Substanz hellgrau und die weiße Substanz dunkelgrau dar).
1 Fissura longitudinalis cerebri, **2** Balken (Corpus callosum), **3** Frontallappen, **4** Temporallappen, **5** Sulcus lateralis, **6** Crura cerebri (Mittelhirn), **7** Pons, **8** Seitenventrikel mit Plexus choroideus, **9** dritter Ventrikel mit Plexus choroideus, **10** Tractus opticus, **11** Hippocampus, **12** Unterhorn des Seitenventrikels, **13** Gyrus parahippocampalis, **14** Ncl. caudatus, **15** Cauda ncl. caudati, **16** Putamen, **17** Claustrum, **18** Thalamus, **19** Capsula interna, **20** Capsula externa, **21** Capsula extrema, **22** Ncl. ruber, **23** Substantia nigra, **24** Fossa intercruralis, **25** Ncll. pontis, **26** Fornix, **27** Gyrus cinguli. (Radiologisches Bild aus Scripps Clinic, San Diego, mit freundlicher Genehmigung von Dr. J. Zyroff, Dept. of Radiology)

Abb. 9.45 Horizontalschnitt 1: Eröffnung der Seitenventrikel und des dritten Ventrikels (Balken und Fornix entfernt). Blick von oben auf die Schnittfläche.
1 Fissura longitudinalis cerebri, **2** Frontallappen, **3** Parietallappen, **4** Okzipitallappen, **5** Kleinhirnhemisphären, **6** Kleinhirnwurm, **7** Vorderhorn des Seitenventrikels, **8** Hinterhorn des Seitenventrikels, **9** Ncl. caudatus, **10** V. thalamostriata und Stria terminalis, **11** Thalamus, **12** Adhesio interthalamica, **13** Habenula, **14** Epiphyse (Glandula pinealis), **15** Vierhügelplatte (Tectum mesencephali), **16** Schnittfläche am Genu corporis callosi, **17** Fornix, **18** dritter Ventrikel.

9.13 Frontal- und Horizontalschnitte durch das Groß- und Zwischenhirn

Abb. 9.46 Horizontalschnitte 2 und 3. Blick von oben auf die Schnittfläche. Nebenstehend entsprechende Kernspintomogramme (die hier wiedergegebene Aufnahmetechnik stellt den Liquor weiß, die graue Substanz hellgrau und die weiße Substanz dunkelgrau dar).
(a) **Schnitt 2: in Höhe des Fornix,**
(b) **Schnitt 3: in Höhe der Commissura anterior.**

 1 Fissura longitudinalis cerebri, 2 Frontallappen, 3 Sulcus lateralis, 4 Temporallappen, 5 Okzipitallappen, 6 Area striata (primäre Sehrinde, nur in a), 7 Genu corporis callosi (nur in a), 8 Splenium corporis callosi, 9 Commissura anterior (nur in b), 10 Vorderhorn des Seitenventrikels (nur in a), 11 Hinterhorn des Seitenventrikels mit Plexus choroideus (nur in a), 12 dritter Ventrikel, 13 Habenula mit Epiphyse (nur in a, darunter angedeutet die Vierhügelplatte erkennbar), 14 Corpus fornicis (nur in a, die darunter und seitlich liegende Tela choroidea des dritten Ventrikels wurde entfernt), 15 Columnae fornicis, 16 Übergang vom Hinter- zum Unterhorn des Seitenventrikels (nur in b), 17 Caput ncl. caudati, 18 Cauda ncl. caudati, 19 Putamen, 20 Claustrum, 21 Pallidum, 22 Thalamus, 23 Capsula interna, 24 Capsula externa, 25 Capsula extrema, 26 Inselrinde, 27 Fossa lateralis, 28 Adhesio interthalamica (nur in a).
(Radiologische Bilder aus Scripps Clinic, San Diego, mit freundlicher Genehmigung von Dr. J. Zyroff, Dept. of Radiology)

Großhirn (Telencephalon) und funktionelle Bahnsysteme

den in Lage und Funktion bereits bei den Frontalschnitten erwähnt, weshalb die Besprechung im Folgenden kurz gehalten werden kann.

Schnitt 1 (Abb. 9.45). Der erste Schnitt liegt knapp oberhalb des Ncl. caudatus, zusätzlich wurden Balken und Fornix entfernt, so dass beide *Seitenventrikel* und der *dritte Ventrikel* eröffnet sind. Man blickt auf den *Ncl. caudatus* (Abb. 9.45, *9*) und den *Thalamus* (Abb. 9.45, *11*), zwischen denen die *V. thalamostriata superior* gemeinsam mit der *Stria terminalis* (afferente und efferente Fasern des Corpus amygdaloideum) verläuft (Abb. 9.45, *10*). Die beiden Seitenventrikel sind durch das Septum pellucidum getrennt, in dessen hinterem und unterem Rand der Fornix verläuft (Abb. 9.45, *17*). Dieser verbindet Hippocampus und Corpus mamillare. Dorso-kaudal des Thalamus sieht man die *Habenulae*, die in die Epiphyse *(Glandula pinealis)* auslaufen (Abb. 9.45, *13* und *14*). Darunter sieht man die *Vierhügelplatte (Tectum mesencephali;* Abb. 9.45, *15)*, deren *Colliculi superiores* ein wichtiges optisches Reflexzentrum darstellen, während die *Colliculi inferiores* eine Schaltstation der *Hörbahn* auf dem Weg von der Medulla oblongata zum Thalamus sind.

Schnitt 2 (Abb. 9.46a). Im zweiten Schnitt sind nahezu alle Teile der Basalganglien zu sehen. Der Ncl. caudatus ist zweifach angeschnitten, vorne mit seinem *Caput*, hinten mit der *Cauda nuclei caudati* (Abb. 9.46a, *17* und *18*). Gut sichtbar sind die Fossa lateralis mit der Inselrinde (Abb. 9.46a, *27* und *26*), medial davon Capsula extrema, Claustrum und die *Capsula externa* (Abb. 9.46a, *24*), die einige kortikofugale Bahnen zu *extrapyramidalen* Zentren enthält. Das *Striatum* wird durch die *Capsula interna* (Abb. 9.46a, *23*) in *Ncl. caudatus* und *Putamen* getrennt. Die Capsula interna schiebt sich auch zwischen *Thalamus* und *Pallidum*. Sie führt beinahe alle auf- und absteigenden Fasern des Kortex. Über dem medial der beiden Thalami liegenden dritten Ventrikel ist der Fornix angeschnitten (Abb. 9.46a, *14*). Als mediodorsale Begrenzung der Seitenventrikelhinterhörner erkennt man das *Splenium corporis callosi* (Abb. 9.46a, *8*), dahinter im Okzipitallappen sieht man um den *Sulcus calcarinus* herum die primäre Sehrinde, die durch den *Vicq-d'Azyr-Streifen (Gennari-Streifen)* in zwei Bänder grauer Substanz geteilt wird (*Area striata;* Abb. 9.46a, *6*). In diesem Rindenareal endet die Sehbahn. In den *angrenzenden* Kortexgebieten ist die *sekundäre Sehrinde* zu finden.

Schnitt 3 (Abb. 9.46b). Der dritte Horizontalschnitt liegt unterhalb des Hauptteils der Seitenventrikel, so dass von ihnen nur noch der Übergang ins Unterhorn zu sehen ist (Abb. 9.46b, *16*). Der dritte Ventrikel ist angeschnitten (Abb. 9.46b, *12*). Vorne sieht man das hier mit seinen beiden Anteilen in Verbindung stehende Striatum (Abb. 9.46b, *17* und *19*), lateral davon das Claustrum, medial das Pallidum (mit *medialem* und *lateralem Segment*; Abb. 9.46b, *21*), das durch die Capsula interna vom Thalamus getrennt ist. Kaudal des Thalamus ist die *Forceps major* des Balkens zu sehen (Abb. 9.46b, *8*). Aufgrund ihres geschwungenen, schweifförmigen Verlaufs sind Ncl. caudatus (Abb. 9.46b, *17* und *18*) und Fornix (Abb. 9.46b, *15*) zweifach angeschnitten.

9.14 Zusammenfassung Großhirn: Neokortex und Bahnsysteme

Den Neokortex des Großhirns kann man in *Primär-, Sekundär-* und *Assoziationsfelder* einteilen. Primärfelder sind die primären Endigungsstätten von Sinnesafferenzen (z. B. Sehrinde, Hörrinde) oder der Ursprungsort für absteigende motorische Bahnen (Motokortex). Sekundärfelder sind den Primärfeldern nach- (bei sensorischen) oder vorgeschaltet (bei motorischen) und diesen meist topographisch unmittelbar benachbart. Sie sind bei den sensorischen Feldern für die Interpretation der Sinnesimpulse, bei den motorischen für die vorbereitende Modulation der absteigenden Informationen zuständig. Assoziationsfelder sind neokortikale Areale, die weder Primär- noch Sekundärfeldern zuzurechnen sind.

Der Neokortex (auch: *Isokortex*) ist histologisch aus sechs Schichten aufgebaut. Von außen nach innen:

- I   *Molekularschicht*
- II *äußere Körnerschicht*
- III *äußere Pyramidenschicht*
- IV *innere Körnerschicht*
- V   *innere Pyramidenschicht*
- VI *multiforme Schicht*.

Im Folgenden die Wiederholung der wichtigsten neokortikalen Funktionsareale, getrennt nach den vier Hirnlappen:

1. Frontallappen:

Der Frontallappen ist der neokortikale Manifestationsort des somatomotorischen Systems.

Gyrus precentralis, Motokortex Der Gyrus precentralis liegt vor dem Sulcus centralis und ist als *Motokortex* der Ursprungsort des größten Teils der Pyramidenbahn. Er ist somatotopisch gegliedert, d. h., jedem Abschnitt im Motokortex entspricht die Initiation von Bewegungen bestimmter Körperteile. Hand, Gesicht und Zunge weisen besonders große Areale auf. Über den kortikonukleären und den kortikospinalen Trakt initiiert der Motokortex vor allem feinmotorische Bewegungen der *kontralateralen Körperhälfte*. Schädigung des Gyrus precentralis verursacht eine vor allem distal betonte Parese (Schwäche, inkomplette Lähmung) der kontralateralen Körperhälfte.

Prämotorischer/supplementärmotorischer Kortex und frontales Augenfeld Der supplementärmotorische Kortex liegt medial vor dem Motokortex und kann z. T. als vorbereitendes Zentrum derjenigen Impulse betrachtet werden, die vom Motokortex aus das Rückenmark (bzw. motorische Hirnnervenkerne) erreichen. Der prämotorische Kortex liegt lateral vor dem Motokortex und kann direkt Bewegungen initiieren (vor allem extrapyramidale Motorik). Das frontale Augenfeld liegt dem prämotorischen Kortex an und ist für die Initiation von willkürlichen Augenbewegungen zuständig.

Motorisches Sprachzentrum (einschließlich Broca-Region) Dieses Areal liegt im Gyrus frontalis inferior und ist für die Initiation der Sprache in ihrem Wortlaut und Satzbau verantwortlich. Dieses Zentrum ist nur einseitig ausgebildet (in der dominanten, meist linken Hemisphäre). Schädigung führt zur *motorischen Aphasie* (Sprach*bildung* stark beeinträchtigt, Sprach*verständnis* weitgehend erhalten).

Präfrontaler Kortex Alle Frontallappenareale, die vor den oben genannten liegen, werden als *präfrontaler Kortex* zusammengefasst. Diesem Bereich werden funktionell höhere psychische und geistige Leistungen des Menschen zugeschrieben. Entsprechend hat seine Schädigung schwere Persönlichkeitsveränderungen zur Folge.

2. Parietallappen:

Der Parietallappen ist der neokortikale Manifestationsort des somatosensiblen Systems.

Somatosensible Bahn Die protopathische Bahn (Schmerz, Temperatur, grobe Tastempfindung) geht im Rückenmark mit dem *Tractus spinothalamicus* vom *Hinterhorn*, im Hirnstamm vom *Ncl. spinalis n. trigemini* aus. Alle protopathischen Bahnen kreuzen auf die Gegenseite und laufen als Axone des 2. Neurons zum Thalamus *(Ncl. ventralis posterior)*. Dort werden sie auf das dritte Neuron der Bahn verschaltet und zum somatosensiblen Kortex *(Gyrus postcentralis)* weitergeleitet. Die **epikritische Bahn** (feine Tastempfindung und Propriozeption) zieht mit den Fasern des ersten Neurons im Rückenmark unverschaltet und ungekreuzt nach oben zur Medulla oblongata, wo sie in den *Ncll. cuneatus* und *gracilis* verschaltet werden. Gemeinsam mit den Fasern des *Ncl. principalis n. trigemini* (epikritische Impulse der Kopfregion) ziehen sie nach Kreuzung auf die Gegenseite zum Thalamus *(Ncl. ventralis posterior)* und von dort nach Verschaltung auf das dritte Neuron der Bahn zum *Gyrus postcentralis*.

Gyrus postcentralis, primäre somatosensible Rinde Der Gyrus postcentralis liegt dem Motokortex hinten an und ist der primäre Endigungsort der somatosensiblen Bahn, der Ort also, in dem Berührungs-, Wärme-, Temperatur-, Schmerz- und Tastreize *interpretationsfrei* zum Bewusstsein kommen. Dieses Areal weist eine dem Motokortex sehr ähnliche somatotopische Gliederung auf. Eine Schädigung hat Empfindungslosigkeit im entsprechenden Areal zur Folge.

Sekundärer somatosensibler Kortex Dieser liegt dem Gyrus postcentralis hinten und unten an und ist für die Interpretation der in der primären somatosensiblen Rinde verschalteten Information zuständig. Eine Läsion führt zur *taktilen Agnosie* (getastete Gegenstände werden nicht mehr erkannt).

Gyrus angularis Er legt sich um das Ende des Sulcus temporalis superior herum und ist als zentrale Schaltstelle zwischen Sehrinde und sensorischem Sprachzentrum in der sekundären Hörrinde ein für Lesen und Schreiben unverzichtbares Areal. Schädigungen führen zur Unfähigkeit, zu lesen und zu schreiben *(Alexie* und *Agraphie).*

Posteriorer parietaler Kortex Dieser Kortexbereich spielt eine entscheidende Rolle in der Raumwahrnehmung sowie Orientierung und Bewegung im Raum. Läsionen (vor allem rechtshemisphärisch) führen oft zu räumlichen Orientierungsstörungen oder (vor allem linkshemisphärisch) zu *Apraxie*.

3. Okzipitallappen:
Der Okzipitallappen ist der neokortikale Manifestationsort des visuellen Systems.

Sehbahn Die Sehbahn beginnt in der Retina, deren Ganglienzellen mit ihren Axonen den N. opticus bilden. Dieser vereinigt sich mit dem N. opticus der Gegenseite im *Chiasma opticum*, wo die Fasern der nasalen Netzhauthälften (temporale Gesichtsfeldhälften) auf die jeweils kontralaterale Seite kreuzen. Der sich an das Chiasma anschließende *Tractus opticus* endet im *Corpus geniculatum laterale* des Thalamus. Von dort setzt sich die Sehbahn als *Sehstrahlung* breit gefächert bis zur *primären Sehrinde* fort.

Primäre Sehrinde Die primäre Sehrinde *(Area striata)* liegt in der Wand des Sulcus calcarinus und bildet auch den *Okzipitalpol* des Gehirns. Hier endet die Sehbahn. Die Sehrinde ist für die *interpretationsfreie* Bewusstwerdung der visuellen Impulse der kontralateralen Gesichtsfeldhälfte beider Augen verantwortlich. Eine Läsion dieses Gebietes verursacht Blindheit in dem Areal der Netzhaut, das in das geschädigte Sehrindengebiet projiziert.

Sekundäre Sehrinde und übergeordnete visuelle Rindenfelder Diese Areale umgeben die primäre Sehrinde und sind für die Interpretation der in der Area striata ankommenden visuellen Impulse im Sinne eines *erkennenden Zuordnens* zuständig (Zeichen werden z. B. als Schrift erkannt).

4. Temporallappen:
Der Temporallappen ist der neokortikale Manifestationsort des auditorischen Systems.

Hörbahn Die Hörbahn beginnt an den Ncll. cochleares in der Medulla oblongata, von wo aus die Fasern mit den auditorischen Impulsen z. T. auf die Gegenseite kreuzen, z. T. aber auch auf der ipsilateralen Seite nach oben ziehen. Als *Lemniscus lateralis* läuft die Hörbahn mit einer Zwischenstation bis zu den *Colliculi inferiores*, von wo aus sie (z. T. auch erneut gekreuzt) zum *Corpus geniculatum mediale* des Thalamus zieht. Dort werden die Fasern ein letztes Mal verschaltet und ziehen anschließend als *Hörstrahlung* zur primären Hörrinde im Temporallappen.

Primäre Hörrinde Die *Heschl-Querwindungen*, die die primäre Hörrinde bilden, liegen im Sulcus lateralis versteckt. Als primärer Endigungsort der Hörbahn ist die Hörrinde für die *interpretationsfreie* Bewusstwerdung der auditorischen Impulse (z. B. als Ton oder Klang, nicht aber z. B. als Sprache oder Musik) zuständig. Da die Impulse eines Innenohrs in den Temporallappen beider Seiten enden, bewirkt die Läsion der primären Hörrinde einer Seite nur eine Hörminderung, keine Taubheit.

Sekundäre Hörrinde, sensorisches Sprachzentrum (Wernicke) Dieses Zentrum liegt lateral der primären Hörrinde im Gyrus temporalis superior. Es ist für die Interpretation der in der primären Hörrinde ankommenden Impulse zuständig, z. B. das Erkennen und Interpretieren von Sprache. Als solches *(Wernicke-)Sprachzentrum* ist es nur in der *dominanten* (meist linken) Hemisphäre ausgebildet. Seine Schädigung verursacht einen Verständnisverlust für Sprache mit entsprechenden Störungen des eigenen Sprechens *(sensorische Aphasie)*.

Bahnsysteme des Großhirns Bei den afferenten und efferenten Fasern des Kortex unterscheidet man *Assoziationsfasern* (verbinden Großhirnrindenareale einer Hemisphäre), *Projektionsfasern* (verbinden kortikale mit extrakortikalen Zentren, z. B. kortikospinale Bahn) und *Kommissurenfasern* (verbinden Kortexareale beider Hemisphären). Das wichtigste System für Projektionsfasern ist die *Capsula interna*. Sie führt den Hauptteil der auf- und absteigenden Bahnen vom und zum Kortex. Sie verläuft zwischen Thalamus und Ncl. caudatus einerseits sowie Pallidum und Putamen andererseits. Das wichtigste System für Kommissurenfasern ist der *Balken (Corpus callosum)*. Er verbindet beide Hemisphären.

An den **Frontal- und Horizontalschnitten** durch das Großhirn sollte man sich vor allem die Lage und Lagebeziehungen der Basalganglien einprägen.

Wiederholungsfragen Neokortex und Bahnsysteme

1 Benennen Sie die sechs Schichten des Neokortex.

2 Welche Funktion hat der Gyrus precentralis, und wie heißt seine wichtigste Efferenz?

3 Wo ist die motorische Sprachregion des Großhirns lokalisiert? Was resultiert bei einer Schädigung dieser Region?

4 Welche Region des Frontallappens hat ganz besondere Bedeutung für höhere kognitive Leistungen und die Persönlichkeit des Menschen?

5 Wo sind primäre und sekundäre somatosensible Rinde lokalisiert?

6 Welches funktionelle Areal bildet den Okzipitalpol des Gehirns und und wo werden die dort wahrgenommenen Impulse interpretiert?

7 Woher kommt die wichtigste Afferenz zu den Heschl-Querwindungen im Temporallappen?

8 Welche wichtige funktionelle Region liegt im Gyrus temporalis superior?

9 Welche absteigenden Bahnen verlaufen im Genu und welche im Crus posterius der Capsula interna?

Weitere Wiederholungsfragen zum Großhirn finden sich im Rahmen der **Fallbeispiele** zum Gehirn in Kap. 14. Es empfiehlt sich, sie nach Durcharbeiten aller Gehirnkapitel zusammenhängend zu bearbeiten.

Lösungen

1 Von oben (= außen) nach unten (= innen): Molekularschicht, äußere Körnerschicht, äußere Pyramidenschicht, innere Körnerschicht, innere Pyramidenschicht, multiforme Schicht.

2 Motorischer Kortex. Wichtigste Efferenzen sind der Tractus corticospinalis (Pyramidenbahn, gekreuzt) und der Tractus corticonuclearis (gekreuzt und ungekreuzt zu den motorischen Hirnnervenkernen).

3 Gyrus frontalis inferior. Dabei besonders wichtig: Broca-Sprachzentrum. Bei Schädigung resultiert eine motorische Aphasie.

4 Präfrontaler Kortex.

5 *Primär:* Gyrus postcentralis. *Sekundär:* Region hinter dem kaudalen Viertel des Gyrus postcentralis sowie im weiteren Sinne Region hinter der oberen Hälfte des Gyrus postcentralis (posteriorer parietaler Kortex).

6 Der Okzipitalpol wird von dem Teil der primären Sehrinde (Area 17) gebildet, der die visuelle Information aus dem Zentrum des Gesichtsfeldes, der Makularegion (dem Ort des schärfsten Sehens) enthält. Die in der primären Sehrinde wahrgenommene Information wird in den visuellen Rindenfeldern interpretiert, die die Area 17 umgeben und z. T. über den Okzipitallappen hinaus bis in den Parietal- und Temporallappen reichen.

7 Corpus geniculatum mediale des Thalamus (letzte Station der Hörbahn vor der primären Hörrinde).

8 Primäre und sekundäre Hörrinde. In der sprachdominanten Hemisphäre damit auch die wichtigste Schaltstelle für das Sprachverständnis (Wernicke-Zentrum).

9 *Genu:* Tractus corticonuclearis zu den Hirnnervenkernen. *Crus posterius:* Tractus corticospinalis ins Rückenmark.

Großhirn (Telencephalon) und funktionelle Bahnsysteme

Weiterführende Literatur

Allgemeines/Makroskopische Anatomie

Brown, W. D.: Brain: Supratentorial cortical anatomy. Neuroimaging Clin. N. Am. 8 (1998) 21–35.

Jennes, L., H. H. Traurig, P. M. Conn: Atlas of the Human Brain. J. B. Lippincott Comp., Philadelphia 1995.

Nieuwenhuys, R., J. Voogd, Chr. van Huijzen: Das Zentralnervensystem des Menschen, pp 5–17 und 65–93. Springer, Berlin – Heidelberg – New York 1991.

Basalganglien und Motorik

Albin, R. L., A. B. Young, J. B. Penney: The functional anatomy of basal ganglia disorders. Trends Neurosci. 12 (1989) 366–375.

Alheid, G. F., L. Heimer, R. C. Switzer: Basal ganglia. In: Paxinos, G. (ed.): The Human Nervous System, pp 483–582. Academic Press, San Diego – New York 1990.

Brown, W. D.: Brain: Supratentorial central nuclei and tracts. Neuroimaging Clin. N. Am. 8 (1998) 37–54.

Chiara, G. D., M. Morelli: Acetylcholine, dopamine and NMDA-transmission in the caudate putamen: their interaction and function as a striatal modulatory system. In: Percheron, G., J. S. McKenzie, J. Féger (eds.): The Basal Ganglia, Vol IV, pp 491–505. Plenum Press, New York 1994.

DeLong, M. R.: The basal ganglia. In: Kandel, E. R., J. H. Schwarz, T. M. Jessel (eds.): Principles of Neural Science, pp 853–867, McGraw-Hill. New York – London 2000.

Féger, J., O. K. Hassani, M. Mouroux: The subthalamic nucleus and its connections. Adv. Neurol. 74 (1997) 31–43.

Graybiel, A. M.: The basal ganglia and the initiation of movement. Rev. Neurol. (Paris) 146 (1990) 570–574.

Groenewegen, H. J., C. I. Wright, A. V. J. Beijer: The nucleus accumbens: gateway for limbic structures to reach the motor system? Prog. Brain Res. 107 (1996) 485–511.

Kaneoke, Y., J. L. Vitek: The role of the basal ganglia in movement control. Clin. Neurol. 35 (1995) 1518–1521.

Kawaguchi, Y., C. J. Wilson, S. J. Augood, P. S. Emson: Striatal interneurons: physiological and morphological characterization. Trends Neurosci. 18 (1995) 527–535.

Lang, A. E., A. M. Lozano: Parkinson's disease. N. Engl. J. Med. 339 (1998) 1130–1143.

Nakano, K., T. Kayahara, T. Tsutsumi, H. Ushiro: Neural circuits and functional organization of the striatum. J. Neurol. 247 Suppl. (2000) V1–15.

Packard, M. G., B. J. Knowlton: Learning and memory functions of the basal ganglia. Annu. Rev. Neurosci. 25 (2002) 563–593.

Parent, A., L. N. Hazrati: Functional anatomy of the basal ganglia. I. The cortico-basal ganglia-thalamo-cortical loop. Brain Res. Rev. 20 (1995) 91–127.

Rondot, P., N. Bathien: Movement disorders in patients with striatal and/or pallidal lesions. In: Percheron, G., J. S. McKenzie, J. Féger (eds.): The Basal Ganglia, Vol IV, pp 519–523. Plenum Press, New York 1994.

Swerdlow, N. R., D. L. Braff, V. L. Masten, M. A. Geyer: Schizophrenic-like sensorimotor gating abnormalities in rats following dopamine infusion into the nucleus accumbens. Psychopharmacology 101 (1990) 414–420.

Vinken, P. J., G. W. Bruyn, H. L. Klawans (eds.): Extrapyramidal disorders, Handbook of Clinical Neurology, Vol. 5 (49). Elsevier, Amsterdam 1986.

Paleokortex, Archikortex, limbisches System

Aggleton J. P., M. W. Brown: Episodic memory, amnesia, and the hippocampal-anterior thalamic axis. Behav. Brain Sci. 22 (1999) 425–444.

Aggleton, J. P., R. C. Saunders: The relationships between temporal lobe and diencephalic structures implicated in anterograde amnesia. Memory 5 (1997) 49–71.

Amaral, D. G., R. Insausti: Hippocampal formation. In: Paxinos, G. (ed.): The Human Nervous System, pp 711–756. Academic Press, San Diego – New York 1990.

Davis, M.: Neurobiology of fear responses: the role of the amygdala. J. Neuropsychiatry Clin. Neurosci. 9 (1997) 382–402.

Devinsky, O., M. J. Morrell, B. A. Vogt: Contributions of anterior cingulate cortex to behaviour. Brain 118 (1995) 279–306.

Kandel, E. R., I. Kupfermann, S. Iversen: Learning and memory. In: Kandel, E. R., J. H. Schwarz, T. M. Jessel (eds.): Principles of Neural Science, pp 1227–1246. McGraw-Hill, New York – London 2000.

LeDoux, J. E.: Emotion circuits in the brain. Annu. Rev. Neurosci. 23 (2000) 155–184.

McGaugh, J. L., L. Cahill, B. Roozendaal: Involvement of the amygdala in memory storage: interaction with other brain systems. Proc. Natl. Acad. Sci. U.S.A. 93 (1996) 13508–13514.

Morris, J. S., A. Öhman, R. J. Dölan: Conscious and unconscious emotional learning in the human amygdala. Nature 393 (1998) 467–470.

Nieuwenhuys, R.: The greater limbic system, the emotional motor system and the brain. Prog. Brain Res. 107 (1996) 551–580.

Olmos, J. de: Amygdaloid nuclear grey complex. In: Paxinos, G. (ed.): The Human Nervous System, pp 683–710. Academic Press, San Diego – New York 1990.

Stefanis, C. N.: Schizophrenia: neurobiological perspectives. Prog. Brain Res. 100 (1994) 267–272.

Thompson, R. F., J. J. Kim: Memory systems in the brain and localization of a memory. Proc. Natl. Acad. Sci. U.S.A. 93 (1996) 13438–13444.

Walther, C.: Hippocampal terminology: concepts, misconceptions, origins. Endeavour 26 (2002) 41–44.

Zou, Z., L. F. Horowitz, J-P. Montmayeur, S. Snapper, L. B. Buck: Genetic tracing reveals a stereotyped sensory map in the olfactory cortex. Nature 44 (2001) 173–179.

Neokortex, visuelles/auditorisches System, Inselrinde und Fasersysteme

Alexander, G. E., M. R. DeLong: Central mechanisms of initiation and control of movement. In: Asbury A. K., G. M. McKhann, W. I. McDonald (eds.): Diseases of the Nervous System, Clinical Neurobiology (Vol. I), pp 285–308. W. B. Saunders, Philadelphia – London 1992.

Andersen, R. A., C. A. Buneo: Intentional maps in posterior parietal cortex. Annu. Rev. Neurosci. 25 (2002) 189–220.

Andersen, R. A., L. H. Snyder, D. C. Bradley, J. Xing: Multimodal representation of space in the posterior parietal cortex and its use in planning movements. Annu. Rev. Neurosci. 20 (1997) 303–330.

Asanuma, H.: The Motor Cortex, pp 95–98 and 103–106. Raven Press, New York 1989.

Augustine, J. R.: Circuitry and functional aspects of the insular lobe in primates including humans. Brain Res. Rev. 22 (1996) 229–244.

Weiterführende Literatur

Bookheimer, S.: Functional MRI of language: New approaches to understanding the cortical organization of semantic processing. Annu. Rev. Neurosci. 25 (2002) 151–188.

Brandt, T., M. Dieterich: The vestibular cortex. Ann. N. Y. Acad. Sci. 871 (1999) 293–312.

Brust, J.C.M.: Lesions of the supplementary motor area. Adv. Neurol. 70 (1996) 237–248.

Canedo, A.: Primary motor cortex influences on the descending and ascending systems. Prog. Neurobiol. 51 (1997) 287–335.

Damasio, A.R.: Aphasia. N. Engl. J. Med. 326 (1992) 531–539.

Fitch, R.H., S. Miller, P. Tallal: Neurobiology of speech perception. Annu. Rev. Neurosci. 20 (1997) 331–353.

Garey, L.J.: Visual system. In: Paxinos, G. (ed.): The Human Nervous System, pp 945–978. Academic Press, San Diego – New York 1990.

Griffiths, T.D.: Central auditory processing disorders. Curr. Opin. Neurol. 15 (2002) 31–33.

Groenewegen, H.J., C.I. Wright, H.B. Uylings: The anatomical relationships of the prefrontal cortex with limbic structures and the basal ganglia. J. Psychopharmacol. 11 (1997) 99–106.

Goldman-Rakic, P.S., L.D. Selemon: Functional and anatomical aspects of prefrontal pathology in schizophrenia. Schizophr. Bull. 23 (1997) 437–458.

Hartmann-von Monakow, K., K. Akert, H. Künzle: Projections of precentral and premotor cortex to the red nucleus and other midbrain areas in maccaca fascicularis. Exp. Brain Res. 34 (1979) 91–105.

Heide, W., D. Kömpf: Combined deficits of saccades and visuospatial orientation after cortical lesions. Exp. Brain. Res. 123 (1998) 164–171.

Holstege, G.: The somatic motor system. Prog. Brain Res. 107 (1996) 9–26.

Krakauer, J., C. Ghez. Voluntary movements. In: Kandel, E.R., J.H. Schwarz, T.M. Jessel (eds.): Principles of Neural Science, pp 756–781. McGraw-Hill, New York – London 2000.

Lüders, H.O.: The supplementary sensorimotor area. Adv. Neurology 70 (1996) 1–16.

Mountcastle, V.B.: The columnar organization of the neocortex. Brain 120 (1997) 701–722.

Nakamura, K., R. Kawashima, N. Sato, A. Nakamura, M. Sugiura, T. Kato, K. Hatano, K. Ito, H. Fukuda, T. Schormann, K. Zilles: Functional delineation of the human occipito-temporal areas related to face and scene processing. A PET study. Brain 123 (2000) 1903–1912.

Nieuwenhuys, R.: The neocortex. An overview of its evolutionary development, structural organization and synaptology. Anat. Embryol. 190 (1994) 303–337.

Pandya, D.N.: Anatomy of the auditory cortex. Rev. Neurol. 151 (1995) 486–494.

Passingham, R.E., K.E. Stephan, R. Kötter: The anatomical basis of functional localization in the cortex. Nat. Rev. Neurosci. 3 (2002) 606–616

Patten, J.P.: Neurological Differential Diagnosis, pp 16–38 and 104–132. Springer, Berlin – Heidelberg – New York 1995.

Peters, A., E.G. Jones (eds.): Cerebral Cortex, Vol. 9, Normal and Altered States of Function. Plenum Press, New York – London 1991.

Poeck, K.: Neurologie, pp 127–144. Springer, Berlin – Heidelberg – New York 1994.

Rizzolati, G., L. Fogassi, V. Gallese: Parietal cortex: from sight to action. Curr. Opin. Neurobiol. 7 (1997) 562–567.

Saper, C.B., S. Iversen, R. Frackowiak: Integration of sensory and motor function: the association areas of the cerebral cortex and the cognitive capabilities of the brain. In: Kandel, E.R., J.H. Schwartz, T.M. Jessel (eds.): Principles of Neural Science, pp 349–380. McGraw-Hill, New York – London 2000.

Tootell, R.B.H., A.M. Dale, M.I. Sereno, R. Malach: New images from human visual cortex. Trends Neurosci. 19 (1996) 481–489.

Webster, W.R., L.J. Garey: Auditory system. In: Paxinos, G. (ed.): The Human Nervous System, pp 889–944. Academic Press, San Diego – New York 1990.

Wurtz, R.H., E.R. Kandel: Central visual pathways. In: Kandel, E.R., J.H. Schwartz, T.M. Jessel (eds.): Principles of Neural Science, pp 523–547. McGraw-Hill, New York – London 2000.

Zwiener, U.: Motorische Störungen. In: Zwiener, U., H.P. Ludin, H. Petsche (Hrsg.): Neuropathophysiologie, pp 128–164, Gustav Fischer, Jena 1990.

10 Liquor-, Ventrikelsystem und Hirnhäute

10.1	**Liquor- und Ventrikelsystem**	249	10.2.3	Pia mater	254
10.1.1	Ventrikelsystem	249	10.2.4	Liquorzisternen	255
10.1.2	Liquorbildung und Plexus choroideus	250	10.2.5	Innervation und Blutversorgung der Meningen	255
10.1.3	Liquorresorption	251		**Zusammenfassung**	256
10.1.4	Funktion des Liquors	252			
10.2	**Hirnhäute (Meningen)**	252		**Wiederholungsfragen und Lösungen**	257
10.2.1	Dura mater	253			
10.2.2	Arachnoidea mater	254		**Weiterführende Literatur**	257

10.1 Liquor- und Ventrikelsystem

10.1.1 Ventrikelsystem

Wie das Rückenmark ist auch das Gehirn in ein Flüssigkeitskissen, den *Liquor cerebrospinalis*, eingebettet, das im *äußeren Liquorraum* eine Pufferfunktion zwischen dem weichen und stoßempfindlichen Gehirn und dem harten Schädelknochen hat. Weiterhin verfügt das Gehirn über ein ausgedehntes *inneres Liquorsystem* in Form der vier *Ventrikel*[1]. Die Lage dieses Ventrikelsystems im Gehirn ist in Abb. 10.1 dargestellt. Die vier Ventrikel stehen miteinander in Verbindung und bilden ein hintereinander geschaltetes Liquorbildungs- und -transportsystem. Jedem Hirnabschnitt kann man einen Teil dieses Systems zuordnen: den beiden Großhirnhemisphären jeweils einen Seitenventrikel (Abb. 10.2, *1*), dem Zwischenhirn den dritten Ventrikel (Abb. 10.2, *2*), dem Mittelhirn den Aquädukt (Abb. 10.2, *3*) und schließlich dem Rautenhirn (Medulla oblongata, Pons und Cerebellum) den vierten Ventrikel (Abb. 10.2, *4*). Die *Liquorproduktion* erfolgt in allen vier Ventrikeln, wobei der Fluss von den Seitenventrikeln über den dritten in Richtung des vierten Ventrikels erfolgt. Insgesamt befindet sich in den Ventrikeln und im äußeren Liquorraum etwa eine

- *Gesamtliquormenge von 150 ml.*

Die Seitenventrikel haben ihre eigentümliche Form der auf S. 192 geschilderten *Hemisphärenrotation* zu verdanken. So kommt das Vorderhorn (Abb. 10.2, *1a*) des Seitenventrikels durch das Auswachsen des Frontallappens, das Hinterhorn (Abb. 10.2, *1c*) durch das Auswachsen des Okzipitallappens und das Unterhorn (Abb. 10.2, *1d*) durch das rotierende Auswachsen des Temporallappens zustande. Das Dach der Seitenventrikel wird von den quer verlaufenden Fasermassen des Balkens gebildet, der Boden vom Thalamus. Nach medial werden sie vom Septum pellucidum, nach lateral vom Ncl. caudatus begrenzt.

---

[1] ventriculus (lat.) = (bauchiger) Raum

Abb. 10.1 Projektion des Ventrikelsystems auf die Gehirnoberfläche. (Aus [1])
(a) Ansicht von lateral.
(b) Ansicht von oben.

Liquor-, Ventrikelsystem und Hirnhäute

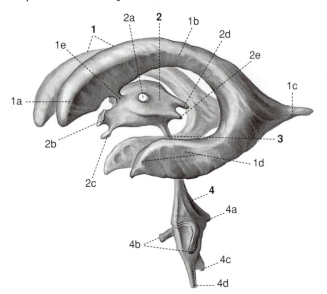

Abb. 10.2 Ausgusspräparat der inneren Liquorräume (Ventrikel mit ihren Verbindungen).
1 Seitenventrikel, mit **1a** Vorderhorn (Cornu frontale), **1b** Zentralanteil (Pars centralis), **1c** Hinterhorn (Cornu occipitale), **1d** Unterhorn (Cornu temporale). Beide Seitenventrikel haben über je ein **1e** Foramen interventriculare (Monroi) Verbindungen mit dem **2** dritten Ventrikel. Dieser ist zentral durch die **2a** Adhesio interthalamica unterbrochen und weist vier Recessus auf (**2b** Recessus supraopticus, **2c** Recessus infundibularis, **2d** Recessus suprapinealis, **2e** Recessus pinealis). Der dritte Ventrikel hat über den **3** Aqueductus mesencephali Verbindung mit dem **4** vierten Ventrikel. Zum Kleinhirn hin (nach hinten) läuft dieser spitz zu (**4a** Fastigium) und besitzt drei Recessus mit Öffnungen zum äußeren Liquorraum: **4b** Recessus lateralis beidseits mit Aperturae laterales und **4c** Apertura mediana. **4d** Canalis centralis des Rückenmarks. (Aus [7])

Im Unterhorn bildet der Hippocampus die basale und mediale Wand der Ventrikel.

Über jeweils ein *Foramen interventriculare (Foramen Monroi*, Abb. 10.2, *1e*) sind die Seitenventrikel mit dem unpaaren dritten Ventrikel verbunden. Dieser verfügt über mehrere Recessus (Abb. 10.2, *2b–e*) und ist lateral von den beiden Thalami begrenzt, die sich an einer Stelle berühren *(Adhesio interthalamica*, Abb. 10.2, *2a*). Der Boden des dritten Ventrikels wird vom Hypothalamus, sein Dach von der den Plexus choroideus tragenden Tela choroidea gebildet.

Über den dünnen *Aqueductus mesencephali*[2] (Abb. 10.2, *3*) ist der dritte Ventrikel mit dem **vierten Ventrikel** verbunden. Der vierte Ventrikel wird nach ventral von Medulla oblongata und Pons begrenzt, die zusammen die *Rautengrube*, den nach vorne gerichteten „Boden" des Ventrikels, bilden. Das Cerebellum bildet das „Dach" und mit seinen zu- und abführenden Fasern (Kleinhirnstiele) die Seitenwände des vierten Ventrikels. Auch dieser Ventrikel verfügt über verschiedene Recessus und an deren Ende über Öffnungen, die beiden *Aperturae laterales*

(*Foramina Luschkae*; Abb. 10.2, *4b*) und die *Apertura mediana (Foramen Magendii*; Abb. 10.2, *4c*). An dieser Stelle kommunizieren innerer und äußerer Liquorraum miteinander, d. h., hier wird der größte Teil des produzierten Liquors vom vierten Ventrikel in den *Subarachnoidealraum* (s. u.) abgegeben, von wo aus er dann resorbiert wird.

Ependym Der gesamte innere Liquorraum ist von Gliazellen (Ependymzellen) ausgekleidet, die morphologisch am ehesten mit iso- bis hochprismatischen Epithelien vergleichbar sind. Sie tragen zahlreiche Mikrovilli und Kinozilien, wobei Letztere dem Liquortransport von den Seitenventrikeln bis in den vierten Ventrikel dienen.

Zirkumventrikuläre Organe Neben den Ependymzellen grenzen auch vereinzelt andere hirneigene Zellen an den Liquorraum. Neben sog. *Tanyzyten* (lange, z. T. tief ins Hirninnere ragende, den Ependymzellen verwandte spezielle Gliazellen) sind dies auch spezialisierte Neurone, die direkten Kontakt mit dem Liquor oder, *unter Umgehung der Blut-Hirn-Schranke*, mit dem Blut haben. An manchen Stellen verdichten sich diese sonst nur vereinzelt anzutreffenden Neurone zu Gruppen, die man *zirkumventrikuläre Organe* nennt. Sie zeichnen sich durch starke Vaskularisierung und fast immer durch das Fehlen einer Blut-Hirn-Schranke aus. Zu den zirkumventrikulären Organen gehören die bereits besprochenen *Area postrema* (Kap. 6.3), *Eminentia mediana* (Kap. 8.3), *Neurohypophyse* (Kap. 8.4) und *Epiphyse* (Kap. 8.5). Des Weiteren zählt das sog. *Subfornikal-* (unter dem Fornix) und das beim Menschen nur in der Prä- und frühen Postnatalzeit vorkommende *Subkommissuralorgan* (unter der Commissura epithalamica) dazu. Die meisten der zirkumventrikulären Organe befinden sich also im Bereich des dritten Ventrikels. Funktionell sind sie über das in Kap. 6 und 8 bereits Besprochene hinaus an der Reaktion des ZNS auf im Liquor und Blut zirkulierende Substanzen beteiligt.

10.1.2 Liquorbildung und Plexus choroideus

Täglich werden in allen vier Ventrikeln zusammen *etwa 500 ml Liquor* produziert. Die Produktion findet größtenteils in den *Plexus choroidei*, besonders in denen der Seitenventrikel, statt. Diese speziell geformten und strukturierten, arteriovenösen Gefäßkonvolute, die von einem speziellen Epithel überdeckt sind, sind für die eigentliche Liquorsezernierung verantwortlich. In jedem Ventrikel befindet sich ein solcher Plexus choroideus. Der Plexus des Seitenventrikels (Abb. 10.6, *2*) reicht vom Unterhorn in einem Bogen nach oben über die Pars centralis bis zum Beginn des Vorderhorns und ist dann über die Foramina interventricularia mit dem Plexus choroideus des dritten Ventrikels (Abb. 10.6, *4*) verbunden. Vorder- und Hinterhorn des Seitenventrikels besitzen somit *keinen* Plexus choroideus. Der vierte Ventrikel hat einen isolierten Plexus, der am unteren Kleinhirnsegel *(Velum medullare inferius)* fixiert ist (Abb. 10.6, *7*). Er dehnt sich nach lateral bis zu den Aperturae laterales aus, durch die er teilweise sogar nach außen treten kann.

---

[2] aqueductus (lat.) = Wasserleiter

10.1 Liquor- und Ventrikelsystem

Mikroskopisch sieht der Plexus choroideus wie ein sich weit verzweigender Busch aus, der aus Gefäßästen besteht und von *Plexusepithel* überzogen wird, das zahlreiche Mikrovilli trägt. Die Mikrovilli sind Ausdruck der hohen Sekretionsleistung dieses Epithels. Das bindegewebige Grundgerüst des Plexus choroideus wird *Tela choroidea* genannt.

Der Liquor ist ein aus den Gefäßen ausdiffundierendes Ultrafiltrat, dessen Zusammensetzung *vom Plexusepithel* stark *modifiziert* und dann *aktiv sezerniert* wird.

Liquorzusammensetzung Der Liquor ist eine klare Flüssigkeit, die sehr wenige Zellen (hauptsächlich Leukozyten), wesentlich niedrigere Eiweiß- und Glukosewerte als das Blut aufweist und sich auch sonst in seiner chemischen Zusammensetzung (Ionenkonzentration etc.) von diesem deutlich unterscheidet.

Klinik Bei vielen neurologischen Krankheiten (z. B. entzündlichen Erkrankungen wie Multipler Sklerose, Meningitis u. a.) verändert sich die chemische Zusammensetzung des Liquors charakteristisch, so dass man diagnostisch bei zahlreichen Krankheitsbildern eine Lumbalpunktion (s. S. 85) zur Liquorgewinnung durchführen muss.

Blut-Liquor-Schranke Das Blut aus dem Plexus ist vom Liquor durch das Kapillarendothel, die darunter liegende Basalmembran und das Plexusepithel getrennt, die in ihrer Gesamtheit die *Blut-Liquor-Schranke* (nicht zu verwechseln mit der *Blut-Hirn-Schranke*) bilden. Sie ist nur für H_2O, O_2 und CO_2 ganz durchlässig, für Elektrolyte wenig und für fast alle anderen Moleküle gar nicht. Diese müssen von Plexusepithelien ggf. aktiv aufgenommen und sezerniert werden.

10.1.3 Liquorresorption

Der Liquor gelangt über die Seitenventrikel, den dritten Ventrikel, den Aquädukt und den vierten Ventrikel schließlich in den äußeren Liquorraum (Subarachnoidealraum). Er muss von dort aus in die Blutbahn rückresorbiert werden, da sich im Liquorsystem immer nur etwa 150 ml Flüssigkeit befinden dürfen und täglich eine Menge von etwa 500 ml gebildet wird. Bereits relativ kleine Schwankungen des Soll-Volumens von ca. 150 ml äußern sich in Unter- oder Überdruck vor allem im Gehirnbereich und können je nach Ausmaß erhebliche Funktionsbeeinträchtigungen des Gehirns zur Folge haben. Die Liquorresorption geschieht vom Subarachnoidealraum aus über zwei Wege. Im Schädelbereich erfolgt sie vor allem über Ausstülpungen der Arachnoidea mater, die sog. *Arachnoidealzotten* (s. Kap. 10.2.2), in die venösen Blutleiter der harten Hirnhaut (*Sinus durae matris*). Im Wirbelkanalbereich wird der Liquor zusätzlich an den Austrittsstellen der Spinalnerven aus dem Wirbelkanal resorbiert, wo Venen- und Lymphgefäßplexus den Liquor aufnehmen.

Abb. 10.3 Hydrozephalus.
(a) Computertomogramm einer Patientin mit einer Liquorabflussstörung (lange bestehende Verengung des Aqueductus mesencephali). Beachte die massiv erweiterten Hirnventrikel auf Kosten des Hirnparenchyms. Bei der Patientin lagen klinisch massive intellektuelle Einbußen und erhebliche Gangstörungen vor.
(Aus Universitätsklinikum Tübingen, mit freundlicher Genehmigung von PD Dr. Petersen, Abt. Neuroradiologie)
(b) Zum Vergleich die Verhältnisse beim Gesunden.
(Aus Universitätsklinikum Freiburg, mit freundlicher Genehmigung von Prof. Dr. Schumacher, Abt. Neuroradiologie)

Liquor-, Ventrikelsystem und Hirnhäute

Klinik Ist aus irgendwelchen Gründen die Liquorresorption behindert oder kann der Liquor nicht von den inneren (Ventrikel) in die äußeren Liquorräume (Subarachnoidealraum) abtransportiert werden, so kommt es zum *Liquoraufstau*, der sich in gesteigertem intrakraniellem Druck äußert. Das Krankheitsbild wird als *Hydrozephalus*[3] bezeichnet. Beim Kind führt der gesteigerte intrakranielle Druck zu einer mehr oder minder ausgeprägten Größenzunahme des Schädels, während er beim Erwachsenen, dessen Schädel nicht mehr durch Wachstum „plastisch" ist, immer Hirndruckzeichen mit Kopfschmerzen, Erbrechen etc. auslöst. Im Falle der Liquorabflussstörung vom inneren in den äußeren Liquorraum sieht man (z. B. im Computertomogramm) weit „aufgeblähte" Ventrikel (Abb. 10.3). Häufig ist dies durch Verengung (Stenose) des Aquädukts im Mittelhirn der Fall, der als engste Stelle des Liquorzirkulationssystems hierfür prädisponiert ist.

10.1.4 Funktion des Liquors

Nachdem man früher jahrhundertelang dem Ventrikelsystem und seinem Inhalt den eigentlichen Sitz der Geistes- und Seelentätigkeit des Menschen zugeordnet hatte, ging man in neuerer Zeit dazu über, den Liquor nur als unverzichtbares Flüssigkeitskissen für das druck- und stoßempfindliche Gehirn zu verstehen. In der Tat reduziert der Liquor das tatsächliche Gewicht des Gehirns von 1500 g auf ein physikalisches Effektivgewicht von etwa 50 g, mit dem es dem Knochen aufliegt!

Die Funktion des Liquors geht aber weit darüber hinaus. Er kommuniziert mit dem Interstitium des Gehirns und hat damit eine wichtige Funktion bei der Konstanthaltung des extrazellulären Milieus. Der geschilderte Liquorfluss von den Ventrikeln über den Subarachnoidealraum in die venösen Sinus dient u. a. der Entfernung potenziell schädlicher Metaboliten aus dem Gehirn. Z. T. hat der Liquor auch direkten Einfluss auf die neuronale Funktion. So ist er an der Regulation des Atemzentrums beteiligt (Vermittlung des CO_2-Plasmaspiegels an die Medulla oblongata). Bestimmte Neurone des Hypothalamus können darüber hinaus ihre Transmitter (Peptide und Monoamine) in den Liquor abgeben, die vermutlich von Neuronen in entfernten Hirnregionen, deren Dendriten direkt oder indirekt mit dem Liquor kontaktieren, wahrgenommen werden. Auch die Ependymzellen mit ihrer regen Sekretions- und Resorptionstätigkeit haben wohl in diesem Zusammenhang Bedeutung.

10.2 Hirnhäute (Meningen)

Wie das Rückenmark ist auch das Gehirn von drei Häuten, den *Meningen*[4], umgeben, die histogenetisch nicht aus Nerven-, sondern aus Bindegewebe bestehen, also nicht *neuroektodermaler*, wie Nerven- und Gliazellen, sondern *mesodermaler Herkunft* sind. Von außen nach innen unterscheidet man:

- *Dura mater*
- *Arachnoidea mater*
- *Pia mater.*

---

[3] hydro-kephale (gr.) = Wasser-Kopf

[4] meninx (gr.) = Hirnhaut

Abb. 10.4 Harte Hirnhaut (Dura mater). Schädel seitlich eröffnet, Gehirn entnommen. **1** Vordere Schädelgrube, **2** mittlere Schädelgrube, **3** hintere Schädelgrube, **4** Falx cerebri, **5** Tentorium cerebelli, **6** Incisura tentorii, **7** Sella turcica mit Durchtritt des Hypophysenstiels, **8** Felsenbeinpyramide, **9** Lücken in der Falx cerebri (Normvariante), **10** Vv. superiores cerebri, **11** Vv. inferiores cerebri (Mündungen von Gehirnvenen in die Sinus durae matris, siehe Kap. 11). (Aus [7])

10.2 Hirnhäute (Meningen)

Die Dura mater wird auch als *harte Hirnhaut* (*Pachymeninx*[5]) den beiden inneren Häuten, die als *weiche Hirnhaut* (*Leptomeninx*[6]) zusammengefasst werden, gegenübergestellt.

10.2.1 Dura mater

Anders als im Wirbelkanal verschmilzt die in ihrer Konsistenz zähe und derbe Dura mater im Schädelbereich mit dem Periost, *so dass hier kein Periost als einzelnes Blatt isolierbar ist*. Zwischen der Dura und dem Schädelknochen besteht somit normalerweise kein Raum, nicht einmal ein Spalt, da die Dura breitflächig mit dem Knochen verbunden ist. Unter pathologischen Bedingungen im Rahmen einer Blutung kann allerdings hier ein Raum entstehen (s. klinischer Hinweis in Kap. 10.2.5). Mit einer speziellen Zellschicht, dem *Neurothel*, ist die Dura mit der darunter liegenden Arachnoidea mater verbunden. Die harte Hirnhaut legt sich dem Gehirn nur an seiner Oberfläche und nicht bis in die Sulci hinein an. Sie schiebt sich jedoch mit einigen „Durasepten" in die großen Furchen des Gehirns vor und stabilisiert so dessen Lage bei mechanischen Einwirkungen auf den Schädel. Als größtes Septum verläuft die sichelförmige *Falx cerebri*[7] von vorne nach hinten im Interhemisphärenspalt und trennt so beide Großhirnhälften bindegewebig voneinander (Abb. 10.4, 4). Von der Crista occipitalis entspringt eine kleine *Falx cerebelli*, die sich ein Stück weit von dorsokaudal her zwischen die Kleinhirnhemisphären legt (nicht sichtbar in Abb. 10.4). Ein weiteres Durablatt zieht sich über die Sella turcica als *Diaphragma sellae*, das eine Öffnung zum Durchtritt des Hypophysenstiels hat (Abb. 10.4, 7). Schließlich schiebt sich die Dura noch als zeltförmiges *Tentorium cerebelli*[8] zwischen Okzipitallappen und Kleinhirn (Abb. 10.4, 5). Die topographischen Beziehungen des Tentoriums haben große klinische Bedeutung. Dabei spielt vor allem die Lage des Mittelhirns vor der Spitze des Tentoriums („Tentoriumschlitz") eine besondere Rolle.

Klinik Bei einer *Hirnschwellung* (z.B bei O_2-Mangel, Tumoren oder Entzündungen, klinisches Beispiel in Abb. 10.5) versucht das Gehirn an allen möglichen Stellen, dem Druck auszuweichen. Es wird Hirnmasse entweder durch das Foramen magnum nach unten gepresst (sog. *untere Einklemmung*), was die Medulla oblongata zusammen mit den Kleinhirntonsillen betrifft. Oder aber (meist zeitlich vor der unteren Einklemmung) es wird Hirnmasse in das Tentorium cerebelli gedrückt, was vor allem das Mittelhirn betrifft (sog. *obere Einklemmung*). Dieses wird gemeinsam mit basalen Temporallappenanteilen in den Tentoriumschlitz gepresst und versagt dadurch in seiner Funktion. Die Symptome der oberen Einklemmung sind in der Folge vor allem Bewusstseinsverlust (Läsion des ARAS), lichtstarre Pupillen (Verschaltung des Lichtreflexes im Mittelhirn) und Extensorenspasmen (Abklemmung kortikospinaler und kortikotegmentaler Bahnen, dadurch Enthemmung des Tractus vestibulospinalis, s. S. 118).

---

[5] pachys (gr.) = dick, derb
[6] leptos (gr.) = zart
[7] falx (lat.) = Sichel
[8] tentorium (lat.) = Zelt

Abb. 10.5 Hirnschwellung.
(a) Computertomographische Verhältnisse beim Gesunden. Beachte, dass das **1** Mittelhirn und **2** die umgebenden Liquorzisternen sowie die **3** Teile der Hirnventrikel und die **4** Sulci des Großhirns noch abgrenzbar sind.
(b) Computertomographie bei massiver Hirnschwellung (= Hirnödem) im Rahmen einer durch Pneumokokken hervorgerufenen Entzündung der Hirnhäute und des Gehirns (Meningoenzephalitis). Beachte, dass das **1** Mittelhirn und die **2** umgebenden Liquorzisternen sowie die **3** Ventrikelanteile noch abgrenzbar, aber bereits komprimiert sind. Die Sulci des Großhirns sind im Rahmen der Schwellung verstrichen. Durch die Mittelhirnkompression im Tentoriumschlitz entstehen Bewusstseinsverlust, lichtstarre Pupillen und Extensorenspasmen („Strecksynergismen").
(c) Gleiche Patientin wie in **b**, jedoch einen Tag später. Das Mittelhirn, die Liquorzisternen, die Ventrikelanteile und die Sulci sind nicht mehr abgrenzbar. Dieses Ausmaß der Hirnschwellung ist mit dem Leben innerhalb kürzester Zeit nicht mehr vereinbar.
(Bilder aus Universitätsklinikum Freiburg, beigetragen von Dr. J. Klisch, Abt. Neuroradiologie)

Liquor-, Ventrikelsystem und Hirnhäute

Die Dura weist an mehreren Stellen Duplikaturen auf. Dadurch entstehen längs verlaufende, mit Endothel ausgekleidete Hohlräume, die *Sinus durae matris*. Solche sind z. B. der *Sinus sagittalis superior*, der im oberen Rand der Falx cerebri, oder der *Sinus sagittalis inferior*, der im unteren Rand der Falx cerebri verläuft. In diesen Sinus, von denen es noch mehrere gibt, sammelt sich das venöse Blut aus Gehirn und Hirnhäuten, um dann hauptsächlich der V. jugularis interna zugeleitet zu werden. Sie werden in Kap. 11.4.3 eingehender besprochen.

10.2.2 Arachnoidea mater

Dieses sehr feine Blatt der Hirnhäute legt sich komplett der Innenseite der Dura an und vollzieht deren Verlauf z. B. als Falx oder Tentorium nach. Ein echter „Raum" zwischen diesen beiden Hirnhäuten (*„Subduralraum"*) existiert also ebenso wenig wie ein „Epiduralraum", kann jedoch z. B. durch eine (meist venöse) Einblutung zwischen die beiden Hirnhautblätter artifiziell gebildet werden *(subdurales Hämatom*, s. klinischer Hinweis in Kap. 11.4.1). Die Arachnoidea mater ist mit der darunter liegenden Pia mater durch zahlreiche spinngewebsartige Bindegewebsfasern verbunden.[9] Dieser Raum zwischen Arachnoidea und Pia, der als *Subarachnoidealraum* bezeichnet wird, ist identisch mit dem *äußeren Liquorraum*. Die Arachnoidea bildet kleine Ausstülpungen (*Arachnoidealzotten*) durch die Dura hindurch in die venösen Sinus und sogar z. T. bis in die Diploëvenen des Schädels hinein, die dort bäumchenartig auswuchern und als *Pacchioni-Granulationen (Granulationes arachnoideae)* bezeichnet werden (Abb. 10.6, *14*). Sie dienen dazu, den Liquor aus dem Subarachnoidealraum in das venöse Blutsystem abzuleiten.

Klinik Von den Pacchioni-Granulationen können die Hirnhauttumoren (*Meningeome*) ausgehen, die fast immer gutartig sind und auf Grund ihres sehr langsamen Wachstums (über viele Jahre!) faustgroß werden können, ehe sie bemerkt werden (klinisches Beispiel in Abb. 10.7).

10.2.3 Pia mater

Die Pia legt sich als innerstes Blatt der Hirnhäute unmittelbar der Oberfläche des Gehirns an und folgt ihr bis in alle Sulci hinein. Sie umkleidet sogar die ins Gehirn eintretenden Blutgefäße mit einer Bindegewebshülle (*Spatium perivasculosum, Virchow-Robin-Raum*) und begleitet sie weit ins Innere des ZNS hinein.

Klinik Als **Meningitis** (Hirnhautentzündung) wird eine Entzündung der Pia mater und Arachnoidea mater bezeichnet, die meist durch Bakterien (dann im Liquor gemeinsam mit massenhaft Granulozyten nachweisbar) oder Viren ausgelöst wird. Die Erkrankung geht mit zahlreichen neurologischen Ausfallserscheinungen einher bis hin zur völligen Bewusstlosigkeit und ist immer als lebensbedrohlich einzustufen.

---

[9] arachne (gr.) = Spinne, Spinnengewebe

Abb. 10.6 Liquorzirkulation und Liquorzisternen des Subarachnoidealraums. Die Pfeile deuten den Liquorfluss an.
Innere Liquorräume: **1** Seitenventrikel, **2** Plexus choroideus des Seitenventrikels (reicht bis ins Unterhorn des Seitenventrikels, was bei der Perspektive dieser Abbildung nicht sichtbar wird), **3** dritter Ventrikel, **4** Plexus choroideus des dritten Ventrikels, **5** Aqueductus mesencephali, **6** vierter Ventrikel, **7** Plexus choroideus des vierten Ventrikels.
Äußere Liquorräume (hellblau): **8** Apertura mediana des vierten Ventrikels, **9** Cisterna cerebellomedullaris = Cisterna magna (zwischen Kleinhirn und Medulla oblongata), **10** Cisterna ambiens (zwischen Kleinhirn und Mittelhirn an der Spitze des Tentoriums), **11** Cisterna pontomedullaris (zwischen Unterrand des Pons und Medulla oblongata), **12** Cisterna interpeduncularis (zwischen den beiden Hirnschenkeln), **13** Cisterna chiasmatica (um das Chiasma opticum herum). 12 und 13 werden auch als Cisterna basalis zusammengefasst. **14** Arachnoidealzotten.
Sinus durae matris: **15** Sinus sagittalis superior, **16** Sinus rectus, **17** Confluens sinuum. (Aus [7])

10.2 Hirnhäute (Meningen)

Abb. 10.7   Meningeom.
Kernspintomographie des Gehirns bei einem von der Region der Ala minor ausgehenden gutartigen Tumor der Hirnhäute (sog. *Keilbeinflügel-Meningeom*). Der **1** Tumor grenzt sich durch Kontrastmittelaufnahme hell gegen das umgebende Hirngewebe ab und wächst nach dorsokaudal gegen dieses vor. Beachte den für Meningeome typischen breitbasigen Kontakt des Tumors mit dem Schädelknochen (hier: den Keilbeinflügeln), der hier mit Pfeilen markiert ist. **2** Orbita. Durch die tumorbedingte Kompression der durch die Fissura orbitalis superior (wird durch die Keilbeinflügel begrenzt) ziehenden Nerven treten entsprechende Ausfälle der Hirnnerven (III, IV, V1 und VI) auf der betroffenen Seite auf.
(Bild aus Universitätsklinikum Freiburg, beigetragen von Dr. J. Klisch, Abt. Neuroradiologie)

10.2.4   Liquorzisternen

Stellen, an denen der Subarachnoidealraum besonders weit ist, werden als *Liquorzisternen*[10] bezeichnet. Sie sind in Abb. 10.6 dargestellt; die wichtigsten: *Cisterna cerebellomedullaris (posterior)* = *Cisterna magna*, Abb. 10.6, 9; *Cisterna ambiens*, Abb. 10.6, 10; *Cisterna interpeduncularis (intercruralis)*, Abb. 10.6, 12; *Cisterna chiasmatica*, Abb. 10.6, 13; die letzten beiden werden auch als *Cisterna basalis* zusammengefasst.

Klinik   Generell können diese Räume bei einer *Hirnschwellung* (s.o.) als – allerdings ineffektiv kleiner – Ausweichraum für die sich ausdehnende Gehirnmasse dienen und dann z.B. im Computertomogramm als Zisternen nicht mehr sichtbar sein (vgl. Abb. 10.5). Weiterhin findet man bei *Subarachnoidealblutungen* (S. 263) in den Zisternen Blutansammlungen, was ebenfalls im Computertomogramm diagnostiziert werden kann. Daher ist es wichtig, die Lokalisation der größten und wichtigsten Zisternen zu kennen.

10.2.5   Innervation und Blutversorgung der Meningen

Die Hauptstämme der Gefäße und Nerven, die die Meningen versorgen, verlaufen in der Dura mater.

Die **Blutversorgung** der Meningen ist klinisch sehr wichtig. Sie erfolgt im Schädelbereich hauptsächlich durch drei Arterien: *A. meningea anterior*, *A. meningea media* und *A. meningea posterior*. Die größte von ihnen ist die A. meningea media, die aus der *A. maxillaris* stammt, durch das *Foramen spinosum* an der Schädelbasis in das Schädelinnere eintritt und sich über die gesamte laterale Konkavität des Schädels ausbreitet. Sie hinterlässt dabei einen gut sichtbaren Abdruck an der Innenseite des Schädelknochens (vgl. Abb. 2.36, 26).

Die A. meningea anterior entsteht aus der A. ethmoidalis anterior, die A. meningea posterior aus der A. pharyngea ascendens. Einige hirneigene Gefäße (u. a. A. vertebralis) geben ebenfalls Duraäste ab (vor allem für die Hirnhautversorgung an der Schädelbasis). Die Aa. meningeae werden von gleichnamigen Venen begleitet, die das Blut aus den Hirnhäuten ableiten, sofern es nicht direkt in die venösen Blutleiter der Dura (*Sinus*, s. Kap. 11.4.3) abfließt.

Es ist von großer praktischer Bedeutung, dass die Blutversorgung der Hirnhäute überwiegend aus der A. carotis *externa* erfolgt und nicht, wie diejenige des Gehirns selbst, aus der A. carotis *interna*.

Klinik
Tumordiagnostik   Oft kann man Tumoren, die am Rande des Gehirns wachsen, diagnostisch schlecht den Meningen oder dem Gehirn zuordnen. Eine Zuordnung ist jedoch äußerst wichtig für die Prognose und die Behandlung des Patienten, da meningeale Tumoren in der Regel gutartig, gehirneigene Tumoren jedoch meist bösartig sind. Zur Differentialdiagnose kann man deshalb ein Angiogramm (Gefäßdarstellung mit Kontrastmittel im Röntgenbild) der A. carotis externa und interna anfertigen. Je nachdem, ob sich der Tumor im Röntgenbild überwiegend oder ausschließlich nach Kontrastmittelinjekton in die A. carotis externa oder aber nach Injektion in die A. carotis interna anfärbt, kann man auf seine Herkunft entweder von den Meningen oder dem Gehirn selbst rückschließen.

Epidurale Blutungen   Die A. meningea media ist häufig bei Schädelverletzungen, besonders im Temporalbereich, gefährdet. Wenn sie reißt, wird mit hohem (arteriellem) Druck Blut zwischen die Dura und den Schädelknochen gepresst (*epidurale Blutung*). Das führt zu einer intrakraniellen Raumforderung, die auf Grund der raschen Vergrößerung immer akut lebensbedrohlich ist.

Die **Innervation** der Hirnhäute erfolgt größtenteils über den N. trigeminus (kleinere Hirnhautanteile der hinteren Schädelgrube werden auch vom N. vagus

---

[10]   cisterna (lat.) = Wasserbehälter

Liquor-, Ventrikelsystem und Hirnhäute

versorgt). Sowohl harte als auch weiche Hirnhäute sind dabei äußerst schmerzempfindlich, ganz im Gegensatz zum Gehirn selbst, das praktisch keine Schmerzrezeptoren besitzt.

Klinik Es ist wichtig zu wissen, dass jeder Kopfschmerz von den Meningen ausgeht, nicht jedoch vom Gehirn selbst (keine Schmerzrezeptoren). So kommt z. B. der sehr häufige *Migränekopfschmerz* durch eine (nerval bedingte) Durchblutungsstörung der Meningen zustande: Vom Hirnstamm ausgehende Nervenfasern veranlassen die Hirnhautgefäße zur maximalen *Kontraktion* (Folge: Ischämie), der eine maximale Dilatation folgt.

Zusammenfassung

Liquor- und Ventrikelsystem

Der *Liquor cerebrospinalis* umgibt als ein Flüssigkeitskissen das Gehirn und das Rückenmark. Er unterscheidet sich in seiner Zusammensetzung deutlich vom Blutplasma. Der Hauptanteil des Liquors befindet sich jedoch nicht um das Gehirn herum, sondern in intrazerebralen Hohlräumen, den *Ventrikeln* (Gesamtliquormenge = 150 ml). Es gibt insgesamt vier Ventrikel, die miteinander verbunden sind: Je ein *Seitenventrikel* in den beiden Großhirnhemisphären, *dritter Ventrikel* im Zwischenhirn, *vierter Ventrikel* im Rautenhirn (zwischen Medulla oblongata, Pons und Kleinhirn). Der *Aquädukt* ist eine dünne Verbindung im Mittelhirn zwischen drittem und viertem Ventrikel.

Die **Liquorproduktion** (500 ml/Tag) findet in den *Plexus choroidei* statt, die als speziell differenzierte Gefäßkonvolute in jedem Ventrikel zu finden sind. Von den Ventrikeln *(innere Liquorräume)* wird Liquor über drei Öffnungen des vierten Ventrikels in die *äußeren Liquorräume* (= Subarachnoidealraum) transportiert, von wo aus vor allem über die zahlreichen *Arachnoidealzotten* die **Liquorresorption** ins Blut stattfindet. Liquortransport- oder -resorptionsstörungen äußern sich im Krankheitsbild des *Hydrozephalus*.

Die **Funktion** des Liquors besteht in erster Linie in der mechanischen Pufferung des sehr druck- und stoßempfindlichen Gehirns in seiner harten und kantigen knöchernen Hülle.

Hirnhäute (Meningen)

Wie das Rückenmark wird das Gehirn von drei Häuten umgeben: *Pia mater*, *Arachnoidea mater* und *Dura mater*. Die Dura mater wird als *harte Hirnhaut* der *weichen Hirnhaut* (Pia mater und Arachnoidea mater) gegenübergestellt.

Die **Dura mater** ist die äußerste, sehr zähe Hirnhaut und verschmilzt im Schädelbereich mit dem Periost. Sie schiebt als bindegewebige Duplikaturen z. B. die *Falx cerebri* zwischen beide Hemisphären und das *Tentorium cerebelli* zwischen Okzipitallappen und Kleinhirn. Weiterhin bildet sie Hohlräume *(Sinus durae matris)* aus, die als venöse Blutleiter das Blut aus den Gehirnvenen sammeln.

Die **Arachnoidea mater** legt sich als zarte Haut innen an die Dura an und bildet mit ihren *Arachnoidealzotten* kleine Ausstülpungen in die venösen Sinus durae matris, die der Liquorresorption dienen.

Die **Pia mater** liegt unmittelbar dem Gehirn auf und umkleidet es bis in die feinsten Sulci hinein.

Zwischen Pia mater und Arachnoidea mater befindet sich der *Subarachnoidealraum*, der den äußeren Liquorraum darstellt und sich an manchen Stellen zu *Liquorzisternen* erweitert. Zwischen Schädel und Dura kann sich unter pathologischen Bedingungen (arterielle Blutung) ein physiologisch nicht als Hohlraum vorhandener *Epiduralraum* bilden. Zwischen Dura und Arachnoidea kann sich ebenfalls unter pathologischen Bedingungen (venöse Blutung) ein physiologisch nicht vorhandener *Subduralraum* bilden.

Wiederholungsfragen und Lösungen

Wiederholungsfragen

1 Wo befindet sich innerhalb der vier Ventrikel jeweils der Plexus choroideus? Was ist seine Funktion?

2 Wie viele ml Liquor befinden sich im inneren und äußeren Liquorraum? Wie viele ml werden pro Tag produziert? Was ist die wichtigste Funktion des Liquors?

3 Wo wird der Liquor resorbiert?

4 Wie heißen die drei Blätter der Hirnhaut?

5 Was versteht man unter Subarachnoidealraum, und was befindet sich darin?

6 Was sind Sinus durae matris?

7 Zwischen welchen Hirnstrukturen spannt sich das Tentorium cerebelli aus?

Lösungen

1 *Seitenventrikel:* Pars centralis und Unterhorn (jedoch nicht Vorder- und Hinterhorn), *dritter Ventrikel:* Ventrikeldach, *vierter Ventrikel:* Velum medullare inferius (unteres Kleinhirnsegel). *Funktion:* Liquorproduktion

2 Ca. 150 ml. Tagesproduktion: ca. 500 ml. Wichtigste Funktion ist die Abpolsterung des Gehirns (Verringerung des effektiven Auflagegewichts des Gehirns auf ca. 50 g).

3 Vor allem durch die Arachnoidealzotten ins Blut der Sinus durae matris.

4 Dura mater, Arachnoidea mater, Pia mater.

5 Raum zwischen Arachnoidea und Pia mater. Er ist mit Liquor gefüllt. Hier laufen die großen Gefäßstämme der gehirnversorgenden Arterien.

6 Duraduplikaturen, die als venöse Blutleiter dienen. Sie sammeln das gesamte venöse Blut aus dem Gehirn und leiten es vor allem der V. jugularis interna zu.

7 Zwischen Okzipitallappen des Großhirns und Kleinhirn. Es überdeckt so auch von hinten das Mittelhirn (klinische Bedeutung bei Hirnschwellung!).

Weiterführende Literatur

Fishman, R. A.: Cerebrospinal Fluid in Diseases of the Nervous System. W. B. Saunders, Philadelphia – Tokyo 1992.

Ganong, W. F.: Cicumventricular organs: definition and role in the regulation of endocrine and autonomic function. Clin. Exp. Pharmacol. Physiol. 27 (2000) 422–427.

Heimer, L.: Meninges and cerebrospinal fluid. In: Heimer, L.: The Human Brain and Spinal Cord, pp 43–56. Springer, New York – Berlin 1995.

Knigge, K. M., G. E. Hofman, S. A. Josef, D. E. Scott, C. D. Sladek, J. R. Sladek: Recent advances in structure and function of the endocrine hypothalamus. In: Morgane, P. J., J. Panksepp (eds.): Physiology of the Hypothalamus, Handbook of the Hypothalamus, Vol. 2, pp 63–164. Marcel Dekker, New York – Basel 1980.

Laterra, J., G. W. Goldstein: Ventricular organization of cerebrospinal fluid: blood-brain barrier, brain edema, and hydrocephalus. In: Kandel, E. R., J. H. Schwarz, T. M. Jessel (eds.): Principles of Neural Science, pp 1288–1301, McGraw-Hill, New York – London 2000.

McKinnon, S. G.: Anatomy of the cerebral veins, dural sinuses, sella, meninges and cerebrospinal fluid spaces. Neuroimaging Clin. N. Am. 8 (1998) 101–117.

Messlinger, K., J. Ellrich: Meningeal nociception: electrophysiological studies related to headache and referred pain. Microsc. Res. Techn. 53 (2001) 129–137.

Perez-Figares, J. M., A. J. Jimenez, E. M. Rodriguez: Subcommissural organ, cerebrospinal fluid circulation, and hydrocephalus. Microsc. Res. Techn. 52 (2001) 591–607.

Rhoton, A. L.: The lateral and third ventricles. Neurosurgery 51 Suppl (2002) 207–271.

Strazielle, N., J. F. Ghersi-Egea: Choroid plexus in the central nervous system: biology and physiopathology. J. Neuropathol. Exp. Neurol. 59 (2000) 561–574.

Terenius, L., F. Nyberg: Neuropeptide-processing, -converting, and -inactivating enzymes in human cerebrospinal fluid. Int. Rev. Neurobiol. 30 (1988) 101–121.

Töndury, G., St. Kubik, B. Krisch: Hirnhäute und Hirngefäße. In: Leonhard, H., G. Töndury, K. Zilles (Hrsg.): Rauber/Kopsch, Anatomie des Menschen, Bd. 3, Nervensystem, Sinnesorgane, pp 176–236. Thieme, Suttgart – New York 1987.

Williams, P. L., R. Warwick, M. Dyson, L. H. Bannister: Gray's Anatomy, pp 1068–1086. Churchill Livingstone, Edinburgh – New York 1989.

11 Blutversorgung des Gehirns

11.1 Versorgungsprinzip 259	11.3.4 Darstellung der Gehirngefäße am Lebenden 268
11.2 Große zuführende Gefäße 259	11.4 Hirnvenen und Sinus durae matris 269
11.2.1 A. carotis interna 259	11.4.1 Oberflächliche Venen 269
11.2.2 A. vertebralis 261	11.4.2 Tiefe Venen 270
11.2.3 Circulus arteriosus cerebri 262	11.4.3 Sinus durae matris 271
11.3 Die drei großen Gehirnarterien 263	Zusammenfassung 273
11.3.1 A. cerebri anterior 263	Wiederholungsfragen und Lösungen 275
11.3.2 A. cerebri media 264	Weiterführende Literatur 275
11.3.3 A. cerebri posterior 266	

11.1 Versorgungsprinzip

Das Gehirn wird aus vier großen extrakraniellen Arterien mit Blut versorgt:

- rechte und linke A. carotis interna
- rechte und linke A. vertebralis.

Die Stromgebiete dieser vier Arterien sind an der Schädelbasis durch einen großen Anastomosenkreis, den *Circulus arteriosus cerebri (Willisii)*, miteinander verbunden. Dennoch ist es möglich, der A. carotis und der A. vertebralis relativ genau umschriebene Versorgungsareale zuzuordnen, denn der Circulus arteriosus dient vor allem dazu, bei Versorgungsknappheit im Stromgebiet einer der großen zuführenden Arterien die Blutzufuhr zu entsprechenden Gehirnanteilen über Kollateralen doch noch zu sichern.

Klinik Eine Stenose (= Lumenverengung) der Arterien ist meist durch Arteriosklerose bedingt. Aufgrund des Anastomosenkreises kann selbst eine Lumenverengung bis zu 90% (es bleiben also ≤10% des ursprünglichen Lumens durchgängig!) bei der A. carotis interna einer Seite völlig symptomlos bleiben, da die Blutversorgung im entsprechenden Stromgebiet über den Circulus arteriosus von der kontralateralen A. carotis und beiden Vertebralarterien aus übernommen wird. Dies gilt allerdings nur, wenn die Stenose sich *langsam (chronisch)* entwickelt, so dass sich der Kollateralkreislauf richtig ausweiten kann. Eine *plötzlich (akut)* eintretende Stenose um 90% kann nicht kompensiert werden.

Anders als die inneren Organe wie z.B. Niere oder Leber hat das Gehirn keinen Hilus, in dem die Gefäße aus- und eintreten. Alle versorgenden Arterien und Venen verteilen sich an der Oberfläche des Gehirns, laufen dort in den Sulci und anderen Furchen entlang, um dann von allen Seiten aus zentripetal ins Innere des Organs einzudringen (Abb. 11.1). Innerhalb des Gehirns ist das Kapillarnetz in der grauen Substanz extrem dicht, in der weißen Substanz eher relativ weitmaschig angelegt. Eine weitere Besonderheit des Gehirnkreislaufs im Vergleich zur Blutversorgung anderer Organe liegt im völlig unterschiedlichen Verlauf von Venen und Arterien.

11.2 Große zuführende Gefäße

11.2.1 A. carotis interna

Die A. carotis communis teilt sich in die A. carotis externa und A. carotis interna. Die A. carotis interna zieht, *ohne einen Ast abzugeben*, bis zur Schädelbasis. Sie durchläuft die Schädelbasis im *Canalis caroticus* des Felsenbeins und tritt über das *Foramen lacerum* in das Schädelinnere ein. In der Schädelhöhle tritt sie direkt in den Sinus cavernosus (s.u.) ein und durchläuft diesen S-förmig lateral der Hypophyse (Abb. 11.2, 10). Anschließend verläuft sie unter Abgabe kleinerer Äste (s.u.) im Subarachnoidealraum (Cisterna chiasmatica) ein kleines Stück nach vorne bis in Höhe der Substantia perforata anterior des Frontalhirns, wo sie sich in die

- *A. cerebri anterior* und
- *A. cerebri media*

aufteilt (Abb. 11.1, 2, 4 und Abb. 11.2, 6, 5). Man unterscheidet im Verlauf der A. carotis interna vier Abschnitte: *Pars cervicalis* (C1-Segment) vom Anfang bis zur Schädelbasis, *Pars petrosa* (C2-Segment) im Verlauf durch die Schädelbasis (Abb. 11.2, 8), *Pars cavernosa* (C3-Segment) im Verlauf durch den Sinus cavernosus (Abb. 11.2, 9) und *Pars cerebralis* (C4-Segment) nach Verlassen des Sinus cavernosus bis

11 Blutversorgung des Gehirns

Abb. 11.1 Arterien des Gehirns von basal (nach Teilentfernung des rechten Temporallappens und der rechten Kleinhirnhälfte). Es sind nur die wichtigsten Gefäße bezeichnet.
Stromgebiet der A. carotis interna: **1** A. carotis interna, **2** A. cerebri anterior, **3** A. communicans anterior, **4** A. cerebri media, **5** A. choroidea anterior.
Stromgebiet der A. vertebralis: **6** A. vertebralis, **7** A. spinalis anterior, **8** A. inferior posterior cerebelli, **9** A. inferior anterior cerebelli, **10** A. labyrinthi (zum Innenohr), **11** A. basilaris mit **12** Ästen zum Pons (Aa. pontis), **13** A. superior cerebelli, **14** A. cerebri posterior, **15** A. communicans posterior. (Aus [7])

Abb. 11.2 Intrakranieller Verlauf der A. carotis interna und Circulus arteriosus cerebri. Ansicht von oben.
1 A. carotis interna, **2** A. basilaris, die sich in eine linke und rechte **3** A. cerebri posterior aufgabelt. Von dieser zieht die **4** A. communicans posterior zur **1** A. carotis interna. Die A. carotis interna gabelt sich in die **5** A. cerebri media und die **6** A. cerebri anterior auf. Die beiden Aa. cerebri anteriores sind durch die **7** A. communicans anterior verbunden. **8** Pars petrosa der A. carotis interna (Verlauf im Canalis caroticus), **9** Pars cavernosa der A. carotis interna (Verlauf im Sinus cavernosus mit **10** Karotissiphon), **11** Pars cerebralis der A. carotis interna (Verlauf nach dem Sinus cavernosus bis zur Aufgabelung), **12** A. superior cerebelli, **13** A. ophthalmica, **14** Chiasma opticum, **15** Hypophyse, **16** Clivus, **V** N. trigeminus. (Aus [1])

zur Aufteilung in die A. cerebri anterior und media (Abb. 11.2, *11*). Der S-förmige Verlauf in der Pars cavernosa und in der beginnenden Pars cerebralis wird als *Karotissiphon* bezeichnet.

Äste der A. carotis interna vor der Aufteilung Zu Beginn der Pars cerebralis gibt die A. carotis interna zunächst die *A. ophthalmica* ab, die das Auge und Teile der Nasennebenhöhlen versorgt (Abb. 11.2, *13*). Die A. ophthalmica kommuniziert im Bereich des medialen Augenwinkels mit Ästen der A. facialis, die aus der A. carotis *externa* abstammt. Bei Stenosen der A. carotis interna kann über diese Anastomose ein Kollateralkreislauf erfolgen, der dem Circulus arteriosus Blut aus der A. carotis externa zuleitet. Nach der A. ophthalmica geht aus der A. carotis interna die *A. communicans posterior* ab, die als Teil des *Circulus arteriosus cerebri* eine Anastomose zwischen hinterem und vorderem Hirnkreislauf bildet (s. u.).

Außerdem gibt die A. carotis interna vor ihrer Aufteilung in A. cerebri anterior und media die folgenden Äste ab: die *A. hypophysialis superior* und *A. hypophysialis inferior* zur Hypophyse sowie die *A. choroidea anterior* (Abb. 11.1, *5*), die trotz ihrer verhältnismäßig geringen Größe an der Versorgung zahlreicher verschiedener Zentren beteiligt ist (Plexus choroideus des Seitenventrikels, Capsula interna, Basalganglien, Hippocampus, Amygdala, Thalamus, Substantia nigra, Ncl. ruber). Da sie zur Versorgung dieser Strukturen fast immer nur *anteilig beiträgt*, bleibt ein Verschluss dieser Arterie klinisch oft völlig unauffällig.

Das **Versorgungsgebiet der A. carotis interna** umfasst den vollständigen Frontal- und Parietallappen, den größten Teil des Temporallappens und des Zwischenhirns, das Auge und die Hypophyse.

Klinik
Grundsätzliches Der *Verschluss* eines hirnversorgenden Gefäßes führt zu einem *Hirninfarkt (ischämischer Insult, Apoplex, „Schlaganfall")*. Eine *Einblutung* ins Hirnparenchym durch Ruptur eines hirnversorgenden Gefäßes wird *hämorrhagischer Insult* (*Hirnblutung* im engeren Sinne) genannt.
Die Ausfallssymptome bei dem Verschluss einer Arterie kann man sich herleiten, in dem man sich klar macht, welche *Funktion* die Zentren ausüben, deren Nähr- und Sauerstoffversorgung jetzt eingeschränkt ist.

Verschluss der A. carotis interna Die A. carotis ist im Rahmen der *Arteriosklerose*, die sich im Alter mehr und mehr manifestiert, nach den Herzkranzgefäßen das am häufigsten betroffene und damit Symptome verursachende Blutgefäß. Die Ausfallssymptome bei einer unzureichenden Durchblutung der A. carotis interna betreffen entsprechend ihrem Versorgungsgebiet sehr große Teile des Gehirns. Im Vordergrund stehen jeweils kontralateral eine halbseitige Lähmung (resultierend aus der Minderversorgung des motorischen und prämotorischen Kortex), sensible Störungen wie Kribbeln und Taubheitsgefühl (Minderversorgung des sensiblen Kortex) sowie Sprachstörungen, wenn die dominante Hemisphäre von der Mangeldurchblutung betroffen ist. Auch Sehstörungen auf dem Auge der betroffenen Seite treten auf, die auf eine *Minderversorgung der Retina* zurückzuführen sind (die A. ophthalmica kommt aus der A. carotis interna).

11.2.2 A. vertebralis

Die A. vertebralis zweigt sich als erster Ast aus der A. subclavia ab und verläuft durch die Querfortsatzlöcher der zervikalen Wirbelkörper entlang der Halswirbelsäule bis nach oben zum Atlas, wo sie dann zwischen diesem und dem Okzipitalknochen in das obere Ende des Wirbelkanals eintritt. Sie hat dabei einen stark gewundenen Verlauf, um so bei den weiten Bewegungsumfängen in den oberen Zervikalwirbeln nicht überdehnt zu werden. Sie zieht anschließend lateral der Medulla oblongata durch das Foramen magnum in die Schädelhöhle hinein (Abb. 11.1, *6*). Am Unterrand der Brücke vereinigt sie sich mit der A. vertebralis der Gegenseite zur

- *A. basilaris* (Abb. 11.1, *11*).

Diese zieht in der Medianebene am Pons entlang und zweigt sich an dessen Oberrand in die beiden

- *Aa. cerebri posteriores* (Abb. 11.1, *14*)

auf. Diese sind überwiegend für die Versorgung des Okzipital- und z. T. auch des Temporallappens der jeweiligen Seite zuständig.

Blutversorgung des Hirnstamms und des Kleinhirns
Vor der Aufzweigung in die beiden Aa. cerebri posteriores geben A. vertebralis und A. basilaris wichtige Äste zur *Versorgung des Hirnstamms* und des *Kleinhirns* ab. Dabei geben die A. vertebralis die *A. inferior posterior cerebelli* (Abb. 11.1, *8*) und die A. basilaris zuerst die *A. inferior anterior cerebelli* und danach – kurz vor ihrer Aufzweigung – die *A. superior cerebelli* ab (Abb. 11.1, *9* und *13*). Das Kleinhirn wird also z. T. direkt aus der A. vertebralis, z. T. aus der A. basilaris versorgt. Zum Abgang der Rückenmarksarterien s. S. 96 (Abb. 11.1, *7: A. spinalis anterior*).

Die Kleinhirnarterien versorgen zusätzlich den Plexus choroideus des vierten Ventrikels (A. inferior posterior cerebelli), die lateralen Anteile von Medulla oblongata und Pons (A. inferior anterior cerebelli) und das Innenohr (über die *A. labyrinthi*, die meist aus der A. inferior anterior cerebelli – seltener direkt aus der A. basilaris – entspringt und zusammen mit dem VIII. Hirnnerv zum Innenohr gelangt).

Die Blutversorgung des Hirnstamms (vgl. Abb. 11.3) lässt sich vereinfacht in drei Bereiche einteilen: ventromedial, ventrolateral und dorsolateral. Die **ventromedialen Anteile des Hirnstamms** werden aus direkten kleinen Ästen der A. vertebralis (Medulla oblongata), A. basilaris (Pons) oder A. cerebri posterior (Mesencephalon) versorgt. Dabei ist vor allem im Medulla-oblongata-Bereich durch die beiden Aa. vertebrales eine deutliche Seitentrennung in der Versorgung vorhanden, so dass eine einseitige Durchblutungsstörung in der A. vertebralis isolierte Schäden in *einer* Hälfte dieses Hirnstammabschnittes zur Folge hat. Die **ventrolateralen** und **dorsolateralen Hirnstammanteile** werden von kurzen (lateral) und langen

11 Blutversorgung des Gehirns

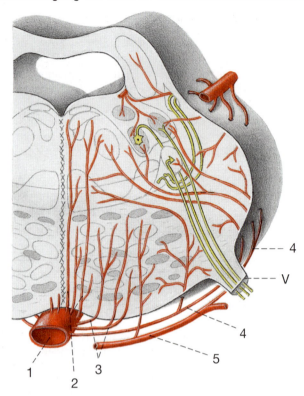

Abb. 11.3 Blutversorgung des Hirnstamms.
Beispielhaft gezeigt ist ein Querschnitt in Höhe des Pons. Die Hirnstammdurchblutung gliedert sich vereinfacht in drei Abschnitte: einen ventromedialen, einen ventrolateralen und einen dorsolateralen Bereich.
1 A. basilaris. Diese gibt die **2** und **3** Aa. pontis zur Versorgung des Pons ab: **2** Rr. mediales (Rr. ad pontem mediani) zur Versorgung der *medialen* Ponsabschnitte und **3** Rr. laterales (Rr. ad pontem breves) zur Versorgung der *ventrolateralen* Ponsabschnitte. Die ganz *lateralen* und *dorsalen* Abschnitte werden aus den **4** Rr. ad pontem longi versorgt, die z.T. auch aus der **5** A. cerebelli inferior anterior entspringen. **V** N. trigeminus. (Aus [1])

(dorsal) Ästen der A. basilaris oder der Kleinhirnarterien (Medulla oblongata, Pons und z.T. Mesencephalon) und der A. cerebri posterior (Mesencephalon) versorgt.

> **Klinik**
> **Mangeldurchblutung im vertebrobasilären Bereich** Folgende Symptome stehen im Vordergrund: Schwindelgefühl und Ohrgeräusche (Minderversorgung des Innenohrbereichs und der Medulla oblongata mit den Cochlearis- und Vestibulariskernen), Gleichgewichtsstörungen (Minderversorgung des Innenohrs, der Medulla oblongata und des Kleinhirns), Sehstörungen (Minderversorgung der Sehrinde, der Sehstrahlung und partiell des Corpus geniculatum laterale) sowie Lähmungen und Sensibilitätsstörungen (Minderversorgung der großen auf- und absteigenden Bahnen). Diese Symptome sind oft nur auf eine Seite beschränkt, da nur einzelne Äste der A. vertebralis oder A. basilaris verschlossen sind (klinisches Beispiel in Abb. 11.4). Ein völliger Verschluss der A. basilaris (*Basilaristhrombose*) verläuft durch den Ausfall lebenswichtiger Zentren (Atmung, Kreislauf!) im Hirnstamm meistens tödlich.
> Eine spezielle Form vertebrobasilärer Durchblutungsstörung ist das sog. *Subclavian-Steal-Syndrom*. Es tritt bei einer Stenose der A. subclavia *vor* der Abzweigung der A. vertebralis auf. Wird durch entsprechende Muskelbewegungen die Durchblutung in der oberen Extremität gesteigert, die sonst durch die A. subclavia versorgt wird, dreht sich in der A. basilaris der Blutstrom um, und der Arm wird über A. carotis interna – Circulus arteriosus – A. basilaris und schließlich über eine Strömungsumkehr in der A. vertebralis mit Blut versorgt, was natürlich in einer entsprechenden Mangelversorgung des vertebrobasilären Versorgungsbereichs im Gehirn resultiert.

11.2.3 Circulus arteriosus cerebri

Der Circulus arteriosus cerebri (Willisii) ist ein Gefäßsystem, das den *vorderen Hirnkreislauf* (der hämodynamisch aus den beiden Aa. carotides internae gespeist wird) und den *hinteren Hirnkreislauf* (der hämodynamisch aus den beiden Aa. vertebrales gespeist wird) über *Anastomosenarterien* miteinander verbindet. Auch *rechter* und *linker* Hirnkreislauf werden auf diese Weise verbunden (Abb. 11.2). So geht aus der linken und rechten A. carotis interna je eine *A. communicans posterior* ab (Abb. 11.2, *4*), die eine Anastomose zwischen den Aa. carotides internae und den beiden Aa. cerebri posteriores (Abb. 11.2, *3*) bildet. Letztere sind wiederum selbst über ihren gemeinsamen Ursprung aus der A. basilaris (Abb. 11.2, *2*) miteinander verbunden. Die beiden Aa. cerebri anteriores schließlich sind durch die *A. communicans anterior* verbunden (Abb. 11.2, *7*), so dass der Kreislauf geschlossen ist. Wie oben erwähnt, kann über dieses beim Gesunden nur wenig durchblutete Kollateralverbindungssystem der Ausfall einer der großen zuführenden Arterien von den anderen Gefäßen kompensiert werden unter der Voraussetzung, dass die Durchblutungsstörung strömungstechnisch *vor* dem Circulus arteriosus liegt und nicht plötzlich, sondern über einen Zeitraum von Wochen oder Monaten eintritt, so dass sich das Kollateralgefäßbett ausweiten kann.

Es ist klinisch von großer Bedeutung, dass alle großen gehirnversorgenden Arterien einschließlich

11.3 Die drei großen Gehirnarterien

Abb. 11.4 Hirnstamminsult.
Kernspintomographie des pontomesenzephalen Übergangs bei einseitigem Verschluss der Rr. mediales und laterales aus den Aa. pontis der A. basilaris (vgl. Abb. 11.3). Dadurch einseitige Minderversorgung des medialen und ventralen Hirnstamms in dieser Höhe. Das infarzierte Areal (durch Pfeile markiert) grenzt sich hell gegen das umliegende Hirnstammgewebe ab.
Symptomatik des Patienten: Halbseitenlähmung (Hemiparese) kontralateral durch Läsion der kortikospinalen und kortikonukleären Bahn sowie Halbseitensensibilitätsstörung (Hemihypästhesie) durch Läsion des Lemniscus medialis.
(Bild aus Universitätsklinikum Freiburg, beigetragen von Dr. J. Klisch, Abt. Neuroradiologie)

des Circulus arteriosus im Subarachnoidealraum verlaufen.

Klinik Der Circulus arteriosus cerebri sowie der Beginn der großen daraus hervorgehenden Arterien ist sehr häufig der Sitz sog. *Aneurysmen*[1]. Dies sind arterielle Gefäßwandfehlbildungen, denen vor allem eine mangelhafte Ausbildung der Muskelschicht zugrunde liegt, wodurch es zu einer dünnwandigen Aussackung des Gefäßes, dem eigentlichen Aneurysma, kommt. Solche Aneurysmen platzen gelegentlich spontan, vor allem aber unter Druckbelastung und führen so zu Blutungen, die fast immer *Subarachnoidealblutungen* sind. Im Gegensatz zu *epiduralen* (s. S. 255) oder *subduralen* (s. S. 270) kann man bei *subarachnoidealen* Blutungen stets Blut im Liquor nachweisen, da diese in den äußeren Liquorraum (entspricht dem Subarachnoidealraum) hinein erfolgen. Das in den Subarachnoidealraum austretende Blut verursacht eine intrakranielle Raumforderung sowie Spasmen (Verkrampfungen) der hirnversorgenden Arterien. Dies macht so eine Blutung grundsätzlich lebensbedrohlich.

11.3 Die drei großen Gehirnarterien

Für die Versorgung des Groß- und Zwischenhirns sind vor allem drei große und besonders wichtige Arterien zuständig: *A. cerebri anterior*, *A. cerebri media* und *A. cerebri posterior*. Jeder dieser Arterien ist ein relativ gut abgrenzbares Versorgungsgebiet im Zwischen- und Großhirnbereich zugeordnet (Abb. 11.5), wobei diese Gebiete fast ausschließlich von der entsprechenden Arterie versorgt werden und nur bei *langsamem* Verschluss (meist durch zunehmende Arteriosklerose) über Kollateralen der angrenzenden Arterie in den Randgebieten mitversorgt werden können.

Eine Synopsis der Gehirnarterien und ihrer Versorgungsgebiete gibt Abb. 11.6.

11.3.1 A. cerebri anterior

Verlauf Die A. cerebri anterior zweigt sich aus der A. carotis interna ab (Abb. 11.1, 2). Sie zieht über das Chiasma opticum hinweg und – nach Abgabe der A. communicans anterior – in den Interhemisphärenspalt. Dort verläuft sie vorne um das Balkenknie herum auf die Dorsalseite des Balkens und teilt sich dabei in ihre beiden Hauptäste, die *A. pericallosa* und die *A. callosomarginalis*, auf (Abb. 11.7, 2 und 3). Unter Abgabe zahlreicher Äste verlaufen diese bis zur Grenze von Parietal- zu Okzipitallappen (Abb. 11.7, 2–6). Der Anteil der A. cerebri anterior *vor* Abgang der A. communicans anterior *(Pars precommunicalis)* wird als *A1-Segment*, der anschließende Anteil *(Pars postcommunicalis)* als *A2-Segment* bezeichnet.

Versorgungsgebiet (Abb. 11.5a–c, 1) Das Versorgungsgebiet der A. cerebri anterior erstreckt sich medial über den ganzen Frontal- und Parietallappen, das Septum und die basalen Vorderhirnstrukturen. Es reicht auch über die Mantelkante hinaus auf die Konvexität der Großhirnhemisphäre, wo noch ein Teil des Frontal- und Parietallappens versorgt wird. An *funktionellen Zentren* durchblutet die A. cerebri anterior also einen großen Teil des präfrontalen und prämotorischen Kortex und mit einem ihrer Endäste *(A. paracentralis)* die Teile des Gyrus pre- und postcentralis, die somatotopisch für die Versorgung des Bein- und Fußbereiches zuständig sind.

Nach Abgabe der A. communicans anterior zweigt aus der A. cerebri anterior eine rückwärtig verlaufende *A. striata medialis distalis (A. recurrens, Heubner-Arterie)* ab, die im Bereich der Substantia perforata anterior ins Gehirn eintritt und z.T. den vorderen Schenkel der Capsula interna sowie den vorderen Teil des Striatums mit Blut versorgt. Da im vorderen Schenkel der Capsula interna auch kortikopontine Bahnen verlaufen (die für die Kleinhirnfunktion von großer Bedeutung sind), kann es bei Verschluss dieser Arterie zu Kleinhirnausfallssymptomen, wie z.B. Dysarthrie, kommen.

Klinik Eine isolierte Durchblutungsstörung der A. cerebri anterior ist selten. Tritt sie auf, kann es z.B. bei einer *distalen* Stenosierung (isolierte Mangeldurchblutung des medialen Gyrus-precentralis-Bereichs) zu einer schlaffen Lähmung im Bein- und Fußbezirk der *kontralateralen Seite* (häufig verbunden mit Harninkontinenz) kommen. Durch die Minder-

[1] aneurysma (gr.) = Erweiterung

perfusion der medialen Gyrus-postcentralis-Anteile besteht eine Sensibilitätsstörung an Bein und Fuß. Wird bei sehr proximalen Verschlüssen auch der präfrontale Kortex nicht mehr durchblutet, können zusätzlich schwere Persönlichkeitsveränderungen auftreten.

11.3.2 A. cerebri media

Verlauf Die A. cerebri media ist als Endast der A. carotis interna die stärkste der drei großen Gehirnarterien. Sie setzt den Verlauf der A. carotis interna nach Abgabe der A. cerebri anterior fort (klinisch wichtig, deshalb gelangen Emboli aus dem Karotisstromgebiet meist in die A. cerebri media). Nach Abzweigung aus der A. carotis interna gibt die A. cerebri media die *Aa. centrales anterolaterales (Aa. lenticulostriatae)* ab. Es handelt sich dabei um mehrere senkrecht abzweigende Arterien, die durch die Substantia perforata anterior ins Gehirn eintreten und das Striatum und Pallidum sowie einen Teil von Capsula interna und Thalamus versorgen (Abb. 11.8, 3). Die A. cerebri media zieht dann nach lateral zwischen Temporallappen und Inselrinde in die Fossa lateralis, wo sie sich in ihre kortikalen Endäste aufzweigt (Abb. 11.9). Dabei unterscheidet man einen *Truncus superior* mit Ästen zum Frontal- und Parietallappen und einen *Truncus inferior* mit Ästen zum Temporallappen. Diese sich auf der lateralen Hemisphäre ausbreitenden Äste der A. cerebri media sind in ihrer Ausbildung variabel, doch gibt es etwa acht bis zehn davon, die (selbst wieder in ihrem Verlauf variabel) meist zu finden und deshalb in Abb. 11.9 dargestellt sind. Die nomenklatorische Kenntnis dieser Äste ist meist nicht von allzu großer praktischer Bedeutung und ihre Namensgebung uneinheitlich, ein Auswendiglernen ist deshalb nicht sinnvoll. Der erste Teil der A. cerebri media bis in die Fossa lateralis wird *M1-Segment*, der zweite, sich in der Fossa lateralis verzweigende Anteil *M2-Segment* genannt.

Versorgungsgebiet (Abb. 11.5a–c, 2) Die Aa. centrales anterolaterales versorgen das basale Vorderhirn, das Striatum und einen Teil des Pallidums (mit einem kleinen Teil des angrenzenden Thalamus)

Abb. 11.5 Versorgungsgebiete der drei großen Gehirnarterien.
(a) Lateralansicht.
(b) Medialansicht.
(c) Horizontalschnitt.
1 A. cerebri anterior, **2** A. cerebri media, **3** A. cerebri posterior.

11.3 Die drei großen Gehirnarterien

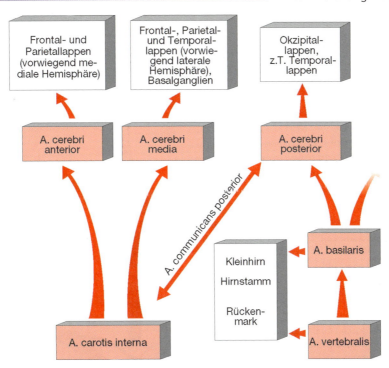

Abb. 11.6 **Vereinfachtes Schema des arteriellen Gefäßsystems im Gehirn.** Versorgungsgebiete in weißen, zuführende Arterien in roten Kästchen.

Abb. 11.7 **Arterien des Gehirns von medial.**
1 *A. cerebri anterior:* Nach Abgabe der A. communicans anterior (nicht dargestellt) zieht sie zum Corpus callosum und teilt sich in ihre beiden Hauptäste auf: die **2** A. pericallosa und die **3** A. callosomarginalis. Die **2** A. pericallosa setzt den Verlauf der A. cerebri anterior entlang dem Corpus callosum fort. Von der **3** A. callosomarginalis gehen zahlreiche **4** Rr. frontales ab, die den Frontallappen versorgen. Die **3** A. callosomarginalis endet mit den **5** Rr. paracentrales an der Medialseite des Gyrus pre- und postcentralis (Lobulus paracentralis). Die **2** A. pericallosa endet mit den **6** Rr. precuneales. **7** *A. cerebri media,* mit Ästen vor allem zum vordersten Bereich des Temporallappens. **8** *A. cerebri posterior:* Sie zieht zwischen Mittelhirn (abpräpariert) und Temporallappen nach hinten und verzweigt sich in **9** A. occipitalis lateralis und **10** A. occipitalis medialis. **10** zweigt sich in **11** R. calcarinus (für die Sehrinde) und **12** R. parietooccipitalis auf. (Aus [7])

und – was von großer klinischer Bedeutung ist – einen Großteil der Capsula interna (Abb. 11.5c, *2*). Des Weiteren versorgt die A. cerebri media die Inselrinde und erhebliche Teile des Frontal-, Parietal- und Temporallappens (Abb. 11.5a, b, *2*). Darunter fallen zahlreiche wichtige funktionelle Zentren wie motorischer Kortex (Rumpf, obere Extremität und Kopf), ein Teil des prämotorischen Kortex, primärer und sekundärer somatosensibler Kortex, motorisches und sensorisches Sprachzentrum, frontales Blickzentrum und auch der Gyrus angularis (Kopplungsstelle zwischen visuellem und auditorischem System).

Klinik Die A. cerebri media ist von allen intrakraniellen gehirnversorgenden Arterien am häufigsten von einer Mangeldurchblutung im Rahmen von Arteriosklerose und Embolien oder von einer Gefäßruptur im Rahmen des Bluthochdrucks *(arterielle Hypertonie)* betroffen.

Wird die **ganze A. cerebri media verschlossen** (klinisches Beispiel in Abb. 11.10), kommt es *auf der kontralateralen Seite* zu einer (oft kopf- und armbetonten) Halbseitenlähmung. Dies erklärt sich einerseits durch eine Minderversorgung der entsprechenden Capsula-interna-Anteile, die die kortikofugalen Fasern führen (vgl. somatotopische Zuordnung in Abb. 9.40c), andererseits durch eine Minderversorgung des motorischen und prämotorischen Kortex. Des Weiteren kommt es zu einer halbseitigen somatosensiblen Empfindungslosigkeit (Minderversorgung der somatosensiblen Rinde) auf der kontralateralen Seite. Da auch das frontale Augenfeld von der A. cerebri media versorgt wird, kommt es zu einer Blickdeviation zur *ipsilateralen* Seite (funktionelles Überwiegen des Blickzentrums in der nicht geschädigten, kontralateralen Hemisphäre). Ist die *dominante Hemisphäre* betroffen, kommen folgende Ausfälle hinzu: globale *Aphasie* (motorische und sensorische, da beide Sprachzentren minderversorgt sind) und auch eine *Agraphie* (= Schreibunfähigkeit, durch Minderversorgung des Gyrus angularis). Bei einem Verschluss einzelner Äste der A. cerebri media, die die eben genannten Zentren versorgen, können diese Symptome natürlich auch isoliert auftreten.

Die Aa. centrales anterolaterales sind auf Grund ihres senkrechten Abgangs aus der A. cerebri media und der daraus resultierenden Strömungsturbulenzen für arteriosklerotische Veränderungen prädestiniert. So sind sie oft Kandidaten für einen Gefäßverschluss und bei Hochdruckpatienten besonders häufig Manifestationsort der oben erwähnten Gefäßrupturen. Solche Blutungen führen ebenso wie ein Verschluss dieser Gefäße zu einem Gewebeuntergang im Bereich der Basalganglien und vor allem der Capsula interna, was in einer kontralateralen Halbseitenlähmung (Hemiplegie) resultiert.

11.3.3 A. cerebri posterior

Die unpaare A. basilaris teilt sich in jeweils eine linke und rechte A. cerebri posterior auf. Hämodynamisch gehört die A. cerebri posterior somit zum Versorgungsbereich des vertebrobasilären Systems.

Verlauf Nachdem die A. cerebri posterior die A. communicans posterior als Verbindung zur A. carotis interna abgegeben bzw. aufgenommen hat, zieht sie zwischen Mittelhirn und Temporallappen um den Hirnstamm herum nach hinten an die mediale

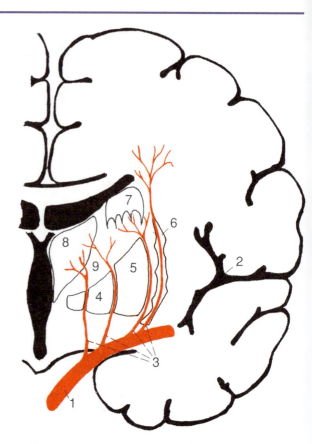

Abb. 11.8 Blutversorgung des Capsula-interna- und Basalganglienbereichs durch die A. cerebri media.
1 A. cerebri media, die auf ihrem Weg zur **2** Fossa lateralis die **3** Aa. centrales anterolaterales (Aa. lenticulostriatae) zu den Basalganglien und zur Capsula interna abgibt. **4** Pallidum, **5** Putamen, **6** Claustrum, **7** Ncl. caudatus, **8** Thalamus, **9** Capsula interna.

Hemisphärenseite, wo sie sich im Bereich des Isthmus gyri cinguli in ihre beiden Endäste, die *A. occipitalis medialis* und *A. occipitalis lateralis*, aufzweigt, von denen weitere Äste zum medialen Parietal- und Okzipitallappen einschließlich der Sehrinde abgehen (Abb. 11.7, *8–12*). Man unterscheidet im Verlauf der A. cerebri posterior vier Abschnitte, die mit *P1-Segment* bis *P4-Segment* bezeichnet werden: P1 bis zum Abgang der A. communicans posterior, P2 von dort bis zum Abgang des R. temporalis inferior posterior, P3 von dort bis zum Erreichen der medialen Hemisphärenfläche, P4 von dort bis zur Aufzweigung in die Endäste.

Versorgungsbereich (Abb. 11.5a–c, *3*) *Kortikal* versorgt die A. cerebri posterior den kaudalen und basalen Bereich des Temporallappens mit dem Hippocampus sowie den gesamten Okzipitallappen mit primärer und sekundärer Sehrinde und einem erheblichen Teil der Sehstrahlung. Ein spezieller Ast, der *R. calcarinus*, ist nur für die Versorgung der primären Sehrinde zuständig. *Subkortikal* durchblutet die A. cerebri posterior vor allem den Thalamus

11.3 Die drei großen Gehirnarterien

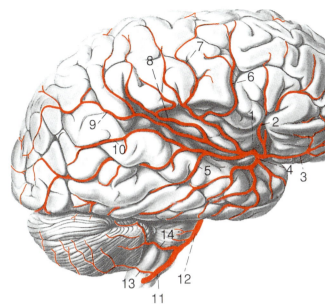

Abb. 11.9 Arterien des Gehirns von lateral. Operculum (basaler Frontal- und Parietallappen, oberer Temporallappen) zur Freilegung der A. cerebri media auseinander gedrängt.
1 A. cerebri media: Sie verzweigt sich in der Fossa lateralis zwischen Temporal- und Frontallappen. Die wichtigsten Äste sind: **2** A. triangularis, **3** A. frontobasalis lateralis, **4** R. temporalis anterior, **5** R. temporalis medius, **6** A. sulci precentralis, **7** A. sulci centralis, **8** A. sulci postcentralis, **9** A. parietalis posterior, **10** R. gyri angularis.
Vertebrobasilärer Bereich: **11** A. vertebralis, **12** A. basilaris, **13** A. inferior posterior cerebelli, **14** A. inferior anterior cerebelli. (Aus [1])

Abb. 11.10 Verschluss der A. cerebri media („*Mediainsult*").
Computertomographie (CT) des Gehirns bei komplettem Verschluss der A. cerebri media links (die Schnittbilder in der Klinik werden „seitenverkehrt" projiziert, man sieht also „von unten" auf die Schnittebene). Das außen mit Pfeilen markierte Infarktareal (vgl. mit Abb. **11.5c**, *2*) grenzt sich dunkel gegen das übrige Hirnparenchym ab.
Symptomatik des Patienten: Innerhalb von Minuten eintretende globale (motorische und sensorische) Aphasie und eine Hemiplegie (Halbseitenlähmung) rechts. Stunden später Bewusstseinsverlust durch die zunehmende Hirnschwellung (O_2-unterversorgtes Hirnparenchym schwillt an, beachte die verquollenen, also nicht mehr sichtbaren Sulci auf der betroffenen Seite im Vergleich zur kontralateralen Seite).
(Bild aus Universitätsklinikum Freiburg, mit freundlicher Genehmigung von Prof. Dr. Schumacher, Abt. Neuroradiologie)

Abb. 11.11 Teilverschluss der A. cerebri posterior („*Posteriorinsult*").
Computertomographie des Gehirns bei Teilverschluss der A. cerebri posterior links (Blick auf die Schnittebene „von unten"). Das mit Pfeilen markierte Infarktareal (vgl. mit Abb. **11.5c**, *3*) grenzt sich dunkel gegen das übrige Hirnparenchym ab und beinhaltet einen Großteil der Sehstrahlung und der primären Sehrinde.
Symptomatik des Patienten: Hemianopsie nach rechts, die sich während einer Autofahrt entwickelt hatte. Beim Einfahren in die Hausgarage rammte er mit seinem Wagen die rechte Garagenwand, weil er diese nicht mehr wahrnehmen konnte.
(Bild aus Universitätsklinikum Tübingen, mit freundlicher Genehmigung von PD Dr. Petersen, Abt. Neuroradiologie)

Blutversorgung des Gehirns

Abb. 11.12 Zerebrale Angiographie.
(a) Röntgen-Angiographie der rechten A. carotis communis in der Ansicht von lateral (lateraler Strahlengang). Gezeigt ist eine Aufnahme in der sog. *arteriellen Durchströmungsphase* (in der sich daran anschließenden sog. *venösen* Phase hat das Kontrastmittel die Hirnarterien und das Kapillarbett durchlaufen und befindet sich in den Hirnvenen; dies ist hier nicht dargestellt). **1** A. carotis interna mit **2** Karotissiphon, **3** A. cerebri anterior mit Aufgabelung in A. pericallosa und A. callosomarginalis (vgl. Abb. 11.7), **4** A. cerebri media mit Aufgabelung in ihre Endäste (vgl. Abb. 11.9).
(b) Röntgen-Angiographie der A. carotis communis in der Ansicht von ventral (sagittaler = a. p. Strahlengang, arterielle Phase). **1** A. carotis interna, **2** Aufteilung der A. carotis interna in **3** A. cerebri anterior und **4** A. cerebri media.
(c) Magnetresonanz-(= Kernspintomographie-)Angiographie aller vier großen gehirnversorgenden Arterien (Aa. carotides internae und Aa. vertebrales). Aus den nach Kontrastmittelinjektion gefertigten Kernspin-Schichtaufnahmen errechnet der Computer ein dreidimensionales Modell der gehirnversorgenden Arterien. **1** A. carotis communis, **2** A. carotis externa, **3** A. carotis interna mit **4** Karotissiphon, **5** Aufteilung der A. carotis interna in **6** A. cerebri anterior und **7** A. carotis media, **8** A. vertebralis beidseits, **9** A. basilaris mit Aufteilung in die **10** Aa. cerebri posteriores.
(Bilder aus Universitätsklinikum Freiburg, beigetragen von Dr. J. Klisch, Abt. Neuroradiologie)

und einen Großteil des Mittelhirns (weiterhin und nicht von so großer Bedeutung auch Teile des Hypothalamus und des Balkens sowie den Plexus choroideus des dritten Ventrikels).

Klinik Wegen der engen Relation dieses Gefäßes zum visuellen System (Versorgung des Corpus geniculatum laterale, des größten Teils der Sehstrahlung sowie primärer und sekundärer Sehrinde) hat ein **Verschluss der A. cerebri posterior** überwiegend *visuelle Ausfälle* zur Folge. Bei einem Verschluss der A. cerebri posterior kommt es entsprechend zu einer *homonymen Hemianopsie* zur Gegenseite der Schädigung (klinisches Beispiel in Abb. 11.11). Der Bereich der Sehrinde, in dem die Fasern mit der visuellen Information der *Macula retinae* enden (dem zentralen Punkt des Gesichtsfeldes, der auch für das schärfste Sehen verantwortlich ist), ist relativ gut mit Gefäßanastomosen versorgt, die aus der A. cerebri media gespeist werden. Deshalb ist bei entsprechenden Infarkten mit Hemianopsie häufig das zentrale und scharfe Sehen noch intakt. Natürlich kann die isolierte Unterversorgung einzelner Teile des Versorgungsbereichs der A. cerebri posterior auch eine *Quadrantenanopsie* (Ausfall nur eines Viertels des Gesichtsfeldes) oder nur einzelne dunkle Flecken im Gesichtsfeld *(Skotome)* zur Folge haben.

Durch eine Minderperfusion der subkortikalen Versorgungsareale sind bei Verschluss der hinteren Gehirnarterie auch Thalamusausfallssymptome wie z. B. Bewusstseinsverlust (Minderperfusion der unspezifischen Thalamuskerne) oder Schmerzsyndrome möglich (zu Thalamussyndromen vgl. im Einzelnen S. 176).

11.3.4 Darstellung der Gehirngefäße am Lebenden

Die Blutgefäße des Gehirns, wie sie bis hierher dargestellt wurden, können nicht nur am anatomischen Präparat, sondern auch am Lebenden dargestellt werden, was sehr große praktische Relevanz hat. Durchblutungsstörungen in den hirnversorgenden Gefäßen sind häufig, und der diagnostische Bedarf ist entsprechend groß. Bildgebend stellt man die Blutgefäße des Gehirns gegenwärtig vor allem mit zwei Methoden dar: durch Kontrastmittelinjektion mit anschließenden Röntgenaufnahmen (Abb. 11.12a und b) oder durch Kontrastmittelinjektion mit anschließenden Kernspintomographien (Abb. 11.12c). Dabei lassen sich Gefäßverengungen oder -verschlüsse, Gefäßfehlbildungen, aber auch die Blutversorgung von Tumoren zur Planung von Operationen darstellen. Die Kenntnis der normalen Anatomie der Gehirngefäße ist dabei unabdingbare Voraussetzung für die Analyse der Bilder. Es gibt darüber hinaus die Möglichkeit, durch *dopplersonographische* Untersuchungen die hirnversorgenden Gefäße zu untersuchen, was aber weniger in der Bildgebung als bei der schnellen und unkomplizierten Funktionsdiagnostik vor allem der extrakraniellen Gefäße Bedeutung hat.

11.4 Hirnvenen und Sinus durae matris

Das gesamte venöse Blut aus dem Gehirnbereich sammelt sich über die Gehirnvenen in den venösen *Sinus durae matris* (s.u.), von denen aus es fast ausschließlich über die *V. jugularis interna* der oberen Hohlvene und damit dem Herzen zugeleitet wird.

Ein kleiner Teil des Blutes verlässt den Gehirnschädelbereich auch über die Rückenmarksvenen und über die *Vv. emissariae*, die eine Verbindung zwischen duralen Sinus, Diploëvenen und den Kopfhautvenen darstellen.

Wie fast alle Venen des Kopfes haben auch die Gehirnvenen keine Klappen. Zudem sind ihre zarten Wände frei von Muskelgewebe und meist hauchdünn.
Man unterscheidet im Gehirn prinzipiell

- *oberflächliche Venen (Vv. cerebri superficiales)* und
- *tiefe Venen (Vv. cerebri profundae)*.

Sie unterscheiden sich dadurch, dass die oberflächlichen Venen *direkt in die Sinus durae matris* münden, während die tiefen Venen *in die V. magna cerebri (Galeni)* ableiten, die dann ihrerseits in den *Sinus rectus* mündet (s.u.).

Klinik Prinzipiell kann jedes abführende Gefäß aus dem Gehirnbereich durch eine *Thrombose* verschlossen werden, einschließlich der großen duralen Sinus. Es resultiert daraus ein *Blutrückstau* in den betroffenen Gehirngebieten, deren venöser Abfluss behindert ist. Dieser Rückstau und der damit verbundene Druckanstieg führt sehr häufig wegen des zarten Wandaufbaus der venösen Gehirngefäße zu ihrem Zerreißen und damit zu intrazerebralen Blutungen. Die Symptomatik einer solchen Hirnvenenthrombose richtet sich nach den betroffenen Gehirnarealen, die u.U. eng umschrieben sein können (z.B. motorische Rinde). Grundsätzlich kommt es bei einem Verschluss der Blutabflusswege zur *Hirnschwellung*, die in einer sog. *Einklemmung* des Gehirns enden kann (s. Kap. 10.2.1, S. 253), weshalb eine große Hirnvenenthrombose stets lebensbedrohlich ist.

Einen Überblick über die Gehirnvenen und ihre Drainageareale gibt Abb. 11.13.

11.4.1 Oberflächliche Venen (Abb. 11.14)

Die oberflächlichen Venen leiten das Blut aus den äußeren 1–2 cm des Großhirns (Kortex und darunter liegendes Marklager) ab. Bei diesen Venen unterscheidet man

- obere Venen *(Vv. superiores cerebri)*
- mittlere Vene *(V. media superficialis cerebri)* und
- untere Venen *(Vv. inferiores cerebri)*.

Die **Vv. superiores cerebri**, von denen es etwa 8–12 pro Hemisphäre gibt, drainieren das Blut der oberen *lateralen* und *medialen Hemisphäre* (vor allem Frontal- und Parietallappen), verlaufen im Subarachnoidealraum z.T. entlang großen Sulci des Endhirns und leiten das Blut direkt in den Sinus sagittalis superior (Abb. 11.14, *1–7*). Von der Gehirnoberfäche

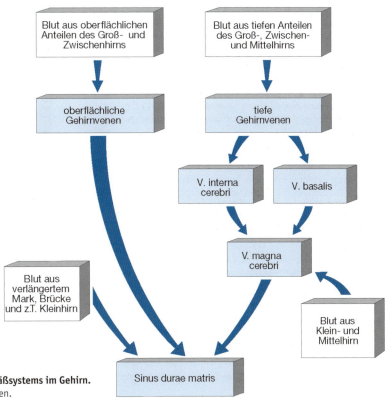

Abb. 11.13 Vereinfachtes Schema des venösen Gefäßsystems im Gehirn. Drainierende Areale in weißen, Venen in blauen Kästchen.

Blutversorgung des Gehirns

Abb. 11.14 Oberflächliche Hirnvenen.
Obere Venen (Vv. superiores cerebri): **1** V. prefrontalis, **2** Vv. frontales, **3** V. precentralis, **4** V. centralis, **5** V. postcentralis, **6** Vv. parietales, **7** Vv. occipitales superiores.
Mittlere Vene: **8** V. media superficialis cerebri, die über **9** V. anastomotica superior und **10** V. anastomotica inferior mit den oberen bzw. unteren Venen verbunden ist.
Untere Venen (Vv. inferiores cerebri): **11** Vv. occipitales inferiores, **12** Vv. temporales.
Durale Sinus (Sinus durae matris): **13** Sinus sagittalis superior, **14** Sinus transversus, **15** Sinus sigmoideus. (Aus [1])

aus müssen sie den Subarachnoidealraum durchqueren und anschließend als sog. „*Brückenvenen*" die Arachnoidea durchbohren, um dann vom (fiktiven) *Subduralraum* aus in den venösen Sinus zu enden.

Klinik Diese Venen können selbst bei leichteren Schädeltraumen (die zu Scherkräften zwischen Dura und Arachnoidea führen) verletzt werden, wodurch es zu meist ausgedehnten Blutungen in den Subduralspalt, sog. *subduralen Blutungen*, kommt. Diese treten auf Grund der anatomischen Verhältnisse praktisch nur als *venöse* Blutungen auf. Wenn die Blutung nicht spontan zum Stillstand kommt und auf diese Weise durch die entstehende Raumforderung in Form des sich ausweitenden Subduralraums das Gehirn komprimiert wird, werden entsprechende Zentren in ihrer Funktion beeinträchtigt. Neben den meist bestehenden Kopfschmerzen treten dann auch neurologische Ausfallserscheinungen hinzu. Die Symptome können oft erst Wochen nach der eigentlichen Verletzung auftreten, da der Blutdruck in den betroffenen Gefäßen sehr gering ist, das Blut also nur langsam austritt und die Raumforderung damit nur langsam größer wird (klinisches Beispiel in Abb. 11.15).

Die V. media superficialis cerebri (Abb. 11.14, *8*) entsteht aus den *Vv. anastomotica superior* und *inferior*, die die oberen und unteren Zerebralvenen miteinander verbinden, und leitet das Blut aus der Umgebung des Sulcus lateralis direkt in den Sinus sphenoparietalis.

Die **Vv. inferiores cerebri** sammeln das Blut aus dem *basalen Hemisphärenbereich* (vor allem Temporal- und Okzipitallappen). Sie verlaufen ebenfalls an der Oberfläche der Hemisphäre (Abb. 11.14, *11* und *12*) und leiten das Blut in die großen duralen Blutleiter der Schädelbasis (s. u.), vor allem in den *Sinus transversus* (Abb. 11.14, *14*).

11.4.2 Tiefe Venen (Abb. 11.16)

Die tiefen Venen des Gehirns münden in die *V. magna cerebri* (*V. Galeni*) und drainieren vor allem das Blut aus den *subkortikalen Großhirnstrukturen* und dem *Zwischenhirn*.

Abb. 11.15 Subdurales Hämatom.
Kernspintomographie des Kopfes bei ausgedehnter subduraler Blutung links (Blick auf die Schnittebene „von unten"). Das Hämatom (mit X bezeichnet) hebt sich weiß gegen das graue, komprimierte und nach innen verdrängte Hirnparenchym ab.
(Bild aus Universitätsklinikum Freiburg, mit freundlicher Genehmigung von Prof. Dr. Schumacher, Abt. Neuroradiologie)

Man kann bei den tiefen Gehirnvenen zwei große Gefäße hervorheben, in die alle anderen tiefen Venen einmünden und die sich dann beide zur unpaaren V. magna cerebri vereinigen:

- *V. basalis* und
- *V. interna cerebri*.

Während die V. basalis vorwiegend die ventralen subkortikalen Vorderhirnstrukturen drainiert, führt die V. interna cerebri das Blut großer Bereiche der Basalganglien und des nach hinten angrenzenden Marklagers.

11.4 Hirnvenen und Sinus durae matris

Abb. 11.16 Tiefe Hirnvenen. Ansicht nach Eröffnung der Seitenventrikel des Großhirns.
1 V. magna cerebri. Sie entsteht durch den Zusammenschluss von **2** V. basalis und **3** V. interna cerebri (jeweils beider Seiten). **3** entsteht durch den Zusammenschluss von **4** V. choroidea superior, **5** V. bzw. Vv. septi pellucidi und **6** V. thalamostriata. **7** V. communis cornus posterioris (Blut aus dem Marklager des Parietal- und Okzipitallappens). (Aus [1])

Die V. **basalis** entsteht durch den Zusammenschluss der *V. anterior cerebri* und *V. media profunda cerebri* (Verlauf dieser beiden Gefäße parallel zu A. cerebri anterior und A. cerebri media) im Bereich der Substantia perforata anterior. Sie zieht von dort am Hypothalamus und Mittelhirn vorbei bis zum oberen Ende der Vierhügelplatte (Abb. 11.16, *2*).

Die V. **interna cerebri** (Abb. 11.16, *3*) entsteht im Bereich des Foramen interventriculare zwischen Seitenventrikel und drittem Ventrikel vor allem durch die Vereinigung dreier Venen (Abb. 11.16, *4–6*): *V. choroidea superior* (Blut aus dem Plexus choroideus der Seitenventrikel und des dritten Ventrikels), *V. septi pellucidi* (Blut aus dem Marklager des Frontal- und Parietallappens) und *V. thalamostriata superior* (Blut aus Striatum, Pallidum und Teilen des Thalamus). Die V. thalamostriata (Abb. 11.16, *6*) wurde schon als Grenzstruktur zwischen Ncl. caudatus und Thalamus und damit Landmarke zwischen Telencephalon und Diencephalon erwähnt.

Die Vv. basales und Vv. internae cerebri beider Seiten vereinigen sich dann zur V. **magna cerebri** (Abb. 11.16, *1*). Diese mündet nach einem kurzen, nach dorsal gerichteten Verlauf in den *Sinus rectus* (s. u.).

Venöser Abfluss aus dem Hirnstamm und dem Kleinhirn
Während das Mittelhirn vorwiegend direkt in die V. magna cerebri über die V. basalis ableitet, fließt venöses Blut aus dem Pons in den Sinus petrosus, Sinus transversus oder in die Kleinhirnvenen. Die Medulla oblongata drainiert sowohl über die Rückenmarksvenen als auch über die benachbarten duralen Sinus. Das Kleinhirn schließlich leitet sein venöses Blut in die V. cerebri magna, den Sinus rectus (oberer Teil) sowie den Sinus petrosus superior und Sinus transversus (unterer Teil).

11.4.3 Sinus durae matris

Wie in Kap. 10.2.1 bereits erwähnt, finden sich zwischen zwei Durablättern Hohlräume, die als venöse Blutleiter dienen und als *Sinus durae matris* (kurz: *durale Sinus*) bezeichnet werden. Sie sammeln das gesamte Blut aus dem Gehirnbereich, den Hirnhäuten sowie der Augenhöhle und leiten es fast ausnahmslos der V. jugularis interna zu, die im Foramen jugulare der hinteren Schädelgrube beginnt. Eine Synopsis dieser Sinus findet sich in Abb. 11.17. Der größte von ihnen ist der *Sinus sagittalis superior*, der im Oberrand der Falx cerebri verläuft (Abb. 11.17, *4*). In ihrem Unterrand verläuft der *Sinus sagittalis inferior* (Abb. 11.17, *5*), der zusammen mit der V. magna cerebri im *Sinus rectus* endet (Abb. 11.17, *7*). Dieser wiederum fließt im *Confluens sinuum* mit dem Sinus sagittalis superior zusammen (Abb. 11.17, *16*). Vom Confluens aus richtet sich nach rechts und links der *Sinus transversus*, der, die hintere Schädelgrube seitlich und hinten einrahmend, nach ventral zieht und in den S-förmig geschwungenen *Sinus sigmoideus* übergeht (Abb. 11.17, *9*). Der Sinus sigmoideus endet dann im *Foramen jugulare*, in dem die *V. jugularis interna* beginnt (Abb. 11.17, *8*). Ganz vorne an der Grenzkante zwischen vorderer und mittlerer Schädelgrube verläuft entlang den Keilbeinflügeln der *Sinus sphenoparietalis* (Abb. 11.17, *3*), der

Blutversorgung des Gehirns

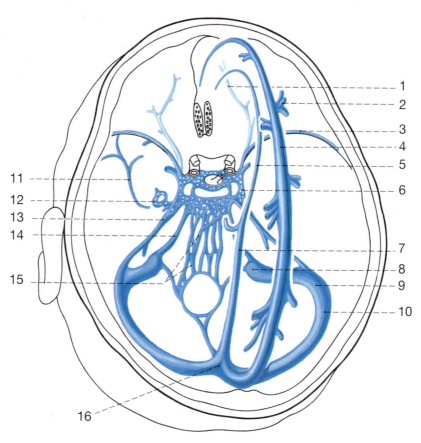

Abb. 11.17 Sinus durae matris.
1 V. ophthalmica superior, **2** Vv. superiores cerebri, **3** Sinus sphenoparietalis, **4** Sinus sagittalis superior, **5** Sinus sagittalis inferior, **6** Sinus cavernosus, **7** Sinus rectus, **8** Beginn der V. jugularis interna, **9** Sinus sigmoideus, **10** Sinus transversus, **11** V. meningea media, **12** Plexus venosus foraminis ovalis, **13** Sinus petrosus superior, **14** Sinus petrosus inferior, **15** Plexus basilaris, **16** Confluens sinuum. (Aus [1])

in den medial davon liegenden *Sinus cavernosus* mündet. Dieser Sinus cavernosus (Abb. 11.17, 6) umgibt die in der Sella turcica liegende Hypophyse als ein großes venöses Hohlraumsystem. Von ihm aus existiert eine Verbindung zum *Sinus sigmoideus* über den *Sinus petrosus superior* und den *Sinus petrosus inferior*, die jeweils im oberen bzw. unteren Rand der Felsenbeinpyramide verlaufen (Abb. 11.17, 13 und 14). Ein weiterer Abfluss des Sinus cavernosus ist der sich dorsal der Sella auf dem Clivus nach kaudal ausbreitende *Plexus basilaris*, der sein Blut ebenfalls größtenteils ins Foramen jugulare ableitet (Abb. 11.17, 15).

Topographie des Sinus cavernosus Dieser Sinus ist ein gekammertes Hohlraumsystem, das, von zwei Durablättern umkleidet, links und rechts der Hypophyse zu finden ist (Abb. 11.17, 6). Er erhält seine venösen Zuflüsse direkt aus basalen Hirnvenen, dem Sinus sphenoparietalis und – was von besonderer klinischer Wichtigkeit ist – aus der *V. ophthalmica superior* (Abb. 11.17, 1), die das venöse Blut aus dem Bulbus oculi (Augapfel) transportiert und im Bereich des medialen Augenwinkels mit der *V. facialis* bzw. *V. angularis* anastomosiert. Die topographischen Beziehungen des Sinus cavernosus haben klinische Bedeutung (Abb. 11.18). Wie beschrieben, umgibt er bilateral die Hypophyse (Abb. 11.18, 2), während sich kaudal von ihm, nur durch eine dünne Knochenplatte des Keilbeins getrennt, der Sinus sphenoidalis befindet (Abb. 11.18, 4). Der Sinus cavernosus wird von mehreren Leitungsbahnen durchzogen, wobei die A. carotis interna – die hier einen S-förmigen Verlauf aufweist *(Karotissiphon)* – die größte ist (Abb. 11.18, 3). Des Weiteren läuft mitten durch den Sinus cavernosus der N. abducens (VI), der für die Lateralbewegung des gleichseitigen Auges verantwortlich ist. An der *lateralen Wand* des Sinus verlaufen von kranial nach kaudal der N. oculomotorius (III), der N. trochlearis (IV) und der N. ophthalmicus (erster Trigeminusast, V1) und an der *laterokaudalen Wand* (weiter vorne dann am Boden) schließlich der N. maxillaris (zweiter Trigeminusast, V2).

Klinik
Septische Sinus-cavernosus-Thrombose Durch die Nähe des Sinus cavernosus zu den Nasennebenhöhlen, insbesondere zum Sinus sphenoidalis, kann eine eitrige Nasennebenhöhlenentzündung in den Sinus cavernosus durchbrechen und dort

Zusammenfassung

Abb. 11.18 Frontalschnitt durch den Sinus cavernosus.
1 Sinus cavernosus, **2** Hypophyse, **3** A. carotis interna,
4 Keilbeinhöhle, **III** N. oculomotorius, **IV** N. trochlearis,
V1 N. ophthalmicus, **V2** N. maxillaris, **VI** N. abducens.

zu einer *eitrigen (= septischen) Thrombose* führen. Das Gleiche kann eintreten, wenn aus dem Gesichtsbereich über die V. angularis und die V. ophthalmica superior Erreger in den Sinus cavernosus gelangen (z. B. aus Furunkeln). Eine septische Thrombose im Sinus cavernosus führt zu einer Schädigung der dort verlaufenden Hirnnerven, wobei der N. abducens immer zuerst betroffen ist, da er direkt *im* und nicht nur *am Rand* des Sinus verläuft. Später können dann auch die anderen vier Hirnnerven (III, IV, V1, V2) ausfallen. Des Weiteren kann es im Rahmen dieses Krankheitsbildes zu einer *eitrigen Meningitis* (= Hirnhautentzündung) kommen, da der Sinus cavernosus von Meningen umkleidet ist.

Sinus-cavernosus-Fistel Kommt es zu einer Verletzung der A. carotis interna in ihrem Verlauf im Sinus cavernosus (z. B. durch ein platzendes Aneurysma), strömt pulsierend mit arteriellem Druck Blut in den venösen Sinus, so dass eine *arteriovenöse Fistel* vorliegt. Über die Verbindung mit den Augenvenen erklärt sich das Leitsymptom dieses Krankheitsbildes: eine stark zugeschwollene Augenhöhle mit wulstartigen, nicht mehr öffnungsfähigen Augenlidern und einem pulsierend nach vorne tretenden Augapfel.

Zusammenfassung

Die Blutversorgung des Gehirns erfolgt im Wesentlichen aus den *Aa. carotides internae* und den *Aa. vertebrales*.

A. carotis interna Sie entsteht bei der Teilung der A. carotis communis, zieht durch den Karotiskanal ins Schädelinnere, bildet dort im Sinus cavernosus den *Karotissiphon* und gibt danach die *A. ophthalmica* zum Auge ab. Anschließend teilt sie sich an der Hirnbasis in die *A. cerebri anterior* und die etwas stärkere *A. cerebri media*. Das **Versorgungsgebiet** der A. carotis interna umfasst mit den drei genannten Endästen das gesamte Auge einschließlich der Retina, den vollständigen Frontal- und Parietallappen, den größten Teil des Temporallappens und des Zwischenhirns sowie die Hypophyse. Wegen des sehr großen Versorgungsbereichs der A. carotis interna haben vollständige Verschlüsse dieses Gefäßes sehr weitreichende Folgen: von Lähmungen (motorischer Kortex) und Gefühlsstörungen (sensibler Kortex) auf der kontralateralen Körperseite, über Sprachstörungen (Broca- und/oder Wernicke-Zentrum) bis hin zu Sehverlusten oder gar Blindheit des betroffenen Auges (Retina).

A. vertebralis Sie entspringt aus der A. subclavia, zieht entlang der Halswirbelsäule nach oben und tritt durch das Foramen magnum in die Schädelhöhle ein. Dort vereinigt sie sich am Unterrand des Pons mit der A. vertebralis der Gegenseite zur *A. basilaris*. Diese zieht ventral des Hirnstamms nach rostral und teilt sich in die beiden *Aa. cerebri posteriores*, die den hinteren Teil des Groß- und Zwischenhirns versorgen. Zuvor gehen Äste zum Kleinhirn und Hirnstamm ab: *A. inferior posterior cerebelli* aus der A. vertebralis, *A. inferior anterior cerebelli* und *A. superior cerebelli* aus der A. basilaris sowie zahlreiche kleine, mediale und laterale Äste direkt zur Versorgung von Medulla oblongata, Pons und Mesencephalon. Der **Versorgungsbereich** des vertebrobasilären Systems umfasst also den Okzipitallappen, Teile des Zwischenhirns, den gesamten Hirnstamm, das Kleinhirn, das Innenohr und den kranialen Teil des Rückenmarks. Eine Durchblutungsstörung dieser Arterien verursacht Symptome wie Schwindel (Vestibulariskerne, Innenohr), Doppelbilder und Blicklähmungen (Augenmuskelkerne und Hirnstammblickzentren), Gesichtsfeldausfälle (visueller Kortex) und zerebelläre Ataxie.

Circulus arteriosus cerebri (Willisii) Karotis- und vertebrobasiläres Gefäßsystem sind über kleine Anastomosenarterien miteinander verbunden, die zusammen den Circulus arteriosus cerebri (Willisii) bilden: zwischen den beiden Aa. cerebri anteriores die *A. communicans anterior* und zwischen der A. cerebri posterior und der A. carotis interna jeweils eine *A. communicans posterior*. Auf diese Weise sind die großen Gehirnarterien (Karotisstromgebiet und vertebrobasiläres Stromgebiet) untereinander und mit den Gefäßen der Gegenseite verbunden, so dass bei Minderdurchblutung eines Gefäßes die Durchblutung ggf. durch die anderen Gefäße kompensiert werden kann.

Große Gehirnarterien A. cerebri anterior, A. cerebri media und A. cerebri posterior sind für die Versorgung des Groß- und Zwischenhirns zuständig.

Die **A. cerebri anterior** zieht rostral um das Balkenknie herum und verläuft dann oberhalb des Balkens an der medialen Hemisphäre im Interhemisphärenspalt zu ihren **Versorgungsarealen** (Abb. 11.5, *1*), die im Wesentlichen die Medialseite des Frontal- und Parietallappens und den oberen Teil der Lateralseite des Frontal- und Parietallappens umfassen (präfrontaler Kortex, prämotorischer Kortex, Bein- und Fußregion des motorischen und sensiblen Kortex). Durchblutungsstörungen fallen vor allem durch Lähmungen und Empfindungsstörungen im Bein-/Fußbereich auf.

Die **A. cerebri media** setzt den Verlauf der A. carotis interna fort. Sie zieht medial des Temporallappens in die Fossa lateralis und breitet sich von dort aus vor allem an der lateralen Hemisphärenseite aus. Ihr **Versorgungsgebiet** (Abb. 11.5, *2*) umfasst die Basalganglien mit angrenzendem Thalamus, die Capsula interna mit den absteigenden kortikonukleären und kortikospinalen Bahnen (Durchblutungsstörungen in diesem Bereich sind sehr häufig!) und die lateralen Bereiche des Temporal-, Frontal- und Parietallappens (Arm-, Hand- und Gesichtsbereich des Gyrus precentralis und postcentralis sowie Broca- und Wernicke-Sprachzentrum in der dominanten Hemisphäre). Durchblutungsstörungen der A. cerebri media sind häufig und verursachen halbseitige kontralaterale Lähmungen (die die *gesamte* kontralaterale Körperhälfte betreffen können – Capsula interna!), Sensibilitätsstörungen und ggf. Sprachstörungen.

Die **A. cerebri posterior** zieht von ventrokaudal um das Mittelhirn herum zur medialen Hemisphärenseite und dort zum hinteren Bereich des Groß- und Zwischenhirns. Das **Versorgungsgebiet** (Abb. 11.5, *3*) umfasst den primären und sekundären visuellen Kortex mit dem Großteil der Sehbahn, den basalen Temporallappen und Teile des Zwischen- und Mittelhirns. Ein Verschluss der Arterie zeigt sich vor allem in Gesichtsfeldausfällen – wie homonyme Hemianopsie – und ggf. partiellen Thalamusausfallssymptomen.

Venöser Abfluss des Gehirnblutes Das gesamte venöse Blut des Gehirns sammelt sich in den Sinus durae matris und wird von dort hauptsächlich über die V. jugularis interna dem rechten Herzen zugeleitet. Bei den den duralen Sinus vorgeschalteten *Gehirnvenen* unterscheidet man zunächst *oberflächliche* und *tiefe Venen*. Während die oberflächlichen Gehirnvenen direkt in die Sinus durae matris münden, leiten die tiefen Gehirnvenen ihr Blut in die *V. magna cerebri (Galeni)* ab, von wo aus es dann in den *Sinus rectus* (s. u.) gelangt. Die **oberflächlichen Gehirnvenen**, die im Subarachnoidealraum z. T. entlang den großen Sulci des Endhirns verlaufen, sammeln Blut aus dem Großhirnkortex und dem unmittelbar darunter liegenden Marklager. Um in die Sinus durae matris zu münden, müssen diese Venen als sog. *„Brückenvenen"* durch den Spalt zwischen Dura und Arachnoidea hindurchziehen. Kommt es zwischen den beiden Hirnhäuten zu Scherkräften (z. B. bei Schädeltraumen), so reißen die oberflächlichen Gehirnvenen ein, und es kommt zur *Subduralblutung*. Die **tiefen Hirnvenen** sammeln das Blut aus den subkortikal gelegenen Großhirnanteilen. Bei **Thrombosen** der Gehirnvenen staut sich das Blut in die betroffenen Gehirnareale zurück, die dadurch geschädigt werden, was ebenso gefährlich werden kann wie eine arterielle Durchblutungsstörung. Die wichtigsten der **Sinus durae matris** sind der *Sinus sagittalis superior* und der *Sinus sagittalis inferior* im Ober- bzw. Unterrand der Falx cerebri, der *Sinus rectus*, der *Sinus transversus* und der *Sinus sigmoideus*, die an der okzipitalen Schädelbasis entlanglaufen, sowie der *Sinus cavernosus*, der die Hypophyse umgibt und besondere klinische Bedeutung hat. Er bekommt venöse Zuflüsse u. a. aus der *V. ophthalmica superior* des Auges, die am medialen Augenwinkel mit Gesichtsvenen anastomosiert (Aufsteigen von Keimen des Gesichtsunterhautgewebes in den Sinus cavernosus möglich!). *Durch* den Sinus cavernosus ziehen die A. carotis und der N. abducens (VI), *in seiner Seitenwand* laufen der N. ophthalmicus (V1), N. oculomotorius (III), N. trochlearis (IV) und N. maxillaris (V2). Diese Leitungsbahnen können bei Sinus-cavernosus-Läsionen (Vereiterungen, Thrombosen) geschädigt werden.

Wiederholungsfragen und Lösungen

Wiederholungsfragen

1. Aus welchen Gefäßen gehen jeweils die Aa. cerebri anterior, media und posterior ab?

2. Welche Gefäßbrücken bilden den Circulus arteriosus cerebri? Wozu dient dieser Circulus?

3. Welche Gefäße versorgen folgende wichtige, oft von Durchblutungsstörungen betroffene Funktionsareale des Gehirns: Motokortex, somatosensibler Kortex, Capsula interna, Basalganglien, Sehstrahlung und visueller Kortex, Kleinhirn, Hirnstamm?

4. In welches große Venensystem wird das gesamte Blut des Gehirns drainiert? Zählen Sie die größten Anteile davon auf.

5. Mit welchem extrakraniellen Gefäß anastomosiert der Sinus cavernosus über die V. ophthalmica superior, und mit welchem Gefäß anastomosiert die A. carotis interna über die A. ophthalmica?

Weitere Wiederholungsfragen zur Blutversorgung des Gehirns finden sich im Rahmen der **Fallbeispiele** zum Gehirn in Kap. 14.4. Es empfiehlt sich, sie nach Durcharbeiten aller Gehirnkapitel zusammenhängend zu bearbeiten.

Lösungen

1. Aa. cerebri anterior und media aus A. carotis interna, A. cerebri posterior aus A. basilaris.

2. *A. communicans posterior* zwischen der A. cerebri posterior und A. carotis interna sowie *A. communicans anterior* zwischen beiden Aa. cerebri anteriores. Zweck des Circulus ist die Sicherung des Hirnkreislaufs über Kollateralen, falls ein hämodynamisch vor dem Circulus liegendes Gefäß langsam verschlossen wird.

3. *Motokortex und somatosensibler Kortex:* lateral Endäste der A. cerebri media, medial Endäste der A. cerebri anterior; *Capsula interna und Basalganglien:* Aa. centrales anterolaterales aus der A. cerebri media; *Sehstrahlung und visueller Kortex:* A. cerebri posterior; *Kleinhirn:* Aa. superior cerebelli und inferior anterior cerebelli aus der A. basilaris sowie A. inferior posterior cerebelli aus A. vertebralis. *Hirnstamm:* kurze und lange Äste aus A. vertebralis, A. basilaris und den o. g. Aa. cerebellares.

4. Sinus durae matris. Die größten von ihnen sind: Sinus sagittalis superior, Sinus sagittalis inferior, Sinus rectus, Sinus transversus, Sinus sigmoideus, Sinus cavernosus.

5. V. ophthalmica superior bildet eine Anastomose zwischen V. angularis (aus der V. facialis) und dem Sinus cavernosus (Fortleitung von Infektionen aus dem Gesichtsbereich möglich!). A. ophthalmica anastomosiert zwischen A. angularis (aus der A. facialis) und der A. carotis interna (Kollateralkreislauf bei Durchblutungsstörungen der A. carotis interna möglich!).

Weiterführende Literatur

Adams, R. D., M. Victor: Cerebrovascular diseases. In: Adams, R. D., M. Victor: Principles of Neurology, pp 777–873. McGraw-Hill, New York–Tokyo 1997.

Batjer, H. H., L. R. Caplan, L. Friberg, R. G. Greenlee, T. A. Kopitnik, W. L. Young (eds.): Cerebrovascular Disease. Lippincott-Raven Publ., Philadelphia–New York, 1997.

Kapp, J. P., H. H. Schmidek: The Cerebral Venous System and its Disorders. Grune and Stratton, Orlando–San Diego–Tokyo 1984.

Lee, R. M.: Morphology of cerebral arteries. Pharmacol. Ther. 66 (1995) 149–173.

McKinnon, S. G.: Anatomy of the cerebral veins, dural sinuses, sella, meninges and cerebrospinal fluid spaces. Neuroimaging Clin. N. Am. 8 (1998) 101–117.

Morris, P. P., I. S. Choi: Cerebral vascular anatomy. Neuroimaging Clin. N. Am. 6 (1996) 541–560.

Rhoton, A. L.: The supratentorial arteries. Neurosurgery 51 Suppl (2002) 53–120.

Rhoton, A. L.: The cerebral veins. Neurosurgery 51 Suppl (2002) 159–205.

Rhoton, A. L.: The cavernous sinus, the cavernous venous plexus, and the carotid collar. Neurosurgery 51 Suppl (2002) 375–410.

Sasaki, T., N. F. Kassell: Cerebrovascular system. In: Paxinos, G. (ed.): The Human Nervous System, pp 1135–1149. Academic Press, San Diego–New York–Tokyo 1990.

Töndury, G., St. Kubik, B. Krisch: Hirnhäute und Hirngefäße. In: Leonhard, H., G. Töndury, K. Zilles (Hrsg.): Rauber/Kopsch, Anatomie des Menschen, Bd. 3, Nervensystem, Sinnesorgane, pp 191–233. Thieme, Stuttgart–New York 1987.

12 Vegetatives Nervensystem

12.1 Funktionelle Grundlagen 277	12.7 Vegetative Kontrolle von Harnblase, Rektum und Genitalien 286
12.2 Anatomische Grundlagen 279	12.7.1 Harnblase 286
12.3 Transmitter und Rezeptoren 280	12.7.2 Rektum 288
12.4 Vegetative (autonome) Plexus 282	12.7.3 Genitale 289
12.5 Sympathikus 282	12.8 Viszerale Afferenzen und Head-Zonen 290
12.5.1 Halsteil des Truncus sympathicus 283	12.9 Enterisches Nervensystem 291
12.5.2 Brustteil des Tuncus sympathicus 284	Zusammenfassung 292
12.5.3 Bauch- und Beckenteil des Truncus sympathicus 284	Wiederholungsfragen und Lösungen 294
12.6 Parasympathikus 285	Weiterführende Literatur 295
12.6.1 Hirnstammzentren 285	
12.6.2 Sakrale Zentren 286	

12.1 Funktionelle Grundlagen

Dem *somatischen* (auch „*animalischen*") *Nervensystem*, das wir *bewusst* ansteuern können und das motorisch hauptsächlich die *quer gestreifte Muskulatur* innerviert, kann man das *vegetative* (auch *autonome* oder *viszerale*) *Nervensystem* gegenüberstellen, dessen Steuerung unserem Bewusstsein weitgehend entzogen ist. Es innerviert motorisch überwiegend die *glatte Muskulatur* der Eingeweide und Gefäße sowie exokrine und endokrine Drüsen. Es steuert dabei alle vegetativen Parameter, wie z.B. Atmung, Kreislauf, Wasserhaushalt, Körpertemperatur, Stoffwechsel, Verdauung, Fortpflanzung etc. Seine Funktion dient generell der „Aufrechterhaltung des inneren Körpermilieus" *(Homöostase)* und der Anpassung der einzelnen Organfunktionen an die wechselnden Umwelterfordernisse.

Man kann das klassische vegetative Nervensystem hinsichtlich funktioneller und struktureller Gegebenheiten in zwei meist antagonistische Teile gliedern:

- *Sympathikus* und
- *Parasympathikus*.

Bis auf wenige Ausnahmen werden alle inneren Organe von *beiden* Anteilen des vegetativen Nervensystems in ihrer Funktion gesteuert. Darüber hinaus gibt es im Magen-Darm-Trakt ein *intramurales vegetatives Nervensystem* (enterisches Nervensystem), das z.T. unabhängig vom Sympathikus und Parasympathikus funktioniert. Es wird in Kap. 12.9 beschrieben. Während dem *sympathischen Nervensystem* eine energiemobilisierende und aktivitätssteigernde Funktion für den Körper zugeschrieben wird, sorgt der *Parasympathikus* eher für die Konservierung und den Wiederaufbau der Körperenergien. So bewirkt z.B. der Sympathikus am Herzen eine Erhöhung der Schlagfrequenz, der Erregungsleitungsgeschwindigkeit und der Kontraktionskraft, all dieses im Sinne einer *gesteigerten Herztätigkeit*. Der Parasympathikus dagegen bewirkt am Herzen eine Erniedrigung der Schlagfrequenz und eine Verlangsamung der Erregungsüberleitung, was einer *herabgesetzten Herztätigkeit* entspricht. Umgekehrt ist es z.B. im Bereich des Gastrointestinaltraktes, wo der *Parasympathikus* im Sinne des Wiederaufbaus der Körperenergien eine Aktivitätssteigerung bewirkt: gesteigerte Peristaltik, erhöhte Sekretion der exokrinen Drüsen wie Gallenblase und Pankreas. Dahingegen hat eine *Sympathikusaktivierung* im Magen-Darm-Bereich das Gegenteil zur Folge: Herabsetzung der Peristaltik und Drüsentätigkeit. Eine Übersicht über die unterschiedliche Funktion von Sympathikus und Parasympathikus auf die einzelnen Organsysteme gibt Tabelle 12.1.

Oftmals wird versucht, dem Sympathikus eine „Stressfunktion" zuzuschreiben, was suggeriert, dass *nur dieser* Teil des vegetativen Nervensystems in

Vegetatives Nervensystem

Tab. 12.1 Einflüsse des vegetativen Nervensystems auf wichtige Organsysteme.

Erfolgsorgan	Sympathikuswirkung	Parasympathikuswirkung
Auge		
M. dilatator pupillae	Pupillenerweiterung	---
M. sphincter pupillae	---	Pupillenverengung
M. ciliaris	---	Akkomodation (Naheinstellung)
Drüsen		
Tränendrüse	---	Sekretionssteigerung
Schweißdrüsen	Sekretionssteigerung	---
Speicheldrüsen	Sekretionsminderung, Sekreteindickung	Sekretionssteigerung, Sekretverdünnung
Magendrüsen	---	Sekretionssteigerung
Darmdrüsen	---	Sekretionssteigerung
Nebennierenmark	Sekretion (v. a. Adrenalin)	---
Herz		
Pulsfrequenz	Steigerung	Senkung
Erregungsleitungsgeschwindigkeit	Steigerung	Senkung
Kontraktionskraft	Steigerung	---
Blutgefäße		
Gastrointestinaltrakt	Konstriktion	Dilatation
Skelettmuskulatur	Dilatation	---
Haut	Konstriktion	---
Herz	Dilatation	---
Penis/Klitoris	---	Dilatation
Lungen		
Bronchialmuskulatur	Dilatation	Konstriktion
Bronchialdrüsen	Sekretionsminderung	Sekretionssteigerung
Gastrointestinaltrakt		
Motilität	Minderung der Peristaltik	Steigerung der Peristaltik
Sphinktermuskeln	Kontraktion (Verschluss)	Dilatation (Öffnung)
Leber	Glykogenhydrolysesteigerung	---
Fettgewebe	Triglyceridhydrolysesteigerung	---
Pankreas		
exokrin	Sekretionsminderung	Sekretionssteigerung
endokrin (Insulin)	Sekretionsminderung	Sekretionssteigerung
Harnblase		
M. detrusor vesicae (Wandmuskulatur)	---	Kontraktion (Blasenentleerung)
M. sphincter vesicae	Kontraktion (Blasenverschluss)	---
Uterus		
schwanger	Kontraktion	---
nicht schwanger	Relaxation	---
Penis	Ejakulation	Erektion
Mm. arrectores pili	Kontraktion („Gänsehaut")	---

Stress- und Aufregungssituationen aktiviert wird (sog. *Flucht- und Kampfreaktion*). In den meisten Fällen werden jedoch in Stresssituationen *beide* bzw. *Teile von beiden* vegetativen Nervensystemen aktiviert. Das berühmte Magengeschwür (auf Grund gesteigerter Magensäuresekretion) des gestressten Managers oder der Harndrang des aufgeregten Prüfungsstudenten sind anschauliche Beispiele für eine partielle Parasympathikusaktivierung in Stresssituationen. Dennoch kann die Flucht- und Abwehrreaktions-These hinsichtlich der Funktion des Sympathikus eine *didaktische Hilfe* im Sinne einer „Eselsbrücke" sein: Man muss sich nur klar machen, welche Organsysteme in welcher Weise bei einer

„Kampf- oder Fluchtreaktion" *sinnvoll* aktiviert oder inhibiert werden müssten, und kann sich so den Einfluss des Sympathikus auf die entsprechenden Organe herleiten.

Das bisher Gesagte gilt für den *efferenten* (motorischen) Teil des vegetativen Nervensystems. Der *afferente* (sensible) Teil dagegen wird *nicht* in einen sympathischen und parasympathischen Anteil gegliedert, da er weder funktionell noch strukturell eine Zweigliederung aufweist. Die gelegentlich verwendete Bezeichnung vegetativ-sensibler Bahnen als „parasympathische" oder „sympathische Afferenzen" ist deshalb irreführend. Die *vegetativen* Afferenzen haben wie die *somatosensiblen* Afferenzen das Perikaryon ihres ersten Neurons in einem Spinalganglion bzw. einem Hirnnervenganglion. Das Axon dieses ersten Neurons projiziert großenteils in das Hinter- oder Seitenhorn des Rückenmarks bzw. in die Ncll. tractus solitarii des Hirnstamms. Die viszerosensiblen Impulse aus den Eingeweiden können z. T. bewusst werden (Magenschmerzen, Völlegefühl und dgl.), zum größten Teil werden sie aber, ohne unser Bewusstsein zu erreichen, *reflektorisch* auf parasympathische oder sympathische Zentren verschaltet (z. B. niedriger Blutdruck mit der efferenten Reaktion der Vasokonstriktion oder starker Lichteinfall ins Auge mit der efferenten Reaktion der Pupillenverengung). In Kap. 12.8 wird auf die viszeralen Afferenzen noch einmal Bezug genommen.

12.2 Anatomische Grundlagen

Sympathikus und Parasympathikus werden natürlich ganz wesentlich im Rahmen der oben erwähnten viszeralen Reflexe über viszeroafferente Zentren wie die *Ncll. tractus solitarii* des Hirnstamms gesteuert. Es gibt aber noch übergeordnete Zentren. Das wichtigste und höchste gemeinsame übergeordnete vegetative Steuerzentrum ist der

- *Hypothalamus.*

In diesem Teil des Zwischenhirns wird die Koordination des vegetativen Nervensystems im Sinne der Aufrechterhaltung des inneren Körpermilieus gesteuert. Er ist u. a. auch der wichtigste Teil des Gehirns, über den andere Regionen, insbesondere das

- *limbische System,*

Einfluss auf das vegetative Nervensystem nehmen können.

Des Weiteren finden sich vegetative Integrationszentren in der

- *Formatio reticularis*

(z. B. Kreislaufzentrum oder Brechzentrum im Hirnstamm, vgl. Kap. 6.3), von denen aus selektiv parasympathische und sympathische Zentren angesteuert werden. Allerdings steht auch die Formatio reticularis in dieser Hinsicht unter (partieller) Kontrolle des Hypothalamus und schickt ihre vegetativen Impulse großenteils über sympathische oder parasympathische Neurone in die Peripherie.

Sympathikus und Parasympathikus haben auch *eigene* Zentren, die vom Hypothalamus aus (z. T. über die Formatio reticularis) selektiv angesteuert und aktiviert bzw. gehemmt werden können. Dabei sind parasympathische Zentren nur im Hirnstamm und im sakralen Rückenmark zu finden, während sympathische Zentren ausschließlich im Seitenhorn des Thorakal- und oberen Lumbalmarks lokalisiert sind. Von hier aus erfolgt über vegetative Nervenbahnen die parasympathische bzw. sympathische Versorgung der Eingeweide in der Peripherie. Es liegt also

- beim *Parasympathikus* eine *kraniosakrale* Verteilung und
- beim *Sympathikus* eine *thorakolumbale* Verteilung

der zentralnervösen vegetativen Neurone zugrunde.

*Viszero*motorische Nervenbahnen unterscheiden sich von *somato*motorischen dadurch, dass sie nicht nur wie diese aus *einem* Neuron bestehen (Sitz im Vorderhorn des Rückenmarks bzw. im Hirnstamm), sondern aus

- *zwei hintereinander geschalteten Neuronen.*

Die Verschaltung vom ersten vegetativen Neuron (das in den erwähnten zentralnervösen Sympathikus- oder Parasympathikuszentren liegt) auf das zweite Neuron (das in der Peripherie dann die Erfolgsorgane innerviert) geschieht in den *vegetativen (viszeromotorischen) Ganglien.*

Diese Ganglien dürfen nicht mit den *sensiblen* Ganglien (Spinalganglien, Hirnnervenganglien) verwechselt werden. Im Gegensatz zu diesen sensiblen Ganglien sind die vegetativen Ganglien *motorisch*, werden ausschließlich vom *vegetativen* Nervensystem genutzt, enthalten nicht *pseudounipolare*, sondern nur *multipolare* Neurone und dienen der interneuronalen *Umschaltung* (durch die sensiblen Ganglien zieht die Erregung *unverschaltet* hindurch).

Im sympathischen Nervensystem erfolgt in der Regel die Umschaltung vom ersten auf das zweite Neuron unmittelbar nach Austritt der Fasern aus dem Rückenmark. Deshalb ist hier das *erste Neuron* stets *kurz*, während das *zweite Neuron* bis zum Erfolgsorgan zieht und entsprechend *lang* ist. Dabei werden die Impulse *eines präganglionären Neurons* auf bis zu *20 postganglionäre Neurone* umgeschaltet (starke Signaldivergenz). Umgekehrt verhält es sich im parasympathischen Nervensystem. Dort erfolgt die Verschaltung vom ersten auf das zweite Neuron erst unmittelbar vor oder sogar erst in der Wand des Erfolgsorgans, weshalb das *erste parasympathische Neuron* stets *lang* und das *zweite Neuron* entsprechend *kurz* ist (Abb. 12.1). Dabei ist die Signaldivergenz

Vegetatives Nervensystem

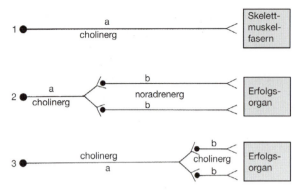

Abb. 12.1 Vergleich der peripheren Innervation durch somatisches und vegetatives Nervensystem.
1 Somatisches Motoneuron (cholinerg). **2** Sympathische efferente Nervenbahn. Erstes Neuron (**a**) kurz und cholinerg, zweites Neuron (**b**) lang und noradrenerg. **3** Parasympathische efferente Nervenbahn. Erstes Neuron (**a**) lang und cholinerg, zweites Neuron (**b**) kurz und ebenfalls cholinerg. (Aus [1])

Tab. 12.2 Unterschiede im Organisationsprinzip von Sympathikus und Parasympathikus.

	Sympathikus	Parasympathikus
Sitz der ersten Neurone	Thorakal- und oberes Lumbalmark	Hirnstamm und Sakralmark
Lokalisation der Ganglien	paravertebrale Ganglienkette und prävertebrale Ganglien	Ganglien nahe am oder im Erfolgsorgan
Verteilung postganglionärer Fasern	im ganzen Körper	beschränkt auf die Eingeweide von Kopf, Hals, Brust, Abdomen und Becken
Signaldivergenz von erstem auf zweites Neuron	starke Divergenz (Verhältnis prä- zu postganglionäre Neurone bis 1 : 20)	geringe Divergenz (Verhältnis prä- zu postganglionäre Neurone 1 : 1–5)
Massenentladung des Systems als Ganzes	häufig	sehr selten

zwischen erstem und zweitem parasympathischem Neuron sehr gering. Sowohl im sympathischen als auch im parasympathischen Nervensystem ist dabei das *erste Neuron* in der Regel *schwach ummarkt*, während das *zweite Neuron* nahezu *marklos* ist.

Ein weiterer anatomischer Unterschied zwischen Sympathikus und Parasympathikus liegt darin, dass die parasympathische Innervation sich schwerpunktmäßig auf die Eingeweide des Kopfes und des Rumpfes (Brust, Abdomen, Becken) beschränkt, während die Verteilung sympathischer Fasern im Körper ubiquitär ist, also auch die Rumpf*wand* sowie die Extremitäten einschließt. Interessanterweise wirkt die Aktivierung des Parasympathikus sehr selektiv auf einzelne Organsysteme (z. B. selektives Erschlaffen des Harnblasensphinkters, selektive Steigerung der Magenperistaltik etc.), während der Sympathikus häufig „als Ganzes" aktiviert wird (Stichwort „Schreckreaktion" mit kombinierter Vasokonstriktion, gesteigerter Herztätigkeit, erweiterten Pupillen, Verlangsamung der Darmperistaltik etc.).

Sitz der vegetativen (autonomen) Ganglien Man unterscheidet sympathische und parasympathische Ganglien. Die *sympathischen* Ganglien sind entsprechend dem oben Erläuterten *nahe beim Rückenmark*, die *parasympathischen nahe am Erfolgsorgan* gelegen. So bildet der Sympathikus einen ganzen Strang miteinander in Verbindung stehender Ganglien entlang der Wirbelsäule (sog. *Grenzstrang, paravertebrale Ganglien*) und weiterhin sog. *prävertebrale Ganglien*, die vor der Aorta liegen. Die Ganglien des Parasympathikus hingegen liegen mit Ausnahme derjenigen des Kopfbereiches überwiegend *intramural in den Erfolgsorganen*. Im Schädelbereich findet man das direkt hinter dem Auge liegende *Ganglion ciliare*, das in der Fossa pterygopalatina liegende *Ganglion pterygopalatinum*, das neben der Glandula submandibularis gelegene *Ganglion submandibulare* und schließlich das retromandibulär unter der Schädelbasis gelegene *Ganglion oticum*.

Eine Synopsis der wesentlichen anatomischen Unterschiede zwischen Sympathikus und Parasympathikus gibt Tabelle 12.2. Eine Übersicht über die vegetativen Ganglien, die jeweiligen peripheren Nerven und Erfolgsorgane gibt Abb. 12.2; in den folgenden Abschnitten wird darauf näher eingegangen.

12.3 Transmitter und Rezeptoren

Sympathische und parasympathische Neurone unterscheiden sich auch hinsichtlich der Transmitter, die sie in ihren Erfolgsorganen ausschütten. Während das erste Neuron beider Anteile des vegetativen Nervensystems stets *Acetylcholin* als Transmitter hat, benutzt das zweite sympathische Neuron in der Regel *Noradrenalin* und das zweite parasympathische Neuron *Acetylcholin* als Transmitter. Eine Ausnahme bildet die sympathische Innervation der Schweißdrüsen, die ebenfalls cholinerg ist.

Ob der Sympathikus an einem glatten Muskel (z. B. Gefäß- oder Darmwandmuskel) *hemmend* (= dilatierend) oder *erregend* (= kontrahierend) wirkt, entscheidet sich nicht am Transmitter, sondern am postsynaptischen Rezeptor (vgl. Kap. 1.5). Für das sympathische Nervensystem existieren (wieder unterklassifizierbare) *Alpha-* und *Beta-Rezeptoren*. Dabei hat z. B. die Stimulation der Alpha-Rezeptoren eine erregende, die Stimulation der Beta-Rezeptoren eine hemmende Wirkung auf die glatte Muskulatur, so dass das *Mengenverhältnis* von Alpha- und Beta-Rezeptoren in einem Zielorgan darüber entscheidet, welche Wirkung die sympathischen Impulse dort haben. Ähnliches trifft für das parasympathische Nervensys-

12.3 Transmitter und Rezeptoren

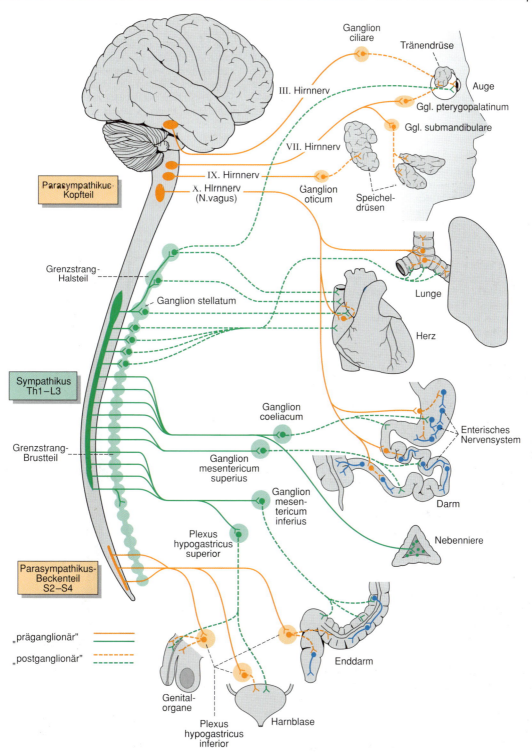

Abb. 12.2 Übersicht über das vegetative Nervensystem. Schema des Verlaufsprinzips sympathischer und parasympathischer Nervenbahnen. Es ist nur der efferente (motorische) Teil des vegetativen Nervensystems berücksichtigt. (Aus [3])

tem zu. Hier existieren in den Erfolgsorganen sog. *m-Rezeptoren* (*m* wie *Muscarin*, eine Substanz, die alle m-Rezeptoren unabhängig von ihrer Unterklasse erregen kann). Es gibt mehrere Klassen von m-Rezeptoren, deren Stimulation jeweils unterschiedlich auf die Zellen der Erfolgsorgane wirken (Muskel*kontraktion*, wie z. B. in der Darmwand, oder Muskel*dilatation*, wie z. B. an den Sphinktermuskeln für Enddarm und Harnblase). Man darf die cholinergen m-Rezeptoren nicht mit den cholinergen *n-Rezeptoren* (*n* wie *Nikotin*, das auf alle n-Rezeptoren erregend wirkt) verwechseln, die man in allen vegetativen Ganglien und an der motorischen Endplatte des Skelettmuskels findet.

Die meisten vegetativen Neurone haben einen *Kotransmitter* zu Acetylcholin bzw. Noradrenalin. Die präganglio-

Vegetatives Nervensystem

nären cholinergen Neurone exprimieren dabei meist diverse *Neuropeptide* wie *Substanz P* und *Neurotensin*. Die postganglionären *noradrenergen* Neurone haben meist zusätzlich *ATP* und *Adenosin* sowie *Neuropeptid Y*, während die postganglionären *cholinergen* Neurone besonders häufig *VIP* (vasoaktives intestinales Polypeptid) als Kotransmitter haben. Die Ausschüttung dieser Kotransmitter hat neben der Modulation der Noradrenalin- bzw. Acetylcholinwirkung am Rezeptor wahrscheinlich zusätzliche Effekte wie z. B. Gefäßdilatation im Erfolgsorgan.

Klinik Die Tatsache, dass sympathisches und parasympathisches Nervensystem unterschiedliche Transmitter in den Erfolgsorganen ausschütten, macht man sich pharmakologisch zunutze, indem man Substanzen verabreicht, die selektiv die Wirkung des jeweiligen Transmitters *imitieren* (sog. *Sympatho-* oder *Parasympathomimetika*) oder *blockieren* (sog. *Sympatho-/Parasympatholytika*). Dadurch, dass jeweils verschiedene Rezeptorklassen an einzelnen Organen existieren, kann man auch, wenn nötig, selektiv die Sympathikuswirkung an einzelnen Organen/Organsystemen stimulieren bzw. blockieren (z. B. *Beta-1-Rezeptoren-Blocker*, um die erregende Wirkung des Sympathikus auf die Herzmuskulatur des Bluthochdruckpatienten zu hemmen etc.).

12.4 Vegetative (autonome) Plexus

Die Nervenfasern des vegetativen Nervensystems neigen dazu, in der Peripherie ausgedehnte Geflechte, *Plexus*, zu bilden, die sehr häufig sowohl sympathische als auch parasympathische Fasern enthalten und meistens in der Umgebung derjenigen Organe gebildet werden, in die die vegetativen Fasern danach eintreten. Im ganzen Körper, vor allem im Kopf- und Rumpfbereich, gibt es zahlreiche dieser Plexus, die auch alle eigens benannt sind, worauf aber in diesem Rahmen nicht näher eingegangen werden kann. Sehr viele dieser Plexus bilden sich entlang großer arterieller Gefäßen (Aorta ascendens, descendens, abdominalis, A. iliaca communis etc.). Exemplarisch wird der größte von ihnen herausgegriffen: der

- *Plexus coeliacus.*

Er bildet sich an der Aorta um den Abgang des Truncus coeliacus und wird auch als *Sonnengeflecht* bezeichnet, da er sich mit seinen Fasern strahlenförmig auf die Äste des Truncus coeliacus fortsetzt. In ihm sind, wie in allen aortalen Plexus, die bereits oben erwähnten *prävertebralen Ganglien* eingelagert, die die Perikaryen der zweiten Neurone für den Sympathikus enthalten, durch die aber auch einige parasympathische Fasern (unverschaltet) hindurchziehen (Zuflüsse aus den sympathischen *N. splanchnicus major* und *N. splanchnicus minor* sowie aus dem parasympathischen *N. vagus*). Die postganglionären Nervenfasern dieser *Ganglia coeliaca* versorgen einen Großteil des Gastrointestinaltraktes und der Oberbauchorgane und ziehen bis in den Beckenraum hinab.

Entlang der abdominalen Aorta finden sich noch weitere, kleinere Plexus (entsprechend den arteriellen Abgängen, die sie umgeben: *Plexus mesentericus superior, mesentericus inferior, aorticorenalis* u. a.). Sie werden in ihrer Gesamtheit zusammen mit dem Sonnengeflecht als *Pars abdominalis* des vegetativen Plexussystems bezeichnet. Ähnlich verhält es sich im Brustraum mit der *Pars thoracica*, die sich aus dem *Plexus cardiacus* (an der Herzbasis und der beginnenden Aorta, mit seinen Fasern vegetativ das Herz versorgend) und anderen Plexus zusammensetzt. Im Becken finden sich als große vegetative Plexus die *Plexus hypogastricus superior* und *inferior*, die mit ihren Fasern die Beckeneingeweide versorgen. In ihrer Gesamtheit bilden die Ganglien dieser Plexus alle *prävertebralen Ganglien*, die überwiegend sympathischen Fasern als Umschaltstelle vom ersten auf das zweite Neuron dienen.

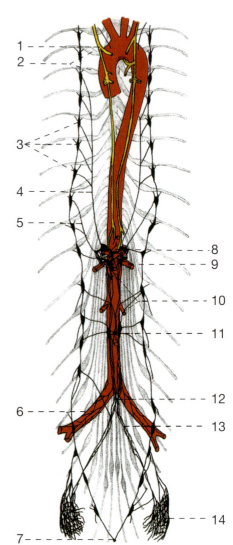

Abb. 12.3 Sympathische Plexus und Ganglien.
1 N. vagus (gehört nicht zum sympathischen Nervensystem), **2** Spinalganglien, **3** Truncus sympathicus (paravertebrale Ganglien, Grenzstrang), **4** N. splanchnicus major, **5** N. splanchnicus minor, **6** A. iliaca communis mit Plexus iliacus, **7** Ganglion impar des Grenzstrangs, **8** Plexus coeliacus und Ganglia coeliaca (im Bereich des Ursprungs des Truncus coeliacus), **9** Plexus mesentericus superior (im Bereich des Ursprungs der A. mesenterica superior), **10** Plexus aorticus abdominalis, **11** Plexus mesentericus inferior, **12** Plexus hypogastricus superior, **13** N. hypogastricus sinister, **14** Plexus hypogastricus inferior (Plexus pelvicus). (Aus [1])

12.5 Sympathikus

Der sympathische Anteil des peripheren vegetativen Nervensystems nimmt seinen Ursprung im Wesentlichen im Seitenhorn des Thorakal- und oberen Lumbalmarks (Th1–L2), dessen Neurone größenteils direkt neben der Wirbelsäule in den Ganglien des *Truncus sympathicus* (auch *Grenzstrang*, da er an die Wirbelsäule unmittelbar angrenzt) umgeschaltet werden. Dieser Grenzstrang mit den wichtigsten autonomen Plexus ist in Abb. 12.3 dargestellt.

Verlauf und Verschaltung des ersten sympathischen Neurons sind folgendermaßen (Abb. 12.4, *rot*): Die axonalen Fasern der ersten sympathischen Neurone verlassen gemeinsam mit allen anderen motorischen Fasern über die Vorderwurzel das Rückenmark und werden so zu einem Teil des Spinalnervs (Abb. 12.4, *1*). Unmittelbar danach treten sie als *R. communicans albus* (Abb. 12.4, *2*; erscheint makroskopisch *weiß*, da die entsprechenden Axone ummarkt sind) in das zugehörige Grenzstrangganglion über (Abb. 12.4, *3*). Hier können sie unverschaltet durchziehen und weiter zu einem *prävertebralen Ganglion* verlaufen, um dort umgeschaltet zu werden (Abb. 12.4, *5*). Meist aber werden sie bereits in den Grenzstrangganglien synaptisch auf das zweite sympathische Neuron umgeschaltet, das nun entweder ebenfalls zu den periaortalen vegetativen Plexus zieht oder sich als *R. communicans griseus* (Abb. 12.4, *6*; erscheint makroskopisch *grau*, da das zweite Neuron marklos ist) wieder dem Spinalnerv anschließt, mit dem es dann in segmentaler Anordnung zu den Dermatomen in Extremitäten und Rumpfwand zieht, wo es Blutgefäße, Schweißdrüsen oder die glatten Muskeln an den Haarschaften innerviert.

Klinik Die *Hautversorgung* des Sympathikus (Schweißdrüsen, Mm. arrectores pili und Vasomotorik) ist damit ebenfalls streng segmental wie die *somatische* Dermatomversorgung. Deshalb kann es bei Rückenmarksschädigung mit Ausfall einzelner Segmente auch zum segmentalen Ausfall der Vasomotorik kommen, der sich in einer Rötung äußert, oder zu einer Störung der Schweißdrüsensekretion, die eine regional begrenzt trockene Haut zur Folge hat. Dies macht man sich diagnostisch bei der Höhenlokalisation klinisch unklarer Rückenmarksschädigungen zunutze.

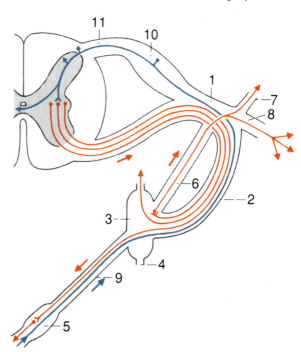

Abb. 12.4 Schema allgemein-viszerosensibler und sympathisch-viszeromotorischer Leitungsbahnen im Spinalnervenbereich.
Viszeromotorischer (sympathischer) Anteil: **1** Spinalnerv, **2** R. communicans albus, **3** paravertebrales Grenzstrangganglion, **4** Verbindung zu anderen Grenzstrangganglien, **5** prävertebrales Ganglion, **6** R. communicans griseus, **7** R. dorsalis des Spinalnervs, **8** R. ventralis des Spinalnervs (Erläuterung siehe Text).
Allgemein-viszerosensibler Anteil: Die viszeralen Afferenzen werden mit dem **9** Eingeweidenerv durch ein prä- und paravertebrales Ganglion geleitet, erreichen den **1** Spinalnerv über den **2** R. communicans albus, durchlaufen wie somatische Afferenzen ein **10** Spinalganglion und treten über die **11** Hinterwurzel ins Rückenmark ein, wo sie (meist indirekt) auf viszeroefferente Neurone projizieren (vegetative Reflexe). (Aus [1])

12.5.1 Halsteil des Truncus sympathicus

Obwohl im Halsmark selbst keine vegetativen Neurone lokalisiert sind, findet man neben der zervikalen Wirbelsäule drei sympathische Ganglien des Grenzstrangs: *Ganglion cervicale superius, medium* und *inferius*. Das Ganglion cervicale inferius ist meist mit dem obersten Thorakalganglion zum *Ganglion cervicothoracicum (Ganglion stellatum)* verschmolzen. In den Grenzstrangganglien werden Axone von ersten sympathischen Neuronen verschaltet, deren Perikaryen sich im oberen Thorakalmark befinden und ihre Fortsätze über die Verbindungen zwischen den Grenzstrangganglien bis in das Ganglion cervicale superius hinein erstrecken. Von diesen Ganglien aus werden

- Kopf
- Hals
- Arm

mit sympathischen Nervenfasern versorgt. Teilweise ziehen die Fasern der zweiten Neurone mit den zervikalen Spinalnerven in die entsprechenden zervikalen Hautdermatome (s.o.). Ein größerer Teil aber begleitet als dünnes Geflecht die A. carotis mit ihren Aufzweigungen zu Kopf und Gesicht, umhüllt sie und einen Großteil ihrer Äste als *Plexus caroticus* und innerviert in der Kopfregion Schweißdrüsen, Blutgefäße, das Auge sowie die Speicheldrüsen. Die ersten Neurone der das Auge innervierenden sympathischen Fasern liegen im oberen Thorakalmark (sog. *Centrum ciliospinale*). Die Fasern der zweiten Neurone ziehen, vom Ganglion cervicale superius ausgehend, mit der A. carotis interna durch den Sinus cavernosus und schließen sich dann der A. ophthalmica an. Sie ziehen in der Orbita unverschaltet durch das parasympathische Ganglion ciliare, um von dort aus zusammen mit parasympathischen Fasern ihr Erfolgsorgan zu erreichen. Sie innervieren dann die glatten *Mm. tarsales superior* und *inferior*, die die Lidspalte weiten, den *M. dilatator pupillae* sowie den ebenfalls glatten *M. orbitalis*, der den Augapfel in der Orbita nach vorne ziehen soll (seine tatsächliche funktionelle Bedeutung wird oft bezweifelt).

Ähnlich wie mit den orbitalen sympathischen Fasern ziehen mit Ausnahme der vasomotorischen auch die anderen sympathischen Fasern des Kopfbereichs unverschaltet durch ein parasympathisches Ganglion hindurch, ehe sie ihr Erfolgsorgan innervieren.

Neben den Fasern zu Kopf, Hals und oberer Extremität senden die Zervikalganglien auch postganglionäre Fasern zum Plexus cardiacus (sympathische Versorgung des Herzens).

Klinik Die Fasern, die im Ganglion cervicale superius verschaltet werden, müssen erst durch die beiden unteren Zervikalganglien ziehen. Sie sind nach ihrer Verschaltung vor allem für die sympathische Versorgung des Auges zuständig (Pupillenerweiterung, Lidspaltenerweiterung sowie möglicherweise Position des Augapfels). Wird diese sympathische Versorgung durch Zerstörung des Ganglion cervicale superius oder Ganglion cervicothoracicum (stellatum) unterbrochen (z. B. bei Operationen oder durch von der Lungenspitze aus nach oben wachsende Tumoren), resultiert das *Horner-Syndrom*. Dieses besteht aus der Trias *Miosis* (Pupillenverengung durch Lähmung des M. dilatator pupillae), *Ptosis* (Lidspaltenverengung durch Lähmung des M. tarsalis superior) und *Enophthalmus* (Zurücksinken des Augapfels in die Orbita durch Lähmung des glatten M. orbitalis). Der Enophthalmus wird allerdings sehr oft nur durch die Verengung der Lidspalte vorgetäuscht. Das Horner-Syndrom kann auch bei einer entsprechenden Läsion des Seitenhorns im oberen Thorakalmark oder im Hirnstamm bei Schädigung der zentralen ableitenden Sympathikusbahn vom Hypothalamus ins Thorakalmark (Fasciculus longitudinalis posterior) entstehen.

12.5.2 Brustteil des Truncus sympathicus

Die zwölf thorakalen Grenzstrangganglien stehen wie alle anderen sympathischen Ganglien miteinander in Verbindung und liegen in Höhe der Rippenköpfe vor den Interkostalgefäßen. Von hier aus erfolgt die Versorgung von:

- Herz (*Plexus cardiacus*)
- Ösophagus (*Plexus oesophageus*)
- Lungen (*Plexus pulmonalis*).

In den Lungen wirken die sympathischen Fasern *dilatierend* auf die glatte Bronchialmuskulatur, weshalb man in der Asthmatherapie häufig bestimmte *Sympathomimetika* (s. o.) einsetzt.

Aus den Grenzstrangganglien V–IX geht ein großer Eingeweidenerv, der *N. splanchnicus major*, hervor, der neben visceralen Afferenzen fast nur präganglionäre Fasern enthält, die dann in den Ganglien des *Plexus coeliacus* umgeschaltet werden.

Der N. splanchnicus major zieht an der Lateralseite der Wirbelsäule nach medial abwärts und schließt sich dann der V. azygos (rechts) bzw. hemiazygos (links) an, um mit ihr gemeinsam durch das Zwerchfell zu treten und den Retroperitonealraum zu erreichen. Der N. splanchnicus major führt neben visceromotorischen auch viszerosensible (Schmerz-)Fasern aus den oberen Baucheingeweiden.

Direkt unterhalb des N. splanchnicus major tritt aus den Grenzstrangganglien X und XI der ebenfalls präganglionäre Fasern enthaltende *N. splanchnicus minor* aus, der in der Regel den gleichen Verlauf wie der N. splanchnicus major hat. Beide Nn. splanchnici versorgen über den Plexus coeliacus sympathisch einen

- Großteil des Gastrointestinaltraktes

und die damit verbundenen exokrinen Drüsen (Leber, Pankreas) sowie die Nieren. Die Nn. splanchnici minor und z. T. major versorgen auch das Nebennierenmark, das als Äquivalent eines sympathischen Ganglions aufgefasst werden kann. Hier enden die cholinergen präganglionären sympathischen Fasern, werden aber in diesem Fall nicht auf zweite *Neurone* verschaltet, sondern terminieren an den *endokrinen Zellen* des Nebennierenmarks, die auf die ankommenden Impulse mit einer Ausschüttung von Adrenalin und Noradrenalin reagieren. Beide Hormone wirken *über den Blutweg* in zahlreichen Organen synergistisch zu den noradrenergen postganglionären sympathischen Neuronen.

12.5.3 Bauch- und Beckenteil des Truncus sympathicus

Bis in den sakralen Wirbelsäulenbereich hinein existieren sympathische Grenzstrangganglien. Sie werden alle mit präganglionären Fasern von Neuronen aus den Seitenhörnern im Lumbalmark (bis L2) versorgt. Von diesen Ganglien aus werden u. a. über *Nn. splanchnici lumbales* und *sacrales* die Beckeneingeweide versorgt, wobei diese Nerven zusammen mit parasympathischen Fasern im Beckenraum vegetative Nervengeflechte bilden (*Plexus hypogastricus superior* und *inferior*; Abb. **12.3**, *12–14*), von denen aus die vegetative Innervation der

- *ableitenden Harnwege*
 und der
- *Geschlechtsorgane*

erfolgt, worauf unten gesondert eingegangen wird (Kap. 12.7.1 und 12.7.3).

Hinsichtlich der **Funktion** der sympathischen Fasern im abdominellen Eingeweidebereich sowie in Rumpfwand und Extremitäten wird auf Kap. 12.1 und Tabelle **12.1** verwiesen. Eine Übersicht über die sympathischen Ganglien in deren Zuordnung zu den Erfolgsorganen findet sich in Tabelle **12.3**.

12.6 Parasympathikus

Der Parasympathikus hat seine zentralnervösen Zentren im Hirnstamm und im Sakralmark. Im Gegensatz zum sympathischen Nervensystem sendet der Parasympathikus somit einen Großteil seiner Impulse über *Hirnnerven* an die Erfolgsorgane.

12.6.1 Hirnstammzentren

Folgende Hirnnerven führen parasympathische Fasern:

- N. oculomotorius (III)
- N. facialis (VII)
- N. glossopharyngeus (IX)
- N. vagus (X).

Die parasympathischen Hirnstammzentren sind in den entsprechenden allgemein-viszeromotorischen Kernen des III. (*Ncl. accessorius n. oculomotorii*), VII. (*Ncl. salivatorius superior*), IX. (*Ncl. salivatorius inferior*) und X. (*Ncl. dorsalis n. vagi*) Hirnnervs lokalisiert. Der von diesen Kernen ausgehende Verlauf der präganglionären Fasern mit den genannten Hirnnerven und deren Verschaltung in den parasympathischen Kopfganglien werden in Kap. 2.3 besprochen. Der N. vagus tritt mit seinem parasympathischen Anteil als einziger Hirnnerv weit über die Grenzen des Kopf- und Halsbereiches hinaus und versorgt mit präganglionären Fasern die Eingeweide des Brustraums (Herz, Lunge, Ösophagus) und einen großen Teil des Gastrointestinaltraktes bis hinab in den Bereich der linken Kolonflexur (sog. *Cannon-Böhm-Punkt*)[1]. Diese parasympathischen Fasern werden z.T. in den unmittelbar vor den Erfolgsorganen liegenden Ganglien, großenteils aber in den intramural liegenden Ganglien verschaltet, die z.B. in der Darmwand den *Plexus submucosus (Meissner)* und *Plexus myentericus (Auerbach)* bilden (beachte aber auch die Eigenständigkeit dieser Plexus, Kap. 12.9).

Der N. vagus bewirkt u.a. am Herzen eine Bradykardie und eine Verlangsamung der atrioventrikulären Überleitung der Erregung. An den Bronchien verursachen die parasympathischen Vagusfasern eine Kontraktion der glatten Muskulatur, weshalb man Asthmatikern keine parasympathisch wirksamen Medikamente *(Parasympathomimetika)* verordnen darf. Am Gastrointestinaltrakt sorgt der N. vagus vor allem für eine Förderung der Verdauung: Kontraktion der glatten Muskulatur (Steigerung der Peristaltik), Kontraktion der Gallenblase, Sekretionssteigerung der Magendrüsen (weshalb man bei therapierefraktären Magengeschwüren notfalls selek-

---

[1] Der Ausdruck „Punkt" suggeriert eine scharfe Grenze, die jedoch nicht existiert, da sich die darminnervierenden parasympathischen Fasern aus dem N. vagus und den Sakralnerven im Bereich der linken Kolonflexur erheblich überlappen.

Tab. 12.3 Lokalisation erster und zweiter Neurone im *sympathischen* Nervensystem.

Erfolgsorgane	Ursprung der präganglionären Fasern	Ursprung der postganglionären Fasern
Auge (M. dilatator pupillae)	(C8–)Th1–Th2	Ganglion cervicale superius
Kopf und Hals	(C8–)Th1–Th4	Ganglion cervicale superius (z.T. auch medium und inferius)
Herz	Th1–Th5	alle Zervikalganglien und obere Thorakalganglien
Lungen mit Bronchien	Th1–Th5	Ganglion cervicothoracicum (Ganglion stellatum)
Magen/Darm bis Colon transversum	Th6–Th10 (Nn. splanchnici)	Ganglion coeliacum (z.T. Ganglion mesentericum superius)
Colon descendens und Rectum	L1–L2	Ganglion mesentericum inferius
Nebennieren	Th10–L1	Nebennierenmark
Niere und Blase	Th12–L2	Ganglion coeliacum und Plexus hypogastricus superior und inferior
Genitale	Th12–L2	Plexus hypogastricus superior und inferior
Obere Extremität	Th2–Th9	Ganglion cervicothoracicum (stellatum) und obere Thorakalganglien
Untere Extremität	Th10–L2	Lumbal- und obere Sakralganglien

Vegetatives Nervensystem

tiv entsprechende Vagusanteile durchtrennen kann – *Vagotomie*), der Darmdrüsen und des Pankreas.

Zur Funktion der parasympathischen Fasern im Kopfbereich s. Tabelle 12.1 und Kap. 2.3.

12.6.2 Sakrale Zentren

Die präganglionären Fasern aus den parasympathischen Zentren im Sakralmark (S2–S4) und dem Wirbelkanal verlassen das Rückenmark mit den sakralen Spinalnerven und treten direkt danach in den *Plexus hypogastricus inferior (Plexus pelvicus)* ein, den sie zusammen mit den sympathischen Fasern aus den Nn. hypogastrici (Abb. 12.3, *13*) bilden. Von hier aus versorgen sie dann über Nn. pelvici splanchnici das Colon descendens, das Rektum sowie die ableitenden Harnwege und das innere und äußere Genitale. Die vegetative Versorgung dieser Organsysteme hat klinisch große Bedeutung und wird deshalb in Kap. 12.7 gesondert abgehandelt.

Eine Zuordnung parasympathischer Ganglien zu den zugehörigen peripheren Nerven und Erfolgsorganen findet sich zur Übersicht in Tabelle 12.4.

12.7 Vegetative Kontrolle von Harnblase, Rektum und Genitalien

12.7.1 Harnblase

Zahlreiche Strukturen regulieren Kontinenz und Entleerung der Harnblase (vgl. Abb. 12.5):

- M. detrusor vesicae (Blasenwandmuskel, autonom kontraktionsfähig)
- Vegetative Nerven
  - Parasympathikus (Nn. pelvici splanchnici)
  - Sympathikus (Plexus hypogastricus inferior)
- Somatische Nerven
  - N. pudendus
- Pontines Miktionszentrum
- Übergeordnete Blasenzentren des Vorderhirns
  - frontales Blasenzentrum
  - Basalganglien
  - Hypothalamus
  - Lobulus paracentralis.

Die glatte Muskulatur der Blasenwand, die als *M. detrusor vesicae* bei Kontraktion die Blase zur Entleerung bringt, ist stark dehnbar und so beschaffen, dass

Tab. 12.4 Lokalisation erster und zweiter Neurone im *parasympathischen* Nervensystem.

Erfolgsorgane	Ursprung der präganglionären Fasern	Peripherer Nerv	Ursprung der postganglionären Fasern
Auge (M. ciliaris und M. sphincter pupillae)	Mittelhirn	N. oculomotorius (III)	Ganglion ciliare
Tränen-, Sublingual- und Submandibulardrüse	Medulla oblongata	N. facialis (VII)	Ganglion pterygopalatinum Ganglion submandibulare
Parotisdrüse	Medulla oblongata	N. glossopharyngeus (IX)	Ganglion oticum
Herz	Medulla oblongata	N. vagus (X)	Plexus cardiacus
Lungen mit Bronchien	Medulla oblongata	N. vagus (X)	Plexus pulmonalis
Magen/Darm bis Colon transversum	Medulla oblongata	N. vagus (X)	Plexus gastricus Plexus myentericus Plexus submucosus
Colon descendens und Rektum	S2–S4	Nn. pelvici splanchnici	Plexus hypogastricus (superior und inferior)
Niere und Blase	S2–S4	Nn. pelvici splanchnici	Plexus hypogastricus (superior und inferior)
Genitale	S2–S4	Nn. pelvici splanchnici	Plexus hypogastricus (superior und inferior)
Obere und untere Extremität	---	---	---

12.7 Vegetative Kontrolle von Harnblase, Rektum und Genitalien

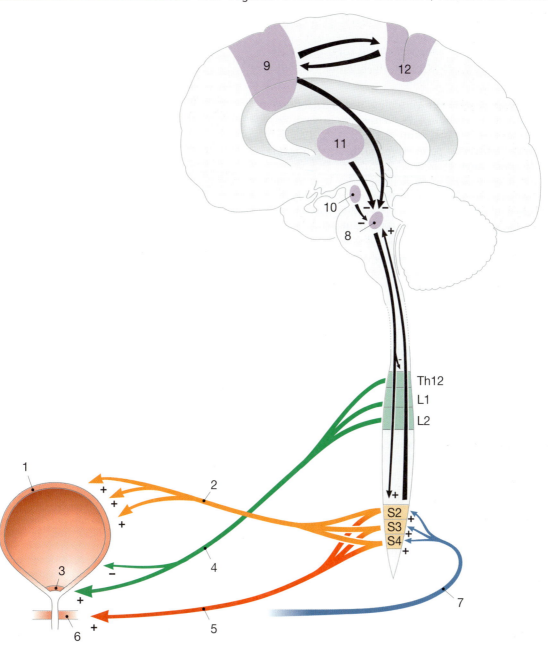

Abb. 12.5   Neuronale Steuerung der Harnblasenfunktion.
1 M. detrusor vesicae, **2** Nn. pelvici splanchnici (parasympathische Nervenfasern aus den Sakralmarksegmenten S2–S4), **3** M. sphincter vesicae (M. sphincter urethrae internus, unwillkürlich), **4** Plexus hypogastricus inferior (sympathische Nervenfasern), **5** N. pudendus (somatomotorisch), **6** M. sphincter urethrae externus (willkürlich), **7** viszerosensible Fasern, die die Blasenfüllung bzw. Blasenwandspannung an das Rückenmark vermitteln, **8** pontines Miktionszentrum in der Formatio reticularis, **9** frontales Blasenzentrum, **10** Substantia nigra, **11** Pallidum, **12** Lobulus paracentralis des Großhirns.

sie sich bei einem gewissen Dehnungsgrad *autonom*, d. h. ohne Beteiligung von Nerven, kontrahiert. Diese Stufe der Blasensteuerung spielt jedoch nur bei einer vollkommen denervierten Blase eine Rolle. Physiologischerweise steht die Entleerung der Blase unter Kontrolle des vegetativen und z. T. des somatischen Nervensystems: Der M. detrusor vesicae (Abb. **12.5**, *1*) wird von parasympathischen Fasern aus dem Sakralmark (S2–S4) aktiviert, welche die Harnblase über *Nn. pelvici splanchnici* erreichen (Abb. **12.5**, *2*).

Der am Blasenausgang und im Anfangsteil der Urethra befindliche, ringförmige und ebenfalls glatte *M. sphincter urethrae internus* (Abb. **12.5**, *3*) wird dagegen von sympathischen Fasern aus dem Thorakolumbalmark (Th12–L2) aktiviert, die über die *Nn. hypogastrici* und den *Plexus hypogastricus inferior* zur Harnblase gelangen (Abb. **12.5**, *4*). Diese sympathischen Fasern wirken gleichzeitig *inhibitorisch* auf den M. detrusor vesicae und hemmen dadurch die Blasenentleerung.

- Aktivierung des *Sympathikus* unterstützt so einen *Verschluss* der Harnblase,
- Aktivierung des *Parasympathikus* sorgt über eine Erregung der Blasenwandmuskulatur für eine *Entleerung* der Harnblase.

Des Weiteren wird der Verschluss des Harnabflussweges vom *somatischen Nervensystem* unterstützt, das über den N. pudendus (S2–S4, Abb. 12.5, 5) den *M. transversus perinei profundus* (*Diaphragma urogenitale*, quer gestreifte Muskulatur) innerviert, der mit gesonderten Muskelfasern die Urethra als *M. sphincter urethrae externus* umgibt (Abb. 12.5, 6). Dieser willkürlich aktivierbare Harnröhrenverschluss befindet sich bei der Frau unmittelbar unter der Harnblase und beim Mann unter der Prostata. Er spielt aber für die Harnkontinenz nur in Belastungssituationen (Husten, Pressen etc.) bei gefüllter Blase eine Rolle.

Diese bis hierhin besprochene Blasen- und Harnröhreninnervation geschieht vom Rückenmark aus. Ein übergeordnetes Steuerungszentrum im Hirnstamm (sog. *pontines Miktionszentrum* der Formatio reticularis, Abb. 12.5, 8) kontrolliert die vegetativen Harnblasenzentren im Seitenhorn des Sakral- (Parasympathikus) bzw. des Thorakolumbalmarks (Sympathikus) und *koordiniert* einen reibungslosen Ablauf der Blasenentleerung (*Miktion*). Dabei wird es wiederum von übergeordneten Zentren reguliert, insbesondere vom Hypothalamus, von Anteilen des medialen Frontallappens (v.a. Gyrus frontalis medialis und Region des vorderen Gyrus cinguli, sog. *frontales Blasenzentrum*, Abb. 12.5, 9) und von den Basalganglien (Substantia nigra und Pallidum, Abb. 12.5, 10 und 11). Diese übergeordneten Zentren haben v.a. hemmenden Einfluss auf die Miktion und fördern dadurch die Harnkontinenz. Auch der Lobulus paracentralis („Umschlagfalte" von Gyrus pre- zu Gyrus postcentralis an der Medialseite der Großhirnhemisphäre, Abb. 12.5, 12) beeinflusst die Harnkontinenz, da hier zum einen die Blasenfüllung bewusst wahrgenommen wird und nur dadurch eine willkürliche Unterdrückung des Harndranges erfolgen kann; zum anderen wird von hier aus über die Pyramidenbahn der Beckenboden und damit auch der M. sphincter urethrae externus angesteuert.

Der physiologische Vorgang der Blasenentleerung beim Gesunden vollzieht sich folgendermaßen: Die zunehmende Füllung und dadurch steigende Wandspannung der Blase aktiviert über sensible Fasern (Abb. 12.5, 7) die parasympathischen Neurone im Seitenhorn des Sakralmarks, die den M. detrusor vesicae aktivieren. Wird dieser Vorgang durch übergeordnete (supraspinale) Regulationszentren nicht unterdrückt (z. B. beim Säugling, dessen absteigende Bahnen vom Gehirn ins Rückenmark noch nicht ausgereift sind), so erfolgt bei entsprechender Füllung reflektorisch eine Detrusorkontraktion und Sphinktererschlaffung, also eine Entleerung der Harnblase. Beim gesunden Erwachsenen jedoch wird die zunehmende Blasenwandspannung nicht nur an die parasympathischen Zentren des Rückenmarks, sondern über aufsteigende Kollateralen auch an das pontine Miktionszentrum weitergegeben, das nun in Abhängigkeit von den Impulsen aus dem Frontallappen oder den Basalganglien eine Miktion zulässt bzw. initiiert (bahnende absteigende Fasern zum sakralen parasympathischen Miktionszentrum) oder unterdrückt (hemmende absteigende Fasern zum sakralen Miktionszentrum). Das bedeutet: Auch die willkürliche Blasenentleerung läuft letztlich über Strukturen des vegetativen Nervensystems ab, die lediglich von höheren Zentren aus willkürlich *gehemmt* oder *stimuliert* werden können.

Klinik Störungen der Harnblasenfunktion durch Läsionen des Nervensystems (sog. *neurogene Blasenstörungen*) sind häufige und für die Betroffenen stets sehr belastende klinische Probleme. Dabei treten je nach Lokalisation einer Läsion ganz unterschiedliche Symptome auf. Ist der **N. pudendus** geschädigt, kommt es bei jeder intraabdominellen Drucksteigerung (z. B. Husten, Lachen etc.) zu einer Teilentleerung der Blase, weil der M. sphincter urethrae externus nicht reflektorisch kontrahiert werden kann (sog. *Stressinkontinenz*). Sind auch die **vegetativen Nerven** zur Blase zerstört (z. B. Tumoren im Becken, Schädigungen der Rückenmarksnerven oder der Rückenmarksegmente S2–S4 selbst), kann die Blase nur noch bei sehr starker (Über-)Füllung durch nervenunabhängige Muskelkontraktionen unvollständig entleert werden (sog. *Überlaufinkontinenz* bzw. *autonome Blase*). Bei **Rückenmarksschädigungen oberhalb des Sakralmarkes** (z. B. Querschnittslähmung) kommt es zu einer Harninkontinenz, die durch den ungehemmten Ablauf des vegetativen Reflexbogens im Sakralmark charakterisiert ist: Jede Füllung der Harnblase führt zu einer parasympathisch-reflektorischen Detrusorkontraktion, da die regulierenden absteigenden Bahnen vom Gehirn nicht mehr intakt sind. Da aber durch Unterbrechung des Reflexbogens zum pontinen Miktionszentrum auch die sinnvolle *Koordination* der an der Blasenentleerung beteiligten Muskelstrukturen wegfällt, ist die Harnentleerung, obwohl unbeherrschbar, meist *inkomplett*, so dass trotz Inkontinenz immer etwas Restharn in der Blase bleibt (sog. *Sphinkter-Detrusor-Dyssynergie*). Sind die suprapontinen Instanzen (**Basalganglien, frontales Blasenzentrum**) ausgefallen, kommt es bei Blasenfüllung ebenfalls zu einer nicht mehr willkürlich unterdrückbaren Detrusorkontraktion und damit Harninkontinenz (klinisches Beispiel in Abb. 12.6). Restharn (s.o.) besteht dabei jedoch selten, solange das pontine Miktionszentrum und seine absteigenden Bahnen intakt sind. Ist die Läsion im **Lobulus paracentralis** lokalisiert, der sowohl der sensible Kortex für das Empfinden der Blasenfüllung als auch der Motokortex für den äußeren Schließmuskel ist, bemerkt der Patient weder die Blasenfüllung noch einen Harndrang, meist auch nicht den Urinabgang selbst.

12.7.2 Rektum

Die vegetative und somatische Versorgung des Rektums hat mit derjenigen der Harnblase vieles gemeinsam. Die peristaltische Kontraktion der glatten Darmwandmuskulatur wird vom Parasympathikus stimuliert, vom Sympathikus dagegen inhibiert. Der glatte *M. sphincter ani internus* steht unter exzitatorischem Einfluss des Sympathikus und inhibitorischem Einfluss des Parasympathikus. Das bedeutet:

- Sympathikusaktivierung *unterdrückt* die Darmentleerung,

12.7 Vegetative Kontrolle von Harnblase, Rektum und Genitalien

Abb. 12.6 Läsion des frontalen Blasenzentrums.
Computertomographie des Schädels bei Hirnmetastase eines Bronchialkarzinoms. Die Metastase (hell, mit X gekennzeichnet) mit umgebender Hirnschwellung (Ödem, dunkel, mit Pfeilen eingegrenzt) liegt im Bereich des frontalen Blasenzentrums.
Symptomatik der Patientin: Harn-Dranginkontinenz (plötzlich eintretender, willkürlich nicht beherrschbarer Harndrang).
(Bild aus Universitätsklinikum Freiburg, mit freundlicher Genehmigung von Prof. Langer, Abt. Radiologie)

■ Parasympathikusaktivierung *ermöglicht* die Darmentleerung.

Die entsprechenden vegetativen Zentren liegen in den Seitenhörnern der Lumbalmarksegmente L1 und L2 (Sympathikus) und Sakralmarksegmente S2–S4 (Parasympathikus). Der vegetative Reflexbogen ist ähnlich wie bei der Blase: Dehnung des Rektums sorgt über afferente Impulse für eine Stimulation der parasympathischen Zentren im Sakralmark und für eine Inhibition der sympathischen Zentren im Lumbalmark, wodurch es zur *reflektorischen* Stuhlentleerung kommt. Die *willkürliche* Kontrolle über die Darmentleerung erfolgt über den quer gestreiften *M. puborectalis* (Teil des M. levator ani) und den *M. sphincter ani externus*, die beide vom N. bzw. *Plexus pudendus* (S2–S4) innerviert werden. Weiterhin existieren wie bei der Harnblaseninnervation übergeordnete Zentren im Gehirn, die über absteigende Bahnen die vegetativen Zentren im Rückenmark steuern. Zumindest im Großhirn entsprechen sie lokalisatorisch den Blasenzentren des Frontalhirns (s. Kap. 12.7.1).

Bei der willkürlichen Darmentleerung (*Defäkation*) werden die Sphinktermuskeln bewusst erschlafft, der beschriebene vegetative Reflexbogen vom Gehirn aus enthemmt und zusätzlich mehr oder minder intensiv die Bauchpresse eingesetzt. Wie bei der Blaseninnervation gilt auch hier, dass die deszendierenden Bahnen aus dem Gehirn, die im Rückenmark zum einen den Reflexbogen zur vegetativ gesteuerten Darmentleerung inhibieren und zum anderen auf die Motoneurone des N. pudendus projizieren (und damit eine Beherrschung der willkürlichen Schließmuskeln ermöglichen), erst im Laufe der ersten beiden Lebensjahre ausreifen, so dass dem Säugling nur eine vegetativ gesteuerte, reflektorische Kontrolle der Darmentleerung möglich ist.

Klinik Eine Querschnittslähmung im Bereich des Lumbalmarks oder darüber hat eine Unterbrechung der kortikosakralen Bahnen zur Folge, so dass eine willkürlich steuerbare Darmentleerung wegfällt, was zu einem Stuhlverhalt führen kann. Solange das Sakralmark intakt ist, bleibt eine gewisse vegetativ gesteuerte Stuhlentleerung erhalten, die aber oft weniger effektiv ist, da die Bauchpresse auf Grund der Schädigung der absteigenden Bahnen wegfällt, sofern die Schädigung deutlich oberhalb des Lumbalmarks lokalisiert ist. Bei einer alleinigen Zerstörung des Sakralmarks oder der daraus hervorgehenden Nervenfasern kommt es auf Grund des Ausfalls der Pudendus-Motoneurone zur Stuhlinkontinenz.

12.7.3 Genitale

Von den Plexus hypogastrici aus erfolgt auch die sympathische und parasympathische Versorgung des Genitales. Dabei bewirkt der Parasympathikus von seinen Zentren im Sakralmark (S2–S4) aus über die Nn. pelvici splanchnici eine Vasodilatation der Schwellkörpergefäße des Penis bzw. der Klitoris. Das bedeutet: *Eine Aktivierung der entsprechenden parasympathischen Zentren führt zur Erektion.* Fasern des Sympathikus (Th12–L2) gelangen vom Plexus hypogastricus aus beim Mann zur Samenblase, zur Prostata und zum Ductus deferens, wo sie eine Sekretion bzw. rhythmische Kontraktion der glatten Muskulatur auslösen, d.h.: *Eine Aktivierung der entsprechenden sympathischen Zentren führt beim Mann zur Ejakulation.* Die entsprechenden vegetativen Sexualzentren im Lumbal- und Sakralmark wiederum werden nicht nur durch sensible Afferenzen aus den Genitalien selbst (über den N. pudendus), sondern auch von höheren Zentren, namentlich dem Hypothalamus und vom limbischen System, beeinflusst (z.B. *psychogene Erektion*).

Klinik Bei Querschnittslähmungen oberhalb des Lumbalmarks muss nicht zwangsläufig eine Impotenz entstehen. Zwar fallen alle psychischen Einflüsse auf die Sexualfunktionen weg, der eigentliche vegetative Regelkreis auf Rückenmarksebene bleibt aber erhalten, so dass männliche Patienten durchaus noch zeugungsfähig sein können. Anders verhält es sich bei einer Zerstörung des *Lumbalmarks*, nach der zwar noch eine Erektion, aber keine Ejakulation mehr möglich ist.

Eine Läsion des *Sakralmarks* hat beim Mann dagegen meist eine völlige Impotenz zur Folge, da auch keine Erektion mehr erfolgen kann. Allerdings existieren auch einige Fasern von sympathischen Zentren im Thorakalmark zu den Schwellkörpern, die bei Ausfall der sakralen Zentren bei einem Teil der Patienten noch eine (in der Regel psychogene) Erektion ermöglichen können.

12.8 Viszerale Afferenzen und Head-Zonen

Die allgemein-viszerosensiblen Afferenzen, die aus den inneren Organen Informationen wie den Füllungszustand der Harnblase, den O_2-Gehalt des Blutes und dergleichen vermitteln, werden im Extremitäten-, Unterbauch- und Beckenbereich überwiegend entlang von sympathischen Nervenfasern zum Rückenmark geleitet. Im übrigen Eingeweidebereich gelangen die viszerosensiblen Impulse über die beiden allgemein-viszerosensiblen Hirnnerven (IX, X) in den Hirnstamm. Dabei treten die viszeralen Afferenzen genauso wie die somatischen über Spinal- bzw. Hirnnervenganglien in das ZNS ein. Im Rückenmark enden die viszeralen Afferenzen nicht alle im sog. Seitenhorn des Rückenmarks (s. S. 88), sondern auch weiter dorsal im Hinterhorn (Laminae I und V). Im Hirnstamm hingegen enden alle viszerosensiblen Impulse im Kernkomplex der *Ncll. tractus solitarii*. Diese Impulse werden häufig direkt auf Rückenmarks- oder Hirnstammebene zur Auslösung *viszeraler Reflexe* weiterverschaltet. Ein Teil von ihnen gelangt aber auch über aufsteigende Bahnen zum Bewusstsein (viszerosensible Bahnen, s. Kap. 9.11.2). Dabei scheint es allerdings so zu sein, dass häufig sowohl viszerale als auch somatische Afferenzen im Hinterhorn auf

- *das selbe weiterleitende Neuron*

projizieren, das die sensiblen Impulse dann in Richtung somatosensibler Kortex leitet. Da das Gehirn „daran gewöhnt ist", den Impulsen dieses weiterleitenden Neurons stets *somatische* und nicht *viszerale* Reize zuzuordnen (entsprechende Lernvorgänge finden im Laufe des Lebens durch den viel intensiveren somatischen Input statt), werden sehr häufig eigentlich viszerosensible Impulse als somatische *fehlinterpretiert*, und es werden Schmerzen in bestimmten somatischen Regionen beklagt, denen in der Realität Schmerzen in bestimmten Eingeweidebereichen zugrunde liegen. So ist vielen Organen, deren viszerale Afferenzen im Rückenmark auf einer bestimmten segmentalen Ebene enden, ein entsprechender Hautbezirk zuzuordnen, der im Dermatom des entsprechenden Segmentes liegt. Diese sog. *Head-Zonen* können aus Abb. 12.7 entnommen werden.

Klinik Die Head-Zonen sind klinisch sehr wichtig. Ein bekanntes Beispiel ist der bei einer Mangeldurchblutung des Herzens (*Angina pectoris* oder *Herzinfarkt*) empfundene Schmerz im Bereich der linken Brustwand, der in den linken Arm ausstrahlt. Ein anderes häufiges Beispiel ist der Schmerz in der rechten Schulter, dem eigentlich viszerale Reize aus der Gallenblase (Entzündung, Gallensteine) zugrunde liegen. Gute Kenntnisse über diese Head-Zonen sind unerlässlich, um nicht voreilig „somatische" Schmerzen in den entsprechenden Bereichen als harmlos abzuqualifizieren.

Eine weitere Konvergenz somatischer und viszeraler Impulse existiert am präganglionären Neuron im Seitenhorn des Rü-

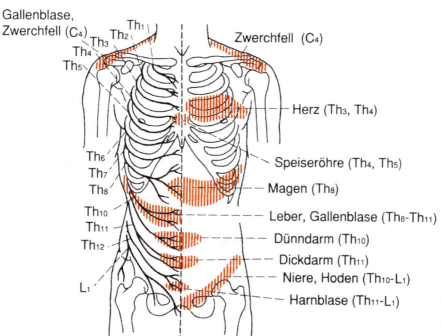

Abb. 12.7 Head-Zonen. Auf der rechten Körperseite sind die Interkostalnerven dargestellt, die das Zuordnen der Segmente erleichtern. (Aus [5])

ckenmarks. Hier enden neben den viszeralen auch zahlreiche somatische Afferenzen, vor allem aus der Haut und Unterhaut, die dadurch zu viszeralen Reflexen führen können (*kutaneoviszeraler Reflex*). Auf diese Weise versucht man, die Wirkung von Hautreizen (Wärme, Druck oder auch *Akupunktur*) auf das Eingeweidesystem zu erklären.

12.9 Enterisches Nervensystem

Grundlage In vielen inneren Organen wie Herz und Lunge gibt es intramurale Nervenzellansammlungen (*Ganglien*), die unter Einfluss des Sympathikus und Parasympathikus die Organfunktion steuern. Von diesen Ganglienorganisationen ist das komplexeste und am besten untersuchte das *enterische Nervensystem (Plexus entericus)*, das zwar unter dem Einfluss des sympathischen und parasympathischen Nervensystems steht, letztlich aber auch *unabhängig* von diesen eine *autonome Funktion* ausübt. Dieses in der Ösophagus-/Magen-/Darmwand befindliche Nervensystem gliedert sich in drei Geflechte:

- *Plexus submucosus* (*Meissner*) in der Tela submucosa
- *Plexus myentericus* (*Auerbach*) zwischen äußerer und innerer Schicht der Tunica muscularis
- *Plexus subserosus* zwischen Tunica muscularis und Tunica serosa.

Neben dem zentralen und dem peripheren Nervensystem mit ihren vegetativen Anteilen existiert dieses Nervensystem wie eine Art eigenständiges (mit den anderen Systemen jedoch funktionell verbundenes) „Gehirn des Magen-Darm-Traktes", das in seiner Funktion sehr komplex organisiert und in der Zahl der Neurone (ca. 100 Millionen) mit dem Rückenmark vergleichbar ist.

Struktur und Verbindungen Man muss sich das enterische Nervensystem als ein Netzwerk einzelner Nervenzellansammlungen (Ganglien) vorstellen, die untereinander engmaschig verknüpft sind. Die Nervenzellen werden von speziellen Gliazellen umgeben, die in ihrer Struktur und Funktion eher Astrozyten als den sonst im peripheren Nervensystem vorkommenden Schwann-Zellen ähnlich sind. Die Axone der enterischen Nervenzellen sind marklos. **Afferenzen** erhalten diese Nervenzellen direkt von sensorischen Rezeptoren der Mukosa und Submukosa der Magen-/Darmwand, aber auch extrinsisch von postganglionären sympathischen und parasympathischen Fasern, die (indirekten) Einfluss auf die Funktion des Magen-Darm-Traktes ausüben. **Efferent** steuern die intramuralen Ganglien die glatten Muskelzellen der Darmwand (Plexus myentericus) und z. B. die Drüsenzellen der Mukosa (Plexus submucosus) an. Es existieren aber auch Efferenzen zu Gallenblase und Pankreas, zu vegetativen Gan-

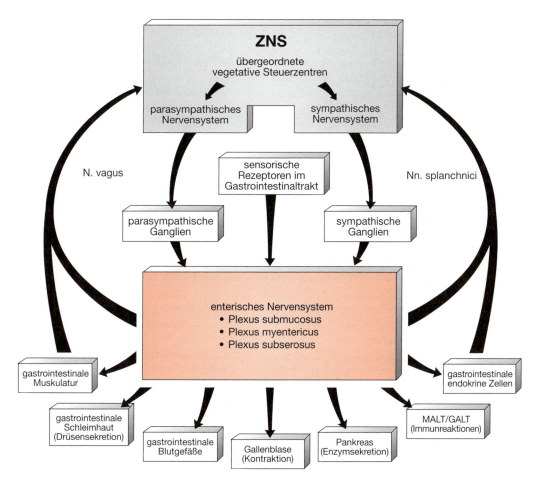

Abb. 12.8 Funktionsprinzip des enterischen Nervensystems.

glien des Sympathikus und Parasympathikus und sogar in das Rückenmark und den Hirnstamm. Die im enterischen Nervensystem freigesetzten **Transmitter** sind überwiegend Neuropeptide wie VIP (vasoaktives intestinales Polypeptid) oder Substanz P, aber auch Monoamine wie Serotonin, Stickstoffmonoxid und das auch sonst als Transmitter weit verbreitete Acetylcholin. Sehr häufig benutzen einzelne Neurone zwei oder noch mehr Transmitter.

Funktion Die Aufgaben des enterischen Nervensystems bestehen in erster Linie in der Generierung und Koordination eines reibungslosen Ablaufes der Verdauungsvorgänge. Die wichtigste Rolle spielt dabei die Drüsentätigkeit und die (grundsätzlich auch ohne Einfluss von Sympathikus und Parasympathikus existente) Peristaltik des Magen-Darm-Traktes. Weitere Funktionen sind die Steuerung der Schleimhautdurchblutung oder die Beeinflussung des darmassoziierten Immunsystems (GALT, MALT[2]). Wichtig ist, dass das enterische Nervensystem bei den geschilderten Funktionen nicht nur „ausführendes Organ" von Sympathikus und Parasympathikus ist, sondern auch selbst integrative Aufgaben erfüllt, die sonst im vegetativen Nervensystem nur im ZNS (Rückenmark oder Hirnstamm) ausgeführt werden. Gleichwohl steht das System unter sympathischen und parasympathischen Einflüssen, die sich aber somit immer *indirekt* auf den Darmtrakt auswirken (eine Ausnahme bildet die Sphinktermuskulatur, die z. T. *direkt* sympathisch bzw. parasympathisch innerviert ist). Eine Übersicht zum Funktionsprinzip des enterischen Nervensystems gibt Abb. **12.8**.

Klinik Bei den vielen für die Funktionen des Magen-Darm-Traktes unerlässlichen Aufgaben des enterischen Nervensystems verwundert es nicht, dass Störungen in diesem System zu erheblichen Krankheitserscheinungen führen. So führt z. B. eine angeborene Verminderung von Ganglienzellen im Plexus myentericus zu schweren Peristaltikstörungen im betroffenen Darmabschnitt, so dass es zum Transportstillstand des Darminhaltes mit nachfolgender Aufdehnung der proximal davon liegenden Darmabschnitte kommt *(Morbus Hirschsprung, Megakolon)*. Umgekehrt kann eine krankhafte Überaktivität des Systems zu massiven Durchfällen *(Diarrhöen)* führen.

Eine Störung des darmassoziierten Immunsystems (GALT) ist an der Entstehung chronisch entzündlicher Darmerkrankungen *(Morbus Crohn, Colitis ulcerosa)* beteiligt. Dabei wird einer Fehlsteuerung des Immunsystems durch das enterische Nervensystem eine wichtige Rolle zugeschrieben.

---

[2] GALT, MALT = Abkürzung für (engl.) *gut-associated lymphatic tissue* oder *mucosa-associated lymphatic tissue*.

Zusammenfassung

Allgemeiner Teil

Das *vegetative (autonome, viszerale) Nervensystem* reguliert die Funktion der inneren Organe und Gefäße und dient damit der „Aufrechterhaltung des inneren Körpermilieus". Seine Steuerung ist dem Bewusstsein weitgehend entzogen. Das autonome Nervensystem gliedert sich in zwei funktionell antagonistische und auch strukturell unterschiedliche Anteile:

- *Sympathikus*
  und
- *Parasympathikus*.

Nahezu alle Organsysteme werden von beiden Anteilen des vegetativen Nervensystems innerviert. Dabei kommt dem Sympathikus eine *energiemobilisierende und aktivitätssteigernde Wirkung* zu (z. B. Steigerung der Herztätigkeit), während der Parasympathikus im Dienst der *Energiekonservierung und des Wiederaufbaus der Körperenergien* steht (z. B. Steigerung der Magen-/Darmtätigkeit).

Das übergeordnete Integrations- und Steuerzentrum des vegetativen Nervensystems ist der *Hypothalamus*, der wiederum unter dem Einfluss höherer Strukturen, insbesondere des limbischen Systems, steht. Weitere, dem Hypothalamus untergeordnete vegetative Zentren liegen in der Formatio reticularis des Hirnstamms. Sympathikus und Parasympathikus haben auch eigene, dem Hypothalamus untergeordnete Zentren: der *Sympathikus* im *Thorakal-* und *Lumbalmark*, der *Parasympathikus* im *Hirnstamm* und im *Sakralmark*.

Motorische Systeme des vegetativen Nervensystems haben *zwei* Neurone, die die Impulse vom ZNS in die Peripherie leiten. Die Umschaltung vom ersten auf das zweite Neuron geschieht in den *vegetativen Ganglien*. Dabei ist beim *Sympathikus* das erste Neuron stets *kurz* und das zweite Neuron *lang* (Ganglien in ZNS-Nähe), während beim *Parasympathikus* das erste Neuron stets *lang* und das zweite Neuron *kurz* ist (Ganglien in Organnähe, meist *intramurale Ganglien*).

Vegetative Nervenfasern bilden in der Peripherie Geflechte, **Plexus**, aus (z. B. *Plexus coeliacus*), die sich meistens in der Nähe der Organe befinden, die von diesen Plexus aus dann vegetativ innerviert werden.

Transmitter Das erste Neuron verwendet bei beiden Anteilen des vegetativen Nervensystems *Acetylcholin* als Transmitter. Das zweite *parasympathische* Neuron schüttet ebenfalls *Acetylcholin* aus, das zweite *sympathische* Neuron *Noradrenalin* (große Bedeutung in der Pharmakologie!).

Viszerale Afferenzen, Head-Zonen Die Unterteilung in Sympathikus und Parasympathikus bezieht sich nur auf die *efferenten* vegetativen Nervenfasern. Die *afferenten* vegetativen Impulse peripherer Nerven werden (im ZNS) größtenteils *reflektorisch* auf efferente vegetative Systeme, z.T. aber auch auf weiterleitende Bahnen zu höheren Hirnzentren verschaltet.

Viszerale Afferenzen werden im Rückenmark z.T. auf dasselbe Neuron verschaltet, das auch *somatosensible* Impulse zum Gehirn weiterleitet. Dadurch können *viszerale Reize* als *somatische* „fehlinterpretiert" werden, so dass über *somatische* Schmerzen geklagt wird, denen tatsächlich aber *viszerale* Reize zugrunde liegen. Die Hautregionen, deren sensible Fasern im Rückenmark auf das gleiche Neuron wie jene eines inneren Organs projizieren, werden *Head-Zonen* genannt.

Spezieller Teil

Sympathikus Kurz nach Verlassen der thorakolumbalen vegetativen Zentren im Rückenmark werden die sympathischen Nervenfasern in *vegetativen Ganglien* umgeschaltet, die fast alle entlang der Wirbelsäule liegen *(paravertebrale Ganglien)* und zusammen den *sympathischen Grenzstrang* bilden. Diese Grenzstrangganglien kann man in drei Gruppen einteilen: *Halsganglien, Brustganglien* und *lumbosakrale* bzw. *Beckenganglien*.

Von den **Halsganglien** *(Ganglion cervicale superius, medium, inferioris)* aus werden Kopf, Hals und ein Teil der Arme versorgt. Besondere klinische Bedeutung haben die im Ggl. cervicale superius verschalteten Fasern für das Auge. Sie bewirken dort eine *Pupillendilatation, Lidspaltenerweiterung* und einen *Zug des Augapfels in der Orbita nach vorne* (bei Ausfall: *Horner-Syndrom*).

Von den **Brustganglien** aus werden das Herz *(Leistungssteigerung)*, die Lunge *(Bronchodilatation)* und ein Großteil des Gastrointestinaltraktes *(Minderung von Peristaltik und Drüsensekretion, Erhöhung des Tonus sämtlicher Sphinktermuskeln)* innerviert.

Von den **Beckenganglien** aus werden die Nieren, die Nebennieren *(Ausschüttung von Adrenalin und Noradrenalin in die Blutbahn)* und das Genitale (Wirkung s.u.) mit sympathischen Impulsen versorgt.

Parasympathikus Da ein Teil der parasympathischen Zentren im Hirnstamm liegt, ziehen die entsprechenden vegetativen Impulse *über vier Hirnnerven* in die Peripherie: *N. oculomotorius* (III), *N. facialis* (VII), *N. glossopharyngeus* (IX) und *N. vagus* (X). Die parasympathischen Fasern werden jeweils in einem der vier vegetativen Kopfganglien in Nähe des Erfolgsorgans auf ein zweites parasympathisches Neuron umgeschaltet. Die Fasern des N. vagus ziehen als Einzige weit über die Kopf-Hals-Grenze hinaus und innervieren die Brust- und Baucheingeweide einschließlich des Gastrointestinaltraktes von proximal nach distal bis in die Region der linken Kolonflexur (sog. *„Cannon-Böhm-Punkt"*). Der Vagus wirkt dabei auf die Lunge *(Bronchokonstriktion* – klinische Bedeutung beim Asthma!), das Herz *(Leistungsminderung)* und den Gastrointestinaltrakt *(Steigerung von Peristaltik und Drüsensekretion* sowie *Erschlaffung sämtlicher Sphinktermuskeln)*.

Von den **sakralen** Zentren des Parasympathikus im Rückenmark aus werden der Harntrakt, der Darm distal der linken Kolonflexur und die Geschlechtsorgane versorgt. Die dabei klinisch besonders wichtige Steuerung von Harnblase, Rektum und Genitale wird im Folgenden geschildert:

Harnblase Das Wasserlassen *(Miktion)* wird *vegetativ* von *sympathischen* Fasern (Th12–L2) im Sinne einer *Harnverhaltung* und von *parasympathischen* Fasern (S2–S4) im Sinne einer *Blasenentleerung* kontrolliert. Das willkürlich innervierbare Diaphragma urogenitale (Teil des Beckenbodens) kann durch Abklemmung der Harnröhre die Blasenentleerung unterdrücken. Die vegetativen Zentren für die Blasenentleerung im Rückenmark unterliegen der Kontrolle von übergeordneten Zentren im Hirnstamm *(pontines Miktionszentrum)*, Zwischenhirn *(Hypothalamus)* und Großhirn *(Basalganglien* und *frontales Blasenzentrum)*. Die *vegetative* Blasenentleerung erfolgt immer dann, wenn die Blase voll ist und nicht über den willkürlichen Schließmuskel der Urethra oder eine Inhibition des spinalen parasympathischen Zentrums durch absteigende Bahnen aus dem Gehirn eine Entleerung verhindert wird.

Rektum Hier gelten ähnliche Grundprinzipien wie bei der Harnblase. Die *vegetative* (im Prinzip *unwillkürliche*) Entleerung des Rektums erfolgt, wenn das Rektum gefüllt ist. Bei der vegetativen Kontrolle über die Enddarmentleerung führt der *Sympathikus* (L1–L2) zu einem *Stuhlverhalt*. Der *Parasympathikus* (S2–S4) bewirkt dagegen *Enddarmentleerung*. Die *willkürliche* Stuhlabsetzung erfolgt über eine Enthemmung der sonst vom Gehirn kontrollierten vegetativen Zentren des Rückenmarks und eine gleichzeitige Erschlaffung der Schließmuskeln des Beckenbodens.

Genitale Die Vorgänge der *Erektion* und *Ejakulation* werden von Sympathikus und Parasympathikus getrennt gesteuert. Dabei führen die parasympathischen Fasern (S2–S4) zu einer *Erektion* (der Klitoris bzw. des Penis), während sympathische Fasern (Th12–L2) beim Mann zu einer *Ejakulation* führen.

Enterisches Nervensystem Im Magen-Darm-Trakt finden sich in Form des *Plexus myentericus, Plexus submucosus* und *Plexus subserosus* intramurale Ansammlungen autonomer Nervenzellen *(intramurale Ganglien)*, die ihre Funktion zwar z.T. unter Einfluss, z.T. aber auch völlig unabhängig von Sympathikus und Parasympathikus erfüllen. Sie dienen vor allem dem reibungslosen Ablauf von Peristaltik und Sekretion des Magen-Darm-Traktes.

Vegetatives Nervensystem

Wiederholungsfragen

1 Welche Transmitter benutzt das sympathische, welche das parasympathische Nervensystem an seinen peripheren Synapsen?

2 Wo sind die Perikaryen des ersten sympathischen und parasympathischen Neurons im ZNS jeweils lokalisiert?

3 Welche Hirnnerven führen parasympathische Fasern? Welcher von ihnen vorsorgt parasympathisch die Brust- und Baucheingeweide?

4 Was versteht man unter dem sympathischen Grenzstrang?

5 Welche Funktion erfüllt der Sympathikus, welche der Parasympathikus am Auge, am Herzen und an der Lunge? Über welche nervalen Strukturen gelangen die entsprechenden Fasern an ihre Erfolgsorgane?

6 Welchen Einfluss haben Sympathikus und Parasympathikus auf die Vorgänge der Harn- und Stuhlentleerung?

7 Was versteht man unter Head-Zonen?

Lösungen

1 *Sympathikus:* erstes Neuron Acetylcholin, zweites Neuron Noradrenalin (Ausnahme: Schweißdrüseninnervation: zweites Neuron Acetylcholin; weiterhin Nebennierenmark als Äquivalent zum zweiten sympathischen Neuron: Adrenalin, Noradrenalin). *Parasympathikus:* erstes und zweites Neuron Acetylcholin. Fast alle vegetativen Neurone haben auch Neuropeptide als Kotransmitter.

2 *Sympathikus:* Thorakolumbalmark (Th1–L2). *Parasympathikus:* Hirnstamm und Sakralmark (S2–S4).

3 N. oculomotorius (III), N. facialis (VII), N. glossopharyngeus (IX), N. vagus (X). Der N. vagus entfaltet seine parasympathischen Wirkungen nur außerhalb des Kopfbereichs, der dafür von den anderen drei parasympathischen Hirnnerven versorgt wird. Der N. vagus innerviert die Brust- und Baucheingeweide bis hinab zum sog. „Cannon-Böhm-Punkt" (Bereich linke Kolonflexur).

4 Kette sympathischer Ganglien (Umschaltung von erstem auf zweites Neuron) entlang der Wirbelsäule, die untereinander in Verbindung stehen und im Halsbereich von sympathischen Axonen aus dem Thorakalmark, im Sakralbereich von sympathischen Axonen aus dem Lumbalmark versorgt werden.

5 *Auge:* Sympathikus: Pupillenerweiterung (über Fasern aus dem obersten Halsganglion, die mit der A. carotis interna bzw. A. ophthalmica das Auge erreichen), Parasympathikus: Pupillenverengung und Akkommodation (über N. oculomotorius). *Herz:* Sympathikus: Steigerung von Pulsfrequenz, Erregungsleitungsgeschwindigkeit und Kontraktionskraft (über Fasern aus den oberen thorakalen Ganglien – Plexus cardiacus), Parasympathikus: Verlangsamung der Pulsfrequenz und Erregungsüberleitung, keine Wirkung auf die Kontraktionskraft (über N. vagus). *Lunge:* Sympathikus: Bronchodilatation und Sekretionsminderung der Bronchialdrüsen (über Fasern aus dem Thorakalmark – Plexus pulmonalis), Parasympathikus: Bronchokonstriktion und Sekretionssteigerung der Bronchialdrüsen (über N. vagus).

6 Sympathikus verhindert Harn- und Stuhlentleerung (über Fasern aus dem Lumbalmark) durch Stimulation der entsprechenden Sphinktermuskulatur. Parasympathikus fördert bzw. ermöglicht Harn- und Stuhlentleerung (über Fasern aus dem Sakralmark) durch Stimulation der glatten Wandmuskulatur von Blase und Darm.

7 Orte fortgeleiteten Schmerzes aus dem Eingeweidebereich in die Haut. Viszerale und somatische Schmerzimpulse werden im Rückenmark oft auf dasselbe Neuron umgeschaltet, das die Erregung weiter zum Gehirn leitet. So können vom Gehirn viszerale Schmerzimpulse als somatische „fehlinterpretiert" werden, was zur Schmerzwahrnehmung in einem Hautbereich führt, der tatsächlich gar keine Schmerzimpulse aussendet.

Weiterführende Literatur

Appenzeller, O.: The Autonomic Nervous System. Elsevier, Amsterdam – New York – Oxford 1990.

Betts, C.D., C.G. Fowler, C.J. Fowler: Sexual dysfunction in neurologic disease. In: Asbury, A.K., G.M. McKhann, W.I. McDonald: Diseases of the Nervous System, Clinical Neurobiology, pp 501–511. W.B. Saunders, Philadelphia – London 1992.

Blaivas, J.G.: The neurophysiology of micturition: a clinical study of 550 patients. J. Urol. 127 (1982) 958–963.

Blok, B.F.: Central pathways controlling micturition and urinary continence. Urology 59 (2002) 13–17.

Cervero, F., J.E.H. Tattersall: Somatic and visceral sensory integration in the thoracic spinal cord. In: Cervero, F., J.F.B. Morrison: Visceral Sensation, Prog. Brain Res. 67 (1986), 189–206.

Goyal, R.K., I. Hirano: The enteric nervous system. N. Engl. J. Med. 34 (1996) 1106–1115.

Holstege, G., J. Tan: Supraspinal control of motor neurons innervating the striate muscles of the pelvic floor including urethral and anal sphincters in the cat. Brain 110 (1987) 1323–1344.

Holzer, P., R. Schicho, U. Holzer-Petsche, I.T. Lippe: The gut as a neurological organ. Wien. Klin. Wochenschr. 113 (2001) 647–660.

Iversen, S., L. Iversen, C.B. Saper: The autonomic nervous system and the hypothalamus. In: Kandel, E.R., J.H. Schwarz, T.M. Jessel (eds.): Principles of Neural Science, pp 960–981, McGraw-Hill, New York – London 2000.

Janig, W.: Neurobiology of visceral afferent neurons: neuroanatomy, functions, organ regulations and sensations. Biol. Psychol. 42 (1996) 29–51.

Johnson, R.H., D.G. Lambie: Autonomic function and dysfunction. In: Asbury, A.K., G.M. McKhann, W.I. McDonald: Diseases of the Nervous System, Clinical Neurobiology, pp 550–566. W.B. Saunders, Philadelphia – London 1992.

Rampin, O., J. Bernabe, F. Giuliano: Spinal control of penile erection. World. J. Urol. 15 (1997) 2–13.

Saper, C.B.: The central autonomic nervous system: conscious visceral perception and autonomic pattern generation. Ann. Rev. Neurosci. 25 (2002) 433–469.

Sternini, C.: Organization of the peripheral nervous system: autonomic and sensory ganglia. J. Invest. Dermatol. Symposion Proceedings 2 (1997) 1–7.

Swash, M., M.M. Henry, S.J. Snooks: Unifying concept of pelvic floor disorders and incontinence. J. Roy. Soc. Med. 78 (1985) 906–911.

Watson, C., N. Vijayan: The sympathetic innervation of the eyes and face: a clinicoanatomic review. Clin. Anat. 8 (1995) 262–272.

Ziegler, M.G.: Autonomic nervous system in diseases of the spinal cord. In: Davidoff, R.A.: Handbook of the Spinal Cord, Vol. 4 and 5, pp 299–317. Marcel Dekker, New York – Basel 1987.

13 Sinnesorgane

13.1	**Auge** 297		**13.5**	**Haut und Hautanhangsgebilde** 327
13.1.1	Aufbau und Gliederung des Augapfels (Bulbus oculi) 298		13.5.1	Haut 327
13.1.2	Bulbuswand 300		13.5.2	Sinnesorgane der Haut 329
13.1.3	Innere Strukturen des Auges 306		13.5.3	Hautanhangsgebilde 330
13.1.4	Visuelle Reflexe 308		**13.6**	**Sinnesorgane des Bewegungsapparates** 332
13.1.5	Umgebungsstrukturen und Schutzorgane des Auges 309		**13.7**	**Zusammenfassung** 334
13.1.6	Augenmuskeln 311		13.7.1	Auge 334
13.2	**Ohr** 313		13.7.2	Ohr 335
13.2.1	Äußeres Ohr 314		13.7.3	Geruchs- und Geschmacksorgan 336
13.2.2	Mittelohr 315		13.7.4	Haut und Hautanhangsgebilde 336
13.2.3	Innenohr 318		13.7.5	Sinnesorgane des Bewegungsapparates ... 337
13.3	**Geruchsorgan** 325			**Wiederholungsfragen und Lösungen** 338
13.4	**Geschmacksorgan** 326			**Weiterführende Literatur** 340

Klassischerweise besitzt der Mensch fünf *Sinnesorgane*, was nicht bedeutet, dass er lediglich fünf *Sinne* besäße. Über die Organe für das Sehen, Hören, Riechen, Schmecken und tastende Fühlen hinaus besitzt der Körper noch zahlreiche Rezeptoren für Sinneswahrnehmungen, die ihm z. B. die Orientierung im Raum („Gleichgewichtsorgan") oder den reibungslosen Bewegungsablauf (Sinnesrezeptoren des Bewegungsapparates) ermöglichen.

Grundsätzlich dienen die Sinnesorgane der Wahrnehmung der Umwelt und machen uns damit ein Leben in ihr erst möglich. Man muss sich den unüberschätzbaren Wert bewusst klar machen, den die Wahrnehmung der Sinnesreize in unserem Alltag einnimmt, um annähernd ermessen zu können, was der Verlust nur eines einzigen dieser Organe im Leben der Betroffenen verändert.

13.1 Auge

Das Auge ist wohl das Sinnesorgan, mit dem sich der Mensch am unmittelbarsten identifiziert. Mit keinem anderen Organ nehmen wir die Umwelt in einer solchen Vielfalt wahr. Der direkt lichtwahrnehmende Teil im Auge, die *Netzhaut (Retina)*, ist ebenso wie der Sehnerv ein entwicklungsgeschichtlich vorgeschobener Teil des Gehirns (s. S. 17).

Der *Augapfel (Bulbus oculi)* enthält

- *lichtbrechende* und
- *lichtwahrnehmende* Anteile.

Zu den lichtbrechenden gehören *Hornhaut, Linse* und *Glaskörper*. Das lichtwahrnehmende Organ ist die *Netzhaut (Retina)*. In ihr wird der *physikalische Reiz* des Lichtes in photochemischen Prozessen zu einem *neuronalen Reiz* umgewandelt. Das Sehorgan als Ganzes besteht jedoch aus weit mehr als nur dem Bulbus oculi. Es gehören dazu ebenfalls der *Sehnerv (N. opticus)*, der die visuellen Impulse der Retina zu den entsprechenden Zentren im Gehirn weiterleitet, der Bewegungsapparat des Bulbus in Form der *äußeren Augenmuskeln* sowie die Umgebungsstrukturen des Auges: die *Augenlider (Palpebrae)*, die *Bindehaut (Konjunktiva)*, die *Augenhöhle (Orbita)* und die *Tränendrüsen (Glandulae lacrimales)*. Sie alle sind auf ihre Weise für die visuelle Wahrnehmung ebenso wichtig wie der Augapfel selbst.

Bevor die Anatomie des Auges detailliert besprochen wird, ist es sinnvoll, sich zunächst einen Überblick davon zu verschaffen, was man von diesem Organ von außen bei jeder klinischen Untersuchung sehen kann (Abb. 13.1): Äußerlich ist das Auge von oben durch das Oberlid (Abb. 13.1, *1*) und von unten durch das Unterlid (Abb. 13.1, *2*) begrenzt. Die Lider tragen Wimpern *(Cilia)* an ihren Rändern. Man unterscheidet einen lateralen von einem medialen Augenwinkel (Abb. 13.1, *3* und *4*), wobei sich im medialen die *Caruncula lacrimalis* befindet („Tränenwärzchen", Abb. 13.1, *5*). Das „Weiße" im Auge wird durch die *Sklera (Lederhaut)* gebildet, die von der durchsichtigen *Tunica conjunctiva (Bindehaut;* Abb. 13.1, *6)* bedeckt ist. Das „Farbige" im Auge ist

13 Sinnesorgane

Abb. 13.1 Auge von außen.
1 Oberlid (Palpebra superior), **2** Unterlid (Palpebra inferior), **3** lateraler und **4** medialer Augenwinkel, **5** Caruncula lacrimalis, **6** Bindehaut (Tunica conjunctiva, durchsichtig), darunter *weiß* durchscheinend die Lederhaut (Sklera), **7** Regenbogenhaut (Iris), **8** Pupille, **9** Augenbrauen (Supercilia). (Aus [1])

die *Iris* (Abb. 13.1, 7), die in ihrer Mitte ein Loch, die *Pupille*, aufweist (Abb. 13.1, 8). Das Auge wird überwölbt von den *Augenbrauen* (*Supercilia*, Abb. 13.1, 9). Die beschriebenen Umgebungsstrukturen des Auges tragen viel zu dem bei, was man den „Ausdruck des Blickes" nennt („*freundlicher Blick*", „*böser Blick*" etc.). Oft wird in diesem Zusammenhang das Auge als „Spiegel der Seele" bezeichnet.

13.1.1 Aufbau und Gliederung des Augapfels (Bulbus oculi)

Der Bulbus oculi hat eine annähernd kugelige Gestalt, an der man einen *vorderen* von einem *hinteren Pol* unterscheidet (Abb. 13.2, 1 und 17). Zwischen beiden verläuft der *Augenäquator* (Equator bulbi), der mit seiner Ebene senkrecht zur Bulbusachse (Abb. 13.2, 18) steht. Der Augapfel wiegt ca. 7,5 g und misst im Querdurchmesser etwa 24 mm, im Längsdurchmesser etwa 21 mm. Er besitzt *innere Strukturen*, die von einer *dreischichtigen Wand* umschlossen werden. Beide werden in den folgenden Kapiteln detaillierter besprochen. Im Folgenden wird nur ein einführender Überblick über den Aufbau gegeben:

Die **Bulbuswand** setzt sich von außen nach innen zusammen aus

- *Tunica fibrosa bulbi* (*Sklera* und *Kornea*)
- *Tunica vasculosa bulbi* (= *Uvea*: *Iris*, *Corpus ciliare* und *Choroidea*)
- *Tunica interna bulbi* (*Retina*).

Die an sich kugelförmige Wand des Bulbus ist am vorderen Pol stärker gekrümmt. An dieser Stelle befindet sich die uhrglasförmige *Kornea* (Hornhaut; Abb. 13.2, 31), die lichtdurchlässig ist. Sie geht nach außen in die lichtundurchlässige *Sklera* (Lederhaut; Abb. 13.2, 24) über, die ca. fünf Sechstel des Bulbusumfangs bildet. Der Sklera lagert sich innen die gefäßhaltige *Uvea* (*Tunica vasculosa bulbi*) an, die zwei ringförmige Strukturen (Iris und Ziliarkörper, s. u.) ins Augeninnere vorschiebt und mit der *Choroidea* (Abb. 13.2, 15) die restliche Sklera von innen her bedeckt. Der Uvea legt sich als innerste Schicht die zweischichtige *Retina* (*Tunica interna bulbi*; Abb. 13.2, 13) an, die die lichtwahrnehmenden Sinneszellen enthält. Etwas medial der Bulbusachse tritt der *N. opticus* in die Augenhinterwand, der von der Retina aus seinen Ursprung nimmt und sowohl Sklera als auch Choroidea an dieser Stelle durchbohrt (Abb. 13.2, 23).

Im **Inneren des Auges** unterscheidet man drei anatomisch, funktionell und klinisch zu trennende Räume:

- vordere Augenkammer
- hintere Augenkammer
- Glaskörperraum.

Hinter der Hornhaut befindet sich die *Linse* (Abb. 13.2, 27), der sich vorne als eine Ausstülpung der Uvea die *Iris* (Regenbogenhaut; Abb. 13.2, 2) ringförmig anlagert. In der Mitte besitzt die Iris eine in der Größe variierbare Öffnung, die *Pupille*. Sie dient dazu, den Lichteinfall ins Auge zu kontrollieren. Zwischen Kornea und Iris befindet sich die *vordere Augenkammer*, die mit *Kammerwasser* gefüllt ist (Abb. 13.2, 32). Dorsal der Iris befindet sich als eine weitere ringförmige Ausstülpung der Uvea das *Corpus ciliare* (Abb. 13.2, 9). Es ist über die feinen *Zonulafasern* mit der Linse verbunden, die diese in ihrer Position halten. Zwischen Ziliarkörper und den Zonulafasern einerseits und der Irisrückseite andererseits befindet sich die *hintere Augenkammer* (Abb. 13.2, 29), die ebenso wie die Vorderkammer Kammerwasser enthält. Dorsal der Linse und des Corpus ciliare schließt sich der große *Glaskörperraum* an, der mit einer gallertigen, glasig-durchsichtigen Masse gefüllt ist, die als *Corpus vitreum* (= Glaskörper) bezeichnet wird (Abb. 13.2, 14).

Die **Blutversorgung** des Auges stellt die A. ophthalmica, die sich im Sinus cavernosus als erster größerer intrakranieller Ast aus der A. carotis interna abzweigt und mit dem N. opticus durch den *Canalis opticus* des Keilbeins in die Augenhöhle gelangt. Von ihr zweigt die *A. centralis retinae* ab, die (zusammen mit der gleichnamigen Vene) von unten her in den Sehnerv eindringt, etwa 12–15 mm vor dessen Eintritt in den Bulbus. So gelangt sie zur Retina, wo sie mit zahlreichen Endästen für die Versorgung der *inneren* Netzhautschichten verantwortlich ist (also nur Pars optica, nicht Pars caeca retinae, s. u.). Das venöse Blut des Auges und der Orbita gelangt über die V. ophthalmica superior,

13.1 Auge

Abb. 13.2 Horizontalschnitt durch den Augapfel (Bulbus oculi).
1 Vorderer Augenpol, **2** Regenbogenhaut (Iris) mit **3** M. sphincter pupillae und **4** M. dilatator pupillae, **5** Limbus corneae (Grenze zwischen Kornea und Sklera bzw. zwischen Kornea und Konjunktiva), **6** Iridokornealwinkel, **7** Schlemm-Kanal (Sinus venosus sclerae), **8** Bindehaut (Konjunktiva), **9** Ziliarkörper mit M. ciliaris, **10** Pars caeca retinae, **11** Ora serrata (Übergang von Pars optica zu Pars caeca retinae), **12** Ansatz des M. rectus lateralis, **13** Pars optica retinae, **14** Glaskörper (Corpus vitreum), **15** Aderhaut (Choroidea), **16** Macula lutea mit Fovea centralis retinae (Stelle des schärfsten Sehens), **17** hinterer Augenpol, **18** Bulbusachse, **19** Sehachse, **20** Sehnervenpapille (Papilla n. optici, Discus n. optici = Austritt des Sehnervs), **21** Vagina externa n. optici (Dura mater), **22** Spatium intervaginale (Subarachnoidealraum), **23** Lamina cribrosa (Durchtritt der Sehnervenfasern durch die Sklera), **24** Lederhaut (Sklera), **25** Netzhaut (Retina), **26** Ansatz des M. rectus medialis, **27** Linse, **28** Zonulafasern (Fibrae zonulares), **29** hintere Augenkammer, **30** Reticulum trabeculare (Lig. pectinatum), **31** Hornhaut (Kornea), **32** vordere Augenkammer. (Aus [7])

in die auch die V. ophthalmica inferior mündet, durch die *Fissura orbitalis superior* in den Sinus cavernosus. Äste der A. ophthalmica und V. ophthalmica superior anastomosieren am medialen Augenwinkel mit der A. bzw. V. angularis (Ast der A. bzw. V. facialis). Dies hat auch klinische Bedeutung (s. S. 272 f.). Zu den sog. *Vortexvenen* der Bulbuswand s. Kap. 13.1.2.2.

Sinnesorgane

13.1.2 Bulbuswand

13.1.2.1 Kornea (Abb. 13.2, *31*)

Die *Kornea* (Hornhaut[1]) bildet mit einem Querdurchmesser von etwa 11,5 mm den etwas stärker gebogenen vorderen Teil der Bulbuswand und geht in einer seichten Rinne, *Limbus corneae*, nach außen in die Sklera über (Abb. 13.2, *5*). Die wichtigste **Funktion** der Kornea ist die Lichtbrechung. Durch ihre stark gekrümmte Form wirkt sie dabei als Sammellinse (Brechkraft 43 dpt, höchster Brechungsindex aller Augenstrukturen), um so die Lichtstrahlen auf der Retina zu bündeln und damit eine scharfe Abbildung zu ermöglichen. Ihre völlige *Lichtdurchlässigkeit* ist Voraussetzung für ihre einwandfreie Funktion. Hierfür spielen ihr Flüssigkeitsgehalt, die Architektonik der Kollagenfaserbündel und das Fehlen von Blutgefäßen eine entscheidende Rolle.

Mikroskopisch können wir an der etwa 0,5–0,8 mm dicken Kornea fünf Schichten unterscheiden (Abb. 13.3). Vorne bzw. oberflächlich findet sich als erste Schicht (Abb. 13.3, *1*) ein mehrschichtiges *unverhorntes* Plattenepithel (auch wenn der Begriff „Hornhaut" fälschlicherweise anderes suggeriert), an dessen Basalmembran sich dorsal die zellfreie, etwa 10 μm starke *Lamina limitans anterior* (Bowman-Membran; Abb. 13.3, *2*) anschließt. Diese Membran bildet eine wichtige Barriere für Bakterien, die auch physiologischerweise immer auf der Korneaoberfläche zu finden sind. Nach hinten schließt sich als dickste Schicht die *Substantia propria* an. Ihr Bindegewebe besteht aus dichten, parallel zur Hornhautoberfläche verlaufenden Fasern und vielen locker gelagerten Stromazellen (Abb. 13.3, *3*). Wie erwähnt, hat die regelmäßige Anordnung der Kollagenfasern große Bedeutung für die Durchsichtigkeit der Kornea. An der Rückfläche des Korneastromas befindet sich die *Lamina limitans posterior* (*Descemet-Membran*; Abb. 13.3, *4*). Sie bildet als eine extrem dicke Basalmembran die Grundlage des sich dorsal als fünfte Korneaschicht anschließenden einschichtigen Plattenepithels (*hinteres Hornhautepithel*; Abb. 13.3, *5*).

Im Gegensatz zur Sklera ist die Kornea völlig *gefäßlos* (sog. *bradytrophes Gewebe*). Daher sind Hornhauttransplantationen auch noch viele Stunden nach dem Tode eines Spenders möglich. Die Ernährung der Kornea erfolgt statt durch Gefäße durch Tränenflüssigkeit (von außen) und Kammerwasser (von innen).

Die Kornea wird von zahlreichen Nervenfasern des ersten Trigeminusastes (vor allem N. nasociliaris) innerviert und ist sehr schmerzempfindlich, so dass jede Verletzung (Kratzer, Fremdkörper etc.) starke Schmerzen oder Reizgefühl verursacht.

Klinik Die Hornhaut ist durch ihre Lage prädisponiert für Verletzungen. Oberflächliche Verletzungen heilen meist innerhalb weniger Stunden bis Tage aus, da das vordere Hornhautepithel sehr schnell regeneriert. Da die Hornhaut in ihrer Ernährung sehr stark von der Tränenflüssigkeit abhängt und obendrein ihre Durchsichtigkeit nur bei entsprechendem Feuchtigkeitsgehalt gegeben ist, kann eine *Hornhautaustrocknung* (z. B. bei Sistieren des Lidschlages und/oder der Tränensekretion durch Läsion des N. facialis) zur Hornhauttrübung und so zu Erblindung führen.

13.1.2.2 Sklera

Die *Sklera*[2] gibt als derbe, weiße *Lederhaut* dem Bulbus seine Form und macht ihn nach außen etwas widerstandsfähiger. Im Gegensatz zur Kornea ist die Sklera beinahe lichtundurchlässig und enthält Blutgefäße. Sie besteht überwiegend aus straffem kollagenem Bindegewebe, dem einige elastische Fasern eingelagert sind. An der Bulbusrückwand ist die Sklera als *Lamina cribrosa (Siebplatte)* für den Durchtritt der N.-opticus-Fasern durchlöchert.

An der Grenze zur Kornea ist das Bindegewebe in der Tiefe zum *Reticulum trabeculare (Lig. pectinatum)* aufgelockert, einem Fasernetzwerk, das sich zu einem trichterförmigen Gefäß in der Sklera verjüngt, dem *Sinus venosus sclerae* (*Schlemm-Kanal*, Abb. 13.2, *7*). Dieser mündet über zahlreiche kleine Abflussgefäßchen in die intra- und episkleralen Venenplexus. Diese Einrichtung ist für die *Resorption des Kammerwassers* außerordentlich wichtig und hat deshalb große klinische Bedeutung (s. u.).

Das venöse Blut aus der Sklera und der darunter liegenden Choroidea wird in den vier großen *Vortexvenen* (*Vv. vorticosae*) gesammelt, die etwa 4 mm hinter dem Äquator die Bulbuswand nach außen hin durchbrechen, um dann dorsalwärts zu ziehen und in die Vv. ophthalmicae zu münden.

---

[1] cornu (lat.) = Horn

Abb. 13.3 Mikroskopische Anatomie der Kornea. Vergrößerung 80fach.
1 Vorderes Korneaepithel, **2** Bowman-Membran (Lamina limitans anterior), **3** Substantia propria, **4** Descemet-Membran (Lamina limitans posterior), **5** hinteres Korneaepithel. (Aus [8])

[2] skleros (gr.) = hart, spröde

13.1.2.3 Uvea

Die Uvea hat drei Komponenten: *Choroidea*, *Iris* und *Corpus ciliare*.

Choroidea Die Choroidea *(Aderhaut)* liegt als größter Anteil der mittleren Augenhaut (Uvea) zwischen Sklera und Pars optica der Retina (Abb. **13.2**, *15*). Sie ist etwa 0,2 mm dick, stark vaskularisiert und besteht aus lockerem Bindegewebe, das zahlreiche Melanozyten enthält, also pigmentiert ist.

Klinik Das Vorkommen von Melanozyten in der Aderhaut erklärt das relativ häufige Auftreten von *malignen Melanomen* in diesem Augenabschnitt.

Die Choroidea erhält ihren Blutzufluss aus der A. ophthalmica über die Aa. ciliares posteriores longae et breves. Der Blutabfluss erfolgt über die Vv. vorticosae.

Die **Funktion** der Choroidea besteht in erster Linie in der Blutversorgung der äußeren Netzhautschichten. Infolge dieser engen funktionellen Beziehung zwischen Choroidea und Retina erklärt es sich, warum bei einer Entzündung der Choroidea die Retina fast immer mitbeteiligt ist und geschädigt wird *(Chorioretinitis)*. Die Aderhaut weist einen außergewöhnlich hohen Blutfluss auf, der z. T. die erwähnte Ernährungsfunktion hat, z. T. aber auch der Kühlung der Bulbuswand dient, die durch die ständig einfallenden gebündelten Lichtstrahlen erhitzt wird.

Schließlich ist noch die Pigmentierung der Choroidea funktionell wichtig, denn sie schirmt von außen durch die Sklera einfallendes Licht ab, da die Letztere zwar nicht *durchsichtig*, aber doch nicht ganz *lichtundurchlässig* ist. Auf diese Weise werden die retinalen Sinneszellen wirklich nur durch die Lichtstrahlen erregt, die von vorne durch die Linse auf sie treffen.

Iris und **Corpus ciliare** sind ebenfalls Derivate der Uvea und damit der Bulbuswand. Da sie aber mit der Linse und den Augenkammern in enger funktioneller Verbindung stehen und außerdem weit ins Augeninnere hineinragen, werden sie mit den inneren Strukturen des Bulbus zusammen in Kap. 13.1.3 besprochen.

13.1.2.4 Retina

Die *Retina (Netzhaut[3])* ist als innerste Wandschicht der licht*wahrnehmende* Teil des Auges. Hier werden die optischen Signale in neuronale, also elektrische Impulse umgewandelt, auf niedriger Ebene bereits integrierend verarbeitet und schließlich über den N. opticus den höheren visuellen Zentren im Gehirn zugeleitet. Man unterscheidet an der Netzhaut zwei Bereiche:

- *Pars caeca*
- *Pars optica*

(Abb. **13.2**, *10* und *13*). Beide gehen an der *Ora serrata* (kurz hinter dem Ziliarkörper) ineinander über (Abb. **13.2**, *11*). Die **Pars optica** besteht aus einem äußeren *Stratum pigmentosum (Pigmentepithel)* und einem inneren, Sinnes- und Nervenzellen enthaltenden *Stratum nervosum*. Die **Pars caeca** enthält nur das Pigmentepithel und legt sich mit diesem dem Ziliarkörper und der Irisrückwand an.

Das **Stratum pigmentosum** (Pigmentepithel) ist ein einschichtiges kubisches Epithel, in dessen Zellen melaninhaltige Pigmentkörnchen eingelagert sind. Das Pigmentepithel stellt die Verbindung der Netzhaut mit der Aderhaut her. Von der Aderhaut ist es durch eine dünne Basalmembran *(Bruch-Membran)* getrennt, mit der es fest verbunden ist. Mit dem Stratum nervosum ist das Pigmentepithel jedoch nur an der Sehnervenaustrittsstelle und an der Ora serrata fest verwachsen, sonst liegen die beiden Netzhautschichten nur locker aneinander. Die **Funktion** des Pigmentepithels besteht darin, die für die Netzhautversorgung wichtige adhärente Verbindung mit der Choroidea herzustellen, ohne dass dabei schädliche Substanzen aus dem Blut in die empfindliche Retina übertreten können. Außerdem verarbeitet es Stoffwechselprodukte der darunter liegenden Sinneszellschicht bis hin zur Phagozytose abgestoßener Zellmembranteile.

Das durchsichtige (also nicht pigmentierte) **Stratum nervosum** der Retina liegt dem Pigmentepithel innen an und ist bis zu 0,6 mm dick. Es enthält als äußerste, also an das Pigmentepithel grenzende, Zellschicht die lichtwahrnehmenden Sinneszellen:

- hell-dunkel wahrnehmende *Stäbchenzellen*
- farbwahrnehmende *Zapfenzellen*.

In den darunter (also in Richtung Glaskörper) liegenden Zellschichten der Retina befinden sich neben typischen retinalen Gliazellen vier verschiedene Neuronentypen:

- *bipolare Zellen*
- *amakrine Zellen*
- *Horizontalzellen*
- *Ganglienzellen*.

Die ersten drei Neuronentypen sind retinale *Interneurone* (d. h., sie bilden nur *innerhalb* der Retina Verschaltungen aus), während die Ganglienzellen die einzigen retinalen *Projektionsneurone* sind (d. h., sie projizieren zu Kerngruppen *außerhalb* der Retina). Der Informationsfluss ist dabei im einfachsten und direktesten Falle von den *Sinneszellen* über *bipolare Zellen* zu den *Ganglienzellen*. Die Axone der Ganglienzellen leiten die neuronalen Impulse dann über den N. opticus an höhere visuelle Zentren im Gehirn weiter. Stäbchen- bzw. Zapfenzellen, bipolare Zellen

---

[3] rete (lat.) = Netz

Sinnesorgane

und Ganglienzellen bilden also die ersten drei Neurone der Sehbahn. Die Horizontal- und amakrinen Zellen sind dabei durch interneuronale Verschaltung innerhalb der Retina vor allem für die *Kontrastverstärkung*, z.T. auch für die *Bewegungsdetektion* der wahrgenommenen Lichtreize zuständig.

Betrachtet man **lichtmikroskopisch** den Bereich der Retina, der von Stratum pigmentosum und Stratum nervosum gebildet wird (= Pars optica), kann man zehn Schichten unterscheiden (Abb. 13.4, *links*). Davon entfallen neun Schichten (2.–10. Schicht) auf das Stratum nervosum. Drei dieser neun Schichten sind Ansammlungen von Zell*körpern* der retinalen Zellen. Sie sind lichtmikroskopisch leicht als drei Banden von Zellkernen erkennbar (Abb. 13.4, *4*, *6* und *8*). Die übrigen sechs Schichten bestehen aus den *Fortsätzen* dieser Zellen (s. Abb. 13.4).

Die lichtwahrnehmenden Sinneszellen bilden die äußerste der drei Zellschichten innerhalb des Stratum nervosum, so dass das Licht durch alle anderen Schichten durchdringen muss, bis es auf sie trifft. Diese Sinneszellen (Stäbchenzellen, Abb. 13.5, *1*, und Zapfenzellen, Abb. 13.5, *2*) nehmen die Lichtreize wahr (= Photorezeptoren) und wandeln sie in neuronale Signale um. Da sie als Bestandteil der Retina zum Gehirn gehören und damit *Nervenzellen* sind, die Sinnesreize wahrnehmen, werden sie auch als *primäre Sinneszellen* (im Gegensatz z.B. zu Sinneszellen in Zunge, Haut oder Innenohr) bezeichnet. Somit sind sie auch das *erste Neuron der Sehbahn*. Die menschliche Retina enthält etwa 20-mal so viele Stäbchenzellen wie Zapfenzellen (ca. 120 Millionen versus 6 Millionen). Dabei ist ihre Verteilung in der Netzhaut keineswegs gleichmäßig. Während man in der Netzhaut*peripherie* vorwiegend die hell-dunkel wahrnehmenden, sehr lichtempfindlichen Stäbchenzellen findet, befinden sich in der *Fovea centralis*, dem zentralen Punkt der Retina und Ort des schärfsten Sehens (s.u.), ausschließlich die weniger lichtempfindlichen, aber farbwahrnehmenden Zapfenzellen. Die Zellkerne der Stäbchen- und Zapfenzellen sind im Lichtmikroskop als *äußere Körnerschicht* sichtbar (vgl. Abb. 13.4, *4*).

Die Stäbchen- und Zapfenzellen geben die wahrgenommenen *optischen* Signale als *neuronale* Signale weiter an die vor ihnen liegenden *bipolaren Zellen*, die das *zweite Neuron der Sehbahn* sind (Abb. 13.5, *3*). Die Zellkerne der bipolaren Zellen bilden zusammen mit denen der Horizontal- und amakrinen Zellen (Abb. 13.5, *5* und *6*) die *innere Körnerschicht* (Abb. 13.4, *6*). Mit ihren Axonen geben die bipolaren Zellen die empfangenen Impulse an die davor liegenden *multipolaren Ganglienzellen* (Abb. 13.5, *4*), die *dritten Neurone der Sehbahn*, weiter. Die Zellkerne der multipolaren Ganglienzellen sind histologisch als *Ganglienzellschicht* abgrenzbar (Abb. 13.4, *8*). Die Ganglienzellen bilden mit ihren Axonen zusammen den *N. opticus*. Dabei ziehen diese Axone in der inneren Schicht der Netzhaut (*Nervenfaserschicht*, Abb. 13.4, *9*) zur *Sehnervenpapille* (Papilla n. optici, auch: Discus n. optici), um sich dort zum Sehnerv zu bündeln, der etwas medial der Netzhautmitte den Bulbus verlässt.

Man unterscheidet *magnozelluläre (großzellige)* und *parvozelluläre (kleinzellige) Ganglienzellen*. Die **magnozellulären Ganglienzellen** haben einen *großen* Dendritenbaum, sie erhalten damit die Information von *vielen* Sinneszellen (bevorzugt Stäbchenzellen), und ihr rezeptives Feld in der Netzhaut ist

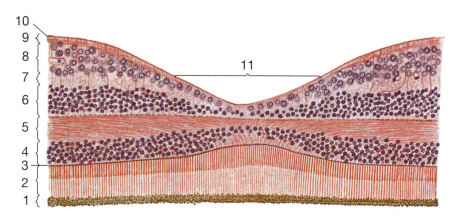

Abb. 13.4 Mikroskopische Anatomie der Retina. Schnitt durch die Fovea centralis mit angrenzenden Retinaanteilen. Vergrößerung 175fach. Der Lichteinfall ist in der Abbildung von oben zu denken.
1 Pigmentepithel (Stratum pigmentosum), **2** Photorezeptoren (= Innen- und Außensegmente der Stäbchen- und Zapfenzellen [Stratum segmentorum]), **3** äußere Gliagrenzmembran (Lamina limitans externa), **4** äußere Körnerschicht (Stratum nucleare externum; Zellkerne der Stäbchen- und Zapfenzellen), **5** äußere plexiforme Schicht (Stratum plexiforme externum), **6** innere Körnerschicht (Stratum nucleare internum; Zellkerne der bipolaren Zellen, der Horizontal- und amakrinen Zellen sowie der Müller-Gliazellen), **7** innere plexiforme Schicht (Stratum plexiforme internum), **8** Ganglienzellschicht (Stratum ganglionicum), **9** Nervenfaserschicht (Stratum neurofibrarum), **10** innere Gliagrenzmembran (Lamina limitans interna, Abgrenzung der Retina zum Glaskörper), **11** Fovea centralis (beachte hier das weitgehende Fehlen der Schichten *6–9*). (Aus [10])

Abb. 13.5 Die wichtigsten Zellen in der Retina mit ihren Verbindungen.
1 Stäbchenzelle, **2** Zapfenzelle. **1** und **2** geben ihr Signal an **3** bipolare Zellen weiter, die wiederum ihre Impulse an **4** multipolare Ganglienzellen weitergeben, die mit ihren axonalen Fortsätzen die Nervenfaserschicht (und anschließend den N. opticus) bilden. In der inneren Körnerschicht finden sich weiterhin **5** Horizontalzellen und **6** amakrine Zellen, die in die Signalübermittlung zwischen bipolaren Zellen und Photorezeptoren bzw. Ganglienzellen hemmend eingreifen und so zur Kontrastverstärkung der visuellen Wahrnehmung beitragen. **7** Müller-Zellen, die mit ihren langen Fortsätzen die innere und äußere Gliagrenzmembran bilden. **8** Blutgefäße der Retina, **9** Kapillaren. (Aus [10])

entsprechend *groß*. Dadurch ist auch die optische Auflösung der durch diese Zellen vermittelten visuellen Information geringer. Sie leiten visuelle Information der *Bewegungswahrnehmung* und der *nichtfarblichen groben Objektwahrnehmung*. Die **parvozellulären Ganglienzellen** haben einen *kleinen* Dendritenbaum und erhalten so die Information nur von *wenigen* Sinneszellen (bevorzugt Zapfenzellen). Ihr rezeptives Feld ist also *klein*, und sie sind so für die Vermittlung *hochauflösender* und *farblich definierter* visueller Information zuständig. Diese morphologische und funktionelle Gliederung in ein magnozelluläres und parvozelluläres System mit der Verarbeitung der jeweils zugeordneten visuellen Information bleibt durch die ganze Sehbahn und auch im visuellen Kortex erhalten (s. Kap. 9.9.1–9.9.3).

Man kann darüber hinaus in beiden Ganglienzellsystemen wie auch bei den bipolaren Zellen innerhalb der Retina zwei funktionell unterschiedliche neuronale Einheiten trennen: Zellen, die auf Lichtreize im Zentrum des rezeptiven Feldes *depolarisieren* (**On-Center-Zellen**), und solche, die auf Lichtreize *hyperpolarisieren* (**Off-Center-Zellen**). Dies ist wichtig für die Wahrnehmung optischer Kontraste, die den entscheidensten Teil der Objekterkennung ausmachen. Da alle Photorezeptoren (Stäbchen- und Zapfenzellen) auf Lichtreize *hyperpolarisieren*, wirkt ihr bei Lichtexposition somit *weniger* ausgeschütteter Transmitter Glutamat auf die nachgeschalteten bipolaren Zellen *hemmend*, wenn es On-Center-Zellen sind, und *erregend*, wenn es Off-Center-Zellen sind. Mit anderen Worten: Die nachgeschalteten On-Center-Neurone werden durch die Photorezeptoren *unter Lichteinfluss disinhibiert*, die Off-Center-Neurone werden durch die Photorezeptoren *bei Dunkelheit erregt*. Dies ist Bestandteil des ausgesprochen komplexen Verschaltungssystems innerhalb der Retina, das die Wahrnehmung visueller Reize ermöglicht, worauf aber in diesem Rahmen nicht näher eingegangen werden kann.

Sinnesorgane

Es ist wichtig zu verstehen, dass sich die visuelle Wahrnehmung mit all ihren Facetten (Kontrast, farbliche Zusammensetzung, Objektform und -bewegung) keineswegs in den lichtwahrnehmenden Stäbchen- und Zapfenzellen erschöpft, sondern eine integrative Leistung des retinalen Neuronensystems *als Ganzes* ist.

Die **Einteilung der Retina in zehn Zellschichten** (Abb. 13.4) soll im Folgenden noch einmal näher geschildert werden. Von außen nach innen:

Die **1. Schicht** ist das Pigmentepithel (*Stratum pigmentosum*; Abb. 13.4, *1*). Seine Funktion wurde bereits erläutert.

Die **2. Schicht** ist die *Photorezeptorschicht* (*Stratum segmentorum*[4]; Abb. 13.4, *2*). Sie besteht aus den nach außen gerichteten *Fortsätzen* der Stäbchen- und Zapfenzellen. Diese Fortsätze gliedern sich in ein *Innen-* und ein *Außensegment*. Im Außensegment findet die Lichtrezeption, die Umwandlung des optischen Reizes in ein neuronales Signal, statt. Das Außensegment hat starke Membraneinfaltungen, in die der Sehfarbstoff eingelagert ist (Stäbchen: *Rhodopsin*, Zapfen: *Jodopsin*). Der Sehfarbstoff erfährt bei Belichtung eine Konformationsänderung und löst somit das neuronale Signal in der Sinneszelle in Form einer Hyperpolarisierung aus. Es besteht ein reger Stoffaustausch zwischen den Fortsätzen der Sinneszellen und dem Pigmentepithel (Metaboliten inklusive „verbrauchter" Sehfarbstoff und abgestoßener Membranteile werden vom Pigmentepithel aufgenommen, und Nährstoffe sowie „regenerierter" Sehfarbstoff werden wieder an die Sinneszellen abgegeben).

Die **3. Schicht**, *Stratum limitans externum,* wird auch als *äußere Gliagrenzmembran* bezeichnet und besteht aus Fortsätzen retinaler Gliazellen (Abb. 13.4, *3*).

Die **4. Schicht** ist die *äußere Körnerschicht* (*Stratum nucleare externum;* Abb. 13.4, *4*), sie enthält die *Perikaryen* der Sinneszellen (s. o.).

Die **5. Schicht** ist die *äußere plexiforme Schicht* (*Stratum plexiforme externum*; Abb. 13.4, *5*). Sie enthält die nach innen gerichteten axonalen Fortsätze der Stäbchen- und Zapfenzellen sowie die Dendriten der bipolaren Zellen. Hier findet über den Transmitter Glutamat die synaptische Übertragung der visuellen Impulse vom ersten auf das zweite Sehbahnneuron statt. Horizontalzellen (s. u.) greifen z. T. in diese Signalübertragung ein.

Die **6. Schicht** enthält als *innere Körnerschicht* (*Stratum nucleare internum*; Abb. 13.4, *6*) nicht nur die Perikaryen der ebenfalls glutamatergen bipolaren Zellen, sondern auch die *Horizontalzellen* und die *amakrinen Zellen* (vgl. Abb. 13.5, *5* und *6*). Beides sind inhibitorische Interneurone (Transmitter: GABA und Glycin), die an der intraretinalen Integration visueller Impulse beteiligt sind. Wie bereits erwähnt, dienen sie dabei vor allem der Kontrastverstärkung der visuellen Information. Die Horizontalzellen bilden hemmende Synapsen in der *äußeren plexiformen* (5.) Schicht (s. o.), während die amakrinen Zellen besonders in der *inneren plexiformen* (7.) Schicht ihre hemmenden synaptischen Kontakte haben. Weiterhin finden sich in der inneren Körnerschicht die Zellkörper der *Müller-Zellen*, deren Fortsätze sich in alle Retinaschichten hinein erstrecken. Müller-Zellen sind speziell differenzierte, sehr große retinale Gliazellen, die zahlreiche Funktionen erfüllen, die sonst im Gehirn von Astrozyten übernommen werden (vgl. Kap. 1.3.2, S. 8).

Die **7. Schicht** ist die *innere plexiforme Schicht* (*Stratum plexiforme internum*; Abb. 13.4, *7*). Sie besteht aus den Axonen der bipolaren Zellen und den Dendriten der multipolaren Ganglienzellen, die hier Synapsen bilden. Auch die amakrinen Zellen bilden hier Synapsen aus (s. o.).

Die **8. Schicht**, *Ganglienzellschicht* (*Stratum ganglionicum;* Abb. 13.4, *8*), enthält die Perikaryen der ebenfalls glutamatergen multipolaren Ganglienzellen.

Deren innerhalb der Retina noch marklose Axone bilden die **9. Schicht**, *Nervenfaserschicht* (*Stratum neurofibrarum;* Abb. 13.4, *9*), die außerdem die großen Blutgefäße der Netzhaut enthält.

Die **10. Schicht** schließt als *innere Gliagrenzmembran* (*Stratum limitans internum;* Abb. 13.4, *10*) die Retina vom Glaskörper ab. Sie wird von den langen Fortsätzen der großen Müller-Gliazellen gebildet, deren Zellkörper in der inneren Körnerschicht liegen (vgl. auch Abb. 13.5, *7*).

Die Kapillaren der Netzhautgefäße reichen von der 9. Schicht aus nur bis zur inneren Körnerschicht, die Schichten der Sinneszellen sind also gefäßfrei und werden per diffusionem über das Pigmentepithel von der Choroidea ernährt.

Klinik Aus verschiedenen Gründen kann sich das Stratum nervosum vom Pigmentepithel ablösen (*Netzhautablösung, Ablatio retinae*), da beide Blätter normalerweise nur lose aneinander liegen. Dabei kommt es in der Regel zur *Erblindung* in den Arealen, an denen sich die Photorezeptorenschicht von ihrer Unterlage entfernt hat. Dies erklärt sich dadurch, dass die äußeren Netzhautschichten (insbesondere das Sinnesepithel) normalerweise von der Kapillarschicht der Choroidea versorgt werden und das Pigmentepithel bei der Regeneration der bei der Lichtwahrnehmung abgebauten Sehfarbstoffe entscheidenden Anteil hat. Gelingt es, frühzeitig operativ durch Eindellen der Bulbuswand von außen (z. B. mittels einer Kunststoffplombe) die Verbindung zwischen beiden Netzhautblättern wiederherzustellen, kann eine endgültige, lebenslange Erblindung oftmals verhindert werden.

Der bis hierhin beschriebene Schichtenaufbau der Retina weist an zwei Stellen wesentliche Abweichungen auf. In der

- *Fovea centralis*

und in der

- *Papilla n. optici.*

In der 1,4 mm durchmessenden **Fovea centralis**, die sich in der *Macula lutea (gelber Fleck)* befindet, sind ausschließlich Zapfenzellen als Photorezeptoren zu finden. Anders als in der Netzhautperipherie sind hier die Sinneszellen derart mit den nachgeschalteten Neuronen verknüpft, dass immer *eine* Rezeptorzelle ihre Erregung über *eine* bipolare Ganglienzelle an *eine* multipolare Ganglienzelle weitergibt (= keine Signalkonvergenz, dadurch maximale Reizauflösung!), was diesen Retinaort zur

- Stelle des schärfsten Sehens

macht. Sie liegt im Zentrum der Retina. Die Lichtwahrnehmung wird hier darüber hinaus dadurch

---

[4] genauer: *Stratum segmentorum externorum et internorum.* Dieser in der anatomischen Nomenklatur aufgeführte Begriff ist jedoch so umständlich, dass hier nur die abgekürzte Version (Stratum segmentorum) verwendet wird.

perfektioniert, dass sämtliche retinalen Elemente, die nicht unmittelbar der Reiz*rezeption* dienen, zur Seite verlegt sind. D.h., die vor den Stäbchen und Zapfen liegenden Zellelemente der Retina fehlen weitgehend in der Fovea centralis (Abb. **13.4**, *11*). In der dadurch sehr dünnen Faserschicht, die noch vor den Photorezeptoren liegt, befinden sich nicht einmal Kapillaren, so dass das Licht in „ungetrübter Stärke" die Sinneszellen erreichen kann. Da allerdings die Zapfenzellen weniger lichtempfindlich sind als die Stäbchenzellen und ihre Reizschwelle jenseits des Dämmerungslichtes bereits unterschritten ist, können wir im Halbdunkel nur mehr mit den in der Netzhautperipherie befindlichen Stäbchenzellen sehen, die zum einen keine Farben wahrnehmen und zum anderen immer *zu mehreren* ihre Reize an *eine Ganglienzelle* weiterleiten, wodurch die Reizauflösung wesentlich schlechter ist. Das bedeutet, dass das scharfe Sehen bei schwacher Beleuchtung erheblich herabgemindert ist.

Beispielsweise verschwindet ein soeben noch deutlich wahrgenommener Stern bei Nacht, wenn man versucht, ihn mit den Augen zu fixieren, weil man beim Fixieren den entsprechenden Gegenstand durch feinste Augenbewegung in die Fovea centralis projiziert, die zu lichtunempfindlich ist, um bei nächtlichen Lichtverhältnissen noch visuelle Impulse wahrnehmen zu können.

In der **Papilla n. optici** (auch: *Discus n. optici*), die etwa 3 mm medial der Macula lutea liegt und den Beginn des N. opticus bildet, sind überhaupt keine Photorezeptoren zu finden, weshalb man diese Stelle auch den

- blinden Fleck

nennt (Abb. **13.2**, *20*). Hier ist von der Retina nur die Nervenfaserschicht zu finden. An der Sehnervenpapille treten auch die *A. centralis retinae* und die *V. centralis retinae* mit zahlreichen Ästen in den Bulbus ein und verteilen sich von dort aus in einem relativ typischen Muster am Augenhintergrund.

Augenhintergrund (Fundus oculi) Wenn man mit einem speziellen Vergrößerungsglas, dem *Augenspiegel*, durch die Pupille ins Augeninnere sieht, blickt man durch die brechenden Medien des Bulbus auf den *Augenhintergrund* (Abb. **13.6**), der rötlich gefärbt ist (Durchschimmern der Kapillaren in der Choro-

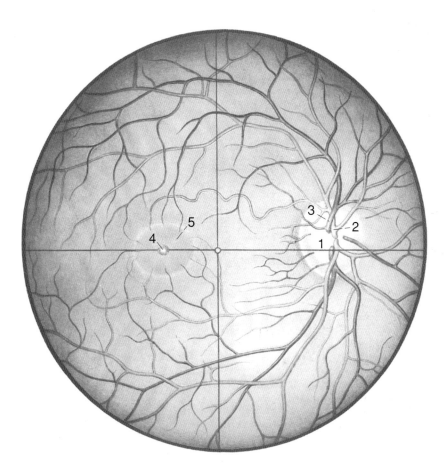

Abb. 13.6 Blick auf den Augenhintergrund (Fundus bulbi) des rechten Auges durch den Augenspiegel (Ophthalmoskop).
1 Papilla (= Discus) n. optici mit Eintritt der **2** A. centralis retinae und **3** V. centralis retinae. Die Blutgefäße breiten sich über den gesamten Augenhintergrund aus. Einzig in der **4** Fovea centralis, die in der **5** Macula lutea liegt, existieren keine Blutgefäße. Das eingezeichnete Fadenkreuz teilt den Fundus in vier Quadranten (wichtig bei der klinischen Befunderhebung). (Aus [4])

Sinnesorgane

idea). Orte des speziellen Interesses sind üblicherweise zum einen die etwas medial der Mitte gelegene *Sehnervenpapille* (Abb. 13.6, *1*), die in der Regel im gleichen Niveau wie die Retina und von blassgelblicher Färbung ist. An der Papille treten auch zahlreiche Gefäße aus dem Augenhintergrund aus, die als Arterien und Venen unterscheidbar sind und sich zentrifugal am Augenhintergrund ausbreiten (sie verlaufen dort in der Nervenfaserschicht). Zum anderen betrachtet man die *Macula lutea* (Abb. 13.6, *5*), die sich lateral von der Papille als gut sichtbarer rötlichgelber Fleck abzeichnet. Hier laufen zahlreiche Gefäße zusammen, sie enden jedoch alle vor der Fovea centralis (Abb. 13.6, *4*), *so dass dieser Bereich gefäßfrei bleibt.*

Klinik Der Augenhintergrund verändert sich bei zahlreichen ophthalmologischen, neurologischen und internistischen Erkrankungen. So zeigt z. B. bei einer *Netzhautablösung* der gesamte Augenhintergrund charakteristische Erscheinungen, bei *Hirndruck* tritt die Optikuspapille hervor, bei *Multipler Sklerose* kann sie atrophiert und blass sein, bei *Hypertonie* verändern sich die Netzhautgefäße charakteristisch, bei *Diabetes mellitus* kann der gesamte Augenhintergrund spezifische Pathologika aufweisen, die auch Rückschlüsse auf Gefäßveränderungen im Rahmen dieser Krankheit an anderen Organen vermuten lassen. Auch wenn hier das weite Spektrum an diagnostischen Möglichkeiten des Augenspiegelns nur angerissen werden kann, soll ausdrücklich auf seine große Bedeutung in der ärztlichen Praxis hingewiesen werden.

13.1.3 Innere Strukturen des Auges
13.1.3.1 Iris

Die *Iris* (Regenbogenhaut[5]) ist eine Ausstülpung der Uvea in Form einer frontal gestellten Scheibe, die eine kreisförmige Öffnung, die *Pupille*, umschließt. Sie ist etwa 0,5 mm dick und besteht großenteils aus lockerem Bindegewebe, in das Melanozyten eingelagert sind (hoher Pigmentgehalt ergibt braune, weniger Pigmentgehalt ergibt grüne und fehlender Pigmentgehalt ergibt blaue „Augenfarbe"). Die Vorderseite der Iris ist mit einer flachen Epithelschicht bedeckt, die als Fortsetzung des hinteren Hornhautepithels aufzufassen ist. Die Irisrückseite ist mit dem Pigmentepithel der Pars caeca retinae überzogen (das bei fehlender Eigenpigmentierung der Iris deren Blaufärbung ausmacht).

Funktionell kann die Iris mit einer Blende an einem Fotoapparat verglichen werden: Sie reguliert den Lichteinfall in das Augeninnere. Dies bewerkstelligt sie mit Hilfe zweier glatter Muskeln, die die Pupillenöffnung erweitern bzw. verengen können. Die **Pupillenerweiterung** *(Dilatation)* wird durch den *sympathisch* innervierten *M. dilatator pupillae* bewirkt, der einen konzentrisch (radial) gerichteten Faserverlauf hat (Abb. 13.7a). Für die **Pupillenveren-**

---

[5] iris (gr.) = Regenbogen

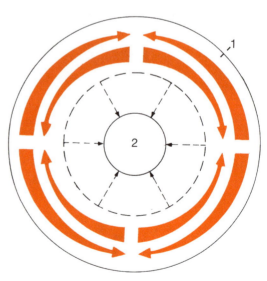

Abb. 13.7 Faserverlauf und Zugrichtung der M. dilatator pupillae (a) und M. sphincter pupillae (b) in der Iris.
1 Iris, **2** Pupille, **rote Pfeile:** Faserverlauf und Zugrichtung des jeweiligen Muskels, **gestrichelte Pfeile:** Erweiterungs- bzw. Verengungsbewegung der Pupillenöffnung.

gung *(Konstriktion)* ist der *parasympathisch* innervierte *M. sphincter pupillae* verantwortlich, der einen ringförmig um die Pupillenöffnung angeordneten Faserverlauf hat (Abb. 13.7b). Die Funktion dieser Muskeln wird reflektorisch in Abhängigkeit des Lichteinfalls in die Retina geregelt *(Pupillen-* bzw. *Lichtreflex,* s. u.).

13.1.3.2 Linse

Die Linse *(Lens)* befindet sich als bikonvexe durchsichtige Struktur direkt hinter der Pupille (Abb. 13.2, 27). Sie ist frei von Gefäßen und Nerven und prinzipiell passiv verformbar, d.h., ihre Brechkraft ist veränderbar. Eine stärkere Krümmung der Linse (höhere Brechkraft) ist zum Sehen in der Nähe, eine schwächere Krümmung (geringere Brechkraft) zum scharfen Sehen in die Ferne erforderlich (Abb. 13.8). Die Oberfläche der Linse wird von einer kohlenhydratreichen *Linsenkapsel* gebildet, die vorne stärker als hinten ausgebildet ist und vorwiegend aus Kollagenfasern besteht. Im Inneren findet sich der *Linsenkern (Nucleus lentis),* der nicht wesentlich verformbar ist und von der sehr elastischen, also verformbaren *Linsenrinde (Cortex lentis)* umgeben wird. Im Lauf des Lebens verkleinert sich durch Wasserverlust die Rinde zugunsten des Kerns, so dass die Linse mit zunehmendem Alter immer weniger verformbar wird und schließlich ganz versteift, so dass man im Alter ohne Brille nur noch in der Ferne scharf sehen kann; die Linse hat dann ihre Anpassungsfähigkeit verloren *(Altersweitsichtigkeit, Presbyopie).*

Mikroskopisch besteht die Linse aus modifizierten Epithelzellen, die an der vorderen Linsenoberfläche als prismatische Epithelien wachsen. Diese gehen am Linsenrand in flache, sich übereinander lagernde, im Querschnitt hexagonale Zellschichten über, die *Linsenfasern* genannt werden (nicht zu verwechseln mit den *Zonulafasern,* an denen die Linse aufgehängt ist; s. u.).

Klinik Von ganz wesentlicher Bedeutung für das Sehen ist die Durchsichtigkeit der Linse, die das Resultat einer gesunden Stoffwechsellage des Gesamtorganismus und zahlreicher lokaler Prozesse ist. So kann es bei systemischen Erkrankungen (z. B. bei Diabetes mellitus) oder durch Störungen lokaler Faktoren zu Einlagerungen nicht abbaubarer Moleküle in das Linseninnere kommen, die zu einer *Linsentrübung (Katarakt, grauer Star)* führen. Diese häufige Erkrankung geht oft mit einer erheblichen Einbuße des Sehvermögens einher.

13.1.3.3 Corpus ciliare (Ziliarkörper)

Der Ziliarkörper (Abb. 13.2, 9) ist wie die Iris eine kontraktile, ringförmige Ausstülpung der Uvea mit einer zentralen (allerdings wesentlich größeren) Öffnung. Er dient der Aufhängung der sonst unfixierten Linse, mit der er durch die *Zonulafasern* verbunden ist. Dabei kann das Corpus ciliare über Anspannung oder Erschlaffung eine Abflachung oder stärkere Rundung der elastischen Linse bewirken, was ein variables Sehen in der Ferne und Nähe möglich macht (s. o.). Die Voraussetzung hierfür ist der ringförmige, parasympathisch innervierte *M. ciliaris,* dessen *Kontraktion* zu einer *Entspannung der Zonulafasern* führt. Zum besseren Verständnis dieses Vorgangs sollte man sich klar machen, dass der Faserverlauf des ringförmigen Muskels in etwa dem des M. sphincter pupillae vergleichbar ist; seine Kontraktion führt also zu einer Annäherung des Ziliarkörpers an die Linse und damit zu einer Erschlaffung der Fasern. Dadurch kann sich die Linse stärker krümmen. Folglich bricht sie die Lichtstrahlen stärker, und scharfes Sehen in der Nähe wird möglich. Erschlaffung des Muskels führt zur passiven Dilatation des Ziliarkörpers und dadurch zur Anspannung der Zonulafasern, also zum umgekehrten Vorgang. Das Corpus ciliare hat darüber hinaus noch als Produzent des Kammerwassers (s. u.) besondere Bedeutung.

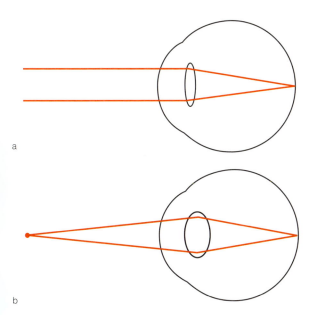

Abb. 13.8 Funktion der Linse.
(a) **Ferneinstellung.** Lichtstrahlen von Punkten, die mehr als 5 m vom Auge entfernt sind, fallen annäherungsweise parallel ins Auge ein. Die *schwach gekrümmte Linse* bricht die Lichtstrahlen *weniger stark* und fokussiert sie auf die Netzhaut.
(b) **Naheinstellung.** Lichtstrahlen von Punkten, die weniger als 5 m vom Auge entfernt sind, fallen divergierend ins Auge ein. Die *stärker gekrümmte Linse* bricht die Lichtstrahlen *stärker* und fokussiert sie auf die Netzhaut.

Klinik Ist der Bulbus oculi außergewöhnlich kurz, kann der Ziliarkörper die Brechkraft der Linse gar nicht so stark erhöhen, dass die Lichtstrahlen auf die Retina gebündelt werden. Sie werden stattdessen auf einen fiktiven Punkt *hinter* der Netzhaut fokussiert, so dass stets ein unscharfes Bild entsteht, sobald sich ein beobachteter Gegenstand nahe am Auge befindet (= *Weitsichtigkeit, Hyperopie*). Das Umgekehrte ist der Fall, wenn der Bulbus zu lang ist. Bei Blick in die Ferne kann die Linse nicht flach genug eingestellt werden, so dass die einfallenden Lichtstrahlen nicht auf die Retina, sondern auf einen Punkt *vor* ihr fokussiert werden (= *Kurzsichtigkeit, Myopie*).

13.1.3.4 Augenkammern und Kammerwasser

Zwischen Kornea und Iris- bzw. Linsenvorderfläche liegt die

- *vordere Augenkammer* (Abb. 13.2, *32*).

Man kann sich ihre Form etwa wie die eines Pilzkopfes vorstellen, wobei man sich dann den Stiel des Pilzes durch die Pupille gesteckt denken müsste.

Zwischen Irisrückfläche und Ziliarkörpervorderfläche bzw. der vorderen Grenzschicht des Glaskörpers befindet sich die

- *hintere Augenkammer* (Abb. 13.2, *29*).

Beide Kammern kommunizieren im Bereich der Pupille miteinander. Sie sind gefüllt mit dem *Kammerwasser*, das in der hinteren Augenkammer vom Oberflächenepithel des Ziliarkörpers aktiv sezerniert wird (etwa 2 µl/min). Es gelangt dann über die Pupillenöffnung in die vordere Augenkammer, wo es im *Iridokornealwinkel* ins venöse Blutsystem resorbiert wird (über den *Schlemm-Kanal*, s. Kap. 13.1.2.2). Ein bestimmtes Gleichgewicht der Kammerwasserproduktion und -resorption muss stets eingehalten werden, so dass der intraokuläre Druck (normalerweise 12–20 mmHg) konstant bleibt und ein gewisses Maximum niemals überschreitet.

Klinik Eine Störung dieses Gleichgewichts (meist durch Resorptionsstörungen im Kammerwinkel, seltener durch Verwachsungen der Iris mit der Linse) führt zu einem ansteigenden intraokulären Druck, der als *Glaukom* oder *grüner Star* bezeichnet wird. In extremen Fällen kann dieser hohe Druck das Auge so schädigen (vor allem durch Komprimierung der Netzhaut), dass ein irreversibler Sehverlust eintritt.

13.1.3.5 Corpus vitreum (Glaskörper)

Der Glaskörper füllt als gallertige Masse 75 % des Augeninneren aus (vgl. Abb. 13.2, *14*). Er besitzt nur unmittelbar an der Grenze zur Retina einige Zellen und Kollagenfasern, ist aber in seinem großen, zu 99 % aus Wasser bestehenden Inneren völlig zellfrei und gefäßlos. **Funktionell** spielt er als lichtbrechendes Medium eine wichtige Rolle, wobei er den gleichen Brechungsindex wie das Kammerwasser hat (1,33 dpt) und somit wie alle brechenden Medien des Auges dazu beiträgt, die Lichtstrahlen auf die Retina zu fokussieren.

13.1.4 Visuelle Reflexe

Lichtreflex (Abb. 13.9) Der *Licht-* oder *Pupillenreflex* führt dazu, dass sich die Pupille bei stärkerem Lichteinfall zunehmend verengt und bei schwächerem Lichteinfall zunehmend erweitert. Der physiologische Sinn dieses Reflexes ist der Versuch einer Konstanthaltung des Lichteinfalls ins Augeninnere mit einer möglichst gleich bleibenden Beleuchtung der Retina. (Der Pupillenreflex macht allerdings nur

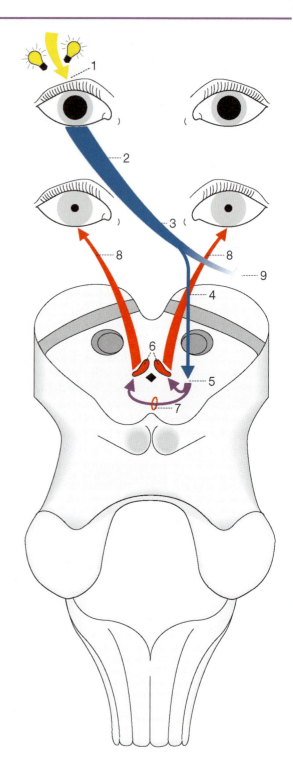

Abb. 13.9 Zentrale Verschaltung des Pupillen-(Licht-)Reflexes. **1** Lichtstrahlen fallen in ein Auge ein und werden über den **2** N. opticus und nach dem Chiasma opticum über den **3** Tractus opticus zentripetal weitergeleitet. Die **4** für den Pupillenreflex entscheidenden Fasern verlassen den Tractus opticus vor dem Corpus geniculatum laterale und ziehen zur **5** Area pretectalis. Dort werden sie verschaltet und zum **6** Ncl. accessorius n. oculomotorii (Edinger-Westphal) beider Seiten weitergeleitet (nach kontralateral über die **7** Commissura posterior). Von **6** aus ziehen parasympathische Fasern mit dem **8** N. oculomotorius über das Ganglion ciliare (Umschaltung von prä- auf postganglionäres parasympathisches Neuron) zum Auge und bewirken eine Pupillenkonstriktion. **9** Weiterverlaufende Fasern des Tractus opticus zum Corpus geniculatum laterale.

einen kleinen – wenn auch wichtigen – Teil an der gesamten Anpassungsfähigkeit des Auges an die Helligkeitsverhältnisse aus.) Der neuronale Reflexbogen bezieht dabei zahlreiche Strukturen mit ein. Der in der Retina wahrgenommene Lichtreiz wird über den N. opticus (später Tractus opticus; Abb. 13.9, *2* bzw. *3*) weitergeleitet, wobei die für den Pupillenreflex zuständigen Fasern nicht wie die übrigen Sehbahnfasern im Corpus geniculatum laterale des Thalamus enden, sondern direkt zur *Prätektalregion* des Mittelhirns (Area pretectalis, Abb. 13.9, *5*) ziehen. Dort werden die Impulse verschaltet und *doppelseitig* ins mesenzephale Tegmentum zum *Ncl. accessorius n. oculomotorii* beider Seiten weitergegeben (Abb. 13.9, *6*). Diese Kerne führen mit ihren efferenten parasympathischen Fasern über den N. oculomotorius (Abb. 13.9, *8*; Umschaltung vom ersten auf das zweite Neuron im Ganglion ciliare) zu einer Pupillenkonstriktion. Die doppelseitige Ansteuerung der prätektalen Kerne *einer Seite* zu den parasympathischen Okulomotoriuskernen *beider Seiten* bedingt den sog. *konsensuellen* oder *indirekten Lichtreflex:* Bei isolierter Beleuchtung eines Auges verengt sich auch die Pupille der Gegenseite.

Klinik Die Überprüfung des Lichtreflexes gehört zu jeder klinischen Routineuntersuchung. Sie eignet sich zur orientierenden Funktionsprüfung von Retina, N. opticus, Mittelhirn und III. Hirnnerv, wenn auch ein normaler Pupillenreflex eine Teilschädigung dieser Strukturen nicht ausschließt. Als *amaurotische Pupillenstarre*[6] bezeichnet man das *Fehlen* einer *direkten* Lichtreaktion (bei *Vorhandensein* einer *indirekten* Lichtreaktion) auf dem erkrankten Auge. D. h., die Pupille des Auges bleibt starr bei Belichtung des *erkrankten* Auges, verengt sich aber konsensuell, wenn das *kontralaterale* (gesunde) Auge belichtet wird. Die Schädigung kann wegen Erhalt der konsensuellen Reaktion nur in der Lichtwahrnehmung des betroffenen Auges oder in dessen Sehnerv liegen. Eine *reflektorische Pupillenstarre* liegt hingegen dann vor, wenn direkte *und* konsensuelle Reaktion ausgefallen sind, aber die Naheinstellungsreaktion erhalten ist. Dies spricht für eine Schädigung der Prätektalregion, da die Naheinstellungsreaktion (s. u.) über andere Strukturen verschaltet wird. Als *absolute Pupillenstarre* schließlich bezeichnet man ein Fehlen der direkten *und* der konsensuellen Lichtreaktion bei gleichzeitigem Fehlen der Naheinstellungsreaktion (s. u.), was auf eine entsprechende Mittelhirnläsion oder eine Schädigung des III. Hirnnervs schließen lässt.

Naheinstellungsreaktion Die Naheinstellungsreaktion des Auges besteht aus drei Komponenten: *Pupillenverengung, Akkommodation* im engeren Sinne (Verstärkung der Linsenkrümmung) und *Konvergenzreaktion*. Das lichtbrechende System des Auges muss beim Sehen in der Nähe größere Brechkraft aufbringen, um auf der Netzhaut noch ein scharfes Bild entstehen zu lassen. Dazu verengt sich die Pupille (vgl. Fotoapparat: kleinere Blende ergibt größere Tiefenschärfe!), und die Linse nimmt eine stärkere Krümmung an (über die Konstriktion des M. ciliaris, s. o.). Weiterhin kommt es zu einer Konvergenz der Sehachsen beider Bulbi durch Adduktion beider Augen, um in beiden Retinae den fixierten Punkt in die Fovea centralis zu projizieren.

Der Reflexkreis, der diese drei Komponenten der Naheinstellungsreaktion des Auges auslöst, ist nicht in allen Teilen klar. Ein entsprechender visueller Reiz gelangt wie jeder andere über die Strukturen der Sehbahn (Kap. 9.9.1) in die visuelle Großhirnrinde, wo das gesehene Objekt analysiert wird. Dies ist Voraussetzung für die willkürliche *Fixierung* eines Gegenstandes, die wiederum Voraussetzung für die *Naheinstellungsreaktion* ist. Wahrscheinlich werden von der Sehrinde aus Impulse zum einen über die Prätektalregion (Pupillenverengung, s. o.) und zum anderen über die oberen Hügel (Ziliariskontraktion) zu den Ncll. accessorii n. oculomotorii des Mittelhirns geleitet, die mit ihren parasympathischen Efferenzen über den N. oculomotorius im Auge die Kontraktion des M. ciliaris und des M. sphincter pupillae bewirken. In ähnlichen Bahnen über visuellen Kortex und Vierhügelplatte/Prätektalregion verläuft wahrscheinlich die Konvergenzreaktion, nur dass statt der *parasympathischen* Ncll. accessorii n. oculomotorii die *somatomotorischen* Kerngruppen für die Mm. recti mediales innerhalb der Okulomotoriuskerngruppe beider Seiten aktiviert werden.

13.1.5 Umgebungsstrukturen und Schutzorgane des Auges

Orbita Die Augenhöhle *(Orbita)* setzt sich aus mehreren fest verwachsenen Knochen zusammen (s. im Einzelnen Lehrbücher zum Bewegungsapparat). Bildlich ausgedrückt umschließt sie einen annäherungsweise „birnenförmigen" Raum (der Stiel der Birne würde dann dem Canalis opticus entsprechen), der nur teilweise von Bulbus, N. opticus, Tränendrüse und Augenmuskeln ausgefüllt wird. Der Rest ist mit Fettgewebe ausgepolstert, in das die genannten Strukturen gelagert sind. Zum Fettgewebe ist der Bulbus durch eine sackförmige, bindegewebige Kapsel *(Tenon-Kapsel, Vagina bulbi)*, abgegrenzt, die vom N. opticus und von den Augenmuskeln durchbohrt wird.

Wichtig sind die **topographischen Beziehungen** der Orbita. Nach oben grenzt sie an die *vordere Schädelgrube*, nach unten an die *Kieferhöhle* (*Sinus maxillaris*, Durchbruch von massiven Vereiterungen in die Orbita möglich), nach medial ist sie nur durch eine hauchdünne Wand von den *Siebbeinzellen* getrennt. Über den *Canalis opticus* und die *Fissura orbitalis superior* hat sie Verbindungen mit der Schädelhöhle, über die *Fissura orbitalis inferior* mit der Fossa pterygopalatina und über den *Ductus nasolacrimalis* mit der Nasenhöhle (Tränenabfluss, s. u.).

Glatte Augenmuskeln der Orbita Neben den quer gestreiften Augenbewegungsmuskeln (s. Kap. 13.1.6) gibt es glatte *(Müller-)*Muskelfasern in der Augenhöhle *(M. orbitalis)*, die vom Orbitavorderrand nach hinten in den Bulbus einstrahlen und ihn bei Kontraktion nach vorne ziehen können. Sie sind sympathisch innerviert.

---

[6] amauros (gr.) = dunkel; Amaurose = Blindheit

Sinnesorgane

Tunica conjunctiva Die Bindehaut (kurz: *Konjunktiva*[7]) ist durchsichtig, feucht und glatt. Sie fixiert den Bulbus in der Orbita und bedeckt als *Tunica conjunctiva bulbaris* mit Ausnahme der Kornea die gesamte Vorderfläche des Augapfels. Oben und unten bildet sie eine Umschlagfalte *(Fornix conjunctivae superior* und *inferior)* und setzt sich als *Tunica conjunctiva palpebralis* auf die hintere Lidfläche fort, die sie bis zum Lidrand bedeckt und mit der sie – anders als mit dem Bulbus – fest verwachsen ist. Im Gegensatz zur Kornea besitzt die Konjunktiva zahlreiche Gefäße, die man auf Grund ihrer Durchsichtigkeit von außen gut sehen kann.

Klinik Bei den sehr häufigen Entzündungen der Bindehaut *(Konjunktivitis)* sind diese Gefäße verstärkt durchblutet, was bei ihrer guten Sichtbarkeit die starke Rötung des Auges bei diesen Erkrankungen erklärt.

Tränendrüse Die Tränendrüse *(Glandula lacrimalis)* liegt als etwa haselnussgroße Struktur über dem lateralen Lidwinkel in der Orbita (Abb. 13.10, *1*). Sie wird durch die Sehne des M. levator palpebrae superioris (s. u.) in einen oberen und in einen unteren Anteil geteilt, die dorsolateral miteinander verbunden sind. Die Tränendrüse ist ein wichtiger (wenn auch nicht der einzige, s. u.) Produktionsort der **Tränenflüssigkeit**, die die vordere Bulbushälfte (mit Kornea und Konjunktiva)

- befeuchtet
- reinigt
- ernährt
- vor Austrocknung und Infektionen schützt.

Die 10–12 Ausführungsgänge der Tränendrüse münden im lateralen Fornix superior der Konjunktiva hinter dem Augenlid.

Die **Tränenflüssigkeit** fließt im medialen Augenwinkel ab, wo sich im Ober- und Unterlid je ein *Tränenpünktchen (Punctum lacrimale;* Abb. 13.10, *4)* befindet. Die Pünktchen sind die Öffnungen jeweils eines *Tränenkanälchens (Canaliculus lacrimalis;* Abb. 13.10, *5),* das in den *Tränensack* mündet *(Saccus lacrimalis;* Abb. 13.10, *6).* Von hier aus führt der *Tränen-Nasen-Gang (Ductus nasolacrimalis;* Abb. 13.10, *7)* zum Meatus nasi inferior (unterer Nasengang). Bei gesteigertem Tränenfluss kommt es über diesen Weg zu einer „laufenden Nase" *(Rhinorrhö).*

Histologisch ist die Tränendrüse eine rein seröse, tubuläre Drüse, die läppchenartig konfiguriert ist.

Die Funktion der Glandula lacrimalis wird „unterstützt" durch zahlreiche (20–30) kleine, sog. **akzessorische Tränendrüsen**, die vor allem in der Nähe des Fornix conjunctivae superior zu finden sind

Abb. 13.10 Tränenapparat. Ansicht nach Entfernung des Septum orbitale (Bindegewebsplatte zwischen Orbitarand und Tarsus superior bzw. inferior).
1 Tränendrüse (Glandula lacrimalis, zweigeteilt durch die – hier durchtrennte – Sehne des M. levator palpebrae superioris), **2** Bindegewebsplatte des Oberlides (Tarsus superior), **3** M. tarsalis superior, **4** Tränenpünktchen (Puncta lacrimalia), **5** Tränenkanälchen (Canaliculi lacrimales), **6** Tränensack (Saccus lacrimalis), **7** Tränen-Nasen-Gang (Ductus nasolacrimalis), der in den unteren Nasengang mündet, **8** Schleimhaut der Kieferhöhle, **9** M. obliquus inferior, **10** Sehne des M. obliquus superior. (Aus [1])

(Abb. 13.11, *5* und *8*). Sie tragen die Bezeichnung „akzessorisch" völlig zu Unrecht, denn sie stellen – ganz anders als oftmals vermutet – *den größten Teil* der Tränenflüssigkeit in Ruhe zur Verfügung. Erst bei reflektorisch verstärkter Tränensekretion (mechanischer Reiz oder emotionale Stimuli) tritt die große Tränendrüse (Glandula lacrimalis) in Aktion. So kommt es auch, dass nach operativer Entfernung der Tränendrüse der Tränenfluss in Ruhe keineswegs sistiert und das Auge nicht vom Austrocknen bedroht ist.

Augenlider (Abb. 13.11) Die Augenlider *(Palpebrae)* gewährleisten den mechanischen Schutz des sehr verletzungsempfindlichen Auges und dienen der gleichmäßigen Verteilung der Tränenflüssigkeit auf der Horn- und Bindehaut. Bei besonders starkem Lichteinfall werden sie auch ähnlich der Pupille als Blende für das Augeninnere benutzt („Zusammenkneifen" der Lider bei sehr hellem Licht). Die Lider sind schalenförmige Bindegewebsplatten *(Tarsus superior* und *inferior),* die vorne von Haut, Hautmuskulatur (M. orbicularis oculi, s. u.) sowie hinten von Konjunktiva überzogen sind. Zahlreiche Talgdrüsen *(Glandulae tarsales, Meibom-Drüsen;* Abb. 13.11, *15)* münden am hinteren Lidrand und hindern mit ihrem öligen Sekret die Tränenflüssigkeit am Über-

---

[7] conjunctio (lat.) = Verbindung

13.1 Auge

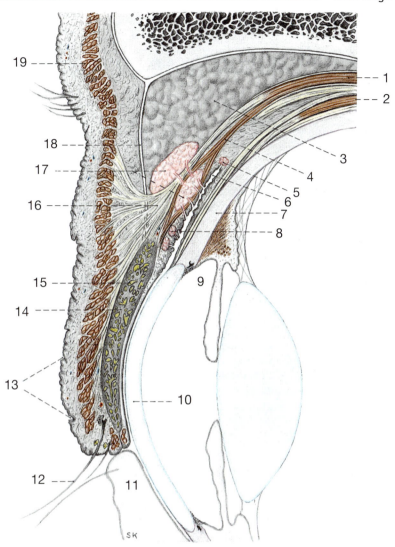

Abb. 13.11 Augenlider und vorderer Augenabschnitt (Sagittalschnitt).
1 M. levator palpebrae superioris (Lidheber, somatomotorisch), **2** M. rectus superior (Augenbewegungsmuskel, somatomotorisch), **3** Fettgewebe in der Orbita, **4** M. tarsalis superior (Lidheber, viszeromotorisch, sympathisch), **5** akzessorische Tränendrüsen, **6** Fornix conjunctivae superior, **7** Sklera, **8** akzessorische Tränendrüsen, **9** vordere Augenkammer, **10** Kornea, **11** unteres Augenlid (Palpebra inferior, nur im Umriss dargestellt), **12** Augenwimpern (Cilia), **13** Oberlid (Palpebra superior), **14** Tarsus superior, **15** Meibom-Drüsen (Talgdrüsen), **16** Sehne des M. levator palpebrae superioris, der die **17** Tränendrüse in zwei Anteile spaltet, **18** Septum orbitale, **19** M. orbicularis oculi (Lidschließer, somatomotorisch). (Aus [1])

tritt über den Lidrand. Entlang dem vorderen Lidrand liegen die *Augenwimpern (Cilia; Abb. 13.11, 12)*. An den bindegewebigen Tarsi setzen auch die glatten, sympathisch innervierten *Mm. tarsales superior* und *inferior* an, die bei Kontraktion die Lidspalte erweitern können. Des Weiteren befinden sich zwei willkürlich innervierbare, also quer gestreifte, Muskeln im Augenlid: zum einen der zur mimischen Muskulatur gehörende *M. orbicularis oculi* (Abb. 13.11, 19), der sich wie ein flacher Ring um die Lidspalte herumlegt und sie bei Kontraktion verschließen kann. Er wird wie die gesamte mimische Muskulatur vom *N. facialis* innerviert. Zum anderen zieht parallel zum M. rectus superior (s. u.) und oberhalb von ihm der *M. levator palpebrae superioris* (Abb. 13.11, 1) vom Orbitahinterrand nach vorne zum Oberlid. Seine Kontraktion bewirkt eine Lidhebung. Er wird vom *N. oculomotorius* (III) innerviert.

Klinik Der Funktionsausfall der Lidheber und -schließer wird beim Ausfall der entsprechenden Hirnnerven beschrieben. Ein **herabhängendes Augenlid** (*Ptose*[8]) bedeutet zwar keine unmittelbare Bedrohung für das Auge selbst, es behindert jedoch natürlich den Lichteinfall und beeinträchtigt deshalb das Sehvermögen. Ein **fehlender Lidschluss** (Fazialisparese) führt zur Austrocknung von Kornea und Konjunktiva und muss sofort behandelt werden. Wichtig ist es, eine Ptose auf Grund einer Okulomotoriusparese von einer solchen auf Grund einer Sympathikuslähmung zu unterscheiden. Hier kann z. B. der Pupillenstatus eine Hilfe sein: Weite Pupille entspricht Parasympathikusausfall (= N. oculomotorius) mit Überwiegen des M.-dilatator-pupillae-Tonus; enge Pupille entspricht Sympathikusausfall mit Überwiegen des M.-sphincter-pupillae-Tonus.

13.1.6 Augenmuskeln

Die Bulbi können willkürlich mit Hilfe von je sechs *äußeren Augenmuskeln* rasch in jede Richtung hin- und herbewegt werden. Diese Bewegungen sind so

---
[8] ptosis (gr.) = Fall

Sinnesorgane

fein wie in fast keiner anderen Muskelgruppe des Körpers abstimmbar und regulierbar. Für jeden Bulbus existieren drei Muskelpaare (vier gerade und zwei schräge Muskeln):

- M. rectus superior
- M. rectus inferior
- M. rectus medialis
- M. rectus lateralis
- M. obliquus superior
- M. obliquus inferior

(Abb. 13.12). Die vier Mm. recti entspringen von einem sehnigen Ring *(Anulus tendineus communis;* Abb. 13.12, *8),* der sich um die Öffnung des Canalis opticus herumlegt, ziehen dann fächerförmig auseinander nach vorne, um dann oben, unten, medial und lateral vor dem Equator bulbi in der Sklera zu inserieren. Der M. obliquus inferior (Abb. 13.12, *6)* entspringt als einziger der Augenmuskeln am *vorderen* Orbitarand medial unten und zieht nach schräg (= obliquus) hinten, um dort am Bulbus zu inserieren. In der Zugrichtung ist er damit dem M. obliquus superior (Abb. 13.12, *5)* vergleichbar, der zwar wie die geraden Augenmuskeln dorsal an der Orbitaspitze entspringt, aber statt direkt zum Bulbus zum medialen oberen Orbitarand zieht, dort an einer knorpeligen Struktur, *Trochlea* (Abb. 13.12, *7),* umbiegt und von dieser aus nach schräg hinten zum Bulbus zieht.

Die **Funktion** dieser Muskeln ist in allen Feinheiten nicht ganz einfach zu verstehen. Als für das Basiswissen meist ausreichendes Grundprinzip kann man sich die groben Zugwirkungen der Muskeln in *gerader* Richtung auf den Bulbus einprägen (also ohne die ggf. vorhandenen *rotatorischen* Wirkungskomponenten), wie sie in Abb. 13.13 als rote Pfeile dargestellt sind. Man sollte sich zum besseren Verständnis der Zugwirkungen unbedingt die Verlaufsrichtung der Muskeln im Einzelnen klar machen, es erleichtert das Merken mehr als das Auswendiglernen eines Schemas. So kann man dann z. B. verstehen, warum die Mm. recti superior und inferior den Bulbus nicht genau nach oben bzw. unten ziehen können, sondern durch ihren schräg gerichteten Verlauf den Bulbus gleichzeitig nach medial ziehen (adduzieren) müssen.

Wenn man die Zugwirkung der Augenmuskeln auf den Bulbus etwas differenzierter betrachtet, wird deutlich, dass sie durch ihren z. T. schrägen Verlauf nicht nur auf Ab- und Adduktion, Hebung und Senkung einen Einfluss haben, sondern dass sie auch eine **rotatorische Wirkungskomponente** besitzen (schwarze Pfeile in Abb. 13.13). So ist der M. rectus superior nicht nur Heber und Adduktor, sondern auch ein leichter *Einwärtsroller* und der M. rectus inferior nicht nur Senker und Adduktor, sondern auch ein leichter *Auswärtsroller.* Die Mm. obliqui haben sogar *mehr rotatorische* als lineare Zugwirkungen, der M. obliquus superior als *Einwärtsroller,* der M. obliquus inferior als *Auswärtsroller* (vgl. Abb. 13.13). Einzig die Mm. recti laterales und medialis haben keine rotatorische Wirkungskomponente.

Zudem hängen die Zugwirkungen der Augenmuskeln stark von der Ausgangsstellung des Bulbus ab. Die oben genannten und auch in Abb. 13.13 dargestellten Zugrichtungen der Muskeln beziehen sich auf die sog. *Primärstellung* des Bulbus (Bulbusstellung bei Geradeausblick). Die beschriebenen Funktionen der Muskeln ändern sich, wenn die Stellung des Bulbus sich ändert. So fällt z. B. bei Stellung des Bulbus um etwa 23° nach lateral die Adduktionswirkung der oberen und unteren Mm. recti weg, weil dann die Bulbusachse exakt mit der Verlaufsrichtung der Mm. recti superior und inferior übereinstimmt, und sie werden zu reinen Hebern bzw. Senkern.

Wegen seiner klinischen Bedeutung sei noch auf die **Funktion des M. obliquus superior** hingewiesen, der in Primär-

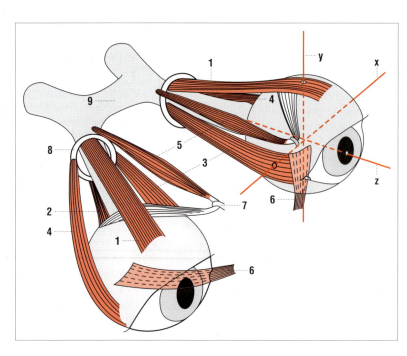

Abb. 13.12 Augenbewegungsmuskeln.
1 M. rectus superior, **2** M. rectus inferior, **3** M. rectus medialis, **4** M. rectus lateralis, **5** M. obliquus superior, **6** M. obliquus inferior, **7** Trochlea, **8** Anulus tendineus communis an der Orbitaspitze, **9** Chiasma opticum.
x, y, z Achsen für die Bulbusbewegung:
x Hebung/Senkung, **y** Abduktion/Adduktion, **z** Rotation.
Beachte, dass der Bulbus *lateral* vom Ursprung der Muskeln liegt (grundlegende Bedeutung für das Verständnis ihrer Zugwirkungen).
(Modifiziert nach J. P. Patten: Neurological Differential Diagnosis, Springer 1995)

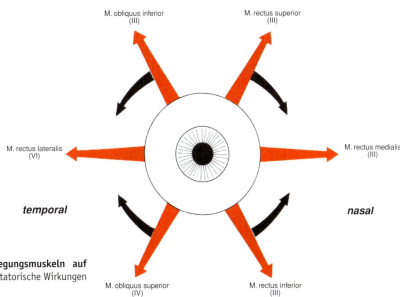

Abb. 13.13 Zugwirkungen der Augenbewegungsmuskeln auf den Bulbus. Linearwirkungen als rote Pfeile, rotatorische Wirkungen als schwarze Pfeile.

stellung des Bulbus ein leichter Abduktor, ein deutlicher Senker und der wichtigste Innenrotator ist (Abb. 13.13). Wird das Auge *adduziert*, blickt es genau in Zugrichtung des Muskels. In dieser Bulbusstellung hat der Muskel keine Rotations- und erst recht keine Abduktionswirkung mehr, sondern er ist ein reiner (sogar der wichtigste) *Senker*. Bei der (gar nicht so seltenen) isolierten Lähmung des Muskels (vgl. Kap. 2.3.5) sind deshalb die Ausfallssymptome am größten beim Blick des Bulbus nach *medial unten*, weshalb der M. obliquus superior in vielen Schemata fälschlicherweise als Adduktor und Senker in Primärstellung des Bulbus dargestellt ist.

Die **Innervation** der Augenmuskeln geschieht durch die Hirnnerven III, IV und VI. Dabei versorgen:

- *N. oculomotorius (III):*
  - M. rectus superior
  - M. rectus inferior
  - M. rectus medialis
  - M. obliquus inferior
- *N. trochlearis (IV):*
  - M. obliquus superior
- *N. abducens (VI):*
  - M. rectus lateralis.

Klinik Ein *Funktionsausfall* oder eine *Fehlfunktion* einzelner Augenmuskeln kann eine *muskuläre* oder *neuronale* Ursache haben. Grundsätzlich resultiert dabei eine Fehlstellung eines oder beider Augen (*Schielen, Strabismus*), was zu *Doppelbildern* führen kann, weil sich dann die Sehachsen beider Augen nicht mehr entsprechen. Funktionsausfälle mit **neuronaler Ursache** (sog. *Lähmungsschielen, Strabismus paralyticus*, bei Hirnnervenläsionen) werden in Kap. 2.3 abgehandelt. Eine Fehlfunktion **muskulärer Ursache** kann z.B. bei angeborener Anomalie (Verkürzung, Verlängerung) eines oder mehrerer Muskeln zustande kommen, was in diesem Fall zu angeborenem Schielen führt (sog. *Begleitschielen, Strabismus concomitans*). Hierbei beobachtet man in der Regel keine Doppelbilder, weil diese zentralnervös (in der Sehrinde) durch „Ausschalten" der visuellen Information eines der beiden Augen während der Entwicklung unterdrückt werden.

13.2 Ohr

Das Ohr beinhaltet zwei Sinnesorgane, das *Hör*- und das sog. *„Gleichgewichtsorgan"*. Es gliedert sich in

- *äußeres Ohr*
- *Mittelohr*
- *Innenohr*

(Abb. 13.14). Zum **äußeren Ohr** gehören die *Ohrmuschel* (Abb. 13.14, *1*) und der *äußere Gehörgang* (Abb. 13.14, *7*). Das **Mittelohr** besteht primär aus der *Paukenhöhle (Cavum tympani*; Abb. 13.14, *9*), ein mit den Cellulae mastoideae und indirekt mit dem Nasopharynx in Verbindung stehender luftgefüllter Raum. Er enthält die *Gehörknöchelchen (Hammer, Amboss, Steigbügel)* und ist vom äußeren Gehörgang durch das *Trommelfell* getrennt (Abb. 13.14, *8*). Das **Innenohr** gliedert sich in zwei miteinander in Verbindung stehende Anteile: die *Schnecke (Cochlea*; Abb. 13.14, *18*), die für die Hörwahrnehmung zuständig ist, und das *Vestibularorgan (Sacculus, Utriculus* und *Bogengänge*; Abb. 13.14, *19*), das als „Gleichgewichtsorgan" für die Lage- und Beschleunigungswahrnehmung insbesondere des Kopfes zuständig ist. Das Innenohr ist damit der eigentliche Ort der Sinneswahrnehmung, während das äußere und das Mittelohr lediglich der möglichst effektiven Schallzuleitung zum Höranteil des Innenohrs dienen. Dabei werden die Schallwellen mit einem „Trichter" (Ohrmuschel) eingefangen und über den äußeren Gehörgang zum Trommelfell geleitet, das dadurch in Schwingung versetzt wird. Diese Schwingung wird über die Gehörknöchelchen des Mittelohrs auf das Innenohr übertragen, dessen flüssiger Inhalt *(Peri-* und *Endolymphe)* ebenfalls in Schwingung gerät. Die Schwingung von Peri- und Endolymphe wird dann von den Sinneszellen der

Abb. 13.14 Äußeres, Mittel- und Innenohr in der Übersicht. Ansicht von vorne nach Abtragung der ventralen Wand des äußeren Gehörgangs sowie der ventralen Wand des Mittelohrs. Das Innenohr ist in Projektion auf die Felsenbeinoberfläche blau dargestellt. (Aus [1])
1–8 Äußeres Ohr: **1** Ohrmuschel (Auricula) mit **2** Helix, **3** Anthelix, **4** Antitragus (der von vorne in den **5** Porus acusticus externus hereinragende Tragus wurde mit der ventralen Wand des Gehörgangs abgetragen), **6** Ohrläppchen (Lobulus auriculae), **7** äußerer Gehörgang, **8** Trommelfell (Grenze zwischen äußerem und Mittelohr).
9–16 Mittelohr: **9** Paukenhöhle (Cavum tympani) mit **10** Recessus epitympanicus, **11–14** Gehörknöchelchenkette, **11** Hammer (Malleus) mit **12** Hammergriff (Manubrium mallei), **13** Amboss (Incus), **14** Steigbügel (Stapes), **15** Tuba auditiva, **16** M. tensor tympani, dessen Sehne am **12** Manubrium mallei ansetzt.
17–19 Innenohr: Das in der **17** Felsenbeinpyramide gelegene Innenohr gliedert sich in zwei Anteile: **18** kochleärer Anteil, **19** vestibulärer Anteil.

Schnecke wahrgenommen und in Nervenimpulse übersetzt, die von dort zum Gehirn vermittelt werden. Man stellt so das äußere und das Mittelohr als *Schallleitungsapparat* dem Innenohr als *Schallwahrnehmungsorgan* gegenüber.

Mit Ausnahme der Ohrmuschel und des lateralen (äußeren) Anteils des äußeren Gehörgangs liegt das Ohr komplett in der Pars petrosa des Temporalknochens.

13.2.1 Äußeres Ohr

Ohrmuschel Die Ohrmuschel (*Auricula*[9]) ist eine große Hautfalte, die mit Ausnahme des Ohrläppchens von einem aus elastischem Knorpel bestehenden Gerüst gestützt wird. Die charakteristische Form der Ohrmuschel ist zwar bei jedem Menschen im Detail verschieden, weist jedoch trotzdem einige Gesetzmäßigkeiten auf, die in Abb. 13.14 dargestellt sind.

Der große konvexe Rand ist die *Helix* (Abb. 13.14, *2*), ihre geschwungene Form wird weiter innen von der *Anthelix* nachvollzogen (Abb. 13.14, *3*). Eine von vorne in die Öffnung des Gehörgangs (*Porus acusticus externus*) hereinragende Falte wird *Tragus* genannt (abpräpariert in Abb. 13.14), dem eine von hinten unten in die Gehörgangsöffnung hineinragende Falte als *Antitragus* (Abb. 13.14, *4*) gegenübergestellt wird.

Die **Funktion** der Ohrmuschel besteht in erster Linie darin, das Richtungshören zu erleichtern. Morphologische Veränderungen der Ohrmuschel bis hin zu ihrem völligen Fehlen, die als angeborene Fehlbildungen vorkommen können, haben deshalb bisweilen Minderungen des Richtungshörens zur Folge.

Äußerer Gehörgang Der äußere Gehörgang (*Meatus acusticus externus*; Abb. 13.14, *7*) erstreckt sich vom Porus acusticus externus bis zum Trommelfell. Er besteht in seinem äußeren Drittel aus einer knorpeligen Rinne, während der sich nach medial anschließende innere Anteil eine knöcherne Wand besitzt (Pars tympanica des Schläfenbeins). Der gesamte Gehörgang ist mit Epidermis ausgekleidet und besitzt im äußeren, knorpeligen Anteil Talgdrüsen und Haare. Zusätzlich findet man hier die apokrinen *Zeruminaldrüsen*, die ein dünnflüssiges, gelbes, bakterizides Sekret absondern, das zusammen mit Talg und abgeschilferten Epithelien das *Zerumen (Ohrenschmalz)* bildet, welches langsam nach außen transportiert wird und der Reinigung des Gehörgangs dient. Am medialen Ende des Meatus acusticus externus ist in diesen schräg das *Trommelfell (Membrana tympani)* eingelassen, das äußeres und Mittelohr voneinander trennt. Der **Verlauf** des Gehörgangs hat besondere klinische Bedeutung. Er ist etwa 30–35 mm lang und weist am Übergang von knorpeligem zu knöchernem Anteil eine Enge auf. An

---
[9] auris (lat.) = Ohr

dieser Stelle zeigt der bis dahin leicht nach oben gerichtete Verlauf eine deutliche Krümmung nach unten und vorne.

Klinik Durch Ziehen der Ohrmuschel nach hinten oben lässt sich der knorpelige Anteil des Gehörgangs mit dem knöchernen Anteil in eine Achse bringen, so dass dann eine direkte Sicht auf das Trommelfell möglich wird. Dies ist bei der klinischen Untersuchung des Gehörgangs und des Trommelfells von grundlegender Bedeutung.

Die Bedeutung des äußeren Gehörgangs liegt vor allem darin, dass er eine Verlagerung des verletzungsempfindlichen Trommelfells ins schützende Innere des Schläfenbeins ermöglicht. Darüber hinaus bewirkt er bei der Schallweiterleitung durch seine spezielle Anatomie *Resonanzbildung* und dadurch eine *Verstärkung* der Schallwellen im unteren Frequenzbereich.

Topographische Beziehungen Der äußere Gehörgang grenzt nach hinten oben an das *Antrum mastoideum* (evtl. Durchbruch einer eitrigen Entzündung der Cellulae mastoideae in den Gehörgang möglich). Nach hinten unten grenzt er an den *Canalis facialis*, nach vorne an das Kiefergelenk und nach vorne unten an die *Glandula parotis* (selten Durchbruch von Entzündungen der Parotisloge in den Gehörgang bei Kindern).

Trommelfell Als annähernd runde, etwa 1 cm durchmessende, leicht trichterförmige Membran schließt das Trommelfell *(Membrana tympanica)* das äußere Ohr vom Mittelohr ab. Die in ihrer Grundlage bindegewebige Membran *(Lamina propria)* wird an der medialen Oberfläche von Schleimhautepithel überzogen, das auch die gesamte Paukenhöhle auskleidet. An der lateralen Oberfläche ist sie von Epidermis bedeckt, was der epithelialen Auskleidung des äußeren Gehörgangs entspricht. Medial in das Trommelfell ist der *Hammergriff (Manubrium mallei)* eingelassen, der auch die trichterförmige Einsenkung des Trommelfells nach medial bewirkt. Blickt man von außen (lateral) auf das Trommelfell (Abb. 13.15), so erkennt man zunächst den Hammergriff, der in seinem Verlauf vom Zentrum aus nach vorne oben gerichtet ist und die *Stria mallearis* aufwirft (Abb. 13.15, *3*). Er entspricht mit seinem unteren Ende dem *Trommelfell-Nabel (Umbo;* Abb. 13.15, *6).* Man unterscheidet am Trommelfell einen großen, gespannten, unteren Anteil, die *Pars tensa* (Abb. 13.15, *4*), und einen kleinen, lockeren, häufig etwas rötlicheren Anteil, der sich oberhalb des Hammergriffs als *Pars flaccida* befindet (Abb. 13.15, *1*). Das Trommelfell wird in vier *Quadranten* unterteilt (wichtig für die klinische Untersuchung), ausgehend von einer Linie, die durch den Hammergriff verläuft, und einer, die diese Linie im Umbo senkrecht schneidet (Abb. 13.15, *I–IV*).

Abb. 13.15 Rechtes Trommelfell (Membrana tympanica), Blick von lateral durch den Ohrenspiegel (Otoskop).
1 Pars flaccida, **2** Plica mallearis anterior (vorderer Grenzstrang), **3** Stria mallearis, **4** Pars tensa, **5** typischer Lichtreflex, der beim Ohrenspiegeln sichtbar wird. **6** Umbo membranae tympanicae, **7** Durchschimmern des Steigbügels (nicht immer sichtbar), **8** Plica mallearis posterior (hinterer Grenzstrang), **9** Durchschimmern des Amboses (nicht immer sichtbar), **10** Lamina vasculosa.
Anhand einer geraden Linie, die durch die **3** Stria mallearis verläuft, und einer Linie, die diese im **6** Umbo senkrecht schneidet, wird das Trommelfell für die klinische Untersuchung in vier Quadranten eingeteilt: **I** vorderer oberer Quadrant, **II** vorderer unterer Quadrant, **III** hinterer unterer Quadrant, **IV** hinterer oberer Quadrant. (Aus [1])

Klinik Es ist von größter Bedeutung, dass man den oben beschriebenen „Normalbefund" bei der Aufsicht auf das Trommelfell kennt (mit einem Ohrenspiegel bei jeder klinischen Untersuchung gut einsehbar). Er ändert sich relativ spezifisch bei verschiedenen Erkrankungen.

Die **Funktion** des Trommelfells ist die *Übertragung des Schalls* auf die Gehörknöchelchen. Die völlige Intaktheit der Trommelfellfläche ist für die Schallweiterleitung zwar nicht absolut, aber doch bedingt erforderlich. Ein Trommelfellriss oder -loch *(Trommelfelldefekt)* verursacht je nach Größe mäßig- bis mittelgradige Hörminderungen (bis zu etwa 30 dB). Außerdem besteht bei einem Trommelfelldefekt die Gefahr einer Keimbesiedlung und damit Entzündung des Mittelohrs. Das Trommelfell hat also auch eine *Schutzfunktion* für das Mittelohr mit seinen empfindlichen Inhaltsgebilden.

13.2.2 Mittelohr

Das Mittelohr (Abb. 13.16) besteht in erster Linie aus der *Paukenhöhle*. Im weiteren Sinne sind auch die funktionell sehr wichtigen Verbindungen der Paukenhöhle mit den Cellulae mastoideae (in Form des *Antrum mastoideum*) und mit dem Nasopharynx (in Form der *Ohrtrompete, Tuba auditiva*) zum Mittelohr zu zählen.

Sinnesorgane

Paukenhöhle Die Paukenhöhle (*Cavum tympani*) ist ein lufthaltiger, schmaler und hoher Hohlraum, der mit meist isoprismatischem Schleimhautepithel ausgekleidet ist, das im unteren Bereich, vor allem am Übergang zur Tuba auditiva, in respiratorisches Epithel übergeht. Die knöcherne Wand dieses Hohlraums weist verschiedene **Öffnungen** auf: nach **lateral** zum äußeren Gehörgang (durch das Trommelfell verschlossen; Abb. 13.16, *15*), nach **medial** zum Innenohr in Form des *ovalen Fensters* (*Fenestra vestibuli*, durch eine Membran und den Steigbügelfuß verschlossen) und in Form des *runden Fensters* (*Fenestra cochleae*, durch eine Membran verschlossen). Nach **hinten** setzt sich die Paukenhöhle ins *Antrum mastoideum* (Abb. 13.16, *10*) und nach **vorne** in die *Tuba auditiva* fort (Abb. 13.16, *17*).

Die knöcherne Wand des Cavum tympani ist z. T. hauchdünn und kann bei eitrigen Entzündungen des Mittelohrs leicht durchsetzt werden. Wichtig sind deshalb die **topographischen Beziehungen** der Paukenhöhle: nach **oben** zur mittleren Schädelgrube (Abb. 13.16, *9*), der der Temporallappen des Großhirns aufliegt, nach **hinten** zu den Cellulae mastoideae und zum Canalis facialis (Abb. 13.16, *11* und *12*), nach **unten** zur V. jugularis interna (Abb. 13.16, *14*), nach **vorne** zum Canalis caroticus (nicht sichtbar in Abb. 13.16), nach **medial** zum Innenohr, dessen untere Schneckenwindung sich ins Mittelohr als *Promontorium* vorwölbt, und nach **lateral** über das Trommelfell zum äußeren Gehörgang. Diese Lagebeziehungen haben zu, in Prüfungen gern gefragten, Wandbezeichnungen der Paukenhöhle geführt: Dach = *Paries tegmentalis*, Boden = *Paries jugularis*, Hinterwand = *Paries mastoideus*, Vorderwand = *Paries caroticus*, mediale Wand = *Paries labyrinthicus*.

Klinik Die Kenntnis dieser topographischen Verhältnisse macht es verständlich, wie es im Rahmen von eitrigen Mittelohrentzündungen mit Knochendurchbruch zu Hirnhautentzündungen, Temporallappenabszessen, Vena-jugularis-Thrombosen oder Affektionen des N. facialis kommen kann.

Der wichtigste Inhalt der Paukenhöhle sind die mit flachem Schleimhautepithel überzogenen **Gehörknöchelchen** (*Ossicula auditoria*). Man unterscheidet

- *Hammer* (*Malleus*)
- *Amboss* (*Incus*)
- *Steigbügel* (*Stapes*).

Sie sind in Abb. 13.17 dargestellt. Die Gehörknöchelchen bilden zusammen mit dem Trommelfell, dem äußeren Gehörgang und der Ohrmuschel den Schallleitungsapparat. Der *Hammergriff* (Abb. 13.17, *1*) ist dabei mit der Pars tensa des Trommelfells verwachsen. Der *Hammerkopf* (Abb. 13.17, *4*) ist über ein Gelenk mit dem *Ambosskörper* (Abb. 13.17, *6*) verbunden. Der schmalere, *lange Ambossschenkel* (Abb. 13.17, *8*) ist wiederum über ein Gelenk rechtwinklig mit dem *Steigbügelkopf* (Abb. 13.17, *10*) verbunden. Der Stapes selbst inseriert mit der *Steigbügelplatte* (Abb. 13.17, *11*) auf der Membran des ovalen Fensters und gibt so die Schwingung, die er über Trommelfell, Hammer und Amboss empfangen hat, an die im Innenohr befindliche *Perilymphe* (s. u.) weiter.

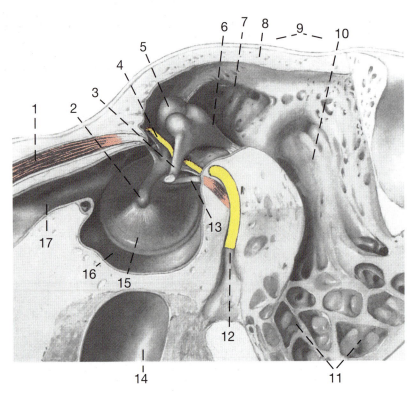

Abb. 13.16 Rechtes Mittelohr, Sagittalschnitt mit Blick in die Paukenhöhle von medial. Der Betrachter kann in Höhe des Innenohrs gedacht werden, er richtet seinen Blick nach lateral in die Paukenhöhle. Links im Bild ist ventral, rechts ist dorsal.
1 M. tensor tympani (Trommelfellspanner), **2** Hammergriff (Manubrium mallei), **3** Amboss (Incus, Crus longum), **4** Chorda tympani (aus dem N. facialis), **5** Hammerkopf (Caput mallei), **6** Amboss (Incus, Crus breve), **7** Recessus epitympanicus, **8** Dach der Paukenhöhle (Tegmen tympani, Felsenbein) als Grenze zu **9** mittlerer Schädelgrube, **10** Antrum mastoideum (Verbindung der Paukenhöhle mit den **11** pneumatischen Räumen im Processus mastoideus, Cellulae mastoideae), **12** Canalis facialis mit N. facialis, **13** Sehne des M. stapedius, **14** Fossa jugularis mit V. jugularis interna, **15** Trommelfell, **16** Recessus hypotympanicus, **17** Tuba auditiva („Ohrtrompete"). (Aus [1])

13.2 Ohr

Die Reflexion der Schallwellen beim Übertritt von einem Medium mit niedrigem (Luft) auf ein solches mit hohem Schallleitungswiderstand (Flüssigkeit bzw. Perilymphe) wird dadurch vermieden, dass der Schall von einer *großen* schwingenden Fläche (Trommelfell) auf eine *sehr kleine* schwingende Fläche (ovales Fenster) übertragen wird, wobei dabei nach physikalischen Gesetzmäßigkeiten die *Amplitude* der Schallschwingung deutlich verstärkt wird. Des Weiteren ist die Gehörknöchelchenkette so konstruiert, dass sie eine *Hebelwirkung* bei der Vibration ausübt. Dies führt zu einer weiteren Steigerung der Schallamplitude. Insgesamt wird durch diese beiden Umstände (Flächendifferenz Trommelfell/ovales Fenster einerseits sowie Hebelwirkung andererseits) die Schallenergie 22fach verstärkt.

Klinik Ein **Verlust der Gehörknöchelchen**, zu dem es z. B. im Rahmen einer eitrigen Mittelohrentzündung (sehr häufig!) kommen kann, hat entsprechend ihrer Verstärkerfunktion eine Reflexion der Schallwellen am ovalen Fenster zur Folge. Dadurch entsteht ein Hörverlust von etwa 60 dB, d. h. eine hochgradige Schwerhörigkeit auf dem betroffenen Ohr.

Eine weitere wichtige Aufgabe der Gehörknöchelchen besteht darin, den Schall *selektiv* auf das *ovale* Fenster weiterzuleiten, so dass nur dieses und nicht gleichzeitig das runde Fenster in Schwingung versetzt wird. Die Schwingung der Gehörknöchelchen muss, um eine Hörwahrnehmung im Innenohr zu ermöglichen, zu Schwingungen der Perilymphe im Innenohr führen, was nur möglich ist, wenn diese nicht vollständig von einem unelastischen Raum umgeben ist. Sie benötigt das runde Fenster als *Druckausgleicher* für das Innenohr, so dass die Perilymphe richtig schwingen kann (vgl. hierzu Abb. 13.18).

Die Schallübertragung der Gehörknöchelchen wird moduliert durch die beiden **Mittelohrmuskeln**, *M. tensor tympani* und *M. stapedius*. Beide wirken zwar in entgegengesetzten Zugrichtungen, vom Effekt auf die Schallweiterleitung aber synergistisch. Sie haben ihre quer gestreiften Muskelbäuche in knöchernen Kanälchen und ziehen nur mit ihren Sehnen durch die Paukenhöhle. Der etwa 7 mm lange **M. stapedius** (Abb. 13.16, 13) verläuft entlang dem Canalis facialis, seine Sehne zieht dann von hinten in die Paukenhöhle und inseriert am Steigbügelkopf. Die Zugrichtung ist so, dass er den Stapes

Abb. 13.17 Gehörknöchelchen der rechten Seite von medial.
1 Hammergriff (Manubrium mallei), **2** Processus anterior, **3** Processus lateralis, **4** Hammerkopf (Caput mallei), der im **5** Hammer-Amboss-Gelenk mit dem **6** Ambosskörper (Corpus incudis) verbunden ist. **7** Kurzer Ambossschenkel (Crus breve), **8** langer Ambossschenkel (Crus longum), der im **9** Amboss-Steigbügel-Gelenk mit dem **10** Steigbügel (Stapes) verbunden ist; **11** Steigbügelplatte (Basis stapedis). (Aus [1])

Warum aber sind die Gehörknöchelchen überhaupt nötig, wenn der Schall grundsätzlich doch auch über Luftschwingung auf das Innenohr übertragen werden könnte? Die **Funktion** der Gehörknöchelchenkette ist die *möglichst verlustarme* Übertragung des Schalls vom gasförmigen Medium *Luft* des äußeren Gehörgangs auf das flüssige Medium *Perilymphe* im Innenohr. Ohne die Gehörknöchelchen käme es dabei zu einer fast vollständigen Reflexion der Schallenergie am ovalen Fenster.

Abb. 13.18 Schallübertragung durch die Gehörknöchelchenkette auf das Innenohr.
Der **1** Schall wird auf das **2** Trommelfell übertragen. Dessen Schwingung überträgt sich via **3** Hammer, **4** Amboss und **5** Steigbügel auf die Membran im **6** ovalen Fenster. Von dort aus wird der Schall über das **7** Vestibulum des Innenohrs auf die **8** Scala vestibuli der Schnecke übertragen. Über eine Auslenkung der **9** Scala media werden die Schallwellen anschließend auf die **10** Scala tympani weitergeleitet und von dort zum runden Fenster, dessen **11** Membran auf den Schwingungsdruck zum Mittelohr hin nachgibt.

aus dem Vorhoffenster (ovales Fenster) etwas „herausluxiert", so dass dieser die Schwingung nicht mehr so effektiv an die Perilymphe des Innenohrs weiterleiten kann. Eine *Herabminderung der Schallweiterleitung* ist die Folge. Der M. stapedius wird vom N. facialis innerviert. Der etwa 20 mm lange **M. tensor tympani** (Abb. 13.16, *1*) läuft mit seinem Muskelbauch parallel zur Tuba auditiva und zieht mit seiner Sehne von vorne medial durch die Paukenhöhle zum oberen Ende des Hammergriffs. Er zieht also den Hammergriff nach medial, wodurch das Trommelfell gespannt (Herabsetzung der Schallempfindlichkeit) und die Gehörknöchelchenkette in das ovale Fenster stärker hineingedrückt bzw. verkantet wird, was beides zu einer *Herabminderung der Schallweiterleitung* führt. Der M. tensor tympani wird von einem Ästchen des N. mandibularis (V3) innerviert. Die **Funktion** der beiden Mittelohrmuskeln liegt in der optimalen Anpassung der Gehörknöchelchenfunktion an die äußeren Gegebenheiten, so dass bei schwachen akustischen Reizen die Empfindlichkeit des Ohrs erhöht, bei zu starken akustischen Reizen das Innenohr vor Überlastung geschützt werden kann. Da die beiden Muskeln durch ihre gegenseitige Zugrichtung die Gehörknöchelchen fester aneinander drücken, können sie die Schallweiterleitung für höhere Frequenzbereiche optimieren, während sie für tiefere Frequenzen herabgesetzt wird. So kann durch bestimmte Anspannungsgrade der Mittelohrmuskeln nicht nur das Innenohr geschützt, sondern auch die Leitfähigkeit der Gehörknöchelchen an *bestimmte Frequenzanforderungen* selektiv angepasst werden (z. B. Sprachverständnis bei lauten Hintergrundgeräuschen und dgl.).

Durch das Cavum tympani hindurch zieht der *Plexus tympanicus*, ein Nervenfasergeflecht an der medialen Wand aus Ästen des N. glossopharyngeus, die das Mittelohr und die Tuba auditiva sensibel innervieren und anschließend über Umwege zur Gl. parotis ziehen (s. S. 68). Des Weiteren verläuft zwischen Hammer und Amboss hindurch die *Chorda tympani* aus dem N. facialis (Abb. 13.16, *4*), die anschließend über Umwege zu den Gll. sublingualis und submandibularis (parasympathisch) und zur Zunge (sensorisch) zieht (s. S. 63). Der Plexus tympanicus und die Chorda tympani können ebenso wie die Gehörknöchelchen bei eitrigen Mittelohrentzündungen geschädigt werden.

Antrum mastoideum Der obere und dorsale Abschnitt der Paukenhöhle geht in das *Antrum mastoideum*[10] über (Abb. 13.16, *10*), das eine Verbindung des Mittelohrs mit den Cellulae mastoideae (luftgefüllte Hohlräume im Warzenfortsatz; Abb. 13.16, *11*) herstellt.

Klinik Diese Verbindung spielt klinisch beim Übergreifen von Vereiterungen dieser Hohlräume *(Mastoiditis)* auf das Mittelohr und umgekehrt eine große Rolle. Von dort können die Vereiterungen in den dorsal des Antrum mastoideum liegenden Sinus sigmoideus durchbrechen.

Tuba auditiva Die Tuba auditiva *(„Ohrtrompete";* Abb. 13.14, *15)* verbindet die Paukenhöhle mit dem Nasopharynx. Sie ist etwa 35 mm lang, mit respiratorischem Epithel ausgekleidet und im **Verlauf** von hinten oben lateral nach vorne unten medial gerichtet. Ihre Wand ist im ersten Drittel knöchern und in den beiden pharyngealwärts gelegenen Dritteln knorpelig. Der knorpelige Anteil weitet sich trichterförmig zum Pharynx. Die Öffnung zum Pharynx ist in Ruhe von einer Schleimhautfalte zugedeckt, jedoch öffnet sie sich beim Schlucken durch Zug an der Rachenwand (vor allem durch den M. tensor veli palatini und den M. levator veli palatini).

Die **Funktion** der Tube besteht vor allem in der Belüftung des Mittelohrs im Sinne eines Druckausgleichs zwischen Mittelohr und äußerer Atmosphäre (um die optimale Schallweiterleitung zu gewährleisten). Zusätzlich dient sie auch der Reinigung, da Sekret aus der Paukenhöhle durch sie abfließen kann.

Klinik Ist die Tubenöffnung z. B. durch starke Schwellung der Pharynxschleimhaut bei Erkältungen verlegt, verschlechtert sich zum einen innerhalb kurzer Zeit die Schallweiterleitung im Mittelohr, weil die Luft aus der Paukenhöhle resorbiert wird und kein Druckausgleich stattfinden kann (Schwingungsfähigkeit des Trommelfells herabgesetzt). Zum anderen ist die Möglichkeit der Ausbreitung von Bakterien in der Paukenhöhle sehr groß (eitrige Mittelohrentzündung), da der Sekretabfluss, der der Reinigung dient, nicht mehr gewährleistet ist.

13.2.3 Innenohr

Das Innenohr ist ein flüssigkeitsgefülltes Hohlraum- und Gangsystem, das sich zunächst in

- *knöchernes Labyrinth* und
- *membranöses Labyrinth*

gliedern lässt (Abb. 13.19). Das membranöse (auch: *häutige*) Labyrinth befindet sich als das etwas komplexere Gebilde *innerhalb* des gröber vorgeformten knöchernen Labyrinthes. Es ist mit *Endolymphe* gefüllt, während der Raum zwischen häutigem und knöchernem Labyrinth *Perilymphe* enthält.

Beides sind wasserklare Flüssigkeiten, die sich in ihrer chemischen Zusammensetzung (besonders hinsichtlich der Elektrolytkonzentrationen) grundlegend unterscheiden. Die **Perilymphe** ist z. T. ein Derivat des Liquor cerebrospinalis (der Perilymphraum kommuniziert über den *Ductus perilymphaticus* mit dem Subarachnoidealraum), jedoch wird ein Teil der Perilymphe auch im Innenohr direkt aus den Blutgefäßen filtriert. Die **Endolymphe** wird indessen wahrscheinlich ausschließlich in speziellen vaskulären Strukturen innerhalb des membranösen Gangsystems über Filtration gebildet.

Knöchernes Labyrinth Wir erkennen am knöchernen Labyrinth einen *Vorhof* (Vestibulum; Abb. 13.19, *2*), der über das ovale Fenster (Fenestra vestibuli; Abb. 13.19, *3*) mit dem Mittelohr verbunden ist. Dieses Vestibulum öffnet sich nach einer Seite zur knöchernen *Schnecke (Cochlea;* Abb. 13.19, *1)* und nach der anderen Seite zu den drei knöchernen *Bogengängen (Canales semicirculares;* Abb. 13.19, *5)*, die senkrecht aufeinander stehen und so in etwa den drei Raumebenen entsprechen. Man unterscheidet

---

[10] antrum (lat.) = Grotte, Höhle

13.2 Ohr

Abb. 13.19 Membranöses und knöchernes Labyrinth des Innenohrs.
(a) Anatomische Zeichnung des Innenohrs. Das häutige Labyrinth ist blau, seine knöcherne Umgebung mit roten Umrisslinien dargestellt.
(Modifiziert nach Firbas et al: Neuroanatomie, W. Maudrich 1987)
(b) Kernspintomographie des Innenohrs (Normalbefund), Projektion wie in a.
(Bild aus Universitätsklinikum Tübingen, mit freundlicher Genehmigung von PD Dr. Petersen, Abt. Neuroradiologie)
1–5 Knöchernes Labyrinth: **1** Cochlea, **2** Vestibulum mit **3** ovalem Fenster (Fenestra vestibuli) und **4** rundem Fenster (Fenestra cochleae), **5** Bogengänge (Canales semicirculares)
6–11 Membranöses Labyrinth: **6** Ductus cochlearis; zwischen **6** und der Wand des knöchernen Labyrinthes einerseits die **7** Scala vestibuli (beginnt basal am Vestibulum), andererseits die **8** Scala tympani (beginnt basal am runden Fenster, das zum Cavum tympani gerichtet ist), **7** und **8** gehen im **9** Helicotrema an der Schneckenspitze ineinander über. Der **6** Ductus cochlearis hat über den **10** Ductus reuniens Verbindung mit dem **11** Sacculus, von dem der **12** Ductus endolymphaticus ausgeht, der mit dem **13** Saccus endolymphaticus unter der Dura an der Schädelbasis endet. Weiterhin ist der **11** Sacculus mit dem **14** Utriculus verbunden, von dem die drei **15** Bogengänge (Ductus semicirculares) mit **16** ampullären Erweiterungen (Ampullae) ihren Ursprung nehmen.

einen *vorderen (oberen)*, einen *seitlichen (horizontalen)* und einen *hinteren* Bogengang. Zur Lage des knöchernen Labyrinthes in der Felsenbeinpyramide und der räumlichen Ausrichtung der Bogengänge s. Abb. 13.20.

Membranöses Labyrinth Innerhalb des knöchernen Vestibulums befinden sich die beiden membranösen Labyrinthanteile *Sacculus*[11] (Abb. 13.19, *11*) und *Utriculus*[12] (Abb. 13.19, *14*), die miteinander in Verbindung stehen und jeweils in einem bestimmten Wandabschnitt spezifische Sinnesepithelien für die Beschleunigungswahrnehmung enthalten. Der Sacculus steht mit dem innerhalb der knöchernen Schnecke verlaufenden *Ductus cochlearis (Schneckengang*; Abb. 13.19, *6*) in Verbindung, der die spezifischen Sinneszellen für die Hörwahrnehmung enthält. Vom Utriculus gehen die drei häutigen Bogengänge ab *(Ductus semicirculares;* Abb. 13.19, *15*), die innerhalb der entsprechend vorgeformten knöchernen Strukturen verlaufen, an denen sie durch Bindegewebsfasern fixiert sind. Am Übergang zum Utriculus bilden sie jeweils eine Verdickung *(Ampulle;* Abb. 13.19, *16*) aus, die die spezifischen Sinneszellen für die Drehbeschleunigung des Körpers enthält (s. u.).

Vom Verbindungsgang zwischen Sacculus und Utriculus geht der feine *Ductus endolymphaticus* ab (Abb. 13.19, *12*), der an die Rückfläche der Felsenbeinpyramide verläuft und dort unter der Dura mit einer kleinen Auftreibung *(Saccus endolymphaticus;* Abb. 13.19, *13*) blind endet. Ductus und Saccus endolymphaticus dienen der Rückresorption der Endolymphflüssigkeit ins Blut. Der Verbindungsgang zwischen Sacculus und Ductus cochlearis wird *Ductus reuniens* genannt (Abb. 13.19, *10*).

---

[11] sacculus (lat.) = Säckchen
[12] utriculus (lat.) = Schläuchlein

Sinnesorgane

Abb. 13.20 Lage des Innenohrs im Felsenbein in Projektion auf die Oberfläche der Schädelbasis.
1 Schnecke (Cochlea), **2** Vestibulum, **3** vorderer (oberer) Bogengang, **4** seitlicher (horizontaler) Bogengang, **5** hinterer Bogengang, **6** Felsenbeinpyramide, **7** Foramen occipitale magnum, **8** Porus acusticus internus (innere Gehörgangsöffnung), **9** Foramen ovale, **10** Foramen spinosum. (Aus [1])

Man muss also am membranösen (häutigen) Gangsystem zwei funktionell völlig unterschiedliche Anteile unterscheiden:

- *kochleärer Anteil*
  (Ductus cochlearis: Hörwahrnehmung)
- *vestibulärer Anteil*
  (Sacculus, Utriculus und Ductus semicirculares: Lage- und Beschleunigungswahrnehmung).

Cochlea (Abb. 13.21) Die zweieinhalb Windungen umfassende knöcherne *Cochlea* (Schnecke) bildet einen etwa 30 mm langen Kanal, der Perilymphe enthält und den *membranösen Schneckengang* (*Ductus cochlearis*; Abb. 13.19, *6* und 13.21a, *3*) umgibt. Die knöcherne Achse der Schnecke wird *Modiolus* genannt (Abb. 13.21a, *1*). Er enthält den Stamm des kochleären Anteils des N. vestibulocochlearis (VIII. Hirnnerv; Abb. 13.21a, *9*) und steht dadurch mit dem *inneren Gehörgang* (Kanal zwischen Mittelohr und Schädelhöhle; Abb. 13.21a, *10*) in Verbindung. Vom Modiolus entspringt entlang dem gesamten Kanal die *Lamina spiralis ossea* (Abb. 13.21a, *13*), die dem häutigen Ductus cochlearis zur Aufhängung dient. Diese knöcherne Lamina trennt zusammen mit dem Ductus cochlearis den knöchernen Schneckenkanal in eine oberhalb liegende *Scala vestibuli*[13] und eine unterhalb liegende *Scala tympani* (Abb. 13.21a, *2* und *4*). Beide sind perilymphhaltig und haben ihre Bezeichnung deshalb, weil die Scala vestibuli an der Schneckenbasis mit dem Vestibulum in Verbindung steht, während die Scala tympani unten „blind" am runden Fenster zur Paukenhöhle (Cavum tympani) hin endet. Scala vestibuli und Scala tympani gehen am oberen Ende der Schnecke ineinander über (*Helicotrema*[14]; Abb. 13.21a, *17*). Der Verlauf der Schallwellen vollzieht sich also von der Steigbügelplatte im ovalen Fenster über das Vestibulum entlang der Scala vestibuli im äußersten Falle bis zur Schneckenspitze, läuft dann entlang der Scala tympani „zurück" und „verebbt" schließlich an der Membran des runden Fensters zum Mittelohr. Da aber der Ductus cochlearis mit seinen elastisch-membranösen Wänden ebenfalls durch die Schallwellen in Schwingung versetzt wird, überträgt sich in der Regel die Schwingung schon vor Erreichen des Helicotremas auf die Scala tympani und läuft von da abwärts zum runden Fenster an der Schneckenbasis (vgl. Abb. 13.18).

An der Außenseite der Schnecke sieht man das bindegewebige Lig. spirale (Abb. 13.21a, *5*), das die stark vaskularisierte *Stria vascularis*, die Produktionsstätte der Endolymphe, enthält. Die obere Membran (das „Dach") des im Querschnitt annäherungsweise dreieckigen Ductus cochlearis wird *Reissner-Membran* (*Membrana vestibularis*; Abb. 13.21a, *16*) genannt, die untere Membran (der „Boden") *Lamina basilaris* (*Membrana tympani*; Abb. 13.21a, *14*). Auf der Basilarmembran sitzt das in Abb. 13.21b detailliert dargestellte *Corti-Organ* (*Organum spirale*). Dieses enthält Stützzellen und die mit Stereozilien ausgestatteten Sinneszellen (*Haarzellen*). Man unterscheidet eine *innere* (Abb. 13.21b, *2*) von drei bis fünf *äußeren Haarzellreihen* (Abb. 13.21b, *9*), wobei beiden unterschiedliche Funktion für die Sinneswahrnehmung zukommt. An der Basis der Sinneszellen enden zahlreiche dendritische (afferente) Nervenfasern von Nervenzellen, deren Perikaryen im *Ganglion spirale* in der Schneckenachse liegen. Ihre axonalen Fortsätze bündeln sich zum kochleären Anteil des VIII. Hirnnervs. Das Corti-Organ wird überdeckt durch die dicke, gallertige *Tektorialmembran*[15] (*Membrana tectoria*; Abb. 13.21b, *7*). Dabei haben lediglich die „Härchen" (Stereozilien) der äußeren Haarzellen mit dieser Membran festen Kontakt, während die inneren Haarzellen sie möglicherweise nicht einmal berühren, zumindest aber nicht fest darin verankert sind.

Bei genauer Betrachtung erweist sich das Corti-Organ als ungeheuer differenziertes Gebilde. Es fällt zunächst ein etwas größerer Hohlraum in der Mitte, der *innere Tunnel*, auf

---

[13] scala (lat.) = Treppe (von scandere = steigen)
[14] helix (gr.) = Schnecke; trema (gr.) = Loch
[15] tectum (lat.) = Dach

13.2 Ohr

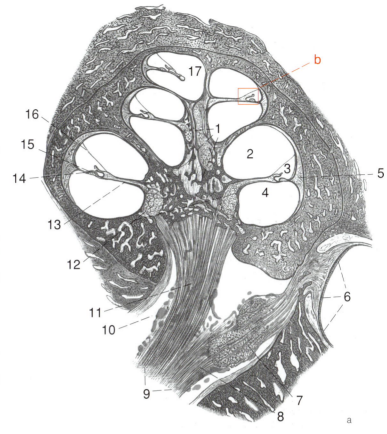

Abb. 13.21 Mikroskopische Anatomie der Schnecke (Cochlea).
(a) **Axialer Schnitt durch die Schnecke.**
1 Modiolus (Schneckenachse), **2** Scala vestibuli, **3** Ductus cochlearis (Schneckengang), **4** Scala tympani, **5** Lig. spirale mit Stria vascularis, **6** Sacculus, **7** Ganglion vestibulare, **8** vestibulärer Anteil des **9** N. vestibulocochlearis (VIII), **10** Meatus acusticus internus (innerer Gehörgang), **11** kochleärer Anteil des N. vestibulocochlearis, **12** Ganglion spirale, **13** Lamina spiralis ossea, **14** Lamina basilaris (Membrana tympani), **15** Organum spirale (Corti-Organ), **16** Reissner-Membran (Membrana vestibularis), **17** Helicotrema. (Aus [9])
(b) **Corti-Organ (Organum spirale) als Detailausschnitt aus a.** Die Schneckenachse ist links zu denken.
1 Lamina spiralis ossea, **2** innere Haarzelle, die von unten her von einer **3** inneren Phalangenzelle umgriffen und gestützt wird, **4** innere Pfeilerzelle, **5** äußere Pfeilerzelle, zwischen 4 und 5: **6** Corti-(= innerer)Tunnel, **7** Tektorialmembran, **8** Nuel-Raum, **9** äußere Haarzellen, die von unten her durch **10** äußere Phalangenzellen umgriffen und gestützt werden, **11** äußerer Tunnel, **12** Stützzellen, die sich nach außen hin auf die Stria vascularis fortsetzen, **13** Sulcus spiralis internus, **14** afferente Nervenfaser.
(Modifiziert nach [1])

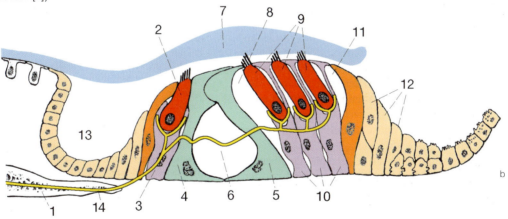

(Abb. 13.21b, 6). Seine der Schneckenachse zugewandte innere Wand wird von den *inneren Pfeilerzellen* (Abb. 13.21b, 4), seine äußere Wand von den *äußeren Pfeilerzellen* begrenzt (Abb. 13.21b, 5). An die inneren Pfeilerzellen schließt sich die Reihe der *inneren Haarzellen* (Abb. 13.21b, 2) an, die von unten her von *inneren Phalangenzellen* gestützt werden (Abb. 13.21b, 3). Angrenzend an die äußeren Pfeilerzellen sieht man wiederum einen Hohlraum *(Nuel-Raum*; Abb. 13.21b, 8), dem nach außen hin die drei Reihen der *äußeren Haarzellen* folgen (Abb. 13.21b, 9). In den mittleren Schneckenabschnitten können sich vier und in den oberen sogar fünf Reihen äußerer Haarzellen finden. Mit ihren Sinneshärchen (Stereozilien) sind diese in der Tektorialmembran verankert (Abb. 13.21b, 7). Die äußeren Haarzellen werden analog zu den inneren von den *äußeren Phalangenzellen* (Abb. 13.21b, 10) umgriffen und gestützt. Nach außen grenzen die äußeren Haarzellen schließlich an den *äußeren Tunnel* (Abb. 13.21b, 11), dem sich Stützzellen anschließen (Abb. 13.21b, 12), die nach außen hin in das Epithel der Stria vascularis übergehen.

Funktion des Corti-Organs, Vorgang der Hörwahrnehmung (Abb. 13.18 und 13.22) Die von den Gehörknöchelchen aufgenommene Schallschwingung überträgt sich am ovalen Fenster durch den Steigbügelfuß auf die Perilymphe (Abb. 13.18, 6 und 7). Die Perilymphschwingung des Innenohrvorhofs setzt sich fort in die Scala vestibuli der Cochlea und führt dabei zu einer Schwingung der Reissner-Membran (Abb. 13.22, 1). Auf Grund der Inkomprimierbarkeit von Flüssigkeiten (hier: Endolymphe) erfolgt eine

Sinnesorgane

Abb. 13.22 Wahrnehmung von Schallwellen durch die äußeren Haarzellen als Grundvoraussetzung für das Zustandekommen einer Hörwahrnehmung (Erläuterung siehe Text).
1 Reissner-Membran, 2 Basilarmembran, 3 Tektorialmembran, 4 Lamina spiralis ossea, 5 äußere Haarzellen. Die Pfeile deuten Schwingungsrichtungen an.

simultane Auslenkung der Basilarmembran (Abb. 13.22, *2*) gegen die Tektorialmembran (Abb. 13.22, *3*), die auf der Lamina spiralis ossea fixiert und deshalb vergleichsweise unbeweglicher ist (Abb. 13.22, *4*). Durch diese Auslenkung werden die Sinneshaare der auf der Basilarmembran befindlichen *äußeren* Haarzellen (Abb. 13.22, *5*) abgeschert, was in diesen schließlich ein Aktionspotenzial auslöst. Die Aktivierung der äußeren Haarzellen führt dann über unten ausführlicher beschriebene Vorgänge zu einer Aktivierung der *inneren* Haarzellen, deren Impulse den wesentlichen Teil der akustischen Information des VIII. Hirnnervs ausmachen.

Weil die Basilarmembran in den basalen Schneckenwindungen schmaler und steifer und in den apikalen Schneckenwindungen breiter und elastischer ist, führen hohe Frequenzen zu einer starken Auslenkung der Basilarmembran in basalen und tiefe Frequenzen zu einer starken Auslenkung der Basilarmembran in apikalen Schneckenabschnitten. Das bedeutet, dass an jedem Ort des Schneckengangs nur ganz bestimmte Frequenzen wahrgenommen werden, mit tiefen Frequenzen in den apikalen, mittleren Frequenzen in den mittleren und hohen Frequenzen in den basalen Schneckengangsabschnitten. Da jede Hörnervenfaser ihre Information nur von einer einzigen (inneren) Haarzelle erhält, besteht also von vornherein eine außerordentlich scharfe Trennung bestimmter, weitergeleiteter Frequenzen ins ZNS (*Tonotopie*).

Die Auslenkung der Basilarmembran führt also nicht direkt zu einer Abscherung der Sinneshärchen der *inneren Haarzellen,* zumal diese mit ihren Zilien in der Tektorialmembran nicht verankert sind. Der adäquate Reiz der inneren Haarzellen ist wahrscheinlich vielmehr die Schwingung der Endolymphflüssigkeit oder der Tektorialmembran, die aber ohne die äußeren Haarzellen nur bei sehr hohen Schalldruckpegeln erreicht wird. Allerdings enden 95 % der afferenten Hörnervenfasern an den *inneren* und nur 5 % an den *äußeren Haarzellen*. An den äußeren Haarzellen endet dafür der größte Teil der *efferenten* Fasern (also vom ZNS zum Innenohr), die ebenfalls im VIII. Hirnnerv verlaufen. Wie kommt es aber zu einer Erregung der inneren Haarzellen, wenn diese durch die normale Basilarmembranauslenkung kaum erregt werden können? Der Vorgang ist folgendermaßen: Die äußeren Haarzellen enthalten kontraktile Filamente (Aktin), so dass sie sich bei Erregung kontrahieren können (gereizt durch die beschriebene Auslenkung der Basilarmembran mit konsekutiver Abscherung der Zilien). Die Kontraktion der Haarzellen führt zu einer *Verstärkung der Schallschwingung im Endolymphraum,* so dass die inneren Haarzellsinneshärchen auch ohne Verankerung in der Tektorialmembran ebenfalls in Schwingung geraten und so zu einer Erregung der Zelle führen. *Die äußeren Haarzellen erhöhen also die Empfindlichkeit des Innenohrs auf Schallreize.* Andererseits können sie wahrscheinlich über die beschriebenen efferenten Fasern aus dem ZNS bei *zu starken Schallreizen* das außerordentlich überlastungsempfindliche Corti-Organ schützen, indem sie durch entsprechende Kontraktionen einer allzu starken Auslenkung der Basilarmembran entgegenwirken.

Klinik Grundsätzlich resultiert bei einer Schädigung der Cochlea ein Hörverlust. Er kann durch verschiedene Ursachen ausgelöst werden, wie z. B. überstarke Schallreize (laute Musik, Pressluftbohrer oder Walkman: Zerstörung vor allem der *inneren* Haarzellen), chemisch-medikamentöse Reize (z. B. bestimmte Antibiotika: Zerstörung vor allem der *äußeren* Haarzellen) oder Durchblutungsstörungen (Schädigung *aller* Innenohrzellen). Dabei sind die Sinneszellen, die die hohen Schallfrequenzen wahrnehmen, wesentlich empfindlicher als diejenigen für die tieferen Frequenzen. So kommt es auch mit zunehmendem Alter zunächst zum fortschreitenden Verlust der Wahrnehmung hoher Frequenzen, während die tiefen nach wie vor gut gehört werden können.

Sacculus und Utriculus Diese beiden Vestibularorgane sind für die *Wahrnehmung der linearen Beschleunigung* des Körpers im Raum (einschließlich Gravitation) zuständig. Sie enthalten an jeweils einer eng umschriebenen Stelle ihre Sinnesfelder, die *Maculae*[16] (Abb. 13.23). Macula sacculi und Macula utriculi sind grundsätzlich gleichartig aufgebaut, nur in senkrecht zueinander stehenden Raumebenen angeordnet, so dass bei jeder Körperlage eine Reizwahrnehmung möglich wird (die vertikal orientierte Macula sacculi spricht auf vertikale, die horizontal ausgerichtete Macula utriculi auf horizontale Beschleunigungen an). Die hier befindlichen *Sinneszellen* (Abb. 13.23, *1*) tragen an ihrer Oberfläche 50–100 lange *Sinneshärchen* (ein randständiges Kinozilium, ansonsten Stereozilien), mit denen sie in eine der Macula aufsitzende dicke gallertige Membran einstrahlen (Abb. 13.23, *5* und *6*). Diese Membran trägt an ihrer Oberfläche einen dichten Besatz von feinen Kalziumkarbonatkristallen (*Statokonien = Otolithen*; Abb. 13.23, *8*), weshalb sie *Statokonienmembran* (auch: *Otolithenmembran*) genannt wird.

Ein Reiz für die Sinneszellen entsteht so, dass bei jeder Beschleunigung des Kopfes (z.B. Aufstehen oder Autofahren) die trägen und relativ schwereren Otolithenkristalle zu einer Verschiebung der Otolithenmembran führen. Dies hat eine scherkraftartige Ablenkung der Sinneshärchen zur Folge, so dass die Sinneszelle erregt wird.

Das Kinozilium ist an einer Seite der Sinneszelle lokalisiert. Die sich daran anschließenden Stereozilien sind orgelpfeifenartig von groß nach klein angeordnet, so dass eine morphologisch-funktionelle *Polarisierung* der Zelle entsteht (vgl. Abb. 13.23). Werden die Sinneshärchen in Richtung Kinozilium ausgelenkt, wird die Zelle depolarisiert (= erregt); erfolgt die Auslenkung in die Gegenrichtung, wird die Zelle hyperpolarisiert (= gehemmt). Gleiches gilt für die unten zu besprechenden Sinneszellen in den Bogengängen.

Ductus semicirculares (Bogengänge) Die Bogengänge sind für die Wahrnehmung der Drehbeschleunigung des Körpers (genauer: des Kopfes) zuständig. Die Sinnesrezeptoren liegen dabei als *Crista ampullaris* in der Ampulle des jeweiligen Ductus semicircularis. Die Cristae ampullares der drei Bogengänge sind morphologisch identisch, dabei aber topographisch so angeordnet, das jede Crista eine der drei Raumebenen in der Beschleunigungswahrnehmung abdeckt. Im Gegensatz zu den flacheren Maculae ragen die Cristae ampullares als hohe Gebilde bis zum Dach in das Ampullenlumen hinein (Abb. 13.24a). Auf einem quer zum Verlauf des Bogengangs stehenden bindegewebigen Wulst befinden sich die Sinneszellen (Abb. 13.24b, *1*). Die Zilien dieser Zellen (wie bei den Sinneszellen der Maculae ein randständiges Kinozilium, ansonsten Stereozilien) sind wesentlich länger als diejenigen der makulären Zellen und ragen weit in eine dem Sinnesepithel aufsitzende gallertige Kuppel (*Cupula*; Abb. 13.24b, *4* und *5*) hinein.

Da die Cupula das gleiche spezifische Gewicht wie die Endolymphe hat, unterliegt sie nicht den Ein-

---

[16] macula (lat.) = Fleck

Abb. 13.23 Macula statica (= Macula sacculi oder Macula utriculi).
1 Sinneszellen, die von **2** Stützzellen umgeben sind, und basal von **3** Dendriten umgriffen werden, die aus **4** sensorischen Nervenfasern des VIII. Hirnnervs stammen, Mit ihren **5** und **6** Sinneshärchen (**5** Stereozilien, **6** Kinozilium) ragen die Sinneszellen in eine **7** gallertige Glykoproteinschicht hinein, der apikal **8** Statokonien (Otolithen) aufliegen. (Aus [11])

13 Sinnesorgane

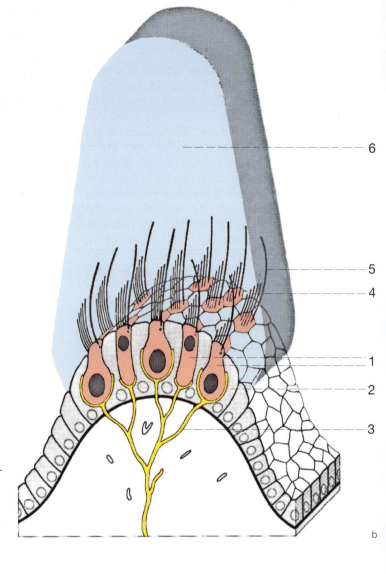

Abb. 13.24 Crista ampullaris.
(a) **Lage** der **1** Crista ampullaris mit **2** Cupula in der **3** Ampulla am Beginn des Bogengangs. (Aus [1])
(b) **Aufbau** der Crista ampullaris. (Aus [11])
1 Sinneszellen, die von **2** Stützzellen umgeben werden und unten von **3** Dendriten umgriffen werden, die aus sensorischen Nervenfasern des VIII. Hirnnervs stammen. Nach oben ragen die Sinneszellen mit ihren Sinneshärchen (**4** Stereozilien und **5** Kinozilium) in die gallertige **6** Cupula.

wirkungen der Schwerkraft, sondern wird nur durch Endolymphbewegungen ausgelenkt. Die Erregung der Bogengangs-Sinneszellen erfolgt bei Drehbeschleunigung in einer Raumebene, die mehr (starke Erregung) oder weniger (schwache Erregung) der Ebene des Bogengangsverlaufes entspricht. Kommt es nun zur Drehung des Kopfes und damit des Bogengangs, setzt sich die Crista ampullaris, die mit dem häutigen Labyrinth verwachsen ist, in Bewegung, während die Endolymphe auf Grund ihrer Massenträgheit noch stehen bleibt. Dies führt zur Abbiegung der elastischen Cupula und damit der Zilien, wodurch die Sinneszellen erregt werden. Wird die Drehung eine Weile in der gleichen Richtung beibehalten, wird die Massenträgheit der Endolymphe überwunden, und sie beginnt, sich mitzudrehen. Wenn die Drehung dann abrupt beendet wird, bewegt sich die Endolymphe wiederum auf Grund ihrer Massenträgheit weiter, und es kommt zur Auslenkung der Cupula zur Gegenseite. Dies führt zur Fehlwahrnehmung des Drehschwindels, wenn man nach längerer Drehung plötzlich stehen bleibt (bedingt durch die fehlende Übereinstimmung propriozeptiver, visueller und vestibulärer Reize im Hirnstamm).

Die **Funktion** der Vestibularorgane (Maculae utriculi/sacculi und Bogengänge) besteht nicht nur in der bewussten *Wahrnehmung* der Kopf- bzw. Körperlage und -bewegung (die für unsere Orientierung im Raum unerlässlich ist), sondern auch in der entsprechenden reflektorischen *Initiation von Korrekturbewegungen* des Rumpfes, der Extremitäten und der Augen, so dass der Körper beispielsweise beim Fallen sinnvoll reflektorisch abgestützt oder die Augenbewegung der Körperbewegung angeglichen werden kann (vestibulookulärer Reflex, s. S. 118).

Klinik Die Ausfallserscheinungen des vestibulären Systems werden auf S. 66 beschrieben (dabei macht es keinen Unterschied, ob eine Schädigung des *Vestibularisnervs* oder des *Vestibularorgans selbst* vorliegt).

13.3 Geruchsorgan

Das Geruchsorgan stellt für den Atemtrakt – ähnlich wie das Geschmacksorgan für den Verdauungsapparat – eine Art Kontrollstation für alles dar, was in das Körperinnere aufgenommen wird. „Schlechtes" kann so gleich erkannt und seine Aufnahme ggf. vermieden werden. Doch über diesen Aspekt hinaus spielt das Geruchsorgan in unserem täglichen Leben eine erhebliche Rolle. Nicht nur, dass das meiste von dem, was wir als gut schmeckend empfinden, letztlich über das Geruchsorgan wahrgenommen wird (bei einer Erkältung mit verstopfter Nase schmeckt alles weniger intensiv!), sondern es ist auch unser Gefühlsleben stark mit der Riechwahrnehmung verbunden. Das fängt beim schwelgenden Genießen des Duftes einer blühenden Rose an und hört beim Ekel vor dem Gestank eines verfaulenden Gegenstandes auf. Wir sollten also die Bedeutung dieses Organs für unser gewohntes Leben durchaus hoch einschätzen.

Das Geruchsorgan ist beim Menschen im Vergleich zu vielen Tieren relativ stark zurückgebildet. Die *Riechschleimhaut* als geruchswahrnehmender Teil der Nasenschleimhaut kleidet lediglich die obere Nasenmuschel und die gegenüberliegende Nasenscheidewand aus (vgl. Abb. 2.19, S. 51). Von dort aus nimmt der N. olfactorius als I. Hirnnerv seinen Ursprung.

Das mehrreihige Sinnesepithel der Riechschleimhaut ist etwas höher als das normale respiratorische Epithel und unterscheidet sich außerdem von diesem durch das Fehlen von Flimmerhärchen. Es besteht aus *Stützzellen* und den eigentlichen *Sinneszellen*. Im histologischen Präparat kann man drei Reihen von Zellkernen unterscheiden: Die am weitesten zum Lumen hin gelegene Schicht gehört zu den Stützzellen (Abb. 13.25, 4), die mittlere Schicht zu den Sinneszellen (Abb. 13.25, 1) und die basale Schicht zu den *Basalzellen* (Abb. 13.25, 5), die auch die Stammzellen zur Regeneration der Sinneszellen sind (die Lebenszeit der Sinneszellen beträgt nur 30–60 Tage!). Die Sinneszellen (insgesamt etwa 10 Millionen) haben einen rundlichen Zellkörper, von dem aus sich ein verjüngender Fortsatz in Richtung Nasenlumen vorstreckt, der mit langen Kinozilien, den sog. *Riechhärchen* (auch: *olfaktorische Zilien*), das Epithel überragt (Abb. 13.25, 3). Diese Härchen dienen dazu, auf der durch einen speziellen Schleim benetzten Riechschleimhaut die verschiedensten Moleküle aus der Atemluft zu binden, was zu einem Reiz der Sinneszelle führt. Die Riechrezeptoren sind *Chemorezeptoren*. Man geht davon aus, dass es für jede Geruchsqualität eine oder mehrere Sinneszellen geben muss, so dass insgesamt mindestens 1000 verschiedenen Rezeptoren in der Riechschleimhaut existieren. Dabei kann sich das, was wir als einen bestimmten Geruch erkennen, durchaus aus verschiedenen Geruchsqualitäten zusammensetzen. Proximal entsendet der Zellkörper der Riechzellen einen zentralwärts gerichteten, axonalen Fortsatz, der in der Lamina cribrosa durch das Siebbein tritt und in der vorderen Schädelgrube im Bulbus olfactorius endet (vgl. Abb. 2.19). Die Gesamtheit der zentral gerichteten Riechepithelfortsätze (Fila olfactoria) bildet den N. olfactorius. Da die olfaktorischen Sinneszellen also nicht wie die anderen Sinneszellen afferente Nervenfasern besitzen, an die sie die Er-

Abb. 13.25 Aufbau des Riechepithels.
1 Riechsinneszelle, mit
2 olfaktorischem Vesikel und
3 olfaktorischen Zilien.
4 Stützzelle, **5** Basalzelle.
Beachte, dass es hier keine afferente Nervenfaser gibt, an die die Sinnesimpulse des Sinneszellen weitergegeben werden, sondern dass die Sinneszelle selbst mit einem
6 Axon in das ZNS projiziert (primäre Sinneszelle).
7 Spezielle, die Axonbündel der Fila olfactoria einhüllende Gliazellen. (Aus [10])

13 Sinnesorgane

regung weitergeben, sondern die Impulse selbst ins ZNS leiten, werden sie als *primäre Sinneszellen* (= Nervenzellen, die unmittelbar Sinnesreize wahrnehmen und diese ins ZNS weiterleiten) bezeichnet. Sie entsprechen aber nicht in allen Eigenschaften den anderen Nervenzellen des Körpers. Im Gegensatz zu diesen haben sie eine relativ kurze Lebensdauer und werden ständig durch mitotische Aktivität der basalen Stammzellen regeneriert (s.o.).

13.4 Geschmacksorgan

Das Geschmacksorgan befindet sich auf der Zunge und hat wie die Riechschleimhaut zum einen Schutzfunktionen (s.o.), zum anderen die Aufgabe, uns den spezifischen Geschmack verschiedener (meist Nahrungs-)Stoffe zugänglich zu machen. Das Geschmacksorgan kann lediglich süß, sauer, salzig und bitter wahrnehmen. Alles, was darüber hinaus an „Geschmacksempfindung" existiert, was man als das „Aroma" von Speisen und Getränken schmeckt, vollzieht sich durch während des Kauens und Schluckens vom Nasopharynx aus dem Riechepithel der Nase zugeleiteten Geruchsstoffen (s.o.). Selbst die Qualität „scharf" wird nicht von *Geschmacks*-, sondern von *Schmerz*rezeptoren der Zunge wahrgenommen. Die Sinneszellen des Geschmacksorgans befinden sich in den *Zungenpapillen* (s.u.). Dabei sind sie jedoch nicht gleichmäßig über die Zungenoberfläche verteilt, sondern überwiegend am Zungenrand und Zungengrund lokalisiert. Dabei sind die vier Geschmacksqualitäten *nicht*, wie man viele Jahre glaubte, spezifisch auf einzelne Regionen verteilt (man nahm an, dass süß nur an der Zungenspitze, salzig nur an den seitlichen Zungenrändern und der Zungenspitze, sauer nur an den Zungenrändern und bitter nur am Übergang zum Zungengrund wahrgenommen wird).

Die Geschmackssinneszellen sind zu vielen in einer *Geschmacksknospe* zusammengebündelt. Mehrere dieser Geschmacksknospen befinden sich in der seitlichen Wand einer *Zungenpapille* (Abb. **13.26a**), insbesondere an den *Papillae fungiformes* (im vorderen Bereich der Zunge), den *Papillae foliatae* (im seitlichen Bereich der Zunge) und den *Papillae vallatae* (im Bereich des Zungengrundes).

Eine Geschmacksknospe besteht aus etwa 20 spindelförmigen Zellen, die zwiebelartig zusammengelagert sind und lumenwärts eine kleine Grube, den *Geschmacksporus*, umschließen (Abb. **13.26a**, *2* und **b**, *3*). In diesen ragen zahlreiche Mikrovilli der von *Stützzellen* umgebenen *Sinneszellen* hinein, die einzelne Moleküle binden können, an denen sie die Qualitäten süß, salzig etc. wahrnehmen. An der Basis der Geschmacks-

Abb. 13.26 Geschmacksorgan.
(a) **Geschmacksknospen am seitlichen Rand einer Zungenpapille.** Vergrößerung 450fach.
1 Geschmacksknospe, **2** Geschmacksporus. (Aus [10])
(b) **Aufbau der Geschmacksknospe.**
1 Sinneszelle, **2** Stützzelle, **3** Geschmacksporus, **4** afferente Nervenfaser, **5** Synapsen zwischen Sinneszellen und afferenter Nervenfasern, **6** Plattenepithel, **7** Basallamina, **8** Myelinscheide. (Aus [10])

knospe treten die afferenten Nervenfasern an die Sinneszellen heran (Abb. 13.26b, *4*). In dem Bereich zwischen zwei Zungenpapillen münden zahlreiche seröse *Ebner-Drüsen*, die als „Spüldrüsen" den Geschmacksporus reinigen und für neue Geschmacksempfindungen frei machen.

Die Geschmackswahrnehmung der vorderen zwei Drittel der Zunge und des Gaumens wird über den N. facialis (*Chorda tympani*), die des hinteren Drittels (also vor allem Bitterwahrnehmung) über den N. glossopharyngeus dem ZNS zugeleitet. Die wenigen Geschmacksrezeptoren am tieferen Zungengrund, in der Rachenwand und an der Epiglottis werden durch den N. vagus innerviert.

13.5 Haut und Hautanhangsgebilde

13.5.1 Haut

13.5.1.1 Allgemeines und Funktion

Mit einer Gesamtoberfläche von 1,5–2 m^2 gehört die Haut (*Kutis*) zu den größten Organen des Körpers. Sie ist 1–4 mm dick (abhängig von der Körperpartie) und gliedert sich mikroskopisch in einen epithelialen (*Epidermis*) und einen bindegewebigen Anteil (*Korium, Dermis*). Das Korium geht ohne scharfe Grenze nach unten in das Unterhautgewebe (*Subkutis*) über. Makroskopisch ist die Haut am ganzen Körper mit Ausnahme von Hand- und Fußinnenflächen durch feine Furchen in kleine, polygonale *Felder* eingeteilt (*Felderhaut*). An den Hand- und Fußinnenflächen ist die Haut in feine, höchst individuell ausgebildete *Leisten* gegliedert (*Leistenhaut*).

Die **Funktionen** der Haut sind vielfältig. Am wichtigsten sind:

- Schutzfunktionen und
- Sinnesfunktionen.

Hinzu kommen, weniger im Vordergrund stehend,

- Kommunikationsfunktionen und
- Stoffwechselfunktionen.

Die **Schutzfunktionen** im weitesten Sinne, solche also, die dazu beitragen, die Integrität des Körpers gegenüber seiner Umwelt zu bewahren, sind z. B.:

- Schutz vor mechanischer, chemischer oder thermischer Schadeinwirkung von außen
- Schutz vor Strahleneinwirkung (durch Melaninpigmentierung)
  Schutz vor dem Eindringen von Krankheitserregern (mechanisch durch Verhornung des Epithels und dichtes Korium, chemisch durch Säureschutzmantel mittels Schweißsekretion sowie immunologisch durch antigenpräsentierende Zellen)
- Beitrag zur Regulation des Wasserhaushaltes. Dabei wird einerseits der Körper vor Flüssigkeitsverlusten durch übermäßiges Verdunsten geschützt (bereits der Verlust von 10 % der Hautfläche, z. B. durch Verbrennung, kann zu lebensbedrohlichen Flüssigkeitsverlusten führen!). Andererseits kann aber durch Steigerung der Schweißsekretion die Flüssigkeitsbilanz erheblich negativiert werden.
- Regulation der Körpertemperatur (durch die Schweißsekretion zum einen und durch die Variation der Hautdurchblutung zum anderen).

Die **Sinnesfunktionen** der Haut ermöglichen das Wahrnehmen von

- mechanischen Reizen
- thermischen Reizen
- Schmerzreizen.

Nicht nur durch die Sinnesfunktion, sondern auch durch ihr Aussehen und ihren Geruch hat die Haut wichtige **Kommunikationsfunktionen** (man beachte den immensen Aufwand, mit dem die Kosmetik- und Parfümindustrie dieser Tatsache Rechnung trägt!). Pathologische Störungen innerhalb dieses Hautfunktionsbereichs (z. B. nicht beherrschbarer Körpergeruch, entstellende Gesichtsekzeme oder Akne) können somit massive psychische Beeinträchtigungen für den Betroffenen darstellen.

Schließlich hat die Haut noch wichtige **Stoffwechselfunktionen**, wobei sie für die *Bildung von Vitamin D* (unter Sonnen- bzw. UV-Einstrahlung) und für die Ausscheidung verschiedener (oft Gift-)Stoffe über die Schweißdrüsen zuständig ist.

13.5.1.2 Mikroskopische Anatomie

Mikroskopisch kann man drei Schichten unterscheiden (Abb. **13.27a**, *1–3*):

- *Epidermis*
- *Korium (Dermis)*
- *Subkutis*.

Dabei bilden Epidermis und Korium die Haut, *Kutis*, im engeren Sinne, die aber funktionell ohne Subkutis gar nicht zu denken ist.

Epidermis (Abb. 13.27a, *1*) Die Epidermis enthält keine Blutgefäße und besteht aus einem

- mehrschichtigen, verhornten Plattenepithel.

In dieses schieben sich von basal her kräftige Bindegewebspapillen aus dem Korium hinein, so dass die charakteristische wellige Struktur der Haut entsteht. Wir unterscheiden an der Epidermis fünf, z. T. nur unscharf abgrenzbare Schichten (Abb. **13.27b**):

- *Stratum basale*
- *Stratum spinosum*
- *Stratum granulosum*
- *Stratum lucidum*
- *Stratum corneum*.

Ganz basal befindet sich das *Stratum basale* (Abb. **13.27b**, *5*), eine dicht gelagerte, regelmäßig geformte Zellschicht. In der apikalen Hälfte dieser Zellen fin-

13 Sinnesorgane

Abb. 13.27 **Mikroskopische Anatomie der Haut** (Haut der Hohlhand). (Aus [8])
(a) **Übersicht.** Vergrößerung 18fach.
1 Epidermis, **2** Korium (1 und 2 = Kutis), **3** Subkutis, **4** Fettgewebe in der Subkutis, **5** Vater-Pacini-Körperchen (s. Kap. 13.5.2), **6** Koriumpapillen, **7** Schweißdrüsenausführungsgänge.
(b) **Stärker vergrößerter Ausschnitt aus a.** Vergrößerung 170fach.
1 Korium mit **2** Koriumpapillen, die in die Epidermis hineinragen. Dort finden sich **3** Meissner-Tastkörperchen (s. Kap. 13.5.2) und zahlreiche **4** Blutgefäße. *5–9 Schichten der Epidermis:* **5** Stratum basale, **6** Stratum spinosum, **7** Stratum granulosum, **8** Stratum lucidum, **9** Stratum corneum. **10** Schweißdrüsenausführungsgang.

det man Melaninpigmenteinlagerungen. Nach oben schließt sich das *Stratum spinosum* (Stachelzellschicht; Abb. **13.27b**, 6) an, eine aus 4–8 Lagen bestehende Zellschicht, deren polyedrische, nach oben hin zusehends ellipsoide Zellen durch Desmosomen (Interzellularbrücken) miteinander verbunden sind. Auf Grund der Fixierung und Einbettung histologischer Präparate schrumpfen diese Zellen, bleiben aber durch die Desmosomen miteinander verbunden, die man dann oft als „Stacheln" (Spinae) zwischen den Zellen sehen kann. Stratum spinosum und Stratum basale werden zusammengefasst zum *Stratum germinativum*, das als *Regenerationsschicht* durch Proliferation für die ständige „Nachlieferung" der apikal abgeschilferten Zellen zuständig ist. Das Stratum spinosum geht nach apikal in das *Stratum granulosum* (Körnerschicht; Abb. **13.27b**, 7) über, das aus 2–5 Lagen flacher, auffällig gekörnter Zellen mit kleinen, pyknotischen Kernen besteht, was auf den allmählichen Absterbeprozess in den Zellen hinweist. Auf das Stratum granulosum folgt das *Stratum lucidum* (Abb. **13.27b**, 8), das homogen gefärbt ist und aus einigen Lagen dicht gepackter, flacher Zellen besteht, die im Übergang zur Verhornung begriffen sind. Ganz apikal schließlich befindet sich eine unterschiedlich dicke *Hornschicht* als *Stratum corneum* (Abb. **13.27b**, 9), das aus verhornten, also abgestorbenen, kernlosen, flach miteinander verbackenen Zellen besteht. Die Hornschicht macht einen wichtigen Teil der Schutzfunktion der Haut vor äußeren Einflüssen aus und ist daher besonders dick bei mechanisch beanspruchten Körperpartien wie Handfläche und Fußsohle.

Die **Hautfarbe** wird vor allem durch die Menge der in die Basalzellen eingelagerten Melaninpigmentkörnchen (s. u.) und die Intensität der Koriumdurchblutung (Rötung, Blässe) bestimmt.

In der Epidermis finden sich außer den Epithelzellen *(Keratinozyten)* auch noch weitere zelluläre Elemente. So sind z. B. in den basalen Zellschichten die **Melanozyten** lokalisiert. Diese sich ontogenetisch aus der Neuralleiste ableitenden Zellen besitzen dendritenartige Ausläufer und sind für die Pigment-(Melanin)-Bildung zuständig. Dabei schütten sie das in Vesikeln *(Melanosomen)* gespeicherte Melanin in ihre Umgebung aus, so dass es von den umliegenden

Epithelzellen aufgenommen, eingelagert und im Lauf der Zeit abgebaut wird. Die Bräunung der Haut nach UV-Bestrahlung beruht nicht auf Vermehrung der Melanozyten, sondern auf verstärkter Melaninsynthese und -ausschüttung. Die Melanozyten können nach zu häufiger und zu intensiver UV-Strahlenbelastung als *malignes Melanom* entarten. Melanozyten treten praktisch nicht in der Leistenhaut (Handfläche, Fußsohle) auf, weswegen diese Stellen unpigmentiert sind.

Weitere Zellen der Epidermis sind z.B. Sinnesrezeptoren wie die *Merkel-Zell-Komplexe* (s.u.) sowie die *Langerhans-Zellen* (große, antigenpräsentierende dendritische Zellen, die morphologisch den Melanozyten ähneln, aber als Abkömmlinge von *Makrophagen* gelten). Die Langerhans-Zellen spielen eine wichtige Rolle bei der spezifischen Abwehrfunktion der Haut gegen Krankheitserreger (Abfangen des Antigens, Transport in den nächstgelegenen Lymphknoten, Antigenpräsentation, Auslösen einer Immunantwort). Klinisch spielen sie eine bedeutende Rolle bei allergischen Reaktionen der Haut.

Korium (Dermis) Das *Korium* (*Lederhaut*; Abb. 13.27a, 2) gliedert sich in ein *Stratum papillare*, das direkt an die Epidermis grenzt, und ein derberes, grobfaseriges *Stratum reticulare*. Das Stratum papillare ist zellreicher und enthält mehr Kapillaren als das Stratum reticulare, das hauptsächlich aus kräftigen Kollagenfaserbündeln mit wenigen Fibrozyten besteht und die immense Stabilität des Koriums ausmacht. In den vom Stratum papillare gebildeten *Koriumpapillen* (Abb. 13.27b, 2) befinden sich außer Kapillaren zahlreiche freie Bindegewebszellen (Makrophagen, Mastzellen, Lymphozyten) und – besonders in der Haut der Fingerbeeren – *Meissner-Tastkörperchen* (s.u.). Diese dienen als Mechanorezeptoren, die besonders empfindlich auf Berührung reagieren.

Die Kollagenfasern des Koriums haben eine bestimmte Verlaufsrichtung und bilden dadurch die sog. *Langer-Spaltlinien* der Haut (Abb. 13.28). Sie sind z.B. daran erkennbar, dass sich nach Einstechen mit einer runden Nadel in die Haut kein rundes Loch, sondern ein Spalt ergibt, der in Richtung der Hautspaltlinien verläuft.

Klinik Die Langer-Spaltlinien haben besondere Bedeutung in allen operativen klinischen Disziplinen. Ein Hautschnitt sollte nach Möglichkeit entlang dieser Linien erfolgen. Die Wunde klafft dann weniger, verheilt hinterher besser, und es resultieren kosmetisch schönere Narben.

Subkutis (Tela subcutanea) Die Subkutis dient der Befestigung der Haut auf der Unterlage (in der Regel die sog. *allgemeine Körperfaszie*). Sie besteht aus meist relativ lockerem Bindegewebe, das mehr oder weniger viel Fettgewebe enthält. In die Subkutis sind zahlreiche Hautanhangsgebilde wie Haarbälge, Schweiß- und Talgdrüsen eingelagert. Sie werden gesondert besprochen.

Abb. 13.28 Langer-Spaltlinien der Haut. Die Spaltlinien kommen durch den geordneten Kollagenfaserverlauf im Korium zustande und haben große klinische Bedeutung (Schnittführung im Rahmen von Operationen). (Aus [9])

13.5.2 Sinnesorgane der Haut

Die Haut ist Sinnesorgan für mechanische, thermische und Schmerzreize. Dabei existieren für fast jede Empfindungsqualität gesonderte, oft auch morphologisch spezifische Rezeptoren (z.B. für Wärme, Kälte, Vibration, Druck, Berührung, Schmerz). Man findet als solche Rezeptoren

- *freie Nervenendigungen*
- *Nervenendigungen in Verbindung mit Haaren*
- *Nervenendigungen an korpuskulären Rezeptoren*

13 Sinnesorgane

Abb. 13.29 Sinnesorgane der Haut (Erläuterung s. Text).
1 Freie Nervenendigungen in Subkutis, Korium und basaler Epidermis, **2–5** Nervenendigungen an: **2a** Haarfollikeln, **3a** Merkel-Rezeptoren (nur im Stratum basale der Epidermis), **4a** Meissner-Rezeptoren, **5a** Vater-Pacini-Rezeptoren. **6** Epidermis, **7** Korium, **8** Subkutis.

(vgl. Abb. 13.29). Die Sensitivität (Empfindlichkeit) ist in den einzelnen Körperregionen sehr unterschiedlich und proportional der Dichte der Rezeptoren. Zunge, Gesicht oder Handflächen weisen eine besonders hohe Dichte auf, während man z. B. in der Haut des Rückens weit weniger afferente Nervenendigungen findet.

Sog. **freie Nervenendigungen** sind Endaufzweigungen afferenter Dendriten von Spinalganglienzellen, die größtenteils von Schwann-Zellen umgeben sind und nur mit feinen Endausläufern frei im Gewebe liegen. Man findet sie in allen Bereichen von der Subkutis über das Korium bis in die basale Epidermis hinein (Abb. 13.29, *1*). Sie dienen als Rezeptoren für die meisten Sinnesqualitäten der Haut, vor allem aber *Thermo-* und *Schmerzrezeption*.

Zahlreiche **Nervenendigungen** enden auch an den **Haarfollikeln** (Abb. 13.29, *2*). Die Haarfollikel sind die wohl häufigste sensible Rezeptorart der Haut. Sie reagieren empfindlich auf jede Abbiegung des Haares, sind also *Berührungsrezeptoren*.

Die **korpuskulären Rezeptoren** der Haut sind weit weniger zahlreich als die beiden vorher genannten. Man unterscheidet dabei:

- korpuskuläre Druckrezeptoren
- korpuskuläre Berührungsrezeptoren
- korpuskuläre Vibrationsrezeptoren.

Die aus einem Epithel-Dendriten-Komplex gebildeten *Merkel-Rezeptoren* (Abb. 13.29, *3a*) gelten als **Druckrezeptoren**. Sie kommen nur in der unbehaarten Haut vor. Die *Ruffini-Körperchen* sind Druckrezeptoren, die in behaarter und unbehaarter Haut vorkommen, und bestehen aus einem Geflecht von Nervenendigungen, das von einer Bindegewebskapsel umgeben ist. Als Druckrezeptoren adaptieren sie nur langsam, so dass Druck auch bei längerem gleichmäßigem Bestehen weiter wahrgenommen wird. Die häufigsten korpuskulären **Berührungsrezeptoren** sind die *Meissner-Tastkörperchen* (Abb. 13.29, *4a*). Sie kommen in den Papillen der Leistenhaut vor, wo es keine Haarfollikel gibt, die von afferenten Nervenfasern

innerviert werden könnten (vgl. auch Abb. 13.27b, *3*). Als **Vibrationsrezeptoren** gibt es *Vater-Pacini-Körperchen* (Abb. 13.29, *5a*), lamellär-zwiebelschalenartig zusammengesetzte runde Strukturen, die tief in der Subkutis, z. T. auch in Gelenkkapseln lokalisiert sind (Abb. 13.27a, *5*).

13.5.3 Hautanhangsgebilde (Abb. 13.30)

Unter Hautanhangsgebilden versteht man:

- Haare
- Hautdrüsen
  - Talgdrüsen
  - Schweißdrüsen
  - Brustdrüse
- Nägel.

Sie entstehen im Prinzip alle aus epithelialen Einstülpungen.

Haare Sie finden sich unterschiedlich zahlreich an allen Körperhautpartien mit Ausnahme der Leistenhaut (Handfläche, Fußsohle). Ihre **Funktion** als Wärmeschutzeinrichtung spielt bei uns Menschen eher eine untergeordnete Rolle, ihre *kosmetische Bedeutung* wird dagegen z. T. überaus hoch eingeschätzt. Vor allem aber dienen die Haare als Berührungsdetektoren der Haut (jede Abscherung wird von Nervenendigungen wahrgenommen, s. o.) und der Reibungsminderung an Stellen, wo Hautflächen aneinander reiben (Achselhöhle, Dammbereich).

Man unterscheidet am Haar einen frei aus der Epidermis herausragenden *Haarschaft* (Abb. 13.30a, *1*) von einer schräg bis hinab in die Subkutis verankerten *Haarwurzel* (Abb. 13.30a, *3*), die von *Wurzelscheiden* umgeben ist und sich unten zu einer *Haarzwiebel* (*Bulbus*; Abb. 13.30a, *4*) verdickt. Die Haarzwiebel enthält die undifferenzierten *Matrixzellen* des Haares und Melanozyten. Die Melanozyten sterben im Alter ab, gleichzeitig nimmt die Lufteinlagerung im Haar zu, so dass das Haar ergraut. In den Bulbus hinein schiebt sich die bindegewebige *Haarpapille*. Papille, Bulbus und umgebendes Bindegewebe werden *Haarfollikel* genannt. Stratum corneum und Stratum granulosum der Epidermis senken sich um die Haarwurzel herum ein Stück weit ein, so dass der *Haartrichter* entsteht (Abb. 13.30a, *2*). An seinem unteren Ende mündet eine Talgdrüse ein (Abb. 13.30a, *5*; s. u.). Etwas weiter unterhalb strahlt von schräg oben her ein feiner, glatter Muskel (*M. arrector pili*; Abb. 13.30a, *6*) in die Haarwurzel ein, der auf vegetative und psychische Reize hin das Haar zur Aufrichtung und die darüber liegende Haut zur Einziehung bringen kann (Gänsehaut!). (Vielleicht kommt über diese Verbindung auch der Ausspruch „mir stehen die Haare zu Berge" zustande …)

Mikroskopisch entpuppt sich das Haar und seine Wurzelscheiden als äußerst komplexe Gebilde (Abb. 13.30b). Man kann dabei folgende Schichten differenzieren: Die *Haarwurzel*

13.5 Haut und Hautanhangsgebilde

Abb. 13.30 Hautanhangsgebilde. (Aus [1])
(a) **Plastisches Schema der Hautanhangsgebilde.**
1–4: Haar, **1** Haarschaft, **2** Haartrichter, **3** Haarwurzel, **4** Haarzwiebel. **5** Talgdrüse, **6** M. arrector pili (glatter Muskel, sympathisch innerviert), **7** ekkrine Schweißdrüse mit **8** Mündung ihres Ausführungsgangs an der Hautoberfläche, **9** apokrine Schweißdrüse mit **10** Mündung ihres Ausführungsgangs in den Haartrichter.

(b) **Mikroskopische Anatomie des Haares.**
Von innen nach außen: **1** Haarwurzel, **2** Haarkutikula (Abgrenzung des Haares gegen die Wurzelscheiden), **3** innere epitheliale Wurzelscheide (dreischichtig), **4** äußere epitheliale Wurzelscheide, **5** Glashaut, **6** Haarzwiebel, **7** Haarpapille.

(c) **Nagel (Unguis).**
1 Nagelplatte, **2** Bereich des Nagelbettes, **3** Nagelfalz, **4** Nagelwurzel, **5** Nageltasche, **6** Eponychium, **7** Lunula, **8** Bereich der Nagelmatrix, die die nagelbildenden Matrixzellen enthält. Die Pfeile deuten den Wachstumsschub bei der Bildung des Nagels an.

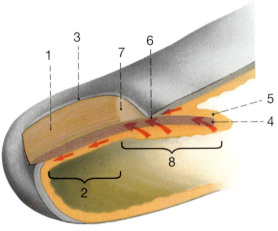

(Abb. 13.30b, *1*) grenzt sich nach außen gegen die Wurzelscheiden durch die *Haarkutikula* ab (Abb. 13.30b, *2*). Bei den Wurzelscheiden unterscheiden wir eine (in sich wiederum dreischichtige) *innere epitheliale* (Abb. 13.30b, *3*), eine *äußere epitheliale* (Abb. 13.30b, *4*) und eine *bindegewebige Wurzelscheide* (nicht dargestellt in Abb. 13.30b). Letztere ist von den vorigen durch die *Glashaut* (Abb. 13.30b, *5*) getrennt. Die bindegewebige Wurzelscheide bildet die sich von unten her in die Haarzwiebel (Abb. 13.30b, *6*) einstülpende *Haarpapille* (Abb. 13.30b, *7*).

13 Sinnesorgane

Klinik Die Haarfollikel sind häufig Ort bakterieller Infektionen, die sich zu Vereiterungen ausbreiten und so das umgebende Gewebe zerstören können. Man spricht dann von einem *Furunkel*.

Talgdrüsen Die Talgdrüsen (*Glandulae sebaceae*; Abb. 13.30a, *5*) sind holokrine Drüsen. In der Regel münden sie in Haarfollikel, so dass ihr Sekret, der *Talg (Sebum)*, über den Haartrichter an die Oberfläche gelangt und Haare und Haut mit einem dünnen Fettfilm überzieht, der die obersten Epidermisschichten ganz durchtränkt. Die Wasserdurchlässigkeit wird dadurch herabgesetzt, sowohl für Wasser von innen (Verdunstungsschutz) als auch von außen. An der Leistenhaut (Handfläche, Fußsohle), wo die Talgdrüsen fehlen, kann man nach längerem Aufenthalt im Wasser sehen, dass dieses durch die Epidermis eingedrungen ist und die Koriumbindegewebsfasern zum Aufquellen bringt, so dass sich die Haut in grobe Falten wirft.

Mikroskopisch besteht die Talgdrüse aus mehreren Schichten epithelialer Zellen, die ganz basal noch kubisch und mit kleinen Fettvakuolen sichtbar sind. Ein eigentliches Drüsenlumen existiert nicht. Durch Proliferation der basalen Zellschichten geraten die Zellen immer mehr in Richtung des kurzen Ausführungsgangs. Dabei lagern sie zunehmend größerer Fettvakuolen ein, so dass ihr Inneres schließlich vollständig von diesen ausgefüllt ist und sogar der Kern verschwindet. Apikal schüttet die Zelle dann die Vakuolen in den kurzen Ausführungsgang zum Haarfollikel aus, wobei sie zugrunde geht (*holokrine Sekretion*).

Klinik Wie auch die Haarfollikel sind die Talgdrüsen nicht selten der Ort bakterieller Besiedelung. Wenn der Ausführungsgang verengt ist, kann es zum Talgaufstau kommen. Die Bakterien spalten dann enzymatisch die Lipide des Talgs, was über die Freisetzung von Fettsäuren zu einer Entzündung der Talgdrüsen und des umgebenden Gewebes führt. Das spielt in der Pathophysiologie der *Akne*, einer der häufigsten und subjektiv sehr belastenden Hauterkrankungen, eine entscheidende Rolle.

Schweißdrüsen Man unterscheidet *ekkrine* und *apokrine Schweißdrüsen* (Abb. 13.30a, *7* und *9*). Beide sind unverzweigte, tubuläre Einzeldrüsen, wobei die ekkrinen Schweißdrüsen ubiquitär, die apokrinen nur an bestimmten Stellen vorkommen (vor allem Achselhöhle, Genital- und Perianalgegend). Die Schweißdrüsenendstücke befinden sich in der Subkutis und ihre oft stark gewundenen Ausführungsgänge ziehen durch das Korium. Die Gänge der ekkrinen Schweißdrüsen münden an der Hautoberfläche (Abb. 13.30a, *8*), während diejenigen der apokrinen Drüsen meist wie die Talgdrüsen in Haarfollikel einmünden (Abb. 13.30a, *10*).

Mikroskopisch unterscheiden sich die apokrinen von den ekkrinen Schweißdrüsen durch wesentlich (bis zu 10-mal) weitere Drüsenendstücke und höhere Epithelien, was wohl auch mit dem Sezernierungsmodus zusammenhängt (apokrin: apikaler Zellteil wird bei der Sezernierung mit abgestoßen).

Die Endstücke beider Schweißdrüsenarten enthalten myoepitheliale Zellen. Die Ausführungsgänge sind stark gewunden, so dass man in den histologischen Präparaten oft nur Queranschnitte findet. Sie sind meist dunkler angefärbt als die Endstücke, und ihre Zellkerne sind dichter zusammengelagert.

Die **Funktion** der Schweißdrüsen besteht in erster Linie in der Temperaturregulation. Die Verdunstung von Wasser entzieht dem Körper Wärmeenergie. Zum anderen tragen die Schweißdrüsen durch die chemische Zusammensetzung des Schweißes entscheidend zur Abwehrfunktion der Haut gegen Krankheitserreger bei (sog. „Säureschutzmantel" der Haut).

Nägel Auch die Nägel sind Abkömmlinge der Epidermis. **Funktionell** bieten sie einerseits einen gewissen mechanischen Schutz der Finger- bzw. Zehenspitzen, zum anderen dienen sie als Werkzeug (z. B. beim Greifen kleinster Gegenstände oder beim Kratzen). Ein Nagel (Abb. 13.30c) besteht aus einer etwa 0,5 mm dicken Hornplatte (*Nagelplatte*; Abb. 13.30c, *1*), auf dem *Nagelbett* ruht (Abb. 13.30c, *2*). Nach vorne ist die Nagelplatte frei, zur Seite ist sie im *Nagelfalz* (13.30c, *3*), nach hinten als *Nagelwurzel* (Abb. 13.30c, *4*) in die *Nageltasche* (Abb. 13.30c, *5*) eingefasst. Aus dieser Tasche schiebt sich ein dünnes Häutchen (*Eponychium*; Abb. 13.30c, *6*) ein kleines Stück weit auf die Nagelplatte. In der hinteren Nagelwurzel und in der *Lunula*, die man als weiße Fläche vor der Nageltasche sehen kann (Abb. 13.30c, *7*), befinden sich die *Matrixzellen* des Nagels, von denen die Nagelbildung ausgeht. Ist bei einer Erkrankung oder Verletzung des Nagels die Matrix zerstört worden, kann keine Regeneration durch Nachwachsen des Nagels mehr erfolgen.

Mamma Die Brustdrüse ist im weiteren Sinne auch eine Anhangsdrüse der Haut. Sie kann jedoch in diesem Rahmen nicht abgehandelt werden.

13.6 Sinnesorgane des Bewegungsapparates

Zahlreiche spezialisierte Sinnesorgane des Bewegungsapparates ermöglichen uns das bewusste Wahrnehmen der Lage der Extremitäten und des Rumpfes, den reibungslosen Ablauf von Bewegungen und einen Schutz vor Überlastung der Gelenke, Bänder, Muskeln und Sehnen. Besondere Bedeutung haben

- *Muskelspindeln*
- *Sehnenrezeptoren (Golgi-Rezeptoren)* und
- *Gelenksrezeptoren* (in Kapseln und Bändern).

Während die **Muskelspindeln** *Längenrezeptoren* sind, also auf die Verkürzung oder Dehnung des Muskels reagieren, sind die **Sehnenrezeptoren** *Spannungsrezeptoren*, die auch bei isometrischer Kontraktion (= keine Verkürzung bei Muskelanspannung, z. B. beim Versuch, einen unbeweglichen Gegenstand zu bewegen) Impulse abgeben. Die Muskelspindeln stehen also im Dienst der Konstanthaltung der *Muskellänge*, die Sehnenrezeptoren im Dienst der Verhinderung einer für den Muskel gefährlich hohen

13.6 Sinnesorgane des Bewegungsapparates

Spannung. Die **Gelenksrezeptoren** ermöglichen den *Lagesinn* und verhindern die Überlastung des Gelenks.

Die **Histologie** dieser Strukturen kann nicht im Einzelnen beschrieben werden. Exemplarisch herausgegriffen werden sollen die **Muskelspindeln**, die mikroskopisch aussehen wie ein „kleiner Muskel im Muskel" (Abb. 13.31). Es handelt sich dabei um 2–5 mm lange, spindelförmige Gebilde in der Skelettmuskulatur, die von einer Bindegewebskapsel (Abb. 13.31, *4*) umschlossen sind und etwa 6–12 kleine quer gestreifte Muskelfasern enthalten (Abb. 13.31, *2* und *3*). Diese Muskelfasern werden als *intrafusale Fasern* bezeichnet und sind im Verlauf parallel zur Arbeitsmuskulatur des Muskels geschaltet. Je nach Anordnung der Muskelfaserkerne unterscheidet man *Kernsackfasern* (Kerne „haufenförmig" angeordnet, Abb. 13.31, *2*) und *Kernkettenfasern* (Kerne „reihenförmig" angeordnet, Abb. 13.31, *3*). Zwei Arten von Nervenfasern ziehen in die Muskelspindeln hinein: zum einen motorische (Gamma-)Fasern (Abb. 13.31, *9*), die über motorische Endplatten die intrafusalen Muskelzellen aktivieren können (sie enden oben und unten an den Fasern, nicht in der Mitte), und zum anderen sensible Fasern, die die intrafusalen Muskelfasern in der Mitte als *anulospirale Endigung* umschlingen und jede Längenänderung derselben registrieren (Abb. 13.31, *6*). Manche afferenten Fasern enden auch als „Blütendoldenendigung" in der Muskelspindel (Abb. 13.31, *7*). Wird nun der Muskel gedehnt, dehnen sich die intrafusalen Muskelfasern mit, und die Rezeptoren werden aktiviert. Sie führen im Rückenmark zu einer Aktivierung der Alpha-Motoneurone und damit zu einer Kontraktion des gedehnten Muskels, so dass seine ursprüngliche Länge wiederhergestellt ist (Grundlage des Muskeleigenreflexes, vgl. Kap. 3.4.4, S. 88 f.). Mittels der motorischen (Gamma-)Nervenfasern kann die Empfindlichkeit der Muskelspindelrezeptoren gesteigert werden. Wenn sie die intrafusalen Muskelfasern oben und unten zur Kontraktion bringen, wird die Mitte dieser Fasern gedehnt, was über die sensiblen Nervenfasern zu einer Aktivierung des Alpha-Motoneurons des Muskels führt. Im Einzelnen muss diesbezüglich auf Lehrbücher der Physiologie verwiesen werden.

Abb. 13.31 Muskelspindel.
1 Extrafusale Skelettmuskelfasern (normale Skelettmuskelzellen, braun dargestellt), **2** und **3** intrafusale Muskelfasern: **2** Kernsackfaser, **3** Kernkettenfaser. **2** und **3** sind durch eine **4** Bindegewebskapsel von den extrafusalen Muskelfasern getrennt. **5** Anulospirale Endigungen der **6** sensiblen Nervenfaser, die die Muskeldehnungsimpulse zum ZNS leitet, **7** Blütendoldenendigung einer **8** sensiblen Nervenfaser. **9** Axon eines γ-Motoneurons (zu intrafusalen Muskelfasern) mit **10** synaptischen Endigungen an den intrafusalen Muskelfasern. (Aus [10])

Sinnesorgane

13.7 Zusammenfassung

13.7.1 Auge

Man unterscheidet am Sehorgan den Augapfel (Bulbus oculi) von seinen Umgebungs- und Hilfsstrukturen: Augenhöhle (Orbita), Bindehaut (Tunica conjunctiva), Tränendrüse (Glandula lacrimalis), Augenlider (Palpebrae) und Augenmuskeln.

Bulbus oculi Er lässt sich unterteilen in die dreischichtige *Bulbuswand* und die *inneren Bulbusstrukturen*.

Die **Bulbuswand** setzt sich von außen nach innen aus der *Tunica fibrosa* (*Sklera* und *Kornea*), der *Tunica vasculosa* (= Uvea: *Iris*, *Corpus ciliare* und *Choroidea*) und der *Tunica interna* (*Retina*) zusammen. Der vordere, uhrglasförmige Teil der sonst kugelförmigen Bulbuswand wird von der durchsichtigen **Kornea** (Hornhaut) gebildet. Sie ist histologisch dreischichtig, gefäßfrei und stark lichtbrechend. Sie geht an ihrem Rand in die lichtundurchlässige, derbe **Sklera** (*Lederhaut*) über, die dem Bulbus seine Form gibt und ihn widerstandsfähiger macht. Die mittlere Bulbusschicht, **Uvea**, bildet mit zwei ringförmigen Ausläufern die Iris und das Corpus ciliare als innere Augenstrukturen (s. u.). Ansonsten bedeckt sie als stark vaskularisierte *Choroidea* (Aderhaut) die Sklera von innen her. Die innerste Bulbusschicht wird von der **Retina** (*Netzhaut*) gebildet, die die lichtwahrnehmenden Sinneszellen enthält. Sie ist ebenso wie der N. opticus als Teil des Zwischenhirns aufzufassen. Als *Pars optica* kleidet sie nahezu den gesamten Bulbus von innen her aus und setzt sich nach vorne als *Pars caeca* (enthält keine Sinneszellen) auf Iris und Ziliarkörper fort. Bei der Pars optica retinae lässt sich ein äußeres *Stratum pigmentosum* (einschichtiges *Pigmentepithel*) von einem inneren *Stratum nervosum* trennen, das die Sinnes- und Nervenzellen enthält und bereits einen Teil der Sehbahn bildet. Im Stratum nervosum befinden sich als äußerste Schicht die retinalen Sinneszellen: *Stäbchenzellen* (Hell-dunkel-Wahrnehmung) und *Zapfenzellen* (Farbwahrnehmung). Diese Sinneszellen (erstes Neuron der Sehbahn) geben die optischen Reize als elektrische Impulse über die bipolaren Ganglienzellen (zweites Neuron der Sehbahn) an die vor ihnen liegenden multipolaren Ganglienzellen (drittes Neuron der Sehbahn) weiter. Deren Axone bündeln sich in der *Papilla n. optici* (*Discus n. optici* = „blinder Fleck", da hier keine Sinneszellen) zum N. opticus. An der Stelle des schärfsten Sehens (*Fovea centralis* in der *Macula lutea*), die im Zentrum der Retina liegt, befinden sich nur Zapfenzellen. Die Ernährung der äußeren Netzhautschichten (also auch der Sinneszellen) erfolgt über die Gefäße der Choroidea (deshalb Erblindung, wenn sich die Sinnesschicht von ihrer Unterlage abhebt = *Netzhautablösung, Ablatio retinae*).

Die **inneren Strukturen** des Augapfels sind die *Iris*, das *Corpus ciliare*, die *Linse* und der *Glaskörper*.

Die **Iris** ist eine scheibenförmige Ausstülpung der Uvea, direkt hinter der Kornea. Sie umschließt in ihrer Mitte eine Öffnung, die *Pupille*. Der Pigmentgehalt der Iris bestimmt die „Augenfarbe". Die Pupille ist in ihrer Größe variabel, was durch den in der Iris liegenden, radiär verlaufenden *M. dilatator pupillae* (Pupillenerweiterung, sympathisch innerviert) und den ringförmigen *M. sphincter pupillae* (Pupillenverengung, parasympathisch innerviert) möglich ist. Die Pupillomotorik dient der Konstanthaltung des Lichteinfalls ins Auge bei variierender Lichtstärke.

Direkt hinter der Pupille liegt die **Linse**. Ihre Brechkraft ist durch Anpassung der Linsenkrümmung variabel (*Akkommodation*). Dies wird durch Kontraktion des Ziliarkörpers (s. u.) möglich, an dem die Linse durch die *Zonulafasern* aufgehängt ist. Im Alter ist die Anpassungsfähigkeit der Linse herabgesetzt. Pathologische Einlagerung von Stoffwechselprodukten in das Linseninnere führt zur Linsentrübung (*Katarakt, grauer Star*).

Das **Corpus ciliare** umgibt als ringförmige Ausstülpung der Uvea die Linse und dient ihrer Aufhängung und Fixierung über die Zonulafasern. Wenn der ringförmige *M. ciliaris* (parasympathisch innerviert) im Corpus ciliare sich kontrahiert, kommt es über die Erschlaffung der Zonulafasern zu einer stärkeren Linsenkrümmung.

Zwischen Linsenvorderseite, Irisvorderseite und Korneahinterseite befindet sich die *vordere Augenkammer*, die mit *Kammerwasser* gefüllt ist. Zwischen Irishinterseite, Ziliarkörpervorderseite und Linse liegt die *hintere Augenkammer*. Hier wird vom Ziliarkörper das Kammerwasser produziert und muss über die Pupillenöffnung in die vordere Augenkammer gelangen, wo es im Iridokornealwinkel in die venöse Blutbahn resorbiert wird. Das Kammerwasser erhält den intraokulären Druck aufrecht. Steigt dieser Druck (z. B. durch Resorptionsstörungen des Kammerwassers) zu stark an, entsteht ein *Glaukom* (*grüner Star*).

Es gibt zwei wichtige **visuelle Reflexe**, die man am Auge stets prüfen muss: *Lichtreflex* und *Naheinstellungsreaktion*. Beim **Lichtreflex** (*Pupillenreflex*) werden in der Netzhaut Lichtimpulse wahrgenommen, ins Mittelhirn geleitet und dort doppelseitig (gekreuzt und ungekreuzt) verschaltet, von wo aus dann über den N. oculomotorius (III) und das Ganglion ciliare parasympathische Fasern zum Auge ziehen, die eine *Pupillenverengung* bewirken. Bei der **Naheinstellungsreaktion** werden visuelle Impulse erst in die Sehrinde und von dort zum Mittelhirn geleitet, von wo aus dann über parasympathische und somatomotorische Fasern des N. oculomotorius am Auge eine *Pupillenverengung, Ziliarkörperkonstriktion* und *Konvergenz* (Adduktion beider Bulbi) bewirkt wird.

Umgebungsstrukturen des Auges Die Orbita *(Augenhöhle)* umgibt als schützende knöcherne Struktur den Bulbus. Sie beinhaltet außer dem Bulbus den N. opticus, die Tränendrüse, die Augenmuskeln und reichlich Fettgewebe. Mit der **Tunica conjunctiva** *(Bindehaut)* ist der Bulbus an den Augenlidern fixiert. Diese durchsichtige Haut setzt am Übergang von Kornea zu Sklera am Bulbus an und bildet am Orbitarand Umschlagfalten *(Fornices)*, mit denen sie sich auf die Innenseite der Augenlider fortsetzt. Vorne oben lateral liegt über dem Bulbus in der Orbita die haselnussgroße **Glandula lacrimalis** *(Tränendrüse)*. Diese und die sog. *akzessorischen Tränendrüsen* produzieren die Tränenflüssigkeit, die die Vorderfläche des Bulbus (Kornea und Konjunktiva) befeuchtet, reinigt und z. T. ernährt. Der Abfluss der Tränenflüssigkeit geschieht am medialen Augenwinkel, von wo aus sie über den Ductus nasolacrimalis in den unteren Nasengang geleitet wird.

Vom vorderen Orbitarand entspringen oben und unten die beiden **Palpebrae** *(Augenlider)*, zwei Bindegewebsplatten, die innen mit Konjunktiva, außen mit Epidermis überzogen sind. Sie enthalten Muskeln zur Schließung (M. orbicularis oculi, Innervation N. facialis) und Öffnung (M. levator palpebrae superioris, Innervation N. oculomotorius) der Lidspalte.

Augenmuskeln Der Bulbus wird von sechs Muskeln bewegt: *M. rectus superior, M. rectus inferior, M. rectus lateralis, M. rectus medialis, M. obliquus superior* und *M. obliquus inferior*. Sie entspringen hinten an der Orbitaspitze mit Ausnahme des M. obliquus inferior, der am medioventralen unteren Orbitarand seinen Ursprung hat. Der M. obliquus superior zieht nach vorne zur Trochlea, biegt mit seiner Sehne um diese herum um und inseriert dann wie der M. obliquus inferior von schräg vorne her am Bulbus. Die Innervation erfolgt über die Hirnnerven III, IV und VI: *N. oculomotorius* (M. rectus superior, M. rectus inferior, M. rectus medialis, M. obliquus inferior), *N. trochlearis* (M. obliquus superior), *N. abducens* (M. rectus lateralis). Ein Funktionsausfall oder eine angeborene Dysfunktion dieser Muskeln führt zu Doppelbildern und/oder Schielen.

13.7.2 Ohr

Das Ohr enthält zwei Sinnesorgane: zum einen für die akustische Wahrnehmung (Hörorgan) und zum anderen für die Lage- und Beschleunigungswahrnehmung (sog. Gleichgewichtsorgan). Man gliedert das Ohr in *äußeres Ohr, Mittelohr* und *Innenohr*.

Äußeres Ohr Es besteht aus *Ohrmuschel* und *äußerem Gehörgang*. Die Ohrmuschel wirkt als Schalltrichter für den äußeren Gehörgang und erleichtert das Richtungshören. Der Gehörgang hat einen gewundenen Verlauf, der im Anfangsteil wie die Ohrmuschel knorpelig, anschließend knöchern ist. In der Gehörgangswand befinden sich *Talg-* und *Zeruminaldrüsen* (Bildung des der Reinigung dienenden Ohrschmalzes, *Zerumen*).

Das (trichterförmig eingezogene) **Trommelfell** *(Membrana tympani)* trennt das äußere vom Mittelohr. Bei der Aufsicht auf das Trommelfell sieht man den durchschimmernden *Hammergriff*, der mit dem Trommelfell fest verwachsen ist. Die Funktion des Trommelfells ist die Übertragung der Schallwellen auf die Gehörknöchelchenkette des Mittelohrs. Des Weiteren hat es Schutzfunktionen für das Mittelohr.

Mittelohr Das mit Schleimhaut ausgekleidete Mittelohr besteht aus der *Paukenhöhle (Cavum tympani)* mit ihren Gehörknöchelchen sowie ihren Verbindungen zum Nasopharynx *(Tuba auditiva)* und zu den Cellulae mastoideae *(Antrum mastoideum)*. Die **Gehörknöchelchen** *Hammer, Amboss* und *Steigbügel* sind gelenkig hintereinander geschaltet und übertragen den Schall von der großen Fläche des Trommelfells auf die kleine Fläche des *ovalen Fensters*, das das Mittelohr mit dem Innenohr verbindet. Eine weitere Verbindung von Mittel- zu Innenohr, das *runde Fenster*, ist nur durch eine Membran verschlossen. Die Funktion der Gehörknöchelchen ist eine möglichst verlustarme Übertragung der Schallwellen vom Medium Luft (äußerer Gehörgang) auf das Medium Perilymphe (Innenohr). Würden sie fehlen, käme es zu einer Schallreflexion am ovalen Fenster mit erheblichen Hörverlusten. Wichtig sind die **topographischen Beziehungen** der Paukenhöhle, vor allem nach oben zur mittleren Schädelgrube und nach hinten zu den Mastoidzellen (Übergreifen eitriger Entzündungen möglich). Die Paukenhöhle geht nach vorne und unten über in die **Tuba auditiva**, die eine Verbindung vom Mittelohr zum Nasopharynx herstellt und für die Belüftung des Mittelohrs sowie den Druckausgleich Außenluft – Mittelohr unentbehrlich ist.

Innenohr Man unterscheidet *knöchernes* und *membranöses (häutiges) Labyrinth*. Das knöcherne Labyrinth ist ein grober Abdruck des häutigen Labyrinths im Felsenbein und besteht aus einem *Vestibulum*, von dem aus sich zu einer Seite hin die drei senkrecht aufeinander stehenden *knöchernen Bogengänge (Canales semicirculares)* und zur anderen Seite hin die *knöcherne Schnecke (Cochlea)* eröffnen. Innerhalb des knöchernen Vestibulums befinden sich die beiden membranösen Labyrinthanteile *Sacculus* und *Utriculus*. Sie setzen sich vom Utriculus aus in die drei *membranösen Bogengänge (Ductus semicirculares)*, vom Sacculus aus in den *membranösen Schneckengang (Ductus cochlearis)* fort. Das membranöse Labyrinth enthält *Endolymphe*, das knöcherne Labyrinth enthält *Perilymphe*, welche das häutige Labyrinth umgibt. Man fasst Sacculus, Utriculus und Bogengänge zum *vestibulären Anteil* (für die Lage- und Beschleunigungswahrnehmung) des Innenohrs zusammen und stellt sie dem Schneckengang als *kochleärem Anteil* (für die Hörwahrnehmung) gegenüber.

Die **Cochlea** ist in drei Etagen untergliedert (im Querschnitt gut sichtbar): oben eine *Scala vestibuli* (basal im Vestibulum am ovalen Fenster endend) und unten eine *Scala tympani* (basal am runden Fenster zum Cavum tympani hin endend), die beide durch den häutigen *Ductus cochlearis* getrennt sind. Der Ductus cochlearis enthält im gesamten Verlauf von der Schneckenbasis bis zur Schneckenspitze das *Corti-Organ (Organum spirale)*, das die Sinneszellen *(Haarzellen)* für die Hörwahrnehmung enthält. Die Schallwellen werden von den Gehörknöchelchen des Mittelohrs über das ovale Fenster auf die Perilymphe im Vestibulum des Innenohrs übertragen. Von dort aus werden sie entlang der Scala vestibuli in Richtung Schneckenspitze und über die Scala tympani zurück zur Schneckenbasis geleitet, wo sie am membranösen runden Fenster „verebben", damit sie nicht reflektiert werden. Beim Weg der Schallwellen zur Schneckenspitze wird die Perilymphschwingung der Scala vestibuli auf den elastischen (weil membranösen) Ductus cochlearis übertragen, so dass dessen Sinneszellen gereizt werden (hohe Töne werden basaler, tiefe Töne apikaler in der Schnecke wahrgenommen).

Sacculus und **Utriculus** enthalten die *Maculae* mit ihrer *Statokonien-(Otolithen-)Membran* als Orte der Sinneswahrnehmung für *Linearbeschleunigung* (z. B. gerades Fortbewegen, Fallen, aber auch Körperlage an sich). In den Anfangsteilen der in den drei Raumebenen gelegenen **häutigen Bogengänge**, den *Ampullen*, liegen die *Cristae ampullares*, die die Rezeptorzellen für die *Drehbeschleunigung* des Körpers bzw. Kopfes enthalten. Die Cristae werden als Inhaltsgebilde des häutigen Labyrinths von Endolymphe umgeben, die sich bei Drehbeschleunigungen auf Grund der Massenträgheit langsamer bewegt als die Crista selbst, was zu einem Reiz der ampullären Sinneszellen führt.

13.7.3 Geruchs- und Geschmacksorgan

Geruchs- und Geschmacksorgan dienen der „Qualitätskontrolle" für alle Stoffe, die über Nase und Mund ins Körperinnere aufgenommen werden.

Das **Geruchsorgan** besteht aus dem Riechepithel als einem Anteil der Nasenschleimhaut, das die obere Nasenmuschel und die gegenüberliegende Nasenscheidewand auskleidet. Es enthält *primäre Sinneszellen* (= Sinneszellen, die ihre Reize selbst ins ZNS fortleiten), deren Axone als *Fila olfactoria* (N. olfactorius, I. Hirnnerv) durch die Lamina cribrosa der Schädelbasis ins Schädelinnere gelangen.

Das **Geschmacksorgan** nimmt lediglich süß, sauer, salzig und bitter wahr. Alle anderen (aromatischen) Geschmacksqualitäten werden über die Riechschleimhaut wahrgenommen, auch wenn es sich um Speisen handelt. Die Geschmackssinneszellen lagern sich zu *Geschmacksknospen* zusammen, von denen sich jeweils mehrere am Rande der *Zungenpapillen* befinden. „Scharf" wird über die Schmerzrezeptoren der Zunge und des Gaumens wahrgenommen.

13.7.4 Haut und Hautanhangsgebilde

Haut Die Haut *(Kutis)* lässt sich in zwei Schichten unterteilen: *Epidermis* (epithelial) und *Korium* (bindegewebig), die nach unten von der bindegewebigen *Subkutis* abgegrenzt sind, mit der sie in enger funktioneller Beziehung stehen.

Die **Epidermis** besteht aus einem mehrschichtigen, verhornten Plattenepithel, bei dem man verschiedene Schichten unterscheidet (von basal nach apikal): *Stratum germinativum* (Regenerationsschicht, bestehend aus *Stratum basale* und *Stratum spinosum*, Melanozyten und Melaninpigment enthaltend), *Stratum granulosum* (Körnerschicht, beginnendes Absterben der Zellen), *Stratum lucidum* (Übergang zur Verhornung) und ganz apikal *Stratum corneum* (Hornschicht). Man unterscheidet *Leisten-* und *Felderhaut*. Die Leistenhaut findet sich nur an Fuß- und Handflächen (Fingerabdruck) und besitzt weder Melaninpigmentierung noch Haare und Talgdrüsen (s. u.).

Das bindegewebige **Korium** *(Lederhaut)* besitzt einerseits eine lockere Schicht, die sich als *Koriumpapillen* in die Epidermis vorschiebt, und andererseits eine straffe Schicht, die die Stabilität des Koriums bewirkt (Leder!). Das Korium (vor allem die Papillen) enthält im Gegensatz zur Epidermis zahlreiche Blutgefäße.

Die **Subkutis** besteht aus meist lockerem Bindegewebe und enthält zahlreiche Fettzellen *(Unterhautfettgewebe* als Speicherfett). In der Subkutis sind zahlreiche Hautanhangsorgane lokalisiert (Haarbälge, Schweiß- und Talgdrüsenendstücke).

Die **Funktionen der Haut** sind in erster Linie:

- *Schutzfunktionen*: Schutz vor mechanischer, chemischer und thermischer Schadeinwirkung, Schutz vor dem Eindringen von Krankheitserregern, Regulation des Wasserhaushaltes und Regulation der Körpertemperatur.
- *Sinnesfunktionen*: Wahrnehmung von mechanischen, thermischen und Schmerzreizen mit jeweils spezifischen Rezeptoren.

Hautanhangsgebilde Darunter versteht man in erster Linie *Haare, Talgdrüsen, Schweißdrüsen* und *Nägel* (die Brustdrüse, *Mamma*, als Hautdrüse wird hier nicht besprochen).

Mit Ausnahme der Leistenhaut finden wir an allen Körperpartien **Haare**. Sie sind mit der *Haarwurzel* in der Haut bis hinab in die Subkutis verankert und ragen mit dem Haarschaft über die Epidermis hinaus. Der Haarschaft besteht aus Hornsubstanz *(Keratin)*, während die Haarwurzel lebende Zellen enthält, die für die Nachbildung des Haars und seine Ernährung zuständig sind. Die Haare dienen beim Menschen weniger dem Wärmeerhalt als vielmehr der differenzierten Berührungsempfindlichkeit der Haut, da sie viele afferente Nervenendigungen besitzen.

In den die oberen Wurzelanteile umgebenden *Haartrichter* münden **Talgdrüsen**. Sie sind holokrine Drüsen, die ein dickflüssiges, fettiges Sekret produzieren, das die Hautoberfläche geschmeidig hält und vor Flüssigkeitsein- und -austritt (Verdunstung) schützt.

Bei den **Schweißdrüsen** unterscheidet man ekkrine und apokrine Drüsen. Die apokrinen kommen nur an bestimmten Stellen des Körpers vor (z. B. Achselhöhle, Perianalbereich) und unterscheiden sich in der Sekretzusammensetzung, im Sekretionsmechanismus und in der Morphologie von den ekkrinen Schweißdrüsen. Die Schweißdrüsenendstücke befinden sich in der Subkutis und senden einen langen Ausführungsgang durch Korium und Epidermis zur Hautoberfläche (ekkrine Schweißdrüsen) oder in einen Haartrichter (apokrine Schweißdrüsen). Die Schweißdrüsen dienen primär der Temperaturregulation (Wärmeabgabe durch Verdunstung).

13.7.5 Sinnesorgane des Bewegungsapparates

Die Sinnesorgane des Bewegungsapparates ermöglichen die Wahrnehmung der Lage und Bewegung der einzelnen Körperanteile und sind damit für den reibungslosen Bewegungsablauf unentbehrlich. Wir unterscheiden Rezeptoren für die Muskeln (*Muskelspindeln*, als Dehnungsrezeptoren), Sehnen (*Golgi-Organe*, als Spannungsrezeptoren) und Gelenke (in Bändern und Kapseln). Während die Muskelspindeln der Konstanthaltung der Muskellänge dienen, schützen die Sehnenorgane die Muskeln vor Überspannung, ähnlich wie die Gelenksrezeptoren die Gelenke vor Überlastung schützen.

Sinnesorgane

Wiederholungsfragen

Auge

1 Wie heißen die drei Schichten der Wand des Bulbus oculi?

2 Aus wie viel hintereinander geschalteten Neuronen besteht der Anfangsteil der Sehbahn innerhalb der Retina? Benennen Sie die zwei verschiedenen Typen des *ersten* Neurons der Sehbahn, und geben Sie die jeweilige Funktion an.

3 Welche Funktion hat die Linse, und mit Hilfe welcher anatomischer Strukturen erfüllt sie diese Funktion?

4 Welche Gefäße ernähren die äußeren Schichten der Retina, die auch die Sinneszellen enthalten? (Klinische Bedeutung bei der Netzhautablösung!)

5 Zählen Sie die äußeren Augenmuskeln und ihre Innervation auf.

6 Welche Funktion haben die Tränendrüsen, und wo sind sie lokalisiert?

Ohr

7 Wie heißen und welcher Funktion dienen die Inhaltsgebilde des Mittelohrs?

8 Aus welchen funktionellen Anteilen besteht das Innenohr? Wo sind dabei Hör-, Linear- und Drehbeschleunigungswahrnehmung lokalisiert?

9 Welche Öffnungen besitzt die Paukenhöhle (zwei offene und drei geschlossene)?

10 Welche Flüssigkeit befindet sich *innerhalb*, welche *außerhalb* des häutigen Labyrinths im Innenohr?

Geschmacks- und Geruchsorgan

11 Wo ist die Riechschleimhaut in der Nasenhöhle lokalisiert?

12 Wo werden die Qualitäten *süß, sauer, salzig* und *bitter* wahrgenommen, wo im Gegensatz dazu aromatische Geschmacksstoffe?

Haut

13 Wie heißen die zwei Schichten der Haut, und wie heißt die darunter liegende Schicht?

14 Zählen Sie die wichtigsten Funktionen der Haut auf, und geben Sie mit einem Stichwort an, welche Strukturen jeweils für die Erfüllung dieser Aufgaben verantwortlich sind.

Wiederholungsfragen und Lösungen

Lösungen

Auge

1 Tunica fibrosa (Kornea und Sklera), Tunica vasculosa (= Uvea: Iris, Corpus ciliare und Choroidea), Tunica interna (Retina).

2 Aus mindestens drei hintereinander geschalteten Neuronen (Sinneszellen, bipolare Zellen, multipolare Ganglienzellen). Die ersten Neurone sind die Stäbchenzellen (Hell-dunkel-Wahrnehmung, sehr lichtempfindlich) und Zapfenzellen (Farbwahrnehmung, weniger lichtempfindlich).

3 Die Linse ist eines der wichtigsten lichtbrechenden Medien im Auge. Funktion: Variation der Brechkraft, so dass die einfallenden Lichstrahlen immer auf die Retina gebündelt werden, gleich ob sie parallel (Fernsicht) oder divergierend (Nahsicht) einfallen. Sie wird durch Zug an den Zonulafasern verformt, an denen sie aufgehängt ist (Kontraktion und Dilatation des M. ciliaris).

4 Die Gefäße der Choroidea (die inneren, glaskörpernahen Retinaanteile hingegen werden aus den retinalen Gefäßen versorgt).

5 N. oculomotorius (III): Mm. rectus superior, inferior, medialis, obliquus inferior. N. trochlearis (IV): M. obliquus superior. N. abducens (VI): M. rectus lateralis.

6 Funktion: Reinigung, Ernährung, Schutz vor Austrocknung und Infektionen von Kornea und Konjunktiva. Lokalisation: Glandula lacrimalis im lateralen oberen Orbitaabschnitt; akzessorische Tränendrüsen im Bereich des Fornix conjunctivae superior.

Ohr

7 Hammer (Malleus), Amboss (Incus), Steigbügel (Stapes). Sie dienen der Übertragung der Schallwellen vom Trommelfell auf die Perilymphe des Innenohrs. Sie wirken schalldruckverstärkend durch Übertragung der Schallwellen von einer großen Fläche (Trommelfell) auf eine kleine Fläche (ovales Fenster). Außerdem ermöglichen sie eine selektive Schallweiterleitung auf das ovale Fenster, ohne dass die Membran im runden Fenster gleichfalls in Schwingung gerät.

8 Kochleärer und vestibulärer Anteil. Hörwahrnehmung im Corti-Organ der Cochlea, Linearbeschleunigung in Macula utriculi und Macula sacculi, Drehbeschleunigung in den Cristae ampullares der Bogengänge.

9 Offen: Antrum mastoideum zu den Cellulae mastoideae und Tuba auditiva zum Rachen. Geschlossen: Trommelfell zum äußeren Gehörgang, ovales und rundes Fenster zum Innenohr.

10 Innerhalb des häutigen Labyrinths: Endolymphe. Außerhalb des häutigen Labyrinths (innerhalb des knöchernen Labyrinths): Perilymphe.

Geschmacks- und Geruchsorgan

11 Im oberen Bereich der Nasenhöhle (obere Nasenmuschel und gegenüberliegende Nasenscheidewand).

12 Süß, sauer, salzig, bitter werden in den Geschmacksknospen auf der Zunge (vor allem am Rand und am Übergang zum Zungengrund), aromatische Geschmacksstoffe werden über die Riechschleimhaut wahrgenommen.

Haut

13 Epidermis, Korium (zusammen = Kutis), darunter: Subkutis.

14 *Schutzfunktionen:* Schutz vor mechanischer, chemischer und thermischer Schadeinwirkung (daran sind vor allem die Epidermis mit ihrer Hornschicht, aber auch das Korium mit seinen stabilen Kollagenfasern beteiligt), Schutz vor Strahleneinwirkung (Melanozyten), Schutz vor Krankheitserregern (mechanisch durch verhornendes Epithel und gut durchblutetes, dichtes Korium, chemisch durch Schweißdrüsen, immunologisch durch Langerhans-Zellen). Regulation des Wasserhaushaltes (Schweißdrüsen), Regulation der Körpertemperatur (Schweißdrüsen). *Sinnesfunktionen:* Wahrnehmung von mechanischen, thermischen und Schmerzreizen (freie Nervenendigungen, Nervenendigungen in Verbindung mit Haaren, korpuskuläre Nervenendigungen). *Stoffwechselfunktionen:* Beteiligung an der Vitamin-D-Bildung.

Sinnesorgane

Weiterführende Literatur

Auge

Hubel, D. H.: Auge und Gehirn. Spektrum d. Wissenschaft, Heidelberg 1989.

Lemp, M. A., H. J. Blackman: Physiology of tears. In: Milder, D. (ed.): The Lacrimal System, pp 49–54. Appelton-Century-Crofts, Norwalk 1983.

Mafee, M. F., D. Ainbinder, E. Afshani, R. F. Mafee: The eye. Neuroimaging Clin. N. Am. 6 (1996) 29–59.

Man, D., K. Lam: Neurotransmitters in the vertebrate retina. Invest. Ophthalmol. & Vis. Sci. 38 (1997) 553–556.

Masland, R. H., E. Raviola: Confronting complexity: strategies for understanding the microcircuitry of the retina. Annu. Rev. Neurosci. 23 (2000) 249–284.

Nesterov, A. P., E. A. Egorov: Anatomy of the optic nerve head. In: Cairns, J. E. (ed.): Glaucoma, Vol. 1, pp 297–310. Grune and Stratton, London–San Diego–Tokyo 1986.

Newman, E., A. Reichenbach: The Müller cell: a functional element of the retina. Trends Neurosci. 19 (1996) 307–312.

Rhoton, A. L.: The orbit. Neurosurgery 511 Suppl (2002) 303–334.

Rohen, J. W.: Morphologie und Embryologie des Sehorgans. In: François, J., F. Hollwich (Hrsg.): Augenheilkunde in Klinik und Praxis, Bd. 1, pp 1.1–1.56. Thieme, Stuttgart–New York 1977.

Rohen, J. W.: Anatomy of the aqueous outflow channels. In: Cairns, J. E. (ed.): Glaucoma, Vol. 1, pp 277–296. Grune and Stratton, London–San Diego–Tokyo 1986.

Sigelman, J.: Surgical anatomy of the retina. In: Sigelman, J.: Retinal Diseases, pp 3–65. Little Brown and Comp., Boston–Toronto 1984.

Tessier-Lavigne, M.: Visual processing by the retina. In: Kandel, E. R., J. H. Schwarz, T. M. Jessel (eds.): Principles of Neural Science, pp 590–613, McGraw-Hill, New York–London 2000.

Werb, A.: The anatomy of the lacrimal system. In: Milder, D. (ed.): The Lacrimal System, pp 23–32. Appelton-Century-Crofts, Norwalk 1983.

Ohr

Baloh, R. W., V. Honrubia: Clinical Neurophysiology of the Vestibular System. F. A. Davis, Philadelphia 1990

Boer, E. de: On mechanical excitation of hair-cell stereocilia in the cochlea. In: Cazals, Y., K. Horner (eds.): Auditory Physiology and Perception, pp 93–100. Pergamon Press, Oxford–New York 1992.

Hudspeth, A. J.: Hearing. In: Kandel, E. R., J. H. Schwarz, T. M. Jessel (eds.): Principles of Neural Science, pp 590–613, McGraw-Hill, New York–London 2000.

Hudspeth, A. J.: Sensory transduction in the ear. In: Kandel, E. R., J. H. Schwarz, T. M. Jessel (eds.): Principles of Neural Science, pp 614–624, McGraw-Hill, New York–London 2000.

Hughes, G. B.: Textbook of Clinical Otology. Thieme, Stratton–New York 1985.

Lang, J.: Klinische Anatomie des Ohres. Springer, Wien–New York 1992.

Plinkert, P. K., H.-P. Zenner: Sprachverständnis und otoakustische Emissionen durch Vorverarbeitung des Schalls im Innenohr. HNO 40 (1992) 111–122.

Reiss, G., W. Walkowiak, H.-P. Zenner, P. K. Plinkert, E. Lehnhardt: Das stato-akustische Organ. Duphar, Hannover 1989.

Sadé, J., A. Ar: Middle ear and auditory tube: middle ear clearance, gas exchange, and pressure regulation. Otolaryngol. Head Neck Surg. 116 (1997) 499–524.

Sohmer, H., S. Freemann: Basic and clinical physiology of the inner ear receptors and their neural pathways in the brain. J. Basic Clin. Physiol. Pharmacol. 11 (2000) 367–374.

Ulfendahl, M.: Mechanical responses of the mammalian cochlea. Prog. Neurobiol. 53 (1997) 331–380.

Wilson, J. P.: Cochlear mechanics. In: Cazals, Y., K. Horner (eds.): Auditory Physiology and Perception, pp 71–84. Pergamon Press, Oxford–New York 1992.

Zenner, H.-P., A. H. Gitter: Transduktions- und Motorstörungen cochleärer Haarzellen bei M. Ménière und Aminoglykosidschwerhörigkeit. Laryngorhinootologie 68 (1989) 552–556.

Geruchs- und Geschmacksorgan

Buck, L. B.: Smell and taste: the chemical senses. In: Kandel, E. R., J. H. Schwarz, T. M. Jessel (eds.): Principles of Neural Science, pp 624–647, McGraw-Hill, New York–London 2000.

Doty, R. L., C. P. Kimmelman, R. P. Lesser: Smell and taste and their disorders. In: Asbury A. K., G. M. McKhann, W. I. McDonald: Diseases of the Nervous System, Clinical Neurobiology, pp 390–403. W. B. Saunders, Philadelphia 1992.

Morrison, E. E., R. M. Costanzo: Morphology and plasticity of the vertebrate olfactory epithelium. In: Serby, M. J., K. L. Chobor: Science of Olfaction, pp 31–50. Springer, New York–Berlin–Paris 1992.

Lindemann, B.: Receptors and transduction in taste. Nature 413 (2001) 219–225.

Haut

Baran, R., R. P. R. Dawber, G. M. Lewene: A Color Atlas of the Hair, Scalp and Nails. Wolfe Publ. Ltd., London 1991.

Ebling, F. J. G.: Function of the skin. In: Champion, R. H., J. L. Burton, F. J. G. Ebling (eds.): Textbook of Dermatology, Vol.1, pp 125–155. Blackwell Scientific Publ., Oxford 1992.

Ebling, F. J. G., R. A. Eady, I. M. Leigh: Anatomy and organization of human skin. In: Champion, R. H., J. L. Burton, F. J. G. Ebling (eds.): Textbook of Dermatology, Vol.1, pp 49–124. Blackwell Scientific Publ., Oxford–Berlin 1992.

Gardner, E. P., J. H. Martin, T. M. Jessell: The bodily senses. In: Kandel, E. R., J. H. Schwarz, T. M. Jessel (eds.): Principles of Neural Science, pp 430–450, McGraw-Hill, New York–London 2000.

Goldsmith, L. A.: Physiology, Biochemistry and Molecular Biology of the Skin. Oxford University Press, New York–Oxford 1991.

Hirobe, T.: Structure and function of melanocytes: microscopic morphology and cell biology of mouse melanocytes in the epidermis and hair follicle. Histol. & Histopathol. 10 (1995) 223–237.

Jakubovic, H. R., A. B. Ackermann: Structure and function of skin. Section I: Development, morphology and physiology. In: Moschella, S. L., H. J. Hurley (eds.): Dermatology, pp 1–74. W. B. Saunders Comp., Philadelphia 1985.

Lappin, M. B., I. Kimber, M. Norval: The role of dendritic cells in cutaneous immunity. Arch. Dermatol. Res. 288 (1996) 109–121.

Millington, P. F., R. Wilkinson: Skin. Cambridge University Press, Cambridge–New York 1983.

Montagna, W., A. M. Kligman, K. S. Carlisle: Atlas of Normal Human Skin. Springer, Berlin–New York 1992.

Ogawa, H.: The Merkel cell as a possible mechanoreceptor cell. Prog. Neurobiol. 49 (1996) 317–334.

Orfanos, C. E., R. Happle (eds.): Hair and Hair Diseases. Springer, Berlin–New York 1989.

Weiterführende Literatur

Sinnesorgane des Bewegungsapparates

Illert, M.: Das Reflexsystem der Muskelspindelafferenzen und Neuronale Wege von Golgi-Schmerzorganen. In: Deetjen, P., E.-J. Speckmann (Hrsg.): Physiologie. pp 193–200, Urban & Fischer, München–Jena 1999.

Matthews, P.B.C.: Proprioceptors and the regulation of movement. In: Thowe, A.L., E.S. Inschei (eds.): Motor Coordination, Handbook of behavioral Neurobiology, Vol. 5, pp 93 ff. Plenum Press, New York–London 1981.

Proske, U., A.K. Wise, J.E. Gregory: The role of muscle receptors in the detection of movements. Prog. Neurobiol. 60 (2000) 85–96.

Wurz, R.H, E.R. Kandel: Perception of motion, depth, and form. In: Kandel, E.R., J.H. Schwarz, T.M. Jessel (eds.): Principles of Neural Science, pp 548–571, McGraw-Hill, New York–London 2000.

14 Fallbeispiele mit Wiederholungsfragen

14.1	Spinalnerven	343	14.5 Lösungen	355
14.2	Hirnnerven	347	14.5.1 Spinalnerven	355
14.3	Rückenmark	349	14.5.2 Hirnnerven	357
14.4	Gehirn	350	14.5.3 Rückenmark	360
			14.5.4 Gehirn	360

Die im Folgenden aufgeführten Fallbeispiele sind mit Handlungshergang und Persönlichkeiten *frei erfunden*. Auch wenn im klinischen Alltag häufig auftretende Symptomenkonstellationen aufgegriffen wurden, sind Ähnlichkeiten mit real existierenden Personen zufällig und unbeabsichtigt.

14.1 Spinalnerven

Lösungen s. Kap. 14.5.1, S. 355

Fall 1.1:

mittelschwer

Eine Mutter kommt mit ihrem 9-jährigen Sohn Karl-August zu Ihnen und klagt darüber, dass das Kind in der Schule nicht mehr vernünftig mitarbeite, deshalb habe er jetzt Hausarrest bekommen. Sie fragen genauer nach, und es stellt sich heraus, dass Karl-August seit zwei Wochen „Probleme mit dem Schreiben" habe. Er habe eine „unmögliche Schrift", und es scheine ihr, als wolle er den Stift gar nicht recht in der Hand halten. Dabei habe er vorher stets eine solch saubere Schrift gehabt!

Bei der klinischen Untersuchung fällt Ihnen eine leichte Beugung der Fingerendgelenke bei Überstreckung der Fingergrundgelenke ebenso wie eine Unfähigkeit, kleinen Finger und Daumen zusammenzuführen, auf *(Kleinfinger-Daumen-Probe)*. Auch bemerken Sie eine dezente Abflachung der Wölbung über dem Kleinfingerballen. Die Beugung der Endphalangen im Klein- und Ringfinger ist (bei Fixierung der Mittelphalanx) nur angedeutet erkennbar. Am Schluss realisieren Sie mehrere blaue Flecken an Karl-Augusts Knie, Becken und an der oberen Extremität, wobei Ihnen ein besonders großer Bluterguss im Bereich des Ellenbogens auffällt. „Ja, ja", kommentiert die Mutter, als Sie nach der Ursache der Hämatome fragen, „er tobt immer so viel herum. Ein richtiger Flegel eben!" Erst neulich (vor zwei Wochen) sei er dabei wieder vom Rad gefallen. Daher die blauen Flecken. Ihnen ist jetzt (obwohl Sie vergessen haben, den sensiblen Untersuchungsbefund zu erheben…!) alles klar, und Sie notieren sich eine Diagnose in das Krankenblatt von Karl-August.

Fragen:
a) Wie lautet diese Diagnose?
b) Bei welcher Gelegenheit ist der Nerv wahrscheinlich an welcher Stelle geschädigt worden?
c) Welche Sensibilitätsausfälle hätten sich bei der klinischen Untersuchung ergeben?
d) Wie nennt man das Leitsymptom dieser Erkrankung (leichte Beugung der Fingerendgelenke bei Überstreckung der Fingergrundgelenke)?
e) Aus welchem Faszikel des Plexus brachialis entsteht der Nerv, und die Fasern welcher Segmente führt er mit sich?
f) Welche Muskeln bzw. Muskelgruppen innerviert der Nerv am Ober- bzw. Unterarm und der Hand? Inwiefern stehen diese mit den Ausfallssymptomen in Zusammenhang?
g) Von der Tatsache abgesehen, dass eine segmentale Schädigung in diesem Fall eher unwahrscheinlich ist: Wie können Sie eine solche gegen die Schädigung des betreffenden peripheren Nervs abgrenzen?

Fall 1.2:

relativ einfach

Bei den Dreharbeiten zu einem Kriminalfilm ist versehentlich scharfe Munition statt Platzpatronen in den Revolver des Hauptdarstellers Alf D. geraten. Beim Abputzen der Waffe an seinem Ärmel löst sich ein Schuss, und Alf wird am Oberarm schwer verletzt. Erst vier Wochen später kann der verärgerte Schauspieler nach einem Krankenhausaufenthalt wieder für die Weiterarbeit gewonnen werden. Doch muss der behandelnde Arzt bei einer abschließenden Untersuchung Folgendes feststellen: Alf D. kann

Fallbeispiele mit Wiederholungsfragen

seinen Arm im Ellenbogen kaum noch beugen, desgleichen ist die Supination des Unterarms erheblich eingeschränkt. Die Muskulatur an der Vorderseite des Oberarms ist atrophisch, so dass man von vorne den Humerus gut tasten kann. An der Radialseite des Unterarms besteht eine deutliche Sensibilitätsstörung.

Fragen:
a) Welcher Nerv ist geschädigt, und welche Muskeln sind entsprechend ausgefallen?
b) Aus welchen Rückenmarkssegmenten bezieht er seine Fasern?
c) Aus welchem Faszikel des Plexus brachialis geht der Nerv hervor?
d) Warum sind die Beugung im Ellenbogengelenk und die Supination nicht vollständig aufgehoben?

Fall 1.3:

einfach bis mittelschwer
Die Fließbandarbeiterin Ludmilla S. trainiert täglich 4 Stunden für die Radsportmeisterschaften ihres Landkreises, was sie als angenehme Abwechslung zur täglichen Arbeit empfindet, bei der sie immer Deckel auf Dosen festdrücken muss. Das Gewicht ihres Oberkörpers lastet beim Radfahren auf den Handflächen, die sich auf dem Rennsportlenker abstützen. Nach 6 Wochen hat die chronische Druckbelastung in Beruf und Hobby zu einer Verengung des Karpaltunnels am rechten Handgelenk geführt. Ludmilla S. beobachtet bei sich eine Atrophie des Daumenballens und folgende Ausfälle: Sie kann den rechten Daumen nicht mehr abduzieren und opponieren und nur noch schwach beugen, so dass das Umgreifen eines Gegenstandes mit dem Daumen nicht mehr möglich ist. Damit kann die Hand zum Greifen kaum mehr benutzt werden, und Ludmilla macht sich deshalb ernsthafte Sorgen um ihre Chancen auf den regionalen Radmeistertitel. Eine Sensibilitätsstörung an Ludmillas rechter Hand beschränkt sich auf die Beugeseite der drei ersten Finger und dorsal auf die Fingerspitzen des zweiten, dritten und z. T. des vierten Fingers.

Fragen:
a) Welcher Nerv wird bei diesem Krankheitsbild (*Karpaltunnelsyndrom*) geschädigt?
b) Welche Muskeln sind dabei betroffen?
c) Warum resultiert nicht das charakteristische Syndrom der „Schwurhand"? Erklären Sie das Zustandekommen des Symptoms „Schwurhand".
d) Wo muss eine Läsion des Nervs lokalisiert sein, um eine Schwurhand zu erzeugen? Wären in einem solchen Falle noch weitere Sensibilitätsausfälle außer den beschriebenen zu erwarten?

Fall 1.4:

relativ schwer
Bei einer Brustoperation wird eine Patientin unter Ihrer Aufsicht als Anästhesist(in) so gelagert, dass ihre Arme im Schultergelenk stark abduziert und retrovertiert sind. Gleichzeitig befindet sich der Kopf in leichter Dorsalextensionsstellung. Als die Patientin nach mehrstündiger Operation aus der Narkose erwacht, kann sie ihre Arme im Schultergelenk nicht mehr bewegen. Im Ellenbogengelenk kann gestreckt, aber praktisch nicht mehr gebeugt werden, in den Hand- und Fingergelenken hingegen ist die aktive Bewegung noch möglich. Während Ihr für die Lagerung verantwortlicher Kollege ratlos aus dem Zimmer stürzt, um neurologische Hilfe zu holen, haben Sie das Problem sofort erkannt.

Fragen:
a) Welcher Teil des peripheren Nervensystems ist bei der lang dauernden Lagerung lädiert worden, und wie bringen Sie das mit dieser Lagerungsform in Zusammenhang?
b) Sind eher die kranialeren oder eher die kaudaleren Anteile der betroffenen Struktur geschädigt worden?
c) Warum ist die Beugung im Ellenbogengelenk kaum noch möglich, während die Streckung fast unbeeinträchtigt ist?
d) Aus den Fasern welcher Rückenmarkssegmente setzt sich die betroffene Struktur zusammen?
e) Welche Nerven gehen aus dieser Struktur zur Arm-, welche zur Schultergürtelmuskulatur ab?

Fall 1.5:

relativ einfach
Adelaide K. ist 13 Jahre alt und sehr sportlich. Eines Morgens in der Turnstunde vollführt sie ein besonders waghalsiges Manöver am Stufenbarren, um ihren Klassenkameradinnen zu imponieren. Doch sie rutscht ab und stürzt. Im Krankenhaus stellt sich heraus, dass Adelaide einen Oberarmbruch erlitten hat. Als sie wieder in die Schule kommt, hat sie an der betroffenen Extremität folgende Ausfallssymptome: Bei gestrecktem Arm hängt die Hand schlaff herab, sie kann nicht gehoben, die Fingergelenke können nicht gestreckt werden, die Supination ist eingeschränkt, und ein kraftvoller Faustschluss ist nicht mehr möglich. Insgesamt ist die Hand also in ihrer Funktion stark eingeschränkt.

Fragen:
a) Welcher Nerv ist bei der Humerusfraktur geschädigt worden?
b) Welche Muskelgruppen sind ausgefallen, und wie nennt man das beschriebene Symptom?
c) An welcher Stelle des Oberarms würden Sie den Bruch am ehesten vermuten (unten, Mitte, oben)?

d) Wo würden Sie Sensibilitätsausfälle erwarten?
e) Welche Muskeln, die ebenfalls von diesem Nerv innerviert werden, funktionieren noch regelrecht und warum?
f) Warum ist ein kraftvoller Faustschluss nicht mehr möglich, wenn doch die Finger*beuger* nicht betroffen sind?

Fall 1.6:

einfach bis mittelschwer

Bei Ihrem letzten Judowettkampf haben Sie sich eine Schultergelenksluxation (= Ausrenkung) zugezogen. Nachdem Sie von einem zufällig anwesenden Orthopäden behandelt worden sind, scheint zunächst alles wieder in Ordnung zu sein. Doch kurz darauf bemerken Sie, dass Sie den Arm nicht mehr kraftvoll abduzieren können.

Fragen:
a) Welcher Nerv ist bei der Luxation verletzt worden, und wie steht das in Zusammenhang mit seinem Verlauf?
b) Welche Muskeln sind ausgefallen?
c) Welche Sensibilitätsstörungen erwarten Sie?
d) Aus welchem Teil des Plexus brachialis stammt der Nerv, und Fasern welcher Segmente führt er?

Fall 1.7:

mittelschwer

Heinrich K. schwingt sich an einem sonnigen Juninachmittag auf sein Motorrad und braust los, um noch rechtzeitig im Freibad einen guten Liegeplatz zu bekommen. Doch rutscht er in einer Kurve auf einer Ölspur aus und stürzt, wobei er mit dem Becken auf die Lenkstange seines Motorrads prallt. Im Krankenhaus stellt man fest, dass er sich eine Beckenfraktur zugezogen hat. Sechs Wochen später, nachdem diese Fraktur ausgeheilt ist, stellt er sich bei Ihnen als seinem Hausarzt (seiner Hausärztin) vor und beklagt, dass er seit dem Unfall das rechte Bein nicht mehr über das linke schlagen könne und auch „immer so ein taubes Gefühl" an der rechten medialen Schenkelseite oberhalb des Kniegelenks habe.

Fragen:
a) Welcher Nerv wurde geschädigt, und warum ist er bei einem Bruch des kleinen Beckens besonders gefährdet?
b) Welche Muskelgruppe ist bei Heinrich K. ausgefallen?
c) Aus welchem Plexus stammt der Nerv, und Fasern welcher Segmente führt er?
d) Wie können Sie die genannten Störungen gegen eine Schädigung der Wurzel L3 abgrenzen?
e) Für welche der betroffenen Muskeln besteht eine Doppelinnervation mit dem N. femoralis oder N. tibialis?

Fall 1.8:

einfach bis mittelschwer

Ihre Tante Hermine S. musste letzte Woche wegen eines Leistenbruches links operiert werden. Bei einem Besuch im Krankenhaus stellen Sie bestürzt fest, dass Ihre Tante nur noch mit großen Schwierigkeiten laufen kann. Selbst das Stehen ist stark beeinträchtigt. Treppensteigen ohne Hilfe ist überhaupt nicht mehr möglich. Sogleich machen Sie sich daran, Tante Hermine gründlich zu untersuchen, und stellen dabei fest, dass die aktive Streckung im rechten Kniegelenk fast gar nicht mehr möglich ist. Die Beugung im Hüftgelenk scheint im Gegensatz dazu tadellos in Ordnung zu sein.

Fragen:
a) Die Schädigung welches Nervs an welcher Stelle vermuten Sie?
b) Warum ist die Hüftbeugung nicht eingeschränkt?
c) Erwarten Sie auch sensible Ausfälle am betroffenen Bein? Wenn ja, wo?
d) Aus welchen Rückenmarkssegmenten stammt der Nerv?

Fall 1.9:

einfach bis mittelschwer

Das Physikum liegt gerade hinter Ihnen, und Sie machen Ihre erste Famulatur in einer Klinik. Sie sind ungeheuer aufgeregt. Gleich am ersten Vormittag sollen Sie einem Patienten eine intramuskuläre Injektion verabreichen. Als Sie vor dem Bett stehen und sich aufmerksam das entblößte Gesäß des Patienten betrachten, will ihnen die topographische Anatomie dieser Region beim besten Willen nicht mehr einfallen. Sie denken aber: „Wer wagt, gewinnt", und suchen sich mit einem etwas unguten Gefühl eine Stelle aus, die für Sie bequem zum Injizieren ist. Ihre Hand zittert etwas, als Sie die 4 cm lange Kanüle bis zum Anschlag in das Gesäß des Patienten schieben und das Medikament injizieren.

Am nächsten Tag fällt Ihnen der Patient auf dem Gang durch seinen merkwürdig watschelnden Gang auf. Immer kippt das Becken nach links ab, wenn das rechte Bein Stand- und das linke Schwungbein ist. Als Sie ihn sogleich untersuchen, stellen Sie fest, dass der Patient in einem Hüftgelenk nicht mehr abduzieren kann.

Fragen:
a) Welchen Nerv haben Sie auf welcher Seite geschädigt?
b) Welche Muskeln funktionieren nicht mehr, und wie erklären Sie das Abkippen des Beckens zu einer Seite *(Trendelenburg-Zeichen)*?
c) Sind auch sensible Ausfälle zu erwarten?
d) Aus welchem Plexus stammt der Nerv, und Fasern welcher Segmente führt er mit sich?

Fallbeispiele mit Wiederholungsfragen

Fall 1.10:

einfach bis mittelschwer

Emanuel D. hatte sich vor vier Wochen beim Fußballspielen eine Prellung des rechten Fibulaköpfchens zugezogen. Jetzt wollte er eigentlich gerne wieder mit dem Training anfangen, doch ist das nicht möglich, weil er folgende Funktionsstörungen aufweist: Beim Gehen hängt die rechte Fußspitze herab, die während der Schwungphase zur Verkürzung des Beines nötige Dorsalextension bleibt aus, und die Fußspitze schleift am Boden. Emanuel D. versucht, dies durch übermäßiges Beugen in Hüft- und Kniegelenk zu kompensieren (*Steppergang*). Dennoch bleibt er immer wieder mit dem Fuß an Stufen und Schwellen hängen, was ihm schon manche Beule durch einen Sturz beigebracht hat. Sein Fuß weist in Ruhelage eine Hebung des medialen Fußrandes auf (Supinationsstellung).

Fragen:
a) Welcher Nerv ist geschädigt worden?
b) Welche Muskeln werden von diesem Nerv versorgt?
c) Wie entsteht die Supinationsstellung des Fußes?
d) Wo erwarten Sie Sensibilitätsausfälle?
e) Warum sind am dorsalen und lateralen Unterschenkel keine Sensibilitätsausfälle zu erwarten?
f) Wo wäre eine Schädigung des Nervs lokalisiert, wenn nur im ersten Interdigitalraum des Fußes eine Sensibilitätsstörung besteht und eine Pronation des Fußes noch möglich ist?

Fall 1.11:

mittelschwer bis schwer

Ihr sehr übergewichtiger Freund Otto D. hat stärkste Schmerzen im unteren Rückenbereich, die in das Bein ausstrahlen (sog. *Lumboischialgien*), und entwickelt nach eigenen Angaben zunehmende Lähmungen vor allem am rechten Bein. Vor Jahren hatte er bereits einen Bandscheibenvorfall in Höhe LWK 4/5 (zwischen Lendenwirbelkörper 4 und 5). Sie vermuten, dass es sich wieder um die gleiche Diagnose handelt.

Fragen:
a) Welcher Spinalnerv wäre dann geschädigt?
b) Welche peripheren Nerven beziehen Anteile aus dem betroffenen Segment?
c) Mit welchen motorischen bzw. sensiblen Ausfallserscheinungen ist zu rechnen, bzw. welche Muskelgruppen und welche Hautareale werden Sie schwerpunktmäßig zur Erhärtung Ihres Verdachtes überprüfen?

Fall 1.12:

einfach bis mittelschwer

Ihr Kollege Fridolin G. ist nach einem Dauerlauf mit Ihnen im Wald recht erschöpft und will sich zuerst einmal auf einen abgesägten Baumstamm setzen, ohne aber den an dieser Stelle befindlichen, spitz abgebrochenen Ast zu sehen. Als er sich niederlässt, bohrt sich die hölzerne Spitze tief in seine linke Gesäßhälfte. Es ist nachvollziehbar, dass Fridolin sofort mit einem heftigen Schrei wieder auffährt. Sie begeben sich unverzüglich daran, Ihren Freund zu untersuchen. Dabei fällt Ihnen auf, dass er starke Schwierigkeiten beim Aufstehen aus dem Sitzen hat. Als Sie ihn bitten, auf einen niedrigen Baumstumpf zu steigen, ist er dazu nur in der Lage, wenn er mit dem rechten Bein zuerst hochsteigt.

Fragen:
a) Welche Muskelgruppe ist links ausgefallen, und die Läsion welches Nervs liegt dem zugrunde?
b) Bestehen bei Schädigung dieses Nervs auch sensible Ausfälle?
c) Glücklicherweise ist der Dorn nicht direkt an der Stelle ins Gesäß eingedrungen, wo der Nerv das Becken verlässt, denn an dieser Stelle befinden sich noch einige andere Leitungsbahnen, die dann ggf. ebenfalls zerstört worden wären. Wo tritt der Nerv aus dem Becken aus, und von welchen anderen Leitungsbahnen ist die Rede?

Fall 1.13:

relativ einfach
(aus Hildanus: „Von der Fürtrefflichkeit, Nutz und Notwendigkeit der Anatomy", 1624[1])

„… Die Ursache aber, dass den schwangern Weibern die Schenkel oft so sind als wären sie eingeschlafen, kommt aus denselben Ursachen wie von der Kälte gesagt. Denn wenn das Gewicht des Kindes auf dem großen weißen Geäder, welches *ex osse sacro*, also aus dem Kreuzbein hinab zu den Schenkeln zieht, liegt und darauf drückt, so werden die *spiritus animales* oder Geister des Gehirns daran gehindert, zu den Schenkeln hinabzufließen …"

Fragen:
a) Wie heißt das große „weiße Geäder", welches ex osse sacro kommt?
b) Wie kommen die erwähnten „eingeschlafenen" Beine zustande?
c) Welche Anteile bzw. Areale der Beine und Füße sind „eingeschlafen", und welche peripheren Nerven wären diesen zuzuordnen?

---

[1] sprachlich übertragen von Prof. Dr. C. Klessen, Anatomisches Institut der Universität Tübingen

14.2 Hirnnerven

Lösungen s. Kap. 14.5.2, S. 357

Fall 2.1:

einfach bis mittelschwer

Ihr kleiner Bruder Albert hatte vor kurzem einen schweren Fahrradunfall mit Schädelbasisverletzung, die aber gut ausgeheilt ist. Äußerlich sieht es zunächst so aus, als hätte er keine Schäden davongetragen. Dennoch fallen Ihnen seine verwaschene Sprache und eine leichte Schiefhaltung des Kopfes nach links auf. Auch der freche Junge aus der Nachbarschaft ärgert ihn deswegen, woraufhin Albert diesem als Zeichen tiefster Missachtung seine Zunge herausstreckt. Dabei bemerken Sie, dass die Zunge deutlich zur rechten Seite abweicht. Weiterhin möchte er eigentlich noch verächtlich die Schultern zucken, was ihm aber nur auf einer Seite gelingt (auf welcher?).

Fragen:
a) Welche Nerven und Muskeln sind betroffen?
b) Wo genau und auf welcher Seite muss die Schädigung an der Schädelbasis lokalisiert sein, um solches zu bewirken?
c) Besteht aus der beobachteten Symptomatik heraus Anlass, auch sensible Ausfälle zu vermuten?

Fall 2.2:

mittelschwer

Der Opernsänger Theobald von Baumensburg hat eine Zahnarztbehandlung hinter sich, bei der eine unsachgemäße Lokalanästhesie erfolgt war. Theobald gibt an, er könne seinen Mund beim Kauen nicht mehr kräftig schließen. Auch sei seine Sprache so undeutlich geworden, was ihm beim Singen seiner Lieblingsarie besonders negativ auffällt. Allerdings seien seine unerträglichen Schmerzen im rechten unteren Backenzahnbereich seitdem wie weggeblasen. Darüber sei er eigentlich sehr dankbar. Bei der klinischen Untersuchung fällt Ihnen eine Sensibilitätsstörung im Bereich des rechten Kinnareals, der angrenzenden unteren Wange und von dort bis hinauf zur Schläfe auf. Im Bereich der rechten vorderen zwei Drittel der Zunge fehlt die Berührungsempfindung.

Fragen:
a) Welcher Nerv (bzw. welcher Nervenanteil) ist betroffen?
b) Warum kann Theobald von B. den Mund nicht mehr kräftig schließen, und warum fällt ihm bei der Mundöffnung dagegen kaum etwas auf?
c) Wie ist die undeutliche Sprache erklärbar?
d) Wie überprüfen Sie, ob noch andere Anteile des betroffenen Hirnnervs geschädigt sind?
e) Wo muss die unsachgemäße lokalanästhetische Injektion erfolgt sein?

Fall 2.3:

mittelschwer

Frau K. stellt sich bei Ihnen mit seit Wochen bestehenden chronischen Kopfschmerzen vor. Dazu klagt sie über einen Hörverlust auf der rechten Seite, ebenfalls über mäßiggradige Mundtrockenheit und Schwierigkeiten, den Mund ganz zu schließen: Immer laufe ihr beim Trinken die Flüssigkeit aus dem rechten Mundwinkel heraus, und sie scheue sich deshalb schon, am gemeinsamen Kaffeetrinken mit den Nachbarinnen teilzunehmen. Auch sei ihr rechtes Auge immer so trocken und brenne deshalb leicht. Sie haben den Verdacht auf einen Tumor im Bereich der Schädelbasis.

Fragen:
a) Wie erklären Sie o. g. Symptome?
b) Wo sitzt der Tumor?
c) Warum klagt die Patientin nicht über Gleichgewichtsstörungen?
d) Läge eine isolierte Schädigung des N. facialis vor, käme es nicht zu einer verminderten *(Hypakusis)*, sondern zu einer erhöhten Schallempfindlichkeit *(Hyperakusis)*. Warum?

Fall 2.4:

mittelschwer

Ein Patient stellt sich bei Ihnen mit folgender Symptomatik vor: Schluckbeschwerden mit gelegentlichem – gerade beim Trinken – Flüssigkeitsaustritt aus der Nase, niemals jedoch Flüssigkeitseintritt in den Luftröhrenbereich. Leicht näselnde Aussprache der Vokale. Die klinische Untersuchung ergibt eine Sensibilitäts- und Geschmacksstörung im Bereich des rechten hinteren Drittels der Zunge. Sonst keine auffälligen Befunde.

Fragen:
a) Welcher Nerv ist auf welcher Seite geschädigt? Versuchen Sie, die Symptome zu erklären.
b) Wo ist die Austrittsstelle des betroffenen Nervs aus der Schädelhöhle, und wie groß schätzen Sie die Wahrscheinlichkeit ein, dass genau an dieser Stelle die Schädigung (z. B. in Form eines Tumors) lokalisiert ist?
c) Welche wichtige viszerosensible Aufgabe erfüllt der Nerv, die im vorliegenden Fall offensichtlich durch andere Mechanismen oder Strukturen übernommen wird?

Fall 2.5:

relativ einfach

Ein Fernfahrer gibt nach einem Unfall mit Verletzung der Schädelbasis Ausfallserscheinungen an, mit denen er Schadensersatzansprüche geltend machen will. Er beklagt vor allem Riechstörungen. Verschiedene Funktionsprüfungen scheinen dies zunächst zu bestätigen: Er ist unfähig, den Geruch von Vanille oder

Seife wahrzunehmen. Selbst eine unter die Nase gehaltene Flasche mit Ammoniak (scharfes, schleimhautreizendes Agens) behauptet er, nicht wahrzunehmen. Da Sie während der Untersuchung ein Gespräch mit dem Patienten über alltägliche Dinge begonnen haben, fragen Sie ihn abschließend, ob ihm denn das Essen noch schmecke. Er nickt heftig mit dem Kopf, und seine Augen leuchten: Seine Frau koche das beste Essen der Welt, und er freue sich jetzt schon wieder auf das versprochene Curryhuhn heute abend.

Spätestens nach dieser Bemerkung wiegen Sie nachdenklich und bedauernd den Kopf hin und her, um den schon vorbereiteten Gutachterbericht zusammengeknüllt im Papierkorb verschwinden zu lassen.

Fragen:
a) Warum haben Sie Grund, dem Patienten zu misstrauen?
b) Wo müsste, spräche er die Wahrheit, die Schädigung an der Schädelbasis lokalisiert sein?
c) Welchen Versuch können Sie unternehmen, sich ganz von der Unkorrektheit seiner Angaben zu überzeugen?

Fall 2.6:

mittelschwer bis schwer
Bei einer Messerstecherei nach einem Hardrockkonzert erleidet ein Jugendlicher eine Stichverletzung im rechten Halsbereich. Danach ergeben sich bei dem Patienten folgende Ausfälle: Schluckbeschwerden, Sprachstörungen, die vor allem die Lautbildung, weniger die Artikulation betreffen (deutliche Heiserkeit). Beim Untersuchen des Mundes fällt Ihnen als dem zuständigen Arzt (Ärztin) in der Notaufnahme auf, dass die Uvula zur linken Seite abweicht. Mit dem Kehlkopfspiegel stellen Sie eine Abweichung des rechten Stimmbandes nach rechts fest. Weiterhin hat der Patient eine deutliche Tachykardie.

Fragen:
a) Welcher Nerv ist geschädigt worden?
b) Wo ist die Schädigung lokalisiert?
c) Versuchen Sie, o. g. Symptome zu erklären.
d) Welche der genannten Störungen fiele vermutlich weg, wenn der Nerv auf der Gegenseite geschädigt worden wäre?

Fall 2.7:

mittelschwer bis schwer
Eine Patientin kommt mit der Klage zu Ihnen, sie könne seit kurzem nicht mehr ohne Brille Zeitung lesen, was sie zunächst darauf zurückgeführt hat, dass das linke Auge jetzt genauso schlecht geworden sei, wie schon seit Jahren das rechte, bei dem sie an einem Glaukom (grüner Star) leide. Weiterhin blende sie auch stets das Licht, wenn sie aus ihrer dunklen Wohnung ins Freie tritt. Seit gestern habe sie nun auch noch Doppelbilder, die beim Blick nach links (bei festgestelltem Kopf) nachlassen, beim Blick nach rechts stärker werden. Durch aufmerksames Hinsehen haben Sie sofort erkannt, dass die aufgeregte Patientin mit den Augen Gegenstände nicht verfolgt und stets anstelle der Augen ihren Kopf zu bewegen sucht.

Fragen:
a) Welcher Nerv ist betroffen?
b) Handelt es sich um eine ein- oder beidseitige Schädigung?
c) Versuchen Sie, die beschriebenen Symptome zu erklären.
d) Wo verlässt der betroffene Nerv welche Schädelgrube?
e) Handelt es sich um einen motorischen, um einen sensiblen oder um einen gemischten Nerv?
f) Enthält er auch vegetative Elemente? Wenn ja, welche, und wo werden sie verschaltet?

Fall 2.8:

relativ schwer
Nach der Operation eines Hirntumors der Schädelbasis zeigen sich bei einem Patienten folgende Ausfälle: Das linke Auge blickt unter dem schlaff herabhängenden Augenlid starr geradeaus und kann nicht bewegt werden, die Pupille ist weit und lichtstarr, das Sehvermögen des Auges ist uneingeschränkt, lediglich das Sehen in unmittelbarer Nähe macht dem Auge Schwierigkeiten: Die Gegenstände werden unscharf. Weiterhin ergeben sich Sensibilitätsausfälle links am Oberlid, an der Stirn über den Nasenrücken bis hinab zur Nasenspitze. Die Schläfe zeigt jedoch keine sensiblen Ausfälle!

Fragen:
a) Wo genau hat der Tumor welche Leitungsbahnen gequetscht, die bei der Operation möglicherweise vollständig lädiert worden sind?
b) Wie sind das herabhängende Augenlid, die Unbeweglichkeit des Augapfels, die weite Pupille und die beschriebenen Sensibilitätsausfälle erklärbar?
c) Warum ist das Nahesehen eingeschränkt, und wo werden die entsprechenden Informationen von prä- auf postganglionär umgeschaltet?
d) Warum ist die Blutversorgung des Auges nicht eingeschränkt? Angenommen, die A. ophthalmica wäre durch den Tumor dennoch in ihrem kurzen Verlauf an der Schädelbasis komprimiert worden: Warum sind bei einer langsam zunehmenden Kompression des Gefäßes trotz allem keine oder nur wenig ischämische Ausfälle[2] am Auge zu erwarten?
e) Warum bleibt der Tränenfluss am betroffenen Auge intakt, so dass keine Gefahr des Austrocknens von Horn- und Bindehaut besteht?

---

[2] Ischämie = Störung der Nähr- und Sauerstoffversorgung des Gewebes

f) Warum ergeben sich keine Sensibilitätsausfälle im Schläfenbereich?

Fall 2.9:

mittelschwer

Der Versuch, eine eitrig entzündete Pustel an der Nasenwurzel mittels Druck nach außen zu entleeren, misslingt Ihnen. Sie stehen verzweifelt vor dem Spiegel, drücken und drücken, doch es zeigt sich kein Erfolg. Sie geben auf. Tage später bekommen Sie Kopfschmerzen und Fieber, wieder einige Tage darauf stellen Sie erstaunt fest, dass Sie alles doppelt sehen, was sich beim Blick zur Seite – egal zu welcher – verstärkt. Sie erinnern sich an Ihre neuroanatomischen Studien, und schlagartig fällt Ihnen Ihre Diagnose ein!

Fragen:
a) Wie lautet sie?
b) Welcher Nerv ist betroffen, und wie konnte es zur Schädigung des Nervs kommen?
c) Handelt es sich um einen rein motorischen Nerv, oder müssen Sie auch nach sensiblen Symptomen bei sich fahnden?
d) Liegt eine ein- oder beidseitige Schädigung vor?
e) Der Ausfall welcher weiteren Nerven wäre bei Fortdauer der Erkrankung zu erwarten?

14.3 Rückenmark

Lösungen s. Kap. 14.5.3, S. 360

Fall 3.1:

mittelschwer

Zu seinem 12. Geburtstag hat Clodwig von seinem Großvater ein Mountainbike geschenkt bekommen, mit dem er am nächsten Tag stolz zur Schule radelt. Auf Mahnung seiner Mutter hin zieht er vorher pflichtbewusst und dennoch murrend den Fahrradschutzhelm auf. Was werden seine Kameraden sagen? Clodwig kommt jedoch nicht mehr dazu, an diesem Tag sein Fahrrad in der Schule vorzustellen, denn als er in die große Straße vor der Siedlung einbiegt und zum Überholen eines langsamen Mofafahrers ansetzen will, wird er von einem Auto erfasst, das ihn zu Fall bringt. Er wird schwer verletzt ins Krankenhaus eingeliefert; dort erholt er sich dank neurochirurgischer Versorgung recht rasch wieder, allerdings hat er erhebliche Schäden davongetragen. Nicht am Kopf, denn er hatte ja einen Sturzhelm auf. An den Beinen aber zeigt sich Folgendes: Das rechte Bein kann er kaum noch bewegen. Lediglich eine (abgeschwächte) Hüftbeugung ist möglich. Weiterhin ist die Sensibilität am gesamten rechten Bein stark eingeschränkt: Grobe Druck- und Tastempfindungen kann er zwar noch wahrnehmen, doch ist eine Lokalisation und Beschreibung der Berührungsqualitäten unmöglich geworden. Schmerz und Temperaturempfindung sind noch vorhanden. Am linken Bein ist in Hinsicht auf die Sensibilität genau das Umgekehrte der Fall, motorische Ausfälle ergeben sich dort nicht.

Fragen:
a) Wenn Sie von einer Rückenmarksläsion ausgehen: Wie sieht diese dann aus?
b) Auf welcher Seite ist die Schädigung?
c) Wie nennt man diese Art von Sensibilitätsstörung?
d) Wie heißen, wo ziehen und wo kreuzen die bei Clodwig betroffenen Rückenmarksbahnen?
e) In welcher Höhe des Rückenmarks liegt in etwa die Schädigung?
f) In welcher Höhe muss dann das Trauma in etwa auf die Wirbelsäule getroffen haben (die topographischen Verhältnisse beim Erwachsenen zugrunde gelegt)?

Fall 3.2:

mittelschwer bis schwer

Der Metzgermeister Wladimir G. kommt mit folgenden Beschwerden zu Ihnen: Seit einigen Wochen bemerke er eine zunehmende Schwäche in den Beinen. Das Laufen mache ihm Mühe, Treppensteigen sei wegen der großen Kraftanstrengung kaum noch möglich. Und noch etwas ganz Merkwürdiges habe sich vor kurzem ereignet: Beim Zerlegen einer großen Schweinehälfte sei ihm das Messer weggerutscht, und er habe sich einen großen Schnitt im Oberschenkel beigebracht. Und das Erstaunliche sei gewesen, dass er keinerlei Schmerzempfindung dabei gehabt habe. Sie vermuten zu Recht eine Schädigung des Nervensystems und machen sich sofort an die körperliche Untersuchung. Dabei stellen Sie eine geringgradig spastische, unvollständige Lähmung (Parese) beider Beine fest. An der ebenfalls paretischen ventralen Oberschenkelmuskulatur findet sich jedoch keine Spastik, und es lassen sich dort auch kaum Reflexe auslösen. Weiterhin finden sich an beiden Beinen eine stark geminderte Schmerz- und Temperaturempfindung bei fast vollständig erhaltenem Berührungsempfinden.

Sie haben den Verdacht auf einen raumfordernden Prozess (wahrscheinlich Tumor) im Wirbelkanal.

Fragen:
a) Worauf weist Sie die Tatsache einer spastischen Parese hin, d.h., handelt es sich um eine periphere (Motoneuron oder peripherer Nerv) oder zentrale Lähmung (absteigende motorische Bahnen)?
b) Von wo aus wächst der Tumor in den Wirbelkanal ein?
c) Welche Bahnen sind bereits zerstört?
d) Warum findet sich an der ventralen Oberschenkelmuskulatur eine *schlaffe* Lähmung, und warum lassen sich dort kaum Reflexe auslösen?

14.4 Gehirn

Lösungen s. Kap. 14.5.4, S. 360

Fall 4.1:

einfach bis mittelschwer

Ihre ehemalige Vermieterin Frau G. kommt Ihnen mitten in der Tübinger Fußgängerzone entgegen und läuft zunächst schnurstracks rechts an Ihnen vorbei, scheinbar ohne Sie zu bemerken. Sie stutzen kurz, laufen Ihr dann aber doch hinterher und sprechen sie an. Frau G., hocherfreut, Sie zu sehen, fragt Sie sogleich, ob Sie eigentlich inzwischen schon „Dogder" (bzw. „Dogdre"[3]) geworden seien, was Sie bejahen. Das treffe sich aber gut, denn sie brauche dringend einen Rat: Seit mehreren Wochen stoße sie ständig mit der rechten Körperhälfte an und habe deshalb schon lauter blaue Flecken. Auch die wunderschöne Vase, die Sie Ihr damals zum Abschied geschenkt hatten, habe sie auf diese Weise letzte Woche auf dem Boden im Flur zertrümmert. Da Sie zufällig eine Taschenlampe in Ihrer Manteltasche haben, leuchten Sie ihr rechts von temporal und links von nasal in die Augen. Dabei stellen Sie fest, dass beide Pupillen völlig normal reagieren. Nun überprüfen Sie mit Ihren Fingern, die Sie von temporal in Frau G.s Gesichtsfeld wandern lassen, ob sie eine Hemianopsie hat. Tatsächlich scheint auf beiden Augen das jeweils rechte Gesichtsfeld deutlich eingeschränkt zu sein. Frau G. ist die Untersuchung vor den inzwischen stehen gebliebenen Passanten ein bisschen peinlich, doch sie traut sich nicht, es zu sagen, und erläutert noch, dass sie in letzter Zeit oft Kopfschmerzen habe. Als Sie jedoch mitten auf der Straße beginnen, systematisch alle Hirnnerven zu untersuchen, möchte sie doch lieber nach Hause gehen. Einige Wochen später erkundigen Sie sich telefonisch nach ihrem Befinden, um dabei zu erfahren, dass nun auch zusehends „die andere Hälfte" (wie sie sagt) ihre Sehfähigkeit verliere. Außerdem könne sie immer öfter das, was sie überhaupt noch sieht, nicht mehr richtig erkennen und sinnvoll einordnen. Nun endlich können Sie Frau G. doch überreden, in die Klinik zu gehen und ein Computertomogramm erstellen zu lassen, auf dem ein intrakranieller Tumor (etwa 3 cm groß) entdeckt wird.

Fragen:

a) Kann ein einziger Tumor dieser Größe die o.g. Symptome auslösen? Wenn ja, wo sitzt der Tumor? Wie groß ist die Wahrscheinlichkeit, dass die Seh*rinde* und nicht Teile der Seh*bahn* betroffen sind?
b) Welche Teile der Sehbahn sind offensichtlich erhalten? Zeichnen Sie ein Schema der Sehbahn mit den entsprechenden Verschaltungen auf.
c) Warum funktioniert der Pupillenreflex noch?
d) Warum kann Frau G. manche Dinge, die sie noch sieht, nicht mehr richtig „einordnen" bzw. „erkennen"?
e) Erläutern Sie Lokalisation und Aufgabe der sekundären Sehrinde.
f) Welche der großen Gehirnarterien versorgt den visuellen Kortex im Okzipitallappen?

Fall 4.2:

relativ schwer

Ein Patient hat eine deutliche Fazialisparese rechts (eine sog. „periphere" Fazialisparese). Außerdem klagt er über Doppelbilder, die beim Blick nach rechts stärker werden und beim Blick nach links fast verschwinden. Alle anderen Hirnnervenfunktionen sind unauffällig.

Fragen:

a) Können Sie sich vorstellen, wo genau die Schädigung lokalisiert ist?
b) Wie nennt man die Struktur des N. facialis, die um den Ncl. n. abducentis herumzieht?
c) Wie heißen die Kerne des N. facialis im Hirnstamm?
d) Erwarten Sie außer der Paralyse des M. rectus lateralis weitere Augenmuskelbeeinträchtigungen?

Fall 4.3:

einfach bis mittelschwer

An einem sonnigen Samstagnachmittag wollen Sie mit Ihrer Nachbarin Karin R. seit Monaten wieder einmal zum Joggen gehen. Eigentlich hatten Sie sich vorgenommen, sich eine andere Joggingpartnerin zu suchen, weil Karin Sie bisher immer bereits nach etwa 5 Minuten abgehängt hatte. Diesmal jedoch bemerken Sie, dass Ihre Begleiterin nur mit Mühe einige hundert Meter durchhält und dann pausieren muss. Ihre Beine seien einfach zu schwach. „Seit wann denn?", wollen Sie natürlich sofort wissen. Es gehe schon seit einigen Wochen so, behauptet Karin R. Eine Woche später hat sich ihr Zustand verschlimmert, und wiederum eine Woche später müssen Sie alleine joggen, weil Karin weder rechtes noch linkes Bein kraftvoll bewegen kann. Sie beginnen nun, der Ursache auf den Grund zu gehen, und untersuchen die Erkrankte gewissenhaft. Sie stellen eine schlaffe, inkomplette Lähmung (Parese) beider Beine fest. Es fällt Ihnen auf, dass es sich nur um motorische und keine sensiblen Ausfälle handelt. Der Patellarsehnenreflex jedoch ist auf beiden Seiten lebhaft vorhanden. Da Sie auf Grund präziser neuroanatomischer Kenntnisse längst die richtige Diagnose befürchten, überreden Sie Karin, sich ins Krankenhaus fahren zu lassen, wo mittels einer kernspintomographischen Untersuchung ein Tumor im Schädelinneren diagnostiziert wird.

---

[3] Dogder, Dogdre (schwäb.) = Arzt, Ärztin

14.4 Gehirn

Fragen:
a) Wo sitzt der Tumor Karin R.s?
b) Wie erklären Sie, dass beide Beine gleichzeitig betroffen sind?
c) Könnte ein einzelner Tumor in der gleichen funktionellen Region z. B. auch symmetrische Ausfälle beider *Arme* verursachen?
d) Beschreiben Sie die Funktion und den Verlauf (ggf. mit Kreuzung) der Bahn, die überwiegend von der Stelle der Schädigung ihren Ursprung nimmt.
e) Eine vollständige Lähmung der Beine ist nicht eingetreten. Welche Zentren könnten für eine zusätzliche Versorgung der Beinmuskulatur zuständig sein?
f) Wenn die beschriebenen Symptome nur einseitig aufgetreten wären, könnte man auch an eine Durchblutungsstörung denken. In welchem der drei großen Gehirngefäße?

Fall 4.4:
relativ einfach
Eine junge Frau leidet an Multipler Sklerose. Dies ist eine Autoimmunkrankheit, die die Oligodendrozyten des ZNS angreift und dadurch die Markscheiden zentralnervöser Neurone zerstört, wodurch diese in ihrer Funktion stark beeinträchtigt werden bzw. ausfallen. Die Erkrankung kann in Schüben verlaufen, wobei sich in den Intervallen zwischen den Schüben die entstandenen Symptome unterschiedlich gut durch Rückgang der Entzündung und Neubildung der Markscheiden rückbilden können. Die Patientin hat nun einen solchen Schub erlitten und stellt sich bei Ihnen mit folgenden Symptomen vor: Sie hat einen auffälligen Blickrichtungsnystagmus der Augen in alle Richtungen. Weiterhin fällt Ihnen auf, dass ihre Sprache undeutlich, z. T. verwaschen, abgehackt und verlangsamt klingt. Wortfindungsstörungen liegen dem aber nicht zugrunde, wie sie selbst versichert. Ihr Gang wirkt leicht unsicher, schränkt sie aber nicht besonders ein. Auch eine Fallneigung besteht nicht. Allerdings hat die Patientin größte Schwierigkeiten, gezielte und vor allem feinere Bewegungen korrekt auszuführen: Zum einen beginnt sie zu zittern, wenn sie einen Gegenstand in die Hand nehmen will, wobei das Zittern umso stärker wird, je näher sie dem Gegenstand mit ihrer Hand kommt. Des Weiteren schießt sie mit ihren Bewegungen weit über das angestrebte Ziel hinaus, was sie durch ein Nachkorrigieren der überschießenden Bewegung wettzumachen versucht.

Fragen:
a) Wo kann eine Schädigung ganz generell sitzen, die diese Symptome bewirkt?
b) Wo ist die Schädigung *bei dieser* Patientin am wahrscheinlichsten lokalisiert?
c) Nennen Sie die Fachausdrücke für die einzelnen beschriebenen Symptome.
d) Nehmen Sie an, die beschriebenen Symptome träten nur rechts auf. In welcher Hälfte des betroffenen Organs wäre dann die Schädigung lokalisiert?
e) Multiple Sklerose kann auch durch Manifestation am II. Hirnnerv (N. opticus) Gesichtsfeldausfälle verursachen. Wie erklären Sie sich das, wo es sich doch ausdrücklich um eine *zentralnervöse* Erkrankung handelt (Oligodendrozyten kommen nur im ZNS vor)?

Fall 4.5:
einfach bis mittelschwer
Adalbert G. ist seit sechs Wochen Arzt im Praktikum an der Neurologischen Klinik in Bad S. Ambulant stellt sich bei ihm ein Patient mit folgenden Symptomen vor: Der rechte Mundwinkel hängt herunter, die Lippen auf der betroffenen Seite kann er nicht fest schließen, seine Sprache ist verwaschen, und er hat Schwierigkeiten beim Trinken. Adalbert G. diagnostiziert ohne weitere Untersuchung eine Fazialisparese. In diesem Augenblick tritt sein Chef in das Untersuchungszimmer, dem Adalbert G. gleich seine Diagnose mitteilt. Der Chef fragt ihn, wo denn in etwa die Fazialisschädigung zu lokalisieren sei. Adalbert G. antwortet, dies könne man erst aus einem Computertomogramm des Schädels ersehen, er werde gleich eines anfertigen lassen. Der Patient legt bei dem Gespräch misstrauisch die Stirn in Falten, schließt die Augen und schüttelt verständnislos den Kopf. Daraufhin fragt der Chef Adalbert G. noch eindringlicher: „Also, wissen Sie jetzt, wo die Schädigung sitzt?" Adalbert G. schlägt vor, man könne ja den Tränenfluss messen, um zu sehen, ob der gesamte N. facialis geschädigt sei. Erst als der Chef dies als Unsinn abtut, beginnt Adalbert G. nachzudenken.

Fragen:
a) Können Sie Adalbert G. weiterhelfen?
b) Welches Detail der zentralen Innervation der Fazialiskerne im Gehirn hat Adalbert während seines Studiums nicht mitbekommen? Zeichnen Sie ein entsprechendes Schema auf.
c) Bei welcher Art bzw. Lokalisation der Fazialisschädigung könnte die Registrierung des Tränenflusses Bedeutung gewinnen?
d) Wenn Sie Kap. 2.3 (Hirnnerven) schon bearbeitet haben: Erläutern Sie den Verlauf des Fazialisanteils, der die Tränendrüse innerviert, und geben Sie die entsprechenden ganglionären Verschaltungen an (beliebte Physikumsfragen).

Fallbeispiele mit Wiederholungsfragen

Fall 4.6:

mittelschwer

Jacques L. ist ein französischer Patient, der seit vielen Jahren in Ihre Praxis kommt. Gestern hat er seinen 99. Geburtstag gefeiert. Leider konnten Sie trotz Einladung nicht erscheinen, da Sie so viel zu tun hatten. Heute besucht er Sie in Begleitung seiner Frau, die zwei Jahre jünger ist als er. Monsieur L. macht einen etwas verstörten Eindruck und gibt Ihnen wortlos die Hand. Seine Frau erläutert: „Stellen Sie sich vor – seit heute Morgen spricht er *kein Wort mehr!*" Monsieur L. nickt mit dem Kopf und gestikuliert mit den Armen. Im weiteren Gespräch mit seiner Frau erfahren Sie, wie ihrem Mann gestern Abend über mehrere Stunden hin zunächst häufig „die Worte fehlten", er dann immer schlechter und unverständlicher sprach, was sie aber zunächst auf seinen reichlichen Genuss von Rotwein anlässlich der Geburtstagsfeier zurückgeführt habe. Heute Morgen dann habe er kein Wort mehr herausgebracht, und sie mache sich nun ernsthaft Sorgen. Sie fragen nun Monsieur L. selbst, ob seine Frau alles richtig berichtet habe. Er nickt mit dem Kopf. Sie fordern ihn auf, die Zahl vier mit den Fingern anzuzeigen, was er sofort und korrekt tut. Sie stellen nach einer eingehenderen Untersuchung, die aber keine weiteren Auffälligkeiten ergibt, die Verdachtsdiagnose einer zerebralen Durchblutungsstörung.

Fragen:
a) Wie nennt man das beschriebene Symptom?
b) An welcher Stelle des Gehirns und auf welcher Seite ist die Schädigung wahrscheinlich lokalisiert?
c) Wäre eine ähnliche Symptomatik bei einer äquivalenten Durchblutungsstörung auf der kontralateralen Seite zu erwarten?
d) Erläutern Sie die genaue Aufgabe der betroffenen Struktur.
e) Nennen Sie weitere Beispiele der Lateralisation einzelner Fähigkeiten auf eine Hemisphäre.
f) Welche Gehirnstrukturen sind an der Entstehung der Sprache beteiligt, d.h., bei der Affektion welcher Strukturen können Sprachbeeinträchtigungen resultieren?
g) Auf Grund welcher Tatsache kann man mit Sicherheit davon ausgehen, dass es sich wohl nicht um eine Schädigung der sekundären Hörrinde (Wernicke-Zentrum) handelt?
h) Welches der drei großen Hirngefäße ist für die arterielle Versorgung der betroffenen Region zuständig?

Fall 4.7:

mittelschwer

Hugo (7 Jahre) und Franz (8 Jahre) sind die beiden Buben des Oberförsters Georg Ludwig Gscheidlfinger, der sein Revier im oberbayrischen St. Josephstal hat. In Vaters Abwesenheit lieben sie es, mit dessen Jagdbüchse Cowboy und Indianer zu spielen. Als die Eltern einmal fort sind, entwenden die Kinder das Gewehr und laufen damit in den Wald. Bei einem Streit, wer die Waffe halten darf, löst sich ein Schuss. Die Kugel dringt dem kleinen Hugo in den Kopf ein und verlässt ihn auf der Gegenseite wieder. Nachdem Hugo bewusstlos ins Krankenhaus eingeliefert wurde, stellt man mittels radiologischer Untersuchungen fest, dass die Kugel im Gehirn keine Gefäße lädiert und auch sonst wohl keine lebenswichtigen Strukturen zerstört hat. Drei Wochen später kommt der Junge wieder nach Hause. Er zeigt folgende Ausfallssymptome: Er kann auf der *linken Seite* kaum noch sensible Qualitäten im Gesicht wahrnehmen (Zungensensibilität, Geschmacks-, Riech-, Seh- und Hörempfinden sind jedoch nicht gestört). Sonst ergeben sich am Kopf keine auffälligen Befunde. Weiterhin liegt *rechts und links* im Fußbereich sowie *rechts* im Oberschenkelbereich eine Sensibilitätsstörung vor. Motorische Ausfälle ergeben sich nicht.

Fragen:
a) An welcher Stelle des Gehirns ist die Kugel ein- und an welcher Stelle ist sie wieder ausgetreten? Beschreiben Sie die Schussbahn!
b) Erläutern Sie Lage und Funktion der betroffenen Rindenfelder.
c) Wenn die Kugel in gleicher Höhe etwa 1 cm weiter vorne in den Schädel eingetreten wäre, wie sähe dann die Symptomatik aus?

Fall 4.8:

schwer

Eine 28-jährige Soziologiestudentin aus Berlin fällt dadurch auf, dass sich bei ihr zusehends ein Ruhetremor entwickelt, der zunächst geringer wird, sobald sie die zitternde Gliedmaße bewegt. Weiterhin entsteht eine zunehmende Steifheit und Unbeweglichkeit ihrer Gliedmaßen, die auch im Ruhezustand einen stark erhöhten Muskeltonus aufweisen und sich somit auch passiv kaum bewegen lassen. Auch wirkt ihre Mimik starr, so dass ihr Gesicht dem einer Puppe oder einer Maske gleicht. Das Eigentümlichste ist, dass all diese Symptome *nur auf der rechten Seite* vorherrschen. Psychisch macht sie bisweilen den Eindruck der Verlangsamung und der Antriebslosigkeit. Nach einigen Wochen stellt die Studentin darüber hinaus zunächst eine leichte Ataxie rechts und dann eine zunehmende Tendenz zur Streckung beider rechten Extremitäten fest, die sich bis zum „Extensorenspasmus" steigert. Sie kann auf dieser Seite auch nahezu keine willkürlichen Bewegungen mehr ausführen. Zunehmend fällt auch eine Sensibilitätsstörung im Bereich der gesamten rechten Körperhälfte auf, wohingegen Sehen, Riechen und Hören nicht betroffen zu sein scheinen. Zusehends treten auch Doppelbilder auf. Schließlich bekommt die Patientin immer stärkere Kopfschmerzen, die 6 Wochen nach dem ersten Auftreten eines Symptoms dazu führen, dass sie einen Arzt aufsucht. Dieser vermutet völlig richtig, dass es sich um ein zerebrales Leiden handeln muss. Er spiegelt den Augenhintergrund der Patientin, wo er eine stark vorgewölbte Sehnervenpapille sieht, die er zu Recht als ein Zeichen erhöhten intrakraniellen Drucks interpretiert. Nach eingehender Untersuchung lässt er zur Sicherung der Diagnose ein Computertomogramm erstellen, das verschiedene Auffälligkeiten zeigt, vor allem zwei stark erweiterte Seitenventrikel, einen ebenfalls vergrößerten dritten Ventrikel und einen Tumor.

Fragen:
a) Wo, glauben Sie, befindet sich der Tumor genau (Hirnabschnitt und Seite)?
b) Welche Strukturen hat er in welchen Teilen des entsprechenden Hirnabschnittes beeinträchtigt?
c) Was versteht man unter einer Ataxie? Warum tritt sie *rechts* auf?
d) Warum treten Sensibilitätsstörungen *rechts* auf?
e) Wie erklären Sie sich den „Extensorenspasmus"?
f) Wie erklären Sie sich die erweiterten Ventrikel?
g) Wo wird der Liquor produziert, an welchem Ort kann er aus dem Ventrikelsystem in den Subarachnoidealraum gelangen, und wo wird er wieder resorbiert?
h) Wie heißt das Syndrom, das bei der Patientin ganz zu Beginn halbseitig aufgetreten ist? Welche Strukturen sind dabei betroffen, und welche Projektionen fallen dadurch in welchen Großhirnbereich weg? Nennen Sie auch die drei klassischen Symptome dieses Syndroms!
i) Warum sind Sehen, Riechen und Hören nicht gestört?

Fall 4.9:

einfach bis mittelschwer

Eine 45-jährige Frau ruft verzweifelt in Ihrer Praxis an: „Mein Mann versteht mich überhaupt nicht mehr!" Beruhigend sprechen Sie auf die Dame ein und versichern Ihr, dass das in diesem Alter häufiger vorkomme und wahrscheinlich eine vorübergehende Erscheinung im Zuge der „Midlifecrisis" sei, die ihr Mann wahrscheinlich gegenwärtig durchmache. Ob er denn … „Nein, nein! Sie verstehen mich völlig falsch", werden Sie von der Patientin unterbrochen, „er versteht *meine Sprache* nicht mehr!" Sie fahren daraufhin sogleich zu ihm hin, um ihn zu untersuchen. Sie finden einen Patienten vor, der Sie freundlich lächelnd begrüßt, aber ohne ein Wort zu sagen. Sie sprechen ihn an: „Herr M., wie geht es Ihnen?" Er sieht Sie mit hochgezogenen Augenbrauen an, mustert Sie dann misstrauisch, scheint Sie aber durchaus als seinen Hausarzt (Hausärztin) zu erkennen. Sie machen einen erneuten Versuch: „Herr M., können Sie mich denn verstehen?" Herr M. entgegnet daraufhin mit einem Ihnen schwer verständlichen Kommentar: „Ich kann unbeding des Helfer … äh … damit ich auch intolieren knann … und antwortnen … die ich auch … z.B. auch … äh … ganz außer … familgär …" Sie stellen dabei fest, dass die Lautbildung bei dem Patienten offensichtlich nicht gestört ist. Auch der Tonfall ist so, als hätte er völlig normale Dinge erzählt. Doch scheint er auch selbst den Inhalt des Gesagten nicht verstehen zu können. Als Sie ihm jedoch verschiedene Wörter vorsagen, spricht er diese nach, wenn auch mit Fehlern. Auf die Frage, ob er deren Bedeutung verstanden habe, und ebenso auf die Aufforderung, sich einmal hinzulegen, antwortet er wieder mit einem kaum verständlichen Redeschwall. Überhaupt macht der Patient psychisch einen schwer angegriffenen Eindruck, obgleich er bei den *praktischen* Tätigkeiten des Alltags keine besonderen Auffälligkeiten zeigt.

Fragen:
a) Wo (Region und Seite) befindet sich bei dem Patienten die Schädigung, und wie heißt das entstandene Syndrom?
b) Es gibt noch ein Syndrom, das ähnlich aussieht, bei dem der Patient Aufforderungen aber meist spontan verstehen und befolgen kann und sehr viel weniger psychisch angegriffen scheint (warum?). Wie heißt dieses Syndrom, und wo ist die zugrunde liegende Schädigung dann zu lokalisieren?
c) Welche Hirnstrukturen sind an der Sprachbildung und am Sprachverständnis beteiligt? Auch wenn sich dies kaum auf einzelne Zentren reduzieren lässt, versuchen Sie eine Eingrenzung.
d) Erläutern Sie die wichtigsten Afferenzen und Efferenzen des betroffenen Hirnareals.
e) Nehmen Sie an, die Störung sei durchblutungsbedingt. Nach welcher großen Gehirnarterie müssen Sie im Angiogramm (röntgenologische Darstellung der Blutgefäße) dann suchen?

Fall 4.10:

relativ einfach

Ein Patient kommt zu Ihnen, weil er ständig überall anstößt. Tatsächlich fällt Ihnen auf, dass er, als er zur Tür hereinkommt, mit der Schulter an den Türrahmen stößt. Gleich danach rempelt er die Krankenschwester an. Erstaunlicherweise nimmt der Patient aber Dinge, auf die er direkt zugeht, ohne weiteres wahr und geht um sie herum; es scheint also lediglich das Gesichtsfeld in der Peripherie eingeschränkt zu sein. Sie leiten sogleich eine Laboruntersuchung ein, bei der als einzig auffälliger Befund der Prolaktinspiegel stark erhöht ist. Dennoch reichen die bisherigen Angaben (auch ohne das nachfolgende Computertomogramm, das einen Tumor an der Schädelbasis zeigt) aus, die richtige Diagnose zu stellen.

Fallbeispiele mit Wiederholungsfragen

Fragen:
a) Wie lautet sie?
b) Wie ist der Gesichtsfeldausfall zu erklären, wie nennt man dieses Symptom, und wo ist die Schädigung des entsprechenden Nervs lokalisiert?
c) Wie ist der erhöhte Prolaktinspiegel zu erklären?
d) Durch welche Öffnung tritt der betroffene Nerv in die Schädelgrube ein?
e) Warum kann man auch ohne erhöhten Prolaktinspiegel die lokalisatorische Diagnose relativ zuverlässig stellen?

Fall 4.11:

einfach bis mittelschwer

Der 215 Pfund schwere Bruno B. ist Schwergewichtheber und kommt recht niedergeschlagen zu Ihnen. Er bemerkt bei sich seit einiger Zeit beim Gehen, inzwischen sogar manchmal auch beim Sitzen, eine ständige Fallneigung. Mit dem Laufen werde es immer schwieriger, so dass er inzwischen sehr breitbeinig gehen müsse, weshalb ihn seine Frau auch ständig ermahne, nicht so viel Alkohol zu trinken. Dabei habe er wirklich seit Wochen keinen Tropfen Alkohol mehr zu sich genommen! Eigentlich findet er das alles nicht so schlimm, aber beim Gewichtheben sei die Sache mit der Fallneigung eben doch sehr hinderlich. Sie lassen ihn einzelne feinmotorische Bewegungen durchführen, die aber weder von einem Zittern begleitet sind noch sonst irgendwie gestört erscheinen. Auch die Sprache von Herrn B. zeigt keine Auffälligkeiten. Seine Gang- und Standunsicherheit ist bei geschlossenen und geöffneten Augen gleich stark ausgeprägt.

Fragen:
a) Wo würden Sie die Schädigung vermuten? Erläutern Sie die Dreigliederung des betroffenen Organs, und schildern Sie die Aufgaben, die dem hier geschädigten Anteil zukommen.
b) In welcher Struktur des Gehirns laufen die Afferenzen und die Efferenzen des bei Herrn B. betroffenen Hirngebietes?
c) Warum ist die Feinmotorik der Extremitäten nicht beeinträchtigt, und was hatten Sie im Sinne, als Sie diese bei Herrn B. überprüft haben?
d) Welche Strukturen könnten noch für eine Gangunsicherheit verantwortlich sein?

Fall 4.12:

schwer

Herr K., ein 73-jähriger Patient, der schon seit Jahren in Ihre Praxis kommt, ist starker Raucher, hat 20 kg Übergewicht und einen viel zu hohen Blutdruck (*Hypertonie*). An einem Freitagabend klingelt das Telefon und Frau K. bittet Sie dringend, sofort ihren Mann aufzusuchen. Als Sie dort eintreffen, finden Sie den Patienten, dem es inzwischen wohl etwas besser geht (seine Frau sagt, bis eben sei er bewusstlos gewesen), im Bett halb sitzend und Sie mit schiefem Mund anlächelnd. Er nuschelt ein undeutliches „Gunnamd Frau (bzw. Herr) Dogerr", und Sie setzen sich zunächst einmal auf die Bettkante, um ihn nach einer kurzen Anamnese, die wegen seiner undeutlichen Sprache erschwert ist, neurologisch zu untersuchen. Es fällt Ihnen auf, dass der rechte Mundwinkel schlaff herabhängt (s.o) und dass die Zunge beim Herausstrecken nach rechts abweicht. Der Unterkiefer weicht bei der Öffnung nach keiner Seite ab und die Augenlider lassen sich beidseits fest schließen und wieder öffnen. Bei der Augenuntersuchung fällt Ihnen auf, dass beide Augen im Blick stark nach links gerichtet sind. Weiterhin hält der Patient seinen Kopf leicht nach rechts geneigt mit geringgradiger Gesichtswendung nach links, und beim Schulterzucken (auf die Frage, wie es ihm jetzt gehe) kann nur die linke Schulter richtig weit in die Höhe gezogen werden. Zu Ihrer Erleichterung kann der Patient alle Extremitäten bewegen, allerdings fällt Ihnen auf, dass die grobe Kraft beim Händedruck rechts erheblich geringer ist als links und dass der Patient feine und präzisere Bewegungen mit der rechten Hand nicht durchführen kann (z.B. schreiben oder einen zerlegten Kugelschreiber wieder zusammensetzen). Stattdessen reagiert er auf entsprechende Aufforderungen mit Massenbewegungen des rechten Armes. Einen Tremor können Sie dabei aber nicht feststellen. Sie vermuten einen Schlaganfall (Hirninfarkt, Insult) und weisen den Patienten in die Neurologische Klinik ein. Anschließend fahren Sie nach Hause, wo Sie nochmals nachlesen, welche kortikonukleären Fasern kreuzen und welche nicht.

Fragen:
a) Wo ganz genau im Gehirn vermuten Sie die Schädigung?
b) Sie haben die Diagnose eines zerebralen Insultes (= Schlaganfall) gestellt. Die Wahrscheinlichkeit ist schon deshalb groß, weil Herr K. starker Raucher, Hypertoniker und sehr übergewichtig ist. Welche Arteriengruppe ist vermutlich betroffen, und aus welcher der drei großen Gehirnarterien kommt sie?
c) Welche Hirnnerven(kerne) sind auf welcher Seite betroffen, und welche zeigen keine Ausfallserscheinungen (warum?)?
d) Sie vergaßen, nach sensiblen Ausfällen zu fahnden. Das ist nicht so schlimm, denn die Diagnose lässt sich mit relativ großer Sicherheit auch so stellen. Wo aber wären sensible Ausfälle zu erwarten? Wenn keine sensiblen Ausfälle aufträten, wo könnte dann differentialdiagnostisch die Schädigung noch lokalisiert sein?
e) Wie ist die Symptomatik am rechten Arm/an der rechten Hand erklärbar? Warum ist die grobe Kraft in der rechten Hand vermindert, im Ellen-

bogen- und Schultergelenk aber weniger betroffen, und wie erklären Sie die Behinderung der Feinmotorik?

f) Warum ist keine spastische Lähmung vorhanden (evtl. zwei Gründe)?

Fall 4.13:

relativ einfach

Im Jahre 1810 treffen sich Johann Wolfgang von Goethe und Friedrich Schiller in Weimar, um bei einem Glas Rotwein ein wenig über das Prinzip der *Vereinigung von Idee und Erscheinung*, mit dem sich Goethe seit Jahren intensiv beschäftigt, zu plaudern. Sie kommen aber vom Thema ab, weil Goethe ständig an seinen Schreiber Eckermann denkt, bei dem er heute morgen eine erstaunliche Beobachtung gemacht hat. „Der Kerl", so Goethe, „setzt mich doch immer wieder auf's Neu' ins Staunen. So diktiere ich ihm denselbigen Morgen einen Brief an unseren verehrten Freund Schelling, wobei ich folgendes feststellen muss: Eckermann stockt im Schreiben, legt die Feder nieder, versucht es auf's Neue und schreibt sehr zögernd. Als ich ihn auffordere, mir die Niederschrift zu zeigen, traue ich meinen Augen nicht. Eckermann, dem sonst eine wundersam zarte und schöne Handschrift eigen ist, hat ohne jeden Zweifel ein Gekrakel auf das edle Papier gelegt, dass mir einen Augenblick die Sinne schwinden mochten. Ich fordere ihn sodann auf, meinen Namen ordentlich auf ein neues Blatt Pergament zu schreiben, doch es resultiert wieder nur ein unleserliches Gekritzel, was Eckermann selbst mit Bestürzen feststellt. Und da ich, mein lieber Freund, ein Verehrer und Verfechter des streng empirisch-phänomenologisch vorgehenden Experimentierens bin, bitte ich ihn sogleich, mir eine Passage aus dem ersten Akt des ‚Faust' vorzulesen, doch auch dieses will ihm nicht gelingen. Sein Sehen sei aber nicht getrübt, so versichert mir der Gepeinigte. Ich grüble seitdem, was wohl die Ursache des Vorgangs sei, den ich heut morgentlich beobachtet." Schiller wiegt nachdenklich den Kopf und kann trotz seines ehemals absolvierten Studiums der Medizin keine gute Erklärung bieten.

Fragen:

a) Eckermann mag an einer vorübergehenden Durchblutungsstörung in einem bestimmten Gehirnbereich gelitten haben. Wo würden Sie diesen Bereich lokalisieren?

b) Von welchem Blutgefäß wird dieser Bereich versorgt?

c) Erläutern Sie die neuronale Verschaltung mit den beteiligten Zentren, die beim (Vor-)Lesen und Schreiben intakt sein muss.

d) Warum ist diese ganze Geschichte erstunken und erlogen?

14.5 Lösungen

Die Lösungen können z.T. nur stichwortartig angegeben werden. Im gegebenen Fall wird für ausführlichere Information auf die jeweils angegebenen Lehrbuchkapitel verwiesen.

14.5.1 Spinalnerven

Fall 1.1:

a) Ausfall des N. ulnaris.

b) Schädigung des Nervs im Sulcus n. ulnaris vermutlich beim Sturz vom Rad mit Trauma des Ellenbogens.

c) Grob: ulnares Drittel der Handinnenfläche, ulnare Hälfte des Handrückens (vgl. Abb. **2.7a**, 3; **b**, 5).

d) Krallenhand.

e) Fasciculus medialis, C8–Th1.

f) *Am Oberarm:* –. *Am Unterarm:* M. flexor carpi ulnaris, M. flexor digitorum profundus (ulnarer Anteil). *An der Hand:* Muskulatur des Kleinfingerballens, sämtliche Mm. interossei dorsales und palmares, Mm. lumbricales III und IV, M. adductor pollicis, M. flexor pollicis brevis (Caput profundus). Zur jeweiligen Funktion s. Kap. 2.2.7. *Ausfallssymptome:* Fehlhaltung der Hand *(Krallenhand)* vor allem durch Ausfall der Interossei und Lumbricales (vgl. klinischen Hinweis in Kap. 2.2.7). Dies und der Ausfall der Daumenadduktion führt zu Symptomen wie z.B. der beschriebenen Schreibstörung (Stift kann nicht mehr richtig gehalten und geführt werden). Unfähigkeit, Daumen und kleinen Finger zusammenzuführen, resultiert aus dem Ausfall des Daumenadduktors und der Kleinfingerballenmuskulatur.

g) Das klinische Bild einer segmentalen Schädigung von C8 ist dem einer Ulnarisläsion sehr ähnlich. Die Abgrenzung ist vor allem durch die sensiblen Ausfälle möglich: Bei C8 fällt auch das entsprechende Dermatom am Unteram aus (vgl. Abb. **2.1**), während bei Ulnarisläsion nur sensible Ausfälle an der Hand bestehen.

Fall 1.2:

a) N. musculocutaneus. Ausgefallene Muskeln: M. biceps brachii (Ellenbogenbeugung und Supination), M. brachialis (Ellenbogenbeugung), M. coracobrachialis (Adduktion und Anteversion im Schultergelenk).

b) C5–C7.

c) Fasciculus lateralis.

d) Beugung noch (wenn auch schwach) durch den M. brachioradialis und (geringfügig) den M. extensor carpi radialis longus möglich, die beide vom N. radialis innerviert werden. Supination noch durch den M. supinator möglich (ebenfalls N. radialis).

Fallbeispiele mit Wiederholungsfragen

Fall 1.3:
a) N. medianus.
b) Daumenballenmuskulatur (M. opponens pollicis, M. flexor pollicis brevis, M. abductor pollicis brevis, *nicht* aber M. adductor pollicis: Dieser wird vom N. ulnaris versorgt).
c) Schwurhand (Abb. 2.10b) tritt beim Versuch des Faustschlusses bei Medianusläsionen auf. Sie kommt durch den Ausfall der M. flexor digitorum superficialis und M. flexor digitorum profundus (*radialer* Anteil) bei gleichzeitigem Funktionieren des *ulnaren* Anteils des M. flexor digitorum profundus (N. ulnaris) zustande (vgl. klinischen Hinweis in Kap. 2.2.9). Die Schwurhand tritt hier nicht auf, weil die Nervenläsion in Höhe des Karpalkanals erfolgt: Bis dahin sind die motorischen Fasern zu den genannten Muskeln bereits abgegangen. Durch den Karpalkanal ziehen nur noch deren Sehnen, die Muskelbäuche sind am Unterarm.
d) Die Läsion muss auf alle Fälle deutlich proximal des Handgelenks lokalisiert sein, meist in Höhe des Ellenbogens oder des Oberarms. Zusätzliche Sensibilitätsausfälle: Daumenballen, radiale zwei Drittel der Hohlhand (vgl. Tabelle 2.3).

Fall 1.4:
a) Läsion des Plexus brachialis. Bei der Lagerung wurde der Plexus durch die starke Retroversion und Abduktion des Armes nach dorsal gezogen und gespannt. Da der Plexus durch die Skalenuslücke zieht (die bei allen Menschen unterschiedlich eng ist), wird er dabei gegen den M. scalenus medius gepresst (vgl. zum besseren Verständnis Abb. 2.6). Die Mm. scaleni wurden durch die Dorsalextension des Kopfes noch zusätzlich gespannt, was eine Läsion des Plexus begünstigt hat.
b) Vorwiegend Schädigung der kranialen Anteile (Versorgung der hier gelähmten Schultergürtelmuskeln vorwiegend durch C5/C6, Versorgung der noch weitgehend intakten Unterarm- und Handmuskeln vorwiegend durch C7/C8).
c) Beugung des Ellenbogengelenkes vornehmlich durch M. brachialis und M. biceps, die beide von den Segmenten C5, C6 (N. musculocutaneus) innerviert werden. Streckung des Ellenbogengelenkes dagegen ausschließlich durch den M. triceps brachii, der vorwiegend von C7, also aus den kaudaleren Plexusanteilen, innerviert wird (N. radialis).
d) C5–Th1 (wenige Fasern auch aus C4 und Th2).
e) Merke: 7 Äste zum Arm und 7 zum Schultergürtel! *Zum Arm:* N. cutaneus brachii medialis, N. cutaneus antebrachii medialis, N. ulnaris, N. medianus, N. musculocutaneus, N. axillaris, N. radialis. *Zum Schultergürtel:* N. dorsalis scapulae, N. thoracicus longus, N. subclavius, N. suprascapularis, N. thoracodorsalis, Nn. subscapulares, Nn. pectorales.

Fall 1.5:
a) N. radialis.
b) In erster Linie die Streckermuskeln des Unterarms (Streckung in Hand- und Fingergelenken). Symptom der *Fallhand*. Weiterhin betroffen sind der M. supinator (Einschränkung der Supination) und die radiale Muskelgruppe (M. brachioradialis, Mm. extensor carpi radialis brevis und longus).
c) Mitte, da dort Radialiskanal (vgl. Abb. 2.11).
d) Sensibilitätsausfälle (grob): laterale drei Viertel der dorsalen Handfläche, Daumen ganz. Am Ober- und Unterarm keine Ausfälle, da entsprechende sensible Äste bereits vor dem oder im Radialiskanal abgehen (vgl. Tabelle 2.4). Wenn die im Kanal abgehenden Äste auch betroffen sind, dann auch Sensibilitätsausfälle an der Dorsalseite des Ober- und Unterarms.
e) M. triceps brachii (entsprechende motorische Fasern gehen bereits vor Radialiskanal ab, vgl. Tabelle 2.4).
f) Weil die Extensoren dazu nötig sind. Sie versetzen durch Extension der Hand- und Fingergrundgelenke die Fingerbeuger in Vorspannung, sonst können diese ihre Kraft nicht richtig entfalten (versuchen Sie es bei sich selbst: ohne Extension in Hand- und Fingergrundgelenken kein kraftvoller Faustschluss!).

Fall 1.6:
a) N. axillaris. Er verläuft entlang dem Collum chirurgicum auf der Schultergelenkskapsel. Besondere Gefährdung bei Schultergelenksluxationen und Humerushalsbrüchen.
b) M. deltoideus und M. teres minor (Schwäche vor allem der Abduktion und der Außenrotation, z.T. aber auch der Adduktion).
c) Hautareal am kraniolateralen Oberarmbereich (Abb. 2.7a, *8*; b, *1*; N. cutaneus brachii lateralis superior).
d) Fasciculus posterior, C5 und C6.

Fall 1.7:
a) N. obturatorius. Gefährdet vor allem bei Frakturen des kleinen Beckens, weil er an dessen Knochen ein Stück weit entlangläuft, bevor er nach unten zieht und durch das Foramen obturatum aus dem Becken austritt (Abb. 2.12a, *7*).
b) Oberschenkeladduktoren rechts (kann rechtes Bein nicht mehr über linkes Bein schlagen).
c) Plexus lumbalis, L2–L4.
d) Läsion der Wurzel L3 kann motorisch ähnliche Symptomatik verursachen, weil sie an der Innervation sämtlicher Adduktoren wesentlich beteiligt ist (isolierte L3-Wurzelläsionen sind al-

lerdings ziemlich selten). Sensible Ausfälle treten dann aber auch am *ventralen* Oberschenkel auf, entsprechend dem Dermatom L3 (vgl. Abb. 2.1).
e) M. pectineus (zusätzliche Innervation durch N. femoralis), M. adductor magnus (zusätzliche Innervation durch N. tibialis). Deshalb bleibt bei einer N.-obturatorius-Läsion stets eine gewisse Restadduktionsfähigkeit erhalten.

Fall 1.8:
a) N. femoralis. Er ist bei Operationen im Bereich des Leistenbandes und besonders des Leistenkanals gefährdet, da er in dieser Höhe unter dem Leistenband durchtritt (dennoch wird er bei diesen Operationen nur selten tatsächlich geschädigt).
b) Hüftbeugung in erster Linie durch M. iliopsoas, der zwar auch großenteils vom N. femoralis versorgt wird, die entsprechenden motorischen Äste gehen aber bereits weit vor dem Durchtritt des Nervs unter dem Leistenband ab.
c) Sensible Ausfälle am ventralen Oberschenkel (Rr. cutanei anteriores) und am ventromedialen Unterschenkel (N. saphenus), vgl. Abb. **2.13a**, *2* und *4*.
d) L1–L4.

Fall 1.9:
a) N. gluteus superior rechts.
b) Ausfall des M. gluteus medius, M. gluteus minimus und M. tensor fasciae latae. Gluteus medius und minimus sind *die* Abduktoren im Hüftgelenk. Sie ziehen den Trochanter major zum Beckenkamm bzw. umgekehrt und verhindern so das Abkippen des Beckens auf die kontralaterale Seite, wenn diese Spielbeinseite ist (vgl. Abb. 2.15a). Bei Ausfall dieser Muskeln resultiert entsprechend ein pathologisches Abkippen des Beckens (vgl. Abb. 2.15b).
c) Nein, N. gluteus superior ist rein motorisch.
d) Plexus sacralis, L4–S1.

Fall 1.10:
a) N. fibularis (= N. peroneus).
b) Sämtliche (Dorsal-) Extensoren des Fußes durch *N. fibularis profundus* (M. tibialis anterior, M. extensor digitorum longus, M. extensor hallucis longus, kurze Zehenstrecker am Fußrücken). Sämtliche Pronatoren des Fußes durch *N. fibularis superficialis* (Mm. fibularis longus und brevis).
c) Durch den Ausfall der Pronatoren (Mm. fibulares) überwiegen (auch in Ruhe) funktionell die Supinatoren.
d) Fußrücken (vgl. Abb. **2.13a**, *5* und *6*).
e) Weil die entsprechenden Äste bereits vor dem Verlauf des Nervs um das Fibulaköpfchen abgehen: *R. communicans fibularis* (schließt sich mit N. cutaneus surae medialis aus N. tibialis zum *N. suralis* zusammen – Sensibilität am dorsalen Unterschenkel) und *N. cutaneus surae lateralis* (Sensibilität am lateralen Unterschenkel).
f) Vermutlich in der Extensorenloge, wo dann nur der N. fibularis profundus geschädigt wäre (z. B. bei Tibiafrakturen). Er versorgt motorisch nur die Strecker des Fußes (s. unter b) und sensibel nur den Interdigitalraum I.

Fall 1.11:
a) Wenn es sich um einen nicht allzu stark lateral ausgerichteten Vorfall handelt (der dann auf die in gleicher Höhe durch das Intervertebralloch ziehende Spinalnervenwurzel drücken würde), sondern – wie meistens – um einen mehr *mediolateralen* Vorfall, so ist *die Wurzel des ein Segment tiefer austretenden Spinalnervs* geschädigt (vgl. S. 83f.). In diesem Falle also die Wurzel L5.
b) N. gluteus superior (L4–S1), N. gluteus inferior (L5–S2), N. fibularis (L4–S2), N. tibialis (L4–S3).
c) Überprüfung sensibel vor allem des Dermatoms von L5 (vgl. Abb. 2.1) und der Extensoren des Fußes. Am spezifischsten für L5 ist der *M. extensor hallucis longus* (Prüfen der Dorsalextension des großen Zehes gegen Widerstand): „Kennmuskel" von L5.

Fall 1.12:
a) Die Strecker im Hüftgelenk, in erster Linie M. gluteus maximus. Läsion des N. gluteus inferior.
b) Nein, rein motorischer Nerv.
c) Durchtritt des Nervs durch das *Foramen infrapiriforme*, zusammen mit A. und V. glutea inferior, N. cutaneus femoris posterior, N. ischiadicus, N. pudendus, A. und V. pudenda interna.

Fall 1.13:
a) Plexus sacralis.
b) Druck auf die sensiblen Anteile des Plexus sacralis.
c) N. cutaneus femoris posterior (Sensibilität am dorsalen Oberschenkel), N. fibularis und N. tibialis (Sensibilität am Unterschenkel und Fuß mit Ausnahme des N.-saphenus-Bereichs).

14.5.2 Hirnnerven

Fall 2.1:
a) Ausfall des M. sternocleidomastoideus rechts (Kopfschiefhaltung nach links durch funktionelles Überwiegen des kontralateralen Muskels), des M. trapezius rechts (Schulterzucken nicht mehr möglich) und Ausfall der Zungenmuskulatur rechts (Abweichen der Zunge beim Herausstrecken nach rechts und verwaschene Sprache).

Fallbeispiele mit Wiederholungsfragen

Also Läsion des N. accessorius und des N. hypoglossus rechts.
b) Schädigung an der Schädelbasis im Bereich des (rechten) Canalis n. hypoglossi im Foramen magnum, da hier auch direkt die Radix spinalis des N. accessorius vorbeizieht.
c) Nein, da N. accessorius und N. hypoglossus rein motorische Nerven sind (eine orientierende sensible Untersuchung ist natürlich dennoch stets angebracht, auch um die Läsion zusätzlicher Nerven auszuschließen).

Fall 2.2:
a) N. mandibularis (V3) aus N. trigeminus (V).
b) Kieferschließer werden alle vom N. mandibularis innerviert (M. masseter, M. temporalis, M. pterygoideus medialis, geringfügig trägt auch M. pterygoideus lateralis zum Kieferschluss bei). *Mundöffnung* kaum erschwert, weil die Schwerkraft den Unterkiefer von alleine nach unten zieht und so die einseitige Versorgung der Kieferöffnung nicht so stark ins Gewicht fällt.
c) Neben dem in Abb. 2.22b, 3 sichtbaren Areal des Gesichts versorgt V3 auch sensibel an der Sprachbildung beteiligte Organe wie Lippen, Zunge, Wangen. Dies ist für die normale Sprachbildung unbedingt nötig, weshalb es hier zur *undeutlichen Sprache* kommt (achten Sie beim nächsten Zahnarztbesuch mit Lokalanästhesie selbst darauf, wie man um deutliche Sprache ringen muss, wenn auf Grund einer Lokalanästhesie lediglich z.B. die Lippen auf einer Seite taub sind). Erschwerend kommt in diesem Fall eine gewisse Insuffizienz der Kieferschließer hinzu.
d) Zu prüfen wären die anderen Anteile des *N. trigeminus* (z.B. Bestreichen der Sensibilitätsareale des N. ophthalmicus [V1] oder N. maxillaris [V2]).
e) Am ehesten in der Fossa infratemporalis, da hier noch alle Anteile von V3 zusammenliegen.

Fall 2.3:
a) Durch den vermuteten Tumor Schädigung des N. vestibulocochlearis (Hörminderung) und des N. facialis (Schwierigkeiten, die Lippen zu schließen, Mundtrockenheit durch Gll.-sublingualis- und -submandibularis-Ausfall sowie trockenes Auge durch Ausfall des Lidschlusses und der Tränensekretion).
b) Im Bereich des rechten Porus oder Meatus acusticus internus (sog. *Akustikusneurinom*, relativ häufiger, gutartiger Tumor, der von den Schwann-Zellen des VIII. Hirnnervs ausgeht, klinisches Beispiel in Abb. 2.30).
c) Diese treten fast nur bei *plötzlichem* Ausfall eines Vestibularorgans bzw. des entsprechenden Nervs auf. Bei *langsam progredientem, einseitigem* Vestibularisausfall (z.B. bei langsamem Wachstum eines gutartigen Tumors über Monate und Jahre) kann die Funktion des ausgefallenen Vestibularorgans meist voll von dem der kontralateralen Seite kompensiert werden.
d) Ausfall des vom N. facialis innervierten M. stapedius, der die Schallweiterleitung im Mittelohr herabsetzt.

Fall 2.4:
a) N. glossopharyngeus rechts. **Symptome:** *Schluckbeschwerden:* Beim Schlucken Abschluss des Naso- vom Oropharynx nicht mehr möglich, da der N. glossopharyngeus erheblich an der Innervation der entsprechenden Muskeln beteiligt ist (Plexus pharyngeus). So kann Flüssigkeit beim Schlucken nicht nur in den Ösophagus, sondern auch in die Nase gelangen. Kein Flüssigkeitseintritt in die Trachea, weil dazu der Verschluss des Kehlkopfeingangs nötig ist, der durch den N. glossopharyngeus nicht beeinflusst wird (Kehlkopfmuskeln, suprahyale Muskulatur). *Näselnde Aussprache:* Bei Aussprache der meisten Vokale wird wie beim Schlucken der Weg vom Oro- zum Nasopharynx abgeschlossen, so dass die Luft nur zum Mund entweichen kann, wo die Sprachbildung ja auch stattfindet. In diesem pathologischen Fall entweicht jedoch beim Sprechen gleichzeitig Luft aus der Nase, so dass die näselnde Aussprache entsteht. *Sensibilitäts- und Geschmacksstörung:* Das angegebene Areal entspricht dem allgemein-somatosensiblen und speziell-viszerosensiblen (=sensorischen, gustatorischen) Innervationsbereich des N. glossopharyngeus.
b) Austritt des Nervs durch das Foramen jugulare zusammen mit V. jugularis, N. vagus (X) und N. accessorius (XI). Da diese beiden Nerven (X und XI) offensichtlich keine Ausfälle zeigen, ist eine Schädigung in diesem Bereich sehr unwahrscheinlich. Sie findet sich eher im oberen Bereich des Halses.
c) Zuleitung der vegetativen Afferenzen aus dem Glomus caroticum und Sinus caroticus (Chemo- und Pressorezeptoren) zum Gehirn. Kann hier vom N. glossopharyngeus der Gegenseite übernommen werden.

Fall 2.5:
a) Patient gibt eine Schädigung des N. olfactorius (I) vor, wie sie tatsächlich im Rahmen von Schädelbasisbrüchen vorkommen kann. Dann aber müsste er schleimhautreizende Stoffe wie Ammoniak noch wahrnehmen können, da diese über den N. trigeminus (V2) wahrgenommen werden (*Schmerz-*, nicht *olfaktorischer* Reiz). Außerdem dürfte ihm dann das Essen nicht mehr schmecken, da die aromatischen Geschmacks-

qualitäten der Speisen (also alles, was nicht süß, sauer, salzig oder bitter ist) sämtlich über die Riechschleimhaut wahrgenommen werden.

b) Läge tatsächlich eine Riechnervläsion vor, wäre die Schädigung an der Schädelbasis im Bereich der Lamina cribrosa (vordere Schädelgrube, Durchtrittsort der Fila olfactoria) anzunehmen. Natürlich könnte auch – theoretisch – der N. maxillaris mitbetroffen sein, was die fehlende Ammoniakwahrnehmung erklären würde. Dann wäre eine größere Schädelbasisläsion anzunehmen, die von der Lamina cribrosa bis zum Foramen rotundum (Durchtrittsstelle des N. maxillaris) reicht. Auch dann allerdings dürften ihm die gut gewürzten Gerichte seiner Frau nicht mehr schmecken.

c) Überprüfen der Sensibilität im Gesichtsbereich des N. ophthalmicus und N. maxillaris (vgl. Abb. 2.22b, 2) und der Nasenschleimhaut.

Fall 2.6:

a) N. vagus rechts.

b) Vermutlich im mittleren bis oberen Halsbereich (an einer Stelle, wo die Rr. cardiaci und der N. laryngeus recurrens noch nicht abgegangen sind).

c) *Schluckbeschwerden:* Der Plexus pharyngeus wird etwa zur Hälfte vom N. vagus mitgebildet, der damit an der motorischen Innervation des Pharynx entscheidenden Anteil hat, d.h. also für den regelrechten Ablauf des Schluckvorganges unentbehrlich ist (betrifft vor allem Schlundschnürer und Gaumensegelheber). *Heiserkeit und Stimmbandabweichung nach rechts:* Der Vagus versorgt alle Kehlkopfmuskeln, d.h. auch die Stimmritzenspanner (Mm. vocales) und die Muskeln, die die Stellknorpel bewegen. Bei einseitigem Ausfall dieser Muskeln kann die Stimmritze nicht mehr ganz geschlossen werden, es resultiert Heiserkeit. *Uvulaabweichung nach links:* Da der linke Gaumensegelheber noch intakt ist, wird die Uvula samt Gaumensegel nach links oben gezogen. *Tachykardie:* Rechter Vagus versorgt parasympathisch den Sinusknoten des Herzens, wobei er senkend auf die Herzfrequenz wirkt. Bei Ausfall des Nervs entsprechend Frequenzsteigerung (Tachykardie) durch Überwiegen der sympathischen Impulse.

d) Tachykardie (da Sinusknoten nur vom rechten Vagus versorgt wird, s.o.). Linker Vagus innerviert nur den AV-Knoten (senkt AV-Überleitungsgeschwindigkeit).

Fall 2.7:

a) N. oculomotorius (III), Symptomerklärung s. u.

b) Einseitige Schädigung (links). Bei beidseitiger Augenmuskellähmung könnten die Doppelbilder nicht beim Blick nach einer Seite besser werden.

c) *Lesen nur noch mit Brille möglich:* Das rechte Auge der Patientin ist zum Lesen nicht mehr zu gebrauchen (Glaukom), so dass sie, wenn sie mit dem linken Auge nicht mehr akkommodieren kann (M.-ciliaris-Lähmung), jetzt zum Lesen eine Brille tragen muss (fehlende Linsenkrümmung wird durch Vorschalten einer „Plus-Linse" kompensiert). *Blenden des Lichts:* Lähmung des M. sphincter pupillae (vgl. Fall 2.9). *Doppelbilder:* Beim linken Auge überwiegt wegen des Ausfalls von N. III der Muskeltonus der von N. IV und N. VI versorgten Mm. obliquus superior und rectus lateralis. Dadurch resultiert eine Blickabweichung nach außen unten (vgl. klinischer Hinweis in Kap. 2.3.3). So stimmen die Sehachsen beider Augen nicht mehr überein, es resultieren Doppelbilder, die beim Blick nach rechts stärker werden (da beim linken Auge der M. rectus medialis nicht mehr funktioniert und so die Sehachsenabweichung stärker wird). Beim Blick nach links werden Doppelbilder schwächer, da hierbei am betroffenen linken Auge der M. rectus lateralis in Aktion tritt, der ja nicht gelähmt ist (Innervation: VI).

d) N. III tritt durch die *Fissura orbitalis superior* aus der *mittleren Schädelgrube* in die Orbita ein.

e) Rein motorischer (viszero- und somatomotorischer) Nerv.

f) Ja, für parasympathische Innervation des M. sphincter pupillae und M. ciliaris (Verschaltung im Ganglion ciliare).

Fall 2.8:

a) Tumor hatte im Bereich der Keilbeinflügel auf die Fissura orbitalis superior bzw. die dort durchziehenden Nerven (III, IV, V1 und VI) gedrückt, die dann bei der Operation endgültig geschädigt wurden (klinisches Beispiel in Abb. 10.7).

b) *Herabhängendes Augenlid:* Lähmung des M. levator palpebrae superioris (N. oculomotorius). *Unbeweglichkeit des Auges:* Lähmung aller Augenmuskeln (Nn. oculomotorius, trochlearis, abducens). *Pupille weit und lichtstarr:* Lähmung der parasympathischen Fasern, die im N. oculomotorius verlaufen, s. unter c). *Sensibilitätsausfälle:* entsprechend dem Versorgungsgebiet des N. ophthalmicus (vgl. Abb. 2.22b, 1).

c) Nahesehen (vor allem möglich durch Kontraktion des M. ciliaris: Stärkere Linsenkrümmung, vgl. auch Kap. 13.1.3.3) und Pupillenverengung sind nicht mehr möglich, da die entsprechenden parasympathischen Fasern mit dem N. oculomotorius (III) in die Orbita eintreten, um dann im Ganglion ciliare von prä- auf postganglionär umgeschaltet zu werden.

d) Blutversorgung nicht eingeschränkt, weil A. ophthalmica nicht durch die Fissura orbitalis superior, sondern mit dem N. opticus durch den

Canalis opticus zieht. Selbst bei Verschluss der A. ophthalmica an der Schädelbasis (wenn dieser *langsam progredient* erfolgt, z. B. Kompression durch einen Tumor) muss nicht unbedingt ein schwerwiegender ischämischer Ausfall am Auge resultieren, da die A. ophthalmica über die A. supratrochlearis mit der A. angularis (aus der A. facialis) anastomosiert, so dass die Blutversorgung des Auges großenteils gesichert ist.

e) Tränendrüse erhält ihre sekretorische Innervation über Fasern vom parasympathischen Ggl. pterygopalatinum (die mit dem N. zygomaticus durch die Fissura orbitalis *inferior* in die Orbita eintreten und sich erst unmittelbar vor der Tränendrüse dem N. lacrimalis anschließen).

f) Schläfe wird sensibel nicht von V1, sondern vom N. auriculotemporalis (aus V3) versorgt.

Fall 2.9:

a) Es liegt eine eitrig-entzündliche Veränderung im Sinus cavernosus vor (sog. *septische Sinus-cavernosus-Thrombose*). Beim versuchten Ausdrücken der Pustel wurden Eitererreger in die *venöse Blutbahn* gepresst, die gerade im Nasenbereich Anschluss an die V. angularis hat, welche wiederum über die Anastomose mit der V. ophthalmica superior mit dem Sinus cavernosus in Verbindung steht. Die Erreger gelangen so in den Sinus, wo sie sich auf Grund der geringen Blutströmungsflusses gut vermehren können. Daraus resultieren auch die Kopfschmerzen, da der Sinus cavernosus ganz von Dura begrenzt ist und eine Entzündung des Sinus gleichzeitig eine lokale Entzündung der schmerzempfindlichen Dura bedeutet (vgl. Kap 11.4.3).

b) N. abducens, der als einziger Hirnnerv direkt mitten durch den Sinus verläuft.

c) Rein motorischer Nerv (M. rectus lateralis am Auge).

d) Da die Doppelbilder (Prinzip der Genese von Doppelbildern s. Kommentar zu Frage c) bei Fall 2.7) beim Blick *zu beiden Seiten* jeweils stärker werden, ist zu folgern, dass beide Nn. abducentes betroffen sind.

e) N. oculomotorius (III), N. trochlearis (IV), N. ophthalmicus (V1) und N. maxillaris (V2), da sie alle (von Dura bedeckt) in der Wand des Sinus cavernosus verlaufen (vgl. Abb. 11.18). Die eitrige Entzündung greift sehr bald auch die Wandstrukturen des Sinus an.

14.5.3 Rückenmark

Fall 3.1:

a) Halbseitenläsion des Rückenmarks (s. S. 96).
b) Rechts.
c) Dissoziierte Empfindungsstörung.
d) Bei Halbseitenläsion des Rückenmarks von rechts sind betroffen (vgl. auch Kap. 3.5.1 und 3.5.2, sowie Abb. 3.11): *Pyramidenbahn* (Tractus corticospinalis lateralis) – Verlauf im Seitenstrang, Kreuzung in der Medulla oblongata. *Extrapyramidale Bahnen* (vor allem Tractus rubrospinalis, vestibulospinalis und reticulospinalis) – Verlauf im Vorder- und Seitenstrang, Kreuzung (falls vorhanden) im Hirnstamm. *Hinterstrangbahn* (Fasciculus gracilis) – Kreuzung erst im Hirnstamm (deshalb Ausfall der epikritischen Sensibilität am rechten Bein). *Sensible Vorderseitenstrangbahnen* (Tractus spinothalamicus anterior und lateralis) – Kreuzung auf segmentaler Ebene (deshalb protopathische Sensibilitätsstörung am *linken* Bein trotz *rechts*seitiger Schädigung). Nicht in der Symptomatik erwähnt: *Tractus spinocerebellaris anterior* und *posterior* (Verlauf im Seitenstrang, fallen symptomatisch bei Halbseitenläsion des Rückenmarks meist nicht auf, weil sie die propriozeptive Information der ipsilateralen Körperhälfte weiterleiten, die ja ohnehin gelähmt ist).

e) Wenn das Bein mit Ausnahme von geringgradig erhaltener Hüftbeugung (möglicherweise durch Fasern aus L1) nicht mehr bewegbar ist, muss die Läsion etwa in Rückenmarkshöhe L2 liegen.

f) Wirbelkanalhöhe Th9–10.

Fall 3.2:

a) *Merke*: Spastische Lähmung = zentrale Läsion, schlaffe Lähmung = periphere Läsion (S. 95)!
b) Von ventral.
c) Motorische Bahnen (Tractus corticospinalis lateralis und extrapyramidale Bahnen) und Vorderseitenstrangbahnen (Tractus spinothalamicus anterior und lateralis: Schmerz- und Temperaturempfindung); noch nicht betroffen: Hinterstrangbahn (vgl. Abb. 3.11).
d) Am ventralen Oberschenkelbereich (etwa Segmente L2–L4) schlaffe Parese, weil dort der Tumor direkt in die Vorderhörner einwächst bzw. diese komprimiert; dadurch Schädigung des peripheren Neurons, deshalb auch keine Reflexe mehr. Kaudal davon (L4–S2, hauptsächlicher Versorgungsbereich des restlichen Beines) sind die Vorderhörner (= Motoneurone) noch intakt, aber von der Afferenz der absteigenden Bahnen abgeschnitten, so dass sich eine Spastik mit gesteigerten Reflexen (Letztere oben nicht erwähnt) entwickeln kann (S. 95).

14.5.4 Gehirn

Fall 4.1:

a) Frau G. hat eine *homonyme Hemianopsie nach rechts*, was für eine Schädigung des visuellen Systems *hinter dem Chiasma opticum* spricht (Tractus opticus, Corpus geniculatum laterale,

Sehstrahlung oder Sehrinde, vgl. Abb. 9.29). Da die Anopsie sich später auch auf die Gegenseite ausdehnt, d.h. die visuellen Systeme beider Hirnhälften betroffen sind, liegt wahrscheinlich eine Schädigung der Sehrinde und nicht beider Sehstrahlungen oder beider Thalami vor, da die Sehrinden beider Seiten im Interhemisphärenspalt unmittelbar nebeneinander liegen (Tumor von 3 cm Größe kann also durchaus beide Sehrinden komprimieren/infiltrieren).
b) Teile der Sehbahn vor der Area 17 (Sehrinde) sind höchstwahrscheinlich völlig intakt. Insbesondere Nervus und Tractus opticus können nicht lädiert sein (siehe c). Zum Schema vgl. Abb. 9.29. Vgl. auch klinisches Beispiel in Abb. 9.32.
c) Pupillenreflex wird nicht über die Sehrinde verschaltet (anders als Akkommodationsreflex). Die Fasern aus der Retina, die für den Pupillenreflex zuständig sind, verlaufen im Tractus opticus und ziehen kurz vor dem Thalamus über die oberen Bindearme zur prätektalen Region; von dort Verschaltung zum Ncl. accessorius n. oculomotorii (jeweils doppelseitig); von dort parasympathische Fasern zum M. sphincter pupillae (zur genauen Verschaltung des Licht- bzw. Pupillenreflexes s. Kap. 13.1.4).
d) Durch weiteres Tumorwachstum auch Schädigung der *sekundären Sehrinde*.
e) Lokalisation: Grenzt an primäre Sehrinde direkt an (Abb. 9.31). Aufgabe: Interpretation, erkennendes Zuordnen der in der primären Sehrinde wahrgenommenen visuellen Impulse (vgl. Kap. 9.9.3).
f) A. cerebri posterior.

Fall 4.2:
a) Schädigung (z.B. Tumor) im Bereich *ventral* des rechten Ncl. n. abducentis im Pons, so dass die ventral aus dem Kern austretenden Abduzens-Motoneurone ebenso wie die um den Abduzenskern herumziehenden efferenten Fasern des Ncl. n. facialis, also VI. und VII. Hirnnerv, geschädigt werden. So entstehen Doppelbilder, die beim Blick nach links schwächer werden, weil dann der M. rectus lateralis der betroffenen Seite nicht in Aktion tritt, sowie eine periphere Fazialisparese. Vgl. Abb. 5.10, *10–12*.
b) Inneres Fazialisknie.
c) Ncl. n. facialis (speziell-visceromotorisch), Ncll. tractus solitarii (speziell-viszerosensibel, Geschmack), Ncl. salivatorius superior (allgemein-viszeromotorisch, parasympathisch).
d) Nein, aber nur, solange Läsion auf die den VI. Hirnnerv bildenden *efferenten Fasern* des Ncl. n. abducentis beschränkt bleibt, weil sie nur diesen einen Muskel versorgen. Greift die Schädigung hingegen auf den Ncl. n. abducentis über, muss auch mit einer Schwäche des M. rectus medialis des kontralateralen Auges gerechnet werden, weil seine im Ncl. n. oculomotorii liegenden Motoneurone bei jeder horizontalen Augenbewegung vom Ncl. n. abducentis aus mitaktiviert werden. (Vgl. Abb. 6.6b, S. 140, und Kap. 5.2.6, S. 116).

Fall 4.3:
a) Im Interhemisphärenspalt in Höhe des Gyrus precentralis (Beinregion), vgl. klinisches Beispiel in Abb. 9.21b, S. 216).
b) Da der Tumor sich im Bereich des Interhemisphärenspaltes befindet, ist anzunehmen, dass er auch auf die direkt angrenzende kontralaterale Hemisphäre drückt, wo die gleiche funktionelle Region für die kontralaterale Körperhälfte lokalisiert ist.
c) Nein, da die in b) geschilderte Situation nur für die Bein-/Fußregion der motorischen Hirnrinde zutrifft (vgl. Abb. 9.20, *1*). Ein solcher symmetrischer Ausfall beider Arme könnte von einer Läsion ausgehen, die zwischen den beiden Hirnschenkeln (Crura cerebri, Mittelhirn) sitzt, so dass die kortikospinalen Bahnen zum Zervikalmark beider Seiten beeinträchtigt sind, da sie von den kortikospinalen Bahnen am weitesten medial liegen (vgl. Abb. 6.8, wobei dann auch massive Hirnnervenausfälle zu diagnostizieren wären). Die Frage lautete aber: „… *in der gleichen funktionellen Region* …"
d) *Pyramidenbahn*: Entspringt zu einem erheblichen Teil vom motorischen Kortex, zieht durch die Capsula interna, die Hirnschenkel (Crura cerebri), durch den ventralen Pons und die ventrale Medulla oblongata. Dort Kreuzung zu etwa 80% auf die Gegenseite und als Tractus corticospinalis lateralis im Seitenstrang des Rückenmarks. Ungekreuzte Fasern (ca. 20%) als Tractus corticospinalis anterior im Vorderstrang des Rückenmarks, endet bereits im Zervikalmark und kreuzt auf segmentaler Ebene. *Funktion der Pyramidenbahn*: vor allem (aber nicht ausschließlich) Steuerung der distalen Extremitätenmuskulatur (Feinmotorik), vgl. zu diesem wichtigen Thema Kap. 3.5.2, S. 93ff., und 9.7.1, S. 213ff., mit Abb. 9.20.
e) Extrapyramidale Zentren (vor allem Formatio reticularis, Ncl. ruber, Ncll. vestibulares), die vor allem vom prämotorischen Kortex aus (und dabei z.T. bilateral) angesteuert werden (Kap. 9.7.2).
f) A. cerebri anterior (versorgt mit ihren Endästen den Gyrus precentralis an der Medialseite und Mantelkante der Hemisphäre).

Fall 4.4:
a) Es handelt sich vor allem um pontozerebelläre Symptome mit leichter spinozerebellärer (unsicherer Gang) und vestibulozerebellärer (Nystag-

mus) Beteiligung, vgl. hierzu auch Kap. 7.5. Schädigung grundsätzlich im Kleinhirn selbst oder in den zu- bzw. wegführenden Leitungsbahnen (Kleinhirnschenkel) denkbar.
b) Bei diesem Fall am wahrscheinlichsten an den *Leitungsbahnen*, da sich die Multiple Sklerose über die Oligodendrogliazerstörung (Markscheidenbildner) nur an den Leitungsbahnen manifestiert.
c) In der Reihenfolge der Beschreibung: *(Blickrichtungs-)Nystagmus, skandierende Sprache (Dysarthrie)*, leichte *Gangataxie, Gliedmaßenataxie* mit *Intentionstremor* und *Hypermetrie* (dies sind Begriffe, die oft abgefragt werden, dazu gehört auch die *Dysdiadochokinese*). Vgl. Kap. 7.5.
d) Rechts. Eine Kleinhirnhälfte steuert die Motorik der *ipsilateralen Körperhälfte* (da sowohl die zuführenden Bahnen zum Kleinhirn als auch die absteigenden Bahnen derjenigen Zentren kreuzen, die vom Kleinhirn aus gesteuert werden = doppelte Kreuzung).
e) N. opticus ist wie die Retina ein Teil des Gehirns (wächst embryonal aus dem Vorderhirnbläschen heraus), d. h., die hier ummarkten Fasern werden von Oligodendrozyten und nicht von Schwann-Zellen umhüllt.

Fall 4.5:
a) Ja. Adalbert hat übersehen, dass der Patient die *ganze* Stirn runzeln und *beide* Augen schließen kann, so dass keine *periphere*, sondern eine sog. *zentrale* Fazialisparese vorliegt.
b) Der Stirn-/Augenanteil des Ncl. n. facialis im Pons wird von *beiden* Großhirnhälften, der Restanteil des Kerns aber nur von der *kontralateralen* Großhirnhälfte versorgt. Daraus resultiert bei einseitiger Schädigung der entsprechenden kortikonukleären Fasern ein einseitiger Funktionsausfall der mimischen Muskulatur *mit Ausnahme* der Stirn- und Lidschließermuskeln. Zum Schema vgl. Abb. 6.9.
c) Tränenflussmessung (mit speziellem Filterpapier, das man unter die Augenlider klemmt, sog. *Schirmer-Test*) ist dann sinnvoll, wenn man den Ort einer *peripheren* Fazialisläsion genauer bestimmen will (also hier: Läsion *vor* oder *nach* dem Abgang des N. petrosus major).
d) Abgang des *N. petrosus major* vom N. facialis in Höhe des äußeren Fazialisknies (Abb. 2.27, *10*), dieser zieht nach oben zur Schädelbasis (Hiatus canalis n. petrosi majoris), läuft ein Stück weit auf dieser entlang nach medioventral, tritt dann durch das Foramen lacerum wieder aus und endet im *Ganglion pterygopalatinum* (in der Fossa pterygopalatina). Dort Verschaltung auf zweites parasympathisches Neuron, dessen Axone im *N. zygomaticus* durch die Fissura orbitalis inferior in die Orbita eintreten, über den *R. communicans* zum *N. lacrimalis* ziehen und mit diesem bis zur Tränendrüse verlaufen, vgl. Abb. 2.28.

Fall 4.6:
a) Es handelt sich um eine *motorische Aphasie*.
b) Schädigung des motorischen Sprachzentrums (insbesondere die Broca-Region) im Gyrus frontalis inferior (Abb. 9.22, S. 217). Wenn Monsieur L. Rechtshänder ist, wäre die Schädigung links zu lokalisieren. Eine Durchblutungsstörung ist deshalb wahrscheinlicher als z. B. ein Tumor, weil sich die Symptomatik relativ rasch über Stunden hin entwickelt hat (bei Tumor meist über viele Tage bis Wochen). Hinzu kommt Jacques L.s hohes Alter, das ebenfalls eine zerebrale Durchblutungsstörung wahrscheinlicher macht.
c) Nein. Weil das motorische Sprachzentrum als solches nur auf einer (der sog. *dominanten*) Hemisphäre ausgebildet ist (beim Rechtshänder links, beim Linkshänder entweder rechts oder links), käme es bei einer Durchblutungsstörung auf der Gegenseite nicht zu den gleichen Symptomen.
d) „Formung" der Sprachimpulse in Hinsicht auf ihren Wortlaut und Satzbau, *nicht* direkte Aktivierung der sprachassoziierten Muskelgruppen (vgl. Kap. 9.7.3).
e) Ausgehend vom Rechtshänder (beim Linkshänder können die Seitenverhältnisse umgekehrt sein): Wernicke-Sprachzentrum (sensorisches Sprachzentrum) findet sich nur *links*, *rechts* stattdessen in der sekundären Hörrinde mehr die Verarbeitung emotionaler und „musischer" Parameter, was auch für andere sekundäre Rindenfelder gilt (links mehr analytisch-rational, rechts mehr musisch-emotional). Gyrus angularis als für Lesen und Schreiben unentbehrliches Zentrum ist nur *links* als solches ausgebildet. Räumliches Vorstellungsvermögen entsteht in den parietalen Rindenfeldern vor allem der *rechten* Hemisphäre.
f) Sensibles Sprachzentrum (Wernicke), motorisches Sprachzentrum (insbesondere Broca-Region), Basalganglien, Kleinhirn, Thalamus, motorische Rinde, Hirnnervenkerne und die jeweiligen Verbindungsbahnen (vgl. auch Abb. 9.38a und Kap. 9.10.4).
g) Sprachverständnis ist noch möglich (befolgt Aufforderungen sofort und korrekt).
h) A. cerebri media (Abb. 11.5a, *2*).

Fall 4.7:
a) Eintritt in der Gesichtsregion des *rechten* Gyrus postcentralis, dann gerade Schussbahn nach kranio-medial, Austritt aus der rechten Hemisphäre im Fußbereich des Gyrus postcentralis (mediale Hemisphärenseite), unmittelbar danach Eintritt in den Gyrus postcentralis der *linken* Hemi-

sphäre von medial im Fußbereich und Austritt aus demselben im Oberschenkelbereich (man nehme ein Lineal und versuche, die Schusslinie z. B. an Abb. 9.25, 9 nachzuvollziehen).
b) Siehe unter a). Keine Ausfälle der Zungensensibilität, weil diese außerhalb des Gesichtsbereichs eine gesonderte Repräsentation in der sensiblen Rinde hat (Seh-, Hör-, Geschmacks- und Geruchsempfindung haben ohnehin gesonderte Rindenfelder).
c) Entsprechende Läsion des Gyrus precentralis (motorische Ausfälle). Auf Grund der ähnlichen Somatotopik von Gyrus pre- und postcentralis hätten wohl motorische Ausfälle des Gesichts (*zentrale* Fazialislähmung) sowie schlaffe Lähmungen im Bein und Fußbereich beidseits resultiert, evtl. auch kaudale Lähmungen der linken Rumpfmuskulatur (vgl. Abb. 9.20, *1*).

Fall 4.8:
a) Tumor befindet sich im ventralen Mittelhirnabschnitt *links*.
b) Tumor wächst ausgehend vom Bereich der Substantia nigra (Hemiparkinson-Syndrom, S. 134f.), später übergreifend auf die ventral und dorsal davon liegenden Strukturen: kortikospinale und kortikonukleäre Bahnen (Lähmung), kortikopontine Bahn (Ataxie, S. 142), Ncl. ruber (s. unter e), efferente Fasern des Ncl. n. oculomotorius (= beginnender III. Hirnnerv – Doppelbilder, S. 113ff.), Lemniscus medialis (Sensibilitätsstörung, S. 142f.). Vgl. zum besseren topographischen Verständnis der betroffenen Areale Abb. 6.1.
c) Ataxie = Störung in der Koordination einzelner Muskelgruppen bei Bewegungsabläufen. Sie weist auf eine Funktionsstörung des Kleinhirns hin, in diesem Falle, weil die kortikopontinen Bahnen z. T. geschädigt wurden. Sie tritt rechts auf, weil die betroffenen Bahnen an den ipsilateralen (also linken) Brückenkernen enden, deren Efferenzen wiederum in die kontralaterale (also rechte) Kleinhirnhälfte ziehen. Diese beeinflusst die Motorik der rechten Körperhälfte (s. dazu Kommentar zu Fall 4.4; Frage **d**).
d) Weil die im Lemniscus medialis laufenden Bahnen in Höhe der Medulla oblongata auf die Gegenseite kreuzen, also in Höhe der Schädigung Information der *kontralateralen* Körperhälfte führen.
e) Kortikospinale und rubrospinale Bahnen (z. T. auch retikulospinale Bahn) wirken im Rückenmark z. T. antagonistisch und ausgleichend auf die von der vestibulospinalen Bahn ausgehende starke Aktivierung der Extensorenmotoneurone. Fallen diese Bahnen aus (s. unter b), kann es durch „Enthemmung" der vestibulospinalen Bahn zum sog. Extensorenspasmus kommen (S. 118).
f) Komprimierung des bereits physiologischerweise engen Aquäduktes, dadurch Liquorrückstau in den Seiten- und im dritten Ventrikel.
g) Liquorproduktion in den Plexus choroidei aller vier Ventrikel (vor allem Seitenventrikel). Kommunikation des Ventrikelsystems (innerer Liquorraum) mit dem Subarachnoidealraum (äußerer Liquorraum) im vierten Ventrikel (über die Aperturae laterales, Apertura mediana). Resorption des Liquors überwiegend über die Granulationes arachnoideae (Pacchioni-Granulationen) in die duralen venösen Sinus, z. T. auch an den Spinalnervenaustrittspunkten Resorption über Lymphgefäßplexus.
h) *(Hemi-)Parkinson-Syndrom*. Resultierend aus einem Funktionsausfall der Substantia nigra. Besonders schwer wirkt sich der Ausfall der nigrostriatalen Projektion aus. Die drei klassischen Symptome sind: *(Ruhe-)Tremor, Rigor* und *Akinese* (S. 134).
i) Sehen, Riechen und Hören werden *nicht* im Lemniscus medialis, sondern in gesonderten Fasertrakten dem Thalamus (und anschließend dem Großhirn) zugeleitet. Seh- und Riechbahn verlaufen nicht durch das Mittelhirn, die Hörbahn verläuft mit dem Lemniscus lateralis bzw. den Colliculi inferiores so weit dorsal (und außerdem bilateral) im Mittelhirn, dass sie durch den Tumor nicht tangiert wird.

Fall 4.9:
a) Wenn Herr M. Rechtshänder ist, *links*, wenn er Linkshänder ist, möglicherweise auch *rechts* im Gyrus temporalis superior: sekundäre Hörrinde (sensorisches Sprachzentrum, Wernicke-Zentrum). Das Syndrom heißt *sensorische Aphasie*.
b) Motorische Aphasie. Schädigung in der gleichen (also *dominanten*) Hemisphäre im Gyrus frontalis inferior, motorisches Sprachzentrum (v. a. Broca-Zentrum). Hierbei weniger psychische Angegriffenheit, weil der Patient seine Umgebung und vor allem sich selbst noch *versteht*. Bei sensorischer Aphasie mehr oder minder ausgeprägte Isolation von der Umgebung und den eigenen Gedanken (sofern diese verbalen Charakter haben).
c) S. Antwort f) bei Fall 4.6.
d) Wichtigste Afferenzen von primärer Hörrinde und Gyrus angularis, wichtigste Efferenzen zum motorischen Sprachzentrum im Gyrus frontalis inferior, vgl. Kap. 9.10.3.
e) A. cerebri media (ganz besonders die Äste, die den oberen und hinteren Anteil des Temporallappens versorgen, vgl. Abb. 11.5, *2* und Abb. 11.9). Vgl. auch klinisches Beispiel in Abb. 9.36.

Fallbeispiele mit Wiederholungsfragen

Fall 4.10:

a) Hypophysentumor (sog. *Hypophysenadenom*).
b) Der in der Sella turcica wachsende Tumor drückt von kaudal auf das Chiasma opticum (liegt direkt über der Hypophyse) und komprimiert dabei die medial liegenden, also die kreuzenden Fasern, die die Impulse der medialen Netzhauthälften führen, d.h. die visuelle Information des lateralen (temporalen) Gesichtsfeldes. Man nennt dieses Symptom *bitemporale Hemianopsie* (vgl. Abb. **9.29**, C).
c) Es handelt sich um einen Prolaktin bildenden Tumor (sog. *Prolaktinom*, häufigste Art des hormonaktiven Hypophysenadenoms).
d) Durch den Canalis opticus.
e) Weil an keiner anderen Stelle der Sehbahn die Fasern der rechten und linken Netzhauthälften so nahe beieinander liegen, dass sie gemeinsam geschädigt werden könnten, und nur eine solche Schädigung verursacht die beschriebene *bitemporale Hemianopsie* (vgl. Abb. **9.29** und klinisches Beispiel in Abb. **8.9**).

Fall 4.11:

a) Schädigung des Spino- und wahrscheinlich auch des Vestibulocerebellums, also der *medialen Kleinhirnanteile* (Wurm und Lobus flocculonodularis). Das Kleinhirn gliedert sich in Vestibulo-, Spino- und Pontocerebellum (s. S. 151). Aufgaben der medialen Kleinhirnanteile: Steuerung und Modulation der stützmotorischen Anteile von Haltung und Bewegung, Steuerung der Blickmotorik mit Stabilisierung des Blickes auf ein Blickziel (deswegen bei Schädigung des Vestibulocerebellums *Nystagmus*, der in der Symptombeschreibung nicht erwähnt ist). Zur Funktion der einzelnen Kleinhirnanteile vgl. Kap. **7.4**.
b) Wichtigste Afferenzen und Efferenzen des *Vestibulocerebellums* im unteren Kleinhirnstiel, wichtigste Afferenzen des *Spinocerebellums* im unteren (vor allem Tractus spinocerebellaris posterior, aber auch Teile des Tractus olivocerebellaris) sowie im oberen Kleinhirnstiel (Tractus spinocerebellaris anterior). Efferenzen des Spinocerebellums im oberen Kleinhirnstiel. Vgl. Kap. **7.3**.
c) Funktion des Pontocerebellums ist unbeeinträchtigt, also kein Intentionstremor, keine Gliedmaßenataxie, skandierte Sprache, Dysmetrie, Dysdiadochokinese (vgl. Kap. **7.5**).
d) Schädigung der Hinterwurzel oder der Hinterstränge („*sensible Ataxie*"), weiterhin auch Schädigung des Vestibularorgans, des Vestibularisnervs oder der Vestibulariskerne.

Fall 4.12:

a) Capsula interna *links*: Knie *(Genu)* und angrenzender Teil des hinteren Schenkels *(Crus posterius)*, vgl. Abb. **9.40c**.
b) *Aa. centrales anterolaterales (Aa. lenticulostriatae)* aus der *A. cerebri media* (Abb. **11.8**).
c) Betroffen sind die kortikospinalen (Pyramidenbahn) und die kortikonukleären Bahnen. Dabei fallen folgende motorische Hirnnerven in ihrer Funktion aus (vgl. hierzu auch Tabelle **6.1** und Abb. **6.9**): *N. facialis* (kontralateral und nur der Anteil, der die mimische Muskulatur unterhalb des Auges innerviert – zentrale Fazialisparese), *N. accessorius* (ipsilateral Sternocleidomastoideus-Anteil, kontralateral Trapezius-Anteil – Kopfschiefhaltung und einseitiges Schulterzucken), *N. hypoglossus* (kontralateral – Zunge weicht zu einer Seite ab), theoretisch auch *N. abducens* und *N. trochlearis*. Die Lähmung dieser Nerven fällt aber als solche deshalb nicht auf, weil auch die kortikotegmentalen Fasern aus dem frontalen Augenfeld zur PPRF zerstört sind, was zu einer Bulbusabweichung beidseits in Richtung der Schädigung (hier links) führt („der Patient schaut seinen Herd an", vgl. klinischer Hinweis in Kap. **6.3.4**). Keine Ausfallserscheinungen zeigen: *N. trigeminus* (motorischer Anteil – kein Abweichen des Unterkiefers beim Öffnen), *N. facialis* (Stirn- und Orbicularis-oculi-Anteil – Augenschluss möglich) und *N. oculomotorius* (Levator-palpebrae-Anteil – Augenöffnen möglich), da die jeweiligen kortikonukleären Bahnen *gekreuzt und ungekreuzt* verlaufen, die Versorgung also durch die absteigenden Bahnen der nicht geschädigten Hirnseite gewährleistet ist.
d) Bei Schädigung des Crus posterius auch sensible Ausfälle auf der *kontralateralen Seite* möglich. Wenn aber nur der Anfangsteil des Crus posterius lädiert ist, können sensible Symptome auch weitgehend fehlen (vgl. Abb. **9.40b**). Dann ist differentialdiagnostisch auch an eine Schädigung der Hirnschenkel (Crura cerebri) zu denken.
e) Schädigung der Pyramidenbahn (Parese vorwiegend der *distalen* Extremitätenmuskeln). Deshalb auch die Störung der Feinmotorik. Die *proximalen* Extremitätenmuskeln werden stärker von den extrapyramidalen Bahnen angesteuert. Die Bahnen vom Kortex zu den extrapyramidalen Zentren verlaufen z.T. bilateral und dabei auch partiell außerhalb der Capsula interna, so dass sie teilweise bei der Läsion verschont blieben – „Massenbewegungen" sind noch möglich.
f) Sind die pyramidalen Fasern alleine (und keine extrapyramidalen Bahnen) betroffen, kommt es in der Regel zu einer *schlaffen Parese* der distalen Extremitätenmuskeln. Das ist jedoch hier nicht anzunehmen, da auch kortikofugale Fasern zu den extrapramidalen Zentren des Hirnstamms z.T. in der Capsula interna verlaufen.

Ein weiterer Grund für die fehlende Spastik wäre, dass sich eine solche nach einer Läsion der absteigenden motorischen Bahnen meistens *erst nach Tagen bis Wochen* und nicht sofort entwickelt.

Fall 4.13:
a) Gyrus angularis auf der dominanten Hemisphärenseite (also in der Regel links), vgl. Kap. 9.8.5 und klinischen Hinweis in Kap. 9.10.3.
b) A. cerebri media (vor allem einer ihrer Äste: R. gyri angularis). Vgl. klinisches Beispiel in Abb. 9.37.
c) Retina – Sehbahn – primäre Sehrinde (Area 17) – sekundäre Sehrinde (Area 18 und 19) – Gyrus angularis – sensorisches (Wernicke-)Sprachzentrum – Basalganglien bzw. Kleinhirn – Thalamus – Motokortex – Hirnnervenkerne (vgl. auch Abb. 9.38b). Ebenso notwendig sind natürlich die *Faserverbindungen* zwischen den genannten Zentren (ausführliche Darstellung in Kap. 9.10.3 und 9.10.4).
d) Zum einen starb Schiller bereits im Jahre 1805 (am 9. Mai im Alter von 45 Jahren), ein Gespräch zwischen ihm und Goethe 1810 in Weimar ist also schwer vorstellbar. Zum anderen war Eckermann *erst ab 1823* der Helfer und Vertraute Goethes. 1810 kannten sich beide nicht einmal. Man sieht, dass man selbst in der Neurologie ohne präzise Kenntnis der Literaturgeschichte keineswegs alle sich eröffnenden Fragen beantworten kann …

Tabelle der Transmittersysteme

Die wichtigsten Transmittersysteme des Gehirns und ausgewählter Bereiche des Rückenmarks Die vorklinisch und klinisch wichtigsten Transmitter wurden bei der Besprechung der jeweiligen Hirn- und Rückenmarkszentren in Kap. 3 bis 9 erwähnt, entsprechend sind in der Tabelle Seitenverweise aufgeführt. Weitere Transmitter mit den Lokalisationen der Neurone, die sie verwenden, sind hier aufgelistet. Soweit sie über das Basiswissen hinausgehen, wurden sie im Text bei Besprechung der jeweiligen Hirn- und Rückenmarkszentren nicht namentlich erwähnt. Bei diesen Transmittern/Lokalisationen steht der Seitenverweis in Klammern (d.h., der Verweis bezieht sich auf die Besprechung der Zentren, ohne dass der jeweilige Transmitter dort besprochen ist).

Zeichenerklärung hinter den Seitenzahlen:
Kenntnis des Transmitters:

- *** in der jeweiligen Lokalisation auch für Basiswissen unerlässlich
- ** wichtig, diese Lokalisation ist jedoch für Basiswissen nicht unbedingt erforderlich
- * für Basiswissen nicht erforderlich

Neurotransmitter	Lokalisation der entsprechenden Neurone im ZNS	Textreferenz (s. Seite)
Acetylcholin ([acetyl]cholinerge Neurone)	*Rückenmark:* – Vorderhorn (Motoneurone) – Seitenhorn (erstes sympathisches bzw. parasympathisches Neuron) *Medulla oblongata, Pons, Mittelhirn (= Hirnstamm):* – Formatio reticularis (einzelne Kerne) *Großhirn:* – Striatum (intrastriatale Interneurone) – Septum und basale Vorderhirnstrukturen	S. 88 *** S. 280 *** S. 135ff. ** S. 194f. ** S. 202 **
Monoamine (monoaminerge Neurone)		
• **Dopamin** (dopaminerge Neurone)	*Mittelhirn:* – Substantia nigra – Formatio reticularis *Zwischenhirn:* – Hypothalamus (z.B. Ncl. arcuatus) *Großhirn:* – Bulbus olfactorius	S. 133f. *** S. 138 ** (S. 178) ** (S. 201f.) **
• **Serotonin** (serotoninerge Neurone)	*Medulla oblongata, Pons, Mittelhirn (= Hirnstamm):* – Formatio reticularis (Raphekerne, periaqueduktales Grau)	S. 138 **
• **Noradrenalin** (noradrenerge Neurone)	*Medulla oblongata und Pons:* – Formatio reticularis (insbesondere Ncl. caeruleus)	S. 138 **
• **Adrenalin** (adrenerge Neurone)	*Medulla oblongata:* – Formatio reticularis	S. 137 *
• **Histamin** (histaminerge Neurone)	*Zwischenhirn:* – Hypothalamus (insbesondere mittlere Kerngruppe)	(S. 178) *

Tabelle der Transmittersysteme

Neurotransmitter	Lokalisation der entsprechenden Neurone im ZNS	Textreferenz (s. Seite)
Aminosäuren *a) in exzitatorischer Funktion:* • Glutamat und Aspartat (glutamaterge/aspartaterge Neurone)	*Medulla oblongata:* – Olivenkernkomplex *Pons:* – Ncll. pontis *Kleinhirn:* – Kleinhirnrinde (Körnerzellen) – Kleinhirnkerne *Zwischenhirn:* – Thalamus *Großhirn:* – Großhirnrinde (Neokortex) – Hippocampus – Bulbus olfactorius – Ncl. subthalamicus *Auge:* – Retina	S. 121 und 155 ** (S. 123f.) ** S. 154 *** S. 158 ** (S. 170ff.) ** S. 211f. *** S. 203f. ** (S. 201) ** (S. 197f.) ** S. 303f. *
b) in inhibitorischer Funktion: • γ-Aminobuttersäure (GABA) (GABAerge Neurone)	*Rückenmark:* – Vorderhorn (Interneurone, z. B. Renshaw-Zellen) *Kleinhirn:* – Kleinhirnrinde (alle Neurone außer Körnerzellen) *Zwischenhirn:* – Thalamus – Hypothalamus *Großhirn:* – Striatum – Globus pallidus – Hippocampus (Interneurone) – basale Vorderhirnstrukturen *Auge:* – Retina	S. 89 ** S. 154 *** (S. 170ff.) ** (S. 177) ** S. 194f. *** S. 197f. *** (S. 203f.) ** (S. 202) ** S. 304 *
• Glycin (glycinerge Neurone)	*Rückenmark:* – Vorder- und Hinterhorn (Interneurone, z. B. Renshaw-Zellen) *Medulla oblongata, Pons, Mittelhirn (= Hirnstamm):* – Formatio reticularis – Substantia nigra (Interneurone) *Großhirn:* – Striatum (intrastriatale Interneurone) – Großhirnrinde (Neokortex) *Auge:* – Retina	S. 89 ** (S. 135ff.) ** (S. 133f.) ** (S. 194f.) ** (S. 211) ** S. 304 *
Neuropeptide (peptiderge Neurone, Auswahl) • Substanz P	*Rückenmark:* – Vorder- und Hinterhorn *Medulla oblongata, Pons, Mittelhirn (= Hirnstamm):* – Formatio reticularis – Ncll. tractus solitarii *Zwischenhirn:* – Hypothalamus – Habenulakerne *Großhirn:* – Striatum – Corpus amygdaloideum	(S. 86ff.) * (S. 135ff.) * (S. 117) * S. 180 * (S. 183) * S. 195 * (S. 202) *

Tabelle der Transmittersysteme

Neurotransmitter	Lokalisation der entsprechenden Neurone im ZNS	Textreferenz (s. Seite)
• Endorphine/Enkephaline	*Rückenmark:* – Hinterhorn (Interneurone) *Medulla oblongata, Pons, Mittelhirn (= Hirnstamm):* – Formatio reticularis – Ncll. tractus solitarii – Ncl. spinalis n. trigemini *Zwischenhirn:* – Hypothalamus (Ncll. preoptici, paraventricularis, supraopticus) *Großhirn:* – Striatum – Septumregion – Corpus amygdaloideum – Bulbus olfactorius	S. 87 ** (S. 135ff.) ** (S. 117) ** (S. 115f.) ** (S. 180) ** S. 195 ** (S. 202) ** (S. 202) ** (S. 201f.) **
• Dynorphin	*Medulla oblongata, Pons, Mittelhirn (= Hirnstamm):* – Formatio reticularis – Ncl. spinalis n. trigemini – Ncll. tractus solitarii – Hörbahnkerne *Zwischenhirn:* – Hypothalamus *Großhirn:* – Striatum – Großhirnrinde (präfrontaler Kortex, Gyrus cinguli, Gyrus dentatus)	(S. 135ff.) * (S. 115f.) * (S. 117) * (S. 228f.) * (S. 180) * S. 195 * (S. 207) *
• Neurotensin	*Rückenmark:* – Vorder- und Hinterhorn *Medulla oblongata, Pons, Mittelhirn (= Hirnstamm):* – Formatio reticularis – Ncl. spinalis n. trigemini (Interneurone) – Ncll. tractus solitarii *Zwischenhirn:* – Hypothalamus *Großhirn:* – Bulbus olfactorius und Tuberculum olfactorium – Corpus amygdaloideum – Septumkerne	(S. 86ff.) * (S. 135ff.) * (S. 115f.) * (S. 117) * (S. 180) * (S. 201f.) * (S. 202) * (S. 202) *
• Somatostatin	*Medulla oblongata, Pons, Mittelhirn (= Hirnstamm):* – Formatio reticularis – Ncl. ambiguus – Ncll. tractus solitarii – Hörbahnkerne *Zwischenhirn:* – Hypothalamus (u.a. Ncll. preoptici) *Großhirn:* – Striatum (intrastriatale Interneurone) – Corpus amygdaloideum – Hippocampus – Septumregion – Tuberculum olfactorium	(S. 135ff.) * (S. 120) * (S. 117) * (S. 228f.) * S. 180 (S. 194f.) * (S. 202) * (S. 203f.) * (S. 202) * (S. 201f.) *
• Oxytocin und Vasopressin	*Zwischenhirn:* – Hypothalamus (vor allem Ncl. supraopticus, Ncl. paraventricularis, Ncl. suprachiasmaticus) *Großhirn:* – Septumregion	S. 178 *** (S. 202) **

Tabelle der Transmittersysteme

Neurotransmitter	Lokalisation der entsprechenden Neurone im ZNS	Textreferenz (s. Seite)
• Vasoaktives Intestinales Polypeptid (VIP)	*Medulla oblongata, Pons, Mittelhirn (= Hirnstamm):* – Formatio reticularis – Ncll. tractus solitarii *Zwischenhirn:* – Hypothalamus (u. a. Ncl. suprachiasmaticus) *Großhirn:* – Striatum – Corpus amygdaloideum – Hippocampus – Gyrus cinguli – Septumregion – Bulbus olfactorius	(S. 135ff.) * (S. 117) * (S. 178) * (S. 194f.) * (S. 202) * (S. 203f.) * (S. 207) * (S. 202) * (S. 201f.) *
• Neuropeptid Y	*Medulla oblongata, Pons, Mittelhirn (= Hirnstamm):* – Formatio reticularis (insbes. Locus caeruleus) – Colliculus superior – Ncll. cochleares und weitere Hörbahnkerne *Zwischenhirn:* – Hypothalamus (u. a. Ncl. arcuatus) – Retina (Auge) *Großhirn:* – Großhirnrinde (Neokortex, intrakortikale Interneurone) – Corpus amygdaloideum	(S. 135ff.) * (S. 131) * (S. 117f.) * S. 178 * (S. 301f.) * (S. 211) * (S. 202) *
• Cholezystokinin	*Medulla oblongata, Pons, Mittelhirn (= Hirnstamm):* – Formatio reticularis – Ncll. tractus solitarii *Zwischenhirn:* – Hypothalamus *Großhirn:* – Großhirnrinde (Neokortex, intrakortikale Interneurone) – Gyrus cinguli (intrakortikale Interneurone) – Corpus amygdaloideum – Hippocampus – Septumregion	(S. 135ff.) * (S. 117) * (S. 180) * (S. 211) * (S. 207) * (S. 202) * (S. 203f.) * (S. 202) *
Andere • Stickstoffmonoxid (NO)[1]	*Rückenmark:* – Vorder- und Hinterhorn *Hirnstamm:* – Formatio reticularis (ARAS) *Kleinhirn:* – Kleinhirnrinde *Großhirn:* – Großhirnrinde (Neokortex) – Hippocampus – Striatum	 (S. 86) * (S. 135ff.) * (S. 152f.) * (S. 211) * (S. 203f.) * (S. 194f.) *

* Der Transmitter Stickstoffmonoxid ist als solches mit seinen Besonderheiten auf S. 11 besprochen.

Weiterführende Literatur

(s. auch die weiterführende Literatur bei den entsprechenden Hirn- und Rückenmarkskapiteln)

Bloom, F. E., A. Björklund, T. Hökfeld (eds.): The Primate Nervous System, Handbook of Chemical Neuroanatomy, Vol. 13. Elsevier, Amsterdam–New York 1997.

Kruk, Z. L., C. J. Pycock: Neurotransmitters and Drugs. Univ. Park Press, Baltimore 1983.

Nieuwenhuys, R.: Chemoarchitecture of the Brain. Springer, Berlin–Heidelberg–New York 1985.

Paxinos, G. (ed.): The Human Nervous System, pp 1001–1132. Academic Press, San Diego–New York 1990.

Schwartz, J. H.: Neurotransmitters. In Kandel, E. R., J. H. Schwarz,, T. M. Jessel (eds.): Principles of Neural Science, pp 580–297, McGraw-Hill, New York–London 2000.

Turner, A. J., H. S. Bachelard: Neurochemistry. Oxford Univ. Press, Oxford–New York 1997.

Anhang

Abbildungsnachweis

[1] Benninghoff, A.: Anatomie. Drenckhahn, D., W. Zenker (Hrsg), 13./14. (Bd. 3) und 15. Aufl. (Bd. 2). Urban & Schwarzenberg, München – Wien – Baltimore 1985 und 1994.
[2] Broser, F.: Topische und klinische Diagnostik neurologischer Krankheiten. Urban & Schwarzenberg, München – Wien – Baltimore 1975.
[3] Deetjen, P., E. Speckmann (Hrsg.): Physiologie, 3. Aufl. Urban & Fischer, München – Stuttgart – Jena – Lübeck – Ulm 1999.
[4] Pernkopf, E.: Anatomie. Platzer, W. (Hrsg.). Urban & Schwarzenberg, München – Wien – Baltimore 1987.
[5] Schütz, E., H. Caspers, E. Speckmann: Physiologie. Urban & Schwarzenberg, München – Wien – Baltimore 1982.
[6] Schirmer, M.: Neurochirurgie, 9. Aufl. Urban & Schwarzenberg, München – Wien – Baltimore 1998.
[7] Sobotta, J.: Atlas der Anatomie des Menschen, Bd. 1 und 2, 21. Aufl. Pabst, R., R. Putz (Hrsg.). Urban & Fischer, München – Jena 2000.
[8] Sobotta, J.: Atlas Histologie, 6. Aufl. Hrsg. und neubearbeitet von U. Welsch. Urban & Fischer, München – Jena 2002.
[9] Toldt, C., F. Hochstetter: Anatomischer Atlas. Krmpotic-Nemanic, J. (Hrsg.). Urban & Schwarzenberg, München – Wien – Baltimore 1979.
[10] Welsch, U.: Lehrbuch Histologie. Urban & Fischer, München – Jena 2002
[11] Wheater, P., H. Burkitt, V. Daniels: Funktionelle Histologie. Urban & Schwarzenberg, München – Wien – Baltimore 1987.

Henriette Rintelen: Abb. 1.2, 1.11, 1.12, 1.13, 2.4b, 2.5a–c, 2.6, 2.8a, 2.9, 2.10a, 2.11a, 2.12a und b, 2.14, 2.16a, 2.17, 2.18, 2.20a und b, 2.21a und b, 2.23a und b, 2.24, 2.25a und b, 2.26a und b, 2.27, 2.29, 2.31a, 2.32, 2.33a, 2.34, 2.35, 2.36, 5.3, 5.9, 5.10, 6.1, 6.4b, 6.5, 6.6b, 7.4b, 7.8, 9.11, 9.13a und b, 9.14, 9.20, 9.25, 9.26, 9.29, 12.5, 12.8, 13.29

Esther Schenk-Panic: 1.10, 2.1, 3.3, 3.4a, 3.5, 3.9, 3.10, 3.11, 4.5, 5.6, 5.8, 7.13, 8.1, 8.3, 8.5, 8.6, 9.6, 11.6, 11.13

Alle anderen Zeichnungen stammen vom Autor.

Sachregister

A

Abducensschädigung 61
Abduktion(sbewegung), Auge 61, 116
Ablatio retinae 304
Abwärtsblick 139
Acetylcholin 11–12, 280–281, 292, 367
Achillessehnenreflex 46
Achsellücke, laterale 36
ACTH (adrenocorticotropes Hormon) 182
Adduktion, Auge/Bulbus 56, 116
Adduktoren, Oberschenkel 40, 49
Adduktorenreflex 40
Adenohypophyse (HVL) 169, 180, **181**
Adenosin 12, 282
Aderhaut 299, **301**
– Melanome, maligne 301
– Melanozyten 301
ADH (antidiuretisches Hormon, Vasopressin) 12, 177–178, 180, 369
Adhesio interthalamica 170, 190, 240–241, **250**
Adipositas 178
Adrenalin 12, 284, 367
adrenocorticotropes Hormon (ACTH) 182
A-Fasern 5
afferent 11
Afferenzen
– allgemein-somatosensible 47, 111
– allgemein-viszerosensible 47, 111, 157
– somatosensible 222, 279
– speziell-somatosensible 47, 111
– speziell-viszerosensible 47, 111
– viszerale 290–293
– viszerosensible 88
Aggressionszustände, Gyrus cinguli 207
Agnosie
– taktile 223
– visuelle 228
Agraphie 231, 266

Akinese, Parkinson-Syndrom 134
Akkommodation 54, **309**
Akkommodationsreflex 132
Akromegalie 182
Aktionspotenziale 2
Akupunktur, Wirkung 291
Akustikusneurinom 66
Akzessoriuslähmung 73
– zentrale 120
Alcock-Kanal (Canalis pudendalis) 46
Alexie 231
allgemein-viszeromotorische Fasern 21
allgemein-viszerosensible Fasern 22
Allokortex 211
– Entwicklung 17
Alpha-Rezeptoren s. unter Rezeptoren
Altersweitsichtigkeit (Presbyopie) 307
Altkleinhirn 152
Alzheimer-Demenz/-Erkrankung 5, 8, 202, 205
Amboss 313–314, **316–317**
Ambosskörper 316–317
Ambossschenkel
– kurzer 317
– langer 316–317
Amboss-Steigbügel-Gelenk 317
Amine, biogene 11, 137
γ-Aminobuttersäure s. GABA
Aminosäuren
– exzitatorische 12, **368**
– inhibitorische 12, **368**
Ammonshorn **205**, 239
Amnesie 207
– antero-/retrograde 207
Ampulle 319
Amygdala 180, 193–194, 202
Anästhesie 22
Analgesie 90
Anastomosenarterien 262
Anenzephalus 13
Aneurysmen, Circulus arteriosus cerebri 263
Angina pectoris, Head-Zonen 290
Angiographie, zerebrale 268

Angst-/Panikkrankheiten 138
– Gyrus cinguli 207
Anosmie 51
Ansa
– cervicalis 27
– lenticularis 193, 197
anterolaterales System, sensibles, Rückenmark 91
Anthelix 314
Anticholinergika 196
Antidepressiva 87
antidiuretisches Hormon (ADH) 177
Antiepileptika 12
Antitragus 314
Antrieb, Bewegung 163
Antrum mastoideum 315–316, **318**
anulospirale Endigung, Muskelspindeln 333
Anulus
– fibrosus 83
– tendineus 55
–– communis 52, 312
Aortenbogen
– Afferenzen 120
– Dehnungsrezeptoren 71
Apertura(-ae)
– laterales 108, 250
– mediana 108, 250, 254
Aphasie 266
– motorische 218
– sensorische 218, 231
Apoplex 261
Apoptose 15
Apraxie 223
Aqueductus mesencephali 103–104, 130–131, **170**, 250, 254
– Entwicklung 17
Arachnoidea mater 85, 97, **254**
Arachnoidealzotten 251, 254
ARAS (aufsteigendes retikuläres aktivierendes System) 135, **136**, 175–176, 195, 200
Arbor vitae 151, **152**
Archicerebellum 152
Archikortex 192–193, **203–210**
Area(-ae) 192–193
– entorhinalis **202**, 203–204

Area(-ae)
– postrema, Brechzentrum 136
–– zirkumventrikuläre Organe 250
– pretectalis 130, 169, 182, **183–184**, 308
– septalis 202
– striata 241–242
Arm
– gebeugter, Capsula-interna-Läsionen 235
– Motorik 95
– motorische und sensible Versorgung 29
Arteria(-ae)
– angularis 299
– basilaris 260–262, 265, 267–268
– callosomarginalis **263**, 265, 268
– carotis 75
–– communis 268
–– externa 255, **261**, 268
–– interna 69, 255, 259–261, 265, 268, 273
–– media 268
– centralis(-es) anterolaterales 264, 266
–– retinae 298, 305
– cerebri anterior 259–260, **263–264**, 264–265, 268
–– media 259–260, 263, **264–266**, 267–268
–– posterior 260–261, 263–265, **266–268**
– choroidea anterior 260, **261**
– communicans anterior 260, 262
–– posterior 260, **261**, 262
– ethmoidalis anterior 255
– frontobasalis lateralis 267
– hypophysialis inferior/superior 261
– inferior anterior cerebelli 260, **261**, 267
–– posterior cerebelli 260, **261**, 267
– labyrinthi 260, **261**
– lenticulostriata 193, 264, 266
– maxillaris 255
– meningea anterior/posterior **255**

375

Sachregister

Arteria(-ae) meningea
— media 59, 75
– occipitalis lateralis 266
— medialis 265–266
– ophthalmica 75, **261**
– paracentralis 263
– parietalis posterior 267
– pericallosa 263, 265, 268
– pharyngea ascendens 255
– pontis 260, 262
– recurrens 263
– spinalis(-es) anterior 96–97, 98, 260, **261**
— posteriores **96–97**, 98
– striata medialis distalis 263
– subclavia 28
– sulci centralis, postcentralis bzw. precentralis 267
– superior cerebelli 260, **261**
– triangularis 267
– vertebralis 75, **96**, 97, 255, 260, **261–262**, 265, 267–268
Arteriosklerose 261
arteriovenöse Fistel 273
Aspartat 12, 158, 368
Assoziationsareale 172
Assoziationsfasern
– Großhirn 234
– Neokortex 212
– Thalamus 170
Assoziationsfelder, Neokortex 211
Assoziationskortex
– motorischer/sensorischer 194
– präfrontaler 194
Asthma bronchiale 71
Astrozyten 6, **8**
Ataxie 92, 164, 200
– Feinmotorik, distale 165
– Kleinhirnstörung 164
– Thalamussyndrom 176
– zerebelläre **164**
Atem- und Kreislaufzentrum, Formatio reticularis 119
Atemmuskel, N. phrenicus 27
Atemregulation
– Hypothalamus 177
– Spinalnervenwurzeln, zervikale 29
– zentrale 136
Atemzentrum, Formatio reticularis 135, **136–137**
Athetose 196–197
auditorischer Kortex 228
auditorisches System **228–232**
aufsteigendes retikuläres aktivierendes System s. ARAS

Aufwärtsblick 139
Augapfel 298–299
Auge 297–313
– Abduktion 61, 116
– Adduktion 116
– Blutversorgung 298
– Entwicklung 17–18
– innere Strukturen 306–308
– Schutzorgane 309–311
– Umgebungsstrukturen 309–311
Augenäquator 298
Augenbecherstiel 17
Augenbewegungen 131, 227
– Formatio reticularis 138
– horizontale 139–140
– Koordination 145
– Tractus cerebellorubralis/cerebellothalamicus 161
– unwillkürliche 140
– vertikale 139
– willkürliche 139, 215
Augenbewegungszentren 139
Augenbläschen 14, 17–18
Augenbrauen 298
Augeneinstellbewegungen
– schnelle 132
– willkürliche 217
Augenfarbe 306
Augenfeld, frontales 140, 217
Augenhintergrund 305–306
– Augenspiegelung 305
Augenhöhle 309–310
Augenkammer, hintere/vordere 298, **299**, 308
Augenlid(er) 310–311
– herabhängendes 311
Augenmuskelkerne 139
Augenmuskeln 311–313
– äußere 311
– Bewegungszentren 139
Augenpol, hinterer/vorderer 299
Augenspiegelung, Augenhintergrund 305
Augenwimpern 311
Augenzittern 164
Auricula 314–315
Aussprache, näselnde 68
AV-Knoten 71
axonaler Transport 4
Axone (Neuriten)
– Aufzweigung, terminale 2
– dendritische 5
– growth cones (Wachstumskegel) 15
– periphere/zentrale 5
Axonkegel 2–3

B

Babinski-Reflex 95
Bahnen
– absteigende, Capsula interna 235
— Crus cerebri 141
– afferente, Kleinhirn 155
– aufsteigende, Capsula interna 235
– epikritische 219, 221
– extrapyramidale, Rückenmark 95–96
– Großhirn 234, 236
– gustatorische 233
– Hirnstamm 142–144
– kortikonukleäre 142
– kortikopontine 142
– kortikospinale 142
– motorische (absteigende), Rückenmark 93–96
– protopathische 219–220
– retikulospinale 160
– somatosensible 219–222
– vestibuläre 223
– vestibulospinale 160
– viszerosensible 233
Baillarger-Streifen, äußerer/innerer 212
Balken 102, 104–105, 170, 189, 191, **234**
– Frontalschnitt 237–238, 240
Balkenstamm 234
Balkenwulst 234
ballistisches Syndrom 197
Bandscheiben 83
Bandscheibenvorfall 83, **84**, 97
Basalganglien 191, **192**
– Dopamin 198
– Entwicklung 17
– GABA 198
– Glutamat 198
– Lage/Morphologie 193–194
– Motorik 199
– Nucleus ventralis anterolateralis 198
– System, extrapyramidales 200–201
– Verschaltungsprinzip 198
– Zusammenwirken 199
Basalzellen, Riechschleimhaut 325
Basilaristhrombose 262
Basilarmembran 322
Basis
– Hirnstamm 108
– stapedis 317
Bauchhautreflex 27

Bauchpresse 46
Beckeneingeweide, Lage, stabile 46
Beckenfrakturen, Obturatoriusausfall 40
Beckenganglien 293
Begleitschielen 313
Bein, spastisch gestrecktes, Capsula-interna-Läsionen 235
Bergmann-Gliazellen 154
Berührungsempfinden 91–92
Berührungsrezeptoren, Haut 222, 330
Beschleunigung, lineare, Wahrnehmung 323
Beta-Rezeptoren s. unter Rezeptoren
Beta-Rezeptoren-Blocker 282
Betz-Riesenzellen 212
Beuger-Motoneurone 118–119
Beugermuskulatur, Unterschenkel 49
Bewegung(en)
– Antrieb 163
– Ausmaß, Störungen 200
– choreatisch-athetotische 133
– Feinabstimmung 88
– Initiation 134
– Koordination 200
– Spinocerebellum 162
– Störungen 200
– Vestibulocerebellum 162
– vollendet ausgearbeitete 163
Bewegungsantrieb 134
Bewegungsarmut 197
– Parkinson-Syndrom 198
Bewegungsdetektion, Retina 302
Bewegungsentwurf 163
– Feinabstimmung 163
– Kleinhirn 158
Bewegungsimpulse 199
– ARAS 200
– Striatum 195
– Thalamus 200
Bewegungsmodulation 163
– Störungen 200
Bewegungsunruhe, Thalamussyndrom 176
Bewegungswahrnehmung, grobe, nichtfarbliche 303
Bewusstseinsverlust 268
– Hirnödem 253
Bewusstwerdung
– Geschmacksempfindung 117

Sachregister

Bewusstwerdung
– interpretationsfreie 228
– Körperlage 118
B-Fasern 5
Bilderkennung 131
Bindearm(e) 130
– oberer 131
– unterer 132
Bindehaut 297–299, **310**
Bizepssehnenreflex 33
Bläschenformation, Nervensystem 13, **14**
Blase, autonome 288
Blasenentleerung
– Parasympathikus 286–288
– physiologischer Vorgang 288
– Sympathikus 286–288
Blasenentleerungszentrum, Rückenmark, sakrales 137
Blasenstörungen, neurogene 288
Blasenzentrum
– frontales **218**, 287–289
– übergeordnetes 286
Blick 298
– Fixierung 139
Blickbewegungen
– horizontale 139, 145
– spontane 227
– vertikale 139
Blickdeviation 217
Blickfolge(bewegungen) **139**, 140, 217, 227
– Ausfall 140
– sakkadierte 164
– Vestibulocerebellum 140
Blickhypermetrie 164
Blickmotorik, Steuerung, Vestibulocerebellum 162
Blickparesen
– horizontale 140–141
– kortikale 140
– vertikale 141
Blickrichtungslähmung 139
Blickrichtungsnystagmus 164
Blickstabilisierung 66, 118–119
– Kleinhirn 164
Blickzentrum/-zentren 139
– frontales 140, 217
– kortikales 139
– übergeordnete **139–140**, 145
– vertikales 139
blinder Fleck 305
Blindheit 52, 225, 227, 304
Blut-Hirn-Schranke 8, **9**, 250–251
Blut-Liquor-Schranke 251

Blutplasma, Hyperosmolarität 178
Blutungen
– epidurale 255, 263
– subarachnoidale 263
– subdurale 263
Bogengang/-gänge 66, **313**, 319, 323–324
– hinterer 319
– knöcherne 318
– seitlicher (horizontaler) 319
– vorderer (oberer) 319
Bowman-Membran 300
Brachium
– colliculi inferioris 109, 130–131, **132**, 228
– – superioris 109, 130, **131**
– conjunctivum 149
– pontis 110, 149
bradytrophes Gewebe, Kornea 300
Brechzentrum 135, **136**
Broca-Sprachzentrum **217–218**, 233, 237
Brodmann-Gliederung 192–193
Bronchialdrüsen/-muskulatur, Sympathikus-/Parasympathikuswirkung 278
Brown-Séquard-Syndrom **96**, 98
Bruch-Membran 301
Brücke 101–104
Brückenarm 110
Brückenbasis 124
Brückenfuß 124, 126–127
Brückenhaube 124, 126
Brückenkerne (= Nuclei pontis) **123**, 124, 155
Brückenvenen, Subduralraum 270
Brustganglien 293
Bulbus
– (Haarzwiebel) 330
– oculi 298–299
– – Abduktion 61, 116
– – Adduktion 56
– – Primärstellung 55, 312
– olfactorius **51**, 73, 75, 102–103, 190–191, 201, 325
Bulbusachse 298–299
Bulbusstellung, Geradeausblick 312
Bulbuswand 300–306
– Vortexvenen 299
Buschzellen, Neokortex 211

C

Canaliculus lacrimalis 310
Canalis(-es)
– caroticus 74, 259–260, 316
– carpi 35
– centralis 86
– facialis 62, 316
– infraorbitalis 58
– mandibulae 59
– n. hypoglossi 73, 76
– opticus 52, 73, 75–76, 298, 309
– pudendalis (Alcock-Kanal) 46
– semicirculares 318–319
Cannon-Böhm-Punkt 71, 78
Capsula
– externa **192**, 235
– – Frontalschnitt 236–237, 240
– – Horizontalschnitt 241–242
– extrema **192**
– – Frontalschnitt 236–237, 240
– – Horizontalschnitt 241
– interna 142, 170, 191–192, 194, 214, **234–236**
– – Bahnen, ab-/aufsteigende 235
– – Crus anterius/posterius 234
– – Frontalschnitt 236–237, 239–240
– – frontopontiner Trakt 234
– – Horizontalschnitt 241–242
– – Läsionen 235–236
Caput
– breve, M. biceps femoris 45
– longum, M. biceps femoris 46
– mallei 316–317
– nuclei caudati 194
– – Horizontalschnitt 242
Caruncula lacrimalis 297–298
Cauda nuclei caudati 194
– Frontalschnitt 239–240
– Horizontalschnitt 242
Cavum
– trigeminale 56
– tympani 313–314, **316**, 320
Cellulae mastoideae 316
Centrum ciliospinale 283
Cerebellum 101–102, **149–168**
– Entwicklung 16

Cerebellumbläschen 14
Cerebrocerebellum 151
C-Fasern 5
Chemorezeptoren 119
– Glomus caroticum 68, 119
– Riechschleimhaut 325
Chiasma opticum 52–53, 102–104, 110, 170, 181, 191, **224**, 225, 260
– Frontalschnitt 236–237
– Schädigung 52, 224
Cholecystokinin 12, 370
Chorda tympani 59–60, 63, **63**, 64, 316, 318, 327
– Schädigung 64
Chorea Huntington 196
choreatisch-athetotische Bewegungen 133
Chorioretinitis 301
Choroidea 298–299, **301**
Cilia 297, 311
Circulus arteriosus cerebri (Willisii) 259–260, **261–262**, 263
Cisterna
– ambiens 254, **255**
– basalis 255
– cerebellomedullaris (posterior) 254, **255**
– chiasmatica 254, **255**
– interpeduncularis (intercruralis) 254, **255**
– magna 254, **255**
– pontomedullaris 254
Claustrum 191–192, **198**
– Entwicklung 17
– Frontalschnitt 236–238, 240
– Horizontalschnitt 241–242
Clivus 74, 260
Cochlea 66, 228–229, 313, **318–320**, 321
– Schädigung 322
Colitis ulcerosa 292
Colliculus(-i)
– facialis 117, 126
– inferiores 109, 130, 229
– – Hörbahnfasern 228
– – Horizontalschnitt 242
– superiores 109, 130, **131–132**
– – Blickzentren 139
– – Horizontalschnitt 242
– – Sakkaden 140
Collum chirurgicum 36
Columnae 213
– fornicis 204
Commissura
– alba 86
– – Schädigung 91
– anterior 86, 170, 189–190

377

Sachregister

Commissura anterior
—— Frontalschnitt 236–237
—— Horizontalschnitt 241
– epithalamica 170, 182, **184**
– fornicis 180, 204
– grisea 86
– posterior 86, 170, 182, **184**
—— Blickzentrum, vertikales 139
Confluens sinuum 254, **271**, 272
Conus medullaris 81, **82**
Cornu
– ammonis 205
– anterius (Vorderhorn) 85–86
– laterale (Seitenhorn) 86
– posterius (Hinterhorn) 85–86
Corpus(-ora)
– amygdaloideum 180, 193–194, 201, **202**, 203
—— Afferenzen/Efferenzen 202
—— Frontalschnitt 238–239
—— Funktion 207–208
—— Lage 194
– callosum 102, 104, 170, 179, 189, 204, **234**
—— Frontalschnitt 236–238, 240
– ciliare 298, 301, **307**
– fornicis 204
—— Horizontalschnitt 241
– geniculatum laterale (CGL) 52, 109, 171–173, **174–175**, 225–226, 308
——— Läsion 226
——— magno-/parvozelluläres System 175
——— Sehbahn/Sehrinde 172
—— mediale (CGM) 109, **132**, 171–173, **175**, 229
——— Hörbahnfasern 228
– incudis 317
– mamillaria 102–104, 110, 130, 170, 177, 191, 203–205
—— Frontalschnitt 238–239
—— Funktion 207–208
—— Zerstörung 179
– pineale s. Epiphyse
– restiforme 149
– striatum 193
– trapezoideum 126, 229
—— Hörbahnfasern 228
– vitreum 298–299, **308**
Cortex
– Cerebellum 152
– cerebralis 102
– lentis **307**
Corti-Organ 65, **320–322**

Corti-Tunnel 321
CRH (Corticotropin-Releasing-Hormon) **178**, 182
Crista ampullaris 323–324
Crohn-Krankheit 292
Crus(-ra)
– anterius (Capsula interna) 234–235
– breve (Incus) 316–317
– cerebri 102–103, 108–110, 114, 130, **141**, 214
—— Bahnen, absteigende 141
—— Frontalschnitt 239–240
– fornicis 204
– longum (Incus) 316–317
– posterius (Capsula interna) 234–235
Culmen 150
Cuneatus-Kernkomplex 157
Cuneus 190
Cupula 323–324

D

Darmdrüsen, Sympathikus-/ Parasympathikuswirkungen 278
Darmentleerung
– Sympathikus-/Parasympathikuswirkungen 288–289
– willkürliche 289
Daumenballen 35
Decussatio lemnisci medialis 126
Defäkation 289
Degeneration, Nervenfasern 5
Dehnungsreflex 89
Dehnungsrezeptoren 71
Demenz, (prä)senile 202
Dendriten
– Neurone 3
– Transmitter 4
Depolarisation, Membranen 12
Depressorzentrum, Kreislaufzentrum 137
Dermatome 23–24, 48, 90
– somatische 283
Dermis 329
Descemet-Membran 300
Diabetes insipidus 178
Diabetes mellitus 178, 306
diagonales Band von Broca 202–203

Diaphragma
– sellae 253
– urogenitale 288
Diarrhö 292
Diazepam (= Valium®), Transmittersysteme 12
Diencephalon (= Zwischenhirn) 101, **169–181**, **183–186**
– Entwicklung 17
Diencephalonbläschen 14, 18
Diozele 18
Diploëvenen 254
Discus(-i)
– intervertebrales 83
– n. optici 52, 224, 299, **302**, 305
Diskushernien 83
L-Dopa, Parkinson-Syndrom 135
Dopamin 12, 134, 137, **182**, 367
– Basalganglien 198
– Brechzentrum 136
– Parkinson-Syndrom 138
– Schizophrenie 138
Dopaminantagonisten, Schizophrenie 138
dopaminerge Fasern 134
dopaminerge Zellgruppen, Formatio reticularis 138
Doppelbilder 54, 56, 61, 140, 313
Doppelinnervation, Dermatome 24
Dornen, Pyramidenzellen 211
Dorsum sellae 62, 75
Druckrezeptoren, korpuskuläre 330
Druckwahrnehmung, Rückenmark 90
Ductus
– cochlearis **319–320**, 321
– endolymphaticus 319
– nasolacrimalis 309, **310**
– perilymphaticus 318
– reuniens 319
– semicirculares **319**, 323–324
Dura mater 73, 85, 252, **253–254**
– Epineurium 10
Durchblutungsstörungen, spinale 97
Dynorphin 12, 195, 369
Dysarthrie 164, 263
Dysdiadochokinese 164–165
dysrhaphische Defekte 13
Dystonie 196–197

E

Ebner-Drüsen, Geschmacksporen 327
Effekthormone 181
efferent 11
Efferenzen
– allgemein-viszeromotorische 47, 111
– Kleinhirnkerne 158–162
– Nervensystem, vegetatives 279
– somatomotorische 47, 111
– somatosensible 222
– speziell-viszeromotorische 47, 111
– spinozerebelläre 162
Eigenreflexe 88
Einklemmung, obere/untere 149, 253
– Hirnvenenthrombose 269
Ejakulation 289
elektrische Synapsen 4
Embryogenese, Nervensystem 13–14
Eminentia mediana 170, **177–178**, 181
– zirkumventrikuläre Organe 250
Empfindungsstörungen, dissoziierte **91**, 96, 98
Endhirn s. Großhirn (= Telencephalon)
Endhirnbläschen 14
Endknöpfchen, synaptische 2
Endkolben, synaptische 2
Endolymphe 313, 318, 321
Endolymphraum, Schallschwingung 322
Endoneuralscheide 10
Endoneurium 10
endoplasmatisches Retikulum, raues, Neurone 3
Endorphine 12, 369
Enkephaline 11–12, 180, 195, 369
Enophthalmus, Horner-Syndrom 284
Enzephalitis 204
Enzephalopathie, alkoholische 179
Ependym(zellen) 6, **8–9**, 250
Epidermis 327–329
Epiduralanästhesie 85
Epiduralblutungen 255
Epiduralraum 85
epikritische Bahn 219, 221
epikritische Information, Hinterstrangkerne 124

Sachregister

epikritische Sensibilität 91–92, 98, 116, 125, 219
Epilepsie 204
Epineurium 10
Epiphyse (= Zirbeldrüse/ Corpus pineale) 103–104, 109, 114, 169–170, **182**, 183
– Horizontalschnitt 240
– Melatonin 183
– Tumoren 183
Epithalamus 169, **182–184**
– Entwicklung 17
Eponychium 332
Equator bulbi 298
Erb-Lähmung 30
Erblindung s. Blindheit
Erb-Punkt 27
Erektion 289–290
Erregungsausbreitung 4
Erregungs(über)leitung
– saltatorische 7
– Sympathikus/Parasympathikus 277–278
Erregungszustand, ARAS 175
Extensorenspasmen 118
– Hirnödem 253
Exterozeption, Verlust 92
exterozeptive Impulse, Rückenmark 91
extrapyramidale Bahnen 91, **93–95**, 96, **96**, 98
extrapyramidale Motorik 95, 134
extrapyramidale Zentren
– Frontalschnitt 239
– Horizontalschnitt 242
extrapyramidales System, Basalganglien 200–201
extrapyramidalmotorisches System 132
Extremität(en)
– obere, Flexorentonus 235
–– Hautnerven 31
–– Stellung 91
– untere, Extensorentonus 235
Extremitätenbewegungen, Hypermetrie 165

F

Fallhand, Radialisschädigung **37**, 49
Fallneigung 66
Falx
– cerebelli **253**
– cerebri 252, **253**
Fascia dentata **205**, 206
Fasciculus(-i)
– arcuatus 231–232

Fasciculus(-i)
– cuneatus 91–92, 94, 98, 109, **124**, 221–222
– gracilis 91, 94, 98, 109, **124**, 221–222
– lateralis (Plexus brachialis) 29–30
– longitudinalis medialis 126, 131, 139–141, **144**, 145
–– posterior 117, 126, 131, **144**, 145, 180
– mamillothalamicus (Vicq-d'Azyr-Bündel) 175, **179**, 205, 226, 242
– medialis 242
–– telencephali 180
– posterior (Plexus brachialis) 29–30, 36
– tegmentalis centralis 145
Fasern, intrafusale, Muskelspindeln 333
Faserring, Bandscheiben 83
Faszikel Plexus brachialis **29**, 30, 48
Fazialisknie
– äußeres 62–63
– inneres 114, 117, 126
Fazialislähmung 64
– Lidschluss, fehlender 311
– periphere 117, 142–143
– zentrale 117, 142–143
Feedback-System 123
– negatives, Golgi-Zellen 154
Feinabstimmung
– Bewegungen 88
– Olive 123
Feinmotorik 215
– Beeinträchtigung 94
– distale, Ataxie 165
– Pyramidenbahn 94
Felderhaut 327
Felsenbeinpyramide 75, 252, 314
Femoralisausfall 41
Fenestra
– cochleae 316, **319**
– vestibuli 316, **318–319**
Fenster
– ovales 316–317, **318–319**
– rundes 316, **319**
Fettgewebe, Sympathikus-/ Parasympathikuswirkungen 278
Fettsucht 178
Fibrae
– arcuatae cerebri 230–231, 233
– corticonigrales 134
– corticonucleares 141
– corticorubrales 132

Fibrae
– corticospinales 141
– corticostriatales 194
– frontopontinae 141
– nigrostriatales 134
– olivospinales 121
– pontis transversae 126
– pontocerebellares 157–158
– reticulospinales 94–95
– strionigrales 134
– temporopontinae 141
– zonulares 299
Fibulafrakturen 44
Filum(-a)
– olfactoria **51**, 111, 190, 201
– radicularia 82
– terminale **82**
Fimbria hippocampi 206
Fissura
– longitudinalis cerebri 103, 188, 190–191, 204
–– Frontalschnitt 237–238, 240
–– Horizontalschnitt 240–241
– mediana anterior 81, **82**, 86, 110
– orbitalis inferior 58, 74, 309
–– superior 52, 55, **57**, 61–62, 74–76, 299, 309
– posterolateralis 150
– prima 16, 150
– secunda, Entwicklung 17
Fixierung, Blick 139
Fleck, blinder **305**
Flexoren, Motoneurone 132
Flexorentonus, Extremität, obere 235
Flocculus 149–151
Fluchtreaktion 278–279
Fluchtreflex 89–90, 98
Flügelgaumengrube 64
Flügelplatte 16
– Differenzierung 15
– Hirnnervenkerne, sensible 16
– Neuralrohr 16, 131
Flüssigkeitsaufnahmeverhalten, Hypothalamus 177
Folia, Kleinhirn 149
Follikel-stimulierendes Hormon (FSH) 182
Foramen(-ina)
– infraorbitale 58
– infrapiriforme 42, 46
– interventriculare (Monroi) 170, **250**
– ischiadicum majus/minus 46

Foramen(-ina)
– jugulare 69, 72–73, 75, **76**, 271
– lacerum 68, 74, 259
– Luschkae 250
– Magendii 250
– magnum 72, 75, **76**
– mandibulare 60
– mentale 60
– ovale 59, 74–76
– rotundum 58, 74–76
– spinosum 75–76, **255**
– stylomastoideum 62
– supraorbitale 58
– suprapiriforme 41–42
Forceps
– major 234, 242
– minor 234
Forel-Achse 105, 169, 236
Formatio reticularis 87, 95, 98, 126, 131, **135–139**, 155, 279
– ARAS 135, **136**
– Atemzentrum 119, 135, **136–137**
– Augenbewegungen 138
– Brechzentrum 135, **136**
– Funktionen 136
– Kreislaufzentrum 119, 135, **137**
– limbisches System 137
– lokomotorisches Zentrum, rhombenzephales 135
– mesenzephale, rostrale 139
– Miktionszentrum, pontines 135, 137
– monoaminerge Fasern 180
– monoaminerge Zellgruppen **137–138**
– motorisches Zentrum 137
– pontine, paramediane 138, **139–140**
– präokulomotorische Zentren 118
– Projektion 158
– retikuläres System, absteigendes 137
– Weckzentrum 136
– Zellgruppen, dopaminerge, noradrenerge bzw. serotoninerge 138
Fornix 103–104, 109, 170, 179, **180**, 190, 203–204
– conjunctivae superior 310
– Frontalschnitt 238–240
– Horizontalschnitt 240–241
Fossa
– infratemporalis 69
– intercruralis 110, 130
–– Frontalschnitt 239–240

Sachregister

Fossa
- interpeduncularis 52, 110, 115, 130
- jugularis 316
- lateralis 191
-- Frontalschnitt 237
-- Horizontalschnitt 241
- pterygopalatina 58, 64, 309
- rhomboidea 108–109
Fovea centralis 226, 299, 302, **304–305**, 306
Fremdreflexe 89, **90**, 98
Frontallappen 101–103, 105, 188, **213–219**
- Frontalschnitt 237–238, 240
- Horizontalschnitt 240–241
- somatotopische Gliederung 213
frontopontiner Trakt, Capsula interna 234
FSH (Follikel-stimulierendes Hormon) 182
Fundus oculi 305–306
Funiculus
- anterior (Vorderstrang) 81, **82**, 86
- lateralis (Seitenstrang) 81, **82**, 86, 109
- posterior (Hinterstrang) 81, **82**, 86
Furchen, Großhirn 105, 188–189
Furunkel, Haarfollikel 332
Fußmuskeln, plantare 46

G

GABA (γ-Aminobuttersäure) 11–12, **304**, 368
- Basalganglien 198
- Kleinhirnneurone 155
- Purkinje-Zellschicht 154
Gallensteine, Head-Zonen 290
Gallertkern, Bandscheiben 83
GALT (gut-associated lymphatic tissue) 292
Gang, Stabilisierung 162
Gangataxie 92, 164
Ganglien 10
- intramurale 292–293
- Kopfbereich 78
- paravertebrale 280
- periphere 10–11
- prävertebrale 280, 283
- sympathische 282

Ganglien
- vegetative (autonome) 279–280
- viszeromotorische 22
Ganglienhügel 17–18
Ganglienzellen 2
- magnozelluläre (großzellige) 302
- parvozelluläre (kleinzellige) 302–303
- Retina 301–302
Ganglienzellschicht 303–304
Ganglion(-ia)
- cervicale inferius 283
-- medium 283
-- superius 54, **283**, 284–285
- cervicothoracicum (stellatum) 281, **283**, 284–285
- ciliare 53–54, 57, 78, 280–281, 286, 308
- cochleare 65–66
- coeliaca **281**, 282, **282**, 285
- geniculi 62–63
- impar 282
- inferius (N. glossopharyngeus) 67
-- (N. vagus) 69–70
- mesentericum inferius 281, 285
- oticum 54, 67, **69**, 78, 280–281, 286
- pterygopalatinum 54, 56, 58, 63, **64–65**, 78, 280–281, 286
- spirale 65–66, **320**, 321
- stellatum s.a. Ganglion(-ia) cervicothoracicum
- submandibulare 54, 59–60, 63, **65**, 78, 280–281, 286
- superius (N. glossopharyngeus) 67
-- (N. vagus) 69–70
- trigeminale (Gasseri) 53, 56–58, 67, 74–75, 220–221
- vestibulare 66, 321
gap junction 4
Gastrointestinaltrakt, Sympathikus-/Parasympathikuswirkungen 278
Gaumendrüsen, Innervation 117
Gedächtnis
- anatomische Grundlagen 207
- Bildung, Hippocampus 204

Gedächtnis
- Inhalte 207
-- Speicherung 202
- Konsolidierung 207
Gedächtnisstörungen 207
Gehirn 1, 101
- Basalansicht 102–103
- Blutversorgung 259–275
- Entwicklung, äußere 17
- Gliederung 101
- Kernspintomographie 104
- Lateralansicht 101–102
- Liquorräume, innere 86
- Medialansicht 102–103
- Sagittalschnitt, medianer 104
- topographische Bezeichnungen 103–105
- Tumordiagnostik 255
Gehirnarterien 263
- von basal 260
- von lateral 267
- von medial 265
- Stenose 259
Gehirngefäße, Darstellung am Lebenden 268
Gehirnvenen, oberflächliche/tiefe 269
Gehörgang 313–315
- äußerer 314–315
- innerer 320
Gehörknöchelchen 313–314, **316–317**
gelber Fleck 304–305
Gelenksrezeptoren 91, 157, 332–333
Gelenkstellung, Wahrnehmung 92
Genitalfunktionen
- neuronale Steuerung 289, 293
- Parasympathikus/Sympathikus 289–290
Gennari-Streifen 226, 242
Genu
- capsulae internae 234
- corporis callosi 189, 240–241
- Crus posterius 234
Geradeausblick 55, 312
Geräusche, Erkennung 230
Geruchsorgan 325–326
Geschmacksempfindung 117
Geschmacksfasern, speziellviszerosensible 61
Geschmacksinformation 117, 233
Geschmacksknospen 326
Geschmacksorgan 326–327
Geschmacksporus 326
Geschmacksrezeptoren 326

Geschmackswahrnehmung 119, 327
Gesicht
- Bewegungen, emotional ausgelöste 117
- Sensibilität 142
Gesichtsfeld
- Ausfälle 226–227
- Flecken, dunkle 268
- laterales 52, 224
- mediales 52
Gesichtsmuskulatur, Lähmung, schlaffe 64
Gewohnheiten 207
glandotrope Hormone 181
Glandula(-ae)
- lacrimalis 57, **310**
- parotis 69, 77
- pinealis 109, 114, 169, 182, **183**, 240, 242
- sebaceae 332
- tarsales 310
Glashaut 331
Glaskörper 298–299, **308**
Glaukom 308
Gleichgewicht 64
Gleichgewichtsorgan, Koordination 162
Gleichgewichtsstörungen 66, 118, **308**
Gliagewebe 6–9
Gliagrenzmembran, äußere/innere (Retina) 302, **303**, 304
Glianarben 8
Gliazellen 6
- zentrale 7–9
Gliedmaßenataxie s. Ataxie
Glioblasten 15
Globus pallidus **184**, 191–192, 197
- Entwicklung 17
- Frontalschnitt 238
Glomeruli cerebellares 155
Glomus caroticum 67
- Chemorezeptoren 68, 119
Glossopharyngeuslähmung, periphere/zentrale 119
Glutamat 11–12, 158, 368
- Basalganglien 198
- Kleinhirnneurone 155
- Körnerzellen, exzitatorische 155
- Moosfasern 155
Glycin 11–12, **304**, 368
GnRH (Gonadotropin-Releasing-Hormon) 182
Golgi-Rezeptoren 332
Golgi-Zellen 154–155
Granulationes arachnoideae 254
Gratiolet-Sehstrahlung 224

Sachregister

Grau, periaquäduktales 138
graue Substanz 1
- Kleinhirn 151
- Rückenmark 85, **86–89**
- Zentralnervensystem 12
grauer Star 307
Grenzstrang 280–283
Grenzstrangganglien, paravertebrale 283
Großhirn (= Telencephalon) 101–102, **188–245**
- Ansicht von der Seite 188–189
-- von unten 190
- Assoziationsfasern 234
- Bahnsysteme 234–236
- Basalansicht 191
- Frontalschnitt 191–192, **236–239**
- Furchen/Windungen 102, 188–189
- Hemisphären 105
-- Entwicklung 17
-- Gliederung, entwicklungsgeschichtliche 192–193
- Horizontalschnitt 239
- Kommissurenfasern 234
- Medialansicht 189–191
- motorische Impulse, inhibitorischer Effekt 134
- motorischer Kortex 121
- Projektionsfasern 234
Großhirnrinde 13, 102
- Langzeitgedächtnis 207
- motorische 188–189
- sensible, primäre 188–189
Großhirnschenkel 103, 109, **130**, 141
Großzehenmuskulatur 46
growth cones (Axone) 15
grüner Star 308
Grundplatte 16
- Hirnnervenkerne, motorische 16
- Neuralrohr 16, 131
gustatorische Bahn 233
gustatorischer Kortex 233
Guyon-Loge 32
Gyrus(-i) 102, 105, 188–189
- angularis 188–189, 223–224, 230
-- Ausfall 231
-- Läsion 232
- cinguli 103–104, 173, 188–190, 203, 205, **207**, 208, 236–238, 240
- dentatus 190, 203, **205**, 206
- frontalis inferior 188–189, 237
-- medius 188–189

Gyrus(-i) frontalis
-- superior 188–189
- hippocampi 190, 204
- orbitales 190–191
- parahippocampalis 190–191, 203–204, 207–208, 240
- postcentralis 102, 105, 143, 188–189, 220–223
- precentralis 102, 105, 188–189, 213–216
-- Läsion 215
- rectus 191
- supramarginalis 188–189
- temporalis(-es) inferior 188–189, 191
-- medius 188–189
-- superior 188–189
-- transversi 188–189, 228, 230, 238

H

Haare 330–331
Haarfollikel 330
- Furunkel 332
Haarkutikula 331
Haarpapille, -schaft, -trichter bzw. -wurzel 330
Haarzellen, äußere/innere, Corti-Organ 320–322
Haarzwiebel 330–331
Habenula 169, 182, **183**, 240–242
Hämatom, subdurales **254**, 270
hämorrhagischer Insult 261
Hahnengang 44, 49
Halbseitenläsion, Rückenmark 96
Halluzinationen 204
Halsganglien 293
Haltung, Spino-/Vestibulocerebellum 162
Hammer 313–314, **316–317**
Hammer-Amboss-Gelenk 317
Hammergriff 314, **315**, 316–317
Hammerkopf 316–317
Handlungsmuster 207
Harnblase
- Entleerung 288
- Funktionsstörung 288
- neuronale Steuerung 286–288, 293
- Sympathikus-/Parasympathikuswirkungen 278
Harn(in)kontinenz 46–47, 49, 288
- Querschnittslähmung 288

Haubenbahn, zentrale 132, 144
Haut **327–332**
- Anatomie, mikroskopische 327
- Anhangsgebilde **330–331**, 332
- Berührungsrezeptoren 222, 330
- Farbe 328
- Funktionen 327
- Kommunikationsfunktionen 327
- Langer-Spaltlinien 329
- Meissner-Tastkörperchen 330
- Merkel-Rezeptoren 330
- Nervenendigungen, freie 330
- Rezeptoren, korpuskuläre 330
- Schmerzrezeption 330
- Schutzfunktionen 327
- Sinnesfunktionen 327
- Sinnesorgane 329–330
- Sympathikus/Parasympathikus, Wirkungen 278
- Thermorezeption 330
- Vater-Pacini-Körperchen 330
- Vitamin D, Bildung 327
Head-Zonen 290–293
Helicotrema **319**, 320–321
Helix 314
Hemianopsie 224
- bitemporale 182, 224
- homonyme 224–225, 227, 268
- Thalamussyndrom 176
Hemiballismus 197
Hemiparese 216
- Thalamussyndrom 176
Hemiparkinson 135
Hemisphärenbläschen, Zentralnervensystem 14
Hemisphärenrotation 192
- Seitenventrikel 249
Herz, Sympathikus/Parasympathikus, Wirkungen 277–278
Herzinfarkt, Head-Zonen 290
Herzleistung 88
Herzvorhof 71
- Afferenzen 120
Heschl-Querwindungen 188–189, 228, 230
Heubner-Arterie 263
Hiatus canalis n. petrosi majoris/minoris 74–75
Hinterhirn 101
Hinterhorn, Rückenmark 85, **86–87**

Hinterstrang (Funiculus posterior) 86
Hinterstrangbahnen, Rückenmark **91–92**, 98
Hinterstrangkerne 124, 128, 222
Hinterwurzel(n)
- Rückenmark 16, 94
- sensible 85
Hippocampus 173, **203–205**
- Afferenzen/Efferenzen 204
- Alzheimer-Erkrankung 205
- Epilepsie 204
- Frontalschnitt 206, 238–240
- Funktion 207–208
- Gedächtnisbildung 204
- Histologie 205–206
- Läsion 204–205
- Lage 204
- Schizophrenie 204
Hirnbläschen 14
Hirnblutung 261
Hirndruck, Optikuspapille 306
Hirndrucksteigerung
- Brechzentrum 136
- N. phrenicus 28
Hirnhäute 1, **252–256**
- Blutversorgung/Innervation 255
Hirnhautentzündung 61, 254, 273
Hirninfarkt 261
Hirnkreislauf 262
Hirnnerven 51–80
- Austrittsstellen 111
- Durchtritt durch die Schädelbasis 73–76
- Eintrittsstellen 111
- Verlauf 76
Hirnnervenganglien 10, 279
Hirnnervenkerne 111–121
- Afferenzen/Efferenzen 122
- allgemein-somatosensible 112
- allgemein-visceromotorische 112
- allgemein-viszerosensible 112
- Hirnstamm 113–114, 122
- Lokalisation 111–114
- motorische, Grundplatte 16
- N. abducens 116
- N. accessorius 120
- N. facialis 116–117
- N. glossopharyngeus 118–120
- N. hypoglossus 120–121

381

Sachregister

Hirnnervenkerne
- N. oculomotorius 113–115
- N. trigeminus 115
- N. trochlearis 115
- N. vagus 120
- N. vestibulocochlearis 117–118
- präokulomotorische 139
- Projektionsorte 111–113
- sensible, Flügelplatte 16
- somatomotorische 112, 142
- speziell-somatosensible 112
- speziell-viszeromotorische 112, 142
- speziell-viszerosensible 112
- Zervikalmark, oberes 114, 122

Hirnödem 253
Hirnschenkel (Crura cerebri) 102–103, 109, **130**, 141
Hirnschwellung 253, 255
- Hirnvenenthrombose 269
Hirnstamm 101
- Bahnen 142–144
- Basis 108
- Blutversorgung 261–262
- Differenzierung 15
- von dorsokranial 109
- Frontalschnitt 239
- Hirnnervenkerne 113–114, 122
- Tegmentum 108
- venöser Abfluss 271
- von ventrobasal 110

Hirnstamminsult, Kernspintomographie 263
Hirnstammzentren 155
- Parasympathikus 285
Hirnvenen 269–273
- oberflächliche 269–270
- tiefe 270–271
Hirnvenenthrombose 269
Hirnventrikel 1
Hirnwasser 1
Hirschsprung-Krankheit 292
Histamin 12, 367
Histogenese, Nervensystem 14–16
HIV-Demenz 8
Hörbahn **132**, 143, **228**, 229
- Horizontalschnitt 242
- Schädigung 229–230
- tonotopische Gliederung 228
- zentrale 126
Hören 64
Hörminderung **132**, 230

Hörrinde 172–173
- afferentes System 228
- primäre 132, **228–230**, 233
- sekundäre 217, **230–231**, 233
Hörstrahlung 229
Hörverlust **132**, 322
- Mittelohrentzündung 317
Hörwahrnehmung 321–322
Hohlhand 35
Homunculus 222
Horizontalzellen (Retina) 301–302, **304**
Hormone, glandotrope 181
Horner-Syndrom 284
Hornhaut 298–299, **300**
- Austrocknung 300
Hornhautepithel, hinteres 300
Hornschicht, Epidermis 328
Hortega-Zellen 8
Hydrozephalus 252
- CT 251
- Entwicklung 18
Hypästhesie 22
Hyperakusis 64
Hyperkinesen 196–197, 200
Hypermetrie 164
- Extremitätenbewegungen 165
Hyperopie 307
Hyperosmolarität, Blutplasma 178
Hyperpolarisation, Membranen 12
Hyperthermie 178
Hypertonie
- arterielle 266
- Netzhautgefäße 306
Hypoglossuslähmung **73**, 121
Hypokinese 200, 217
Hypophyse 102–104, 169, **180–182**, 260
- Pfortadersystem 180–181
- Tumoren 52, 182
Hypophysenadenome 182–183
Hypophysenhinterlappen (HHL) s. Neurohypophyse
Hypophysenstiel s. Infundibulum
Hypophysenvorderlappen (HVL) s. Adenohypophyse
Hyposmie 51
hypothalamohypophysärer Pfortaderkreislauf 181–182
Hypothalamus 102, 105, 169, **177–180**, 279
- Afferenzen/Efferenzen 180
- Entwicklung 17

Hypothalamus
- Faserverbindungen 180
- Frontalschnitt 239
- Funktionszentren 179
- Immunologie 177
- Kerngebiete 177–179
- Sympathikus/Parasympathikus 279
Hypothalamuskerne 177
- dorsale 177
- Frontalschnitt 238
- hintere 179
- laterale 177
- mittlere (intermediäre) 177, **178**
- periventrikuläre 177
- vordere (rostrale) 177–178
Hypothermie 178

I

Immunologie, Hypothalamus 177
Impotenz, Querschnittslähmung 289
Incisura
- suprapiriformis 58
- tentorii 252
Incus 314, **316–317**
Indusium griseum 203
Infundibulum (= Hypophysenstiel) 103–104, 110, 170, 177, **180**, 239, 252
- Frontalschnitt 238
Inhibition, motorische Impulse 195
Innenohr 314, 318
- Druckausgleich 317
Innenohrzellen, Schädigung 322
Innervation
- periphere 22–25
- segmentale 22–25
Insel s. Insula
Inselrinde 188–189, 191, **232–233**
- Frontalschnitt 236–238
- Horizontalschnitt 241
- Kortex, multisensorischer 232–233
Insula 188–189, **232–233**
Integrationsorgan, oberstes, vegetative Funktionen 177
Intentionstremor 133, 164
Interhemisphärenspalt 190, 204
Interkostalnerven 26, 48
Intermediärzone, Nebenoliven 121

Interneurone 11
- GABAerge 89
- glycinerge 89
Internodium 6
Intumescentia cervicalis/lumbosacralis 81
Iridokornealwinkel 299, **308**
Iris 298–299, 301, **306–307**
- Funktion 306
ischämischer Insult 261
Isokortex 211
- Entwicklung 17
Isthmus gyri cinguli 190

J

Jodopsin (Retina) 304

K

Kammerwasser 298, **308**
- Resorption 300
Kampfreaktion 278–279
Kandelaberzellen, Neokortex 211
Kapselzellen, Ganglien 10
Karotissiphon 74, 260–261, 268, 272
Karpaltunnel 35
Karpaltunnelsyndrom 35, 48
Katarakt 307
Kaumuskulatur 60
Kehlkopfmuskeln 69
Kehlkopfspiegel 70
Keilbeinflügel-Meningeom, MRT 255
Kennmuskeln, Rückenmarkssegmente 25
Kennreflex, Segmente 37, 46
Keratinozyten, Epidermis 328
Kerne s. Hirnnervenkerne
Kernkettenfasern, Muskelspindeln 333
Kernsackfasern, Muskelspindeln 333
Kernspintomographie
- Bandscheibenvorfall 84
- Gehirn 104
- Kleinhirn 151
Kieferhöhle 309
Kieferöffner/-schließer 60
Kiemenbögen, Entwicklung 16
Kiemenbogenmuskulatur 22
Kinderlähmung 88
Kleinfingerballenatrophie, Ulnarisschädigung 33

Sachregister

Kleinfinger-Daumen-Probe
- Medianusschädigung 35
- Ulnarisschädigung 33

Kleinhirn 101–102, **149–168**
- Afferenzen 155–159
- Arterien 261
- Außenansicht 150
- Bewegungsentwürfe 158
- Blickstabilisierung **164**
- Blutversorgung 261
- Efferenzen 159
- Folia 149
- Funktion 162–164
- Gestalt, äußere 149–152
- Gliederung 149–152
- Golgi-Zellen 154–155
- graue Substanz 151
- Horizontalschnitt 152
- Kernspintomographie 151
- Kletterfasern 156
- Körnerschicht 154
- Körnerzellen 154–155
- Korbzellen 154–155
- Lernen, motorisches 164
- Molekularschicht 154
- Moosfasern 154
- Muskeltonus 164
- Parallelfasern 154
- Purkinje-Zellen 154–155
- Sagittalschnitt, medianer 151
- spinozerebelläre Zone 152
- Sternzellen 154–155
- venöser Abfluss 271
- weiße Substanz 151
- Zielmotorik 163

Kleinhirnbläschen 14
Kleinhirnbrückenwinkel 62, 66
- Tumor 66

Kleinhirnhemisphäre(n) 102–103, 152
- Afferenzen 124
- Horizontalschnitt 240
- kontralaterale 123–124
- Läsionen 165
- Tumor 165

Kleinhirnkerne, Efferenzen 158, 160–162
Kleinhirnmarklager 152
Kleinhirnneurone, GABA/Glutamat 155
Kleinhirnrinde 13
- Afferenzen, monoaminerge 154
- Areale, Projektion 159
- Aufbau 153
- Efferenzen 158
- mikroskopische Anatomie **152–155**, 165
- mikroskopisches Bild 153

Kleinhirnrinde
- Neuronentypen 155
- Verschaltungsprinzip 154

Kleinhirnschädigungen 164–165
Kleinhirnsegel 108, 127, 149
- oberes 103–104
- unteres 103

Kleinhirnseitenstrangbahn (en) 93, **94**, 98
- Rückenmark 91

Kleinhirnstiel(e) 108, 150
- mittlerer/oberer 109

Kleinhirnstörung, Ataxie 164
Kleinhirntonsillen 149–150
Kleinhirnwurm **102–103**, 149
- Horizontalschnitt 240
- Läsionen 165

Kletterfasern 121
- Afferenzen 154
- exzitatorische 155
- Kleinhirn 156

Klitoris, Sympathikus/Parasympathikus, Wirkungen 278

Klumpke-Lähmung 30
Körnerschicht
- äußere (Neokortex) 17, **212**
- – (Retina) 302–303, **304**
- Epidermis 328
- innere (Neokortex) 17, **212**
- – (Retina) 302–303, **304**
- Kleinhirn 154

Körnerzellen
- exzitatorische, Glutamat 155
- Kleinhirn 154–155

Körperfaszie, allgemeine 329
Körperhaltung 66
- Regulation 118–119

Körperlage
- Bewusstwerdung 118
- N. vestibulocochlearis 65
- Wahrnehmung 324

Körpertemperatur, Hypothalamus 177
Kokzygealmark 82
Kokzygealsegment 82
Kommissurenfasern
- Großhirn 234
- Neokortex 212

Kommunikationsfunktionen, Haut 327
Kompartment-Syndrom, N.-fibularis-Verletzung 44
Konjunktiva 299, **310**
Kontraktionskraft, Sympathikus/Parasympathikus, Wirkungen 278

Kontrastverstärkung, Retina 302
Konvergenzreaktion, Naheinstellungsreaktion 309
Koordination, Olive 123
Kopfbereich, Ganglien 78
Kopflage/-bewegung, Wahrnehmung 324
Kopfschmerzen 256
Korbzellen
- Hippocampus 206
- Kleinhirn 154–155
- Neokortex 211

Korium 328, **329**
Koriumpapillen 328–329
Kornea (= Hornhaut) 298, **299**, 300
- bradytrophes Gewebe 300
- Entwicklung 17

Korneaepithel, vorderes/hinteres 300
Kornealreflex 60
- erloschener 54

Korsakow-Syndrom 179
Kortex 191
- agranulärer, Neokortex 213
- Aktivierung, ARAS 176
- auditorischer 228
- entorhinaler 201, **202**
- granulärer, Neokortex 213
- gustatorischer 233
- motorischer 133, 172, 199
- multisensorischer, Inselrinde 232–233
- olfaktorischer 202
- orbitofrontaler 171
- parietaler, posteriorer 223
- präfrontaler 175, **218–219**
- – Kurzzeitgedächtnis 207
- – Lokalisation 219
- prämotorischer 134, 199
- präpiriformer 201, **202**
- supplementärmotorischer 216–217
- vestibulärer 223, 233
- visueller 226–227
- viszerosensibler 233

kortikonukleäre Bahnen 142
kortikonukleäre Fasern 234
kortikopontine Bahnen 142
kortikopontine Fasern 126
kortikospinale Bahnen 142
Kortikotropin 182
Kortikotropin-Releasing-Hormon (CRH) 182
Kotransmitter 11, 281
Krallenhand 48
- Ulnarisschädigung 32, **33**

Kraniopharyngeom, Rathke-Tasche 180

Kreislauf, Hypothalamus 177
Kreislaufzentrum 120
- Depressorzentrum 137
- Formatio reticularis 135, **137**
- Pressorzentrum 137
- Sympathikus/Parasympathikus 137

Kurzsichtigkeit 307
Kurzzeitgedächtnis 207

L

Labyrinth
- knöchernes 318–319
- membranöses (häutiges) 318–319

Lachen 202
Lacuna musculorum 40
Lähmungen 94, 124, 200, 262
- periphere 95
- Querschnittssymptomatik 96
- schlaffe 64, 94, 96, 98, 215
- spastische 95–96, 98, 215, 217, 235
- unvollständige 94, 215
- vollständige 94
- zentrale 95

Lähmungsschielen 313
Längenrezeptoren, Muskelspindeln 332
Lamina(-ae)
- alaris 16
- basalis 16
- basilaris **320**, 321
- cribrosa 51, 73, 75–76, 299, **300**
- limitans anterior/posterior 300
- – externa/interna (Retina) 302
- propria (Membrana tympanica) 315
- quadrigemina 130, **131–132**, 170
- spiralis ossea 321–322
- tecti 103–104, 109, 114, 130, **131–132**
- vasculosa 315

Langerhans-Zellen, Epidermis 329
Langer-Spaltlinien 329
Langzeitgedächtnis 207
Lateralsklerose, amyotrophe 96
Leber, Sympathikus-/Parasympathikuswirkungen 278

383

Sachregister

Lederhaut
- (Epidermis) 298–299
- (Sklera) 300, 329

Leistenbruchoperationen 41
Leistenhaut 327
Lemniscus
- lateralis 127, 132, 143, 145, 228–229
- medialis 92, 116, 124, 126–127, 131, 142–143, 221–222
- trigeminalis 116, 142–143

lemniskales System 91, 92
Lens s. Linse
Leptomeninx 253
Lernen
- emotionales 207
- motorisches 164, 207

Lesen, Wernicke-Zentrum 232
LH (luteotropes Hormon) 182
Lichtdurchlässigkeit, Kornea 300
Lichtreflex
- Überprüfung 309
- Verschaltung 253, 308

Lichtreflex (s.a. Pupillenreflex) 307–309
- indirekter 309
- konsensueller 184, 309

Lichtwahrnehmung 309
Lidheber und -schließer, Funktionsausfall 311
Lidhebung 54
Lidschluss 117
- fehlender, Fazialisparese 311

Lidspaltenerweiterung 284
Ligamentum
- anococcygeum 47
- pectinatum 299–300
- spirale 320, 321

limbisches System 172–173, 202–210, 279
- Formatio reticularis 137
- Frontalschnitt 239
- Funktion 207–208

Limbus corneae 299, 300
Lingula cerebelli 109
Linse 298–299, 307
- Fern-/Naheinstellung 307

Linsenfasern, Mikroskopie 307
Linsenkapsel/-kern 307
Linsenplakode 17
Linsenrinde 307
Linsentrübung 307
Liquor cerebrospinalis 1, 81, 249
- Bildung 249–251
- Entwicklung 18

Liquor cerebrospinalis
- Funktion 252
- Resorption 251–252
- Stau 252
- Zirkulation 254
- Zusammensetzung 251

Liquorraum/-räume 254
- äußerer 249
-- Rückenmark 85
- innere 86

Liquorsystem 249–252
Liquorzisternen 130, 254, 255
Lobulus
- auriculae 314
- paracentralis 190, 215, 287–288
- parietalis inferior/superior 189

Lobus
- anterior 150
-- Entwicklung 17
- flocculonodularis 118–119, 149, 151–152, 159
- frontalis 101–103, 188, 213–219
- insularis 188–189, 232–233
- limbicus 190
- occipitalis 101–102, 188
- parietalis 101–102, 188
- posterior 150
-- Entwicklung 17
- temporalis 101–103, 188

Locus caeruleus 136, 138
- Noradrenalin 155

Lokomotion/lokomotorische Reaktion 134
- N. vestibulocochlearis 65
- Vestibulocerebellum 162

lokomotorisches Zentrum
- mesenzephales 137
- rhombenzephales 135

Lumbalganglien 285
Lumbalmark 82
Lumbalpunktion 85
Lumbalwirbelsäule 83
Lungen, Dehnungsrezeptoren 71
Lunula 332
luteotropes Hormon (LH) 182

M

Macula
- lutea 299, 304–305, 306
- retinae 268

Magendrüsen, Sympathikus-/Parasympathikuswirkungen 278

magnozelluläres System, Sehbahn 175, 224, 227
Makrophagen, Epidermis 329
Malleus 314, 316–317
MALT (mucosa-associated lymphatic tissue) 292
Mamma 332
Mammakarzinom, N.-intercostobrachialis-Kompression 27
Mandelkern 202
Mantelkantentumor 215–216
Mantelzellen 6
- Ganglien 10

Mantelzone, intermediäre, Neuralrohr 15
Manubrium mallei 314, 315, 316–317
Mark, verlängertes s. Medulla oblongata
Markscheiden 6–7
Massenbewegungen 94
Mastoiditis 318
Matrixzellen
- Haare 330
- Nagel 332

Maturation (Reifung), Nervengewebe 15
Meatus acusticus
- externus 314–315
- internus 65, 76, 321

Mechanorezeptoren, Sinus caroticus 119
Mediainsult, CT 267
Medianusschädigung
- Kleinfinger-Daumen-Probe 35
- Schwurhand 34, 35

Medianusschlinge 30, 34
Medulla oblongata 69, 81, 101–104, 108–128, 286
- Abgrenzungen 108
- Entwicklung 16
- Querschnitte 124–128
- Strukturen 109

Medulla spinalis 81–82
Megakolon 292
Meibom-Drüsen 310
Meissner-Tastkörperchen 328–330
Melanocortin 178
Melanom, malignes 329
- Aderhaut 301

Melanosomen 328
Melanotropin 182
Melanotropin-Inhibiting-Hormon (MIH) 182
Melanotropin-Releasing-Hormon (MRH) 182

Melanozyten 328
- Aderhaut 301
- Haare 330

Melanozyten-stimulierendes Hormon (MSH) 182
Melatonin, Epiphyse 183
Membrana
- tectoria 320
- tympani(ca) 315, 320, 321
- vestibularis 320–321

Membran(en)
- De-/Hyperpolarisation 12
- prä-/postsynaptische 2

Meningen 1, 252–256
Meningeom
- MRT 255
- Pacchioni-Granulationen 254

Meningitis 254
- eitrige 273
- Liquorzusammensetzung 251

Meningomyelozele 14
Merkel-Rezeptoren 330
Merkel-Zell-Komplexe, Epidermis 329
Mesencephalon (= Mittelhirn) 101, 104, 130–147
- Entwicklung 17

Mesencephalonbläschen (= Mittelhirnbläschen) 14
Mesoglia(zellen) 6, 8
Mesozele 18
Metazele 18
Metencephalon 101
Meynert-Achse 105
Migräne 138, 256
MIH (Melanotropin-Inhibiting-Hormon) 182
Mikroglia(zellen) 6, 8
- Alzheimer-/HIV-Demenz 8
- Multiple Sklerose 8

Miktion 288
Miktionszentrum, pontines 286, 287, 288
- Formatio reticularis 135, 137
- Reflexbogen 288

Milchejektionshormon, Oxytocin 178
Miosis, Horner-Syndrom 284
Mittelhirn (= Mesencephalon) 101–104, 109–110, 130–132, 133–147
- Abgrenzung 130–131
- Frontalschnitt 239
- Gestalt, äußere 130–131
- Gliederung 130–131
- Schichtgliederung 131

Sachregister

Mittelhirnsyndrom 118
Mittelohr 313–314, **315–318**
Mittelohrentzündung, Hörverlust 317
Mittelohrmuskeln 317
Modiolus **320,** 321
Molekularschicht
– Kleinhirn 154
– Neokortex 212
Monoamine 11–12, 367
monoaminerge Fasern, Formatio reticularis 180
monoaminerge Zellgruppen, Formatio reticularis 137–138
monoaminerges System, Neurone 137
Moosfasern
– Afferenzen 154
– Glutamat 155
– Kleinhirn 154–155
Morbus s. unter den Eigennamen bzw. Eponymen
Morphium 87
Motokortex 211, 213–214
– Läsionen 216
– Tumor 216
Motoneurone 16, 85, 97, 199
– α-Motoneurone 88
– γ-Motoneurone 88, 333
– Degeneration (Absterben) 96
– Flexoren 132
– Selbsthemmung, indirekte 89
Motorik 85
– Ausfälle, zerebelläre 161
– extrapyramidale 134, 200
– pyramidale 94, 134, 200, 213–216
– Regulation, zentrale, Basalganglien 199
– spinale 161
– (un)willkürliche 200
motorische Endplatte 4–5, 333
– Histologie 4
motorische Endstrecke 88
motorische Impulse
– Inhibition 134, 195
– Modulation 200
– Verarbeitung 200
– Verschaltung 163
motorische (präzentrale) Rinde 173
– prämotorische/supplementäre 216
motorischer Kortex 121, 133, 160
motorisches Sprachzentrum, Frontalschnitt 237

motorisches Zentrum, Formatio reticularis 137
MRH (Melanotropin-Releasing-Hormon) 182
MSH (Melanozyten-stimulierendes Hormon) 182
Müdigkeit, ARAS 175
Müller-Muskelfasern 309–310
Müller-Zellen (Retina) 302, **304**
multiforme Schicht, Neokortex 212
Multiple Sklerose
– Liquorzusammensetzung 251
– Mikrogliazellen 8
– Netzhautgefäße 306
– Oligodendrozyten 8
– Ophthalmoplegie, internukleäre 140
– Sehnerv 52
multisensorischer Kortex, Inselrinde 232–233
Mundbodenmuskulatur 60
Mundtrockenheit 64
Muscarin 281
Musculus(-i)
– abductor digiti minimi 32
– – pollicis brevis 35
– – – longus 37
– adductor brevis 40–41
– – longus 40–41
– – magnus 40–41, 45–46
– arrector pili 278, 330–331
– biceps brachii 33
– – femoris 45–46
– brachialis 33
– brachioradialis 36–37
– brevis digiti minimi 32
– buccinator 59
– ciliaris 115, 278, 299, **307,** 309
– coracobrachialis 33
– cricoarytenoideus 71
– cricothyroideus 69
– deltoideus 36
– detrusor vesicae 278, **286–287**
– digastricus 64
– dilatator pupillae 278, 284, 299, 306, 311
– erector spinae 25
– extensor carpi 25
– – – ulnaris 37
– – communis 37
– – digiti minimi 37
– – digitorum brevis/longus 45
– – hallucis brevis/longus 45
– – pollicis brevis/longus 37

Musculus(-i) extensor
– – radialis brevis/longus 37
– fibularis brevis/longus 45
– flexor carpi 32
– – digitorum longus 46
– – – profundus/superficialis 34–35
– – hallucis longus 46
– – pollicis brevis/longus 35
– – ulnaris 32
– gastrocnemius 45–46
– gracilis 41
– iliopsoas 42
– infraspinatus 29
– intercostales externi/interni 25
– latissimus dorsi 29
– levator palpebrae superioris 52–53, 115, 311
– – scapulae 29
– lumbricales 35
– masseter 60
– obliquus abdominis externus et internus 26
– – inferior 52–53, **312–313**
– – superior 54, **312–313**
– obturatorius externus 40–41
– occipitofrontalis 63
– omohyoideus 27
– opponens digiti minimi 32
– – pollicis 35
– orbicularis oculi 311
– orbitalis 284, 309–310
– palmaris longus 35
– pectineus 41–42
– pectoralis major et minor 29
– plantaris 46
– pronator quadratus 35
– – teres 34
– pterygoideus lateralis 59–60
– – medialis 60
– puborectalis 289
– quadriceps femoris 42
– rectus abdominis 26
– – inferior 52–53, **312–313**
– – lateralis 54, 62, 139–140, 299, **312–313**
– – medialis 52–53, 139–140, 299, **312–313**
– – superior 52–53, **312–313**
– rhomboideus major 29
– sartorius 42
– scalenus anterior 27–28
– semimembranosus 46
– semitendinosus 46
– serratus anterior 29

Musculus(-i)
– soleus 46
– sphincter ani externus 46, 289
– – – internus 288
– – pupillae 115, 278, 299, 306–307, 309, 311
– – urethrae externus 287–288
– – – internus 287
– – vesicae 278, 287
– stapedius 64, 317
– sternocleidomastoideus 28, 73
– sternohyoideus 27
– sternothyroideus 27
– styloglossus 67
– stylohyoideus 64
– subclavius 29
– supinator 37
– supraspinatus 29
– tarsalis inferior/superior 284, 311
– temporalis 60
– tensor tympani 69, 314, 317–318
– – veli palatini 69
– teres major 29
– thyrohyoideus 27
– tibialis anterior 45
– – posterior 46
– transversus abdominis 26
– – perinei profundus 46, 288
– trapezius 28
– triceps brachii 29, 37
musisch-non-verbale Hälfte, Balken 234
Muskeleigenreflexe 88–89, 98
– Steigerung 96
Muskelkontraktion, spastische 215
Muskelrezeptoren 91
Muskelschwäche 94, 124
Muskelspannung, Wahrnehmung 92
Muskelspindeln 157, 332–333
Muskeltonus 162
– Abschwächung 164
– Kleinhirn 164
Muskulatur
– glatte 277
– infrahyale 27
– Tonus (Grundspannung) 95
Mydriasis 54
Myelencephalonbläschen 14
Myelinisierung
– Gliazellen 6
– Nervensystem 16

385

Sachregister

Myelinscheide 6
Myelographie, Bandscheibenvorfall 84
Myelozele 18
Myoklonus 123
Myopie 307

N

Nachsprechen, Schaltkreise 233
Nägel 332
Nagel, Matrixzellen 332
Nagelbett, -falz, -platte, -tasche bzw. -wurzel 332
Naheinstellungsreaktion 309
Nahrungsaufnahmeregulation, Zentren 178
Nahrungsaufnahmeverhalten, Hypothalamus 177
Nase, laufende 310
Nasendrüsen, Innervation 65, 117
Natriumkanäle 12
Nebennierenmark
– Sympathikus-/Parasympathikuswirkungen 278
– Zellen, endokrine 284
Nebenoliven **121**, 126
– Intermediärzone 121
Neglect 223
Neocerebellum 152
Neokortex 192–193, **211–213**
– (a)granulärer 213
– Assoziationsfasern 212
– Assoziationsfelder 211
– Baillarger-Streifen, äußerer/innerer 212
– Betz-Riesenzellen 212
– Faserverbindungen, kortikale 213
– funktionelle Gliederung 211
– Histologie 211–213
– Körnerschicht, äußere/innere 212
– Kommissurenfasern 212
– Molekularschicht 212
– multiforme Schicht 212
– Nicht-(Non-)Pyramidenzellen 211
– Primärfelder 211
– Pyramidenschicht, äußere/innere 212
– Pyramidenzellen 211
– – modifizierte 211–212
– Rindentypen 213
– Schichten 212
– Sekundärfelder 211

Neokortex
– thalamokortikale Projektionen 212
Neostriatum 193
Nerven
– gemischt-segmentale 24
– Maturation (Reifung) 15
– periphere, Struktur 9–10
– Querschnittstruktur 10
Nervenendigungen
– freie (Haut) 329–330
– Haarfollikel 329–330
– Rezeptoren, korpuskuläre 329
Nervenfasern 2
– afferente 11
– allgemein-viszeromotorische 21–22
– Degeneration 5
– efferente 11
– Einteilung nach Kaliber und Leitungsgeschwindigkeit 5
– gemischte 22
– marklose 5–6
– motorische 11, 22
– Regeneration 5–6
– Rückenmark 82
– sensible 11, 22
– somatomotorische 21–22
– somatosensible 21–22
– speziell-somatosensible 21
– speziell-viszeromotorische 21–22
– ummarkte 6
– viszeromotorische 22
– viszerosensible 22
Nervenfaserschicht **302**
– (Retina) 302–303, **304**
Nervenkerne 13
Nervenläsion, periphere 96
Nervensystem
– autonomes (viszerales) 1, 277, 292
– Bläschenformation 13, **14**
– Embryogenese 13–14
– enterisches 277, 281, **291–292**
– – Funktion **291**, 292
– – neuronale Steuerung 293
– Entwicklung, regionale 16–18
– Entwicklungsgeschichte 13–18
– Funktionsprinzip 2
– Gliederung 1
– Histogenese 14–16
– Histologie 2
– Induktion 13
– Myelinisierung 16
– Neurulation 13
– parasympathisches,

Neurone 286
– peripheres (PNS) 1, **21–81**
– – Markscheiden 7
– – Neurone 2
– – vegetativer (viszeraler) Teil 22
– somatisches (animalisches) 1, 277
– sympathisches 277
– – Neurone 285
– vegetatives 1, 277–278, 281, 292
– – Afferenzen/Efferenzen 279
– viszerales 1, 277, 292
– Wachstumsphase 16
– zentrales s. Zentralnervensystem
– Zytologie 2
Nervenwasser s. Liquor cerebrospinalis
Nervenzellen 2
– Perikaryon 2
– Retina 302
Nervenzellfortsätze 2
Nervus(-i)
– abducens (VI) **60–61**, 74–75, 77, 111, 122, 127, 273, 313
– – Funktion 62
– – Hirnnervenkerne 116
– – Muskelinnervation 62
– – Verlauf 62
– accessorius (XI) **72–73**, 75, 78, 102, 111, 122, 127
– – Hirnnervenkerne 120
– – Verlauf 73
– alveolaris(-es) inferior 56, 59, **60**, 61, 77
– – superiores 58
– anococcygei 47
– auricularis magnus 27
– – posterior 63
– auriculotemporalis 56, 59–60, **60**, 61, 77
– axillaris 30–31, **35–36**, 48
– buccalis 56, 59, **60**, 61, 77
– ciliares longi 57
– clunium inferiores 25, 40, **42**
– – medii 25, 40
– – superiores 25, 40
– coccygeus 47
– cochlearis 65–66
– craniales **51–80**
– cutanus antebrachii lateralis 33
– – – medialis 30, **31**, 48
– – – posterior 37
– – brachii lateralis 36
– – – – inferior/superior 31

Nervus(-i) cutaneus brachii
– – – medialis 27, 30–31, **31**, 31, 48
– – – posterior 37
– – dorsalis intermedius 43
– – – medialis **43**
– – femoris lateralis 39–40, 49
– – – posterior 39, **40**, 42, 49
– – surae lateralis 40, **43**, 44
– – – medialis **44**, 45
– digitales palmares communes 35
– – – proprii 35
– dorsalis clitoridis/penis 46
– – scapulae **29**, 30, 48
– ethmoidalis anterior/posterior 57
– facialis (VII) **61–64**, 65, 75, 77, 102, 111, 122, 127, 285–286, 293, 316, 327
– – Fazialis-/Intermediusanteil 61
– – Funktion 63
– – Hirnnervenkerne **116–117**
– – Innervation 64
– femoralis 39, **40–41**, 41–42, 49
– fibularis (peroneus) 43–45, 49
– – communis **42**, 43–44, 49
– – profundus **40**, 43, 49
– – superficialis **40**, 43, 49
– frontalis 56, **57**, 61, 74, 77
– genitofemoralis 39–40, 49
– glossopharyngeus (IX) **67–68**, 74–75, 78, 102, 111, 122, 127, 285–286, 293, 327
– – Hirnnervenkerne **118–120**
– – Innervation 67–68
– – Verlauf 67
– gluteus inferior **39**, 42, 49
– – superior 39, **41**, 42, 49
– hypogastricus 282, 287
– hypoglossus (XII) 59, **73**, 75, 78, 102, 111, 122, 127, 214
– – Hirnnervenkerne 120–121
– – Verlauf 74
– iliohypogastricus 39–40, 49
– ilioinguinalis 39, 49
– infraorbitalis 56, **58**, 61, 77
– intercostales 23, **25–27**, 31
– intercostobrachialis 27, 31
– – Kompression, Mammakarzinom 27

Sachregister

Nervus(-i)
– intermedius 75
– interosseus antebrachii anterior 35
– ischiadicus 39, **42–46**, 49
– lacrimalis 56, **57–58**, 61, 65, 74, 77
–– Verlauf 57
– laryngeus inferior 69
–– recurrens 69–70, 72, 78
––– Lähmung 71
–– superior 69–70, 72, 78
– lingualis 56, **60**, 61, 63
–– Verlauf 59
– mandibularis (V3) 56–57, **59–60**, 61, 67, 75, 77
– massetericus 60
– maxillaris (V2) 56–57, **58**, 59, 61, 75, 77, 273
–– Sinus-cavernosus-Wand 272
–– Verlauf 58
– medianus 30–31, **34–35**, 48
–– Verlauf 34
– mentalis 59–60
– musculocutaneus 30–31, 33–34, 48
–– Schädigung 33
–– Verlauf 34
– mylohyoideus 60
– nasociliaris 54, 56, **57**, 61, 74, 77
–– Verlauf 57
– obturatorius 39, 41, 46, 49
– occipitalis major 25
–– minor 27
– oculomotorius (III) **52–54**, 74–75, 77, 111, 122, 127, 130, 273, 285–286, 293, 308, 311, 313
–– Funktion 53
–– Kerne 113–115
–– Muskelinnervation 53
–– Sinus-cavernosus-Wand 272
–– Verlauf 53
– olfactorius (I) **51**, 73, 77, 102, 111
– ophthalmicus (V1) 56, **57–58**, 59, 61, 74–75, 77, 273
–– Sinus-cavernosus-Wand 272
–– Verlauf 57
– opticus (II) **52**, 53, 55, 62, 73, 75, 77, 111, 225, 298
–– Entwicklung 17
–– Läsion 225
– palatinus(-i) major 58
–– minores 58
– pectorales **29**, 30, 48

Nervus(-i)
– pelvici splanchnici 286, **287**
– petrosus major 63, **64**, 65, 74–75
–– minor 67–69, 74–75
–– profundus 65
– phrenicus 27–28, 30
–– Atemmuskel 27
–– Hirndruck, steigender 28
–– Perikarditis/Pleuritis 28
–– Zwerchfellinnervation 27
– plantaris lateralis/medialis 40
– pterygoidei 60
– pudendus 39, **46–47**, 49, 286–287
–– Innervationsgebiet 47
– radialis 30–31, **36–37**, 49
– saphenus 40, **40**, 41–42, 49
– spinales 22–47
– splanchnicus(-i) lumbales/sacrales 284
–– major 282, **284**
–– minor 282, **284**
– stapedius 63–64
– subclavius **29**, 30, 48
– subcostalis 26, 39
– suboccipitalis 25
– subscapularis **29**, 30, 48
– supraclaviculares 27
– supraorbitalis 58
– suprascapularis **29**, 48
– supratrochlearis 57, **58**
– suralis 40, **43–44**
– temporales profundi 60
– thoracicus longus **29**, 30, 48
–– Läsion 30
– thoracodorsalis **29**, 30, 48
–– Läsion 30
– tibialis 42, **45–46**, 49
–– Schädigung 46
– transversus colli 27
– trigeminus (V) **56–57**, 61, 75, 77, 111, 122, 127, 260
–– Äste 56
–– Gesichtsversorgung, sensible 56
–– Hirnnervenkerne 115
– trochlearis (IV) **54–56**, 74–75, 77, 111, 122, 127, 130, 273, 313
–– Funktion 55
–– Hirnnervenkerne 115
–– Muskelinnervation 55
–– Sinus-cavernosus-Wand 272
–– Verlauf 55
– tympanicus 68
– ulnaris 30–31, **32–33**, 48

Nervus(-i)
– vagus (X) **69–72**, 73, 75, 78, 102, 111, 122, 127, 282, 285–286, 293
–– Brust-/Halsteil 71–72
–– Funktion 71
–– Hirnnervenkerne 120
–– Innervation 72
–– Kopfteil 72
–– Läsion 70
–– Verlauf 70
– vestibularis 65
– vestibulocochlearis (VIII) **65–66**, 75, 78, 102, 111, 122, 127, 320–321
–– Ausfälle 64
–– Hirnnervenkerne 117–118
–– Verlauf 66
– zygomaticus 56–57, **58**, 61, 63, 65, 77
Netzhaut (= Retina) 299, **301–306**
– Ablösung 304, 306
– ipsilaterale, temporale 224
– kontralaterale, nasale, mediale 224
– laterale/mediale 52
– mediale 224
Netzhautgefäße 306
Neukleinhirn 152
Neuralleiste 13
Neuralrinne 13
Neuralrohr 13
– Flügel-/Grundplatte 16, 131
– Mantelzone, intermediäre 15
– marginale Zone 15
– Stratum marginale/palliale 15
– ventrikuläre Zone 15
Neuriten s. Axone
Neuroblasten 15
– Proliferation 15
Neuroepithel 14
Neurogenese 15
neurohämale Region, Neurohypophyse 181
Neurohypophyse (HHL) 169, 177, **180–181**
– Ausfall 180–182
– neurohämale Region 181
– zirkumventrikuläre Organe 250
Neurolemm 10
Neuroleptika 12
Neuromere 14
neuromuskuläre Junktion s. motorische Endplatte
neuronale Regeneration 5

Neurone 2–6
– acetylcholinerge 367
– adrenerge 367
– Axonkegel 3
– bipolare 5
– Dendriten 3
– dopaminerge 138, 367
– endoplasmatisches Retikulum, raues 3
– exspiratorische 136
– GABAerge 368
– glutamaterge/aspartaterge 368
– glycinerge 368
– hintereinander geschaltete 279
– histaminerge 367
– inspiratorische 136
– monoaminerge 137, 367
– multipolare 5, 279
– neokortikale 211
– Nervensystem, peripheres 2
– nigrostriatale 194–195
– noradrenerge 138, 367
– parasympathische 88, 279, 286, 292
– peptiderge 368
– Perikaryon 3
– prä-/postganglionäre 279
–– Ganglion ciliare 54
– pseudounipolare 5, 10, 279
– Sehbahn 224
– serotoninerge 138, 367
– striatale, GABAerge 194–195
– sympathische 286, 292
– Typen 5
– unipolare 5
– Zellkern 3
– Zentralnervensystem 2
Neuropeptid Y 12, 178, 180, 282, 370
Neuropeptide 11–12, 282, 368
Neuropil 13
Neuroporus caudalis/rostralis 13
Neurosekretion 181
Neurotensin 12, 282, 369
Neurothel 85, 253
Neurotransmitter s. Transmitter
Neurotubuli 3
Neurulation 13
Nexus 4
Nicht-Pyramidenzellen s. Non-Pyramidenzellen
Nikotin 281
Nodulus 149–151

387

Sachregister

Non-Pyramidenzellen, Neokortex 211
Noradrenalin 11–12, 87, 137, 155, 280–281, 284, 292, 367
noradrenerge Zellgruppen, Formatio reticularis 138
Nucleus(-i) 13, 191
– accessorius n. oculomotorii (Edinger-Westphal) 52, 112–114, **115**, 122, 131, 183, 285, 308, **309**
– accumbens 193, **197**
– ambiguus 67, 69, 112–114, 118, **119–120**, 120, 122, 126, 142
– anteriores 173, **175**
– arcuatus 177–178
– basalis (Meynert) 202, 213
– caudatus 180, 191–193, **194–197**
– – Frontalschnitt 236–238, 240
– – Horizontalschnitt 240, 242
– centromedianus 172, 175, 195
– Cerebellum 152
– cochlearis(-es) 65, 112–114, **117**, 118, 122, 143, 229
– – anterior 117
– – posterior **117**, 228
– coeruleus 87, **138**
– corporis mamillaris 177, 179
– – trapezoidei 126, 229
– – – Hörbahnfasern 228
– cuneatus 91, 108, **124**, 126, 128, 221–222
– – accessorius 93, 124, 126, 157
– dentatus **132**, 152, 159
– dorsalis n. vagi 112–113, **114**, 120, 122, 126, 285
– – (Stilling-Clarke) 87, 93, 124
– emboliformis 152, 159
– fastigii 152, 159
– globosus 152, 159
– gracilis 91, 108, **124**, 126, 128, 221–222
– habenulares 182, **183**
– intermediolateralis 87–88
– interstitialis Cajal 139
– lateralis posterior 171–172
– lemnisci lateralis 229
– – – Hörbahnfasern 228
– lentiformis 193
– – Frontalschnitt 239
– lentis 307
– mediales **175**

Nucleus(-i)
– mediodorsalis 172
– mesencephalicus n. trigemini 56, 112–114, **115–116,** 122, 131
– motorius n. trigemini 112–113, **114–115,** 116, 122, 142
– n. abducentis 60, 112–114, 116, 122, 126, 142
– – Schädigung 116
– n. accessorii 72, 112–113, **114,** 120, 122, 142
– n. facialis 62, 112–113, **114,** 117, 122, 126, 142, 214
– n. hypoglossi 73, 112–113, **114,** 120, 121–122, 126, 142, 214
– n. oculomotorii 52, 112, **113–114,** 115–116, 122, 142
– n. trigemini 112
– n. trochlearis 112–114, 116, 122, 142
– n. vagi 69
– olfactorius anterior 201, **202**
– olivaris(-es) 155
– – accessorius(-i) 156
– – – medialis **121,** 126
– – – posterior **121,** 126
– – inferiores **121**
– – principalis **121,** 126
– – superiores **121,** 229
– – – Hörbahnfasern 228
– parabrachialis 233
– paraventricularis 177, **178,** 181
– – Funktion 178
– pontinus n. trigemini 114
– pontis **123–124,** 126, 155, 157
– – Frontalschnitt 239–240
– preoptici 177, **178**
– prepositus perihypoglossalis 138, **139**
– pretectales 183
– principalis n. trigemini 56, 112–114, **115–116,** 122, 221–222
– proprius 87
– pulposus 83
– reticularis lateralis 126
– ruber 95, 98, 114, 131, **132–133**
– – Afferenzen/Efferenzen 132, 134
– – Frontalschnitt 239–240
– – Projektion 158
– – Schädigung 133

Nucleus(-i)
– salivatorius inferior 67, 112–114, 118, **119,** 122, 285
– – superior 62, 65, 112–114, **117,** 122, 285
– – – Schädigung 117
– solitarius 117, **119**
– spinalis n. trigemini 56, 67, 69, 112–113, **114–115,** 116, 118, 120, 122, 126, 219–220
– – somatotopische Gliederung 116
– subthalamicus 169, **184,** 192, **197**
– – Entwicklung 17
– – Frontalschnitt 238–239
– suprachiasmaticus 177, **178**
– – zirkadianer Rhythmus 178
– supraopticus **177–178,** 181
– thoracicus 87
– – posterior 87
– tractus solitarii 62, 67, 69, 112–114, **117–120,** 122, 126, 137, 279, 290
– tuberales 177–178
– ventralis anterior (VA) 171–172, **173,** 199
– – – Faserbeziehungen 173
– – – Funktionsbeziehungen 173
– – anterolateralis (VAL) 199
– – – Basalganglien 198
– – lateralis (VL) 160, 171–172, **173,** 199
– – – Faserbeziehungen 173
– – – Funktionsbeziehungen 173
– – posterior (VP) 171, **173,** 219–222
– – posterolateralis (VPL) 172, 174
– – posteromedialis (VPM) 172, 174
– vestibularis(-es) 65, 95, 98, 112–114, **117–118,** 122, 139, 155
– – Faser- und Funktionsbeziehungen 119
– – inferior 118
– – lateralis **118,** 126
– – medialis **118,** 126
– – Projektion 158
– – superior 118
Nuël-Raum, Corti-Organ 321
Nystagmus 66, 118, 164

O

Oberarmfrakturen 36
Oberlid 298
Oberschenkel, Adduktoren 40, 49
Obturatoriusausfall, Beckenfrakturen 40
Off-Center-Zellen, Retina 303
Ohr **313–326**
– äußeres 313, **314–315**
Ohrenschmalz 314
Ohrläppchen 314
Ohrmuschel 313, **314–315**
Ohrtrompete 315, **318**
Okulomotorik 139
Okulomotoriuskernareal, Zerstörung 115
Okulomotoriusschädigung 54
Okzipitallappen 101–102, 105, 188, **224–228**
– Horizontalschnitt 240–241
– Sehrinde 140
Okzipitalpol 189
olfaktorische Zilien, Riechschleimhaut 325
olfaktorisches Vesikel 325
Oligodendrozyten 6, **8**
oliväres System 121
Olive 108, 110
– Feinabstimmung 123
– Funktion 121
– Koordination 123
– Läsion 123
– Präzisionsbewegungen 123
Olivenkernkomplex 121, 127
– Afferenzen/Efferenzen 121, 123
– Funktion 121
On-Center-Zellen, Retina 303
Operculum, Parietallappen 189
Ophthalmoplegie, internukleäre 140–141
Opiate, Schmerzunterdrückung 138
Optikuspapille, Hirndruck 306
optokinetischer Reflex 140
Ora serrata 299
Orbita 309–310
Organum spirale **320,** 321
Orientierungsstörungen, räumliche 223
Os temporale 63
Ossicula auditoria 316–317

388

Sachregister

Otolithen 323
Otolithenmembran 323
ovales Fenster 316–317, **318–319**
Oxytocin 12, 177–178, 180, 369

P

Pacchioni-Granulationen 254
Pachymeninx 253
Palatomyoklonus 123
Paleocerebellum 152
Paleokortex **192–193, 201,** 202–203
Paleostriatum 193
Pallidum 184, 191, **192,** 193–194, **197,** 235, 287
– Afferenzen/Efferenzen 197
– Entwicklung 17
– Frontalschnitt 237–239
– Funktion 197
– Horizontalschnitt 241–242
Palpebra(-ae) 310–311
– inferior/superior 298
Pankreas, Sympathikus-/Parasympathikuswirkungen 278
Papez-Neuronenkreis 175, 179, 204–205
– Variation 207
Papilla(-ae)
– foliatae, fungiformes bzw. vallatae 326
– n. optici 52, 224, 299, **302,** 305
Parallelfasern, Kleinhirn 154
Paralyse 94
Parasubiculum 206
Parasympathikus 1, 277, **285–286,** 292–293
– anatomische Grundlagen 279–280
– Blasenentleerung 286–288
– Darmentleerung 289
– Erregungsüberleitung 277
– Genitalfunktionen 289–290
– Hirnstammzentren 285
– Hypothalamus 279
– kraniosakrale Verteilung 279
– Kreislaufzentrum 137
– M.-dilatator-pupillae-Tonus 311
– Organisationsprinzip 280
– sakrale Zentren 286
– Schlagfrequenz 277
– Wirkungen 277–278

Parasympatholytika/-sympathomimetika 282
paravermale Zone 158
Paresen s. Lähmungen
Paries
– caroticus 316
– jugularis 316
– labyrinthicus 316
– mastoideus 316
– tegmentalis 316
Parietallappen 101–102, 105, 188–189, **219–224**
– Horizontalschnitt 240
– Operculum 189
Parkinson-Syndrom 5, 134, 196
– Bewegungsarmut 198
– L-Dopa 135
– dopaminerge Systeme 138
– medikamenteninduziertes 138
Parkinson-Trias 134
Pars
– anterior pedunculi cerebri 110, 130
– basilaris pontis 124, 126
– caeca retinae 299, 301
– cavernosa (A. carotis interna) 259–260
– cerebralis (A. carotis interna) 259–260
– cervicalis (A. carotis interna) 259–260
– compacta (Substantia nigra) 133
– flaccida 315
– infraclavicularis 29
– magnocellularis 132
– opercularis 188–189
– optica retinae 299, 301
– orbitalis 188–189
– parvocellularis 132
– petrosa (A. carotis interna) 259–260
– pre-/postcommunicalis (A. communicans anterior) 263
– reticulata (Substantia nigra) **133**
– supraclavicularis 29
– tensa 315
– triangularis 188–189
– tuberalis 181
parvozelluläres System
– Corpus geniculatum laterale (CGL) 175
– Kortex, visueller, sekundärer/tertiärer 227
– Sehbahn 224
Patellarsehnenreflex 41, 89
Paukenhöhle 313–314, **316,** 320

Pedunculus
– cerebellaris inferior 108–109, 149–150, 156
––– Afferenzen 157
––– Efferenzen 160
–– medius 108–110, 149–150
––– Afferenzen 157–158
–– superior 108–109, 149–150
––– Afferenzen 158
––– Efferenzen 160–162
– cerebri 130
Penis, Sympathikus/Parasympathikus, Wirkungen 278
periaquäduktales Grau 131, **138**
Periduralanästhesie 85
Periduralraum 85
Perikaryon 2–3, 85
Perilymphe 313, 316, 318
Perilymphraum 318
Perineurium 10
Peristaltikstörungen 292
Peroneuslähmung 44
Persönlichkeitsveränderungen 264
Pes hippocampi 203
Pfeilerzellen, äußere/innere, Corti-Organ 321
Pfortadersystem, Hypophyse 180–181
Phalangenzellen, äußere/innere, Corti-Organ 321
Photorezeptoren 302, **303,** 304
Pia mater 85, 97, **254–255**
Pigmentepithel (Retina) 301–303, **304**
PIH (Prolaktin-Inhibiting-Hormon) 182
Pinealome 183
Pituizyten 181
Plastizität, Synapsen 4
Platysma 63
Plegie 94
Pleuraerguss 26
Pleurapunktion 26
plexiforme Schicht, äußere/innere (Retina) 302, **303–304**
Plexus 23
– aorticorenalis 282
– aorticus abdominalis 282
– basilaris 272
– brachialis 25, **29–31,** 36, 48
– cardiacus 70, 282, 284, 286
– caroticus 68, **283**
– cervicalis 25, **27–29,** 48

Plexus
– choroideus 170, 239, **250–251,** 254
– coccygeus 39, 47
– coeliacus 70, **282,** 284
– entericus 291
– gastricus 286
– hypogastricus 286
–– inferior 281–282, **284–286,** 286–287
–– superior 281–282, **284,** 285
– iliacus 282
– intraparotideus 63
– lumbalis 25, 39, 49
– lumbosacralis 25, 39, 49
– mesentericus inferior 282
–– superior 70, 282
– myentericus (Auerbach) 286, **291,** 293
– oesophageus 284
– pelvicus 282, **286**
– pharyngeus **68,** 69
– pudendus 39, 46, 289
– pulmonalis 284, 286
– sacralis 25, 39, 49
– submucosus (Meissner) 286, **291,** 293
– subserosus **291,** 293
– sympathische 282
– tympanicus 67–68, 318
– vegetativer (autonomer) 282
– venosus foraminis ovalis 272
Plexusepithel 251
Plexuslähmung, obere/untere 30
Plica mallearis anterior 315
Poliomyelitis 88
Pons 101–104, 108–128
– Entwicklung 16
– Querschnitte 124–128
pontine Kerne, Schädigungen 124
Pontocerebellum 150–152, 165
– Funktion 162–164
– Zielmotorik 162
pontozerebellare Fasermassen 126
Portio major/minor n. trigemini 56
Porus acusticus
– externus 314
– internus 62, **66,** 75–76
Position, N. vestibulocochlearis 65
Posteriorinsult 267
Postikuslähmung 71
postsynaptische Membran 2

389

Sachregister

PPRF (paramediane pontine Formatio reticularis) **139–140**, 217
Prä-Bötzinger-Komplex 136
präfrontale Rinde 218–219
prämotorische Region 216
prämotorische Rinde 173, 216–217
prämotorischer Kortex 134
präokulomotorische Kerne 139
präokulomotorische Zentren 139, **140**, 145
präsynaptische Membran 2
Präzisionsbewegungen, Olive 123
Precuneus 190
Presbyopie 307
Pressorezeptoren, Sinus caroticus 68
Pressorzentrum, Kreislaufzentrum 137
Presubiculum 206
PRH (Prolaktin-Releasing-Hormon) 182
Primärfelder, Neokortex 211
PRL (Prolaktin) 182
Processus
– anterior/lateralis 317
– mastoideus 316
– styloideus 67, 74
Projektion
– Kleinhirnrindenareale 159
– spinozerebelläre 11
Projektionsfasern, Großhirn 234
Projektionsneurone 11
– Retina 301
Prolaktin (PRL) 182
Prolaktin-Inhibiting-Hormon (PIH) 182
Prolaktin-Releasing-Hormon (PRH) 182
Promontorium 316
Pronation, Sprunggelenk, unteres 43
Propriozeption 92, 219
propriozeptive Impulse 91, 93
Prosencephalonbläschen 14
Prosomere 14
Prosozele 18
protopathische Bahn 219–220
protopathische Sensibilität **90**, 92, 116, 219–220
psychomotorische Reaktion 134
Psychoneuroimmunologie 177
Ptose 54, 311
– Horner-Syndrom 284

Pulsfrequenz, Sympathikus/Parasympathikus, Wirkungen 278
Pulvinar (PU) 171–172, **175**
Punctum
– lacrimale 310
– nervosum 27
Pupille 298
– Entwicklung 17
– Erweiterung 284, 306
– Lichtreaktion, konsensuelle 184
– lichtstarre, Hirnödem 253
Pupillenreflex 54, 130, 183–184, 226, 307–309
– Ausfall 183
Pupillenstarre, absolute, amaurotische bzw. reflektorische 309
Pupillenverengung 183, 306–307, 309
Purine 12
Purkinje-Zellen 154, 158
– GABA 154
– Kleinhirn 154–155
Putamen 191–193, **194–197**, 235
– Frontalschnitt 236–240
– Horizontalschnitt 241–242
pyramidale Motorik 94, 134, 213–216
Pyramide 94, 108, 127, 215
Pyramidenbahn 93–94, 98, 124, 126, 163, 213–216
– Rückenmark 91
– Ursprung und Verlauf 93, 214
Pyramidenbahnkreuzung 110
Pyramidenbahnläsion, einseitige 95
Pyramidenschicht, äußere/innere, Neokortex 212
Pyramidenzellen
– Dornen (spines) 211
– Hippocampus 206
– modifizierte, Neokortex 211–212
Pyramis 110

Q

Quadrantenanopsie 268
Querschnittslähmung 84, 96, 98
– Harninkontinenz 288
– hohe 29
– Impotenz 289
– Rückenmarkstumor 96
– schlaffe 96

Querschnittslähmung
– Sexualfunktion 289
– spastische 96

R

Radialisschädigung, Fallhand 37
Radiatio optica 174, 224
Radiusperiostreflex 37
Radix
– anterior (Vorderwurzel) 86
– cranialis n. accessorii 72–73, 120
– dorsalis 94
– inferior (Ansa cervicalis) 27
– lateralis/medialis (N. medianus) 31
– motoria (N. trigeminus) 56
– posterior (Hinterwurzel) 86
– sensoria (N. trigeminus) 56
– spinalis n. accessorii 72, **120**
– superior (Ansa cervicalis) 27
Ramus(-i)
– ad pontem breves/longi 262
– – mediani 262
– anterior(-es) (N. obturatorius) **39**, 40–41
– – Spinalnerven 25–26
– bronchiales (N. vagus) 71
– buccales (N. facialis) 63
– calcaneares 40
– calcarinus (A. cerebri posterior) 266
– – (A. occipitalis medialis) 265
– cardiaci cervicales inferiores/superiores 71
– – (N. vagus) 70, 72
– colli n. facialis 27, 63
– communicans albus/griseus 283
– – fibularis **43**
– cutaneus(-i) anteriores (N. femoralis) **40**, 40, 42, 49
– – (N. obturatorius) 40
– dorsalis (N. cutaneus antebrachii medialis) 33
– externus (N. vagus) 69
– femoralis 39–40
– frontales (A. callosomarginalis) 265

Ramus(-i)
– ganglionares 53, 58, 61, 65, 77
– genitalis 39–40
– gyri angularis 267
– inferior (N. oculomotorius) 53
– internus (N. vagus) 69
– laterales (Aa. pontis) 262
– marginalis mandibularis 63
– mediales (Aa. pontis) 262
– meningeus (N. mandibularis) 59, 75
– – (N. maxillaris) 58
– – recurrens 57
– musculares (N. femoralis) **40**, 42
– oesophagei (N. vagus) 71–72
– palmaris (N. cutaneus antebrachii medialis) 33
– paracentrales (A. callosomarginalis) 265
– parietooccipitalis (A. occipitalis medialis) 265
– pharyngeus (N. vagus) 68–70, 72
– phrenicoabdominales (N. phrenicus) 27
– posterior(-es) (N. obturatorius) **39**, 40–41
– – Spinalnerven 25–26
– profundus (N. radialis) 36
– – (N. ulnaris) 32
– pulmonales (N. vagus) 72
– sinus carotici 68
– spinalis (A. intercostalis) 97
– superficialis (N. cutaneus antebrachii medialis) 33
– – (N. radialis) 37
– – (N. ulnaris) 32
– temporalis(-es) anterior 267
– – medius 267
– – (N. facialis) 63
– tentorius 57
– zygomatici (N. facialis) 63
Ranvier-Schnürringe 6
Raphekerne 87, 136
– Serotonin 155
– serotoninerge Zellgruppen 138
Rathke-Tasche, Kraniopharyngeom 180
Raumorientierung 66, 118–119
Rautengrube 108–109, 127
– Boden 250
Rautenhirn 101, 108

Sachregister

Rautenhirnbläschen 14
Rebound, fehlender, ataktisches Symptom 164
Recessus
– epitympanicus 314
– hypotympanicus 316
– infundibularis 170
– lateralis 108–109
– supraopticus 170
Recurrenslähmung 71
Reflexbögen **88–90**
Reflex(e)
– kutaneoviszeraler 291
– monosynaptische 89
– optische 145
– optokinetischer 140
– polysynaptische 89–90
– primitive 95
– Rückenmark 89
– unwillkürliche 88
– Verschaltung 90
– vestibulookulärer 118, 139
– – Unterdrückung 162
– – Vestibulariskerne 144
– visuelle 308–309
– viszerale 290
Reflexzentrum, optisches 242
Regenbogenhaut 298–299, **306–307**
Regeneration, Nervenfasern 5–6
Regenerationsschicht, Epidermis 328
Regio entorhinalis 204
Reissner-Membran **320**, 321–322
Rektum, neuronale Steuerung 288–289, 293
Releasing-Hormone 178
Releasing-Inhibiting-Hormone 181
Renshaw-Zellen 89
Reproduktionsverhalten, Hypothalamus 177
Resonanzbildung, Gehörgang, äußerer 315
Reticulum trabeculare 299–300
retikuläres System, absteigendes, Formatio reticularis 137
retikulospinale Bahn, Rückenmark 95
Retina 298–299, **301–306**
– Bewegungsdetektion 302
– Entwicklung 17
– Ganglienzellen 301–302
– – multipolare 302
– – parvozelluläre 303
– Horizontalzellen 301–302
– Körnerschicht, innere 302

Retina
– Kontrastverstärkung 302
– mikroskopische Anatomie 302
– Minderversorgung 261
– Nervenzellen 302
– Off-/On-Center-Zellen 303
– Projektionsneurone 301
– Sinneszellen 301–302
– Stäbchen-/Zapfenzellen 301
– Zellen, amakrine 301–302
– – bipolare 301
– Zellschichten 304
Retinaculum musculorum 32, 34
retinotope Organisation 226–227
Rezeptoren **280–282**
– α-Rezeptoren 12, 280
– β-Rezeptoren 12, 280
– Berührungsrezeptoren 222, 330
– Chemorezeptoren 68, 119, 325
– Dehnungsrezeptoren 71
– Druckrezeptoren, korpuskuläre 330
– Gelenksrezeptoren 91, 157, 332–333
– Geschmacksrezeptoren 326
– Golgi-Rezeptoren 332
– korpuskuläre 329–330
– Längenrezeptoren, Muskelspindeln 332
– Mechanorezeptoren 119
– Merkel-Rezeptoren 330
– m-Rezeptoren 281
– Muskelrezeptoren 91
– n-Rezeptoren 281
– Photorezeptoren 302, **303**, 304
– Pressorezeptoren 68
– Riechrezeptoren 325
– Schmerzrezeptoren 326, 330
– Sehnenrezeptoren 332
– Vibrationsrezeptoren 330
Rhinorrhö 310
Rhodopsin **304**
Rhombencephalon (= Rautenhirn) 101, 108
– Entwicklung 16
Rhombencephalonbläschen 14
Rhombomere 14
Rhombozele 18
Richtungshören 230
Riechbahn **201–202**
– Frontalschnitt 236

Riechbahn
– Projektionsziele, kortikale **202**
– Strukturen 201
Riechhärchen, Riechschleimhaut 325
Riechhirn 201–203
Riechminderung 51
Riechrezeptoren 325
Riechrinde **201–202**
– Frontalschnitt 237
– primäre 201
– Strukturen 201
Riechschleimhaut 325
– Sinneszellen, primäre/sekundäre 51
Riechsinneszelle 325
Riesenwuchs 182
Rigor, Parkinson-Syndrom 134
Rinde 13
– motorische 216–217
– präfrontale 218–219
– prämotorische 216–217
– somatomotorische, primäre 213
– somatosensible, primäre 222–223
– – sekundäre 223
– supplementärmotorische 216–217
Rindenfelder 192–193
– visuelle 226–227
Rindenfeldergliederung nach Brodmann 192–193
Rindentypen, Neokortex 213
Rucksacklähmung 30
Rückenmark (= Medulla spinalis) 1, **81–82**, 155
– anterolaterales System, sensibles 91
– Ausfallsymptome 98
– Bahnen 91
– – auf- und absteigende 94
– – extrapyramidale 95–96
– – motorische (absteigende) 93–96
– – retikulospinale 95
– – sensible (aufsteigende) 90–92, 93–94
– – vestibulospinale 95
– Blutversorgung 96–97
– Differenzierung 15
– Druckwahrnehmung 90
– Entwicklung 16
– exterozeptive Impulse 91
– extrapyramidales System 91
– Gestalt, äußere 81–84
– Gliederung 81–84
– graue Substanz 85, 87

Rückenmark (= Medulla spinalis)
– Halbseitenläsion 96
– Hinterhorn 86–87
– Hinterstrangbahnen 91–92
– Hinterwurzel 16
– Kleinhirnseitenstrangbahn-System 91
– kontralaterales, somatosensible Impulse 145
– Lage 81–84
– lemniskales System 91
– Liquorraum, äußerer 85
– Ncl. dorsalis 124
– Nervenfasern 82
– propriozeptive Impulse 91
– Pyramidenbahn-System 91
– Querschnitt 85–86
– Reflexe 89
– sakrales, Blasenentleerungszentrum 137
– Schädigungen 41
– Schmerzafferenzen 90
– Segmente 82
– – Kennmuskeln 25
– Seitenhorn 88
– Tastempfindungen 90
– Temperaturwahrnehmung 90
– Tumor, Querschnittslähmung 96
– viszeromotorisches/-sensibles 16
– Vorderhorn 88
– Vorderseitenbahnen 92
– Vorderwurzel 16
– weiße Substanz 86, 90
Rückenmarkshäute 1, 85
Rückenmuskulatur, autochthone 25
Rückziehreflex 90
Ruffini-Körperchen 330
Ruhetremor, Parkinson-Syndrom 134
Rumpf
– Korrekturbewegungen, Initiation 324
– Stellung 91
– Stützmotorik 162
Rumpfataxie 164
Rumpfwandinnervation 25–27, 48
rundes Fenster 316, **319**

391

Sachregister

S

Sacculus 66, 313, **319**, 321, 323
Saccus
– endolymphaticus **319**
– lacrimalis **310**
Sakkaden 131–132, 217, 227
– Colliculi superiores 140
Sakralganglien 285
Sakralmark 82
saltatorische Erregungsleitung 7
Satellitenzellen 6
– Ganglien 10
Satzbau, Sprache 217
Scala
– media 317
– tympani 317, **319**, 320–321
– vestibuli 317, **319**, 320–321
Scapula alata 30, 73
Schädelbasisbrüche/-verletzungen 61, 73
Schädelgrube, hintere, mittlere bzw. vordere 252
Schallempfindlichkeit 64
Schallleitungsapparat 314
Schallschwingung, Endolymphraum 322
Schallübertragung, Gehörknöchelchen 317
Schallwahrnehmungsorgan 314
Schallweiterleitung
– Gehörgang, äußerer 315
– Herabminderung 318
Schallwellen
– Verstärkung 315
– Wahrnehmung 322
Schiefhals 197
Schielen 313
Schizophrenie 12, 219
– Dopamin 138
– Dopaminantagonisten 138
– Hippocampus 204
Schlaf, ARAS 175
Schlafmittel, Transmittersysteme 12
Schlaganfall 261
Schlagfrequenz, Parasympathikus 277
Schleifenbahn, mediale 142–143
Schlemm-Kanal 299–300, **308**
Schleuderbewegungen, grobe 197
Schluckauf 28

Schmerzafferenzen 87
– Rückenmark 90
Schmerzempfinden, Ausfall 90
Schmerzen
– somatische 290
– Thalamussyndrom 176
Schmerzfasern, Thalamuskerne 174
Schmerzimpulse, nozizeptive, Weiterleitung 87
Schmerzrezeptoren 326
– Haut 330
Schmerzunterdrückung
– endogene 138
– Opiate 138
Schmerzwahrnehmung 174, 233
Schnecke 66, 313, **320**, 321
– knöcherne 318
Schneckenachse 321
Schneckengang **319**, 321
– membranöser 320
Schnürringe, marklose 7
Schock, spinaler 95
Schrankenstörung 9
Schreibunfähigkeit 266
Schriftbild, sprachlicher Sinn 232
Schultergürtelmuskulatur, motorische Versorgung 29
Schutzfunktionen, Haut 327
Schwannom 66
Schwann-Scheide 10
Schwann-Zellen 6
Schweißdrüsen
– apokrine/ekkrine 332
– Sympathikus/Parasympathikus, Wirkungen 278
Schwerhörigkeit 66
Schwindel 66, 118
Schwurhand, Medianusschädigung 34, **35**, 48
Sebum 332
Second-messenger-Mechanismen, Transmitter 12
Segmente
– Kennreflex 37
– Rückenmark 82
Sehachse(n) 299
– Übereinstimmen 139
Sehbahn 224–225
– Ausfallsymptome 225
– Corpus geniculatum laterale 172
– Kreuzung 225
– magno-/parvozelluläres System 224
– Neurone 224, 302

Sehen
– dreidimensionales 54
– scharfes, in der Nähe 54
Sehnenorgane 157
Sehnenrezeptoren 91, 332
Sehnerv s. Nervus(-i) opticus (II)
Sehnervenpapille 52, 299, **302**, 306
Sehrinde 172–173, 224
– Afferenzen 226–227
– Corpus geniculatum laterale 172
– Efferenzen 226–227
– Läsion 227
– Okzipitallappen 140
– primäre 225–227, 233
– sekundäre 227, 233
– – Horizontalschnitt 242
– – Läsionen 227
Sehstrahlung 225–226
– Läsion 226–227
Seitenhorn, Rückenmark 86, **88**
Seitenstrang 86
Seitenventrikel 191, 249
– Frontalschnitt 237–238, 240
– Hemisphärenrotation 249
– Horizontalschnitt 240–242
Sekretion, holokrine, Talgdrüsen 332
Sekundärbläschen, Zentralnervensystem 14
Sekundärfelder, Neokortex 211
Sella turcica 252
sensibel 11
Sensibilität 98
– epikritische 91–92, 98, 116, 125, 219
– – Ausfall 96
– – Verlauf 221
– Gesicht 142
– protopathische **90**, 92, 116, 219–220
– – Ausfall 96
– – Tractus spinothalamicus 143
Sensibilitätsabschwächung 22
Sensibilitätsausfall, kompletter 22
Sensibilitätsstörungen 262
sensible (postzentrale) Rinde 173
– afferentes System 219–222
sensorische Fasern 22
Septum
– pellucidum 170, 189–190, 202

Septum pellucidum
– – Frontalschnitt 236–237
– verum 202
Septumregion **202**, 203
Serotonin 12, 87, 137, 367
– Brechzentrum 136
– Raphe-Kerne 155
Serotoninantagonisten 136
serotoninerge Projektionen, ARAS 175
serotoninerge Zellgruppen
– Formatio reticularis 138
– Raphekerne 138
Sexualfunktion, Querschnittslähmung 289
Siebbeinzellen 309
Siebplatte 300
Signalübertragungen, langsame, Transmitter 12
SIH (Somatotropin-Inhibiting-Hormon) 182
Singultus 28
Sinnesfunktionen, Haut 327
Sinneshärchen, Vestibularorgane 323
Sinnesorgane 297–337
– Bewegungsapparat 332–333
– Haut 329–330
Sinneszellen
– Crista ampullaris 324
– Geschmacksknospe 326
– Retina 301–302
– Riechschleimhaut 51, 325
– Vestibularorgane 323
Sinus
– caroticus 67
– – Mechanorezeptoren 119
– – Pressorezeptoren 68
– cavernosus 55, 58, 61–62, 74, 259–260, **272**, 273
– – Fistel 273
– – Thrombose, septische **272**, 273
– durae matris 251–252, 254, 269–270, **271**–273
– maxillaris 309
– petrosus inferior/superior 272
– rectus 254, 269, **271**, 272
– sagittalis inferior 254, **271**, 272
– – superior 254, 270, **271**, 272
– sigmoideus 270, **271**–272
– sphenoparietalis **271**, 272
– transversus 270, **271**, 272
– venosus sclerae 299–300
Sinusknoteninnervation, parasympathische 72
Skalenuslücke, Plexus brachialis 29

Sachregister

Skelettmuskelfasern, extrafusale 333
Skelettmuskulatur, Sympathikus/Parasympathikus, Wirkungen 278
Sklera (= Lederhaut) 298, **299**, 300
– Entwicklung 17
Skotome 268
Soma 2
somatomotorische Fasern 21
somatomotorische Rinde, primäre 213
somatosensible Bahnen 219–222
somatosensible Fasern 21
somatosensible Impulse
– Rückenmark, kontralaterales 145
– Thalamus, Verschaltung 174
somatosensible Rinde
– Afferenzen/Efferenzen 222
– primäre 222–223
– sekundäre 223
Somatostatin 12, 180, 369
Somatotopik 88
– Pyramidenbahn 95
somatotopische Gliederung, Frontallappen 213
Somatotropin-Inhibiting-Hormon (SIH) 182
Somatotropin-Releasing-Hormon (SRH) 182
Somiten 16
Sonnengeflecht 282
Spalt, synaptischer 2
Spannungsrezeptoren, Sehnen 332
Spastik 95
– spinale 95, 215
– supraspinale 215
Spatium
– intervaginale 299
– perivasculosum 254
Speicheldrüsen, Sympathikus/Parasympathikus, Wirkungen 278
speziell-somatosensible Fasern 21
speziell-visceromotorische Fasern 21
speziell-viszerosensible Fasern 22
Sphinkter-Detrusor-Dyssynergie 288
Spielbein 42
Spina bifida 13
– occulta 14
Spinalanästhesie 85
Spinalganglien 10–11, 22, 279

Spinalis-anterior-Syndrom 97
Spinalnerven 22–47, **47–50**, 83, 85
– Rami anteriores/posteriores 25–26
Spinalnervenwurzeln
– topographische Beziehung 83
– zervikale, Atmung 29
spines, Pyramidenzellen 211
Spinnengewebshaut 85
Spinocerebellum 151–152, **157**, 162, 165
– Bewegung/Haltung 162
spinozerebelläre Projektion 11
spinozerebelläre Zone, Kleinhirn 152
Splenium corporis callosi 189, 234
– Horizontalschnitt 241–242
sprachassoziierte Schaltkreise 231–232
Sprache
– Regulation, zentrale 228–232
– Satzbau 217
– skandierende 164
– Wortlaut 217
sprachlicher Sinn, Schriftbild 232
Sprachverständnis, Störungen 231
Sprachzentrum
– motorisches **217–218**, 233
–– Afferenzen/Efferenzen 218
–– Schädigung 218
– sensorisches 217, 230
–– Schädigung 231
Spüldrüsen, Geschmacksporen 327
SRH (Somatotropin-Releasing-Hormon) 182
Stachelzellschicht, Epidermis 328
Stäbchenzellen, Retina 301
Stammganglien s. Basalganglien
Stammhirn 101
Stand, Stabilisierung 162
Standbein 42
Stapes 314, **316–317**
Star
– grauer 307
– grüner 308
Statokonien(membran) 323
Stauungspapille 52
Steigbügel 313–314, **316–317**

Steigbügelkopf 316
Steigbügelplatte 316–317
Stelle des schärfsten Sehens 304
Steppergang 44, 49
Sternzellen, Kleinhirn 154–155
STH (Wachstumshormon) 177, **182**
Stickstoffmonoxid (NO) 11–12, 370
Stilling-Clarke-Säule (Ncl. dorsalis 69, 87, 93, 124
Strabismus (concomitans/paralyticus) 313
Stratum
– basale (Epidermis) 327–328
– corneum (Epidermis) 327–328
– cunosum (Hippocampus) 206
– ependymale 15
– ganglionicum (Retina) 302, **304**
– germinativum (Epidermis) 328
– granulosum (Cerebellum) 154
–– (Epidermis) 327–328
–– (Hippocampus) 206
– lacunosum (Hippocampus) 206
– limitans externum/internum (Retina) 304
– lucidum (Epidermis) 327–328
– marginale (Neuralrohr) 15
– moleculare (Cerebellum) 154
–– (Hippocampus) 206
– nervosum (Retina) 301
– neurofibrarum (Retina) 302
– nucleare externum/internum (Retina) **302**, 304
– oriens (Hippocampus) 206
– palliale (Neuralrohr) 15
– pigmentosum (Retina) 301–302, **304**
– plexiforme externum/internum (Retina) 302, **304**
– purkinjense (Cerebellum) 154
– pyramidale (Hippocampus) 206
– radiatum (Hippocampus) 206
– reticulare (Korium) 329

Stratum
– segmentorum (Retina) 302, **304**
– spinosum (Epidermis) 327, 382
Streckbewegungen, Bedeutung, klinische 118
Strecker, Kniegelenk 41
Strecker-Motoneurone 118–119
Strecksynergismen, Hirnödem 253
Stressfunktion, Sympathikus 277
Stressinkontinenz 288
Stria(-ae)
– acusticae posteriores 228
– diagonalis 202
– mallearis 315
– medullaris 182, **183**
– olfactoria lateralis/medialis 201–202
– terminalis 180
–– Horizontalschnitt 240, 242
– vascularis **320**, 321
Striatum 191, **192–197**
– Afferenzen 194–196
– Bewegungsimpulse 195
– Efferenzen 195–196
– Enthemmung 196
– Entwicklung 17
– Frontalschnitt 236
– Funktion 195
– Horizontalschnitt 242
– Klinik 196–197
– Transmitter 195
Striosomen 194
Stützmotorik 160
– Rumpf 162
Stützzellen
– Crista ampullaris 324
– Geschmacksknospe 326
– Riechschleimhaut 325
Stuhlentleerung, reflektorische 289
Stuhl(in)kontinenz 46–47, 49, 289
Stuhlverhalt 289
Subarachnoidalblutungen 255, 263
Subarachnoidalraum 85, 97, 250, **254**, 299
– Liquorzisternen 254
Subclavian-Steal-Syndrom 262
Subduralblutungen 270
Subduralhämatom 254
– CT 270
Subduralraum 254
– Brückenvenen 270

393

Sachregister

Subfornikalorgan, zirkumventrikuläre Organe 250
Subiculum 205
Subkommissuralorgan, zirkumventrikuläre Organe 250
Subkutis 329
Sublingualdrüse, Innervation 117
Submandibulardrüse, Innervation 117
Substantia
- gelatinosa 87
- grisea periaqueductalis 131, **138**
- nigra 131, **133–135**, 192, 287
-- Afferenzen 133–134
-- Efferenzen 134
-- Frontalschnitt 239–240
-- Pars compacta/reticulata 133
- perforata anterior 110, 190–191, **202**
-- posterior 202
- propria 300
Substanz P 11–12, 180, 195, 282
- Lokalisation der entsprechenden Neurone im ZNS 368
Subthalamus 169, **184**
- Entwicklung 17
Sulcus(-i) 102, 105, 188–189
- anterolateralis 82
- bulbopontinus 108
- calcarinus 190, 225
-- Horizontalschnitt 242
- centralis 102, 105, 188–190, 204
- frontalis inferior, medius bzw. superior 188–189
- hippocampi 190
- lateralis 102, 105, 188–189, 191
-- Frontalschnitt 236–238, 240
-- Horizontalschnitt 241
- medianus posterior 81, **82**, 86, 109
- n. radialis 36, 49
- n. ulnaris 48
- olfactorius 191
- orbitales 190
- parietooccipitalis 190
- pontinus 110
- postcentralis 189
- posterolateralis 82
- spiralis internus 321
- temporalis inferior/superior 188–189
- ulnaris 32

Supercilia 298
supplementärmotorischer Kortex 216–217
supraklavikulärer Teil, Plexus brachialis 29
Sympathikus 1, 277, **283–285**, 292–293
- anatomische Grundlagen 279–280
- Blasenentleerung 286–288
- Darmentleerung 288
- Genitalfunktionen 289–290
- Hautversorgung 283
- Herztätigkeit 277
- Hypothalamus 279
- Kreislaufzentrum 137
- Lähmung, M.-sphincter-pupillae-Tonus 311
- Organisationsprinzip 280
- Stressfunktion 277
- thorakolumbale Verteilung 279
- Wirkungen 277–278
Sympatholytika 282
Sympathomimetika 282, 284
Synapsen 2–3
- axodendritische 3
- axonale 3
- axosomatische 3
- chemische 4
- dendrodendritische 4
- elektrische 4
- Plastizität 4
- somatodendritische 4
synaptische Endknöpfchen 2
synaptische Endkolben 2
synaptische Prozesse, Rückenmark, Kontrollfunktion 94
synaptische Vesikel 2
synaptischer Spalt 2
Syringomyelie 91

T

Talg 332
Talgdrüsen 332
Tanyzyten 250
Tarsus inferior/superior 310
Tastempfindungen, Rückenmark 90
Taubheit 66, 230
Tectum mesencephali 130, **131–132**, 170
- Entwicklung 17
- Horizontalschnitt 240, 242
Tegmentum
- Hirnstamm 108
- mesencephali 17, 124, 130, **132–140**, 141

Tegmentum mesencephali
-- Entwicklung 17
- pontis 126
Tektorialmembran **320**, 321–322
Tela
- choroidea 170, 190, 241, 251
- subcutanea **329**
Telegrammstil 218
Telencephalon (= Endhirn) 101–102, **188–245**
Telencephalonbläschen 14
Telodendron 2
Telozele, mediale/laterale 18
Temperaturempfindung, Ausfall 90
Temperaturwahrnehmung, Rückenmark 90
Temporallappen 101–103, 105, 188, **228–232**
- Frontalschnitt 237–238, 240
- Horizontalschnitt 241
Temporalpol 189
Tenon-Kapsel 309
Tentorium cerebelli 118, 252–253
Tentoriumschlitz 118, 253
- Einklemmung 136
Tetraplegie 29
thalamokortikale Fasern 235
thalamokortikale Projektionen, Neokortex 212
Thalamus 169, **170–176**, 190–191, 235
- Assoziationsfasern 170
- Bewegungsimpulse 200
- Entwicklung 17
- Frontalschnitt 239–240
- Funktionsausfall bei Schädigung 176
- Horizontalschnitt 240, 242
- kontralateraler 124, 171
- Projektion 158
- somatosensible Impulse, Verschaltung 174
- somatosensibler 172
- Vestibulariskerne 118
Thalamuskerne
- anteriore 171–172
- dorsale 171
- intralaminäre 172, **175–176**
- mediane 171
- posteriore 171
- Projektionen 172
- Schmerzfasern 174
- spezifische 171
-- Projektionen, unspezifische 175

Thalamuskerne
- unspezifische 171–172, **175–176**
-- ARAS 176
- ventrale 171
Thalamusstiel 171, 234
- oberer/vorderer 235
Thalamussyndrom 176, 268
Thermanästhesie 90
Thermorezeption, Haut 330
Thorakalganglien 285
Thorakalmark 82
Thrombose, Hirnvenen 269
Thyreotropin 182
Thyreotropin-Releasing-Hormon (TRH) 182
Thyroidea-stimulierendes Hormon (TSH) 182
Tibialis-posterior-Reflex 46
Tiefensensibilität 88, 158
tight junction, Blut-Hirn-Schranke 9
Tonotopie 322
tonotopische Gliederung, Hörbahn **228**
Tonsilla(-ae)
- cerebelli 150
- pharyngea 67
Tonus (Grundspannung), Muskulatur 95
Torticollis spasticus 197
Tractus
- cerebellorubralis **160**, 161
- cerebellothalamicus **160**, 161
- cerebellovestibularis 160
- corticonuclearis 214, **215**
- corticopontinus **123–124**, 215
- corticospinalis **93–94**, 98, 126, 141, 214–215
-- anterior 91, 93, **94**, 214–215
-- lateralis 93, **94**, 214–215
-- posterior 91
- corticotectalis 131
- cuneocerebellaris 124, 157
- olfactorius 102–103, 110, 190–191, 201, **202**
-- Frontalschnitt 236–237
- olivocerebellaris **121**, 156
- olivospinalis 94
- opticus 52, 110–111, 224–225, 308
-- Frontalschnitt 238, 240
-- Läsion 225
- reticulocerebellaris 157
- reticulospinalis 91, 94–95
- rubroolivaris 132
- rubroreticularis 132
- rubrospinalis 91, 94–95, 132

Sachregister

Tractus
- solitarius 126
- spinocerebellaris anterior 91, **93**, 93–94, 158
- – posterior 88, 91, **93**, 94, 157
- spinoolivaris 93–94, **121**
- spinoreticularis 90, 219
- spinotectalis 131
- spinothalamicus 87, **90**, 98, 126, 143, 145, 219
- – anterior 90–92, 94, 220
- – lateralis 90–92, 94, 220
- – Schädigung 90
- – Sensibilität, protopathische 143
- spinovestibularis 93
- tegmentalis centralis 132, **144**
- temporopontinus 235
- vestibulocerebellaris 156
- vestibulospinalis 91, 94–95, 118, 127
- – Enthemmung 253

Tränenapparat 310
Tränendrüsen 53, 57, **310**
- akzessorische 310
- Innervation 65, 117
- Sympathikus/Parasympathikus, Wirkungen 278

Tränenflüssigkeit 310
Tränenkanälchen 310
Tränen-Nasen-Gang 310
Tränenpünktchen 310
Tränensack 310
Tränenwärzchen 297
Tragus 314
Tranquilizer, Transmittersysteme 12
Transmitter 2–3, 11–12, **280–282, 367**, 368–370
- Dendriten 4
- gasförmige 12
- Reuptake 4
- Second-messenger-Mechanismen 12
- Signalübertragungen, langsame 12
- Striatum 195
- Transport, anterograder 3
- Wirkungen, exzitatorische (erregende) 11
- – inhibitorische (hemmende) 12

Transmittersysteme 367–370
Transport
- anterograder, Transmitter 3
- axonaler 4

Tremor, Parkinson-Syndrom 134–135

Trendelenburg-Zeichen 42–43, 49
TRH (Thyreotropin-Releasing-Hormon) 182
Triceps-surae-Reflex 46
Trigeminusausfall 60
Trigeminusdruckpunkte 60
Trigeminusneuralgie 60
Trigonum olfactorium 202
Trizepssehnenreflex 37
Trochlea 312
Trochlearisschädigung 56
Trommelfell 313–314, **315**, 316
Trommelfelldefekt 315
Trommelfell Nabel 315
Truncothalamus 171, **175–176**
Truncus
- (Corpus callosum) 234
- inferior (A. cerebri media) 264
- – (Plexus brachialis) 29
- medius (Plexus brachialis) 29
- superior (A. cerebri media) 264
- – (Plexus brachialis) 29
- sympathicus 282–284
- vagalis anterior/posterior 70–71

TSH (Thyroidea-stimulierendes Hormon) 182
Tuba auditiva 314–316, **318**
Tuber 150
- cinereum 170, 177–178
Tuberculum
- cuneatum 108–109, 127
- gracile 108–109, 127
- olfactorium 201, **202**
Tumordiagnostik, Gehirn 255
Tumoren, Epiphyse 183
Tunica
- conjunctiva 297–298, **310**
- – bulbaris 310
- – palpebralis 310
- fibrosa bulbi 298
- interna bulbi 298
- vasculosa bulbi 298
Tunnel, äußerer/innerer, Corti-Organ 321

U

Übelkeit 66
Überlaufinkontinenz 288
Übertragerstoffe s. Transmitter

Ulnarisschädigung
- Kleinfingerballenatrophie 33
- Kleinfinger-Daumen-Probe 33
- Krallenhand 32, **33**
Umbo 315
Ummarkung
- Gliazellen 6
- schwache/starke 7
Uncus 190–191
Unterlid 298
Unterschenkel, Beugermuskulatur 49
Urkleinhirn 152
Uterus, Sympathikus-/Parasympathikus, Wirkungen 278
Utriculus 66, 313, **319**, 323
Uvea (= Aderhaut) **298**, 301
- Entwicklung 17
Uvula, Entwicklung 17

V

Vagina
- bulbi 309
- externa n. optici 299
Vagotomie 286
Vaguslähmung 70–71
- periphere/zentrale 120
vasoaktives intestinales Polypeptid s. VIP
Vasopressin (= ADH) 12, 177–178, 180, 369
Vater-Pacini-Körperchen 330
vegetative Funktionen, Integrationsorgan, oberstes 177
vegetativer (viszeraler) Teil, Nervensystem, peripheres 22
vegetativ-motorische Impulse 88
Velum
- medullare inferius 103, 108–109, 149–150, **250**
- – superius 103–104, 108–109, 149–150
Vena(-ae)
- anastomotica superior/inferior 270
- angularis **272**, 299
- anterior cerebri 271
- basalis 269, **271**
- centralis retinae 305
- cerebri profundae 269
- choroidea superior 271
- communis cornus posterioris 271

Vena(-ae)
- facialis 272
- frontales 270
- inferiores cerebri 252, 269–270
- interna cerebri 269, **271**
- jugularis interna 271–272
- magna cerebri (Geleni) **269–270**, 270–271
- media profunda cerebri 271
- – superficialis cerebri 269–270
- meningea media 272
- occipitales inferiores/superiores 270
- ophthalmica **272**
- – inferior 299
- – superior 272
- parietales 270
- precentralis 270
- prefrontalis 270
- septi pellucidi 271
- spinalis anterior/posterior 97
- subclavia 28
- superiores cerebri 252, **269–270**, 272
- temporales 270
- thalamostriata 240, 271
- – superior 242, **271**

Venter occipitalis 63
Ventriculus quartus 104, 108
Ventrikel 249
- Dach 250
- dritter 104–105, 170, 181, 191
- – Frontalschnitt 237–240
- – Horizontalschnitt 240–242
- vierter 103–104, 108, 127, **250**

Ventrikelsystem 249–252
- Entwicklung 18
- Projektion, Gehirnoberfläche 249

ventrikuläre Zone, Neuralrohr 15
Verarbeitung, interpretative, Hörrinde, primäre 230
verbal-intellektuelle Hälfte, Balken 234
Vermis cerebelli 103, 149
vertebrobasilärer Bereich, Mangeldurchblutung 262
Vesikel, synaptische 2
vestibuläre Bahn 223
vestibulärer Kortex 223, 233
vestibuläres System, Ausfallserscheinungen 118

Sachregister

Vestibulariskerne 159
- Reflex, vestibulookulärer 144
- Thalamus 118
Vestibularisnerv, Schädigung 324
Vestibularorgan 66, 119, 313
- Funktion 118, 324
- Schädigung 324
Vestibulocerebellum 118, **151**, 152, 156, 165
- Bewegung 162
- Blickfolgebewegungen 140
- Blickmotorik 162
- Blickzentren 139
- Funktion 162
- Haltung 162
- Lokomotion 162
vestibulookulärer Reflex 139, 144
- Unterdrückung 162
vestibulospinale Bahn
- Enthemmung 118
- Rückenmark 95
Vestibulum 318–319
Vibrationsempfinden, Verlust 92
Vibrationsrezeptoren 330
Vicq-d'Azyr-Bündel (= Fasciculus mamillothalamicus) **175**, 179, 205
Vicq-d'Azyr-Streifen (= Gennari-Streifen) 226, 242
Vierhügelplatte 103–104, 109, 114, 130, **131–132**, 170
- Hörbahnfasern 228
- Horizontalschnitt 240–242
VIP (vasoaktives intestinales Polypeptid) 12, 292, 370
Virchow-Robin-Raum 254
visuelle Reflexe 308–309
visuelle Rindenfelder 226
visueller Kortex, primärer 226

visuelles System 224–228
viszerosensible Bahn 233
viszerosensibler Kortex 233
Vorderhirnbläschen 14
Vorderhirnbündel, mediales 180
Vorderhirnstrukturen, basale 202
Vorderhorn
- (Rückenmark) 85, 88
- (Seitenventrikel) 240
- somatotopische Gliederung 88
Vorderseitenbahnen, Rückenmark 92
Vorderseitenstrangbahn, sensible 94, 98
Vorderstrang 86
Vorderwurzel(n)
- motorische 85
- Rückenmark 16
Vorhof 318
Vorlesen
- Schaltkreise 233
- Wernicke-Zentrum 232
Vortexvenen, Bulbuswand 299

W

Wachstumshormon (STH) 177, **182**
Wachstumskegel, Axone 15
Wachzustand, ARAS 175
Wahnvorstellungen 204
Waller-Degeneration 5
Wasserkopf s. Hydrozephalus
Weckzentrum, Formatio reticularis 136
Weinen 202
weiße Substanz 1
- Kleinhirn 151
- Rückenmark 86, 90
- Zentralnervensystem 12–13
Weitsichtigkeit 307

Wernicke-Mann-Lähmung 215, 235
Wernicke-Zentrum 217, 230–231, 233
- Lesen/Vorlesen 232
Wimpern 297
Windungen, Großhirn 188–189
Wirbelsäule, Fehlbelastungen 83
Wort, Nachsprechen 231
Wortlaut, Sprache 217
Wurzelscheide
- bindegewebige 331
- epitheliale, äußere/innere 330–331

Z

Zapfenzellen (Retina) 301
Zehenbeuger 46
Zellen
- amakrine (Retina) 301, **302**, 304
- azidophile 181
- basophile 181
- bipolare (Retina) 301
- chromophobe 181
- dendritische, antigenpräsentierende 329
- dopaminerge, Formatio reticularis 138
- endokrine, Nebennierenmark 284
- monoaminerge, Formatio reticularis 137
- noradrenerge, Formatio reticularis 138
- serotoninerge, Formatio reticularis 138
Zellkern, Neurone 3
Zellsäulen 213
Zelltod, programmierter 15
Zentralkanal 86
Zentralnervensystem (ZNS) 1
- Gliazellen 9

Zentralnervensystem (ZNS)
- graue Substanz 12
- Hemisphärenbläschen 2, 14
- Sekundärbläschen 14
- weiße Substanz 12–13
Zeruminaldrüsen 314
Zervikalganglien 285
Zervikalmark 82
- oberes, Hirnnervenkerne 114, 122
Zielmotorik
- Kleinhirn 163
- Pontocerebellum 162
Ziliarkörper 299, **307**
Zilien, olfaktorische 325
Zingulektomie 207
Zirbeldrüse s. Epiphyse
zirkadianer Rhythmus, Ncl. suprachiasmaticus 178
zirkumventrikuläre Organe 250
- Brechzentrum 136
Zonulafasern 298–299, **307**
Zuckerkrankheit s. Diabetes mellitus
Zunge, Geschmacksinformation 117
Zungenpapillen 326
- Geschmacksrezeptoren 326
Zwangsneurosen 138
Zwerchfell, N. phrenicus 27
Zwischenhirn (= Dienzephalon) 101–102, 109–110, **169–186**
- Abgrenzung 169–170
- von dorsokranial 109
- Frontalschnitte 236–239
- Gestalt, äußere 169–170
- Gliederung 169–170
- Horizontalschnitt 239
- von ventrobasal 110
Zwischenhirnbläschen 14, 18
Zwischenneurone 11
- acetylcholinerge 194–195

Abkürzungsverzeichnis

A.; Aa.	Arteria, Arteriae (Plural)	med.	medialis
ant.	anterior	N.; Nn.	Nervus, Nervi (Plural)
ARAS	aufsteigendes retikuläres aktivierendes System	n.	nervi (Genitiv)
		Ncl.; Ncll.	Nucleus, Nuclei (Plural)
dors.	dorsalis	NS	Nervensystem
FR	Formatio reticularis	PNS	peripheres Nervensystem
GABA	Gamma-amino butyric acid (Gamma-Aminobuttersäure)	post.	posterior
		PPRF	paramedian pontine reticular formation (= paramediane pontine Formatio reticularis)
GALT	gut-associated lymphatic tissue (Darm-assoziiertes lymphatisches Gewebe)		
		prof.	profundus
Ggl.	Ganglion	R.; Rr.	Ramus; Rami (Plural)
Gl.; Gll.	Glandula; Glandulae (Plural)	sup.	superior
HHL	Hypophysenhinterlappen	superf.	superficialis
HVL	Hypophysenvorderlappen	V.; Vv.	Vena; Venae (Plural)
inf.	inferior	ventr.	ventral
lat.	lateralis	VIP	vasoaktives intestinales Polypeptid
Lig.	Ligamentum	ZNS	Zentrales Nervensystem
LWK	Lendenwirbelkörper		
M.; Mm.	Musculus; Musculi (Plural)		
MALT	mucosa-associated lymphatic tissue (Schleimhaut-assoziiertes lymphatisches Gewebe)		